Enfermedades de la cabra

Acerca del Autor

John Matthews, BSc en Bioquímica, BVMS, MRCVS, es socio recién retirado de una clínica veterinaria de Chelmsford, Gran Bretaña. Ha estado especialmente interesado en la medicina caprina y ha criado cabras durante más de 35 años. En la actualidad es *Honorary Veterinary Surgeon* de la *British Goat Society* y *Past President* de la *Goat Veterinary Society.*

ENFERMEDADES DE LA CABRA

Segunda edición

John Matthews

BSc BVMS MRCVS

Chalk Street Services Ltd, The Limes
Chelmsford, Essex, UK

Traducido por

Dr. Jesús García Sánchez
Profesor Titular
Departamento de Patología Animal
Facultad de Veterinaria
Universidad de Zaragoza

Editorial ACRIBIA, S.A.
ZARAGOZA (España)

Título original: Diseases of the goat (4.ª ed.)

Autor: John Matthews

Editorial: John Wiley Blackwell & Sons, Ltd.
The Atrium, Southern Gate, Chichester,
West Sussex, PO19 8SQ, UK

ISBN: 978-84-200-1193-6

www.editorialacribia.com

IMPRESO EN ESPAÑA PRINTED IN SPAIN

Depósito legal: Z-821/2019 Editorial ACRIBIA S.A.- Royo, 21 Local - 50006 Zaragoza (España)

Imprime: MASQUELIBROS 2019

Índice de contenido

Prefacio a la cuarta edición

Han transcurrido 25 años desde que se publicó la primera edición de *Diseases of the Goat* bajo el título de *Outline of Clinical Diagnosis of the Goat* y 7 años desde que se publicó su tercera edición. Su concepto original era disponer de un texto a precio razonable que aportara una información práctica y útil para los médicos veterinarios, ya trabajaran en la práctica clínica de animales de granja, de animales de compañía o mixta, y que también fuera de interés para los estudiantes y los ganaderos de cabras. A pesar de la gran cantidad de información actualmente disponible en Internet, pienso que este libro todavía representa una fuente valiosa de información de fácil acceso, tanto se conserve en el coche, en la consulta o en la granja.

La identificación de una nueva enfermedad en los rumiantes por todo el norte de Europa, causada por el virus Schmallenberg, que siguió a la llegada del virus de la lengua azul a principios de siglo, así como la aparición de brotes de tuberculosis, durante largo tiempo considerada por los ganaderos británicos como carente de importancia en las cabras, acontecidos tanto en explotaciones comerciales como en las dedicadas a exhibiciones, pusieron de manifiesto el hecho de que ningún país es una isla, y no digamos una granja individual, de modo que he incluido más información sobre enfermedades exóticas en esta edición. Como respuesta a las peticiones de los lectores de la tercera edición, he ampliado el capítulo sobre plantas tóxicas con el fin de hacerlo más interesante para los lectores de fuera del Reino Unido e incluido información sobre predadores, eutanasia, técnicas de necropsia y resolución de fracturas. Como en anteriores ediciones, he intentado incluir nuevas referencias que resulten probablemente interesantes para el veterinario clínico y he actualizado la información a lo largo de todo el libro.

Espero que esta nueva edición siga aportando a los clínicos en ejercicio el apoyo que necesitan cuando se enfrentan a sus pacientes caprinos.

Agradecimientos

Al igual que en ediciones anteriores, doy encarecidamente las gracias a mi esposa Hilary, quien me ha brindado ánimo y apoyo durante la preparación de esta edición y quien me ha aconsejado de manera valiosa sobre el manejo de las cabras.

Tony Andrews, David Harwood, Peter Jackson, Katherine Anzuino y Leigh Sullivan me han suministrado fotografías que se reproducen con su permiso y quiero darles las gracias por su colaboración y la de sus colegas relacionados con los casos clínicos a los que corresponden aquellas.

Quiero también agradecer la participación de numerosos miembros de la Goat Veterinary Society y de la American Association of Small Ruminant Practitioners, cuyo asesoramiento y consejo, que también comparten voluntariamente con otros veterinarios clínicos y ganaderos de caprino, he incorporado en esta edición.

Nota del Autor

En el caso de numerosas enfermedades médicas no se dispone de medicamentos autorizados de forma específica para uso en cabras. En el libro se citan dosis para muchos medicamentos no autorizados. Esas dosis de medicamentos se han obtenido de informes publicados, datos disponibles en las fichas técnicas de los fabricantes farmacéuticos y de la experiencia personal. Siempre que sea posible, el clínico debería emplear medicamentos que dispongan de una autorización del producto completa, tanto de la especie caprina como de la enfermedad a tratar. En todos los casos en que se utilicen medicamentos no autorizados, no debería emplearse la leche para el consumo humano durante un mínimo de 7 días y la carne durante un mínimo de 28 días después de la administración del mismo. No todos los medicamentos mencionados poseen una autorización vigente para animales de abasto en el Reino Unido. Es responsabilidad del lector asegurarse de que está facultado legalmente para utilizar cualquiera de los medicamentos mencionados.

CAPÍTULO 1

Infertilidad de la hembra

La cabra hembra normal

En las regiones de clima templado, las hembras de la cabra son poliéstricas estacionales. La mayoría de las cabras son totalmente anoéstricas en el hemisferio norte entre marzo y agosto, aunque se han registrado montas fértiles en todos los meses del año. En concreto, las cabras Anglo-nubias y pigmeas presentan épocas de reproducción extremadamente largas. Las cabras recién importadas desde el hemisferio sur pueden tardar algo de tiempo hasta adaptarse a la nueva estacionalidad. La época reproductora se inicia fundamentalmente como respuesta a la reducción de la duración del día, pero también depende de la temperatura, el ambiente (en particular, de la nutrición) y de la presencia de un macho. La reducción del día también estimula la actividad reproductora en el macho. En la Tabla 1.1 se detallan los aspectos reproductivos de la cabra.

Tabla 1.1 Reproducción de la cabra.

Temporada reproductora	Septiembre a marzo (hemisferio norte)
Pubertad	5 meses
Edad a la primera cubrición	4 a 6 meses (macho) 7 a 18 meses (hembra)
Ciclo estral	19 a 21 días (cabras lecheras) 18 a 24 días (cabras pigmeas africanas)
Duración del celo	24 a 96 horas (normalmente 36 a 40 horas)
Ovulación	24 a 48 horas tras el inicio del celo
Duración de la gestación	150 días (145 a 156 días)
Peso a la primera cubrición	60-70% del peso adulto previsto ~30 kg para cabras de carne 30-40 kg para cabras de leche

Estudio de la infertilidad de la hembra

> Debido al patrón estacional de la reproducción, la infertilidad debe investigarse lo antes posible en la época reproductiva.

El estudio de la infertilidad de la hembra de la cabra presenta importantes problemas cuando se compara con la vaca debido a la imposibilidad de palpar sus ovarios y a causa del patrón estacional de su reproducción; los problemas en las hembras de la cabra suelen detectarse al final de la estación reproductora, lo que limita el tiempo disponible para instaurar medidas correctoras. En la Figura 1.1 se incluyen posibles causas de infertilidad en la cabra.

Valoración inicial

El historial preliminar debería incluir:

- El problema individual o colectivo.
- La alimentación, incluyendo los suplementos minerales.
- Las prácticas de manejo: monta natural, inseminación artificial (IA), presencia del macho con las hembras.
- Estatus sanitario de la explotación/rebaño.

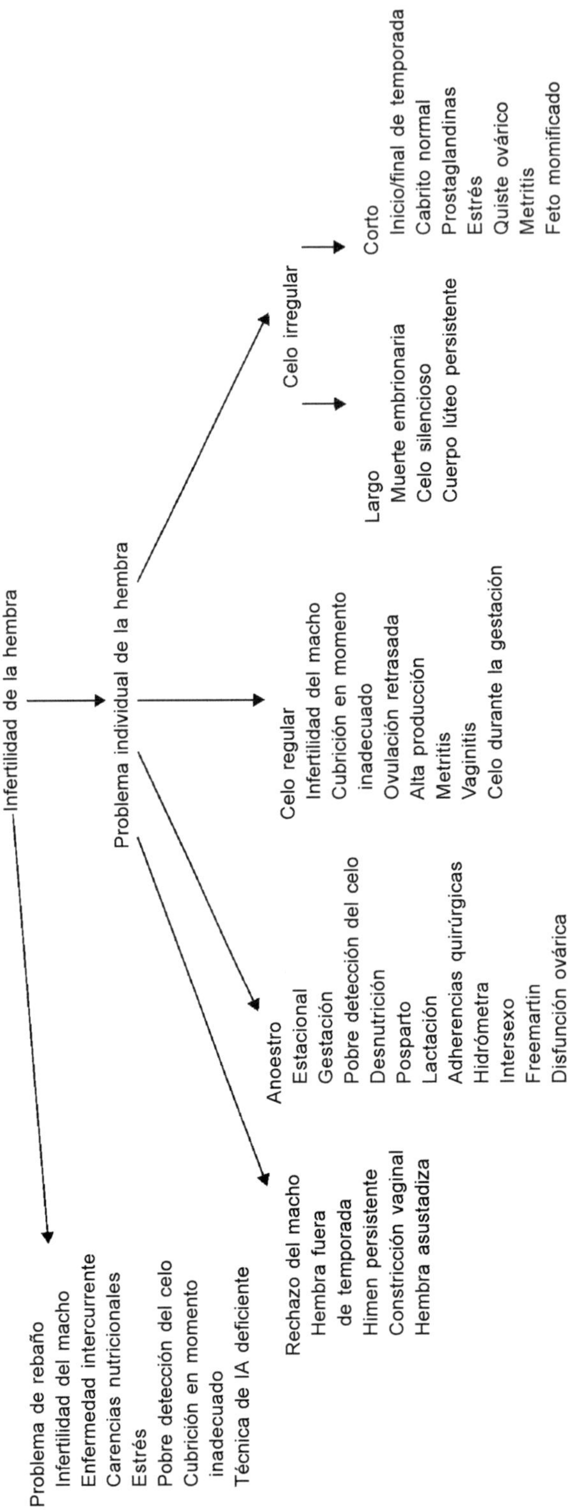

Figura 1.1 Causas de infertilidad en la hembra.

Si existe un *problema colectivo,* investigar:
- La infertilidad en el macho (Capítulo 3).
- Enfermedades intercurrentes: parasitismo, pedero, etc.
- Estatus nutricional: déficit de energía o proteína, deficiencia de minerales (fósforo, cobre, yodo, manganeso).
- Estrés: hacinamiento, agrupamientos de cabras recientes.
- Deficiente detección del celo.
- Cubrición en tiempo incorrecto.

Valoración de la hembra

Valoración general

- Conformación.
- Condición corporal.
- Dentición.
- Examen clínico.

Cualquier signo clínico evidente, como debilidad, anemia o cojera debería investigarse y corregirse, siempre que sea posible, antes de comenzar un tratamiento específico dirigido a resolver un problema reproductivo.

En el Reino Unido, la sobrealimentación es probablemente una causa de infertilidad más importante que un deficiente estado corporal.

Examen específico

- Examen específico de los aparatos reproductor y mamario. Comprende, cuando sea necesario, el examen de la vagina y el cérvix con un espéculo para identificar anomalías anatómicas.

Historial específico

- Fecha del último parto/lactación.
- Producción de leche diaria.
- Presencia o ausencia de signos claros de celo.
- Duración de los ciclos estrales.
- Fecha de la última cubrición.
- Deseo de aceptar al macho.
- Dificultad en el último parto: mala presentación fetal/manipulación, metritis, retención de placenta, aborto, fetos momificados, mortinatos.

Investigaciones adicionales

Análisis de laboratorio específicos:
- Análisis de progesterona.
- Análisis de sulfato de estrona.
- Examen bacteriológico de muestras de vagina o útero.
- Análisis de los alimentos.
- Ecografía en tiempo real.
- Laparoscopia o laparotomía.

Problemas de infertilidad individuales

Los problemas de infertilidad individuales suelen pertenecer a alguna de las cuatro categorías siguientes:

1 **Dificultad en la cubrición.**
2 **Anoestro.**
3 **Ciclos estrales irregulares.**
4 **Ciclos estrales regulares.**

Dificultad en la cubrición

- La hembra no está en celo.
- La hembra tiene miedo: común en animales vírgenes, especialmente si se utiliza un macho grande con una hembra pequeña.
- Himen persistente o constricción vaginal.

Anoestro

> Siempre debe tenerse en cuenta la posibilidad de una gestación no detectada (incluso cuando el propietario insiste en que no se ha producido la monta) antes de abordar el tratamiento, en especial con prostaglandinas.

Las causas del anoestro aparecen en la Tabla 1.2 y se discutirán más adelante.

- *Estacional.* La mayor parte de las cabras son totalmente anoéstricas entre marzo y agosto.
- *Gestación.*
- *Deficiente detección del celo.*

Aunque algunas cabras lecheras solamente muestran pequeñas alteraciones de comportamiento du-

Tabla 1.2 Causas de anoestro.

Estacional
Gestación
Pobre detección del celo
Desnutrición
Anoestro posparto
Anoestro de lactación
Adherencias tras cirugía
Hidrómetra
Intersexo
Freemartinismo
Disfunción ovárica

rante el celo, la detección del estro es normalmente más sencilla que en las cabras de Angora y la mayoría de las cabras presentan signos evidentes como agitación de la cola, balidos frecuentes, micción cerca del macho, inflamación de la vulva y flujo vaginal mucoso. Esos signos se acentúan generalmente en presencia de un macho o incluso de un trapo que ha sido frotado contra la cabeza de un macho cabrío y que se guarda en un contenedor cerrado (*billy rag*).

El celo se puede detectar visualmente mediante un espéculo. Al inicio del celo, el cérvix pasa de tener un color blanco habitual a volverse hiperémico y la secreción uterina aparece fina y clara. Las secreciones rápidamente se hacen espesas y de color gris/blanco y se acumulan en el suelo de la vagina. La fecundación es óptima cuando la cubrición se produce en el momento en que el moco cervical presenta nubes y se relaja el cérvix.

A diferencia de las vacas, la mayoría de las cabras no permitirán que las monte ninguna hembra, aunque esté en celo. El comportamiento de la monta suele interpretarse como expresión de dominancia en la explotación o como parte de un comportamiento de tipo ninfómano en cabras con quistes ováricos. Muchos machos jóvenes montarán y copularán con hembras que no estarán en verdadero celo si la hembra está sujeta, aunque los machos de más edad tienen mayor capacidad de discriminación. La hembra solamente consentirá ser cubierta cuando se encuentre en celo.

En la cabra en lactación, se puede producir un incremento de la producción de leche de 8 a 12 horas antes del inicio del celo y esa producción de leche puede disminuir por debajo de lo normal durante el celo.

Cuando el macho cabrío se mantiene con el rebaño, la utilización de mandiles con tinta de marcar facilitará la detección del celo. También se puede utilizar un macho vasectomizado o recela marcado para detectar (y favorecer el inicio) del celo en un grupo de hembras.

- *Malnutrición*. Un déficit de energía o proteína debido a una nutrición deficiente o a una enfermedad intercurrente puede provocar anoestro. La carencia de minerales como el cobalto, selenio, manganeso, zinc, fósforo, yodo y cobre y las carencias de vitaminas B12 y D han sido descritas como causas de infertilidad.
- *Anoestro posparto*. Muchas cabras no presentan signos de celo en los 3 meses o más posteriores al parto, aun cuando el parto se haya producido durante la estación reproductiva normal.
- *Anoestro de lactación*. Algunas cabras de alta producción lechera no muestran signos claros de celo. Esos animales pueden responder a la inyección de prostaglandinas manifestando un celo de difícil observación 24 a 48 horas después. Los animales que no responden pueden requerir otra inyección 11 días más tarde.
- *Adherencias posquirúrgicas*. El tracto reproductivo de la cabra es sensible a la manipulación y se producen adherencias en él si no se realiza un protocolo de alto estándar durante la transferencia de embriones u otras intervenciones quirúrgicas. El talco de los guantes quirúrgicos provoca una intensa reacción de los tejidos.

Pseudogestación (hidrómetra, falsa gestación)

La falsa gestación se produce cuando un líquido aséptico se acumula en el útero en ausencia de gestación pero en presencia de un cuerpo lúteo persistente que continúa secretando progesterona. La incidencia de la pseudogestación es bastante elevada, especialmente en algunas razas de cabras lecheras y se han descrito incidencias de entre el 3 y el 30% en granjas comerciales.

Etiología

- Cuerpo lúteo persistente tras un ciclo estral en el que no hubo gestación. Esto puede suceder en cualquier hembra madura sexualmente pero es especialmente frecuente en cabras en su segundo año de lactación sin haber sido cubiertas. Algunas estirpes parecen estar predispuestas a desarrollar este problema.
- Cuerpo lúteo persistente tras la muerte del embrión y su reabsorción.
- Su presentación se incrementa después de utilizar esponjas de progesterona y de tratamientos con gonadotropina coriónica equina (eCG).

Signos clínicos

- La cabra se comporta como si estuviera gestante, presentando un aumento de tamaño del abdomen y cierto desarrollo de la ubre si no se ordeña (Lámina 1.1). El ordeño puede sufrir un notable descenso en la producción que puede dar lugar a una importante pérdida económica si no se corrige el problema.
- Se acumulan líquidos fetales en el abdomen (*hidrómetra*) y puede observarse una enorme distensión, aunque la cantidad de líquido puede variar de 1 a 7 litros o más.
- Cuando se produce una hidrómetra tras la muerte del embrión, la falsa gestación suele prolongarse durante toda la extensión de la gestación o más tiempo, antes de que se produzca la luteolisis, cese la secreción de progesterona y se eliminen los líquidos fetales («*chaparrón*»). Algunas hembras tienen una lactación adecuada tras un «chaparrón» natural.
- Cuando la pseudogestación se produce en una hembra que no ha sido cubierta, la expulsión de líquidos suele suceder antes del periodo de gestación normal, la cabra puede entrar en ciclo de nuevo y puede producirse otra falsa gestación si no es cubierta. Las gestaciones posteriores no suelen verse afectadas pero es probable que la cabra presente el problema de nuevo al año siguiente. El líquido eliminado suele ser claro y mucoso. La vulva y el periné aparecen húmedos y la cola adquiere un aspecto rígido (Lámina 1.2). Algunas cabras que presentan un chaparrón espontáneo precoz, antes de que se haya acumulado una gran cantidad de líquido, tienen un flujo sanguinolento. El abdomen se reduce al tamaño normal no gestante y la cama aparece húmeda. Algunas hembras continúan presentando descargas de pequeñas cantidades de líquido durante un par de días y en los animales más gordos se podría confundir con una cistitis.
- Si la falsa gestación se produce tras la muerte del feto, aparecen las membranas fetales y posiblemente el feto descompuesto; de otro modo, no se forman membranas fetales.

Diagnóstico

- La ecografía en tiempo real de la pared abdominal ventrolateral derecha en las primeras etapas de la pseudogestación, o bien de cualquiera de los flancos si está más avanzada, muestra la presencia de compartimentos hiperecogénicos llenos de líquido con ausencia de fetos o carúnculas (Lámina 1.3). El útero aparece separado en compartimentos con paredes de tejido delgadas que oscilan cuando se provoca su movimiento. En el líquido pueden apreciarse flecos blancos. La ecografía debe realizarse al menos 40 días después de la cubrición para evitar confundirla con una gestación inicial y resulta más sencillo hacerla antes de los 70 días. Las *piómetras* (raras) también aparecen como úteros llenos de líquido pero son más ecogénicas.
- Los niveles elevados de progesterona en leche o plasma se corresponden con una gestación, pero en presencia de niveles bajos de sulfato de estrona en leche o plasma a >45 días.
- La radiografía con rayos X realizada con >70-80 días no detecta el esqueleto del feto en una cabra en anoestro con un abdomen distendido.
- La proteína específica de la gestación resulta negativa en la pseudogestación.

Tratamiento

- Como la pseudogestación se mantiene gracias a la presencia de un cuerpo lúteo, su tratamiento consiste en la inyección de prostaglandinas:
  Dinaprost, 5-10 mg i.m./s.c. o bien Clorprostenol, 62,5-125 μg i.m./s.c.

El dinaprost posee un efecto directo sobre la musculatura del útero y puede ser preferible al clorprostenol. Una segunda administración de prostaglandina 12 días después de la primera podría ocasionar la evacuación de más líquido uterino y podría reducir la posibilidad de que el problema se repitiera.

- La inyección de oxitocina unos pocos días después del tratamiento con prostaglandinas estimula las contracciones uterinas y colabora en su involución:
  Oxitocina, 2-10 unidades, 0,2-1 mL i.m/s.c.
  Extracto de hipófisis (lóbulo posterior), 20-50 unidades, 2-5 mL i.m/s.c. o bien 2-10 unidades, 0,2-1 mL i.m. (preferible)/s.c.
- El pronóstico de la futura fertilidad es bueno, ya que un 85% de las cabras quedan gestantes si se cubren durante la misma época reproductora.

Otros procesos que causan anoestro

- *Hidropesía uterina (Hydrops uteri).* La pseudogestación se debe diferenciar de la hidropesía uterina. Esta es un proceso infrecuente de las cabras gestantes causado por una acumulación anormal de líquido ya sea en la cavidad amniótica (hidramnios) o en la alantoidea (hidroalantoides). La acumulación de líquido, que puede ser superior a 10 litros, provoca la distensión del útero, lo que origina una distensión abdominal rápida y progresiva. Otros signos clínicos, similares a los de una toxemia de gestación, son el resultado de la compresión de los órganos por parte del líquido: letargo, inapetencia, defecación reducida, postración, taquicardia y disnea.

La ecografía se puede emplear para distinguir entre una gestación falsa (hidrómetra), en la que el útero está distendido por la presencia de líquido pero sin fetos, anejos o cotiledones, y una hidropesía uterina, en la que se detectan líquido, fetos, membranas y cotiledones. La mayoría de los fetos de animales con hidropesía uterina presentan anomalías congénitas y están subdesarrollados, pero pueden tener aspecto normal sin ser viables.

Su tratamiento consiste en una cesárea o en la inducción del parto con prostaglandinas, pero debe administrarse apoyo cardiovascular mediante fluidos intravenosos debido al riesgo de hipotensión derivado de la pérdida brusca de un gran volumen de líquido.

- *Pseudohermafroditismo (intersexo).* Un pseudohermafrodita es un animal que presenta características tanto de macho como de hembra. En la cabra, el gen dominante que regula la ausencia de cuernos está asociado con un gen recesivo del intersexo. Por tanto, un animal intersexo normalmente es acorne y procede de dos progenitores sin cuernos. El intersexo es un rasgo recesivo ligado al sexo y de penetración incompleta que resulta del cruzamiento de dos cabras sin cuernos: las cabras intersexo son homocigóticas para el gen acorne (sin cuernos) y homocigóticas para el gen intersexo.

El cruzamiento de un macho acorne homocigótico (PP) con una hembra acorne heterocigótica (Pp) dará lugar a un 50% de intersexos; el cruzamiento entre un macho acorne heterocigótico (Pp) con una hembra acorne heterocigótica (Pp) dará lugar a un 25% de intersexos. En teoría, el cruce de dos animales acornes homocigóticos (PP) debería dar lugar a un 100% de intersexos, pero el gen tiene una penetración incompleta.

Los animales afectados son genéticamente hembras y poseen una dotación cromosómica femenina normal (60 XX), pero fenotípicamente muestran una gran diversidad, desde un fenotipo macho (Lámina 1.4) a un fenotipo hembra (Lámina 1.5). Algunos animales son claramente anómalos desde el nacimiento, presentando una vulva normal junto con un clítoris agrandado o un clítoris peniano. Sus gónadas son generalmente testículos u ovotestículos, de situación tanto abdominal como escrotal, y los de fenotipo macho pueden presentar un pene corto (hipospadia), testículos hipoplásicos o un granuloma espermático en la cabeza del epidídimo. Otros animales pueden alcanzar la madurez antes de que se detecte el problema y pueden parecer anoéstricos. Un animal con fenotipo de hembra puede presentar características de macho debido a sus testículos internos.

Los animales intersexo con aspecto de hembras se detectan en ocasiones como cabritillos o cabritos de entre 1 y 2 años con un historial de anoestro. Aunque la vulva sea normal, no existe una vagina o cérvix verdaderos, el clítoris puede estar agrandado y la distancia anogenital puede ser >3 cm. La presencia o ausencia de una vagina de tamaño normal siempre debería estudiarse en los cabritos anoéstricos. La ausencia de vagina se puede demostrar introduciendo con cuidado un bastón de plástico lubricado, por ejemplo un bolígrafo, en el interior de la vulva (Láminas 1.6 y 1.7) o mediante un endoscopio. Debe tenerse precaución en no confundir un himen persistente con una vagina reducida.

Los individuos intersexo con aspecto de machos pueden presentar un pene o una estructura similar a un pene justo por debajo del ano. Esos animales pueden sufrir una escaldadura por orina en la parte inferior de sus extremidades posteriores o presentar disuria. La orina se puede acumular en la zona perineal causando una dermatitis. En algunos casos, la uretra no atraviesa el pene/clítoris vestigial y es necesario realizar una cirugía para establecer una apertura uretral eficaz. En algunos casos se ha descrito una hipospadia localizada.

- *Freemartinismo (quimeras XX/XY).* La mayor parte de las cabritas hembra procedentes de partos gemelares con un macho son hembras normales, debido a que la fusión placentaria es menos común que en las vacas. Un freemartin es una hembra que se convierte en estéril en el útero cuando su placenta se fusiona con la de su hermano gemelo macho al inicio de la gestación, lo que origina una anastomosis vascular entre las membranas alantoideas, el intercambio de células y hormonas entre los dos fetos y el quimerismo XX/XY. El desarrollo del aparato genital de la hembra se ve influenciado por el macho y conduce a una hipoplasia de las gónadas femeninas. Un freemartin puede tener cuernos o ser acorne. Existen algunas evidencias de que el proceso es ligeramente más común cuando la hembra comparte el útero con dos o más fetos macho. Externamente los freemartin tienen aspecto de hembras pero internamente presentan un grado variable de masculinización:
  - Masculinización intensa. Las gónadas se asemejan a testículos y pueden contener túbulos y tejido intersticial.
  - Masculinización leve. Se observan oocitos en las gónadas.
- *Quimera de cuerpo completo.* Es el tipo más raro de intersexo caprino y se origina de la fusión de dos embriones, produciendo un verdadero hermafrodita con cariotipo XX/XY y gónadas de ambos sexos.
- *Disfunción ovárica.* La inactividad ovárica se conoce escasamente en la cabra pero algunas cabras en anoestro responden al tratamiento con hormona liberadora de gonadotropina [GnRH]:

  Buserelina, 0,020 mg i.m./s.c./i.v. o bien Gonadorelina, 0,5 mg i.m.

  Otras cabras responden al tratamiento con prostaglandinas, lo que sugiere la existencia de un *cuerpo lúteo persistente* o de *ovarios quísticos luteinizados*.

  La ecografía se puede utilizar para examinar los ovarios pero no resulta sencillo como en la vaca debido a que el tracto reproductivo no se puede manipular manualmente, de modo que es imposible examinar toda la superficie del ovario. Se puede realizar tanto una ecografía transrectal (empleando una sonda lineal lubricada de 5 o 7,5 MHz) o transabdominal (con una sonda de 5 MHz) con la cabra en posición de pie. La vejiga de la orina se localiza como referencia y se rota la sonda hacia la izquierda o la derecha hasta visualizar el ovario. El ovario aparece como una estructura densa, de circular a oblonga, en posición craneal a la vejiga. Los folículos son estructuras no ecogénicas llenas de líquido que aparecen como sacos circulares oscuros.

  El incremento del uso de técnicas laparoscópicas puede ser de ayuda en el diagnóstico de estos procesos.

Ciclos estrales irregulares (véase la Tabla 1.3)

Ciclos estrales largos

- *Muerte embrionaria.* La muerte embrionaria precoz acompañada de la pérdida del cuerpo lúteo da lugar al retorno del celo tras la reabsorción del material embrionario. Tras la muerte del embrión, una parte de las cabras no retornan al celo sino que desarrollan una hidrómetra.
- *Celo silencioso.* Algunas cabras exhiben un celo al inicio de la estación y ya no vuelven a presentar ningún signo de celo durante meses. Esas cabras pueden estar ciclando de manera silenciosa y responderán al tratamiento con prostaglandinas.
- *Cuerpo lúteo persistente.* La ausencia de luteolisis del cuerpo lúteo en el momento adecuado re-

Tabla 1.3 Ciclos estrales irregulares.

Largos	Cortos
Muerte embrionaria	Inicio/final de la temporada
Celo silencioso	Comportamiento normal del cabrito
Cuerpo lúteo persistente	Prostaglandinas
	Regresión prematura del cuerpo lúteo
	Estrés
	Quiste folicular ovárico
	Metritis
	Feto momificado
	Tumor ovárico

trasará el retorno del celo. Tratar con prostaglandinas (véase este capítulo).

Ciclos estrales cortos (<18 a 21 días)

- Los ciclos anovulatorios cortos de alrededor de 7 días son habituales al *inicio de la temporada reproductora* y en ocasiones se presentan al final de la misma.
- Las *cabras jóvenes* presentan ciclos cortos durante su primera temporada reproductora.
- Se han observado ciclos estrales muy cortos tras la administración de *prostaglandinas* a cabras abortadas. El patrón estral normal regresa tras 3 a 4 semanas.
- La *regresión prematura del cuerpo lúteo* se considera un problema en cabras sometidas a sincronización del celo para transferencia de embriones. En algunos casos se trata de una consecuencia del estrés (véase más adelante). En otros casos, se desconoce la causa.
- El *estrés* provoca que algunas cabras presenten ciclos cortos de alrededor de 7 días, posiblemente debido a la regresión prematura del cuerpo lúteo. Por este motivo, las cabras que vayan a formar parte de un programa reproductivo, por ejemplo, para transferencia de embriones, se deberían agrupar al menos 3 meses antes del inicio del programa.
- Los *quistes foliculares ováricos* producen estrógenos, lo que da lugar a un ciclo estral corto de entre 3 y 7 días o bien a un celo continuo. En ocasiones, los efectos estrogénicos provocan la relajación de los ligamentos pélvicos y la cabra muestra un comportamiento de monta propio de un macho. Su diagnóstico se puede confirmar mediante laparoscopia o laparotomía.
  El tratamiento es especialmente difícil en las cabras debido a que, por su relativamente corta temporada reproductora, para cuando se ha concluido el tratamiento la cabra ya ha entrado en anoestro estacional. El tratamiento médico solamente tiene éxito si se inicia pronto:
  Gonadotropina coriónica 1.000 U, i.m/i.v. o bien
  Hormona liberadora de gonadotropina (GnRH):
  buserelina, 0,020 mg i.m./s.c./i.v. o bien
  gonadorelina, 0,5 mg i.m.
  Debe considerarse el tratamiento quirúrgico con el fin de exteriorizar y romper la gruesa pared del quiste en los animales de valor.
- Los tumores de ovario son raros en las cabras, siendo el tipo más común el tumor de células de la granulosa tecal. Sus signos clínicos consisten en la presencia de ciclos cortos, ninfomanía y comportamiento de macho. El examen del ovario mediante laparoscopia o ecografía transabdominal suele mostrar un ovario agrandado que puede ser quístico.
- La *endometritis* puede provocar ciclos cortos o el retorno al celo en el momento normal.
- *Vaginitis*: véase «Ciclos estrales regulares».
- La presencia de huesos fetales procedentes de un *feto momificado*, no expulsado en el parto, actuará como una fuente constante de estimulación y dará lugar a ciclos estrales cortos. Puede haber antecedentes de haber expulsado huesos y material fetal en el parto o posteriormente.

Ciclos estrales regulares (véase la Tabla 1.4)

- *Infertilidad del macho* (Capítulo 3).
- *Cubrición en un momento inadecuado.*
- *Retraso de la ovulación/atresia folicular*. Existen pocas evidencias científicas sobre estos procesos en las cabras pero en la práctica, la administración de una inyección de «mantenimiento» aplicada en el momento de la monta o la IA facilitará la fertilidad en algunos animales al estimular la ovulación el día de la cubrición:

Tabla 1.4 Ciclos estrales regulares.

Infertilidad del macho
Cubrición en momento inapropiado
Ovulación retrasada
Animales de alta producción
Metritis
Vaginitis
Celo durante la gestación

Gonadotropina coriónica, 500 U i.m./i.v.
Hormona liberadora de gonadotropina (GnRH): buserelina, 0,010 mg i.m./s.c./i.v.
Gonadorelina, 0,25 mg i.m.

- *Hembras de alta producción.* Algunas hembras de alta producción pueden presentar una fertilidad subóptima, posiblemente debido a una disfunción hipofisaria resultante de una lactación intensa. La maduración de los folículos, la ovulación y la formación del cuerpo lúteo pueden facilitarse mediante el uso de gonadotropina coriónica, 500 U i.m./i.v.
- *Metritis.* Una metritis de baja intensidad puede ocasionar el fracaso en la implantación del embrión y el posterior retorno al celo en el momento normal.
- *Vaginitis.* La vaginitis se presenta de manera ocasional, en particular tras la retirada de esponjas vaginales, y puede ocasionar ciclos estrales cortos o bien el retorno repetido del celo con un ciclo estral normal. En Nueva Zelanda, Australia y los EE.UU., el *herpesvirus caprino 1 (CpHV-1)* causa vulvovaginitis con presencia de ciclos estrales cortos y la resultante infertilidad. Sus signos clínicos iniciales son edema e hiperemia de la vulva con presencia de un flujo escaso que se hace más abundante en unos días. Sobre la mucosa de la vulva y la vagina aparecen múltiples erosiones superficiales con costras amarillas a rojo-marrón. Las lesiones se curan de forma espontánea en unas dos semanas pero pueden recidivar. La infección suele ser subclínica.

El virus se transmite de forma venérea y en el macho ocasiona una hiperemia del pene y erosiones en el epitelio del prepucio y el pene.

El CpHV-1 también es responsable de infecciones sistémicas letales en cabritos de una a dos semanas y de infecciones subclínicas del aparato respiratorio en los animales adultos.

- *Celo durante la gestación.* Algunas cabras muestran signos de celo regular durante la gestación aunque esto es menos frecuente que en las vacas. La ovulación no se produce y los signos del celo suelen ser bastante débiles. Es importante realizar un diagnóstico de gestación preciso antes de abordar el tratamiento, en particular con prostaglandinas.

Diagnóstico de gestación

La ausencia de retorno al celo no es un método fiable de diagnóstico de gestación. Muchas cabras no muestran externamente sus ciclos a lo largo de la temporada reproductiva y el no retorno puede deberse a un anoestro estacional o a una falsa gestación. Tampoco es el desarrollo de la glándula mamaria en las cabras primíparas un método fiable de diagnóstico de la gestación ya que son frecuentes las cabras en lactación sin haber sido cubiertas. Tampoco lo es la distensión abdominal.

Aunque los animales pueden manifestar alteraciones del comportamiento durante el final de la gestación (por ejemplo, la postura de «perro sentado» es habitual en algunas cabras gestantes (Lámina 1.8), suelen ser bastante variables. El diagnóstico de gestación preciso resulta esencial para distinguir entre cabras gestantes, otras con gestaciones falsas y aquellas que no están ciclando.

La presencia de un macho vasectomizado y con un arnés de recela entre las hembras permitirá detectar el retorno al celo, es decir, aquellas que no están gestantes, pero no debería confiarse totalmente en ellos puesto que algunos machos pueden cubrir a hembras que no estén ciclando. *Siempre* debe realizarse un diagnóstico de gestación preciso antes de utilizar prostaglandinas para inducir el celo. En la Tabla 1.5 se muestran los métodos disponibles.

Análisis del sulfato de estrona

Las concentraciones de sulfato de estrona en leche y plasma aumentan continuamente durante la gestación y pueden utilizarse para diagnosticar la

Tabla 1.5 Técnicas disponibles para el diagnóstico de gestación en la cabra.

	Días	Número de fetos	Precisión (%)	Utilidad
Macho vasectomizado	>20	No	65-90	Moderada
Palpación abdominal	60-115	No	60-90	Moderada
Análisis de progesterona	18-22	No	90-95	Moderada
Análisis de sulfato de estrona	>50	No	>95	Alta
Proteína B específica de gestación	>26	No	>95	Alta
Ecografía en tiempo real	28-100	Sí	95-100	Alta
Ecografía Doppler	60-90	No	85-90	Moderada
Radiografía	>70	Sí	>90	Baja

gestación a los 50 días después de la cubrición. Este análisis permitirá diferenciar la verdadera gestación de la hidrómetra, pero en ocasiones puede haber falsos negativos, en particular si el muestreo se realiza cerca de los 50 días, por lo que puede estar indicado repetir la toma de muestras antes de inducir el celo con prostaglandinas para evita la posibilidad de provocar el aborto de una cabra gestante.

Ecografía por ultrasonidos

La ecografía en tiempo real posee la ventaja añadida de aportar información sobre el número de fetos presentes, de modo que permite una mejor estimación de las necesidades nutricionales de la cabra durante la gestación. La técnica es virtualmente 100% segura para determinar la gestación y tiene una precisión del 96 a 97% para detectar gestaciones dobles y triples. Los buenos operarios pueden distinguir una hidrómetra, fetos reabsorbidos y otras anomalías al igual que fetos vivos (Tabla 1.6). La ecografía puede hacerse en las cabras de forma transabdominal o transrectal. Los ecógrafos sectoriales son mejores para la ecografía transabdominal pero los lineales también se pueden emplear y son mejores para la ecografía transrectal. Las técnicas ecográficas transrectales son preferibles para las

Tabla 1.6 Observaciones anómalas en los exámenes ecográficos del útero.

Anomalía	Hallazgos ecográficos
Aborto reciente	Se observan los bordes del útero agrandado, con carúnculas normalmente visibles pero sin feto ni líquido
Hidrómetra	Útero anecóico o hipoecóico lleno de líquido, generalmente con flecos membranosos visibles en la luz del útero o septos en el interior de la luz del cuerno uterino
Piómetra	Útero lleno de líquido; líquido más hiperecóico que en la hidrómetra, con un aspecto normalmente revuelto
Feto momificado retenido	Sombras óseas hiperecóicas en ausencia de contraste líquido Ausencia de contraste líquido, sombras óseas densas o cráneo o costillas en una masa fetal organizada Generalmente más pequeño que la masa fetal previsible Sin signos de viabilidad fetal
Feto macerado	Sombras óseas hiperecóicas en ausencia de líquido de contraste Densidades óseas predominantes, normalmente en imágenes lineales o curvilíneas, sin signos de arquitectura fetal normal

gestaciones muy precoces y permiten el diagnóstico 4 a 5 días antes que las técnicas transabdominales.

La ecografía transabdominal suele realizarse con la cabra de pie. Una sonda de 3,5 o 5 MHz es apropiada para la mayor parte de la gestación, pero puede que no penetre hasta el feto al final de la misma, aunque sí podrán visualizarse las carúnculas. Antes de los 90 días aproximadamente, una sonda de 5 MHz logra los mejores resultados; al final de la gestación, es preferible una sonda de 3,5 MHz. La ecografía puede utilizarse desde los 28 días poscubrición, cuando se puede identificar el útero lleno de líquido, pero es mejor emplearla entre los días 50 y 100 de gestación. Los cotiledones pueden distinguirse desde aproximadamente el día 40 y los fetos individuales hacia los 45 a 50 días. Hacia el día 100 los fetos ocupan ampliamente la pantalla completa, haciendo complicada la determinación exacta de su número (Tabla 1.7). El error más habitual consiste en subestimar el número de fetos.

La sonda se coloca en el lado derecho de la cabra inmovilizada de pie en una zona con poco pelo, justo en posición craneal y dorsal a la ubre, con el haz del transductor dirigido hacia el borde opuesto de la pelvis (hacia la entrada de la pelvis) y se escanea el abdomen mediante un lento desplazamiento. El útero suele encontrarse en posición dorsal o craneal a la vejiga de la orina. Al inicio de la gestación (30 a 45 días), el útero descansa contra la entrada de la pelvis, pero más tarde suele estar apoyado contra la pared abdominal derecha. El rasurado de la zona puede ser útil en cabras de pelo largo. La zona debería estar lo más limpia posible y debería aplicarse una gran cantidad de gel ecográfico.

Tabla 1.7 Ecografía transabdominal para diagnóstico de gestación.

Día de gestación	Hallazgos ecográficos
28	Útero lleno de líquido
30-35	Latidos cardiacos fetales detectables
40	Cotiledones visibles (estructuras en forma de donut o de c)
45-50	Fetos individuales identificables por vez primera
45-90	Determinación precisa de fetos múltiples La edad de gestación corresponde a la longitud céfalo-caudal, el diámetro biparietal y el diámetro del tórax
>100	La identificación del número de fetos se hace difícil debido a que ocupan la pantalla en su totalidad; el líquido y los fetos se desplazan cranealmente

La ecografía transrectal se puede realizar a partir de los 25 días. Se retiran las heces del recto y se introduce con cuidado una sonda lineal de 5 o 7,5 MHz lubricada hasta que se aproxime al aparato reproductor. Al principio el animal debería examinarse de pie, lo cual resulta menos estresante para el mismo, pero si no puede identificarse el útero puede colocarse a la cabra en decúbito dorsal.

La *viabilidad fetal* se puede evaluar durante el examen ecográfico, ya que la detección de movimiento o latido fetal indica la presencia de un feto vivo. El latido del feto puede detectarse a los 35 días de gestación mediante ecografía transabdominal (antes mediante ecografía transrectal). La ausencia de ecogenicidad del líquido amniótico, la cantidad adecuada de líquido en relación con la etapa de gestación y la posición y movimiento normales del feto son signos de un feto sano. Un tamaño fetal incompatible con la etapa de gestación estimada puede ser indicativo de una muerte fetal precoz, al igual que un aumento de la ecogenicidad del líquido, unos anejos «flotantes», la postura fetal colapsada o la imposibilidad de detectar el latido o movimiento del feto. La hiperecogenicidad de los cotiledones es un hallazgo común en una gestación no viable.

La *determinación de la edad* se realiza con mayor precisión al principio de la gestación. La edad de gestación puede determinarse de manera subjetiva basándose en el tamaño del feto y los cotiledones, o en el tamaño del saco amniótico al inicio de la gestación. Entre los días 40 y 100, la longitud de los fetos y la anchura de su cabeza o el diámetro biparietal (BPD) están altamente correlacionados con la edad de gestación (véanse la Tabla 1.8 y la Fig. 1.2). Al final de la gestación, la variabilidad del tamaño de los fetos es demasiado alta para permitir una determinación precisa de la edad.

La *determinación del sexo* del feto se realiza mediante la visualización del tubérculo genital de macho/hembra o del escroto del macho. Los mejores resultados se obtienen entre los 55 y 75 días. Su precisión disminuye cuando están presentes varios fetos,

Tabla 1.8 Correlación entre la longitud y la edad del feto.

Duración de la gestación (días)	Longitud del feto (mm)
45	40
60	100
90	250

debido a que el movimiento espontáneo y la recolocación de los fetos durante el examen hacen difícil la visualización individual de los mismos.

El *examen precubrición* es importante, especialmente en granjas con programas reproductivos fuera de temporada, dado que el examen rutinario de las cabras antes de asignarlas a un grupo de reproducción permitirá la detección de animales que no respondan a la sincronización, el tratamiento de cabras anómalas y para la identificación de aquellas que sean candidatas para el desvieje. Las observaciones anómalas obtenidas mediante ecografía pueden vigilarse utilizando un espéculo vaginal u otros métodos de diagnóstico.

Técnicas de ultrasonidos Doppler

Las técnicas de ultrasonidos Doppler pueden detectar el pulso fetal hacia los 2 meses de gestación, utilizando una sonda intrapélvica o una sonda externa situada en una zona rasurada inmediatamente por delante de la ubre derecha o en el lateral de la ubre izquierda empleando gel ecográfico o aceite vegetal para mejorar el contacto. Entre los 60 y 120 días de gestación, la precisión de detectar una no gestación es mayor del 90%, pero el método no es fiable para detectar fetos múltiples.

Proteína B específica de la gestación

La proteína B específica de la gestación (PSPB) es producida por la placenta y se identifica en plasma o suero empleando una técnica ELISA a partir de los 26 días posteriores a la cubrición y a lo largo de toda la gestación, descendiendo con rapidez tras el parto, aunque todavía puede detectarse durante varias semanas. Posee una precisión de >95%, es probable que los falsos positivos se deban a la pérdida del embrión más que a la imprecisión de la prueba. Por tanto, un resultado positivo significa que el animal está gestante o ha estado gestante recientemente

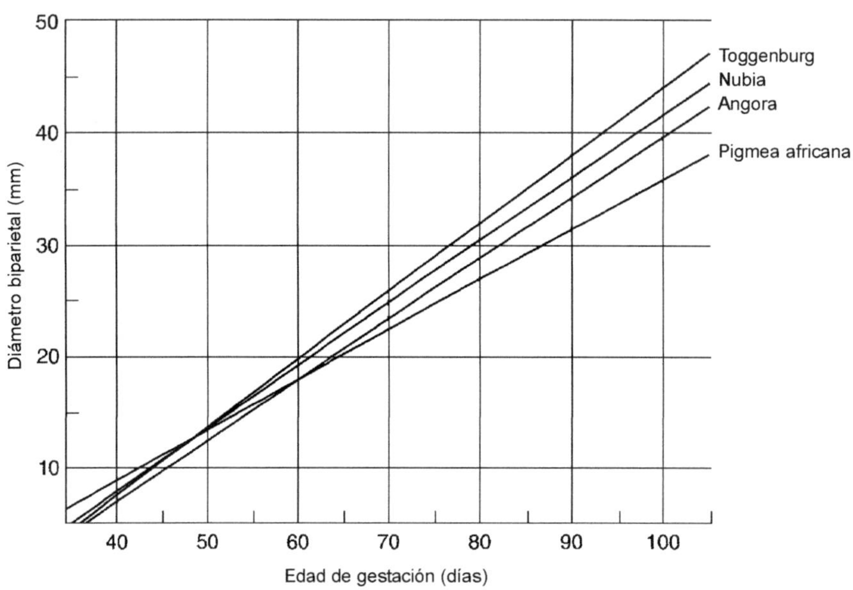

Figura 1.2 Diámetro biparietal y edad de gestación en cabras. (Tomado de Haibel *et al.*, 1989).

(o ha abortado o se ha producido la reabsorción). Si se sospecha que se ha producido el aborto o la reabsorción, la toma de una segunda muestra de sangre varias semanas después permitirá distinguir entre una gestación (continúa un elevado nivel de proteína) o una no gestación (descenso brusco del nivel de proteína). Las cabras que albergan fetos múltiples presentan concentraciones de PSPB más elevadas que aquellas que solo tienen un feto, pero existe un solapamiento suficiente para impedir la identificación precisa de la existencia de uno o varios fetos. La prueba está comercializada en los EE.UU. por BioTracking, Moscow, ID.

Análisis de progesterona

La progesterona secretada por el cuerpo lúteo de la cabra gestante se puede detectar mediante la técnica de radioinmunoensayo o de ELISA en leche o plasma. Los niveles de progesterona permanecen altos durante toda la gestación.

El muestreo aleatorio no permite un diagnóstico preciso de la gestación debido a que el cuerpo lúteo del ciclo estral normal y el de la hidrómetra también producen progesterona. Una muestra tomada 24 días después de la cubrición logrará una precisión casi del 100% en la determinación de una no gestación pero solo del 85-90% en la determinación de la gestación debido a factores como la muerte embrionaria precoz o la hidrómetra. *Un nivel de progesterona bajo siempre indica una no gestación.*

Radiografía

El esqueleto de los fetos se detecta mediante radiografía entre los 70 y 80 días, aunque la técnica es más eficaz tras el día 90. El útero agrandado se puede detectar a partir del día 38.

Palpación rectoabdominal

En la cabra no gestante se puede palpar en la pared del abdomen un bastón de plástico introducido por el recto. Entre los días 70 y 100 poscubrición, el útero gestante impide la palpación de ese bastón. Sin embargo, la técnica provoca niveles de mortalidad fetal inaceptablemente elevados y tiene riesgo de provocar una perforación rectal.

Abombamiento

El abombamiento del flanco derecho o de la zona ventral es una técnica tradicional de los ganaderos para diagnosticar la gestación, pero según la experiencia del autor es extremadamente poco fiable. Los movimientos fetales se suelen poder observar en el lado derecho del animal durante los últimos 30 días de gestación.

Empleo de prostaglandinas

A diferencia de otros rumiantes en los que la progesterona derivada de la placenta es importante, la cabra depende de la progesterona derivada del cuerpo lúteo durante toda la gestación y por tanto es sensible a los agentes luteolíticos, incluyendo prostaglandinas, a lo largo de toda la gestación. Las prostaglandinas pueden emplearse para:

- Controlar el momento del celo.
- Sincronizar el celo.
- Emparejamientos indeseados.
- Aborto.
- Control del tiempo y sincronización del parto.
- Tratamiento de la hidrómetra.
- Tratamiento del cuerpo lúteo persistente.

> **Las prostaglandinas pueden utilizarse para interrumpir la gestación en cualquier momento de su duración.**

Las dosis de prostaglandinas sugeridas en las cabras lecheras son:

Dinaprost, 5-10 mg i.m./s.c. o Clorprostenol, 62,5-125 µg i.m/s.c.

Dosis menores producen luteolisis en cabras Angora.

El efecto de la administración de prostaglandinas se aprecia entre las 24 y 48 horas (generalmente alrededor de las 36 horas) posinyección, siempre que el animal tratado posea un cuerpo lúteo, es decir, entre los días 4 y 17 del ciclo estral normal o durante la gestación. Para la inducción del parto en la que se requiere la presencia del cabrito vivo, no deberían administrarse prostaglandinas solas antes del día 144 de gestación porque las prostaglandinas evitan las etapas implicadas en la producción del surfactante del pulmón fetal. Antes del día 144, debería utilizarse dexametasona, que induce el parto en 48 a 96 horas aproximadamente (Figura 1.3).

Cuando se requiere la interrupción rápida y no resulta crítica la viabilidad de los cabritos, por ejemplo, cuando la cabra está colapsada, pueden usarse prostaglandinas en cualquier momento de la gestación. Generalmente no hay problemas de retención de la placenta fetal tras la inducción con prostaglandinas o dexametasona.

Control de la temporada de reproducción

La reproducción fuera de temporada se utiliza cada vez más para lograr que los productores de leche mantengan aportes regulares de leche fresca y para producir tres partos en 2 años en cabras de pelo. Los mejores resultados se obtienen cuando las técnicas se utilizan para alargar la temporada reproductora, es decir, al inicio o final de la misma, en lugar de hacerlo dentro del ancestro. La Tabla 1.9 muestra los métodos disponibles para el control de los ciclos estrales.

Introducción de un macho normal o un recela (efecto macho)

La introducción de un macho o un recela induce el celo antes del inicio de la temporada reproductora, con lo que se produce la sincronización del celo. La introducción de un macho entero o un recela en un grupo de hembras, que han estado privadas del sonido, vista y olfato de un macho durante al menos 4 a 6 semanas en el periodo de transición previo al inicio de la temporada reproductora normal, dará lugar a ciclos estrales en un plazo de 3 a 10 días, pero el primer o segundo celo puede ser silencioso, sin mostrar ningún signo de comportamiento estral. El celo silencioso puede ir seguido de un celo fértil 21 días después o bien ese primer celo silencioso puede preceder a un corto ciclo y un segundo celo silencioso o un celo fértil tras unos 5 días, continuando después con la involución prematura del cuerpo lúteo.

La fertilidad de las hembras tras su exposición es variable: cuanto más próxima esté la temporada reproductora, más elevada será la fertilidad.

Inyección de prostaglandinas

Durante la temporada reproductiva normal, el efecto luteolítico de las prostaglandinas puede utilizarse para inducir el celo en animales con un cuerpo lúteo, es decir entre los días 4 y 17 de un ciclo estral normal. El retorno del celo se produce entre las 24 y

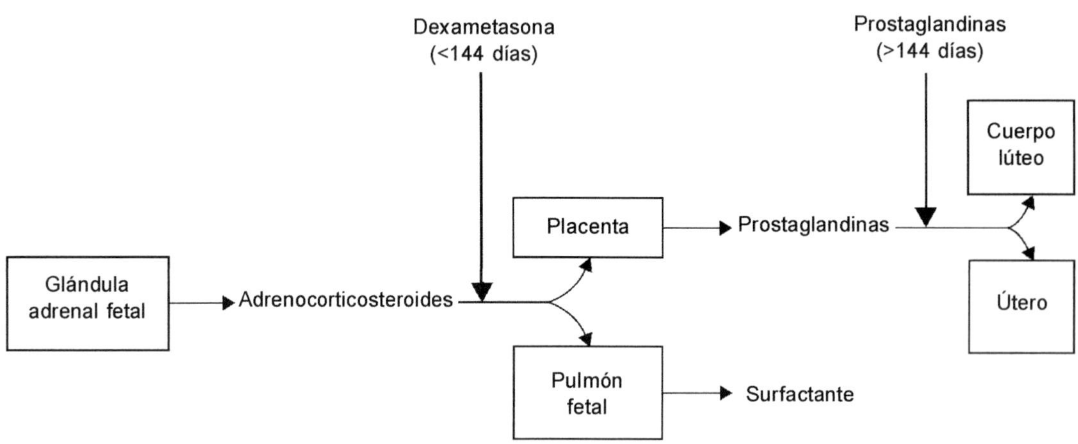

Figura 1.3 Inducción del parto.

Tabla 1.9 Métodos para controlar los ciclos estrales.

Periodo transitorio	Temporada reproductora	Reproducción fuera de temporada
Efecto macho	Inyección(es) de prostaglandinas	Estrategias lumínicas
Esponja de progestágeno o CIDR + PMSG	Esponja de progestágeno o CIDR + PMSG	Esponja de progestágeno o CIDR + PMSG
		Estrategia lumínica + Melatonina

48 horas posinyección, generalmente hacia las 36 horas; el 60-70% de los animales deberían responder a una sola administración.

Dinaprost, 5-10 mg i.m./s.c. o bien Clorprostenol, 62,5-125 μg i.m./s.c.

Para la sincronización del celo se deberían administrar dos inyecciones separadas 9 a 11 días entre sí.

Regulación lumínica

La luz prolonga la temporada reproductora a la primavera, con la sincronización del celo. Las cabras responden al acortamiento de la luz diurna mediante la ovulación y el celo. El mantenimiento de las cabras bajo un régimen de luz diurna artificial largo durante los meses de invierno, seguido de un brusco cambio a una duración normal de la luz diurna en primavera, permite conseguir la reproducción fuera de temporada desde abril a junio durante el periodo normal de anoestro.

Desde el 1 de enero, se aplican 20 horas de luz artificial durante 60 días. Tras esos 60 días, se vuelve a someter a las cabras a un régimen de luz normal. El celo se presenta de 7 a 10 semanas más tarde. El periodo de celo puede ser más breve del habitual (normalmente solo dura de 8 a 10 horas en lugar de las 24 a 96 habituales) y los signos de celo no son tan evidentes, de modo que se obtienen mejores resultados si los machos se mantienen junto con las hembras. La introducción repentina del macho con las hembras tras su retorno al régimen lumínico normal incrementa el porcentaje de cubriciones eficaces.

Los puntos de luz deben ser suficientes en número e intensidad para simular la luz diurna y suprimir la melatonina, 200 lux se logran con una lámpara fluorescente de 36 vatios por cada 18 m^2 de superficie con focos situados a cerca de 2,75 m. Los machos deberían ser sometidos al tratamiento lumínico al mismo tiempo que las hembras. Con este programa, pueden esperarse tasas de partos del 50 a 60%, aunque se han logrado hasta del 90%.

En teoría, no es necesario aportar luz de manera continuada durante toda la duración del día. En las ovejas, se puede conseguir un efecto de día largo aportando una hora de luz extra durante la noche, siempre que se aporte de 7 a 8 horas antes del amanecer. Sin embargo, se han obtenido resultados equívocos con las cabras, de modo que todavía debe determinarse con claridad el sistema de aplicación práctico de pulsos de luz corta. Una estrategia consiste en aportar luz adicional entre las 6 a.m. y las 9 a.m. (amanecer) y entre las 10 p.m. y la medianoche.

Esponjas intravaginales impregnadas de progestágeno

Las esponjas intravaginales impregnadas de progestágenos permiten:

- La sincronización del celo dentro de la temporada reproductora.
- La extensión de la temporada de reproducción.
- La reproducción fuera de temporada.

En el Reino Unido se dispone en la actualidad de dos tipos de esponjas impregnadas:

Medroxiprogesterona, 60 mg (Veramix Sheep Sponge, Zoetis) y Acetato de fluorogestona, 20 mg (Chronogest, MSD).

Se dispone de aplicadores para la inserción de las esponjas, pero dado que la vagina de la cabra es más delicada que la de la oveja, suele ser mejor insertar las esponjas manualmente con la mano enguantada y usando una pequeña cantidad de crema antiséptica. Si los animales se manejan con cuidado, la incidencia de vaginitis o adherencias vaginales es baja, pero puede emplearse oxitetraciclina en polvo durante la inserción.

La sincronización con progestágenos se basa en los siguientes principios:

- La liberación de hormona liberadora de gonadotropina (GnRH) y de gonadotropina resultan inhibidas debido a la retroalimentación negativa del progestágeno sobre el hipotálamo/hipófisis.
- Cuando el progestágeno es retirado de manera repentina, se produce un efecto rebote que induce la liberación brusca de GnRH, y por tanto de gonadotropina, siempre que no exista una función luteal residual, la cual secrete progesterona por sí misma.
- Por tanto, el progestágeno se debe administrar durante al menos 12 días, pero preferiblemente más tiempo (hasta 20 días), o bien se debe emplear junto con prostaglandina administrada 48 horas antes de la retirada de las esponjas.

Generalmente se consiguen tasas de gestación mejores cuando el tratamiento con progestágenos tiene corta duración, en particular con cabras grandes, ya que los niveles de hormona en las esponjas están pensados para las ovejas. Los progestágenos se utilizan durante 9-12 días con un tratamiento de prostaglandinas 48 horas antes de la retirada de las esponjas (véase la Tabla 1.10). La retirada de las esponjas favorece el celo en el 95 al 100% de los animales en los periodos de reproducción normal y de transición, pero solamente en alrededor del 70% de los animales fuera de esos periodos.

Dos días antes de la retirada de las esponjas, o en el momento de dicha retirada si se hace durante la temporada reproductora, se administra una dosis de hormona estimulante de los folículos, es decir, gonadotropina sérica (PMSG), por vía s.c./i.m. para garantizar una ovulación óptima. La dosis depende del tamaño de la cabra, su producción y la época en que se utilicen las esponjas (Tabla 1.11). Si se emplean dosis altas de gonadotropina sérica, puede producirse una superovulación, con el nacimiento múltiple de cabritos.

Suelen observarse signos muy intensos de celo tras el empleo de esponjas. La presencia de machos mejora la respuesta. El celo se produce a las 24 a 72 horas de la retirada de las esponjas (generalmente en 30-36 horas). Esto depende de varios factores, entre los cuales están:

- Comportamiento social.
- Duración del día y temperatura ambiental.
- Si la cabra ha ciclado regularmente y producido cantidades normales de picos de LH.
- Edad del animal.
- Cantidad y tipo de gonadotropina coriónica u hormona estimulante de los folículos administradas

Tabla 1.10 Utilización de esponjas en cabras.

Temporada reproductora			
Día 0 Implantación de esponja	**Día 9** Inyección de prostaglandinas	**Día 11** Retirada de esponja + inyección de gonadotropina sérica	**Día 12-13** Inicio del celo
Reproducción fuera de temporada			
Día 0 Implantación de esponja	**Día 9** Inyección de gonadotropina sérica	**Día 11** Retirada de esponja	**Día 12-13** Inicio del celo
Periodo transitorio			
Día 0 Implantación de esponja	**Día 9** Inyección de prostaglandina + inyección de gonadotropina sérica	**Día 11** Retirada de esponja	**Día 12-13** Inicio del celo

Tabla 1.11 Tratamientos con gonadotropina sérica para cabras con esponja.

	Momento de la inyección de gonadotropina sérica	Dosis de gonadotropina sérica (U.I.) (PMSG)	
	Producción de leche/día	<3,5 kg	>3,5 kg
Fuera de temporada (marzo-junio)	48 horas antes de retirar la esponja	600	700
Periodo transitorio	48 horas antes de retirar la esponja	500	600
Temporada reproductora (septiembre-febrero)	Al retirar la esponja	400	500

antes o en el momento de la retirada de las esponjas o los dispositivos vaginales CIDR (*Controlled Internal Drug Release*).

- Si la cabra puede oler al macho cabrío o es tentada por un macho vasectomizado o epididimectomizado.

Aunque existe cierta variabilidad racial, la cabra ovula generalmente entre 19 y 23 horas después de presentar signos de celo. En la Tabla 1.12 se indican los momentos óptimos para realizar la inseminación artificial empleando semen congelado. La IA realizada en tiempo fijo conduce a la gestación, pero su tasa es comparativamente menor que la basada en la detección del celo. Si se utiliza la monta natural en un rebaño sincronizado se deberá disponer de suficientes machos, por ejemplo, 1 macho por cada 10 hembras durante la temporada reproductora y más si es fuera de temporada.

Tabla 1.12 Momento óptimo de la inseminación artificial tras la retirada de la esponja.

Momento fijo (una vez)	43 a 46 horas después de retirar la esponja
Momento fijo (dos veces)	30 a 50 horas después de retirar la esponja
Momento fijo (por laparoscopia)	48 a 52 horas después de retirar la esponja
Tras la detección del celo	12 a 24 horas después de aparecer el celo

Las tasas de fertilidad durante el periodo transitorio o fuera de temporada serán inferiores a las de la cubrición en la temporada reproductora. La fertilidad mejorará cerca del inicio o el final de la temporada de reproducción. Muchos factores pueden influir en la fertilidad, incluyendo la raza, edad y peso de la cabra, la selección del macho y su manejo.

Debido a que no se dispone de esponjas autorizadas para cabras, no existe un periodo de supresión definido para la leche, pero se sabe que las progesteronas sintéticas como la medroxiprogesterona se excretan en la leche en grandes cantidades mientras la esponja está implantada y al menos durante 3 días después de retirada.

Liberación interna y controlada de medicamento (CIDR)

En muchos países se dispone de dispositivos internos intravaginales impregnados de progesterona de liberación controlada apropiados (CIDRs), aunque no en la actualidad en el Reino Unido, para la sincronización del celo en cabras. Los CIDRs, dispositivos de nailon recubierto de un elastómero de silicona, se insertan en el interior de la vagina como una esponja y del mismo modo liberan una cantidad controlada de progesterona al torrente sanguíneo, situando a la cabra tratada en la fase luteal del ciclo estral. El nivel de progesterona en la leche de las cabras sanas tras la inserción de un CIDR durante 19 días es similar o inferior al producido de forma endógena durante el diestro o la gestación.

Los CIDRs disponibles en los EE.UU., Australia y Nueva Zelanda (Eazi-Breed CIDR, Zoetis) contienen 0,3 g de una progesterona natural y su aplicación temporal y dosis de hormona son similares a los de las esponjas.

Durante la temporada de reproducción se introducen y se dejan implantados durante 14 a 18 días. La mayoría de las cabras entrará en celo aproximadamente a las 48 horas de la retirada del dispositivo. En el caso de la IA con semen congelado, se recomienda administrar 200 a 400 UI de gonadotropina sérica de yegua gestante (PMSG) 48 horas antes de retirar el dispositivo. Se recomienda el empleo de machos vasectomizados antes de realizar la inseminación. La inseminación mediante la técnica de laparoscopia o cervical se debería realizar dentro de las 48 horas siguientes a la retirada.

Durante los periodos de transición, al inicio y final de la temporada reproductora, las inyecciones de PMSG deberían administrarse en la retirada del CIDR para estimular la ovulación.

Fuera de la temporada, si las cabras no están ciclando, solamente se requiere un periodo corto de progesterona para iniciar la producción folicular. Los CIDRs se implantan durante 7-9 días, tras los cuales se administra la PMSG cuando se retira el CIDR. El comportamiento reproductivo probablemente aparecerá sin utilizar PMSG, pero la cabra no ovula y por tanto la tasa de fertilidad es muy baja.

Fuera de la temporada normal de reproducción, la fertilidad del macho suele ser mucho más pobre. Cuando se emplean esponjas y CIDRs es importante reconocer esta limitación y utilizar una ratio machos-hembras más alta, posiblemente con monta natural, o realizar una IA. En ese momento es frecuente lograr un menor número de gestaciones y un número más bajo de fetos por hembra. Las cabras generalmente solo tienen un ciclo, de modo que la falta de un celo manifiesto no debería emplearse como indicativa de gestación.

La realización de unos buenos registros permitirá mejorar las tasas de fertilidad cuando se emplea monta natural e IA:

- Época del año/cabra ya ciclando o no.
- Cantidad y tipo de gonadotropina coriónica administrada.
- Momento de retirada de la esponja o CIDR.
- Tiempo hasta los primeros signos de celo (horas).
- Tiempo hasta el final del celo; la cabra ya no acepta al macho (horas).
- Monta natural o IA; semen fresco o congelado.
- Momento de realización de la IA tras la retirada de la esponja o el CIDR (horas).
- Número de cabras con gestación confirmada.
- Número de descendencia producida.

Melatonina

Los animales determinan la duración del día empleando la melatonina secretada durante las horas de oscuridad por la glándula hipófisis. En las ovejas, el tratamiento con melatonina genera una señal día/noche corta que anunciará la temporada de reproducción. Las cabras parecen necesitar la exposición a días largos, simulados mediante luz artificial, antes de que respondan a la melatonina. La aplicación de 20 horas de luz artificial desde el 1 de enero durante 60 días seguida del retorno a la luz natural, combinada con un tratamiento de melatonina mediante un implante subcutáneo, adelantará la temporada reproductora en 2 a 3 meses. Los machos deberían ser tratados con luz bajo el mismo programa que las hembras y su fertilidad podría aumentarse todavía más mediante tratamiento con melatonina. Los machos se deberían retirar del rebaño al inicio del tratamiento con melatonina y mantenerlos separados (fuera del alcance de la vista, oído y olfato) hasta reintroducirlos de 35 a 40 días después. Los celos fértiles tendrán lugar de 2 a 6 semanas después de la reintroducción de los machos (es decir, de finales de abril a junio), produciéndose un pico de la actividad de monta de 3 a 4 semanas después de la misma (durante mayo) y el pico de partos durante noviembre.

Si no se sigue un tratamiento lumínico, se recomienda que las cabras no sean implantadas antes de mitad de mayo.

La melatonina también se puede utilizar en cabras cachemir para retrasar la caída del vellón, de modo que no sea necesario el esquileo de invierno cuando las condiciones meteorológicas hacen necesaria la estabulación de los animales y hay un riesgo alto de muertes tras el esquileo.

Melatonina, implante de 18 mg, s.c. tras la oreja

Lecturas adicionales

General

Bretzlaff, K.N. and Romano, J.E. (2001) Advanced reproductive techniques in goats. *Vet. Clin. North Amer., Food Anim. Pract.*, **17**, 421–434.

Evans, G. and Maxwell, W.M.C. (1987) *Salomon's Artificial Insemination of Sheep and Goats.* Butterworths, London.

Howe, P.A. (1984) Breeding problems in goats. *Proc. Univ. Sydney Post Grad. Comm. Vet. Sci.*, **73**, 511–514.

Jackson, P. (2004) Aspects of reproduction in the doe goat. *Goat Vet. Soc. J.*, **20**, 9–12.

Johnson, B.M., Nuti, L.C. and Wiltz, D. (1994) Ultrasonic examination of the caprine ovary *Vet. Med., Food Anim. Pract.*, May, 477–480.

Mews, A. (1981) Breeding and fertility in goats. *Goat Vet. Soc. J.*, **2** (2), 2–11.

Noakes, D. (2003) Some aspects of normal and abnormal reproduction in goats. *Goat Vet. Soc. J.*, **19**, 14–22.

Peaker, M. (1978) Gestation period and litter size in the goat. *Br. Vet. J.*, **134**, 379–383.

Skelton, M. (1978) Reproduction and breeding of goats. *J. Dairy Sci.*, **61**, 994–1010.

Ward, W.R. (1980) Some aspects of infertility in the goat. *Goat Vet. Soc. J.*, **1** (2), 2–5.

Herpesvirus caprino

Camero, M. *et al.* (2015) Caprine herpesvirus type 1 infection in goat: not just a problem for females. *Small Ruminant Res.*, **128**, 59–62.

Control de la temporada de reproducción

Abecia, J.A., Forcada, F. and González-Bulnes, A. (2011) Pharmaceutical control of reproduction in sheep and goats *Vet. Clin. North Am. Food Anim. Pract.*, **27** (1), 67–79.

Abecia, J.A., Forcada, F. and González-Bulnes, A. (2012) Hormonal control of reproduction in small ruminants. *Anim. Reprod. Sci.*, **130**, 173–179.

Corteel, J.M. *et al.* (1982) Research and development in the control of reproduction. In: *Proc. III Int. Conf. Goat Prod. and Dis.*, Arizona, **1982**, pp. 584–591.

Evans, G., Holt, N., Pedrana, R.G. and Pemberton, D.H. (1987) Artificial breeding in sheep and goats. *Proc. Univ. Sydney Post Grad. Comm. Vet. Sci.*, **96**.

Geary, M.R. (1982) Use of Chronogest sponges and PMSG. *Goat Vet. Soc. J.*, **3** (2), 5–6.

Haibel, G.K. (1990) Out-of-season breeding in goats. *Vet. Clin. North Amer.: Food Anim. Pract.*, **6** (3), 577–583.

Henderson, D.C. (1985) Control of the breeding season in sheep and goats. *In Practice*, **7**, 118–123.

Henderson, D.C. (1987) Manipulation of the breeding season in goats – a review. *Goat Vet. Soc. J.*, **8** (1), 7–16.

Leboeuf, B. *et al.* (2003) Efficacy of two types of vaginal sponges to control onset of oestrus, time of preovulatory LH peak and kidding rate in goats inseminated with variable numbers of spermatozoa. *Theriogenology*, **60** (7), 1371–1378.

Rowe, J.D. *et al.* (2010) Progesterone milk residues in goats treated with CIDR-G(®) inserts. *J. Vet. Pharmacol. Ther.*, **33** (6), 605–609.

Determinación de la edad y el sexo del feto

Amer, H.A. (2010) Ultrasonographic assessment of early pregnancy diagnosis, fetometry and sex determination in goats. *Anim. Reprod. Sci.*, **117** (3–4), 226–231.

Haibel, G.K., Perkins, N.R. and Lidi, G.M. (1989) Breed differences in biparietal diameters of second trimester Toggenburg, Nubian and Angora goat fetuses. *Theriogenology*, **32** (5), 827–834.

Santos, M.H.B *et al.* (2007) Early fetal sexing of Saanen goats by use of transrectal ultrasonography to identify the genital tubercle and external genitalia. *AJVR*, **68**, 561–564.

Hidrómetra

Hesselink, J.W. (1993) Incidence of hydrometra in dairy goats. *Vet. Rec.*, **132**, 110–112.

Hesselink, J.W. (1993) Hydrometra in dairy goats: reproductive performance after treatment with prostaglandins. *Vet. Rec.*, **133**, 186–187.

Pieterse, M.C. and Taverne, M.A.M. (1986) Hydrometra in goats: diagnosis with realtime ultrasound and treatment with prostaglandins or oxytocin. *Theriogenology*, **26**, 813–821.

Souza, J.M.G. *et al.* (2013) Hormonal treatment of dairy goats affected by hydrometra associated or not with ovarian follicular cyst. *Small Ruminant Res.*, **111** (1–3), 104–109.

Hidropesía del útero

Jones, S.L. and Fecteau, G. (1995) Hydrops uteri in a caprine doe pregnant with Goat–sheep hybrid fetuses. *JAVMA*, **206** (12), 1920–1922.

Morin, D.E., Hornbuckle, T., Rowan, L.L. and Whiteley, H.E. (1994) Hydrallantois in a caprine doe. *JAVMA*, **204** (1), 108–111.

Intersexo

Hamerton, J.L., Dickson, J.M., Pollard, C.E., Grieves, S.A. and Short, R.V. (1969) Genetic intersexuality in goats. *J. Reprod. Fert. Suppl.*, **7**, 25–51.

Laparoscopia

Van Reven, G. (1988) Laparoscopy in goats. *Goat Vet. Soc. J.*, **9** (1/2), 24–32.

Ecografía

DesCôteaux, L. (ed.) (2010) *Practical Atlas of Ruminant and Camelid Reproductive Ultrasonography*, pp. 181–199. Wiley-Blackwell, Iowa.

Erdogan, G. (2012) Ultrasonic assessment during pregnancy in goats – a review. *Reprod. Domestic Animals*, **47**, 157–163.

Rowe, J.D. (2014) Use of reproductive ultrasound for goat herd management. *AABP Proceedings*, **47**, 104–107.

CAPÍTULO 2

Aborto

> La causa más común de aborto es «desconocida».

La causa de la mayoría de los casos de aborto nunca se determina, pero se estima que solamente el 50% de los abortos tienen un origen infeccioso. Determinar la causa de un aborto en pequeños rumiantes puede ser una decisión bastante subjetiva. La identificación de un agente infeccioso, empleando una técnica de alta sensibilidad como la reacción en cadena de la polimerasa (PCR), no siempre es indicativa de la causa de la enfermedad en el caso de organismos que formen parte de la microflora normal. El examen de los productos del aborto, las tinciones acidorresistentes, los cultivos bacterianos y víricos y otras técnicas de diagnóstico pueden aportar un escenario mejor de la causa probable del aborto. En la Tabla 2.1 se incluyen posibles causas de aborto.

Los «brotes de abortos» se suelen diagnosticar con más facilidad que los abortos individuales ya que se dispone de material diagnóstico con mayor abundancia y porque los abortos aislados suelen ser debidos con mayor frecuencia a causas no infecciosas. Aun cuando una infección sea responsable del aborto, la infección y/o la muerte del feto pueden haber tenido lugar semanas o incluso meses antes del aborto y los procedimientos de diagnóstico rutinarios pueden resultar incapaces de identificar la causa del mismo.

Tabla 2.1 Causas de aborto.

Luteolisis	**Infecciones**
▪ Traumatismos	▪ Aborto enzoótico
▪ Estrés	▪ Toxoplasmosis
	▪ Listeriosis
Iatrogénica	▪ Campilobacteriosis
▪ Prostaglandinas	▪ Fiebre Q
▪ Corticoides	▪ Leptospirosis
	▪ Salmonelosis
Intoxicaciones	▪ Fiebre por garrapatas
▪ Plantas	▪ Enfermedad de la frontera
▪ Antiparasitarios	▪ Brucelosis
	▪ Neosporosis/sarcocistosis
Nutrición	▪ Herpesvirus caprino 1
▪ Inanición	▪ Cualquier bacteria inductora de bacteriemia
▪ Carencia de vitamina A	
▪ Carencia de manganeso	▪ Fiebre aftosa
	Anomalías del desarrollo fetal

Consejo inicial a los propietarios

- Instruir al propietario para que conserve todos los productos del aborto para su posterior examen: feto/fetos, membranas fetales. El diagnóstico dependerá probablemente del análisis del material abortado en el laboratorio.
- Recomendar el aislamiento de la hembra abortada hasta que se haya logrado el diagnóstico y/o haya cesado la expulsión de flujos uterinos.
- Tener en cuenta posibles zoonosis, en particular durante la gestación. Debe tenerse precaución al manipular productos del aborto: utilice guantes.

Cualquier material del aborto no necesario para el análisis de laboratorio debería incinerarse o enterrarse. Los perros y gatos deben mantenerse alejados del material del aborto.

Valoración inicial

El historial preliminar debe tener en cuenta:

- Si es un problema individual o de rebaño.
- Posible exposición a animales infectados: contacto con reposición externa, etc.
- Hembras propias o de origen externo.
- Alimentación, por ejemplo, ensilado.
- Vacunaciones.
- Estatus sanitario conocido.
- Si han sucedido abortos en años anteriores.

Debe analizarse de forma específica:

- La duración de la gestación/momento del aborto (véase la Tabla 2.2).
- El historial reproductivo general: retorno del celo, etc.
- La incidencia de abortos, mortinatos, corderos débiles.
- La edad de las cabras que han abortado.
- Signos de enfermedad en las cabras abortadas.
- Medicamentos utilizados en la granja, por ejemplo, prostaglandinas.
- Acceso a posibles tóxicos.
- La posibilidad de estrés en las hembras: manejo, transporte, etc.

Tabla 2.2 Momento del aborto.

Aborto en cualquier momento de la gestación	Aborto al final de la gestación
▪ Toxoplasmosis	▪ Listeriosis
▪ Clamidias	▪ Campilobacteriosis
▪ Leptospirosis	▪ Fiebre Q
▪ Prostaglandinas	▪ Salmonelosis
▪ Estrés	▪ Enfermedad de la frontera
▪ Fiebre por garrapatas	▪ Corticoides
▪ Fiebre aftosa	▪ Fetos múltiples
▪ Lengua azul	▪ Déficit de energía
	▪ Carencia de minerales

Examen clínico

Se debe examinar a las hembras completamente en busca de signos de enfermedad. Las cabras abortadas pueden estar enfermas y sus signos clínicos podrían ser útiles para el diagnóstico, pero puesto que el aborto puede haber tenido lugar un tiempo después de la infección, muchas cabras abortadas no presentan signos clínicos adicionales. El aborto puede producirse tras una septicemia aguda y la fiebre provocada por procesos no asociados normalmente con aborto, por ejemplo, una enterotoxemia. Debería tomarse una muestra de sangre para el análisis de laboratorio.

Los fetos y placentas abortados se deberían analizar de forma macroscópica antes de remitirlos al laboratorio. Si han abortado numerosas cabras, se deben enviar muestras de varios animales debido a la posibilidad de que esté implicado más de un agente infeccioso.

Diagnóstico de laboratorio

De manera ideal, se deberían remitir al laboratorio muestras de todos los abortos para su análisis, pero esto puede no ser factible desde el punto de vista económico. Siempre se deben estudiar los brotes de abortos, al igual que aquellos abortos esporádicos que afecten a >2% del rebaño.

El diagnóstico de laboratorio debe comprender una anamnesis del caso tan completa como sea posible, incluyendo:

- El número de animales infectados.
- La edad de los animales infectados, fase de gestación en la que se ha producido el aborto.
- Una descripción de las lesiones en placenta y feto.
- Los signos clínicos de las cabras abortadas.
- La presencia de enfermedades intercurrentes en la explotación.

El envío de muestras adecuadas es esencial para obtener un diagnóstico preciso:

- *Placenta*, incluyendo varios cotiledones: frescos o fijados en formol salino.
- *Fetos frescos* (refrigerados pero no congelados).

Las muestras preferentes son el feto *junto con* la placenta recogidos en una bolsa de polietileno intacta (una por animal). Los fetos momificados tienen escasa utilidad diagnóstica. Si no es posible remitir fetos completos:

- Pulmón e hígado del feto: frescos y fijados.
- Contenido del abomaso del feto: fresco; recoger de forma aséptica empleando un tubo y aguja vacutainer.
- Sangre del corazón o líquido torácico del feto: frescos; recoger en un tubo vacutainer vacío mediante una jeringa/pipeta.
- Cerebro del feto: fijado.

El aspecto macroscópico de las placentas y los fetos puede sugerir una etiología determinada, pero rara vez resultan patognomónicos, y unas muestras adecuadas permiten comprobar la presencia de agentes patógenos mediante microscopía, cultivo directo o aislamiento de virus.

- *Suero de animales abortados.* Al menos 10 animales o el 10% del rebaño en los «brotes de abortos». El análisis serológico de la madre es adecuado para el aborto enzoótico (clamidial) y la toxoplasmosis, en ambos casos debe remitirse la placenta y el feto como se ha indicado antes para un mejor diagnóstico. Las muestras de suero pareadas, tomando la segunda 14 días después de la primera, suelen ser mejores que las muestras únicas.
- *Suero fetal.* La presencia de anticuerpos en el suero del feto permite realizar un diagnóstico definitivo puesto que el útero se suele mantener estéril durante la gestación.
- *Escobillones vaginales.* Pueden ser de utilidad si no se dispone de la placenta o de fetos.

Las muestras se deben proteger para su transporte en contenedores dobles, manteniendo la placenta y el feto de cada animal por separado. Si se envía por correo, las muestras se deben embalar de acuerdo con las regulaciones postales, preferiblemente en contenedores rígidos con tapas de cierre hermético y sellados a prueba de fugas, por ejemplo, mediante bolsas de plástico con suficiente material absorbente para empapar todo el contenido si se produjera su rotura.

Causas infecciosas de aborto

Existen importantes diferencias entre la oveja y la cabra en cuanto al comportamiento de algunos agentes infecciosos que causan aborto. Puesto que la epidemiología de esas enfermedades es diferente en ambas especies, las medidas de control adoptadas para limitar la difusión de la enfermedad en las ovejas no tienen por qué ser aplicables a las cabras. En un «brote de abortos» puede intervenir más de un tipo de agente infeccioso.

Aborto clamidial (aborto enzoótico)

El aborto se produce en cualquier etapa de la gestación (a diferencia de la oveja, en la que tiene lugar en las últimas 2 a 4 semanas) debido al efecto luteolítico del proceso inflamatorio del endometrio. El periodo de incubación puede ser de tan solo 2 semanas, de modo que la infección y el aborto pueden tener lugar en la misma gestación, incluso cuando la infección se produzca al final de la gestación (véase la Tabla 2.3).

Etiología

- *Clamydophila abortus* (anteriormente *Chlamydia psittaci*), un microorganismo intracelular que contiene tanto RNA como DNA.

Transmisión

- Mediante ingestión del agente excretado en las heces pero más frecuentemente del material abortado, ya que *Chlamydophila* no es muy resistente en el ambiente. La eliminación en las secreciones vaginales puede comenzar incluso 9 días antes del aborto y durar hasta 21 días después del mismo.
- Las hembras y machos portadores de los rebaños infectados y las hembras de reposición externa continúan la diseminación de la infección. Los cabritos nacidos vivos también pueden ser por-

Tabla 2.3 Aborto clamidial en cabras en comparación con las ovejas.

El *aborto* puede producirse en *cualquier fase de la gestación*, en lugar de en el último tercio de la gestación
La *colonización* de la placenta se puede producir en *cualquier fase de la gestación*
El *tiempo transcurrido entre la infección y el aborto puede ser de tan solo dos semanas*; en las ovejas puede producirse varios meses más tarde, en muchas ocasiones durante la siguiente gestación
La *cabra puede aparecer enferma* con signos de septicemia y neumonía tras el aborto

tadores de la infección, aunque sean serológicamente negativos, y pueden eliminar microorganismos en el momento de su propio parto.

Signos clínicos

- Normalmente, el aborto es el único signo clínico y la hembra se recupera con rapidez, pero se han descrito casos graves acompañados de metritis, queratoconjuntivitis y neumonía.

Lesiones *post mortem*

- Placenta: placentitis intercotiledonaria recubierta por un material amarillo purulento que le da un aspecto de cuero. Se produce una rápida autolisis.
- Feto: son lesiones macroscópicas inespecíficas; el feto puede aparecer autolítico o fresco.

Diagnóstico

- El examen de extensiones de placenta, boca u ollares del feto o de la vagina de la cabra, utilizando la tinción de Ziehl-Neelsen, permite observar cuerpos elementales de color rojo.
- La técnica serológica estándar es la fijación del complemento. Las cabras presentan títulos significativos de anticuerpos frente a los antígenos de las clamidias tras el aborto. Los títulos superiores a 1/32 se consideran positivos e indicativos de una infección en la temporada presente. El análisis de muestras de suero pareadas tomadas con 2 a 3 semanas de diferencia puede ayudar en el diagnóstico. También pueden detectarse anticuerpos en el suero del feto. Los títulos vacunales suelen ser bajos.
- La técnica de *Western blot* (WB) puede utilizarse para confirmar el diagnóstico pero no es adecuada para el cribado de un gran número de muestras.
- El aislamiento del microorganismo a partir de la placenta o de muestras del feto realizado en cultivos celulares o huevos embrionados es un método extremadamente laborioso.
- Algunos laboratorios utilizan otras técnicas como ELISA, PCR e inmunofluorescencia con anticuerpos monoclonales.

Tratamiento y control

- Separar a los animales abortados durante 2 semanas hasta que haya cesado la excreción de clamidias.
- Destruir el material abortado y desinfectar la zona.
- Eliminar a los cabritos nacidos de hembras infectadas.
- Tratar a todas las cabras gestantes del rebaño con tetraciclinas durante 10 días y trasladarlas a un corral no contaminado a mitad del tratamiento:

  Cabras lecheras: 20 mg de oxitetraciclina retardada/kg i.m. cada 3 días
  Cabras de pelo: igual que las lecheras, o 400-450 mg de oxitetraciclina/cabeza/día vía oral

- Considérese la posibilidad de instaurar un programa de vacunación, pero solamente cuando ya esté presente la infección en el rebaño. En el Reino Unido existen vacunas comerciales vivas atenuadas e inactivadas aprobadas para el ganado ovino pero no para el caprino. Las vacunas vivas solo deben utilizarse en animales no gestantes; la vacuna inactivada se puede usar durante la gestación. La vacunación de hembras sanas al menos 4 semanas antes debería evitar la infección pero puede que no impida el aborto en cabras ya infectadas. Sin embargo, existen algunas evidencias de que la administración de vacuna inactivada en las ovejas durante un brote puede reducir el número de abortos. En el ganado ovino, la vacunación permite una protección de hasta tres gestaciones posvacunación, dependiendo de la vacuna. La vacunación debe prolongarse de forma indefinida ya que no elimina la infección. Las vacunas inactivadas no representan un riesgo como zoonosis y pueden ser manipuladas con seguridad por mujeres en edad de procrear.
- La fertilidad suele ser normal en las gestaciones posteriores al aborto, pero la inmunidad puede desaparecer tras cerca de 3 años.

Implicaciones en Salud Pública

- El microorganismo es excretado en los fluidos corporales como la leche. Las mujeres embarazadas en particular están expuestas a un riesgo por el contacto con material abortado y por la bebida de leche no pasteurizada.

Toxoplasmosis

Etiología

- *Toxoplasma gondii*, protozoo parásito obligado de las células endoteliales.

Transmisión

- Los ooquistes infecciosos se eliminan con las heces de los gatos, que actúan como el hospedador definitivo, multiplicando y diseminando la infección y contaminando las materias alimenticias o los pastos. En los hospedadores intermediarios, como los mamíferos y las aves, se produce la fase asexual y las aves y roedores silvestres actúan como reservorios de la infección para los gatos sensibles ya que pueden transmitir la infección de manera vertical entre generaciones. Los gatos pueden así amplificar y diseminar la infección.
- Las cabras actúan como hospedadores intermediarios, infectándose mediante la ingestión de alimentos contaminados con heces de gato que contengan ooquistes y la fase asexual resultante, el taquizoíto, penetra activamente en las células del hospedador y se multiplica. Tras cerca de 12 días posinfección se detecta una respuesta inmune y la infección o bien se elimina o se forman los bradizoítos (quistes tisulares). Cuando se infecta una cabra gestante, los taquizoítos se desplazan a la placenta y causan una placentitis.
- Contacto directo con los productos del aborto: las cabras se comen las placentas que contienen bradizoítos y taquizoítos.
- Infección trasplacentaria de los cabritos. Unos niveles muy bajos de infección pueden provocar el aborto.

Signos clínicos

- La cabra puede presentar fiebre y letargo unas 2 semanas después de la infección, pero en el momento del aborto estará clínicamente normal. En ocasiones puede producirse la muerte de alguna hembra adulta: se puede observar nefritis, cistitis, encefalitis, hepatitis, enteritis y abomasitis como hallazgos de necropsia.
- Las cabras expuestas a la infección antes de la cubrición no sufrirán aborto.
- Si la infección tiene lugar durante el primer tercio de la gestación, se producirán reabsorciones, muertes fetales y momificaciones.
- Si la infección se produce en gestación más avanzada, se observarán abortos, mortinatos y nacimiento de corderos débiles.
- Las cabras afectadas al final de la gestación pueden parir cabritos normales pero infectados. Hasta un 80% de las cabras pueden infectarse y abortar.

Lesiones *post mortem*

- Placenta: lesiones focales de color amarillo o blanco, de 1 a 3 mm de diámetro, sobre los cotiledones, con áreas intercotiledonarias no afectadas.
- Fetos: no suelen presentar lesiones macroscópicas específicas.

Diagnóstico

- El diagnóstico clínico se basa en el cuadro clínico, la presencia de focos pequeños y blancos característicos en los cotiledones placentarios, la posible presencia de un feto momificado y en la serología fetal y la histopatología.
- Técnica de inmunofluorescencia indirecta (IFA) sobre líquido recogido del tórax o abdomen del feto.
- Las técnicas de ELISA o aglutinación en látex se utilizan para detectar anticuerpos en el suero del feto o la madre. Algunos laboratorios disponen de técnicas de reacción en cadena de la polimerasa (PCR) específicas para *T. gondii*.
- El análisis serológico de la madre (técnica de fijación del complemento) puede ser confuso debido al elevado nivel de anticuerpos de la población normal. Los títulos de anticuerpos pueden perdurar durante años y la vacunación induce títulos similares. El incremento de títulos entre muestras pareadas es indicativo de una infección y los títulos bajos indican que el aborto no se debió a *Toxoplasma*.

  En el caso en que las hembras sean seropositivas debido a una exposición pero no hayan abortado a causa de una infección reciente por *Toxoplasma*, los tejidos analizados serán negativos por PCR.
- El análisis serológico de los cabritos vivos antes de mamar permitirá observar la presencia de elevados títulos de anticuerpos.
- El estudio histológico de los tejidos fetales, cerebro, pulmón, hígado, corazón, riñón y bazo, muestra focos necróticos rodeados de células inflamatorias y una meningoencefalitis no supurativa típica de una infección por protozoos.

- Se puede utilizar la inmunohistoquímica (IHC) sobre tejido fijado en formol para detectar el antígeno de los bradizoítos y taquizoítos.

Tratamiento y control

- Los animales permanecen infectados de por vida.
- Las ovejas que han sufrido un aborto no suelen abortar de nuevo el año siguiente, pero se ha sugerido que las cabras infectadas *pueden* a veces abortar en gestaciones siguientes, de modo que *puede* ser aconsejable eliminar a las cabras infectadas.
- Es probable que la quimioprofilaxis tenga una utilidad limitada en las cabras debido al riesgo de aborto en gestaciones posteriores, pero se puede incorporar decoquinato, 2 mg/kg de peso vivo al día, como premezcla a raciones comerciales a partir de mitad de gestación para reducir las muertes perinatales. La monensina sódica, 15 mg/kg de peso vivo diario, también resulta efectiva pero está prohibida en muchos países, incluyendo el Reino Unido.
- La infección puede evitarse impidiendo el acceso de gatos a los almacenes de pienso, comederos y heniles.
- Los productos del aborto deben ser destruidos tan pronto como sea posible.
- Los ooquistes pueden persistir sobre los pastos o en el suelo durante más de un año y son muy resistentes a la mayoría de los desinfectantes.
- Los gatos adquieren inmunidad frente a la reinfección y no representan un riesgo para el ganado posteriormente, excepto si sufren una inmunosupresión. Si se impide que los gatos se reproduzcan en las instalaciones ganaderas, se evitará la diseminación de la infección a través de los hospedadores intermediarios: los gatos jóvenes representan generalmente el máximo riesgo.
- El control de roedores y aves reducirá el reservorio de la infección para los gatos sensibles.
- Vacunación. En el Reino Unido se dispone de una vacuna autorizada que contiene taquizoítos vivos de *Toxoplasma gondii* que puede usarse en ovejas pero no en cabras; una sola inyección de 3 a 4 semanas antes de la cubrición induce una protección durante al menos dos temporadas. La vacunación no supone la entrada de la infección en la granja.

La vacuna frente a la toxoplasmosis se puede administrar al mismo tiempo que la vacuna viva frente a *Chlamydophila abortus* elaborada por el mismo fabricante o al mismo tiempo que la vacuna inactivada de *C. abortus*. Las vacunas deberían aplicarse en lados opuestos del cuello y utilizando material de administración diferente.

Implicaciones en Salud pública

- Los taquizoítos de toxoplasma se eliminan por la leche de las hembras infectadas, de modo que existe un riesgo para los niños y las mujeres embarazadas al beber leche infectada, así como al manipular material abortado. El material abortado nunca debe manipularse con las manos dcsnudas.

Listeriosis

Véase el Capítulo 11.

Aunque existen dos especies, *Listeria monocytogenes* y *Listeria ivanovii*, asociadas con abortos en ovejas, solamente *L. monocytogenes* causa abortos en cabras.

- El aborto es resultado de la infección al inicio de la gestación; el aborto se presenta desde la semana 12 pero generalmente sucede al final de la misma.
- La infección al final de la gestación da lugar a mortinatos; algunos cabritos nacen vivos pero mueren poco después.
- La retención de placenta y la metritis son frecuentes tras el aborto.

Lesiones *post mortem*

- Placenta: placentitis con cotiledones y áreas intercotiledonarias afectados.
- Fetos: focos necróticos de color gris-amarillo de 1 a 2 mm de diámetro en el hígado y a veces en el pulmón.

Diagnóstico

- El microorganismo crece y se identifica con facilidad en el laboratorio como un bacilo Gram positivo, betahemolítico, y se puede aislar a partir del estómago del feto, flujo uterino, leche y placenta.
- Análisis mediante la técnica de fluorescencia directa del material abortado.

Tratamiento y control

- Los animales afectados clínicamente pueden ser tratados con ampicilina o sulfamidas potenciadas.
- Las cabras abortadas se consideran inmunes y deberían permanecer en la explotación.

Campilobacteriosis (vibriosis)

Etiología

- Bacterias Gram negativas con forma de coma. *Campylobacter fetus* (anteriormente *Vibrio fetus*). *Campylobacter jejuni* es una causa importante de aborto en los EE.UU.

Transmisión

- Ingestión de microorganismos procedentes del material abortado.
- Algunas cabras se mantienen como portadoras permanentes y se piensa que son la fuente principal de las nuevas infecciones en los rebaños.
- Animales de vida silvestre actúan como vectores.

Signos clínicos

- Aborto en las últimas 4 a 6 semanas de gestación; algunas cabras infectadas no abortan pero paren cabritos débiles a término. Esos cabritos suelen morir en unos pocos días.
- Las cabras pueden presentar fiebre y letargo junto con diarrea durante unos días antes o después del aborto, pero generalmente la cabra aparece clínicamente normal.
- Es frecuente observar un flujo vaginal mucopurulento después del aborto.
- Los machos están infectados pero no muestran signos clínicos.

Lesiones *post mortem*

- Placenta: mínimas alteraciones.
- Feto: puede presentar focos de 10 a 20 mm de diámetro con forma de donuts en el hígado; el feto suele estar autolítico.

Diagnóstico

- Tinción de Gram directo de extensiones del contenido del abomaso y la placenta. El agente aparece como bacilo Gram negativo curvado.
- Cultivo de contenido del abomaso del feto en medios selectivos y condiciones de microaerofilia.
- Se puede utilizar la inmunohistoquímica (IHC) sobre tejidos fijados en formol para detectar los antígenos de *C. fetus*.

Tratamiento y control

- Separar inmediatamente a los animales abortados y eliminarlos después debido a la posibilidad de que se conviertan en portadores.
- Eliminar a cualquier cabrito nacido vivo.
- Destruir los productos del aborto y los materiales contaminados mediante su incineración o enterramiento.
- Tratamiento del resto del rebaño con penicilina/dihidroestreptomicina o tetraciclina de acción retardada 20 mg/kg cada 48 horas durante el brote o bien con tetraciclina 200-300 mg/cabeza/día en el pienso antes y durante la temporada de partos. La resistencia a la tetraciclina aparece con bastante frecuencia en *Campylobacter jejuni* aislado de ovejas en algunas zonas de los EE.UU.
- Vacunación. En Norteamérica y Nueva Zelanda se dispone de vacunas con adyuvante, pero no están autorizadas en el Reino Unido.

Implicaciones en Salud pública

- *Campylobacter* causa una gastroenteritis aguda en personas, generalmente por la contaminación fecal a partir de cabras diarreicas o aparentemente sanas. La contaminación fecal de la leche cruda de cabras originó la enfermedad humana en un brote en el Reino Unido.

Fiebre Q

La fiebre Q se presenta en animales domésticos y salvajes de todo el mundo y es una importante zoonosis. Los signos clínicos de la enfermedad son muy infrecuentes pero pueden producirse abortos en vacas, ovejas y cabras. La enfermedad se considera endémica en el ganado de Australia y, aunque casi nunca se ha diagnosticado como un problema clínico en animales, las personas que trabajan en estrecho contacto con animales son vacunadas de forma rutinaria. Un brote aparecido en Holanda en 2007-2009 estuvo relacionado con abortos en granjas de cabras lecheras y fueron sacrificados miles de animales como medida de salud pública.

Etiología

- *Coxiella burnetii*, una bacteria intracelular muy pequeña de la familia Rickettsia.

Transmisión

- *C. burnetii* es altamente infecciosa. Solamente se requiere un microorganismo para producir la infección en condiciones experimentales.
- Mediante ingestión tras la contaminación directa con material abortado o la orina, heces o leche de un animal infectado. Pueden infectarse las vacas, ovejas, cabras y animales silvestres y la infección se puede extender de unas especies a otras.
- Mediante inhalación o a través de la piel herida tras contacto con el agente infeccioso.
- Mediante garrapatas infectadas (no confirmado en el Reino Unido).
- Las cabras sanas portadoras pueden transmitir la infección. Las cabras y vacas eliminan el microorganismo en la leche y las secreciones vaginales durante meses o años, mientras que las ovejas es más probable que lo eliminen con las heces. El agente persiste en el ambiente y puede infectar a cualquier tipo de animal: gatos, perros, conejos, insectos, de modo que la granja permanecerá contaminada.
- El microorganismo puede sobrevivir durante semanas en el ambiente, especialmente en condiciones de sequedad y presencia de polvo, ya que puede fijarse a las partículas de polvo. Es extremadamente estable y altamente contagioso en estado desecado, permaneciendo en estado de latencia durante un periodo >50 años bajo condiciones adecuadas. Un microorganismo se dice que es capaz de infectar a una persona mediante inhalación.

Signos clínicos

- La mayor parte de las cabras infectadas son portadores sanos, pero algunos animales que abortan manifestarán signos clínicos con retención de la placenta.
- El aborto se produce en el último mes de gestación y pueden nacer mortinatos o cabritos débiles infectados a término.
- Se ha observado la aparición de abortos en las dos épocas de gestación siguientes.

Lesiones *post mortem*

- Placenta: placentitis con cotiledones de color arcilla y engrosamiento del espacio intercotiledonario; no distinguible de lo observado en el aborto por *Chlamydophila abortus*.
- Feto: autolítico y sin lesiones específicas.

Diagnóstico

- En las extensiones realizadas a partir de la placenta o el contenido del estómago del feto, teñidas por el método de Ziehl-Neelsen modificado, se aprecian cocobacilos pleomórficos ácido-alcohol resistentes.
- Se puede utilizar la inmunohistoquímica sobre cortes de placenta fijados en formol para observar los antígenos de *C. burnetii*. Se considera que la histopatología convencional y la IHC poseen buena especificidad pero escasa sensibilidad.
- La técnica de fijación del complemento en el suero de la cabra muestra un incremento del título de anticuerpos una semana después de la infección que persiste durante un mes. Los títulos >1/10 se consideran positivos.
- Algunos laboratorios disponen de las técnicas de ELISA e inmunofluorescencia indirecta (IgG frente a antígenos en fase 1 y 2); se considera que tanto la especificidad como la sensibilidad de la serología son inferiores a las de la IFA.
- Las técnicas de la reacción de la polimerasa en tiempo real (PCR) específicas de *C. burnetii* son útiles si se dispone de muestras de tejidos. La PCR puede utilizar diversos tejidos: placenta, pulmón del feto, meconio, hígado y contenido del abomaso, así como útero, mucosa de la vagina (tejido o escobillón) y sangre completa.
- El cultivo no se utiliza de forma rutinaria en el diagnóstico debido a su riesgo como zoonosis.

Tratamiento y control

- Las tetraciclinas permitirán probablemente el control de un brote y reducirán los abortos, pero no impiden la eliminación ni reducen el riesgo como zoonosis.

> Oxitetraciclina, 20 mg/kg, 2 inyecciones, la primera alrededor de los 105 días de gestación y la segunda 2 semanas después.

- En Europa existe una vacuna inactivada (Coxevac, CEVA) que puede utilizarse en el Reino Unido ante un brote de la enfermedad. La eficacia de la vacuna en las cabras ha sido determinada en dos estudios de campo con cabras gestantes expuestas a *Coxiella burnetii*). Los estudios realizados en vacas y cabras demostraron que Coxevac reduce la eliminación de la bacteria (factor fundamental en la diseminación de la enfermedad) en el flujo vaginal y la leche, mientras que en las cabras se reducía la eliminación bacteriana en las heces y también en la placenta. Los estudios realizados en cabras también demostraron una menor proporción de abortos en las cabras vacunadas en comparación con las no vacunadas. La duración de la protección fue establecida en 280 días en las vacas y un año en las cabras. En las cabras es muy común observar una reacción local de 3 a 4 cm de diámetro en el punto de administración, que puede durar unos 6 días. La reacción se reduce y desaparece sin necesidad de tratamiento. En las cabras, también es muy común observar un ligero aumento de la temperatura rectal en los 4 días siguientes a la vacunación sin otros signos generales. El periodo de retirada en carne y leche tras la vacunación con Coxevac es de cero días.

Implicaciones en Salud pública

- La enfermedad es más importante en su faceta humana. La infección suele producirse tras la inhalación de esporos resistentes presentes en las partículas de polvo contaminado con fluidos fetales, de la placenta y del útero, heces y orina, pero también al beber leche infectada o comer productos lácteos no pasteurizados (el microorganismo se concentra en la nata, sobrevive a la congelación y soporta la acidez). El agente es destruido por la pasteurización. Las pieles, lana y cuero de los animales son una fuente potencial de la infección para los operarios de mataderos. La infección también puede tener lugar a través de las mordeduras de garrapatas o las heridas en la piel.
- Pueden producirse brotes en zonas urbanas cuando exista una diseminación por el viento desde instalaciones ganaderas cercanas.
- La enfermedad suele producirse en el hombre sin acompañarse de signos clínicos en los animales infectados. La inmunidad de rebaño tiende a ser excelente tras un brote, de modo que los abortos cesan pero la eliminación todavía continúa.
- Cuando se trabaja en un rebaño infectado, resulta esencial mantener una buena higiene personal, en particular durante los partos. Las manos se deberían lavar con frecuencia y deberían emplearse monos desechables o bien cambiarse de ropa y lavarla antes de salir de las instalaciones. Deberían utilizarse equipos de protección personal, incluyendo mascarillas y guantes, en actividades de alto riesgo, como la manipulación de productos del aborto, lavado a presión o trabajo en áreas ganaderas muy polvorientas.
- Productos del parto. Las placentas, fetos abortados, camas contaminadas, etc., deberían retirarse inmediatamente y ser eliminadas mediante incineración, enterramiento o autoclavado. Las camas contaminadas se deberían humedecer para evitar la generación de aerosoles.
- El estiércol debería someterse a compostaje y no extenderlo ya que resulta más contagioso en estado seco.
- Resulta muy difícil eliminar al microorganismo del ambiente, incluso tras la retirada del material orgánico y la desinfección con productos a base de amonio cuaternario.
- Los animales infectados son seguros para el consumo si se cocinan completamente pero el sacrificio de los animales positivos puede suponer un riesgo de infección para los operarios de matadero.
- La vacunación se realiza de forma rutinaria en algunos países en colectivos de trabajadores con riesgo potencial de infección. En Australia se dispone de una vacuna frente a la fiebre Q con una eficacia del 83 al 100% en la prevención de la enfermedad. Sin embargo, la vacuna solamente puede administrarse a individuos de más de 15 años de edad. Antes de la inmunización, se recomienda realizar un análisis de sangre y una prueba cutánea para comprobar si el individuo ha estado expuesto previamente a la fiebre Q, ya sea de forma natural o por una vacunación anterior. La vacunación de aquellos ya expuestos a fiebre Q puede provocar graves reacciones. La vacunación no impide la enfermedad en quienes ya han sido infectados pero se encuentran en el periodo de incubación de la misma.

Leptospirosis

Véase el Capítulo 17.

La leptospirosis es una causa infrecuente de abortos en las cabras. Solamente se han descrito abortos tras una septicemia en el caso de infecciones agudas.

Diagnóstico

- Serología: técnica de microaglutinación (MAT); ELISA.
- Aislamiento e identificación de *Leptospira* spp. en la orina de la hembra, placenta o fluidos fetales y riñón.

Salmonelosis

Etiología

- Se han descrito numerosos serotipos de *Salmonella* como causa de abortos en ovejas y cabras, incluyendo a *S. abortus ovis, S. typhimurium, S. dublin* y *S. montevideo*. Entre las fuentes de infección se encuentran las aves, vacas y aguas residuales humanas, pero el intervalo entre la infección y los abortos indica que puede ser difícil identificar el origen de la infección.

Signos clínicos

- Algunos serotipos, como *S. typhimurium* y *S. dublin*, causan un proceso sistémico con diarrea además de abortos, mortinatos o nacimiento de corderos muy débiles que mueren poco después. Los fetos aparecen autolíticos y edematosos, con lesiones características de septicemia.
- *S. abortus ovis* causa abortos esporádicos hacia la mitad o final de gestación. El aborto también es el principal signo en la infección por *S. montevideo*.
- Los productos del aborto están muy contaminados con salmonelas y actúan como fuente de infección para otros animales.
- La metritis y la retención de la placenta son comunes tras el aborto y las cabras pueden morir por septicemia.

Diagnóstico

- El diagnóstico se establece mediante aislamiento bacteriano a partir del abomaso y otros órganos fetales o bien de escobillones vaginales. El serotipado se realiza en laboratorios de referencia especializados en *Salmonella*.

Tratamiento y control

- El tratamiento con antibióticos de los animales gestantes enfermos o en contacto debería basarse en la sensibilidad a los antibióticos de las bacterias aisladas en cultivo.
- En Reino Unido se dispone de una vacuna inactivada de *S. dublin* y *S. typhimurium* autorizada para el ganado vacuno que podría emplearse en cabras mediante prescripción excepcional ante un brote de salmonelosis.

Fiebre transmitida por garrapatas

Anaplasma phagocytophilum (anteriormente *Ehrlichia phagocytophila*) causa la fiebre transmitida por garrapatas en ovejas, vacas y cabras en Reino Unido y puede ocasionar graves pérdidas económicas en algunos lugares debido a una menor ganancia de peso y de producción de leche, abortos e infecciones secundarias. *Anaplasma phagocytophilum* también es responsable de la anaplasmosis granulocítica humana, una enfermedad febril grave cuya incidencia aumenta en los EE.UU. y Europa.

Etiología

- *Anaplasma phagocytophilum* es una bacteria intracelular de la familia Rickettsia, transmitida por la garrapata vector *Ixodes ricinus*.
- *A. phagocytophilum* ha sido descrita en Reino Unido en cabras salvajes de Escocia e Irlanda del Norte, donde puede tener un importante reservorio silvestre.
- Se dispone de muy poca información con respecto a la prevalencia de las infecciones por *Anaplasma* o sobre su importancia clínica en ganado ovino y caprino de Norteamérica. *A. phagocytophilum* está presente en el noreste de los EE.UU. junto con un vector apropiado, *Ixodes scapularis*. En el Oeste, el vector adecuado es *Ixodes pacificus*, la garrapata de patas negras occidental. Se desconoce si las cepas norteamericanas de *Anaplasma* ocasionan o no un proceso clínico similar a la fiebre por garrapatas del Reino Unido.

Epidemiología

- En las zonas endémicas, la mayoría de las garrapatas en estadio de linfa y adulto están infectadas, así que prácticamente todos los rumiantes y ciervos expuestos a ellas resultan infectados, normalmente al inicio de sus vidas, de tal modo que no adquieren la infección por primera vez cuando se encuentran gestantes. La exposición de las cabras gestantes a la infección conduce al aborto. Las cabras salvajes pueden actuar como un importante reservorio silvestre de la infección.

Signos clínicos

- Fiebre, letargo, pérdida de peso (normalmente no detectada).
- Abortos y metritis.
- Infertilidad temporal en los machos.

Además, la infección puede incrementar la patogenicidad de otras enfermedades como la piemia por garrapatas, louping ill, listeriosis y pasterelosis.

Las cabras Anglo-nubias reaccionan con mayor intensidad que otras razas de cabras británicas.

Diagnóstico

- Detección del microorganismo en leucocitos polimorfonucleares de extensiones de sangre teñidas por Giemsa.
- El examen del cerebro de los fetos abortados muestra una leucomalacia multifocal eosinofílica y pérdida de células de la glía.
- Detección de un aumento del título de anticuerpos en muestras de suero pareadas mediante ELISA.
- PCR para detectar el agente en muestras de sangre con heparina de cabras infectadas.

Control

- Las cabras gestantes sensibles no deberían ser expuestas a pastos infestados por garrapatas.
- *A. phagocytophilum* es sensible a las tetraciclinas.

Border disease (enfermedad de la frontera, hipomielinogénesis congénita)

El virus de la enfermedad de la frontera (BDV) causa abortos, mortinatos e infertilidad en los pequeños rumiantes y tiene una distribución probablemente mundial.

Etiología

- Pestivirus, serológicamente relacionado con los virus de la diarrea vírica bovina (BVDV-1 y BVDV-2).
- El BDV se ha dividido en varios grupos filogenéticos, BDV-1 a BDV-7, y en el futuro pueden describirse nuevos genotipos.
- Solamente se han aislados pestivirus de un pequeño número de cabras infectadas de forma natural y rara vez se describen casos de campo.

Epidemiología

- Se piensa que las vacas y ovejas infectadas de manera persistente son el principal reservorio de los pestivirus (BDV y BVD) que infectan a las cabras. El virus de la diarrea vírica bovina (BVDV) se extiende con facilidad entre las vacas y cabras durante la cohabitación y el virus puede pasar a través de la placenta al feto de la cabra.
- El contacto directo entre animales mediante ingestión o aerosoles es la principal vía de la infección; las ovejas, cabras, ciervos y posiblemente cerdos son fuentes potenciales de la infección.
- Los cabritos infectados supervivientes se convierten en portadores.
- Aunque la vía oronasal es probablemente el modo de diseminación natural más frecuente, su diseminación también es posible a través del uso compartido de agujas o equipos de castración y marcado de orejas utilizado previamente en un animal infectado de forma persistente, incluso de una especie diferente.

Signos clínicos

- La mayoría de los casos clínicos se asocian con abortos y escasa viabilidad de los cabritos recién nacidos.
- La infección durante el inicio de la gestación puede dar lugar a la muerte del feto y su reabsorción con el posterior retorno al celo de la cabra tras un largo periodo.
- La infección a partir del día 70 de gestación provoca abortos, mortinatos, hembras vacías, muerte fetal, maceración y momificación.
- Los cabritos débiles presentan un diverso grado de temblores y anomalías esqueléticas, aunque las alteraciones del pelo que se observan en los cor-

deros son muy raras o inexistentes. Los cabritos con hipoplasia cerebelar pueden ser incapaces de mantenerse en pie o presentan convulsiones u opistótonos.

- Cuando las cabras se infectan de forma experimental o natural, su descendencia presentará una infección persistente con menos frecuencia que en las ovejas. La competencia inmunológica de los fetos caprinos parece establecerse 20 días más tarde que en las ovejas, lo que corresponde a unos 80 a 100 días de gestación. Como la infección de las cabras antes del establecimiento de la competencia inmune suele provocar la muerte del feto, la prevalencia de animales infectados persistentemente suele ser muy baja en el ganado caprino.
- La infección de las cabras no gestantes suele ser subclínica.
- Una cabra de raza Austriaca que se infectó de manera natural con el BVDV-1 presentó una condición corporal pobre, marcha envarada y dificultad para ponerse en pie y posteriormente murió por una neumonía fibrinopurulenta.
- En el este de China se ha descrito la presencia del BDV en granjas de cabras con diarrea.

Lesiones *post mortem*

- Cabritos: los cabritos afectados presentan hidrocefalia e hipoplasia cerebelar.
- Placenta: placentitis necrotizante grave en las carúnculas.

Diagnóstico

- Animales vivos. Aislamiento del virus y serología a partir de sangre de la cabra mediante ELISA y PCR. Las infecciones experimentales de cabras adultas inducen anticuerpos neutralizantes detectables durante al menos 4 años.
- *Post mortem*. Puede detectarse el antígeno en muestras recientes de tiroides, riñón, cerebro, bazo, intestino, nódulos linfoides o placenta; el virus puede aislarse de material *post mortem* remitido en medio para transporte de virus; la sangre del corazón se puede usar para serología; la histopatología del cerebro y la médula espinal ponen de manifiesto una hipomielinogénesis y se puede realizar la técnica de tinción inmunohistoquímica.

Control

- Las infecciones por pestivirus en las cabras no parecen ser un problema y no suelen requerir ningún control, pero su escaso potencial como reservorios de la infección para las vacas y ovejas debe tenerse en cuenta cuando se plantean programas de erradicación.

Brucelosis

Brucella abortus

Las cabras pueden infectarse con *Brucella abortus* y por ello se incluyen en los programas de control en las vacas lecheras, pero la incidencia de la infección es minúscula en cualquier parte del mundo. En las cabras infectadas el aborto es raro y la mamitis frecuente. Se ha comprobado que el análisis serológico de brucelosis en las cabras presenta serias limitaciones.

Brucella melitensis

Las cabras y las ovejas son muy sensibles a *Brucella melitensis*, presente sobre todo en los países del sur de Europa y Oriente Medio. Está ausente de Reino Unido, pero se han descrito brotes esporádicos en los EE.UU. La enfermedad es importante como zoonosis mayor, ocasionando las fiebres de Malta en personas que han ingerido leche infectada. Es contagiosa para las vacas y con menos frecuencia afecta a los cerdos y caballos.

Brucella melitensis es una enfermedad de declaración obligatoria en Reino Unido. Debe sospecharse de *Brucella melitensis* cuando se presenten abortos tardíos (2 meses), mortinatos, neonatos débiles, mamitis, orquitis, cojeras e higroma.

La enfermedad se introduce en una población mediante la importación de animales, semen o embriones infectados. La Unión Europea exige que las ovejas y cabras que se incorporen a explotaciones oficialmente libres procedan de una granja libre y sean sometidas a aislamiento antes de su desplazamiento. La pasteurización destruye a la bacteria.

Epidemiología

- Las cabras excretan el microorganismo en la leche, orina y heces y en los fluidos vaginales durante 2 a 3 meses.

- Los cabritos que llegan a término se convierten en portadores y pueden eliminar el agente.
- La infección penetra en el animal adulto a través de la nasofaringe, conjuntiva o aparato digestivo superior mediante contacto directo o aerosoles contaminados tras el aborto, por los cuales se excretan cantidades muy grandes de microorganismos. En ocasiones puede producirse una infección venérea.
- La brucelosis suele introducirse en una granja mediante la adquisición de un animal infectado o compartiendo pastos comunales.

Signos clínicos

- El aborto es el principal signo clínico y suele producirse durante los últimos meses de gestación. El microorganismo se excreta en las secreciones uterinas y vaginales, orina, heces y leche tras el parto o el aborto.
- El aborto se presenta especialmente en la primera gestación y en gestaciones posteriores puede llegar a término y producirse el nacimiento de cabritos vivos pero débiles.
- Puede presentarse un proceso sistémico con fiebre, letargo, pérdida de peso, diarrea, mamitis, metritis, caída de la producción de leche y cojeras.
- Los machos pueden desarrollar orquitis.

Lesiones *post mortem*

- La placenta es normal microscópicamente.

Diagnóstico

- Aislamiento del agente mediante cultivo de placenta o estómago del feto.
- Análisis serológico mediante ELISA, SAT, CFT y Rosa de Bengala, pero son frecuentes las reacciones cruzadas con otras bacterias, apareciendo falsos positivos.

Vacunación

- La vacuna viva (Rev-1) se considera altamente eficaz en los pequeños rumiantes y se utiliza mundialmente donde la infección sea endémica. Normalmente se administra a cabritos de 3-6 meses de edad, aunque puede utilizarse en adultos. La vacunación de animales gestantes induce el aborto. La estrategia más recomendada consiste en la vacunación en masa de todos los animales el primer año, seguida de la vacunación anual de todos los animales recién nacidos.
- Los programas de vacunación se utilizan para controlar la brucelosis en áreas donde la infección sea endémica y se ha comprobado que resulta eficaz desde un punto de vista de costes y beneficios, pero la erradicación completa de la enfermedad resulta difícil y, sin la adecuada vigilancia de la infección, la enfermedad puede extenderse con rapidez a partir de un pequeño foco residual.
- No es posible diferenciar entre los títulos de anticuerpos debidos a la infección natural y la vacunación. Los títulos frente a Rev-1 persisten durante largo tiempo tras la vacunación.

Implicaciones en Salud pública

- La leche y los productos lácteos, como el queso no pasteurizado, son fuentes potenciales de la infección humana.

Neosporosis

La neosporosis es una causa principal de pérdida fetal en vacas que se asemeja a la infección de *T. gondii* en ovejas y cabras. Mientras que la neosporosis es probable que no sea una causa común de abortos en cabras, la infección experimental se induce con facilidad en las mismas. Además, los signos clínicos y las lesiones en las ovejas y cabras son similares a las inducidas por *T. gondii*, si bien existen pequeñas diferencias a nivel histopatológico. La incidencia del microorganismo en las cabras del Reino Unido se desconoce.

Etiología

- *Neospora caninum*, un protozoo con ciclo biológico similar al de *Toxoplasma gondii*. Los perros y cánidos salvajes actúan como hospedadores definitivos, en los que tiene lugar la reproducción sexual.
- Las vacas son los principales hospedadores intermediarios, donde tiene lugar la reproducción asexual; las ovejas, cabras, caballos, ciervos, perros y zorros también pueden verse afectados en ocasiones.

Transmisión

- Los perros eliminan esporocistos en sus heces que posteriormente serán ingeridos por la cabra.
- La infección no tiene por qué producirse en gestación para causar el aborto; existe transmisión vertical (trasplacentaria) de la hembra al feto y puede repetirse en el mismo animal.

Signos clínicos

- Aborto, mortinatos y cabritos débiles. Las hembras generalmente no manifiestan otros signos clínicos.

Diagnóstico

- Análisis serológico mediante la técnica de inmunofluorescencia (IFAT) y ELISA.
- Examen histológico de cerebro y corazón: encefalitis no supurativa característica.
- Inmunohistoquímica sobre tejido fijado en formol para detectar el antígeno.
- Se detectan parásitos en los tejidos mediante tinción específica (técnica de inmunoperoxidasa (IPX).

Tratamiento

- No se ha demostrado que los medicamentos impidan la transmisión trasplacentaria.

Control

- Actualmente no se dispone de medidas de control eficaces frente al parásito. Sin embargo, puesto que no se sabe si los perros pueden eliminar ooquistes de *Neospora*, es importante que los perros sean mantenidos alejados del agua y el pienso y se debería impedir que coman fetos abortados, tejido placentario o animales jóvenes muertos que pudieran estar infectados.

Sarcocistosis

Etiología

- *Sarcocystis capracanis*, un protozoo que utiliza a la cabra como hospedador intermediario, siendo el perro su hospedador definitivo.
- Se ha comprobado la existencia de ciclos biológicos predador-presa específicos de otras especies para el binomio cabra-perro (*S. hircicanis*) y cabra-gato (*S. moulei*). Las cabras son el hospedador intermediario de *S. orientalis*, pero no resultan afectadas (el perro es su probable hospedador final).
- *Sarcocystis* se basa en una relación predador-presa de los animales. Sus ooquistes son eliminados con las heces de un animal infestado y experimentan la esporogonia. La lisis de los ooquistes libera al ambiente a los esporocistos, de donde son ingeridos por un hospedador intermediario como la cabra. Los esporozoitos son liberados entonces en el nuevo hospedador y migran al tejido muscular, donde tiene lugar su reproducción asexual. Una vez es ingerido el hospedador intermediario por el hospedador definitivo, como el perro, el parásito experimenta su reproducción sexual para dar paso a la aparición de los macrogametos y microgametos. Estos dan lugar al cigoto, que da lugar al ooquiste que será eliminado por las heces, completando el ciclo biológico.
- La incidencia del agente en Reino Unido es desconocida. Es probable que la sarcocistosis esté infradiagnosticada como problema, siendo necesarios mejores métodos de diagnóstico para comprobar la verdadera magnitud de las pérdidas que origina.

Signos clínicos

- Las infecciones por *Sarcocystis* spp. son bastante prevalentes entre los animales de granja tras la ingestión de alimentos o agua contaminados por esporocistos; sin embargo, la sarcocistosis clínica se diagnostica con mucha menor frecuencia que la toxoplasmosis y no está asociada normalmente con infecciones fetales o abortos en ovejas ni cabras. La mayor parte de los animales son asintomáticos y el parásito solamente se detecta en el momento del sacrificio.
- Los signos clínicos dependen del número de esporocistos ingeridos. No son específicos y consisten en fiebre, anorexia, letargo, anemia hemolítica, ictericia, signos nerviosos y aborto debido a un fallo materno, la placenta y el feto no están infestados; pueden nacer cabritos vivos pero débiles.

Diagnóstico

- Su diagnóstico resulta difícil ya que la infección es muy común y los signos clínicos son leves, inespecíficos o están ausentes. La serología suele ser útil en algunas situaciones y la histopatología/inmunohistoquímica resulta valiosa para confirmar la causa de la muerte.

Lesiones *post mortem*

- Alteraciones inespecíficas; petequias en muchos órganos.
- Hemorragias en músculos esqueléticos y cardiaco.
- Las técnicas de inmunofluorescencia e inmunoperoxidasa se utilizan para identificar merontes en las células endoteliales, incluyendo las de las carúnculas.

Control

- El ganado resulta infestado por los esporocistos procedentes de las heces de carnívoros. Puesto que la mayor parte del ganado adulto vacuno, ovino y muchos cerdos albergan quistes en sus músculos, los perros y otros carnívoros no deberían comer carne cruda, despojos o animales muertos. Los almacenes de grano y alimentos deberían mantenerse cubiertos; no se debería permitir la entrada de perros y gatos en naves destinadas a almacenar alimentos o alojar ganado.

Implicaciones en Salud pública

- La infestación humana es rara pero puede suceder cuando se consume carne poco cocinada.

Otros agentes

> **Cualquier infección bacteriana que ocasione una bacteriemia puede ocasionalmente causar aborto, por ejemplo, *Mannheimia haemolytica* (antes *Pasteurella haemolytica*) y *Trueperella pyogenes* (antes *Corynebacterium pyogenes*).**

Otros microorganismos implicados en abortos son los siguientes.

Bacillus spp.

Las especies de *Bacillus* están presentes de forma ubicua y se consideran componentes normales de la hierba de corte. Proliferan en el ensilado de baja calidad expuesto al oxígeno. Se han atribuido brotes de abortos en vacas alimentadas con grandes pacas de ensilado debidos a *B. licheniformis*, agente implicados en ocasiones en abortos caprinos.

Yersinia pseudotuberculosis

La infección por *Yersinia pseudotuberculosis* en cabras ha sido asociada con:

- Enteritis y/o tiflocolitis.
- Abscesos sistémicos.
- Conjuntivitis.
- Hepatitis.
- Mamitis.
- Placentitis, abortos, mortalidad perinatal, endometritis, infertilidad.

Se han descrito abortos al final de la gestación y a término, así como muertes neonatales tras una infección entérica y la posterior bacteriemia. Las lesiones detectadas consistían en placentitis necrosupurativa con colonias bacterianas en el interior de las lesiones, y émbolos bacterianos con neumonía, hepatitis y, con menor frecuencia, esplenitis y nefritis fetales de tipo necrosupurativo.

Mycoplasma spp.

M. mycoides y *M. agalactiae* han sido descritos como causas de vulvovaginitis y abortos que aparecen durante el último tercio de gestación. Las hembras abortadas eliminan el microorganismo en leche y líquido amniótico y la bacteria se puede localizar en la placenta y en el hígado y bazo del feto.

Herpesvirus caprino

El herpesvirus caprino 1 (CpHV-1) es responsable de infecciones sistémicas letales en cabritos de una a dos semanas de edad y de infecciones subclínicas de los aparatos respiratorio y genital de los adultos. El CpHV-1 también puede causar infertilidad, abortos, retorno al celo y lesiones genitales (véase el Capítulo 1).

El virus ha sido relacionado con brotes esporádicos de abortos tras la introducción del virus en rebaños a través de portadores latentes. Se puede utilizar el aislamiento del virus, la tinción con anticuerpos marcados con fluoresceína o el estudio histológico de los fetos para identificar un aborto por herpesvirus pero la serología tiene un valor limitado debido a que los resultados positivos solamente indican que ha existido exposición, aunque pueda no ser reciente. La serología puede ser útil para identificar a las cabras que puedan haberse convertido en portadores latentes del virus.

Los cabritos nacidos vivos pueden seguir sin ser afectados por el virus y presentar un bajo riesgo de infección vírica, aunque pueden poseer anticuerpos maternos durante varios meses tras su nacimiento.

Virus de la lengua azul

Las cabras por lo general se ven afectadas por el virus de la lengua azul con menor gravedad que las ovejas (Capítulo 10) y es improbable que el virus cause abortos en cabras. La infección de la oveja durante la gestación puede provocar la muerte del feto y su reabsorción, el aborto o el nacimiento de corderos «maniquí» con defectos congénitos como la hidrocefalia, (ausencia de hemisferios cerebrales).

Ortobunyavirus

Véase el Capítulo 8.

Los ortobunyavirus, como el virus Akabane (Australia, Japón, Israel, Sudáfrica, Oriente Medio), el virus del Valle de Cache (EE.UU., Canadá, México) y el virus de Schmallenberg (Europa del Norte, incluyendo Reino Unido), pueden causar un aumento en la incidencia de abortos y malformaciones congénitas clasificadas como síndrome de artrogriposis e hidrocefalia (AHS) en fetos y cabritos neonatos. Entre ellas se incluye mortinatalidad, nacimientos prematuros, fetos momificados, artrogriposis, malformaciones articulares, escoliosis, tortícolis, cifosis, lordosis, hidrocefalia, hidranencefalia, microcefalia y displasia cerebelar, anomalías del comportamiento y ceguera. Por otro lado, las cabras adultas suelen permanecer asintomáticas, de modo que los animales gestantes pueden mantenerse sanos pero abortar o parir fetos momificados y mortinatos o cabritos deformes. En gestaciones gemelares, un cabrito aparentemente normal puede nacer junto a otro momificado o con graves deformidades. El diagnóstico puede confirmarse detectando títulos de anticuerpos precalostrales en el suero de los cabritos o en los líquidos fetales.

Fiebre aftosa

El aborto es menos probable que en las ovejas pero puede producirse como consecuencia de la fiebre (Capítulo 6).

Fiebre del Valle del Rift (RVF)

La RVF es una enfermedad transmitida por vectores que afecta a ovejas y cabras y que se caracteriza por unas altas tasas de abortos y mortalidad neonatal. Las vacas y mamíferos salvajes también son sensibles y se considera una zoonosis importante. La sensibilidad de las distintas razas frente a la RVF varía considerablemente. Su morbilidad y mortalidad pueden alcanzar el 100% en animales adultos y jóvenes no expuestos.

Debe sospecharse de RVF cuando las cabras gestantes y los cabritos menores de 1 semana mueren repentinamente. Otros animales pueden presentar ictericia y diarrea hemorrágica.

La enfermedad podría ser importada a través de mosquitos infectados, de fauna salvaje introducida como mascotas exóticas, a través de importaciones ilegales o de carne de caza exótica, aunque resulta improbable que la enfermedad se establezca en Reino Unido bajo las actuales condiciones climáticas. La importación de ovejas y cabras vivas procedentes de países afectados está prohibida en la Unión Europea.

Distribución actual

Endémica en África subsahariana con incursiones esporádicas en el norte de África y Oriente Medio, incluyendo Arabia Saudita y recientemente Sudáfrica.

Etiología

- Virus de la familia Bunyaviridae con RNA monocatenario, perteneciente al género *Phlebovirus*, que se transmite mediante diversos mosquitos. Su transmisión transovárica es una importante característica epidemiológica y los huevos infectados pueden sobrevivir en el suelo durante años antes de ser liberados durante las épocas de lluvia. En las zonas endémicas, el virus RVF circula con regularidad entre rumiantes salvajes y mosquitos hematófagos; la enfermedad suele ser inaparente.

Signos clínicos

Periodo de incubación muy corto, de solo 12 horas en cabritos y 2 días en animales adultos. En una zona endémica, las infecciones en los animales no gestantes pueden ser subclínicas.

Cabritos neonatos:

- Debilidad, letargo, anorexia
- Dolor abdominal
- Respiración abdominal y rápida
- Muerte en 24-36 horas

Cabritos mayores y adultos:

- Muerte súbita
- Fiebre, inapetencia, letargo
- Ictericia en algunos animales
- Brotes de abortos con tasas cercanas al 100%
- Agalaxia
- Vómitos
- Flujo nasal mucopurulento
- Disentería
- Hematuria
- Muerte

Lesiones *post mortem*

- Ictericia
- Necrosis hepática focal
- Hemorragias múltiples
- Edema intratorácico e intraabdominal

Diagnóstico

- Aislamiento del virus o demostración de su genoma, PCR.
- Serología: neutralización del virus, ELISA, inhibición de la hemoaglutinación.
- Histopatología: la citopatología característica del hígado de los animales afectados y las tinciones inmunológicas permiten la identificación específica del antígeno del virus RVF en las células infectadas.

Enfermedad de Wesselsbron

La enfermedad de Wesselsbron y la de la fiebre del Valle del Rift comparten muchas características clínicas y patológicas. Sin embargo, la enfermedad de Wesselsbron suele ser más benigna y ocasiona una mortalidad mucho menor, menos abortos y menos lesiones hepáticas. Se observa principalmente en ovejas, pero las cabras, vacas, cerdos y caballos también pueden resultar infectados. Los corderos y cabritos neonatos son los más sensibles. En ellos, los signos clínicos consisten en fiebre, anorexia, debilidad y un incremento de su frecuencia respiratoria, y la mortalidad puede alcanzar el 30% de los corderos afectados. Las infecciones en cabras adultas suelen ser inaparentes y se limitan a fiebre, pero las cabras gestantes pueden abortar.

La enfermedad de Wesselsbron está causada por el virus de Wesselsbron, un virus transmitido por artrópodos del género *Flavivirus* de la familia Flaviviridae. Ha sido aislado de vertebrados y artrópodos de muchos países del África subsahariana y los estudios serológicos aportan pruebas de su presencia en otros países. La tasa de infección parece ser elevada en los rumiantes de las regiones endémicas de África. En las vacas, ovejas y cabras, la seroprevalencia puede alcanzar el 50%. Los animales de cualquier edad parecen ser sensibles a la infección.

Causas no infecciosas

Medicamentos

La administración de *prostaglandinas* provoca el aborto en cualquier fase de gestación. La *fenotiacina*, utilizada como antiparasitario, se ha comprobado que causa el aborto al final de la gestación al igual que los *corticoides* administrados al final de la gestación. El *levamisol*, administrado en los dos últimos meses de gestación, ha sido relacionado con abortos a término.

Traumatismos y estrés

> Puesto que la cabra depende de la progesterona derivada del cuerpo lúteo a lo largo de la gestación, cualquier causa que provoque la luteolisis conducirá al aborto.

Esto significa que las cabras pueden ser más sensibles que otras especies al aborto debido a traumatismos o estrés. Cualquier proceso que ocasione la liberación de prostaglandinas, y por tanto la luteolisis, producirá el aborto.

El estrés por calor puede causar hipoxia en el feto, hipotensión y la liberación endógena de corticoides con el posterior aborto.

Anomalías del desarrollo

En la práctica se observan muy pocos fetos deformes, pero un feto con anomalías del desarrollo puede ser abortado. Un defecto hereditario de las cabras Angora de Sudáfrica origina un hiperadrenocorticismo crónico, la muerte del feto y su expulsión.

Fetos múltiples

Los abortos o los partos prematuros parecen ser más comunes en las cabras Anglo-nubias que normalmente gestan tres, cuatro o más fetos. En esos casos, la insuficiencia placentaria conduce probablemente a la expulsión del feto.

Intoxicaciones

Los tóxicos vegetales suelen estar relacionados con abortos, por ejemplo, *Astragalus* spp. y *Lathyrus* spp., pero es improbable que tengan importancia en Reino Unido. Las plantas tóxicas también pueden provocar anomalías fetales (véase el Capítulo 21).

Las intoxicaciones de origen no vegetal también pueden suceder en ocasiones, causando generalmente abortos al inducir un proceso sistémico.

Malnutrición

Déficit de energía. La inanición grave causa el aborto, en particular cuando los aportes de energía son insuficientes durante el último tercio de gestación.

Carencias minerales. Las carencias de minerales, por ejemplo, de selenio, cobre y yodo, causan generalmente el nacimiento de cabritos muertos o débiles a término, más que un verdadero aborto, pero la carencia en manganeso se ha comprobado que causa abortos a los 80 a 105 días de gestación.

Carencias de vitaminas. La carencia prolongada de vitamina A se ha demostrado que causa abortos, mortinatos, desmedro, retención placentaria y ceguera nocturna debida a la ausencia de rodopsina en la retina. Sin embargo, la carencia en vitaminas es extremadamente infrecuente, incluso en situaciones de sequía grave.

Micotoxinas

Las micotoxinas se han relacionado con abortos en otras especies de rumiantes debido a su actividad estrogénica (véase el Capítulo 21) y podrían afectar a las cabras.

Lecturas adicionales

General

East, N. (1983) Pregnancy toxaemia, abortions and periparturient diseases. *Vet. Clin. North. Amer.: Large Anim. Pract.*, **5** (3), November, *Sheep and Goat Medicine*, 601–618.

Harwood, D.G. (1987) Abortion in the goat, an investigative approach. *Goat Vet. Soc. J.*, **8** (1), 25–28.

Hazlett, M.J. *et al.* (2013) A prospective study of sheep and goat abortion using real-time polymerase chain reaction and cut point estimation shows *Coxiella burnetii* and *Chlamydophila abortus* infection concurrently with other major pathogens. *J. Vet. Diag. Invest.*, **25** (3), 359–368.

Holler L.D. (2012) Ruminant abortion diagnostics. *Vet. Clin. North Amer.: Food Anim. Pract.*, **28** (3), 407–418.

Mears, R. (2007) Abortion in sheep. 1. Investigation and principal causes. *In Practice*, **29**, 40–46.

Mears, R. (2007) Abortion in sheep. 2. Other common and exotic causes. *In Practice*, **29**, 83–90.

Merrall, M. (1985) The aborting goat. In: *Proceedings of a Course in Goat Husbandry and Medicine*, November 1985, Vol. **106**, pp. 181–198, Massey University.

Menzies, P.I. (2011) Control of important causes of infectious abortion in sheep and goats. *Vet. Clin. North Amer.: Food Anim. Pract.*, **27** (1), 81–93.

Moeller, R.B. Jr, (2001) Causes of caprine abortion: diagnostic assessment of 211 cases (1991–1998). *J. Vet. Diagn. Invest.*, **13**, 265–270.

van Engelen, E., Luttikholt, S., Peperkamp, K., Vellema, P. and van den Brom, R. (2014) Small ruminant abortions in The Netherlands during lambing season 2012–2013. *Vet. Rec.*, **174** (20), 506.

Enfermedad de la frontera

Krametter-Froetescher, R. *et al.* (2008) Descriptive study of pestivirus infection in an Austrian goat. *Vet. Rec.*, **163**, 193.

Li, W. *et al.* (2013) Detection of border disease virus in goat herds suffering diarrhea in eastern China. *Virology J.*, **10**, 1–7.

Lken, T. (2000) Border disease in goats. In: *Recent Advances in Goat Diseases* (ed. Tempesta, M.). International Veterinary Information Service, Ithaca, NY (www.ivis.org).

Rosamilia, A. *et al.* (2014) Detection of border disease virus (BDV) genotype 3 in Italian goat herds. *The Veterinary Journal*, **199** (3), 446.

Brucelosis

Brucellosis in Sheep and Goats (*Brucella melitensis*) (2001) Report of the Scientific Committee on Animal Health and Animal Welfare. Available at: ec.europa.eu/food/fs/sc/scah/out59_en.pdf.

Blasco, J.M. and Molina-Flores, B. (2011) Control and eradication of *Brucella melitensis* infection in sheep and goats. *Vet. Clin. North Amer.: Food Anim. Pract.*, **27** (1), 95–104.

MacMillan, A.P. (1999) Brucellosis in goats. *Goat Vet. Soc. J.*, **18**, 38–40.

Poester, F.P., Samartino, L.E. and Santos, R.L. (2013) Pathogenesis and pathobiology of brucellosis in livestock. *Rev. Sci. Tech. Off. Int. Epiz.*, **32** (1), 105–115.

Campylobacter

Anderson, K.L., Hammond, M.M., Urbane, J.W., Khoades, U.K. and Bryner, J. H (1983) Isolation of *Campylobacter jejuni* from an aborted caprine fetus. *JAVMA*, **183**, 90–92.

Herpesvirus caprino

Chénier, S. Montpetit, C. and Hélie, P. (2004) Caprine herpesvirus-1 abortion storm in a goat herd in Quebec. *Can. Vet. J.*, **45** (3), 241–243.

McCoy, M.H. *et al.* (2007) Serologic and reproductive findings after herpesvirus-1 storm in goats. *JAVMA*, **231**, 1236–1239.

Aborto clamidial

Appleyard, W.T. (1986) Chlamydial abortion in goats. *Goat Vet. Soc. J.*, **7** (2), 45–47.

Nietfield, J.C. (2001) Chlamydial infections in small ruminants. *Vet. Clin. North Amer.: Food Anim. Pract.*, **17** (2), 301–314.

Rodolakis A. (2001) Caprine Chlamydiosis. In: Tempesta M. (Ed.), *Recent Advances in Goat Diseases* (ed. Tempesta, M.). International Veterinary Information Service, Ithaca NY (www.ivis.org).

Stuen, S. and Longbottom, D. (2011) Treatment and control of chlamydial and rickettsial infections in sheep and goats. *Vet. Clin. North Amer.: Food Anim. Pract.*, **27** (1), 193–202.

Neosporosis

Eleni, C. *et al.* (2004) Detection of *Neospora caninum* in an aborted goat foetus. *Vet. Parasitol.*, **123** (3–4), 271–274.

Intoxicaciones vegetales

Panter, K.E., Welch, K.D., Gardner, D.R. and Green, B.T. (2013) Poisonous plants: effects on embryo and fetal development. *Birth Defects Research Part C: Embryo Today: Reviews*, **99**, 223–234.

Fiebre Q

Arricau Bouvery, N., Souriau, A., Lechopier, P. and Rodolakis, A. (2003) Experimental *Coxiella burnetti* infection in pregnant goats: excretion routes. *Vet. Res.*, **34**, 423–433.

Emery, M.P. *et al.* (2014) *Coxiella burnetti* serology assays in goat abortion storm. *J. Vet. Diag. Invest.*, **26** (1), 141–145.

Guatteo, R., Seegers, H., Taurel, A.E., Joly, A. and Beaudeau, E. (2011) Prevalence of *Coxiella burnetti* infection in domestic ruminants: a critical review. *Vet. Microbiol.*, **149**, 1–16.

Hatchette, T.F. (2001) Goat-associated Q fever: a new disease in Newfoundland. *Emerging Infectious Diseases*, **7**, 413–419.

Hogerwerf, L. *et al.* (2011) Reduction of *Coxiella burnetii* prevalence by vaccination of goats and sheep, The Netherlands. *Emerg. Infect. Dis.*, **17** (3), 379–388.

McCaughey, C. (2014) Q fever: a tough zoonosis. *Vet. Rec.*, **175** (1) 15–16.

Mearns, R. (2011) Q fever – a threat? *Goat Vet. Soc. J.*, **27**, 39–46.

Roest, H.I.J. *et al.* (2013) Q fever in pregnant goats: humoral and cellular immune responses. *Vet. Res.*, **44**, 67.

Stuen, S. and Longbottom, D. (2011) Treatment and control of chlamydial and rickettsial infections in sheep and goats. *Vet. Clin. North Amer.: Food Anim. Pract.*, **27** (1), 193–202.

Waldhalm, D.G., Stoenner, H.G., Simmons, E.E. and Thomas, A.L. (1978) Abortion associated with *Coxiella burnetii* infection in dairy goats. *JAVMA*, **173**, 1580–1581.

Fiebre transmitida por garrapatas

Silaghi, C., Scheuerle, M.C., Friche Passos, L.M., Thiel, C. and Pfiste, K. (2011) PCR detection of *Anaplasma phagocytophilum* in goat flocks in an area endemic for tick-borne fever in Switzerland. *Parasite*, **18** (1), 57–62.

Toxoplasmosis

Buxton, D. (1989) Toxoplasmosis in sheep and other farm animals. *In Practice*, **11**, 9–12.

Buxton, D. (1998) Protozoan infections (*Toxoplasma gondii*, *Neospora caninum* and *Sarcocystis* spp.) in sheep and goats. *Vet. Res.*, **29** (3–4), 289–310.

Dubey, J.P., Miller, S. and Desmonts, G. (1986) *Toxoplasma gondii* induced abortion in dairy goats. *JAVMA*, **188**, 159–162.

Herbert, I.V. (1986) Sarcocystosis and toxoplasmosis in goats. *Goat Vet. Soc. J.*, **7** (2), 25–31.

Yersinia pseudotuberculosis

Giannitti, F., Barr, B.C., Brito, B.P., Uzal, F.A., Villanueva, M. and Anderson, M. (2014) *Yersinia pseudotuberculosis* infections in goats and other animals diagnosed at the California Animal Health and Food Safety Laboratory System: 1990–2012. *J. Vet. Diagn. Invest.*, **26** (1), 88–95.

CAPÍTULO 3

Infertilidad del macho

Estudio de la infertilidad del macho

El examen de la aptitud reproductiva de los machos debería formar parte de cualquier plan sanitario del rebaño de forma rutinaria. El examen comprende básicamente una revisión clínica exhaustiva junto con la palpación e inspección visual de los genitales externos. Además, puede ser necesario llevar a cabo la valoración seminal durante un análisis de infertilidad o revisar a los machos vasectomizados tras realizar la cirugía. Véase la Figura 3.1 para comprobar las causas de infertilidad del macho.

Valoración inicial

El historial preliminar debe tener en cuenta:

- Problema individual o de rebaño.
- Prácticas de manejo: monta natural/presencia del macho con las hembras.
- Alimentación, incluyendo los suplementos minerales.
- Carga de trabajo de los machos.
- Edad de los machos.

Cuando interviene más de un macho, considerar:

- Exceso de trabajo de los machos, en particular si se utilizan fuera de temporada o en grupos de cabras sincronizadas. Un macho puede cubrir a más de 100 cabras a lo largo de una temporada, pero es mejor una proporción de un macho adulto por alrededor de 70 hembras o bien dos machos jóvenes (de entre 1 y 2 años) por cada 70 hembras. Un macho joven bien desarrollado puede cubrir hasta 30 hembras en una temporada.
- Deseo sexual bajo: si el macho se utiliza fuera de temporada con hembras sometidas a tratamiento lumínico o con esponjas.
- Estado sanitario: parasitismo, pedero, etc.
- Estado nutricional.
- Pobre detección del celo.

Si existe un problema con un animal en particular, la anamnesis específica deberá determinar si el problema es:

- Retorno al celo de las hembras.
- Incapacidad total de cubrir.
- Incapacidad de cubrir de forma adecuada.

Valoración de un macho

Valoración general

- Condición corporal: puntuación de la escala.
- Patas y pezuñas.
  - Artritis
  - Debilidad articular de las cuartillas
  - Pezuñas mal recortadas
  - Aplomos en reposo y en marcha
- Nódulos linfáticos.

Examen específico

Obsérvese la actividad sexual empleando una cabra en celo como recela (se puede usar una cabra con tratamiento de prostaglandina durante la temporada reproductora para inducir el celo en un momento adecuado para el examen).

- Libido.
- Incapacidad de cubrir.

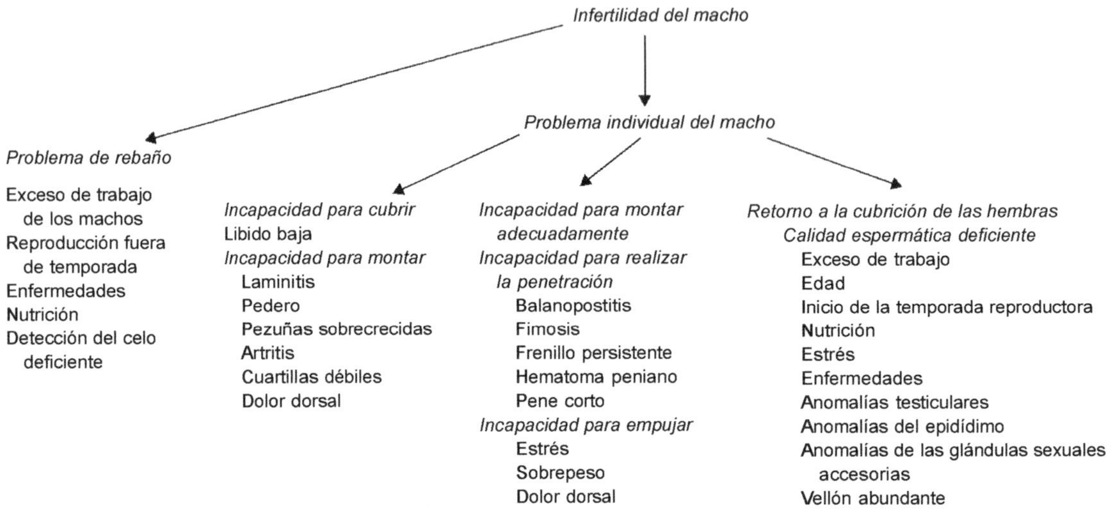

Figura 3.1 Causas de infertilidad en el macho.

- Examinar y palpar los genitales externos:
  - Revisar el escroto y su contenido.
  - Medir la circunferencia escrotal; a diferencia del ganado ovino, no existen referencias claramente definidas sobre la circunferencia escrotal y el tamaño de los testículos en el ganado caprino, pero un macho caprino de raza lechera debería tener una circunferencia escrotal >36 cm. La circunferencia escrotal está directamente correlacionada con el peso corporal y la concentración de testosterona. Puede variar de forma estacional, siendo generalmente más grande durante la temporada reproductora de otoño (septiembre a noviembre) y puede reducirse de 2 a 3 cm durante el verano. La circunferencia debería medirse en la parte más ancha del escroto.
  - Los testículos deberían moverse con libertad en el escroto.
  - Apréciese el tamaño, forma, consistencia y simetría de los testículos.
  - Presencia, tamaño y normalidad de la cabeza y cola del epidídimo; medir el diámetro del mismo.
  - Cordón espermático.
  - Detección de traumatismos o infecciones en el prepucio y orificio prepucial.
  - Revisar la presencia del proceso uretral; su ausencia no afecta a la fertilidad pero su desaparición indica un antecedente de urolitiasis (Capítulo 14). Realizar la extensión del pene fuera del prepucio en un animal no sedado puede resultar difícil; revisar cuando el animal esté orinando o marcando o cuando se recoja una muestra de semen.
- El *examen ecográfico* de los testículos puede detectar la presencia de áreas focales de ecogenicidad aumentada indicativas de una mineralización, de degeneración testicular o confirmar anomalías palpables del escroto. El testículo normal tiene un aspecto homogéneo con una línea central hiperecogénica (el mediastino testicular); la presencia de áreas hiperecoicas puede indicar alteraciones fibróticas, mientras que las áreas hipoecoicas son estructuras quísticas llenas de líquido. Los testículos degenerados presentan un patrón heterogéneo y zonas más hiperecoicas. El epidídimo y el cordón espermático se pueden examinar en busca de fibrosis y estructuras quísticas. La cola del epidídimo suele ser más heterogénea y menos ecogénica que el testículo.

Examen de la eficiencia reproductiva

Los machos sometidos a un examen de eficiencia reproductiva deberían ser valorados como se indicó antes para comprobar su estado sanitario general y también se les debería realizar un examen específico de sus genitales externos, junto con una recogida y contrastación de su semen (véase más adelante). También se deberían comprobar otros defectos genéticos conocidos: hernias, pezones supernumerarios y malformación mandibular.

Escroto

La dermatitis escrotal, los abscesos, las miasis y los traumatismos pueden dar lugar a una degeneración testicular temporal o permanente y a una fertilidad reducida.

Testículos

Los testículos deben tener una simetría bilateral, ser grandes, ovalados y firmes durante la temporada reproductora. La máxima calidad espermática suele corresponder a los machos cabríos con los testículos más grandes. El tejido testicular normal tiene una consistencia firme y elástica a la palpación. La asimetría sugiere una anomalía por herida, enfermedad o anatómica.

Criptorquidia

La criptorquidia puede ser unilateral o bilateral. Los criptórquidos unilaterales suelen ser fértiles, pero la calidad de su semen puede estar alterada; los criptórquidos bilaterales son estériles. Los individuos intersexo genéticamente hembras (Capítulo 1) pueden tener criptorquidia. En las cabras Angora, se ha comprobado que la criptorquidia es un carácter de herencia recesiva.

Testículos grandes

- Una hernia inguinal que cause una distensión del escroto se puede confundir con unos testículos aumentados de tamaño.
- La *orquitis*, o inflamación de los testículos, puede ser unilateral o bilateral, aguda o crónica. En la forma aguda, los testículos estarán inflamados y dolorosos y el macho presentará fiebre, letargo y resistencia a moverse (Lámina 3.1). En la orquitis crónica, las adherencias fibrosas pueden limitar su movimiento en el interior del escroto y los testículos se atrofian y fibrosan. El examen ecográfico del escroto empleando una sonda lineal de 5 MHz permitirá diferenciar una orquitis de una epididimitis.
- Las *neoplasias* son una causa infrecuente de infertilidad en los machos cabríos, pero se han descrito seminomas, adenomas y carcinomas, los cuales pueden detectarse mediante ecografía.
- Los *hematomas*, o hemorragias intratesticulares, pueden provocar el agrandamiento de los testículos.

Testículos pequeños

- *Hipoplasia testicular*
  - Los testículos subdesarrollados se presentan especialmente en machos sin cuernos como parte de la condición intersexo (véase el término). Este problema suele ser bilateral aunque en ocasiones puede ser unilateral.
  - La desnutrición grave también origina unos testículos pequeños.
- La *atrofia testicular* se produce como secuela de un traumatismo escrotal, orquitis, granuloma espermático o enfermedad sistémica, cuando el animal está débil y como resultado del proceso de envejecimiento en algunos machos. Si se acompaña de fibrosis, el testículo tiene una consistencia muy firme a la palpación.
- *Degeneración testicular*, cuando los testículos aparecen blandos y pastosos debido a una degeneración tubular.

Alteraciones del cordón espermático

- El *varicocele* aparece como una inflamación dura en la parte dorsal del plexo pampiniforme; está causado por la dilatación y trombosis de la vena espermática interna. Se desconoce su etiología exacta pero puede ser hereditario. Su diagnóstico se realiza mediante palpación y ecografía. El proceso puede dar lugar a cojera y puede estar asociado a una mala calidad espermática. No existe tratamiento y los machos deben ser eliminados.

Anomalías del epidídimo

- Los *granulomas espermáticos* aparecen como nudos duros en la cabeza del epidídimo, aunque los testículos tengan una consistencia normal. El proceso afecta en particular a los machos sin cuernos como parte de la condición intersexo (Capítulo 1), pero también puede ser resultado de una infección que cause epididimitis. Si la alteración es bilateral, el macho es estéril. Los granulomas espermáticos derivan de una obstrucción completa o parcial de uno o más conductos eferentes que drenan en el epidídimo, de modo que el conducto se dilata por la acumulación de esperma, rompiéndose en ocasiones y liberando el esperma dentro del estroma del epidídimo. La resultante respuesta inflamatoria da lugar a la formación de un granuloma y la presión ocasiona una degeneración testicular. Tanto el granuloma de la cabeza del epidídimo como el menor tamaño del testículo se pueden palpar.

- La *epididimitis* se produce con poca frecuencia en el ganado caprino como consecuencia de una infección por diversos agentes patógenos o tras un traumatismo, ocasionando el agrandamiento del epidídimo por el proceso inflamatorio, la hiperplasia y la obstrucción de los conductos epididimarios (Lámina 3.2).

Pene/prepucio

Balanopostitis

- La inflamación del pene y el prepucio suele dar lugar a la formación de cicatrices y adherencias del tejido. La inflamación aguda y la fibrosis resultante ocasionan ambas infertilidad.
- El *herpesvirus caprino 1 (CpHV-1)* causa balanopostitis en el ganado caprino de Nueva Zelanda y Australia, originando la hiperemia del pene y ulceración del prepucio.
- El *ectima* (Capítulo 9) infecta en ocasiones al prepucio.
- *Pueden* intervenir micoplasmas y ureaplasmas.

Frenillo persistente

Las adherencias entre el pene y el prepucio, presentes en el macho joven prepuberal, suelen desaparecer hacia los 4 meses de edad, pero en ocasiones persisten.

Fimosis

La fimosis consiste en la dificultad para exteriorizar el pene en la cubrición. Suele ser consecuencia de traumatismos o balanopostitis, pero a veces es congénita.

Parafimosis

La parafimosis consiste en la dificultad para introducir el pene en el prepucio, lo que provoca la inflamación del pene y la aparición de edema. Está asociada con traumatismos, infecciones y balanopostitis. Si es de reciente aparición, el pene puede ser resituado bajo sedación, manteniéndolo en su lugar con una sutura en bolsa de tabaco. Una pomada a base de corticoides y antibiótico adecuado aliviará y lubricará la zona. La tensión de la sutura deberá permitir el flujo de la orina. Los casos más crónicos presentan un pronóstico peor si el pene está excesivamente traumatizado.

Pene corto

Un pene corto hace imposible la protrusión del pene fuera del prepucio. Este proceso no tiene tratamiento. La longitud corta del pene, la *hipospadia* (apertura del orificio uretral en la cara ventral del pene), los granulomas espermáticos y los testículos hipoplásicos pueden estar asociados con el intersexo en el ganado caprino.

Hematoma del pene

Los hematomas en el pene son consecuencia de traumatismos, como los causados por los golpes en las peleas a cabezazos.

Examen del semen

- Recogida del semen:
  - La utilización de una vagina artificial permite obtener un semen de mejor calidad que si se hace por electroeyaculación; si es posible, utilizar una hembra en celo como recela.
  - La electroeyaculación solamente se debería emplear en un animal anestesiado.
  - Las mejores muestras de semen se obtienen durante la temporada reproductora.
  - Se puede tener alguna información sobre la motilidad espermática a partir de una muestra de semen vaginal examinada sobre un portaobjetos atemperado.
- Examen del semen: volumen, motilidad, concentración, morfología, ausencia de células/restos inflamatorios, proporción vivos:muertos (Tabla 3.1).

Tabla 3.1 Características normales del semen.

Semen	
Volumen (mL)	0,5-1,5
Concentración (×10⁶/mL)	1.500-5.000
Esperma total (×10⁶)	750-7.500
Buena motilidad (%)	70-90 (movimiento de oleaje turbulento típico)
Morfología normal (%)	80-95
Esperma muerto o anómalo	<20%

Tabla 3.3 Motilidad del semen.

Motilidad	Observaciones
Ninguna	Espermatozoides muertos, infértil
Movimiento de oleaje lento	<50% activos, baja fertilidad
Movimiento de oleaje típico	70-80% activos, probablemente fértil
Movimiento con oleaje intenso	>89% activos, fértil

- Volumen. Lectura en un tubo de recogida graduado; normalmente se obtiene un volumen mayor mediante electroeyaculación que mediante vagina artificial.
- Densidad. La estimación visual de la densidad del eyaculado sirve como aproximación de la concentración; se puede obtener una valoración precisa mediante un hemocitómetro (Tabla 3.2).
- El movimiento en oleaje es función de la concentración del esperma y su actividad. Depende de la temperatura, de modo que es importante evitar el choque por frío, en particular bajo condiciones de campo (examinar una gota de semen a un aumento 100x) (Tabla 3.3).
- La motilidad se define como el porcentaje de esperma que se mueve hacia delante (examinar una gota de semen bajo un cubreobjetos a un aumento 400x).

Tabla 3.2 Contrastación visual de la densidad espermática.

Aspecto	Densidad espermática	Observaciones
Cremoso muy espeso	>4.000.000 espermatozoides/mm³	Probablemente fértil
Cremoso espeso	4.000.000 espermatozoides/mm³	Probablemente fértil
Cremoso	3.000.000 esperm./mm³	Probablemente fértil
Cremoso fino	2.500.000 esperm./mm³	Probablemente fértil
Lechoso espeso	2.000.000 esperm./mm³	Probablemente fértil
Lechoso	1.000.000 esperm./mm³	Baja fertilidad
Con nubes	<100.000 esperm./mm³	Probablemente infértil
Acuoso	<50.000 esperm./mm³	Probablemente infértil

- Añadir 1 gota de semen a 3-5 gotas de colorante nigrosina/eosina reciente, realizar una extensión y examinar con un objetivo de inmersión. Permite determinar la densidad del esperma, la proporción vivos:muertos (los espermatozoides vivos carecen de color ya que repelen el colorante) y la proporción normales:anormales. Un alto porcentaje de anomalías morfológicas está asociado con una inmadurez sexual o con alteraciones degenerativas.
- Realizar una extensión teñida con colorante de Leishmann o «Diff-Quick» comercial. Revisar la presencia de neutrófilos. Su presencia revela una infección.

Problemas individuales del macho

Incapacidad total para la cubrición

Libido baja

- Estación. La temporada de reproducción normal en el hemisferio norte es de septiembre a marzo, pero muchos machos cabríos pueden funcionar actualmente tras administrar a las hembras un tratamiento lumínico o con esponjas. Si es posible, se debería estimular a los machos, por ejemplo, mediante el empleo de luz, al mismo tiempo que a las hembras. La mayor parte de los machos realizarán la monta en cualquier época del año, pero debe esperarse cierta reducción de la libido fuera de temporada.
- Condición corporal deficiente. Enfermedades intercurrentes como parasitismo, deficiencia de energía o proteínas.

- Hereditaria. El comportamiento sexual es hereditario.
- Presencia de otros machos. La competencia puede incrementar la libido o un macho dominante puede suprimir la libido de sus subordinados.

Nota: muchos machos (en especial, los más viejos) solamente montan a las hembras que se encuentran en celo con seguridad. Algunos machos solamente cubren una vez a cada hembra en un periodo corto de tiempo, en lugar de hacerlo dos veces como esperarían los ganaderos de ganado caprino.

Incapacidad para cubrir

- Lesiones esqueléticas o musculares:
  - problemas podales: laminitis, pedero, sobrecrecimiento de pezuñas
  - artritis
  - cuartillas débiles
  - dolor dorsal

Incapacidad para montar adecuadamente

Imposibilidad de penetración

- Problemas del prepucio: fimosis debida a traumatismos o infecciones, frenillo persistente (raro), adherencias/cicatrices.

Nota: un macho muy joven (<4 meses) puede tener dificultades para realizar la protrusión del pene debido a las adherencias normales entre el pene y el prepucio.

- Problemas del pene: adherencias/cicatrices, hematomas, pene corto.

Incapacidad de empujar

- Estrés:
  - demasiada gente «ayudando»
  - cansancio
  - ambiente extraño
- Sobrepeso.
- Dolor dorsal.

Retorno a la cubrición

El retorno a la cubrición está producido generalmente por una deficiente calidad del esperma.

- Exceso de actividad, en particular fuera de temporada y cuando se ha sincronizado a un gran número de hembras; la baja densidad del esperma puede tardar 6 semanas o más en recuperarse.
- Edad. Los animales viejos o jóvenes pueden presentar una densidad espermática reducida y/o una deficiente calidad de su semen.
- Inicio de la temporada reproductora. La producción máxima de esperma tiene lugar varias semanas después del inicio de la temporada reproductora.
- Nutrición. Los machos jóvenes son especialmente sensibles a la nutrición deficiente, incluyendo las deficiencias de proteína y energía y las carencias de vitaminas (en particular, de vitamina A). El papel de los microelementos no está bien documentado, pero las carencias en cobre, manganeso, cobalto, zinc y fósforo pueden afectar a la producción de esperma.
- Estrés.
- Enfermedades intercurrentes. La fiebre provoca una reducción de la densidad del esperma a través del daño al epidídimo y los testículos, causando lesiones permanentes en algunos casos y una recuperación mínima de 6 semanas. El ciclo espermatogénico tiene una duración de unos 22 días en el ganado caprino y su fertilidad normal no se restaura hasta que se cierra un ciclo espermatogénico completo.
- Anomalías testiculares.
- Anomalías del epidídimo.
- Anomalías en las glándulas accesorias; por ejemplo, la vesiculitis seminal ocasiona que el eyaculado contenga gran cantidad de leucocitos sin que se detecte una orquitis o epididimitis palpables.
- Vellón abundante. Un ejemplar de Angora sin esquilar con un vellón pesado puede presentar una menor fertilidad debido al aumento de su temperatura escrotal y su efecto sobre la espermatogénesis. Incluso tras el esquileo, serán necesarias de 6 a 8 semanas para recuperar su fertilidad completa.
- *Ginecomastia* (véase el Capítulo 13). Aunque la fertilidad de los machos con ginecomastia no suele estar afectada, una gran «ubre» adyacente a los testículos puede incrementar la temperatura escrotal y reducir la fertilidad. En esos animales puede valorarse la posibilidad de una mastectomía.

Lecturas adicionales

General

Greig, A. (1987) Infertility in the male goat. *Goat Vet. Soc. J.*, **8** (1), 1-3.

Merman, M.A. (1983) Male Infertility. *Vet. Clin. North Amer.: Large Anim. Pract.*, **5** (3), 619–635.

Ginecomastia

Janett, F., Stckli, A. Thun, R. and Nett, P. (1996) Gynecomastia in a goat buck. *Schweiz. Arch. Tierheilkd*, **138** (5), 241-244.

Jaszczak, K. *et al.* (2010) Cytogenetic, histological, hormonal and semen studies in male goats with developed udders. *Animal Science Papers and Reports, Institute of Genetics and Animal Breeding, Jastrzębiec, Poland*, **28** (1), 71–80.

Wooldridge, A.A. *et al.* (1999) Gynecomastia and mammary gland adenocarcinoma in a Nubian buck. *Can. Vet. J.*, **40** (9), 663–665.

Calidad y análisis del semen

Ahmad, N. and Noakes, D.E. (1996) Seasonal variation in the semen quality of young British goats. *Br. Vet. J.*, **152**, 225–236.

Evans, G. and Maxwell, W.M.C. (1987) *Salamon's Artificial Insemination of Sheep and Goats.* Butterworths, London.

Ecografía

Ahmad, N., Noakes, D.E. and Subandrio (1991) B-mode real time ultrasonographic imaging of the testis and epididymis of sheep and goats. *Vet. Rec.*, **128**, 491–496.

Ahmad, N., Noakes, D.E. and Middleton D.J. (1993) Use of ultrasound to diagnose testicular degeneration in a goat. *Vet. Rec.*, **132**, 436–439.

DesCôteaux, L. (ed.) (2010) *Practical Atlas of Ruminant and Camelid Reproductive Ultrasonography*, pp. 181–199. Wiley-Blackwell, Iowa.

CAPÍTULO 4

La cabra en el periodo del periparto

El manejo de la cabra durante la gestación y entre el parto y el pico máximo de la lactación, resulta esencial para la salud del animal y para el éxito económico del ganadero caprino. Se trata del periodo crítico del ciclo productivo de la cabra y del periodo en el que se presenta el mayor número de problemas. Las cabras deberían tener una buena condición corporal pero no estar gordas, una condición de 3 es ideal. La condición corporal en el momento del parto juega un papel fundamental en determinar la salud, la producción y la eficiencia reproductiva posteriores. Tanto la sobrealimentación como la alimentación deficiente al final de la gestación incrementan el riesgo de problemas metabólicos. En el Reino Unido, la mayor parte de los problemas del periparto se deben a cabras obesas y a las gestaciones de fetos múltiples más que a una alimentación deficiente (Tabla 4.1). En los animales bajo un manejo extensivo, que paren en primavera, el tiempo frío puede ocasionar un pobre crecimiento del pasto, una deficiente condición corporal al final de la gestación y un déficit de energía/proteína que conduce a la inanición y la toxemia de gestación. De igual modo, en los animales con un extenso ciclo reproductivo, que paren dos veces al año, el parto puede coincidir con periodos de escasa disponibilidad de alimentos.

Tabla 4.1 Problemas de la sobrenutrición y la desnutrición.

Cabras obesas	Cabras delgadas
Menor apetito	Toxemia de gestación
Toxemia de gestación	Aborto
¿Prolapso vaginal?	
Prolapso rectal	
Rotura de la arteria uterina	
Distocia materna por reducido tamaño pélvico	Cabritos con reducido peso al nacer
Distocia fetal por fetos grandes	
Inapetencia/anorexia	Menor producción de leche
Toxemia posparto (síndrome de hígado graso/cetosis)	Cetosis/acetonemia Cabritos con reducida ganancia de peso

El periodo de gestación de la cabra es de aproximadamente 150 días, pero el 80% del desarrollo fetal se produce durante las últimas 6 semanas de gestación, de modo que no se precisan nutrientes adicionales hasta ese momento. Durante el último tercio de gestación, las necesidades nutricionales de la cabra con respecto a proteína y energía totales aumentan por encima de los necesarios para un animal adulto no productivo en cerca de una vez y media en el caso de cabras con una gestación simple y de dos veces en el de aquellas con gestaciones dobles. Algunas razas como la Anglo-nubia, que suelen producir tres o más crías, afrontan un desafío mayor que el de razas en las que son habituales gestaciones simples o dobles. Además, muchos animales todavía estarán creciendo y/o en lactación. Sus necesidades de calcio y fósforo aumentarán de igual modo. En ese momento de demanda nutricional creciente, el consumo de materia seca disminuye debido a que el desarrollo de los fetos limita el espacio abdominal y el llenado del rumen. El volumen abdominal todavía se reduce más en las cabras con un elevado nivel de grasa abdominal. Un incremento similar o incluso superior de las necesidades nutricionales se produce durante la transición del final de la gestación a la lactación. Una cabra puede producir en el pico máximo de lactación su propio peso en leche en 10 días.

El periodo seco

Al igual que en el ganado vacuno, se suele recomendar un periodo seco de 6 a 8 semanas antes del parto, aunque algunos trabajos de investigación indican que ello no es necesario. Sin embargo, los periodos secos cortos pueden tener un efecto negativo sobre la cantidad y calidad del calostro producido y afectar así mismo a la lactación siguiente. El ordeño se debería interrumpir de forma brusca, deteniendo la producción de prolactina y reduciendo la secreción de leche. En los animales de alta producción, la ubre puede aumentar mucho de tamaño antes de que la presión detenga la producción de leche, pero en pocos días la ubre se reducirá y volverá más blanda. La presión de la leche ocasiona una respuesta inflamatoria, de forma que los leucocitos se acumulan en la glándula y ayudan a impedir las infecciones. El ordeño una vez al día durante una semana antes del secado de la ubre puede favorecer la reducción de la producción de leche en las cabras muy productoras. Las ubres *nunca* deben ordeñarse parcialmente ya que eso incrementa su sensibilidad a la infección. El baño de los pezones durante una semana tras el cese del ordeño ayudará a evitar la infección durante el periodo seco. El uso rutinario de un tratamiento de secado para cabras no está recomendado salvo que exista un historial de mamitis durante la lactación anterior. No se dispone de preparados comerciales intramamarios autorizados para cabras en Reino Unido, así que deben emplearse productos para vacas de acuerdo con la prescripción en cascada. Los periodos de supresión de los productos intramamarios pueden ser mucho más largos que en las vacas y los residuos medicamentosos pueden persistir durante algún tiempo en la siguiente lactación.

Manejo durante el final de la gestación

La ingesta voluntaria de alimentos en este momento puede verse reducida por el estrés (cambios de agrupamientos, transporte, esquileo, ausencia del propietario, clima), de modo que es importante aportar a las cabras un ambiente estable y tranquilo, manteniendo lotes fijos para evitar el estrés en los animales menos dominantes. Las enfermedades concomitantes (cojeras, dentición deficiente, parásitos gastrointestinales) y las carencias nutricionales (vitamina B12/cobalto) también reducirán el apetito. En la Tabla 4.2 se muestran las tareas de manejo rutinario que deben llevarse a cabo en el periodo seco.

El tratamiento con antihelmínticos durante el periodo seco reduce la carga de parásitos en la hembra y disminuye la exposición potencial de los cabritos. Los animales deben ser sometidos a un análisis de parásitos externos y tratados en función del mismo; los piojos son un problema común en invierno y pueden causar anemia en los cabritos; la sarna corióptica es frecuente en las cabras estabuladas.

Cuando se considere necesario, en este momento se deberían tener en cuenta las carencias de micronutrientes, como el selenio (véase el Capítulo 8).

Las cabras deberían recibir una dosis de recuerdo de la vacuna frente a clostridios (tétanos y enterotoxemia) de 4 a 6 semanas antes del parto para asegurar una máxima transferencia de inmunidad a los cabritos y también se las debería trasladar a una zona de partos al menos 2 semanas antes de la fecha de parto prevista.

Las zonas de partos deben estar limpias y dejarse descansar entre partos, lo que ayudará a reducir la incidencia de mamitis, metritis y septicemias en los cabritos. Las maternidades deben estar limpias, bien ventiladas, con buena cama, tranquilas y con un suelo seguro. Se debe promover el ejercicio de los animales. El arreglo rutinario de las pezuñas es menos estresante en este momento que tras el parto y favorece una mayor movilidad en los animales.

Alimentación durante el final de la gestación

Tanto la desnutrición como la sobrealimentación al final de la gestación incrementan el riesgo de pro-

Tabla 4.2 Tareas de manejo rutinario antes del parto.

Mantener agrupamientos fijos	Evita el estrés excesivo en las cabras menos dominantes
Traslado a la zona de partos al menos 2 semanas antes de la fecha de parto prevista	Las zonas de maternidad deben estar limpias, bien ventiladas, con buena cama, tranquilas y con un suelo firme
La zona de partos debe estar limpia y dejarse vacía entre partos	Reduce la incidencia de mamitis, metritis y septicemia del cabrito
Vacunación frente a clostridios: tétanos + enterotoxemia	4 a 6 semanas antes del parto para garantizar la máxima transferencia de inmunidad a los cabritos
Arreglo de pezuñas	Promueve el incremento de la motilidad Menos estresante que tras el parto
Tratamiento antihelmíntico	Evita la necesidad de tirar la leche Reduce la carga parasitaria de la cabra Reduce la exposición de los cabritos
Comprobar si hay parásitos externos: piojos + sarna corióptica	Los piojos son un problema común en invierno y pueden provocar anemia en los cabritos La sarna corióptica es común en cabras estabuladas en invierno

blemas metabólicos y de otro tipo (Tabla 4.3). La cabra necesita encontrarse en un plano nutricional relativamente bajo 6-8 semanas antes del parto para favorecer la involución de la ubre en el secado y posteriormente un aumento de su plano nutricional desde 5 semanas antes del parto. La cantidad de fibra no digestible (NDF) en la dieta es el principal factor limitante que determina la ingesta de nutrientes en la cabra en este momento; la capacidad de ingestión de NDF en los rumiantes al final de gestación se aproxima al 0,8% de su peso vivo. Resulta esencial aportar un forraje de buena calidad *ad libitum* en ese momento para maximizar la ingesta de materia seca y el tiempo de permanencia en rumen, aumentando al mismo tiempo la cantidad de concentrados ingeridos hasta cerca de 0,5 a 1 kg/día en el parto. La ración de lactación debería iniciarse antes del parto para evitar problemas debidos al cambio de dieta cerca del parto (Tabla 4.3). El aumento gradual de la cantidad de concentrados ingeridos permite que los microorganismos del rumen se aclimaten, de modo que se logre una fermentación óptima, y de que aumente la superficie de papilas del rumen en respuesta al aumento de la absorción de ácidos grasos volátiles, un proceso que tarda alrededor de 14 días. Esto permite minimizar el desplazamiento hacia un nivel negativo de energía y proteína, reduce el potencial de una acidosis del rumen y evita el rechazo del pienso asociado con un cambio de dieta repentino. Si se ha determinado el número de fetos mediante ecografía, las cabras se pueden agrupar y alimentar de acuerdo con ello. Las cabras de Angora presentan unas mayores necesidades de proteína y energía que las cabras lecheras en la misma etapa de gestación y lactación, de modo que los periodos de secado y transición pueden ser críticos. En el caso de cabras en manejo extensivo, los partos deberían programarse para cuando el pasto tenga un crecimiento rápido y tenga un alto contenido en proteína y energía.

La ingesta de un alto nivel de forraje durante el final de la gestación parece estimular una elevada ingesta de forraje durante la lactación, mientras que una sobrealimentación de concentrados al final de la gestación aporta pocos beneficios e incluso puede ser perjudicial para la futura producción de leche. Ofrecer a las cabras una variedad de forrajes en ese momento, junto con la limpieza y rellenado regular de los comederos y bebederos, favorecerá el incremento de la ingestión de la ración de volumen. Cuando se alimenta a los animales con una ración completa de mezcla en un pasillo, la ingesta aumentará si se empuja regularmente el pienso hacia las cabras, ya que ello sirve de estímulo para que investiguen y coman.

Tabla 4.3 Alimentación al final de la gestación.

Objetivo	Evitar cabras demasiado gordas o demasiado delgadas
	Mantener la condición corporal con un valor de 3
Forraje	Administrar forraje de alta calidad *ad libitum*
	El aporte de heno será aproximadamente de 1,5 a 2,5 kg/100 kg de peso vivo
	Ofrecer forraje fresco varias veces al día
	Tener en cuenta >20% de desperdicio para lograr una ingesta máxima
	El aporte de materia seca puede aumentar ofreciendo forraje verde
	El forraje fibroso ayuda a mantener la actividad del rumen
Piensos concentrados	Aumentar gradualmente la parte de concentrados de la dieta en las 8 semanas previas al parto
	Introducir la ración de lactación antes del parto para evitar el rechazo de la comida y permitir que las bacterias del rumen se adapten
	Las dietas con alta energía permiten satisfacer las necesidades con una menor ingesta de materia seca
Minerales y vitaminas	Asegurar que la ración de concentrados está correctamente suplementada con minerales y vitaminas
	Las raciones hechas en casa pueden requerir un suplemento adecuado
	Comprobar el equilibrio calcio/fósforo si se aportan grandes cantidades de coles o pulpa de remolacha
	Una cabra de 70 kg requiere 6 g de calcio y 4,2 g de fósforo al día
	La ingesta de calcio excesiva aumenta el riesgo de fiebre vitularia
	Ofrecer un bloque de sales para lamer adecuado

Alimentación al inicio de la lactación

Si se pondera su peso corporal, las cabras producen mucho más que las vacas. Todas las cabras de alta producción lechera, es particular si se trata de su primer parto, pierden peso a pesar de que dispongan de una dieta adecuada. Las cabras pierden alrededor de 1 kg de tejido adiposo/semana durante el primer mes posparto y 0,5 kg/semana durante el mes siguiente. El pico de máxima producción de leche (hacia las 4 a 8 semanas posparto en la mayoría de las razas) se alcanza antes del pico máximo del apetito (cerca de 10 semanas posparto). El balance positivo de la energía no se logra hasta 6 a 8 semanas después del parto. A partir del cuarto mes de lactación, las cabras lecheras comienzan a recuperar su peso vivo. Estos cambios no se corresponden con la variación en su condición corporal puesto que las cabras tienen poca grasa subcutánea. Las cabras de alta producción requieren forraje y concentrados de alta calidad dado que la demanda de energía y proteína es elevada. A pesar del incremento en la demanda de nutrientes, la ingesta de materia seca probablemente sea limitada y sea similar a la del final de la gestación, en particular durante las primeras dos a tres semanas. De forma ideal, el forraje de fibra larga debería representar el 50% de la ingesta total de materia seca (Tabla 4.4). La ingesta voluntaria de alimentos aumenta constantemente tras el parto y suele alcanzar su máximo durante el tercer mes de lactación, pero puede variar de forma considerable. La producción de leche está altamente correlacionada con la ingesta de energía metabolizable (ME), de modo que dicha correlación aumenta al avanzar la lactación. La ingesta alcanza su máximo cuando se aportan alimentos de calidad en todo momento; cuando se administra a los animales una ración completa de mezcla, el consumo selectivo hace que los componentes de mejor calidad sean ingeridos primero, dejando los peores, como los tallos del maíz, para el final. La estrategia de «empujar» la ración desde el frente de distribución y de retirar el 4-7% de detrás permite un mayor equilibrio de la ingesta.

La mayor parte de los ensayos experimentales en nutrición han sido realizados sobre animales relativamente poco productores de tamaño relativamente pequeño por lo que existe poca información sobre cabras más grandes y más productoras.

Tabla 4.4 Alimentación al inicio de la lactación.

Objetivo	Obtener un aporte alto de nutrientes que minimice las pérdidas de peso corporal y estimule una alta producción de leche
	Formular una ración que aporte los nutrientes adecuados para permitir la expresión del potencial genético de la cabra
	Evitar problemas metabólicos como laminitis y acidosis ruminal
Forraje	Suministrar forraje de alta calidad *ad libitum*
	Ofrecer forraje fresco varias veces al día
	Prever un >20% de desperdicio para lograr el máximo aporte
	Mantener un 50% de forraje sobre el total de materia seca de la dieta
Pienso concentrado	Aumentar su nivel de forma progresiva a razón de 0,1 kg/día durante las primeras semanas de lactación
	0,5 kg de concentrado (16-18% PC) para cada litro de leche producido
	Alto nivel de energía, alto nivel de proteína (18-22% PC) en animales de alta producción lechera
	Dividir la cantidad de concentrado en 3 o 4 tomas al día si es posible
	Evitar dar >0,5 kg en una sola toma para impedir la acidosis ruminal y mantener una población de microorganismos estable en el rumen
Minerales y vitaminas	Igual que en la gestación

Toxemia en el periparto

En el Reino Unido, la mayor parte de las toxemias en el periparto se presentan en cabras gordas y con múltiples fetos más que en las que reciben poca alimentación.

La toxemia del periparto (*toxemia de gestación, toxemia posparto*) (Tabla 4.5) se produce como consecuencia de un insuficiente aporte de energía que no satisface la demanda creciente de la gestación y lactación. La ingesta subóptima de alimentos, sea cual sea su causa, es el principal factor predisponente.

La *toxemia de gestación* se presenta en las últimas 4 a 6 semanas de la gestación, cuando la ingesta de energía es insuficiente para cubrir la creciente demanda. La compresión del rumen por los fetos reduce la ingesta voluntaria de alimentos y los cambios fisiológicos previos al parto disminuyen todavía más el apetito. En las cabras en manejo extensivo, la hiponutrición debida al inadecuado aporte de alimentos, a raciones mal equilibradas o a una alta carga de parásitos, es un factor colaborador importante pero, en Reino Unido, muchas cabras lecheras que desarrollan una toxemia de gestación presentan sobrepeso. Los depósitos de grasa intraabdominal reducen la capacidad del rumen y por tanto la ingesta de alimentos. Durante los periodos de balance negativo de energía (preparto y posparto), se movilizan cantidades muy altas de grasa de las reservas corporales. Se liberan ácidos grasos no esterificados (NFAs) para aportar una fuente de energía que son oxidados como combustible y se convierten en compuestos cetónicos. Cuando los NFAs están presentes en grandes cantidades, algunos son convertidos de nuevo en triglicéridos y se almacenan como gotas de grasa en los hepatocitos. La infiltración de grasa en el hígado conduce a una disfunción hepática, reduciéndose la gluconeogenésis y dando lugar a un mayor desdoblamiento del tejido adiposo.

Al principio de la lactación, la mayoría de las cabras sufre una acetonemia leve puesto que las demandas de energía de la lactación no son cubiertas de forma adecuada con la dieta. En la mayor parte de los animales, se establece un equilibrio y la cetosis se mantiene de manera subclínica, pero un déficit de energía más grave debido a un insuficiente aporte de alimentos, a unas raciones mal equilibradas o a un parasitismo intenso puede provocar una *cetosis* o *acetonemia* aguda clínica.

Tras 2 a 4 semanas después del parto, las cabras que tienen grandes depósitos de grasa en el parto pueden desarrollar una *toxemia posparto* similar a la toxemia de gestación o *enfermedad del hígado graso* de las vacas.

Aunque las cabras pueden utilizar productos procedentes de las fermentaciones ruminales, como los ácidos grasos volátiles, para la mayor parte de sus necesidades de energía, su sistema nervioso, riñones, glándula mamaria y fetos tienen una necesidad directa de glucosa. Las necesidades de glucosa alcanzan su máximo durante el final de la gestación y el principio de la lactación. Si se produce una carencia de glucosa, se inicia una degradación excesi-

Tabla 4.5 Intoxicaciones durante el periparto.

	Toxemia de gestación	Toxemia de gestación	Toxemia posparto Síndrome de hígado graso
Cuándo	Últimas 4-6 semanas de gestación	Últimas 4-6 semanas de gestación	2 a 4 semanas posparto
Qué animales	Cabra gorda	Cabra delgada	Cabra gorda
Factores predisponentes	Cabras mascotas en corrales pequeños Cabras de exposición con sobrepeso Cabras alimentadas con ensilado de maíz Gestación con múltiples fetos Ausencia de ejercicio	Angora, Cachemir Manejo en extensivo Gestación con múltiples fetos Estrés: temor, meteorología, alojamiento, esquileo	Alta producción de leche Cabras de exposición con sobrepeso Cabras alimentadas con ensilado de maíz
Etiología	Disminución de la ingesta voluntaria de alimentos Rápida movilización de las reservas de grasa y consiguiente lipidosis hepática	Inanición	Disminución de la ingesta voluntaria de alimentos Rápida movilización de las reservas de grasa y consiguiente lipidosis hepática
Análisis bioquímico	Acidosis metabólica Hipoglucemia Cetonemia Hiperglucemia terminal con fetos muertos	Acidosis metabólica Hipoglucemia Cetonemia	Acidosis metabólica Hipoglucemia Cetonemia

va de grasa para intentar mantener los niveles de glucosa en sangre, lo que origina unos niveles de cuerpos cetónicos y de degeneración grasa en el hígado anormalmente altos, provocando una depresión de todas las funciones hepáticas.

Análisis de laboratorio

- Se pueden utilizar las tiras reactivas Ketostix, Multistix, las tabletas de Acetest o el reactivo de Rothera para la detección de cetonas en orina o leche.
- Los análisis de cetona en orina son pruebas semicuantitativas basadas en la variación de color que se produce cuando el nitroprusiato de sodio reacciona con el acetoacetato y, en menor medida, con la acetona. Se ha comprobado que la sensibilidad y especificidad de la tira reactiva Ketostix (Bayer) es del 90 y 86% respectivamente, a un nivel de trazas (aproximadamente 490 μmol/litro de acetoacetato), lo que le convierte en la mejor prueba para orina. El β-hidroxibutirato (BHB) no reacciona en absoluto con el nitroprusiato. El sistema de control Precision Xtra (Abbott) utiliza una enzima que detecta solamente BHB, el cuerpo cetónico más común en la sangre.
- La mayoría de las técnicas de análisis de cetona en leche utilizan la reacción del nitroprusiato de sodio con el acetoacetato. En general, esas técnicas poseen poca sensibilidad (40% y muchos falsos negativos) y buena especificidad (100% con pocos falsos positivos). El sistema Keto-Test (Elanco) es una tira reactiva para leche que cambia de color en presencia de concentraciones anormalmente elevadas de BHB circulante. Se ha comprobado que posee una mayor sensibilidad y especificidad que las de otras técnicas para leche.
- Se puede remitir una muestra de sangre para el análisis de un perfil de energía: glucosa, BHB, ácidos grasos no esterificados, cetonas.
- Las concentraciones de glucosa en plasma son demasiado variables para permitir una confirmación del diagnóstico. La hipoglucemia no es un hallazgo habitual ya que en las cabras con toxemia de gestación se produce una intensa hiperglucemia

terminal. Se piensa que la muerte fetal elimina el efecto supresor del feto sobre la gluconeogénesis hepática. Los niveles de glucosa en el LCR pueden ser más precisos que los de sangre; se mantienen bajos incluso cuando la glucosa en suero rebota en los casos avanzados tras la muerte fetal.

- Las concentraciones de ácidos grasos no esterificados también son variables, pero pueden superar los 0,4 mmol/litro, lo que indica una probable lipidosis hepática que provoca una alteración de la función del hígado. Las alteraciones en los niveles de las enzimas hepáticas generalmente no son de utilidad en el diagnóstico.
- La determinación de los niveles de BHB en sangre se considera el «estándar de oro» para la vigilancia e identificación de la cetosis subclínica preparto. El BHB es un indicador más práctico de la gravedad de la enfermedad que los niveles de glucosa en sangre. Los productos destinados a los diabéticos, como Precision Xtra de Abbott o Nova Max, se pueden utilizar para tomar una muestra de sangre y medir directamente los niveles de acetona. El sistema Precision Xtra ha sido validado para ser empleado en cabras.

  Niveles de BHB: normal $<$0,8 mmol/litro, cetosis subclínica $>$0,8 mmol/litro, enfermedad clínica $>$3 mmol/litro (normalmente $>$5 mmol/litro)

- Pueden analizarse los niveles de BHB en una muestra del final de la gestación para determinar la magnitud del riesgo en el resto del rebaño. Generalmente, se deberían muestrear 10-20 cabras (3-20% de los animales gestantes). El valor medio de los resultados obtenidos es una indicación del riesgo: riesgo bajo 0-0,7; desnutrición moderada 0,8-1,6; y desnutrición grave (riesgo elevado) 1,7-3 mmol/litro.

Toxemia de gestación

Signos clínicos

- Inicialmente, inapetencia (come brotes/heno, rechaza pienso concentrado); después, anorexia completa.
- Letargo, sin ganas de moverse; camina con dificultad.
- Las extremidades posteriores pueden bambolearse, los pasos parecen más largos de lo normal y el pelo parece estar de punta en posición perpendicular a la banda coronaria.
- Pérdida de peso.
- En ocasiones, signos nerviosos: temblores alrededor de la cabeza y las orejas, visión reducida o ceguera, presión cefálica, cabeza mirando al cielo, a veces postración, coma con o sin aborto, muerte.

Tratamiento

> La finalización de la gestación es generalmente el único tratamiento efectivo de la toxemia de gestación.

En la Tabla 4.6 se incluyen las dosis de medicamentos. Los productos autorizados para uso en animales de granja en Reino Unido se deberían utilizar de acuerdo con la cascada de prescripción.

En ausencia de aborto o parto, el tratamiento de la toxemia de gestación no suele ser eficaz, especialmente cuando afecta a animales gordos. La gestación puede finalizar mediante la inducción del parto, mediante la extracción de los fetos en una cesárea, o mediante la eliminación rápida de los mismos a través de una cesárea no estéril bajo anestesia local, seguida de la eutanasia de la cabra. El empleo de dexametasona en lugar de prostaglandinas para inducir el parto puede ser beneficioso al mejorar la tasa de supervivencia de los cabritos, además de poseer un efecto gluconeogénico en la cabra, pero es de acción más lenta. Una solución de compromiso consiste en administrar la inyección de corticoide y después una inyección de prostaglandina 24 horas más tarde.

El propietario y su veterinario clínico suelen enfrentarse a un dilema: interrumpir la gestación al principio para salvar a la cabra o esperar hasta que los cabritos se encuentren más cerca del final de la gestación para intentar salvar su vida. La espera tiene, por supuesto, el riesgo de perder tanto a la madre como a los cabritos. Si existe alguna duda acerca de la viabilidad de los fetos, se puede comprobar el movimiento de los fetos durante el último mes de gestación mediante una ecografía, aunque los latidos cardiacos del feto pue-

Tabla 4.6 Medicamentos utilizados en la cabra durante el periparto.

Medicamento	Dosis	Comentarios
Borogluconato cálcico al 20%	80-100 mL i.v. (s.c. en animales estresados)	No debe mezclarse el calcio con líquidos que contengan bicarbonato sódico
Borogluconato cálcico al 20%	25 mL/litro de líquidos intravenosos	
Agentes glucogénicos		
Solución de glucosa al 20%	200 mL, parte i.v./i.p., el resto s.c.	Más agradable que el Ketol
Glicerina (glicerol)	60 mL en agua tibia oral, dos veces al día durante 4-5 días	Administrar en forma de bolo en lugar de añadirlo a la ración
Ketocol	50 mL en 500 mL de agua tibia o por sonda, dos veces al día	
Propilén glicol (Ketol)	200 mL oral dos veces al día durante 4-5 días	
Gluconeogénesis		
Dexametasona, 25 mg	12,5 mL i.m.	Causa el aborto en unas 48 horas
Dexametasona, 25 mg + insulina de zinc protamina	12,5 mL i.m. Hasta 40 U, s.c., dos veces al día	La insulina no está autorizada para uso en animales de granja en Reino Unido
Prostaglandinas		
Dinaprost	5-10 mg i.m./s.c.	Induce el parto en unas 36 horas
Clorprostenol	62,5-125 µg i.m./s.c.	
Oxitocina	5-10 U i.m./s.c.	
AINEs		
Meloxicam	2 mg/kg dosis de carga, luego 0,5 mg/kg s.c./i.v.	Cada 36 horas
Flunixin	2,2 mg/kg i.v. al día	Durante un máximo de 5 días
Carprofeno	1,4 mg/kg s.c./i.v.	Repetir una vez tras 48-72 horas
Ketoprofeno	3 mg/kg i.m./i.v.	Diario durante 3-5 días
Ácido tolfenámico	2-4 mg/kg s.c./i.v.	Repetir una vez tras 48 horas
Analgésicos		
Meperidina	10 mg/kg i.m./s.c.	
Butorfanol	0,3-0,5 mg/kg i.v./i.m./s.c.	
Buprenorfina	0,01 mg/kg i.m./s.c.	

Todos los medicamentos deben utilizarse según la cascada de prescripción o siguiendo las regulaciones locales.

den ser más difíciles de detectar cerca del momento del parto. Existen pruebas de que la hipoglucemia podría indicar que los fetos están vivos y la hiperglucemia que los fetos están muertos.

- *Estimular a la cabra para que continúe comiendo* (¡lo que sea!). Generalmente, la mejor respuesta se logra con los brotes y la comida verde (p. ej., hiedra en invierno). Las cabras que continúan comiendo pueden sobrevivir; los animales con anorexia total morirán.
- *Estimular el apetito* con productos como las vitaminas B, estimulantes de la rumia y remedios patentados frente a la toxemia de gestación (enfermedad por gestación doble).
- Aportar *agentes glucogénicos*:
  - Solución de glucosa al 20%, 200 mL, parte i.v./i.p., el resto s.c.
  - Glicerina (glicerol), 60 mL en agua caliente por vía oral, dos veces al día durante 4 a 5 días.
  - Ketocol (Leeders) es un preparado comercial de glicerol que resulta más agradable que el propilenglicol, 50 mL en 500 mL de agua caliente o por sonda dos veces al día, administrado como bolo en lugar de en espray sobre la comida.

– Propilenglicol, 200 mL por vía oral dos veces al día durante 4 a 5 días.
- *Estimular la gluconeogénesis*:
  – Dexametasona, 25 mg, 12,5 mL i.m. (provocará el aborto al final de la gestación).
  – Dexametasona, 25 mg + insulina protamina de zinc, hasta 40 U, s.c., dos veces al día. La insulina tiene un efecto antilipolítico y también afecta a la utilización de la glucosa periférica, pero no está autorizada para su uso en animales de granja en Reino Unido.
  – Esteroides anabolizantes (cuando lo permitan las autoridades competentes).
- *Flunixin meglumine*. Añadiendo flunixin (2,5 mg/kg, i.m. una vez al día) al protocolo estándar de la toxemia de gestación puede mejorar la ingesta de alimentos y la tasa de éxito en la supervivencia de los cabritos vivos y de la madre. Se desconoce su mecanismo de acción.
- *Fluidoterapia*. En los casos más graves, resulta necesario administrar un tratamiento agresivo con fluidos, incluyendo dextrosa y bicarbonato para la cetoacidosis. Entre las posibles complicaciones metabólicas cabe citar la hiperglucemia persistente, hipocalemia, deshidratación y sobrehidratación/hipervolemia. Se deben administrar soluciones con dextrosa de manera prudente para evitar inducir una glucosuria.

  Cualquier déficit de líquidos a causa de una *deshidratación* debe corregirse en primer lugar, empleando una solución isotónica de electrolitos. El déficit de líquido se puede calcular empleando la fórmula:

  Peso corporal (kg) × % de deshidratación = déficit de líquido en litros

  El porcentaje de deshidratación se puede calcular siguiendo la Tabla 4.7.
- *Necesidades de energía*. El balance negativo de energía se puede corregir añadiendo dextrosa y aminoácidos a la solución isotónica de electrolitos:

  5 litros de solución isotónica + 500 mL de dextrosa al 50% + 1 litro de aminoácidos al 8,5%

  Administrar a una dosis de mantenimiento: peso de líquido = 5% de peso corporal (1 kg = 1 litro), es decir, unos 50 mL/kg/día o 2,5 litros/día para un animal de 50 kg.

  Vigilar:
  – Glucosa en sangre y/o orina
  – El nivel de hidratación, PCV y proteínas totales para evitar el exceso de líquido.

  Se pueden añadir 20 mmol de potasio por litro de líquido para ayudar a evitar la hipocalemia, administrado a una tasa máxima de 0,5 mmol/kg/hora.
- *Cetoacidosis*. Las cabras con toxemia de gestación, en especial aquellas que muestran signos neurológicos, debería considerarse que tienen cetoacidosis. La acidosis se debería corregir empleando bicarbonato sódico según la fórmula:

  Peso corporal (kg) × déficit básico × 0,3 = mmol de bicarbonato necesarios

  donde 0,3 es el volumen de líquido extracelular (ECFV) para una cabra adulta. Por tanto, 1 mL de solución de bicarbonato sódico al 1,26% = 0,15 mmol de bicarbonato y se puede administrar sin problemas de forma rápida. Si el nivel de bicarbonato sódico no se conoce, su corrección debe ser empírica. En la acidosis grave, se puede asumir con seguridad un déficit básico de 10 nmol/L.
- *Hipocalcemia* (véase más adelante en este capítulo). Puede coexistir con la toxemia de gestación en las cabras. Se puede suplementar con calcio a

Tabla 4.7 Pérdida de líquidos y signos clínicos asociados.

Líquido perdido (%) en relación con el peso vivo	Signos clínicos
0-5	Leve, casi indetectables, sed aumentada Rellenado capilar ~2 segundos
5-10	Moderado, boca seca, pliegue cutáneo mantenido al pellizcar, mucosas secas Rellenado capilar 3-4 segundos
10	Grave, cuerpo frío, ojos hundidos, comatoso Rellenado capilar >4 segundos

una dosis de 25 mL de borogluconato cálcico por litro de líquido o de forma alternativa 80-100 mL de borogluconato cálcico al 20% junto con hipofosfato de magnesio al 5% y dextrosa al 20%, administrados por i.v. No debe añadirse calcio a líquidos que contengan bicarbonato sódico. Las tabletas antiácido con aroma a frutas aportan una fuente rápida y agradable de carbonato cálcico oral que puede utilizarse para aumentar la ingesta de calcio en las cabras afectadas con menor gravedad. Su dosis sugerida es de 1 g/50 kg de peso corporal cada 12 horas, es decir, 2 tabletas que contengan una concentración estándar de 500 mg.

- ***Acidosis leve***. Puede tratarse mediante la administración de bicarbonato sódico (500 mL de una solución al 5%). Las dosis reducidas de bicarbonato sódico (100 a 150 mL) estimulan el efecto de la gotera esofágica, facilitando la administración oral de otros líquidos.

Lesiones *post mortem*

- Canal con emaciación o grandes cantidades de grasa abdominal.
- Hígado agrandado de color amarillo-naranja, de consistencia grasa y friable.
- Glándulas adrenales muy aumentadas de tamaño.
- Humor acuoso: concentración de 3-OH butirato >2,5 mmol/L
  LCR: concentración de 3-OH butirato >0,6 mmol/L

Prevención

- Nutrición inteligente a lo largo de toda la gestación: forraje de buena calidad con una concentración creciente de pienso concentrado durante el último trimestre. Si se ha determinado el número de fetos mediante ecografía, se pueden formar grupos de cabras en función del tamaño de su camada.
- Evitar que las cabras estén demasiado gordas o demasiado delgadas.
- Mantener agrupamientos fijos durante el último trimestre para evitar un estrés excesivo a las cabras menos dominantes.
- Estimular el ejercicio de manera diaria.
- La incorporación a las raciones de colina protegida frente al rumen durante el periodo de transición parece ser beneficiosa para la prevención y el tratamiento del hígado graso en las vacas lecheras, de modo que se las alimenta con mezclas autorizadas de vitaminas del grupo B y donantes de grupos metilo (colina, niacina, vitamina B12, biotina, ácido fólico y tiamina protegidas frente al rumen) con el propósito de apoyar la función hepática, reducir la acumulación de triacilglicéridos y eliminar la grasa movilizada. Esos productos también pueden jugar un papel en la cabra lechera y existen algunos datos experimentales que avalan la capacidad del cloro protegido frente al rumen para reducir los niveles de β-hidroxibutirato en plasma y la acumulación de lípidos hepatocelulares en el periodo del periparto y para incrementar la producción de leche, el porcentaje de grasa y el contenido de proteína, aunque es necesaria más información. Se ha recomendado la alimentación con niacina (vitamina B3, ácido nicotínico), 6 g al día durante los últimos 60 días de gestación, para reducir el riesgo de toxemia de gestación y la cetosis de lactación al reducir la movilización de los ácidos grasos.
- La monensina sódica está autorizada para vacas lecheras en los EE.UU., que se añade a la ración para aumentar la cantidad de propionato disponible para la gluconeogénesis al influir en la proporción de ácidos grasos volátiles, pero no puede utilizarse en Reino Unido al estar clasificada como promotor del crecimiento.

Toxemia posparto (síndrome del hígado graso)

Signos clínicos

- Inapetencia inicial (comen brotes/heno, rechaza los piensos concentrados); más tarde anorexia.
- La producción de leche disminuye inicialmente y después cae de manera profunda.
- Letargo.
- Pérdida de peso crónica a lo largo de varias semanas.
- En ocasiones, postración, coma y muerte. Muchos ganaderos solicitan la eutanasia antes de alcanzar esta fase.

Tratamiento

- Igual que la toxemia de gestación.
- Otros tratamientos de apoyo:

- Multivitaminas, especialmente A/D.
- Los preparados de vitamina E/selenio pueden ayudar en el metabolismo hepático en la toxemia posparto.
- Recuperación de la microflora normal del rumen. Utilizar yogur natural o probióticos o administrar por sonda contenido ruminal de un animal sano.

- Diazepam, 0,05 mg/kg, 0,01 mL/kg, i.v. para estimular la ingesta de alimentos durante 30 minutos.

Lesiones *post mortem*

- Igual que en la toxemia de gestación.

Cetosis de lactación (acetonemia)

Una vez ajustado su peso, las cabras son mucho más productoras que las vacas. Todas las cabras de alta producción lechera, en especial las jóvenes de primer parto, pierden peso, a pesar de que dispongan de una dieta adecuada, a razón de 150 g/día durante el primer mes y de 70 g/día en el segundo mes. Estas modificaciones no se corresponden con cambios en su condición corporal ya que las cabras poseen poca grasa subcutánea. A partir del cuarto mes, las cabras multíparas engordan cerca de 40 g/día y las primíparas cerca de 80 g/día.

Al inicio de la lactación, cuando las demandas de energía no son adecuadamente cubiertas mediante el consumo de alimentos, las cabras sufren una cetonemia leve y no alcanzan un balance de energía positivo hasta 6 a 8 semanas después del parto. En la mayoría de los animales se establece un equilibrio y la cetosis se mantiene de forma subclínica, pero pueden producirse periodos de indigestión intermitentes, sobre todo si los altos niveles de alimentación con piensos concentrados dan lugar a un incremento de la acidez del rumen y a una reducción de su motilidad, y la producción de leche y su actividad pueden ser irregulares. Cuando se aproxima el pico máximo de la lactación, las cabras pueden presentar una cetosis clínica aguda o una acetonemia. En ausencia de una inanición verdadera, suele ser más común en cabras primíparas de estirpes de alta producción.

Signos clínicos

- Inapetencia (comen brotes/heno, rechaza los piensos concentrados).
- Deterioro rápido de la condición corporal.
- Caída de la producción de leche.
- Ataxia leve.
- Estreñimiento: heces pequeñas y duras con extremos en punta; dolor abdominal leve.
- Respiración con olor a acetona.

Nota: el desplazamiento a la izquierda del abomaso (véase el Capítulo 14) produce una cetosis secundaria y signos clínicos similares a los de la acetonemia primaria.

Diagnóstico de laboratorio

- Puede utilizarse Ketostix, Multistix, tabletas de Acetest o reactivo de Rothera para detectar cuerpos cetónicos en orina o leche.
- Se puede remitir al laboratorio una muestra de sangre para analizar el perfil de energía: glucosa, β-hidroxibutirato, ácidos grasos no esterificados, cetonas. Una concentración de 3-OH butirato en suero >3 mmol/litro apoya el diagnóstico y con frecuencia son >5 mmol/L.

Prevención

- La cetosis clínica se puede evitar reduciendo el déficit de energía al principio de la lactación estimulando el consumo de alimentos y aportando una dieta equilibrada que contenga niveles adecuados de pienso concentrado. Los niveles de concentrado deberían incrementarse de manera paulatina a razón de unos 0,1 kg/día durante las primeras semanas de lactación para evitar otros problemas metabólicos como las laminitis y la acidosis ruminal.

Tratamiento

- Corticoides.
- Otros tratamientos similares a los de la toxemia de gestación.

Pronóstico

- Bueno; los animales con esta forma de cetosis responden bien al tratamiento.

Hipocalcemia (fiebre vitularia o de la leche)

La mayoría de los casos clínicos de hipocalcemia se presentan tras el parto, cuando las crecientes demandas de calcio por la lactación no pueden ser cubiertas con suficiente rapidez (véase más adelante en este capítulo), pero la hipocalcemia puede producirse junto con la toxemia de gestación y de forma subclínica puede aparecer en cualquier fase del periodo alrededor del parto. Muchas cabras experimentarán una mejoría de otros procesos del periparto tras el tratamiento con calcio y *todas las cabras postradas o comatosas deberían recibir tratamiento a su potencial hipocalcemia en forma de calcio.*

Aborto

Véase el Capítulo 2.

En ocasiones, la presencia de un flujo mucoide sanguinolento de la vulva puede ser debido a otros procesos en lugar de al aborto o el parto de cabritos muertos. La Lámina 4.1 muestra el flujo de una cabra pigmea africana no gestante con una distensión abdominal aparente (obesa) y flujo que emana de una vejiga de la orina repleta de sangre.

Fetos muertos sin un aborto inmediato

La retención de un feto muerto o momificado no es infrecuente en las cabras. Los cabritos pueden ser retenidos durante varios meses antes de que la cabra produzca un feto o huesos macerados. Los trozos pequeños de hueso pueden ser retenidos en el útero y causar infertilidad. En ocasiones, se encuentran fetos momificados de forma inesperada al realizar una necropsia (véase también el Capítulo 1).

Prolapso vaginal

> La analgesia adecuada y el control de las contracciones deberían ser de importancia capital cuando se abordan los problemas del periparto.

El prolapso vaginal es relativamente frecuente y de fácil repetición en gestaciones posteriores y con una creciente gravedad probablemente, pero algunas cabras presentan prolapso una sola vez. La mayoría de las cabras paren normalmente sin sufrir un prolapso del útero posteriormente.

Etiología

- El incremento de la presión intrapélvica al final de la gestación inicia las contracciones por parte de la cabra, provocando la salida de la vagina a través de la vulva. Los factores implicados en incrementar la probabilidad de un prolapso son:
  - Fetos múltiples.
  - Conformación de la hembra: musculatura, anatomía de la pelvis, posible componente hereditario.
  - En las cabras, el exceso de peso no suele ser significativo.
  - Inanición. La hipoproteinemia origina la pérdida del colágeno corporal.

Signos clínicos

- La intensidad del prolapso es variable, desde una protrusión menor de la vagina a través de los labios de la vulva cuando el animal se tumba hasta un prolapso completo de la vagina y el cérvix en el que también puede haber un prolapso de la vejiga (Lámina 4.1).
- El contenido del prolapso vaginal se puede visualizar mediante ecografía con un transductor de 5 MHz y una antena lineal o un escáner sectorial.

Tratamiento

- Prolapsos menores. Si la zona está limpia, no traumatizada y regresa a su posición normal cuando la cabra está de pie, no es necesario ningún tratamiento.
- Los prolapsos mayores deberán ser resueltos tras una profunda limpieza. Resulta esencial el empleo de la analgesia con un AINE adecuado, por ejemplo, flunixin meglumine, 2,2 mg/kg, así como el uso de anestesia epidural caudal (Capítulo 24) para lograr la analgesia y el control de las contracciones antes de intentar reducir el prolapso (Lámina 4.2).
- Se han utilizado diversas técnicas de retención. En la oveja se emplean habitualmente retenedores intravaginales de plástico o aleaciones, pero suelen provocar vaginitis y más contracciones y son

difíciles de fijar en las razas lecheras de pelo corto. La sutura de Buhner (Figura 4.1) utiliza cinta umbilical de algodón de 5 mm que se inserta subcutáneamente a ambos lados de la vulva, empleando una gran aguja curvada, empezando por debajo de la comisura vulvar ventral, pasando a través del tejido fibroso lateral para emerger dorsalmente a la comisura dorsal, bajando después a través del tejido fibroso del lado opuesto hasta emerger por debajo de la comisura ventral de nuevo, donde se ata con un nudo doble. Esparcir lidocaína o bupivacaína en el interior de la cavidad de la vagina cuando se procede a cerrar la vulva ayudará a evitar las contracciones. La sutura de retención debe eliminarse para permitir que se produzca el parto, de modo que deben realizarse revisiones periódicas de la cabra una vez se hayan relajado los ligamentos pélvicos.

- Después de la cirugía, deberían administrarse antibióticos de amplio espectro durante 5 días.
- Se debe valorar la inducción del parto prematuramente con prostaglandinas si la cabra manifiesta sufrimiento o se halla en peligro. La inducción del parto también requiere que se retire la sutura de contención en el momento idóneo.

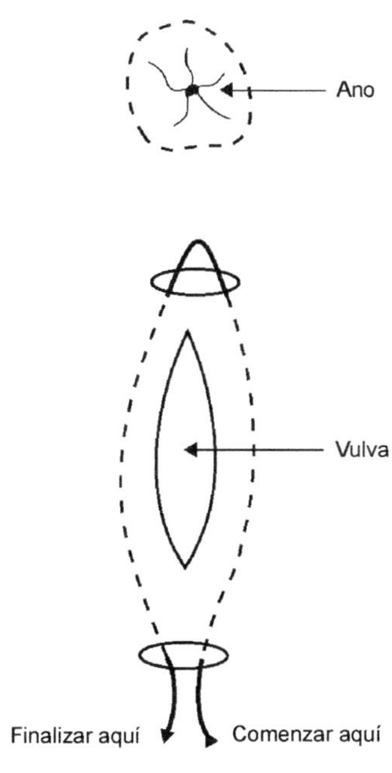

Figura 4.1 Sutura de Buhner.

- Puede producirse el prolapso de los intestinos a través de la rotura de la vagina cuando una porción de los intestinos es empujada hacia la pelvis.

Evisceración a través de un desgarro vaginal

La evisceración de los intestinos a través de un desgarro vaginal sucede rara vez en cabras en gestación avanzada durante el último mes de gestación. No existe tratamiento y debería llevarse a cabo la eutanasia de forma inmediata por razones humanitarias.

Prolapso rectal

El prolapso rectal es infrecuente, pero puede producirse por sí mismo o como consecuencia de un prolapso vaginal si continúan las contracciones. Habitualmente, la analgesia caudal eficaz permite que los tejidos del recto regresen a su posición normal. Los prolapsos de mayor tamaño pueden requerir su reducción manual, con una sutura en bolsa de tabaco realizada con cinta umbilical de 5 mm situada subcutáneamente, dejando un orificio de unos 1,5 cm de diámetro. Los prolapsos rectales muy grandes pueden requerir la amputación bajo anestesia epidural caudal (Capítulo 24).

Torsión uterina

La torsión uterina, muy infrecuente en la cabra, puede tener que diferenciarse de la dilatación incompleta del cérvix. Puede afectar a la vagina o solamente al cérvix o al cuerpo del útero. Los intentos de reducción mediante su giro suelen ser inútiles, por lo que suele corregirse tras la extracción de los fetos mediante cesárea.

Rotura del tendón prepúbico

La rotura del tendón prepúbico es infrecuente, pero puede ocurrir en cabras viejas multíparas durante las últimas semanas de gestación o a veces tras un traumatismo. La rotura se produce en el lado izquierdo y se presenta como una inflamación inmediatamente craneal al pubis. Las cabras afectadas no suelen poder parir de manera natural y precisarán asistencia manual en el parto o una cesárea. La cabra debe ser eutanasiada si sobrevive al parto.

Parto normal

El periodo de gestación medio de la cabra es de 150 días, con un rango de 145 a 156 días, pero la gran mayoría de las cabras pare entre los 149 y 151 días. Las cabras con varios fetos tienden a parir antes que las que solo tienen un cabrito. Los ligamentos sacrotuberosos, que se extienden desde la base de la cola hasta la tuberosidad del isquion, se relajan antes del parto, lo que indica normalmente que el parto tendrá lugar en las siguientes 12 a 24 horas; en algunas cabras, sin embargo, la relajación se produce antes de ese momento. El parto normal se divide en tres etapas:

1. *Primera etapa del parto*, que dura entre 3 a 12 horas, se produce cuando las contracciones uterinas empujan a los fetos, los fluidos fetales y la placenta contra el cérvix, provocando su dilatación. En las cabras multíparas, la primera etapa del parto suele ser más breve que en las primíparas. Durante ese tiempo, la cabra muestra alteraciones del comportamiento, buscando normalmente un lugar alejado de otras cabras, tumbándose y levantándose, girándose y mirando su abdomen. Aparece en su vulva un moco espeso resultante de la disolución del tapón cervical. El cérvix se dilata completamente en respuesta a la presión interna cuando el feto o fetos cambian de posición al prepararse para el parto. Los componentes del tejido blando del canal pélvico se ablandan y se vuelven más deformables.
2. *Segunda etapa del parto*, que dura habitualmente alrededor de una hora y termina cuando el último cabrito ha nacido. La contracción de los músculos abdominales y del diafragma hace que el alantocorion («bolsa de aguas») salga a través de los labios de la vulva y que se rompa al proseguir las contracciones, liberando un líquido claro. En ese momento, se encajan en la cavidad pélvica el amnios y el feto y las contracciones siguientes provocan la expulsión del primer cabrito. El saco amniótico no siempre se rompe durante el parto y, si no se retira de los ollares del neonato mediante los lamidos de la madre o la intervención humana, podría provocar la asfixia del mismo. El intervalo entre el nacimiento de dos cabritos consecutivos suele ser de entre 10 y 60 minutos; debe valorarse intervenir tras 1 hora.
3. *Tercera etapa del parto*, implica la expulsión de las membranas fetales (normalmente en las 4 horas siguientes a la expulsión del último cabrito) y la involución del útero.

Tras el parto, resulta normal que se produzca un flujo vaginal claro, inodoro y rojizo (*loquios*) que dura unos 14 días o más y que no debería confundirse con una metritis. El flujo se adhiere a la cola y muchos ganaderos afeitan y lavan la zona para más comodidad de la cabra.

La involución uterina y su reepitelización se completan habitualmente entre los 18 y 25 días, siendo más rápida la involución durante la primera y segunda semanas tras el parto como respuesta a las contracciones del miometrio, el cual juega un papel fundamental en la eliminación de los restos de los loquios. La finalización de la involución uterina y el retorno de la actividad ovárica depende de diversos factores, como la raza, época del parto, nutrición y lactación.

Gestación prolongada

Si no se ha producido el parto transcurridos 155 días, se debería inducir con prostaglandinas (Capítulo 1) y el parto se producirá en alrededor de 36 horas. Siempre debe considerarse la posibilidad de una hipocalcemia (Capítulo 11) y proceder a su tratamiento cuando sea necesario. Las causas más comunes de una gestación prolongada son:

- ¡No gestación!
- Falsa gestación (Capítulo 1)
- Un feto grande y único
- Fetos muertos
- Hipocalcemia

Distocia

> El útero se rasga con facilidad. Si la corrección de una mala presentación del feto se alarga o el parto resulta difícil, estará indicado realizar una cesárea.

Valoración inicial

La anamnesis preliminar debe tener en cuenta:

- ¿Se conoce la fecha prevista para el parto de la cabra y, si es así, está a término?
  - Si la cabra está de parto antes de lo previsto, debe tenerse cuidado por si se trata de un aborto y tiene riesgo como zoonosis (el aborto se trata en el Capítulo 2).
- ¿Durante cuánto tiempo está intentando parir la cabra? ¿Ha nacido ya algún cabrito?
  - La segunda etapa del parto puede prolongarse debido a:
    - fatiga
    - mala presentación del feto: presentación transversal, posterior o de nalgas o presentación simultánea de más de un feto
- ¿Hay contracciones o no? Una de las causas más comunes de no progresión del parto es una presentación del feto posterior o transversal, en la que el feto no se encaja en la pelvis y no estimula las contracciones.
- ¿Se han visto las membranas fetales y cuándo aparecieron?
- ¿Ha examinado el ganadero el interior de la pelvis de la cabra y cuál ha sido el resultado?

Valoración general de la cabra

- Estado general:
  - Una cabra alerta y despierta representa una buena situación.
  - Una cabra exhausta, deprimida o enferma es una mala situación tanto para afrontar un parto como una cesárea, por lo que la mejor opción puede ser extraer a los cabritos mediante una cesárea no estéril, con la adecuada analgesia, seguida de la eutanasia inmediata de la cabra por razones tanto de bienestar como económicas.
- Raza y tamaño de la cabra:
  - La mayoría de las cabras pigmeas son demasiado pequeñas para poder realizar la corrección manual de una mala presentación o para expulsar cabritos de gran tamaño, por lo que requerirán de una cesárea.
- Condición corporal:
  - Una cabra gorda con grasa en la pelvis puede tener un solo feto de un tamaño relativamente grande.
  - Una cabra delgada puede tener varios fetos o presentar una toxemia de gestación.
- Desarrollo de la ubre:
  - Un escaso desarrollo de la ubre puede indicar un parto prematuro o aborto.
  - Si existe una aparente ausencia de calostro, debe tenerse en consideración la alimentación de los cabritos que nazcan.

Examen específico

- Apariencia de la vulva:
  - Tersa, sugiere que la cabra posiblemente no esté lista para el parto aún.
  - Relajada, sugiere que la cabra está lista para parir, pero posiblemente los fetos no estén encajados en la pelvis.
  - Inflamada, amoratada o traumatizada, sugiere la intervención del ganadero (Lámina 4.3).
- ¿Puede verse alguna parte del feto?
  - El estado del feto puede servir de indicación de su viabilidad y de la de sus hermanos.
  - Un feto edematoso indica una distocia de varias horas de duración.
- ¿Pueden verse las envolturas fetales?
  - Las membranas fetales deberían tener un aspecto sano; su autolisis sugiere la presencia de fetos muertos o aborto.
- ¿Flujo vaginal/uterino?
  - Color, sangre, manchado de meconio
- ¿Olor?
  - Un olor desagradable indica que al menos un cabrito está muerto desde hace horas.
  - Un olor pútrido sugiere que los cabritos llevan muertos más de un día.

Exploración vaginal

> Todos los exámenes obstétricos deben realizarse con el máximo cuidado posible y empleando abundante cantidad de gel lubricante.

- ¿Resulta fácil introducir la mano en la vagina?
  - Si la vulva y la vagina están tersas, la cabra probablemente no esté lista para parir.
  - Puede hacerse una valoración de la posible facilidad para parir. Si resulta difícil introducir la mano lubricada, será igualmente difícil que para un cabrito.
- Estado de la vagina:
  - Una vagina seca y pegajosa que comienza a contraerse en torno al feto sugiere que la cabra ha tratado de parir infructuosamente durante algún tiempo y aumenta el riesgo de una rotura uterina durante la expulsión incluso utilizando un lubricante adecuado; estos cabritos suelen estar muertos.
  - Una vagina amoratada, inflamada o rasgada sugiere una intervención previa por parte del ganadero.
  - Si la exploración causa un dolor excesivo a la cabra, se debería administrar un anestésico epidural (Capítulo 24).
- ¿Está el cérvix dilatado de forma total, parcial o no está dilatado?
  - Si está dilatado parcialmente, ¿se puede dilatar de forma manual con cuidado? La dilatación manual suave de la vulva, vagina y cérvix puede ser necesaria cuando el feto no se haya encajado correctamente en la pelvis, por ejemplo, cuando tiene una presentación transversal. El estiramiento desmesurado del cérvix puede ocasionar un desgarro y hemorragia. Si se produce una hemorragia, es posible que se pueda tirar con cuidado del cérvix en dirección caudal hacia la vulva y exteriorizarlo lo suficiente como para identificar y ligar el vaso sangrante.
  - Si el cérvix no se puede dilatar (*dilatación cervical incompleta*):
    - ¿Está la cabra lista para parir? Los ganaderos inexpertos pueden pedir ayuda al inicio de la primera etapa del parto, cuando se observan los primeros movimientos del abdomen. Algunos (¿la mayoría?) de los casos de dilatación cervical incompleta parecen requerir una intervención demasiado pronto, cuando el mejor tratamiento es esperar y ser pacientes.
    - ¿Está gestante la cabra? Un flujo vaginal mucoso no siempre indica un parto cercano. La Lámina 15.4 muestra el flujo de una cabra pigmea no gestante con una vejiga llena de sangre.
    - ¿Es un parto prematuro? Esto puede indicar el inicio de un brote de abortos. Enfermedades como la toxoplasmosis afectan a la producción hormonal de la placenta.
    - La hipocalcemia (véase más adelante en este capítulo) puede dar lugar a un fracaso aparente de dilatación cervical y debería tenerse en cuenta, pero no es frecuente en cabras en el momento del parto.
    - ¿Están muertos los fetos? Si los fetos están muertos, puede producirse una preparación hormonal del parto inadecuada. A veces, el cérvix se está cerrando tras haber fracasado el parto en el momento oportuno, debido a una toxemia de gestación, inercia uterina o mala presentación fetal.

La verdadera dilatación incompleta, en la que el cérvix no es capaz de dilatarse suficientemente como para permitir el parto, es rara. Se ha sugerido que una causa de la misma puede ser la ausencia del pico final de prostaglandinas preparto, que puede ser el responsable de la inducción de relaxina, una hormona glucoproteica que suaviza el cérvix en algunas especies, aunque la relaxina no ha sido objeto de estudio en la cabra.

El tratamiento de la dilatación incompleta siempre es problemático:

- Las prostaglandinas pueden inducir el parto en unas 4 horas: dinaprost, 5-10 mg i.m./s.c. o clorprostenol, 62,5-125 μg i.m./s.c.
- La dilatación puede promoverse mediante tratamiento con hidrocloruro de vetrabutina, 2 mg/kg (en la actualidad no autorizado en rumiantes en Reino Unido).

Ante el fallo de la dilatación cervical en caso de fetos vivos está indicada la cesárea: cuando una cabra con un cérvix no dilatado se encuentra en una segunda fase de parto avanzada, debe tomarse la decisión de realizar una cesárea o la eutanasia de la cabra.

- Si el cérvix está dilatado, se puede palpar el feto o fetos y hacerse una valoración de la posible causa de la distocia, es decir, una mala presentación de un único cabrito, más de un cabrito presente en la entrada de la pelvis, un tamaño fetal relativamente grande, etc. Con experiencia, suele ser posible prever si será posible el parto vaginal del animal o animales.

La regla 30-30-30

Si la cabra ha estado en parto evidente durante 30 minutos, debe examinarse internamente. Si todo parece correcto –postura, presentación y posición–, esperar otros 30 minutos antes de intervenir. Si han transcurrido más de 30 minutos desde el nacimiento del primer cabrito y hay otro, es momento de sacarlo.

Corrección de la distocia

La anestesia epidural está indicada ante cualquier parto prolongado para reducir el estrés de la cabra.

Por lo general, la distocia se debe a defectos de la postura, posición o presentación y solo en ocasiones es debida a un excesivo tamaño del feto. Las cabras con sobrepeso, especialmente las de entre 1 y 2 años de edad, y las cabras pigmeas, tienen una capacidad pélvica reducida, lo que limita la posibilidad de manipular a sus fetos. En la Tabla 4.8 se presentan las causas de distocia que dependen de la madre y en la Tabla 4.9 las que dependen del feto. *Cualquier* desviación de la normalidad –presentación anterior, posición dorsal y postura extendida– puede causar problemas y los defectos posturales son más frecuentes en gestaciones múltiples (demasiado poco espacio cuando los fetos se presentan de forma simultánea) y en partos prematuros o abortos. La presentación transversal es bastante común en el caso de gestaciones múltiples y dificulta que el feto se encaje en el canal pélvico. El útero de la cabra se daña con mayor facilidad que el de la oveja. Es esencial una buena lubricación y dilatación del canal para que no se produzca la rotura del cérvix, con la rasgadura dorsal del útero y la posible hemorragia uterina.

Regla L + 4R para el parto

Lubricación **R**econocimiento **R**epulsión **R**etirada **R**eexamen

La mayoría de las distocias de origen fetal se pueden corregir mediante retropulsión, manipulación y tracción de la cabeza y extremidades. Antes de intentar extraer un cabrito, es esencial comprobar que las extremidades y la cabeza presentes en el canal pélvico pertenecen a un solo animal. Siempre es más sencillo extraer a un cabrito en presentación posterior. Los cabritos suelen poderse extraer con un único miembro anterior extendido hacia delante y el otro todavía flexionado por la escápula. En la mayor parte de los casos, pueden extraerse sin atar cuerdas a las patas pero, si la cabeza necesita manipularse, es esencial utilizar una cuerda para partos alrededor de la cabeza para dirigirla en el interior de la pelvis y a través de la vulva. La aplicación de tracción a los miembros anteriores sin asegurar la cabeza hará que esta se desvíe hacia los lados y empeore la situación. En caso de un cabrito grande (o una pelvis pequeña), la cabeza se debería empujar hacia el interior de la pelvis primero y tirar de las patas por debajo (utilizar cuerdas si es necesario).

Siempre debe comprobarse la presencia de otros cabritos tras una extracción.

Atención rutinaria del cabrito

Pinzar (cortar el cordón umbilical si es demasiado largo)
Bañar (el cordón umbilical en yodo)
Despuntar (extraer un poco de calostro de cada ubre para comprobar su presencia y la funcionalidad del pezón)
Observar (asegurarse de que cada cabrito toma calostro)

Tabla 4.8 Causas maternas de distocia.

Canal del parto	**Abdomen**	**Útero**
Tamaño de la pelvis	**Fallo en las contracciones abdominales**	**Inercia**
Inmadurez	Edad avanzada	*Defecto del miometrio*
Nutrición y desarrollo inadecuados	Debilidad	Enfermedad sistémica
Cabras primíparas	Ausencia de feto en la cavidad pélvica	▪ toxemia de gestación
Cabra pequeña	Dolor	▪ hipocalcemia
▪ raza, p. ej. pigmea	Obesidad	▪ septicemia
▪ conformación	Rotura de los músculos abdominales	
	▪ hernia	Sobreestiramiento
Obesidad		Agotamiento
Fractura	Rotura uterina	▪ camadas numerosas
	Torsión uterina	▪ distocia fetal
	Estrés	▪ fetos monstruosos
		Estrés
Constricción de los tejidos blandos		
Cicatrices tisulares		
Defectos congénitos		
Obesidad		
Prolapso		
Tumores		
Fallo en la dilatación		
Cérvix		
▪ prematuridad		
▪ intervención demasiado temprana		
▪ dilatación incompleta		
Vulva		
▪ cabras primíparas		
▪ fibrosis/cicatrices		

Tratamiento

Véase la Tabla 4.6.

- El clenbuterol, 0,8 µg/kg, puede usarse para lograr la relajación del miometrio durante el parto o la cesárea. En países donde el clenbuterol es ilegal, se ha utilizado adrenalina (epinefrina) para relajar el útero; 1 mL (1 mg) de adrenalina 1:1.000 i.m.
- La oxitocina se puede utilizar para estimular las contracciones de la musculatura uterina durante el parto, siempre que no se trate de una distocia obstructiva y también se puede usar para estimular la expulsión de los fetos mediante contracciones uterinas y la bajada de la leche; oxitocina, 2-10 U i.m./s.c.
- Se debe administrar antibióticos por vía parenteral cuando se haya realizado la manipulación en el interior del útero.
- Se debe administrar antiinflamatorios no esteroideos si la cabra presenta toxemia o dolor. Carprofen, 1,4 mg/kg repetido una vez tras 24 horas s.c./i.v.; Flunixin meglumine, 2,2 mg/kg una vez al día durante 3-5 días\descanso i.v.; Ketoprofeno, 3 mg/kg una vez al día durante 3-5 días i.m./i.v.; Meloxicam, 2 mg/kg inicialmente, después 0,5 mg/kg cada 36 horas s.c./i.v.; Ácido tolfenámico, 2-4 mg/kg repetido una vez tras 48 horas s.c./i.v.

Tabla 4.9 Causas fetales de distocia.

Gran tamaño	Mala presentación	Muerte del feto
Feto único	*Cualquier* desviación de la normal presentación anterior, posición dorsal y postura extendida	Infección
Feto macho	*Presentación*	Toxemia de gestación
Gestación prolongada	Posterior	Desnutrición
Defectos congénitos	Transversal	Lesiones congénitas
	Simultánea: 2 o más fetos	
	Posición	
	Ventral	
	Lateral	
	Postura	
	Patas delanteras desviadas	
	Patas traseras desviadas	
	Cabeza desviada	

- Se debe administrar borogluconato cálcico a cualquier cabra sospechosa de tener hipocalcemia. Borogluconato cálcico al 20% (o mejor borogluconato cálcico, magnesio y fósforo), 80-100 mL lentamente i.v./s.c. o la mitad por cada vía. La respuesta al calcio por la vía s.c. es muy rápida en la cabra y resulta preferible si la cabra está estresada por el manejo.

¿Es necesario practicar una cesárea?

Las cabras toleran la cesárea bastante mejor que la manipulación prolongada de los fetos. Si se opta por la cirugía pronto, se puede salvar la vida de la hembra y de sus cabritos, de modo que es esencial tomar una rápida decisión respecto a si el parto vaginal será posible. La cesárea está indicada cuando el parto vaginal puede ocasionar un traumatismo excesivo a la cabra o los cabritos cuando estos están vivos o han muerto recientemente. En el Capítulo 26 se exponen las técnicas para la cesárea.

Los cabritos muertos que presentan una infección o están descompuestos se extraen mejor mediante una *embriotomía* en lugar de hacerlo por cesárea, ya que existe el riesgo de que el líquido uterino se derrame hacia el abdomen y provoque una peritonitis. El pronóstico para la cabra en esos casos es bueno, excepto si está intoxicada o padece una enfermedad sistémica, siempre que no se cause un grave daño al cérvix o la vagina y si no se desgarra el útero. Deben administrarse antibióticos de amplio espectro y AINEs junto con hidroterapia si es necesario.

Hipocalcemia (fiebre vitularia)

Los signos clínicos de la hipocalcemia grave no son comunes en Reino Unido, aunque es probable que su forma subclínica esté más extendida, por lo que muchas cabras se beneficiarán del tratamiento con calcio cuando manifiesten otros procesos en el periparto, como mamitis, metritis, etc. La enfermedad es más frecuente en cabras jóvenes de alta producción en las primeras semanas posteriores a su primer parto, pero puede presentarse al final de la gestación, durante el parto o en cualquier momento de la lactación, en particular en las de muy alta producción de leche, así como en cabras adultas de cualquier edad. Las cabras más viejas es más probable que sufran una hipocalcemia alrededor y durante el parto.

Etiología

- En el parto, se produce en todas las cabras un descenso de los niveles de calcio y fósforo en suero debido al inicio de la lactación; el descenso es todavía mayor en las cabras que presentan hipocalcemia alrededor del parto, debido a un

fallo de los mecanismos homeostáticos del calcio que impide atender el incremento en la demanda de calcio.
- En las cabras de alta producción lechera, el déficit absoluto de calcio en cualquier etapa de la lactación precipita la enfermedad.

Signos clínicos

- Por lo general, solo temblores y sacudidas ligeras, con cierta hiperexcitabilidad y una leve ataxia, o incluso letargo, inapetencia y escasa producción de leche sin signos nerviosos evidentes.
- Los casos más graves muestran una ataxia e incoordinación intensas o ataques seguidos de paresia, paraplejia, postración y coma, que pueden durar varias horas.
- En ocasiones, se observa una forma de eclampsia durante la lactación, por ejemplo tras el traslado a un pasto mejor, acompañada de fiebre (41,1°C), intensos temblores musculares, excitación, jadeo acelerado, colapso y muerte.
- Todas las cabras tumbadas o comatosas se deberían tratar con calcio como potencialmente hipocalcémicas.

Diagnóstico

- Signos clínicos.
- Respuesta rápida al tratamiento con calcio.
- Valoración del calcio en suero (normal 2,2 a 2,6 mmol/L).

Tratamiento

- Borogluconato cálcico al 20% (o mejor borogluconato cálcico, magnesio y fósforo), 80-100 mL lentamente i.v./s.c. o la mitad por cada vía. La respuesta al calcio por la vía subcutánea es muy rápida en la cabra y puede ser preferible si la cabra se estresa con el manejo.
- Pueden producirse recaídas, en cuyo caso puede ser beneficioso aportar más fósforo y calcio.

Nota: muchos procesos tóxicos, como la enterotoxemia y la mamitis, pueden mostrar una respuesta temporal al tratamiento con calcio.

Hipomagnesemia

La hipomagnesemia es infrecuente en las cabras, pero en ocasiones se presenta al inicio de la lactación en cabras que pastan en praderas de alta calidad. Las cabras gestantes ubicadas en pastos de baja calidad también pueden desarrollar la enfermedad.

Los signos clínicos y el tratamiento de la hipomagnesemia se desarrollan en el Capítulo 12.

Tetania transitoria

En los animales estresados al final de la gestación se puede presentar una combinación de hipocalcemia e hipomagnesemia. Los signos clínicos y el tratamiento de la tetania transitoria se desarrollan en el Capítulo 12.

Traumatismo de la vulva

Los partos difíciles y asistidos dan lugar a grados diversos de traumatismos vulvares –inflamación, contusión, laceración (Láminas 4.3 y 4.4)– que pueden requerir un tratamiento local con pomadas antisépticas y antibióticos en espray y un tratamiento parenteral con antibióticos y AINEs.

Metritis

> La presencia de un flujo vaginal fluido, inodoro y rojizo (*loquios*) es normal tras el parto durante 14 días o más y no se debería confundir con una metritis.

La metritis, cuya presentación resulta más probable tras partos manuales a causa de una distocia, retención placentaria, retención fetal y aborto, se caracteriza por un flujo oscuro, pegajoso y habitualmente maloliente, que puede contener pus (Lámina 4.5). La cabra puede presentar fiebre y anorexia junto con una reducción en la producción de leche y signos de dolor abdominal. Las cabras que evolucionan a una metritis crónica pueden ser infértiles (véase el Capítulo 1).

Tratamiento

- Cualquier enfermedad subyacente debe ser tratada.
- Antibióticos de amplio espectro, por ejemplo, oxitetraciclina 20 mg/kg, inicialmente i.v. y des-

pués s.c. o antibióticos con buena actividad frente a bacterias anaerobias, por ejemplo penicilina procaína 10 mg/kg; AINEs; oxitocina.

- Se ha descrito que la dexametasona i.v. produce una respuesta más rápida cuando se administra junto con antibióticos por vía intravenosa.

Endometritis

La endometritis es mucho menos frecuente que en las vacas. En el examen de la vagina se evidencia un flujo vaginal mucopurulento a las 3 semanas posparto. Los animales afectados no están clínicamente enfermos, pero presentan un flujo vaginal blanquecino relativamente inodoro (Lámina 4.6).

El fracaso en el tratamiento de la enfermedad dará lugar a posteriores problemas de fertilidad. Se deben administrar antibióticos de amplio espectro por vía parenteral, como cefalosporinas y oxitetraciclina, activos frente a *Actinobacillus pyogenes* y anaerobios Gram negativos y también deben utilizarse para lavar la vagina. La mayoría de las cabras parirán fuera de la época reproductora por lo que es improbable que tengan un cuerpo lúteo activo, lo que significa que, a diferencia de las vacas, las prostaglandinas no serán eficaces en el tratamiento inmediato.

Piómetra

La piómetra es una secuela infrecuente de la metritis y también se ha descrito en hembras de razas que ciclan tras el parto durante la temporada normal de anoestro (Anglo-nubias, pigmeas y Nigerianas enanas), lo que origina la persistencia del cuerpo lúteo.

Entre los signos clínicos se encuentra el anoestro y en ocasiones un flujo vaginal purulento. La ecografía revela un útero lleno de líquido, más hiperecóico que el observado en la hidrómetra.

Retención placentaria

> Si la cabra sigue con contracciones, compruebe la presencia de otro cabrito.

La retención de la placenta es mucho menos común que en la vaca. La inducción del parto con prostaglandinas no induce la retención. Las cabras domésticas (y otros cápridos) suelen comerse sus propias placentas de forma habitual; de hecho, muchas supuestas «retenciones de placenta» son en realidad placentas ingeridas por la cabra (Lámina 4.7). Las membranas fetales deberían expulsarse normalmente en las 4 horas siguientes al parto y se debe solicitar la ayuda del veterinario si no lo han sido en 12 horas, si la cabra no se encuentra bien o se sospecha de una retención fetal. Tras ese tiempo, la reducción del útero y el cierre del cérvix impedirán la extracción manual. Sin embargo, si la cabra está alerta, come y no presenta fiebre, no hay necesidad de una intervención inmediata y la cabra puede ser vigilada con seguridad por el ganadero para detectar posibles cambios de comportamiento, incluyendo un mal ahijamiento, y el aumento de la temperatura rectal.

En muchos casos, la placenta, que cuelga desde la vulva unas pocas horas después del parto, puede ser retirada con facilidad mediante una tracción cuidadosa y lenta, pero no debe intentarse su extracción por la fuerza. Una placenta firmemente adherida se debe cortar lo más cerca posible de la vulva. La placenta se desprenderá en un plazo de 5 o 6 días y sus restos serán expulsados con los loquios. La retención de la placenta se puede deber a la carencia de selenio y vitamina A o a una hipocalcemia, o puede ser el resultado de un aborto infeccioso (toxoplasmosis, clamidiosis), una distocia o una cesárea. Con frecuencia, la causa de la retención no es evidente. La inducción del parto con prostaglandinas no provoca un aumento de la incidencia de retenciones placentarias.

La inyección de oxitocina, 5-10 U, 2-6 veces al día o de prostaglandinas, dinaprost, 5-10 mg i.m./s.c. o clorprostenol, 62,5-125 µg i.m./s.c. puede facilitar la expulsión de la placenta. El frotamiento de la pared dorsal de la vagina utilizando un dedo enguantado provocará la liberación de oxitocina. La limpieza de los pezones con una gasa húmeda y tibia, el desbridamiento de los canales de los pezones y la extracción de unos chorros de calostro de cada glándula también inducen la liberación de oxitocina y facilitan el amamantamiento del neonato, logrando de ese modo dos objetivos al mismo tiempo sin introducir ninguna bacteria externa en la vagina.

Se debe administrar un tratamiento con antibiótico de forma rutinaria (la oxitetraciclina es adecuada) así como antitoxina tetánica a las cabras no vacunadas.

Retención del cabrito

> Debe realizarse de forma rutinaria el examen de la vagina de una cabra enferma después del parto.

La presencia de fetos retenidos tras el parto es más frecuente y potencialmente más grave que la retención de la placenta. El cabrito puede ser expulsado normalmente tras unos días, pero la retención de un cabrito no momificado provocará habitualmente una toxemia aguda con fiebre, por lo que la mayoría de las cabras afectadas presentarán letargo y anorexia, así como una brusca caída de la producción de leche, dolor abdominal y muerte en unos 3 días si el proceso no es detectado. Algunas cabras presentarán contracciones pero muchas otras no, por lo que debería considerarse una rutina practicar una inspección manual de cualquier cabra enferma después del parto. Si el cérvix está cerrado y no es posible realizar un examen interno del útero, la ecografía transabdominal de la cabra en posición de pie con un escáner sectorial de 5 MHz, o una radiografía, permitirán la confirmación del diagnóstico.

Es posible mover un feto retenido en el abdomen. El útero gestante descansa contra la superficie ventral del abdomen y el feto puede ser movido hacia arriba con un movimiento rápido y vertical: manténgase por detrás de la cabra mirando en la misma dirección que el animal; dóblese por la cintura y coloque las palmas de las manos planas sobre la pared abdominal justamente por delante de las ubres; entonces empuje rápidamente en vertical hacia el dorso de la cabra. En el caso de animales más pequeños, se puede colocar a horcajadas sobre ellos, como montando a caballo de espaldas, para evitar que la cabra se mueva lateralmente.

Rotura del útero

La rotura del útero suele producirse dorsalmente en el cuerpo del útero justo por delante del cérvix. La reparación de un desgarro dorsal es extremadamente difícil ya sea mediante una incisión del flanco abdominal izquierdo o vaginalmente. Sin embargo, en muchos casos la contracción del útero sellará la rotura y puede que la cabra no solo sobreviva sino que tenga una gestación y un parto satisfactorios en años posteriores. Los principales peligros son el choque y la peritonitis: las membranas fetales deben ser extraídas de la forma más completa posible, se deben administrar altas dosis de antibióticos por vía intravenosa y debe controlarse el dolor, por ejemplo mediante flunixin meglumine, 2,2 mg/kg i.v. La utilización de una hidroterapia intravenosa aumentará las probabilidades de supervivencia de la cabra.

Rotura de la arteria uterina

La rotura de la arteria uterina es infrecuente pero puede acompañar a un desgarro ventral del útero o suceder durante un parto complicado, con o sin intervención del hombre. También puede producirse de forma espontánea durante el final de la gestación, especialmente en cabras con sobrepeso, debido a un estiramiento de la arteria a consecuencia del peso del útero. Puede producirse una hemorragia intraperitoneal mortal sin señales evidentes de hemorragia vaginal.

Prolapso uterino

El prolapso uterino también es raro, pero puede suceder unas pocas horas después del parto, normalmente tras una retención placentaria o como resultado de unas contracciones continuadas debidas al dolor y la inflamación del aparato reproductor. Si la placenta está todavía adherida, debería extraerse con cuidado antes de proceder a realizar una limpieza intensa y la recolocación del útero bajo anestesia epidural (véase el Capítulo 24). El empleo de xilocaína en la anestesia bloqueará la sensibilidad y ayudará a evitar las contracciones durante 8 horas o más, a diferencia de las 1-2 horas de acción de la lidocaína. El recubrimiento del útero prolapsado con una gruesa capa de azúcar reduce el edema, reduciendo el tamaño del útero y haciendo más fácil su recolocación. Una pequeña cantidad de agua tibia rociada sobre el azúcar inicia el gradiente osmótico.

Cuando se procede a la recolocación, los cuernos del útero deben estar completamente extendidos. El llenado del útero con agua tibia o suero salino, mediante una botella de cuello estrecho o un equipo de gotero intravenoso, ayuda a asegurar que los cuernos uterinos están completamente extendidos y que el útero retorna a su posición correcta en el abdomen. No suelen ser necesarias suturas de retención si la recolocación es completa, pero a veces se utiliza una sutura en bolsa de tabaco (véase «Prolapso vaginal» en este capítulo). Deben administrarse antibióticos, penicilina procaína u oxitetraciclina i.m./s.c. durante 3-5 días, junto con AINEs para reducir la inflamación. Es improbable que una cabra que sufre un prolapso uterino vuelva a sufrirlo al año siguiente.

Escaldadura por orina

El traumatismo de la vagina y la vulva en el parto pueden dar lugar al goteo de orina alrededor de la zona de la vulva y a las extremidades posteriores (Lámina 4.8). La escaldadura grave por orina ocasiona una dermatitis bacteriana por contacto secundaria (véase el Capítulo 11).

Mamitis

Véase el Capítulo 13.

Laminitis

Véase el Capítulo 7.

Lecturas adicionales

General

East, N.E. (1983) Pregnancy toxaemia, abortions and penparturient diseases. *Vet. Clin. North Amer.: Large Anim. Pract.*, **5** (3), 601–618.

Edmondson, M.A., Roberts, J.F., Baird A.N., Bychawski, S. and Pugh, D.G. (2012) Theriogenology of sheep and goats. In: *Sheep and Goat Medicine*, 2nd edition (eds Pugh, D.G. and Baird, A.N.), pp. 150–231. Elsevier-Saunders, Maryland Heights, MO.

Groenevelt, M. (2012) Periparturient problems in the goat. *Goat Vet. Soc. J.*, **28**, 80–85.

Cesárea

Mueller, K. (2011) Caesarian section in the doe. *Goat Vet. Soc. J.*, **27**, 34–38.

Distocia

Winter A. (1999) Dealing with dystocia in the ewe. *In Practice* **21**, 2–9.

Fluidoterapia

Jones, M. and Navarre, C. (2014) Fluid therapy in small ruminants and camelids. *Vet. Clin. North Amer.: Food Anim. Pract.*, **30** (2), 441–453.

Nutrición

AFRC Technical Committee on Responses to Nutrients, Report No. 10 (1998) The Nutrition of Goats, CAB International, Wallingford.

Chamberlain, A.T. (2010) Dry goat nutrition. *Goat Vet. Soc. J.*, **26**, 31–35.

Morand-Fehr, P. (2005) Recent developments in goat nutrition and application: a review. *Small Ruminant Research*, **60**, 25–43.

National Research Council (2007) *Nutrient Requirements of Small Ruminants: Sheep, Goats, Cervids, and New World Camelids*, The National Academies Press, Washington, DC.

Pinotti, L. *et al.* (2008) Rumen-protected choline and vitamin E supplementation in periparturient dairy goats: effects on milk production and folate, vitamin B12 and vitamin E status. *Animal*, **2** (07), 1019–1027.

Pinotti, L. (2010) Polyunsaturated fatty acids and choline in dairy goats nutrition: production and health benefits. *Small Ruminant Research*, **88** (2–3), 135–144.

Pinotti, L. (2012). *Vitamin-Like Supplementation in Dairy Ruminants: The Case of Choline, Milk Production – An Up-to-Date Overview of Animal Nutrition, Management and Health* (ed. Professor Narongsak Chaiyabutr), ISBN: 978-953-51-0765-1, InTech, DOI: 10.5772/50770. Available from: http://www.intechopen.com/books/milk-production-an-up-to-date-overview-of-animal-nutrition-management-and-health/vitamin-like-supplementation-in-dairy-ruminants-the-case-of-choline.

Estrés prenatal

Baxter, E. (2016) Effects of prenatal stress on mothers and kids. *Goat Vet. Soc. J.*, **32** (in print).

Toxemia de gestación

Albay, M.K. *et al.* (2014) Selected serum biochemical parameters and acute phase protein levels in a herd of Saanen goats showing signs of pregnancy toxaemia. *Veterinarni Medicina*, **59** (7), 336–342.

Brozos, C., Mavrogianni, V. and Fthenakis, G. (2011) Treatment and control of peri-parturient metabolic diseases: pregnancy toxemia, hypocalcemia, hypomagnesemia. *Vet. Clin. North Amer.: Food Anim. Pract.*, **27** (1), 105–113.

Doré, V., Dubuc, J., Bélanger, A.M. and Buczinski, S. (2013) Evaluation of the accuracy of an electronic on-farm test to quantify blood beta-hydroxybutyrate concentration in dairy goats. *J. Dairy Sci.*, **96** (7), 4505–4507.

Doré, V. *et al.* (2015) Definition of prepartum hyperketonemia in dairy goats. *J. Dairy Sci.*, **98** (7), 4535–4543.

Lima, M.S., Pascoal, R.A., and Stilwell, G.T. (2012) Glycaemia as a sign of the viability of the fetuses in the last days of gestation in dairy goats with pregnancy toxaemia. *Irish Vet. J.*, **65** (1), 1–6.

Ospina, P.A. *et al.* (2013) Using nonesterified fatty acids and β-hydroxybutyrate concentrations during the transition period for herd-level monitoring of increased risk of disease and decreased reproductive and milking performance. *Vet. Clin. North Amer.: Large Anim. Pract.*, **29** (2), 387–412.

Pichler, M., Damberger, A., Arnholdt, T. *et al.* (2014) Evaluation of 2 electronic handheld devices for diagnosis of ketonemia and glycemia in dairy goats. *J. Dairy Sci.*, **97** (12), 7538–7546.

Zamir, S., Rozov, A. and Gootwine, E. (2009) Treatment of pregnancy toxaemia in sheep with flunixin meglumine. *Vet. Rec.*, **165** (9), 265–266.

Prolapso rectal

Anderson, D. E. and Miesner, M. D. (2008) Rectal prolapse. *Vet. Clin. North Amer.: Food Anim. Pract.*, **24** (2), 403–408.

Prolapso vaginal

Scott, P. and Gessert, M. (1998) Management of ovine vaginal prolapse. *In Pract.*, **20** (1), 28–34.

CAPÍTULO 5

Cabritos débiles

El nacimiento de corderos débiles tiene diversas causas (Tabla 5.1) que pueden estar interrelacionadas. El manejo cuidadoso antes, durante y después del parto mejorará las probabilidades de supervivencia de los cabritos (Tabla 5.2).

Tabla 5.1 Causas de debilidad en cabritos.

Prematuridad **Accidentes en el parto** ▪ Traumatismo ▪ Compresión ▪ Asfixia **Defectos congénitos** **Enfermedades genéticas** ▪ Mucopolisacaridosis ▪ Beta mannosidosis **Malnutrición posnatal** ▪ Ausencia de amamantamiento ▪ Cabra sin interés/incapaz de alimentar al cabrito **Infecciones posnatales** ▪ Septicemia ▪ Infecciones umbilicales ▪ Piemia ▪ Enteritis ▪ Infecciones articulares	**Congelación** ▪ Hipotermia primaria ▪ Hipotermia secundaria **Malnutrición intrauterina** ▪ Desnutrición de la cabra ▪ Carencias de micronutrientes – Cobre – Yodo – Selenio ▪ Infección congénita – Toxoplasmosis – Clamidiosis – Campilobacteriosis **Síndrome del cabrito de trapo**

Valoración inicial

La anamnesis preliminar deberá tener en cuenta:

- Problema individual o de rebaño.
- Rutina de parto.
- Manejo posparto.
- Principio o final del periodo de partos.
- Alimentación.

Si se trata de un problema de rebaño, se debe considerar:

- Abortos/mortinatos asociados.
- Posibles carencias nutricionales.

Si es un problema individual, se deben analizar:

- ¿La debilidad es congénita o es posterior al parto?
- ¿Se ha comprobado si mama o no?
- Parto difícil o prolongado.
- Parto en interior o exterior: posibilidad de congelación.

Examen clínico

Observación conjunta del cabrito y la madre en su medio normal

- Ahijamiento deficiente: en particular, madres primerizas.
- Comportamiento de los hermanos.
- Reflejo de succión.

Examen de la madre

- Conformación de la ubre/anomalías en pezones.
- Bajada de la leche.
- Mamitis.
- Flujo vaginal.

Examen del cabrito

- ¿Está alerta?
- Comprobar lesiones congénitas.
- Signos nerviosos.

Tabla 5.2 Mejora de la supervivencia de los cabritos neonatos.

- Nutrición adecuada de la cabra gestante, en especial durante las 6 últimas semanas de gestación.
- Vigilancia del parto y corrección de las distocias lo antes posible.
- Supervisión de todos los cabritos para asegurar que maman en la primera hora de nacer.
- Alimentación mediante sonda a todos los cabritos débiles o incapaces de mamar de sus madres.
- Administración de 50 mL/kg de calostro o reemplazante de calostro en las 4 primeras horas de nacer.
- Vigilancia de la madre para garantizar que cría a su cabrito sin excesiva rudeza y le deja mamar adecuadamente.
- Separación de la madre de otras cabras si no se empareja con su cabrito o cabritos.
- Baño de los cordones umbilicales de todos los cabritos en solución yodada al nacer y de nuevo 4 horas después.
- Mantenimiento de un ambiente limpio en la zona de partos.
  - Vacunación de las cabras frente a enfermedades clostridiales para asegurar una buena inmunidad pasiva de los cabritos.

Prematuridad/bajo peso al nacer

El peso de los cabritos al nacer es muy variable, oscilando desde más de 7 kg de un único macho hasta 2 o 3 kg en gestaciones múltiples. El peso al nacimiento es importante ya que cuanto más grande sea el cabrito al nacer, más rápida será su tasa de crecimiento.

Los cabritos de hasta 14 días de prematuridad presentan unas buenas probabilidades de supervivencia y los cabritos de hasta 21 días de prematuridad suelen salir adelante con cuidados intensivos. Los cabritos prematuros pueden sufrir problemas respiratorios debido a una producción insuficiente de surfactante en los pulmones. Esto es especialmente cierto cuando el parto ha sido inducido mediante prostaglandinas antes del día 144 de gestación.

Lesiones en el parto

En el momento del parto, el cabrito experimenta alteraciones bastante profundas que le permiten adaptarse a su nuevo ambiente. Con excepción del desarrollo del rumen, los principales cambios fisiológicos están superados en unos pocos días tras el parto y cualquier signo asociado a un mal ajuste aparecerá en ese momento. Es bastante posible que el cabrito tenga que compensar los efectos deletéreos del propio parto:

- *Traumatismos* resultantes de las fuerzas físicas en el parto o de la tracción mecánica en el parto asistido.
- *Compresión* del tórax del cabrito cuando atraviesa la pelvis, causando una compresión de los pulmones.
- *Asfixia* por la presión sobre el cordón umbilical durante el paso a través de la cavidad pélvica o por la menor eficiencia de la placenta durante las contracciones uterinas.

Las lesiones durante el parto pueden ocasionar directamente la muerte del cabrito si el daño es suficientemente grave, por ejemplo, debido a hemorragias abdominales por rotura del hígado, o por la dificultad respiratoria, o pueden causar la muerte debido a la inanición/hipotermia al alterar su alimentación o movimiento.

Desnutrición intrauterina

El desarrollo inadecuado de la placenta, como consecuencia de la desnutrición materna, la infección intrauterina u otras causas, da lugar a un deficiente desarrollo del feto y un bajo peso al nacer debido a una pobre transferencia de oxígeno, electrolitos y nutrientes. El cabrito recién nacido también está más predispuesto a la hipotermia ya que la hipoxia fetal crónica inhibe su capacidad de termorregulación.

Alimentación deficiente de la madre

La correcta alimentación de la cabra a lo largo de toda la gestación es esencial. El desarrollo placentario está directamente relacionado con la nutrición de la cabra, de modo que los bajos pesos al nacimiento son resultado directo de una alimentación deficiente de la madre. La alimentación deficiente, en especial durante las últimas 6 semanas de la gestación, da lugar a cabritos pequeños con niveles bajos de glucógeno hepático y grasa en el feto y al nacimiento de cabritos hipoglucémicos con escasas reservas de energía. La desnutrición grave puede provocar el aborto o la mortinatalidad. Las cabras deben tener una buena condición corporal (valor 2,0-3,0) y estar bien alimentadas durante las últimas 6 semanas de gestación.

Carencias de micronutrientes

Carencia de cobre (ataxia enzoótica)

Etiología

- La carencia de cobre es una enfermedad de los animales en pastoreo o de aquellos alimentados con dietas basadas en forraje y en cereales de producción doméstica. Los animales en manejo intensivo alimentados totalmente a base de piensos concentrados no suelen verse afectados.
- Es el resultado de suelos deficientes en cobre (*carencia primaria de cobre*) o, en particular en Reino Unido, de una carencia condicionada por una menor utilización del cobre por parte de los animales en pasto, debida a la interacción con otros minerales (*carencia secundaria de cobre*), por ejemplo cuando se aplica a los pastos en superficie molibdeno y azufre, los cuales disminuyen la disponibilidad de cobre, o cuando se aplica mucha cal, lo que incrementa el contenido de molibdeno en el pasto y reduce el de cobre. El molibdeno y el azufre interactúan con el cobre en el rumen para formar tiomolibdatos de cobre insolubles.
- El exceso de hierro y azufre en la dieta puede provocar una carencia de cobre, aun cuando el aporte de cobre pueda parecer adecuado.
- Aunque los signos clínicos y las lesiones son similares a las observadas en los corderos, los casos clínicos son esporádicos en las granjas de cabras y no un problema de rebaño como en las ovejas y existe una menor correlación entre los niveles de cobre y la enfermedad clínica.
- Las cabras de aptitud pelo parecen ser más sensibles a la carencia que las de aptitud lechera (y también están más predispuestas a la intoxicación por cobre).
- Aunque se ha sugerido que las cabras de aptitud cárnica tienen mayores necesidades de cobre que las lecheras, esto todavía debe confirmarse con ensayos de suplementación realizados en múltiples granjas de cabras de carne.
- Los animales jóvenes de crecimiento rápido tienen mayores necesidades de cobre que los adultos y la leche es una fuente deficitaria en cobre. La carencia de cobre se produce en cabritos mientras sus madres no presentan ningún signo carencial.
- Las infestaciones parasitarias intensas pueden afectar a la captación de cobre al alterar el pH del aparato digestivo, lo que hace que el cobre sea menos soluble. La solubilidad del cobre en el abomaso puede reducirse hasta en un 70% y la posterior captación de cobre disuelto en el hígado hasta en un 50%.

Signos clínicos

1. **Forma congénita**
   - El cabrito está afectado desde el nacimiento (Lámina 5.1). Algunos animales pueden tener poca viabilidad y sucumbir por hipotermia sin mostrar signos neurológicos claros.
2. **Forma retardada**
   - Los signos clínicos no aparecen hasta que el cabrito tiene varias semanas o incluso meses de edad.
   - Despierto, alerta, con ganas de mamar y comer.
   - Temblores musculares, agitación de la cabeza.
   - Ataxia progresiva de las extremidades posteriores que evoluciona a parálisis.
   - Las cabras adultas en la misma granja pueden presentar anemia, reducción en la producción de leche, pelo descolorido, diarrea, baja calidad del pelo y desmedro.
   - Otros cabritos pueden presentar un retraso en el crecimiento, mayor sensibilidad a las infecciones, baja calidad del pelo y predisposición a las fracturas (diferenciar de parasitismo, carencia de cobalto o nutrición inadecuada).

Diagnóstico

- Signos clínicos.
- Niveles de cobre en *plasma* >9 μmol/litro adecuados. Su interpretación en los individuos resulta difícil puesto que habitualmente se obser-

van en las cabras unos niveles en sangre dentro del rango normal junto con bajos niveles en hígado. Los niveles en plasma se deberían interpretar a nivel del rebaño. ¿Todos los animales analizados presentan niveles de cobre >9 μmol/litro?

La sangre completa contiene superóxido dismutasa (SOD)/cobre eritrocitario, ceroplasmina (CP)/cobre plasmático y cobre «libre» o ligado a albúmina. Dependiendo del método utilizado por el laboratorio, existirán diferencias en la concentración de cobre en sangre completa.

Nota: (1) Los niveles en suero son inferiores a los de plasma (>7,5 μmol/litro son adecuados).

(2) Para el cobre (y otros elementos traza), los laboratorios utilizan rangos diagnósticos en lugar de rangos de referencia, por lo que el análisis pretende determinar si los animales necesitan más cobre.

- Líquido cefalorraquídeo (LCR) dentro de valores normales.
- Examen histológico del SNC.
- Niveles de cobre en hígado:
  - Niveles de cobre en hígado >40 mg/kg MS indican que no es necesaria la suplementación con cobre.
  - Niveles de cobre en hígado <40 mg/kg MS sugieren que la suplementación con cobre puede ser necesaria.

Pueden detectarse bajos niveles de cobre en hígado en algunos cabritos sin ataxia enzoótica y algunos animales aparentemente afectados parecen tener niveles normales (¿debidos a una suplementación posterior?).

Lesiones *post mortem*

- Generalmente no se aprecian lesiones macroscópicas en el sistema nervioso.
- Desmielinización del cerebelo y la médula espinal.
- Hipoplasia de la corteza del cerebelo; necrosis y pérdida de células de Purkinje del cerebelo.
- Necrosis cromatolítica en los núcleos del tronco del encéfalo y la médula espinal.
- Puede haber anomalías esqueléticas: huesos quebradizos, fracturas de costillas reparadas.

Tratamiento

> **Aunque la intoxicación por cobre es menos probable en las cabras que en las ovejas, su diagnóstico debería confirmarse siempre antes de poner en práctica cualquier suplementación con cobre. Los animales deberían ser vigilados estrechamente en busca de signos de intoxicación.**

El tratamiento suele ser ineficaz salvo que se realice al principio de la enfermedad, pero puede evitar el deterioro adicional en la forma retardada.

La sobredosificación de cobre causa intoxicación (Capítulo 15), de modo que la suplementación debe hacerse con cuidado. Aunque permiten aportar una dosis de cobre desconocida y no regulada a lo largo de un tiempo, las jeringas de óxido de cobre administradas por la vía oral son por lo general más seguras que las inyecciones.

- Inyección:

  Cabras adultas: 25 mg, i.m.

  Si se inyecta a cabritos, dosis bajas (<5 mg), repetidas si es necesario, son más seguras que una única dosis alta.
- Oral:

  Jeringas de óxido de cobre 1 g/10 kg en cápsulas de gelatina, es decir, una cápsula de 2,5 o 2 g para cabritos de 20 a 40 kg de peso y dos cápsulas de 2,5 o 2 g o bien una cápsula de 4 g para un adulto de 50 kg.
- Soluciones de sulfato de cobre, 35 mg de sulfato de cobre/cabrito, administrado por boca cada 2 semanas; se debe mezclar con leche para minimizar los efectos astringentes sobre la mucosa gástrica.

Prevención

- Análisis de suelos y plantas para determinar los niveles de cobre y sus antagonistas, molibdeno, azufre y hierro y labores de corrección mediante aplicación de fertilizantes bajo asesoramiento profesional.
- Suplementación de cobre a las cabras durante la gestación:
  - Inyección: 25 mg, i.m., 10 semanas antes del parto.
  - Oral: jeringas de óxido de cobre, 1 g/10 kg en cápsulas de gelatina, es decir, una cápsula de

2,5 o 2 g para los cabritos de 20 a 40 kg de peso y dos cápsulas de 2,5 o 2 g o una cápsula de 4 g para un adulto de 50 kg. Las partículas de óxido de cobre quedan atrapadas en el abomaso y liberan lentamente el cobre absorbible durante 6 meses. Las reservas hepáticas aumentan con mucha mayor eficacia que si el cobre se inyecta.

- Aditivos acuosos: tabletas de cobre.
- Suplementos alimentarios: sulfato de cobre, añadido al pienso a razón de 254 g/kg; dosis: hasta 2 g/cabeza.

La suplementación de la cabra evita la aparición de ataxia enzoótica, reduce la mortalidad de cabritos y mejora las tasas de crecimiento iniciales, pero para asegurar un crecimiento adecuado más adelante y evitar la ataxia retardada, los cabritos deberían recibir una dosis hacia las 2 a 3 semanas de edad.

Carencia de yodo (bocio)

> En los cabritos de razas lecheras es frecuente observar glándulas tímicas de gran tamaño que no deben confundirse con bocio.

El bocio suele ser mal diagnosticado por los ganaderos de caprino cuando los cabritos presentan algún aumento de tamaño en la región de la garganta (véase el Capítulo 9). En concreto, las inflamaciones del timo, que son frecuentes, suelen dar lugar a un mal diagnóstico. La verdadera carencia de yodo resulta probablemente rara en Reino Unido y se limita a regiones geográficas determinadas. Los animales de raza Angora parecen ser más sensibles que las razas lecheras o que las ovejas.

Etiología

- Carencias naturales de yodo; la carencia primaria está relacionada con concentraciones bajas de yodo en el suelo o el agua y se limita a áreas geográficas específicas.
- Los alimentos bociógenos, por ejemplo, el repollo y la col rizada, producen una carencia secundaria de yodo por la acumulación de isotiocianatos que impiden el depósito de yodo en la glándula tiroides.

Signos clínicos

- Abortos.
- Mortinatos o cabritos muy débiles nacidos a término o algo prematuros con una cubierta de pelo rala y fina; sensibles al estrés por frío y los problemas respiratorios.
- El aumento de tamaño de las glándulas tiroides (bocio) en los cabritos afectados provoca una inflamación palpable de la zona posterior y ventral de la laringe (más discreta que la glándula del timo que afecta a la región cervical distal más que a la proximal). El tiroides puede pesar entre 10 y 50 g en comparación con un peso normal de 2 g.
- Una carencia subclínica puede dar lugar a cabritos pequeños y débiles sin un bocio evidente.
- Las cabras mayores del rebaño pueden presentar una menor producción, escasa tasa de crecimiento y menor apetito.
- La carencia de yodo también puede ocasionar una menor fertilidad.

Diagnóstico

- Histología del tiroides del feto:
  - Hiperplasia de tiroides con escasa o nula formación de coloide.
- Contenido de yodo en el tiroides del feto:
  - Bajas concentraciones de yodo (<1.200 mg/kg MS) sugieren una menor disponibilidad de yodo.
- Análisis de tiroxina (T4) en sangre de animales adultos:
  - Solamente bajo en carencias de yodo moderadas o graves.
  - Dependiente de la edad, estado fisiológico y sanitario y por tanto no fiable para detectar la carencia de yodo.
  - Los rumiantes acumulan yodo de forma muy eficaz en el tiroides y mantienen la secreción de hormona tiroidea durante periodos moderadamente prolongados cuando el aporte de yodo es deficiente.
- Yodo inorgánico en plasma (PII):
  - Indicador del nivel de yodo actual en la dieta, pero no es indicativo del aporte histórico en la dieta. En las vacas, <105 ng/mL se considera marginal y <51 ng/mL se considera bajo.
  - Los niveles de PII pueden ser todavía normales con niveles moderados de yodo en la dieta pero

con aportes altos de bociógenos. Los bociógenos afectan al aporte y el metabolismo de yodo en el tiroides, de modo que la PII se mantiene en niveles aparentemente adecuados pero la deficiente producción de hormona tiroidea provoca un bajo nivel de T4 circulante. La T4 y el PII se deberían utilizar conjuntamente para estudiar la causa de la carencia de yodo.

Prevención y tratamiento

- El empleo de piedras de sal con yodo o sales yodadas en polvo en las dietas de las cabras de más edad impide el desarrollo de carencias de yodo. De otra forma, se puede administrar yoduro potásico 2 meses y 2 semanas antes del parto: disolver 20 g de yoduro potásico en 1 litro de agua y administrarlo a dosis de 10 mL por 20 kg de peso vivo.
- Se puede aplicar 30 mL de yodo fuerte al 7% (tintura de yodo al 7%) en la zona dorsal de la cabra durante el final de la gestación, en lugar de administrar yoduro potásico.
- Los cabritos afectados pueden ser tratados con 3 a 5 gotas de yodo de lugol en leche una vez al día durante 1 semana. De otro modo, se les puede aplicar en el dorso 1 mL/ 3 kg de tintura de yodo al 7%.
- Evitar los alimentos bociógenos como las coles.

El tratamiento de cabras diagnosticadas de forma incorrecta por el ganadero como deficientes en yodo puede dar lugar a una *intoxicación por yodo* que ocasiona anorexia, lagrimeo, tos, descamación en la piel y pérdida de peso.

Carencia de selenio

Los cabritos pueden mostrar en ocasiones signos de la enfermedad del músculo blanco (Capítulo 8) al nacer.

Infecciones congénitas

Pueden nacer cabritos débiles como parte de los síndromes clínicos asociados con abortos y mortinatos, como la toxoplasmosis, clamidiosis y campilobacteriosis (Capítulo 2). La infección de las cabras gestantes ocasiona una placentitis que altera la transferencia de nutrientes al feto. Cuando el agente infeccioso atraviesa la barrera placentaria, como sucede en la toxoplasmosis, la aparición de otros signos de enfermedad, como un comportamiento anómalo en el amamantamiento, también puede alterar la capacidad de supervivencia del cabrito. La infección con algunas especies de *Salmonella* y con el virus de la Enfermedad de la frontera puede dar lugar al nacimiento de cabritos débiles o con signos de trastornos neurológicos debido a una bacteriemia o viremia precedente.

Enfermedades hereditarias

Mucopolisacaridosis IIID

La mucopolisacaridosis IIID es una enfermedad hereditaria del almacenaje lisosomal que afecta a las cabras de raza Nubia y a sus cruces en los EE.UU.; las cabras Anglo-nubias del Reino Unido no son portadoras de la enfermedad. El rasgo es de carácter regresivo, de modo que las cabras portadoras de una sola copia del gen anómalo son clínicamente normales. Los individuos homocigóticos del gen defectivo aparecen afectados clínicamente.

Etiología

- Las cabras afectadas presentan una deficiencia en la actividad de la 6-sulfato *N*-acetilglucosamina (G-6-S) como resultado de una única mutación puntual sinsentido en la región 5´ del gen que codifica la expresión de esa enzima, necesaria para el catabolismo de los glucosaminoglucanos (GAG). Los GAG no catabolizados se acumulan en los lisosomas, produciendo una intensa vacuolización citoplásmica en el sistema nervioso central y otros tejidos. La *N*-acetilglucosamina y el sulfato de heparina se acumulan en los tejidos y la orina.

Signos clínicos

- Las cabras afectadas presentan un desarrollo motor retrasado, un retraso en el crecimiento y muerte precoz, aunque la gravedad de la enfermedad es variable debido a la variación fenotípica.
- Pueden observarse deficiencias neurológicas marcadas en el nacimiento o bien signos neurológicos progresivos en cabras de más edad. Entre los signos neurológicos destacan la incapacidad para mantenerse en pie, marcha anómala, temblores cefálicos persistentes e hiperextensión in-

termitente de las extremidades anteriores. Los animales pueden quedar sordos o ciegos.

- Los cabritos afectados con menor gravedad pueden ser más pequeños de lo normal al nacer y crecer despacio. Los cabritos pueden parecer que crecen de forma normal durante unos meses y de pronto dejar de crecer. Se observa una menor masa muscular y un aspecto «estrecho», en ocasiones con una cabeza con forma de bloque.
- Su función inmunitaria parece estar comprometida, de modo que los animales pueden tener predisposición a las infecciones.

Diagnóstico

- La técnica de PCR a tiempo real para la determinación de polimorfismos de nucleótidos individuales permite diferenciar a las cabras afectadas. De ese modo pueden detectarse animales portadores y eliminarlos de los programas reproductivos.

Beta mannosidosis

La beta mannosidosis es una enfermedad hereditaria lisosomal de las cabras Nubias, Anglo-nubias y sus cruces, atribuida a un gen autonómico recesivo, que se ha descrito en Australia, Nueva Zelanda, EE.UU., Fiji y Canadá, pero no en Reino Unido. Debido a la ausencia de la enzima beta mannosidasa, los cabritos son incapaces de tenerse en pie desde el nacimiento al presentar contracturas en el carpo y metacarpo (véase el Capítulo 8).

Mielofibrosis

La mielofibrosis es una enfermedad hereditaria de las cabras pigmeas de California, atribuible a un gen autonómico recesivo. Los cabritos son normales al nacer pero se vuelven débiles e inactivos ya a las 2 semanas de edad (Capítulo 18).

Defectos congénitos

Los defectos congénitos son relativamente infrecuentes en las cabras. Algunos, como la atresia anal y el paladar hendido, son incompatibles con un crecimiento y desarrollo satisfactorios, salvo que puedan corregirse de forma quirúrgica. Otros limitan la capacidad del cabrito para mamar y pueden provocar inanición, excepto que se detecte el problema y se tomen medidas correctoras.

La presencia de tendones contraídos como consecuencia de limitaciones posturales *in utero* es relativamente frecuente. Excepto en los casos graves, la fisioterapia suele ser suficiente para corregir el problema. La excesiva laxitud y la sobreextensión de las articulaciones de las extremidades también son problemas temporales comunes que suelen corregirse de forma espontánea en unos días.

Enfermedad cardiaca congénita

Raras veces se diagnostica en cabritos una anomalía estructural del corazón. El *defecto septal ventricular* (*VSD*) es la anomalía cardiaca congénita descrita con mayor frecuencia en cabritos. En una cabra pigmea se identificó mediante ecocardiografía una *anomalía de Ebstein* (displasia de la válvula tricúspide) y un *defecto septal del atrio*.

Los signos clínicos asociados con los defectos cardiacos congénitos consisten en una intolerancia al ejercicio, letargo, debilidad, menor tasa de crecimiento y diverso grado de disnea en reposo o tras el ejercicio. El murmullo más habitual es un murmullo pansistólico que se escucha por encima de la válvula tricúspide en el lado derecho del tórax o de forma bilateral.

La frecuencia cardiaca normal en un cabrito es de 120-140 latidos/minuto (en los adultos es de 70-100 latidos/minuto a partir de los 3 meses de edad).

En ocasiones se identifican pequeños defectos del septo ventricular en animales adultos como un hallazgo casual sin estar asociado en apariencia a ningún problema clínico.

Shunt portosistémico

Los cabritos con retraso de crecimiento y signos neurológicos pueden padecer un *shunt* o derivación portosistémica o hepática que, aunque sea infrecuente, ha sido descrita en cabritos de diversas razas.

Malnutrición posnatal

Salvo que el cabrito sea separado de su madre al nacer y criado artificialmente, depende completamente de la cabra para su alimentación. El cabrito tiene unas reservas de energía muy limitadas y unas necesidades de energía muy elevadas, de modo que es totalmente dependiente de la ingestión precoz de calostro para mantener su vida. Si el cabrito es incapaz de mamar con facilidad, o si la madre es incapaz o no tiene voluntad de alimentar a su cría, el cabrito deberá ser retirado, secado, alimentado mediante sonda y después mediante biberón mientras sea necesario.

Infecciones posnatales

En las primeras horas de vida, el cabrito es sensible a la infección por numerosos agentes infecciosos que penetran en su organismo a través del cordón umbilical o la boca, dando lugar a una infección umbilical, septicemia, piemia, enteritis y artritis. Entre los posibles microorganismos relacionados se encuentran *Escherichia coli*, *Clostridium perfringens* tipo B, *Staphylococcus aureus*, *Streptococcus* spp., *Corynebacterium* spp., *Salmonella* y rotavirus.

Otros muchos microorganismos pueden actuar como patógenos potenciales. La infección es más probable en los sistemas con partos intensivos, en particular hacia el final del periodo de partos.

Acidosis metabólica sin deshidratación en cabritos (síndrome del cabrito de trapo)

La enfermedad del cabrito de trapo (FKS) es un proceso metabólico sin deshidratación descrito por primera vez en 1987. Los cabritos afectados son normales al nacer, pero desarrollan una profunda debilidad muscular de presentación repentina (paresia o parálisis flácida o ataxia) a los 3 a 10 días de edad. Los cabritos presentan un tono muscular reducido, ataxia y apatía.

Etiología

- Su causa es desconocida; muchos cabritos pueden aparecer afectados al mismo tiempo, pero no se sabe si la enfermedad es infecciosa o contagiosa. La mayoría de los casos se presenta al final de la temporada de partos. El proceso es reversible, lo que sugiere una causa de inicio pasajera.
- La morbilidad tiende a aumentar hacia el final de la temporada de partos y varía desde el 10 a >50% en las granjas afectadas.
- La alimentación intensiva con leche puede predisponer a este problema pero el proceso también se manifiesta en cabritos criados por su madre y en aquellos alimentados con leche pasteurizada y leche no pasteurizada.
- Puede afectar a cualquier raza, aunque la Anglonubia parece estar representada de manera destacada en el Reino Unido.
- Se ha propuesto a *Clostridium botulinum*, *Escherichia coli* y al *Herpesvirus caprino* como agentes etiológicos potenciales. No se ha demostrado ni excluido definitivamente que esos agentes sean sus potenciales agentes causales.

Signos clínicos

- El cabrito es normal al nacer pero desarrolla una intensa debilidad muscular de presentación repentina (paresia o parálisis flácida) o ataxia a los 3 a 10 días de edad (Lámina 5.2).
- Los cabritos afectados no muestran signos de diarrea, respiratorios o de otro tipo que correspondan a un órgano o sistema específico.
- Los cabritos no pueden utilizar la lengua para mamar pero pueden tragar.
- Puede producirse la recuperación espontánea, incluso en cabritos gravemente afectados, pero la mortalidad puede alcanzar el 30 al 50% en los casos no tratados.
- La mayoría de los cabritos responden bien al tratamiento, pero la recuperación de su función neuromuscular puede prolongarse (4 a 6 semanas). Pueden producirse recaídas ocasionales.
- En un grupo de cabritos, se debe prestar una vigilancia estrecha a los animales de una edad similar. Si un animal presenta signos detectables, puede haber otros con ataxia o debilidad muscular leves. El tratamiento precoz mejora las posibilidades de recuperación.

Nota: cualquier cabrito notablemente débil o acidótico podrá parecer flácido o de trapo, por lo que el proceso debe diferenciarse de la enfermedad del músculo blanco, botulismo, colibacilosis, septicemia y enterotoxemia.

Análisis de laboratorio

- Los cabritos afectados presentan una intensa acidosis metabólica con un bajo pH de 7 (normal de 7,4 a 7,44), bajo nivel de bicarbonato y un déficit básico de 20 mmol o más; los niveles de cloro y sodio son normales pero el potasio es bajo en algunos animales.
- No se detectan anomalías metabólicas consistentes que se correspondan con ningún órgano o sistema específico (excepto leves alteraciones renales en algunos casos).
- Las concentraciones de D-lactato en suero son significativamente elevadas en los cabritos FKS (>7 mM) en comparación con los animales normales (aproximadamente 0,3 mM) y los signos neurológicos han sido achacados a los elevados niveles de D-lactato en plasma. En un estudio, la concentración de L-lactato en plasma era significativamente menor en los cabritos afectados (0,67 frente a 1,60 mM). Sin embargo, no existía una correlación lineal entre el déficit de aniones y la concentración de D-lactato, de modo que debe haber otros factores no identificados parcialmente responsables de ese déficit.
- Los cabritos FKS tenían un número de unidades formadoras de colonia (UFC) significativamente superior en el caso de los recuentos de enterococos, estreptococos, estafilococos y lactobacilos en comparación con los cabritos sanos. Esos grupos de bacterias incluyen varias especies productoras de D-lactato, lo que convierte a la disbacteriosis en una causa probable del incremento de las concentraciones de D-lactato en el plasma de los animales con FKS. La causa de la disbacteriosis sigue sin aclararse.

Tratamiento

- Corrección de la acidosis mediante la administración de bicarbonato sódico (la mitad de una cucharadita) o de un antiácido líquido como Peptobismol o Gaviscon (30 mL).
- Los cabritos levemente afectados responden a la administración de bicarbonato oral o de antiácidos si se suministran al inicio de la enfermedad. Algunos animales responden a un tratamiento pero otros requieren la administración repetida de bicarbonato junto con un apoyo y cuidado intensivos. Se puede aportar leche mediante sonda gástrica.
- Los cabritos con afección grave requieren la administración de bicarbonato sódico isotónico (1,26%) por vía intravenosa para corregir el desequilibrio electrolítico, seguido de la determinación de electrolitos cuando sea posible (Tabla 5.3), aproximadamente de 125 a 200 mL a lo largo de 1 a 3 horas.

Si el nivel de bicarbonato en suero no se conoce, su corrección debe ser empírica. En la acidosis leve, el déficit básico es de cerca de 5 mmol/litro; en la acidosis grave, el déficit básico es de 10 mmol/litro o superior. El volumen de bicarbonato al 1,26% necesario puede variar desde 125 a 200 mL y debe administrarse en 1 a 3 horas. El exceso de tratamiento con bicarbonato intravenoso causa una depresión clínica, por lo que es mejor ser prudente al estimar el déficit básico y terminar de corregir la acidosis con bicarbonato sódico oral.

- El tratamiento con antibióticos se puede utilizar de forma empírica debido a la posibilidad de que exista una causa bacteriana de base: trimetoprim y sulfamidas, 24 mg/kg i.m./s.c. al día durante 3 días; amoxicilina de acción prolongada, 15 mg/kg i.m.

Tabla 5.3 Estimación del bicarbonato sódico necesario para corregir el desequilibrio electrolítico.

(Peso corporal en kg) × 0,5 × déficit básico = mmol de bicarbonato necesarios

0,5 es el volumen de líquido extracelular (ECFV)
Déficit básico = bicarbonato normal en suero – bicarbonato en el suero del paciente

Nivel normal en suero = 25 mmol/litro
1 mL de bicarbonato sódico al 1,26% = 0,15 mmol de bicarbonato
Una cucharadita de bicarbonato sódico aporta 64 mmol de HCO_3

Congelación

Hipotermia primaria

La hipotermia primaria está causada por la exposición directa de los cabritos al tiempo ventoso, frío y húmedo, de modo que la pérdida de calor excede a su producción. Los cabritos pequeños poseen una superficie relativamente grande en relación con su peso corporal así como unas reservas de energía relativamente pequeñas, por lo que están más predispuestos a la hipotermia que los cabritos grandes.

Hipotermia secundaria

La mayoría de los cabritos que mueren debido a una hipotermia sucumben a causa de una hipotermia secundaria, en la que los neonatos son incapaces de mamar y de reponer sus reservas corporales ante unas condiciones ambientales que no son lo suficientemente frías para matarles a causa de una hipotermia primaria. Por tanto, tanto la falta de atenciones por parte de la madre como la agalaxia, las lesiones durante el parto, el fallo en la bajada de la leche materna, etc., pueden conducir a la muerte debido a una hipotermia secundaria.

Su tratamiento depende de la edad y la temperatura corporal, de modo que el grado de la hipotermia siempre debería valorarse por medio de un termómetro rectal. Los cabritos hipotérmicos de más de 5 horas de vida experimentarán una hipoglucemia y esta situación debe ser corregida mediante la administración intraperitoneal de glucosa (comentada más adelante) antes de proceder a aportarles calor. Si la hipoglucemia no se corrige, el aumento del metabolismo cerebral producido por el calor dará lugar a la aparición de convulsiones y la muerte.

Ante un cabrito de cualquier edad, con 37-39°C:

- Secar al cabrito.
- Administrarle calostro mediante biberón o sonda gástrica.
- Devolverle con su madre si la cabra tiene interés en criarlo.

Ante un cabrito hipotérmico de menos de 5 horas de vida, con <37°C:

- Secarle completamente.
- Calentarle a >37°C durante 30 a 60 minutos.
- Administrarle calostro mediante biberón o sonda gástrica.

Ante un cabrito hipotérmico de más de 5 horas de vida, con <37°C, capaz de mantener erguida la cabeza:

- Secarle completamente.
- Calentarle a >37°C durante 30 a 60 minutos.
- Administrarle glucosa o una solución de glucosa al 20% mediante sonda gástrica.

Ante un cabrito hipotérmico de más de 5 horas de vida, con <37°C, incapaz de mantener erguida la cabeza:

- Secarle completamente.
- Los cabritos con hipotermia de más de 5 horas de vida presentarán hipoglucemia.

No calentar a los cabritos hasta haber corregido la hipoglucemia administrando *10 mL/kg de glucosa al 20%* mediante inyección intraperitoneal, es decir, 50 mL para un cabrito grande (parto simple), 35 mL para uno mediano (parto doble) y 25 mL para uno pequeño (parto triple). La glucosa normalmente se encuentra en solución del 40%, por lo que debe diluirse en proporción 1:1 con agua estéril (el agua recién hervida es adecuada en caso de emergencia, una vez enfriada hasta la temperatura corporal).

Sujetar al cabrito por sus extremidades anteriores, pincharle a 1 cm del flanco y 2 cm por detrás del ombligo (es decir, hacia el ano), con la aguja dirigida en un ángulo de 45° hacia la grupa, utilizando una jeringa de 50 mL y una aguja de calibre 19 G y 25 mm.

Los cabritos con hipotermia pueden calentarse adecuadamente en unas cajas con temperatura controlada por aire caliente a 37-40°C, utilizando un secador de pelo doméstico. Debe utilizarse un termómetro ambiental colocado cerca del animal para vigilar la temperatura. Las lámparas térmicas no permiten controlar la tasa de calentamiento y pueden provocar quemaduras o sobrecalentamiento. Sin embargo, las lámparas térmicas son adecuadas para mantener la temperatura ambiental una vez el cabrito haya revivido y se haya alimentado.

Calostro

> Tras el parto, la alimentación con calostro es el hecho individual más importante en la vida de un cabrito.

Todos los cabritos deben recibir calostro dentro de las primeras 6 horas de vida, preferiblemente durante la primera hora, ya sea directamente de su madre o mediante biberón o sonda gástrica (comentado más adelante). A las pocas horas de nacer, la capacidad del cabrito para utilizar el calostro se reduce y la calidad del calostro de la madre se hace más pobre, a medida que comienza la producción de leche normal. El calostro se debe administrar a una tasa de *50 a 75 mL/kg* tres veces durante el primer día de vida. Cualquier factor que incremente las necesidades del cabrito para producir calor, como el frío ambiental, aumenta la demanda de calostro. Los cabritos estabulados necesitan alrededor de 210 mL/kg durante el primer día, mientras que los cabritos expuestos al tiempo inclemente del exterior necesitan alrededor de 280 mL/kg (Tabla 5.4). El fracaso en la absorción de la cantidad apropiada de calostro origina unas elevadas tasas de mortalidad en los cabritos jóvenes.

El calostro tiene muchas funciones:

- Laxante: ayuda en la excreción del meconio y estimula al aparato digestivo.
- Nutricional: aporta hidratos de carbono y proteínas, al tiempo que su elevado contenido en grasa es una fuente de energía excelente, rica en vitaminas liposolubles (β-caroteno, retinol y α-tocoferol).
- Protectora: el calostro es una fuente rica en inmunoglobulinas, Ig. Existen tres clases principales de inmunoglobulinas, IgG, IgM e IgA. La inmunoglobulina G se subdivide a su vez por sus propiedades fisicoquímicas en IgG1 e IgG2. Los anticuerpos Ig aportan al cabrito la inmunidad pasiva hasta que su propio sistema inmunitario comienza a funcionar hacia las 3 semanas de edad. La madre elabora unos altos niveles de anticuerpos, en especial IgG1, en las semanas previas al parto, que son preferentemente transportados al calostro. Este proceso puede comenzar ya 8 semanas antes del parto, de modo que un corto periodo seco puede reducir notablemente la concentración de inmunoglobulinas en el calostro. De igual forma, el calostro de hembras abortadas es probable que tenga una baja calidad.
- El cabrito recién nacido es capaz de transportar moléculas de Ig intactas del calostro a través de la pared intestinal hacia el torrente sanguíneo, donde se convierten en anticuerpos circulantes protectores frente a infecciones generales. Esta capacidad para absorber anticuerpos intactos disminuye rápidamente unas horas después de nacer, aunque puede prolongarse en el cabrito en comparación con el ternero o cordero. La concentración de anticuerpos en el calostro disminuye con rapidez tras las primeras 6 a 12 horas posparto. El ordeño preparto para aliviar la congestión de la ubre, el edema o el malestar de la hembra emula esos cambios, por lo que la concentración de inmunoglobulinas será mucho menor en el momento del parto. Incluso la pérdida natural de calostro antes del parto ocasionará un descenso de los niveles de inmunoglobulinas.
- Existen tanto variaciones individuales como raciales en el nivel de anticuerpos del calostro. Las cabras viejas poseen una experiencia inmunológica más amplia que las jóvenes y aportan unos anticuerpos protectores a sus crías de un espectro mayor. Como las razas lecheras producen mayores cantidades de calostro que las no lecheras, la concentración de IgG en el suero de sus crías suele ser considerablemente más alta.
- El calostro también contiene pequeñas cantidades de IgA e IgM que aportan cierta protección local, en especial en el intestino.
- La vida media de los anticuerpos adquiridos de forma pasiva es aproximadamente de 12 días, con lo que la mayoría de los cabritos presentan anticuerpos detectables durante 5 a 6 semanas. Los niveles altos de anticuerpos pueden dificultar una respuesta adecuada tras la vacunación.
- Contiene hormonas, factores de crecimiento, citocinas, enzimas, poliaminas y nucleótidos que son capaces de ejercer efectos biológicos y pueden influir en el desarrollo y función del tracto gastrointestinal.
- Ayuda a prevenir la hipotermia.

Tabla 5.4 Necesidades de calostro en cabritos neonatos.

Peso del cabrito estabulado	Primera administración	Necesidades diarias
3 kg	150 a 200 mL	600 mL
4 kg	200 a 300 mL	850 mL
5 kg	250 a 475 mL	1.100 mL

Incluso cuando la madre tiene gran cantidad de calostro de buena calidad, diversos factores pueden impedir la ingestión adecuada de calostro por parte del cabrito (Tabla 5.5). El parto prolongado o la cesárea pueden dar lugar a un cabrito débil o anóxico que no manifieste intención de buscar el pezón y a una madre que sea incapaz de encargarse de su cría. Las madres primerizas pueden no estimular de manera adecuada a sus crías para que mamen o incluso pueden rehusar que el cabrito mame. Un parto no supervisado en condiciones de hacinamiento puede ocasionar una mal ahijamiento. Los cabritos tienen dificultades de mamar de sus madres cuando estas presentan ubres pendulantes o pezones cónicos.

Siempre que sea posible, el cabrito debe recibir el calostro de su madre, pero si esto no es posible, se puede utilizar calostro conservado en congelación, calostro de vaca o calostro de oveja comercial como sustitutos. El calostro o la leche de otras explotaciones no debería utilizarse nunca si existe el riesgo de introducir alguna enfermedad como la artritis-encefalitis caprina vírica. Tras el primer día, el cabrito puede recibir leche de cabra o leche reemplazante. Para la crianza de los cabritos se puede utilizar de forma eficaz los reemplazantes empleados en corderos y terneros.

El *calostro congelado* procedente del primer ordeño de cabras negativas al virus de la CAE se puede conservar durante 12 meses o más y administrarlo a cabritos cuyas madres sean incapaces de aportarles calostro suficiente. Para su conservación resultan adecuados los tarros de yogur o contenedores para leche. Los recipientes deben ser etiquetados con la fecha y el nombre del donante. El calostro de las hembras adultas posee un mayor nivel de anticuerpos y aporta una mayor inmunidad pasiva que la de las hembras de primer parto. Solamente debe conservarse calostro recogido durante las primeras 12 horas posparto. Parece existir una fuerte correlación entre la concentración de Ig del calostro y su densidad específica; d.e. >1,029 es la preferible. La descongelación del calostro debe ser progresiva, sin aplicar calor directo, para evitar que se destruyan los anticuerpos. Una vez descongelado, el calostro debe utilizarse inmediatamente. No debe aplicarse la descongelación en microondas ya que reduce la concentración de inmunoglobulinas, al igual que la congelación y descongelación repetidas.

El *calostro fermentado* también puede conservarse. Los sobrantes de calostro se conservan en un lugar fresco dentro de un contenedor limpio, como un recipiente de plástico con la tapa abierta, lo que permite que el calostro respire, pero cubierto con una gasa o muselina para evitar la contaminación a través de moscas. Se puede añadir calostro fresco a medida que se disponga de él. Remover el calostro almacenado de forma periódica. Fermentará pero se puede utilizar en un plazo aproximado de 3 meses. Mezclar una parte de agua caliente con tres partes del calostro fermentado y administrarlo del mismo modo que el calostro fresco.

En las granjas donde se haya implantado medidas de control de CAE, paratuberculosis o micoplasmosis, el calostro debe recibir un tratamiento térmico durante 30 minutos a 63°C en un pasteurizador convencional (véase el Capítulo 23) o bien debe utilizarse una fuente alternativa de calostro:

Tabla 5.5 Factores que impiden la adecuada transferencia de calostro al cabrito neonato.

Factores maternos	Factores de manejo	Factores del cabrito
Periodo seco corto	Ordeño previo al parto	Debilidad
Aborto/prematuridad	Pérdidas de calostro	Anoxia
Raza	Hacinamiento	Prematuridad
Número de partos	Falta de supervisión	Competencia por la ubre
Producción de leche	No utilización de sonda gástrica	
Tamaño de camada		
Conformación de la ubre		
Instinto materno		

- En el caso del calostro bovino, valórese el tratamiento térmico ya que el calostro bovino puede transmitir enfermedades como la salmonelosis y la criptosporidiosis. También puede provocar anemia debido a la destrucción de los glóbulos rojos del cabrito. El calostro bovino no aporta inmunidad pasiva frente a enfermedades como la enterotoxemia, tétanos, linfoadenitis caseosa y ectima.
- Los reemplazantes comerciales del calostro pueden tener un valor limitado si la inmunidad pasiva natural de los cabritos resulta inadecuada.

Alimentación mediante sonda gástrica

Los intentos de administrar alimentación mediante biberón a un cabrito débil o comatoso pueden provocar la regurgitación y las neumonías por inhalación. Cualquier cabrito que no mame correctamente debería ser alimentado mediante sonda gástrica utilizando una sonda para corderos y una jeringa de 60 mL. En caso de emergencia, puede también utilizarse una sonda de alimentación flexible de 18-F (6 mm de diámetro) o un catéter uretral de longitud suficiente para alcanzar la última costilla.

Antes de introducirlo directamente en la boca del animal, la sonda debe humedecerse y atemperarse. Puede sentirse cómo el extremo del tubo desciende por el cuello, por el exterior de la tráquea. Introduzca la sonda hasta alcanzar el nivel de la última costilla e inyecte el calostro lentamente. Los cabritos deben ser alimentados a razón de 50 mL/kg o hasta que su estómago esté lleno.

Lecturas adicionales

General

Anon (1982) Detection and treatment of hypothermia in newborn lambs. *In Pract.*, **4** (1), 20–22.

Bales, A. (1987) Feeding lambs by stomach tube. *In Pract.*, **9** (1), 18–20.

Bales, A. and Small, J. (1986) *Practical Lambing*. Longman, London.

Matthews, J.G. (1985) Care of the newborn kid. *Goat Vet. Soc. J.*, **6** (2), 64–67.

Matthews, H. (2009) Kid rearing in small herd. *Goat Vet. Soc. J.*, **25**, 99–103.

Papworth, S.M. (1981) The young kid. *Goat Vet. Soc. J.*, **2** (2), 12–15.

Calostro

Bentley, J. Colostrum management for the dairy goat kid. Available at: https://www.extension.iastate.edu/dairyteam/sites/www.extension.iastate.edu/files/dairyteam/DairyGoatColostrumManagementFactsheet.pdf.

White, D.G. (1993) Colostral supplementation in ruminants. *Comp. Cont. Ed. Pract. Vet.*, **15** (2), 335–342.

Problemas cardiacos congénitos

Laus, F., Copponi, I., Cerquetella, M. and Fruganti, A. (2011) Congenital cardiac defect in a pygmy goat (*Capra hircus*). *Turk. J. Vet. Anim. Sci.*, **35** (6), 471–475.

Alteraciones del cobre

Laven, R. (2014) Do my goats need more copper? *Goat Vet. Soc. J.*, **30**, 69–73.

Livesey, C.T. (2011) Copper disorders in ruminants. *Goat Vet. Soc. J.*, **27**, 56–70.

Suttle, N.F. (ed.) (2010) *Mineral Nutrition of Livestock*, 4th edition, Chapter 11: Copper, pp. 255–305. CAB International, Wallingford, Oxford.

Síndrome del cabrito de trapo

Bleul, U. *et al.* (2006) Floppy kid syndrome caused by D-lactic acidosis in goat kids. *J. Vet. Internal Med.*, **20** (4), 1003–1008

Bleul, U. *et al.* (2013) Quantitative analysis of fecal flora in goat kids with and without floppy kid syndrome. *J. Vet. Internal Med.*, **27** (5), 1283–1286.

Lorenz, I. and Arrcangelo, G. (2014) D-lactic acidosis in neonatal ruminants. *Vet. Clin. North. Amer.: Food Anim. Pract.*, **30** (2), 317–331.

Trastornos neurogenéticos

Clavijo, A. *et al.* (2010) Diagnosis of caprine mucopolysaccharidosis type iiiD by real-time polymerase chain reaction-based genotyping. *J. Vet. Diagn. Invest.*, **22**, 622–627.

Jones, M.Z. *et al.* (1998) Caprine mucopolysaccharidosis-IIID: clinical, biochemical, morphological and immunohistochemical characteristics. *J. Neuropathol. Exp. Neurol.*, **157** (2), 148–157.

Windsor, P.A., Kessell, A.E. and Finnie, J.W. (2011) Review of neurological diseases of ruminant livestock in Australia. VI: postnatal bovine, and ovine and caprine, neurogenetic disorders. *Australian Vet. J.*, **89**, 432–438.

Shunt portosistémico

Kinde, H. *et al.* (2014) Congenital portosystemic shunts and hepatic encephalopathy in goat kids in California. *J. Vet. Diagn. Invest.*, **26** (1), 173–177.

CAPÍTULO 6

Crecimiento inadecuado

Valoración inicial

El historial preliminar debe ofrecer una perspectiva general del sistema de manejo y de la información sobre el problema específico. Debe tenerse en cuenta:

- Si se trata de un problema individual o de rebaño.
- Peso al nacer y en el destete, si se dispone de ellos.
- Porcentajes de parto y de destete.
- Cabritos criados por la madre o de forma artificial.
- Edad de los cabritos cuando se advierte el desmedro por primera vez.
- Edad de los cabritos al destete.
- Alimentación de los cabritos destetados.
- Manejo y alimentación de las cabras en lactación.
- Condición corporal de las cabras.
- Distribución de edades de las cabras (en particular, cabras vírgenes y maduras).
- Historial sanitario de los cabritos, en especial diarreas y neumonías.
- Suplementación de micronutrientes en cabras y cabritos.
- Fertilización de pastos y aplicación de superfosfato de cal.
- Tratamientos con antihelmínticos: dosis y tipos de aplicación.

Examen clínico

- Inspeccionar el rebaño para detectar indicios de parasitismo o desnutrición.
  - Condición corporal: debe revisarse el peso de los cabritos.
- Se debe examinar individualmente a los cabritos (y a sus madres) en detalle para comprobar signos de enfermedad:
  - Diarrea
  - Problemas respiratorios
  - Cojeras
  - Anemia
  - Edema submandibular o ventral
- Las cabras pueden presentar indicios de mamitis, metritis, lesiones en pezones u otros procesos crónicos que causen una menor producción de leche.

Análisis de laboratorio

Las pruebas de laboratorio a realizar dependerán de la causa o causas que se sospechen como origen del desmedro.

Análisis de sangre:

- Hematología: hemoglobina, hematocrito
- Bioquímica sérica: proteínas plasmáticas, enzimas hepáticas
- Micronutrientes: cobre, selenio, vitamina B12

Análisis de heces:

- Recuento de huevos (Capítulo 14). Si se sospecha de una resistencia a los antihelmínticos, debe realizarse una prueba de reducción del recuento de huevos.
- Recuento de ooquistes de coccidios

Examen *post mortem*

El examen *post mortem* de los cabritos con desmedro puede aportar información sobre:

- Lesiones del abomaso + presencia de los nematodos *Haemonchus* y *Teladorsagia*. Puede ser necesario realizar un recuento de parásitos total para valorar su importancia y un tratamiento reciente con un antihelmíntico ha podido reducir su número.

  También permite:
- Estimar los micronutrientes del hígado (cobre, selenio, vitamina B12)
- Examen histológico del tracto gastrointestinal, hígado, etc.

Crecimiento prenatal

Se han investigado en las ovejas los efectos del ambiente *in utero* y de la programación fetal sobre el desarrollo posnatal y parece que la nutrición de la madre durante la gestación, su tamaño, el número de partos y el número de corderos, entre otros factores, contribuyen a definir el peso al nacimiento y por tanto su tamaño en el destete (véase más adelante).

Del parto al destete

Objetivo: crecimiento rápido para producir de forma rentable un cabrito sano y bien formado con un buen desarrollo del rumen.

Ganancia de peso objetivo: 180-200 g/día (intervalo 140-250 g/día en diferentes sistemas de producción), es decir, *1,5 kg/semana* en un sistema bien gestionado.

Peso al nacimiento

El peso al nacer es muy variable, oscilando desde más de 7 kg para un único macho hasta 2 o 3 kg de gestaciones múltiples. Es deseable un peso medio al nacer de >3,5 kg para un cabrito criado para reposición (pesos al nacer óptimos: parto sencillo 4,5 kg, doble 4 kg, triple 3,5 kg, cuádruple o más 3 kg). El peso al nacer es importante ya que cuanto más grande sea el cabrito al nacer, mayor será su tasa de crecimiento.

Los pesos bajos al nacer son el resultado de:

- Desnutrición de la madre durante el último tercio de la gestación:
  - Comprobar la condición corporal de las madres.
- Gestaciones múltiples:
  - Se produce una limitación en la placentación de cada feto en desarrollo.
- Prematuridad resultante de agentes infecciosos como *Toxoplasma*, *Chlamydophila*, etc., que causan una placentitis subcrítica:
  - Abortos asociados y/o cabras vacías.
- Prematuridad por cualquier otro motivo.

Se debe evaluar el desarrollo predestete mediante un pesaje periódico y la frecuente evaluación de la ganancia de peso diaria. El pesaje regular de los cabritos en desarrollo permite tomar medidas correctoras de forma precoz, como la formación de lotes de animales pequeños, el retraso del destete, el aumento de la ración de concentrados y la administración de un tratamiento anticoccidios.

La corrección del peso de los cabritos es posible dentro de ciertos límites mediante el incremento del aporte de energía y proteína, pero en ciertos casos puede estar indicada la eliminación del animal.

> *Los cabritos* deben ser pesados al nacer, al destete, a los 4 meses y en la cubrición.

Crecimiento deficiente en cabritos <4 semanas criados con la madre

Existen muchas causas de un crecimiento deficiente en cabritos no destetados, incluyendo:

- Inadecuado aporte de leche:
  - Nutrición deficiente de la madre: suplementación inadecuada antes y después del parto, pastos sobreexplotados.
  - Baja producción de leche.
  - Leche insuficiente para varios cabritos.
  - Mamitis.
  - Cualquier enfermedad infecciosa que provoque el descenso de la producción de leche.
  - Trastornos posparto como metritis y laminitis.
- Incapacidad de los cabritos para mamar:
  - Mal ahijamiento o rechazo: se produce principalmente en cabras estabuladas bajo condiciones de alta densidad ganadera cuando son in-

capaces de separarse del resto del rebaño durante las primeras etapas del parto; en cabras bajo un sistema de manejo extensivo, las molestias durante el parto pueden alterar el ahijamiento por parte de la madre; el rechazo puede suceder tras someter a las cabras a un manejo como la desparasitación, etc.
  - Lesiones en los pezones: el dolor puede provocar que la madre deje de amamantar al cabrito.
  - Competencia por los pezones: los hermanos más fuertes pueden impedir que el hermano más débil siga mamando.
- Fracaso del cabrito para mamar:
  - Lesiones congénitas: paladar hendido.
  - Lesiones en la boca: ectima (véase el Capítulo 9).
  - Enfermedad: septicemia, artritis.

Crecimiento deficiente en grupos de cabritos de <4 semanas criados con la madre

- Inadecuado aporte de leche:
  - Nutrición deficiente de las cabras durante el final de la gestación y el inicio de la lactación. Revisar la nutrición antes y después del parto. La alimentación deficiente durante el último tercio de la gestación, que provoca un menor desarrollo de la ubre y reduce la producción de leche, puede ser más importante que una ligera desnutrición durante el inicio de la lactación. La alimentación deficiente de las cabras al final de la gestación también reduce la cantidad de calostro disponible para sus crías.
- Enfermedad:
  - Coccidiosis. Aunque es probable que la diarrea sea un signo principal, algunos cabritos pueden aparecer acurrucados, letárgicos y con un vellón áspero (véase el Capítulo 14).
  - Carencia de cobre. En los cabritos en crecimiento, la carencia de cobre puede dar lugar a una escasa ganancia de peso. Entre otros signos clínicos puede observarse un vellón áspero, anemia, conjuntivitis, diarrea e incremento de la sensibilidad a infecciones bacterianas y fracturas. Los cabritos neonatos del rebaño presentan marcha tambaleante y los mayores ataxia enzoótica (véase el Capítulo 5).
  - Las lesiones de ectima en los pezones de las cabras y los labios de los cabritos pueden limitar el amamantamiento (véase el Capítulo 10).

Crecimiento deficiente en grupos de cabritos de <4 semanas criados de forma artificial

- Problemas con el reemplazante de la leche (véase más adelante).
- Enfermedad:
  - Coccidiosis
  - Carencia de cobre
  - Ectima

Crianza artificial de los cabritos

Puesto que la razón de ser de la mayoría de las cabras lecheras es la producción de leche para el consumo doméstico o para la venta, los cabritos suelen ser separados de sus madres a los pocos días de edad y son criados con leche completa o reemplazante de leche (Lámina 6.1).

Los cabritos pueden ser separados con éxito al nacer cuando el cabrito está enfermo o cuando se trata de camadas numerosas, cuando la madre está enferma o, en caso de algunas hembras de primer parto, cuando tienen un comportamiento agresivo hacia su cría, pero normalmente se deja al cabrito con su madre (Lámina 6.2) durante al menos los cuatro primeros días de vida para favorecer el máximo aporte de calostro (Capítulo 5). La separación del cabrito a los 5 días de edad permite realizar el descornado al cuarto día de vida y que el animal regrese con su madre durante otras 24 horas antes de su separación definitiva, minimizando así el factor estrés para el cabrito. En caso de que surja algún problema tras el descornado, el cabrito responderá a los estímulos maternos mejor que a los humanos.

¿Qué leche?

Parece existir poca diferencia en la tasa de crecimiento de los cabritos criados por sus madres y aquellos criados de forma artificial, salvo que sean destetados a una edad precoz (<35 días), en cuyo caso los criados por su madre tienen mayor peso. Los cabritos crecen de igual forma si se les alimenta con leche de cabra o con un reemplazante de buena calidad. El factor clave que determina la tasa de crecimiento es la calidad de la leche (contenido de grasa y materia seca).

- La alimentación con leche completa es más popular entre los ganaderos de pequeña escala (sin problemas de artritis-encefalitis caprina en sus explotaciones) que el empleo de reemplazante de leche. Los cabritos criados con leche completa tienen por lo general menos problemas digestivos y menos meteorismos que aquellos alimentados con reemplazante.
- La crianza con reemplazante lácteo permite que la leche de la cabra sea comercializada y, si el manejo es adecuado, es una alternativa práctica y mucho más barata que la leche completa. En la Tabla 6.1 se incluye un análisis oportuno del reemplazante lácteo para cabritos.
- Los cabritos crecen mejor cuando se les alimenta con reemplazantes cuya proteína sea 100% de origen lácteo, así que en general se obtienen mejores resultados con reemplazantes que contengan un alto contenido de leche desnatada en polvo (>45%) que cuando se utilizan alternativas más baratas.

  Los productos que contienen suero/soja, con altos niveles de lactosa, son más baratos pero menos digestibles, causan meteorismos y diarrea, son falsamente baratos y deberían evitarse.
- El contenido de grasa (aceite) del reemplazante es utilizado básicamente por la cabra como fuente de energía. El tipo de grasa no parece ser tan importante como el tipo de proteína: los cabritos han sido criados con éxito con grasa animal y vegetal.
- Los reemplazantes de la leche para terneros y corderos contienen normalmente un 22-26% de proteína y un 12-24% de grasa. La leche de cabra tiene una composición y un nivel de energía similares a los de la leche de vaca, mientras que la leche de oveja tiene un mayor contenido de grasa y de proteína pero mucho menor de lactosa; 22% de proteína resulta perfectamente adecuado para la crianza de los cabritos.

  Los niveles de grasa dependen de la calidad más que de su porcentaje total, pero su valor óptimo es de 16-22%. Se recomienda no exceder el 22% de grasa en el reemplazante lácteo durante las primeras semanas de administración y nunca sobrepasar el 30%.
- El desarrollo de los cabritos es similar al emplear reemplazante lácteo para ganado caprino, ovino o bovino, siempre que sea de buena calidad. Sin embargo, los reemplazantes para ovino y caprino son por lo general más caros que los destinados a bovino.
- Los reemplazantes lácteos que dan buenos resultados en terneros es probable que tengan igual eficacia en cabritos, pero se deberían administrar al 50% de la cantidad recomendada para los terneros.
- Todos los reemplazantes se deben administrar a una concentración de 125 g/litro o del 12,5% de materia seca.
- Los cabritos macho criados para carne crecen más deprisa si se les administra a una concentración de 150 g/litro pero esto aumenta los costes totales (aunque no aumenta el coste por kg).
- Algunos reemplazantes están formulados para su uso en caliente y otros en frío. Algunos contienen promotores del crecimiento que pueden mejorar la eficiencia de conversión e incrementar la ganancia de peso.

Tabla 6.1 Reemplazante lácteo para la cría de hembras lecheras.

Leche desnatada en polvo de alto nivel (>45%)
22% proteína, 16-22% grasa (aceite)
125 g/litro (12,5% MS)

Problemas con los reemplazantes de la leche

La mayor parte de los problemas ocasionados por los reemplazantes lácteos se deben a errores en el manejo que conducen a una deficiente coagulación de la leche en el abomaso, lo que da lugar a que la leche deficientemente digerida alcance el intestino delgado.

- Errores al seguir las instrucciones del fabricante:
  - Error al mezclar el polvo adecuadamente: utilizar una batidora o un mezclador eléctrico.
  - Temperatura de mezclado inadecuada:
    - El tiempo de coagulación en el abomaso aumenta; la reducción de 6°C duplicará el tiempo requerido para que se forme el coágulo.

  - La grasa se dispersa mal, lo que hace que se pierda un valioso componente energético y que la grasa que flota en la superficie de la leche se adhiera a los ollares y el morro del cabrito, provocando la pérdida de pelo.
  - Se produce el desperdicio de proteínas y minerales al precipitar al fondo del contenedor de la mezcla.
  - Se produce un deficiente cierre de la gotera esofágica, de modo que la leche pasa al rumen.
- Dilución de la leche en polvo; *siempre* se debe administrar la concentración correcta de la leche en polvo.

- Deficiente calidad de los reemplazantes de la leche con niveles bajos o nulos de leche desnatada en polvo.
- Sobrecalentamiento de la preparación reemplazante.

Siempre debe seguirse una higiene muy estricta, procediendo a limpiar intensamente y de forma regular todos los equipamientos utilizados en la administración o la preparación de la mezcla, empleando detergentes aptos para uso lechero o soluciones de hipoclorito diluido.

Cuando se administra reemplazante lácteo a los cabritos

Utilizar la cantidad apropiada de leche bien *mezclada*, a una *concentración* idónea y a la *temperatura* correcta.

¿Leche caliente o fría?

- La leche se puede administrar fría (refrigerada), a temperatura ambiente o caliente (34-40°C). Generalmente se utiliza leche caliente cuando se administra en biberón o en unidades de alimentación colectiva sencillas, donde la cantidad de leche administrada está limitada a cantidades determinadas y en momentos determinados del día. En el caso de unidades de alimentación automáticas, la administración de leche fría o templada evita que los cabritos ingieran grandes cantidades de leche de una vez, lo que reduce los problemas digestivos y los meteorismos. Las máquinas dispensadoras de leche que administran leche caliente utilizan gran cantidad de reemplazante lácteo y son más caras.
- La administración de leche fría se puede iniciar a partir de la primera semana de edad. Inicialmente, el cambio a la leche fría reducirá la ingesta del cabrito pero aumentará hasta la normalidad tras un corto tiempo. La alimentación en frío es menos exigente que en caliente en cuanto al trabajo que requieren y la higiene es más fácil de mantener debido a que se reduce el crecimiento bacteriano, así que el equipamiento requiere una limpieza menos frecuente.

¿Cuánta leche?

- Existen tantas estrategias de alimentación para cabritos como ganaderos de cabras. Dependiendo del sistema de producción, los cabritos son alimentados con leche desde el nacimiento hasta tan solo las 6 semanas de edad o menos en algunos sistemas de destete muy precoz o hasta los 6 meses de edad o más tiempo cuando el cabrito es criado por su madre. En las Tablas 6.2 a 6.4 se presentan los programas de alimentación para destetes a las 12, 10 y 6 semanas de edad, respectivamente.
- Aunque al principio el tamaño del abomaso es un factor limitante, a medida que el abomaso aumenta de tamaño se alcanza la cantidad máxima deseable de ingesta diaria de alrededor de 2 litros/animal/día entre los 7 y 10 días de vida. Si se les permite, los cabritos de más edad en sistemas *ad libitum* llegan a ingerir 3 litros o más al día, pero resulta innecesario, caro y puede retrasar el consumo de comida seca y el desarrollo del rumen.
- Los cabritos alimentados inicialmente con mayor frecuencia crecerán con más rapidez que los alimentados dos veces al día.

Tabla 6.2 Programa de alimentación para destete a las 12 semanas.

Edad (semanas)	Número de tomas de leche diarias
1	4 ×
2-6	3 ×
6-10	2
10-12	1 ×
13	Nada de leche

Tabla 6.3 Programa de alimentación para destete a las 10 semanas (Mowlem, 1984).

Edad (semanas)	Número de tomas de leche diarias
1-6	3 × 750 mL
7-8	2 × 850 mL
9	2 × 570 mL
10	1 × 570 mL
11	Nada de leche

Tabla 6.4 Programa de alimentación para destete a las 6 semanas (Mowlem, 1984).

Edad (semanas)	Número de tomas de leche diarias
1-4	*Ad libitum*
5	La mitad de la consumida el último día de la semana 4
6	La mitad de la consumida el último día de la semana 5
7	Nada de leche

Crecimiento deficiente desde las 4 semanas al destete

Además de una nutrición inadecuada, las principales causas de los retrasos en el crecimiento en los cabritos de esta edad son las *enfermedades parasitarias –coccidiosis* (analizar muestras de heces en busca de ooquistes) y los *nematodos gastrointestinales* (analizar las heces en busca de huevos) (véase el Capítulo 14)– y otras *enfermedades crónicas*, en concreto la neumonía.

La *carencia de cobre* en los cabritos en desarrollo puede ocasionar una pobre ganancia de peso vivo; entre otros signos clínicos se puede observar un pelaje áspero, anemia, conjuntivitis, diarrea y una mayor sensibilidad a las infecciones bacterianas y las fracturas. Los cabritos neonatos pueden presentar incoordinación y los más mayores ataxia enzoótica (véase el Capítulo 5).

Las enfermedades genéticas, como la *mucopolisacaridosis*, pueden no detectarse al nacer y cursan con un pobre crecimiento y una menor masa muscular (véase el Capítulo 5).

El peso al nacer es más importante que la edad al destete.

- Los cabritos pueden destetarse cuando han alcanzado los 10 kg de peso pero se requiere un cuidado especial y una nutrición excelente. Cuanto antes se destetan, mayor es el efecto del destete, por lo que es preferible un *peso al destete de >15 kg*.
- Aunque los cabritos se puedan destetar ya a las 5 a 6 semanas de edad, probablemente es mejor un destete a las 8 semanas en la mayor parte de las explotaciones lecheras comerciales y en el caso de animales de exhibición, donde es importante un crecimiento precoz, el destete se realizará probablemente a las 12 semanas, con un peso vivo de >19 kg. En las granjas con manejo extensivo, con partos a lo largo de un periodo de seis semanas, los cabritos se pueden destetar 13 semanas después del inicio de los partos.
- La prolongación del periodo de lactancia más allá de las 12 semanas, puede limitar el desarrollo del rumen y la productividad futura de la cabra.
- En un sistema comercial, cualquier cabrito con un peso inferior a los 12 kg a las 8 semanas de edad debería ser eliminado. Los cabritos entre 12 y 15 kg se deberían destetar más tarde y debería prolongarse su alimentación con leche hasta alcanzar los 15 kg.
- Parece que no existen motivos para destetar a los cabritos de forma brusca. Cuando se realiza una retirada gradual de la leche se produce menos estrés del destete, limitando progresivamente la cantidad ingerida y el número de tomas al día.

Alimentación sólida predestete

Al nacer, el aparato digestivo del cabrito es muy similar al del perro o el hombre. El abomaso y el intestino delgado tienen un papel fundamental en la digestión, ya que el rumen es pequeño, rudimentario y no funcional y el cabrito depende totalmente de la leche para cubrir sus necesidades nutricionales, puesto que los cabritos no pueden digerir alimentos sólidos hasta que su rumen se desarrolla.

Los cabritos mordisquean la paja y el heno desde alrededor de los 10-14 días de edad. Al principio los rechazan pero gradualmente van ingiriendo cantidades mayores. Algunos de esos productos sólidos permanecen en el interior del rumen, estimulando el desarrollo de la población de agentes microbianos y comenzando la evolución desde una fase prerruminal, dependiente de la digestión en el abomaso, a la fase de rumiante, cuando el rumen-retículo y el intestino grueso aumentan rápidamente su tamaño. Los alimentos fibrosos, en particular, estimulan el crecimiento del rumen y el desarrollo de los músculos de su pared. La rumia es evidente hacia la tercera semana de vida. Sin embargo, de forma algo paradójica, existe un importante acerbo de evidencias científicas de que la fermentación del forraje no influye en el desarrollo del epitelio del rumen. Por el contrario, es la fermentación de los azúcares y el almidón la que genera la formación de ácidos grasos volátiles como el propionato y el butirato. El butirato es metabolizado por las células epiteliales del rumen, estimulando su desarrollo y crecimiento. Resulta esencial que el cabrito consuma una cantidad adecuada de concentrado antes del destete. Puesto que el rumen en desarrollo tiene una capacidad limitada, solamente se les debe administrar un forraje de buena calidad durante el periodo de predestete y se les debe estimular para que ingieran una cantidad apropiada de concentrado diariamente antes de permitirles el acceso al forraje. La sobrealimentación con forraje antes del destete retrasa el desarrollo de las papilas del rumen, prolongando la transición a la fase de rumiante.

A las 8 semanas, un cabrito destetado tiene una capacidad reticulorruminal cinco veces superior a la de animales lactantes de la misma edad. En la cabra adulta, el rumen tiene cerca de diez veces el volumen del abomaso.

En el destete, los cabritos deben consumir cantidades adecuadas de alimentos de alta calidad:

- Cama compuesta por *paja* limpia.
- Ofrecer *heno* fibroso de calidad *ad libitum*. Su ingesta debería ser de al menos *200-300 g/día/animal* al destete. Los cabritos son muy selectivos y desperdician el heno cuando es de poca calidad. Se les debería ofrecer el heno en algún tipo de comedero adosado a la pared, nunca en una red o rejilla, ya que los cabritos se enredan con facilidad y pueden estrangularse o romperse una extremidad. La trama de los comederos debe tener un tamaño adecuado para impedir que queden atrapadas sus cabezas.
- Al destete, los cabritos pueden ser iniciados al consumo de *ensilado* si está disponible.
- Tras la segunda semana de vida se pueden introducir los *concentrados*. La ración debe contener un mínimo de *11 MJ de energía metabolizable* y *180 g de proteína bruta/kg de materia seca (18%)*, con las vitaminas y minerales adecuados. Puede tratarse de una ración comercial o de una mezcla de ¾ cereales + ¼ soja + mezcla de minerales/vitaminas.
- Cualquier dieta formulada para terneros o corderos es adecuada para los cabritos. Aunque suele ser más sencillo iniciar a los cabritos a una dieta gruesa, suelen elegir ingredientes de la ración y dejar los *pellets* de proteína/minerales. La introducción de cubos de leche o pienso de crecimiento lo antes posible o bien iniciarles con *pellets* de inicio para cabritos, seguidos de los cubos, disminuirá ese desperdicio.
- La ingesta máxima de alimentos comienza a ser eficientemente regulada por la densidad de energía entre las 2 y 4 semanas. Se deben ofrecer concentrados *ad libitum* inicialmente y cambiarlos con regularidad para mantener el interés de los animales y evitar que se tiren al suelo.
- Se puede esperar una ganancia de peso de 0,5 kg por cada 1,8-3,2 kg de alimento consumido.
- En el destete, los cabritos suelen comer de *70-80 g* de concentrado/día y algunos de mayor edad comen bastante más. Para los cabritos recién destetados suelen ser suficientes 30-50 g.
- Siempre que sea posible, los comederos deben levantarse del suelo para limitar su contaminación fecal.
- Los animales deben disponer en todo momento de *agua* limpia, cambiada una o dos veces al día, tan pronto como comiencen a comer alimentos sólidos.

Alojamiento

Aunque los cabritos pueden ser criados adecuadamente en grupos de hasta 25 animales por corral, el manejo en grupos más pequeños de *6-10 por lote* significa que se les puede vigilar mejor de forma individualizada, haciendo más sencillo su manejo.

La cría de un gran número de animales juntos antes del destete requiere un elevado estándar de manejo y los cabritos criados en grupos grandes tienen mayor predisposición a sufrir problemas digestivos y respiratorios y a presentar retrasos en su crecimiento.

Debe evitarse el hacinamiento, ya que las cabras situadas en la parte alta de la jerarquía social consumirán más alimentos de los necesarios, con riesgo de que desarrollen una acidosis, mientras que las cabras subordinadas sufrirán restricciones:

- *0,6 m²/animal* son necesarios si los cabritos permanecen en el mismo corral hasta el destete.
- *12-15 cm/animal* de espacio de comedero son necesarios hasta las 8 semanas de edad y *30 cm/animal destetado*.

Pastoreo

Las cabras necesitan un pasto alto (hasta 7 cm) y de alta calidad para lograr elevadas ingestas de alimento y un buen desarrollo. Se recomienda que pastoreen en invierno en pastos que no sean menores de 4 cm. Con esa altura, el desarrollo de la cabra está ligeramente limitado pero no se reduce el peso al nacer ni la supervivencia de su cría y habrá suficiente disponibilidad de pasto para alimentarlas durante la lactación. Las cabras no pastan bien en pastos de menos de 2 cm. Los partos deben programarse para que coincidan con la época de crecimiento razonable del pasto, es decir, más tarde que la correspondiente a las ovejas.

Los cabritos deben iniciarse al pasto de forma progresiva y se les debe procurar preferiblemente un pasto «limpio», es decir, aquel en el que no hayan pastado cabras durante al año anterior. Pueden lograrse elevadas tasas de crecimiento de los cabritos cuando se crían en pastos verdes y tiernos con una altura residual de unos 5 cm.

Los cabritos son más sensibles que las cabras adultas a los parásitos gastrointestinales y debe tenerse especial cuidado para evitar que adquieran una carga importante de parásitos (véase el Capítulo 14).

- La salida a un pasto rico de primavera puede ocasionar problemas digestivos, alterar el equilibrio de la microflora del rumen y producir retrasos en la ganancia de peso.
- La dependencia excesiva del pasto puede dar lugar a una ganancia de peso vivo baja, en particular al final del verano, cuando la calidad y cantidad de hierba disminuye, de modo que será necesario hacer una suplementación de la alimentación con forraje o concentrados.
- Hacinamiento:
  - El deterioro y desperdicio, especialmente en épocas de lluvia, puede reducir tanto la palatabilidad como la disponibilidad de pastos.
  - El exceso de pastoreo también aumenta el riesgo de coccidiosis y la ingestión de larvas de nematodos.
- Los cabritos de nacimiento tardío puede que no crezcan bien y que queden retrasados de forma permanente. Esto se suele deber a una combinación de la deficiente calidad del pasto disponible en verano para las madres y para los cabritos destetados junto con la contaminación del pasto por nematodos gastrointestinales.

Estrés del destete

- El destete es potencialmente estresante para todos los cabritos y puede ir acompañado de una reducción en el crecimiento, problemas para engordar o incluso pérdida de peso, dependiendo de la edad y el peso de los animales y del consumo de alimentos sólidos antes del destete. La intensidad del problema parece estar más relacionada con el peso que con la edad del cabrito. Los cabritos con un consumo alto de comida sólida sufren un menor retraso en el crecimiento que aquellos con consumos más bajos.
- Se ha comprobado que los cabritos macho son más sensibles al estrés del destete que las hembras.
- Los cabritos sanos sufren un estrés del destete menor que aquellos que presentan enfermedades como la coccidiosis.

Crecimiento deficiente tras el destete

> El crecimiento deficiente tras el destete es básicamente un problema de manejo.
> Se debe seguir vigilando el peso de los animales tras el destete.

Las cabras que tienen su primer parto antes de los 2 años de edad siguen creciendo durante su primera, y probablemente hasta su tercera, lactación.

La productividad de las cabras es máxima cuando se alimentan con dietas de alta digestibilidad, que estimulan la ingestión de un alto nivel de energía digestible y contienen suficiente nitrógeno y micronutrientes para permitir un crecimiento rápido. La Tabla 6.5 muestra los pesos idóneos para las cabras lecheras y la Tabla 6.6 los pesos idóneos para las cabras de pelo y carne.

La alimentación con forraje de buena calidad y con una proporción alta de forraje con respecto a concentrado permite:

- Estimular el desarrollo del rumen.
- Producir una complexión fuerte y bien desarrollada.
- Mantener un crecimiento sostenido.

Tras el destete, los cabritos estabulados suelen agruparse en lotes de hasta 15 animales, en función de su tamaño y peso. Su nivel de alimentación, en particular de la cantidad de concentrado, se puede ajustar a la situación de los animales para lograr una tasa de crecimiento adecuada para cada grupo. El exceso de concentrado dará lugar a una cabra obesa con un escaso desarrollo del rumen.

La cría agrupada de animales de un tamaño similar, manteniendo un espacio de comedero adecuado por cada animal, evita los abusos y conduce a un crecimiento igualado de todo el grupo.

Antes de la cubrición, las cabras deben formar grupos estables y homogéneos, de forma que el estrés sea mínimo durante el crítico primer mes de gestación. La cubrición debe retrasarse en aquellos cabritos que no hayan alcanzado el peso requerido.

Los animales recién destetados criados en un sistema extensivo deben pastar en pastos de alta calidad, utilizando pastos frescos al inicio de cualquier sistema de rotación (antes de que sea pastado por animales de más edad) y posteriormente heno si hay disponible.

El desarrollo deficiente en esta etapa del crecimiento puede tener un origen multifactorial. Las principales causas de un crecimiento deficiente son:

- Nutricionales:
  - Forraje y/o concentrado inadecuados o inapropiados. Los animales recién destetados solamente deben ser alimentados con forraje y grano/concentrado de alta calidad; revisar el plan de alimentación y la calidad del forraje administrado.

Tabla 6.5 Pesos objetivo para cabras lecheras.

Nacimiento (kg)	6 meses (kg)	1 año (kg)	18 meses (kg)	Adultos (kg)
3,0-4,5	Hembras 25-40 Machos 30-45	Hembras 45-60 Machos 50-70	Hembras 50-75 Machos 60-80	Hembras 55-105 Machos 75-120

Tabla 6.6 Pesos objetivo para cabras de pelo y carne. Tomado de Thompson (1990).

	Nacimiento (kg)	6 meses (kg)	1 año (kg)	18 meses (kg)	Adultos (kg)
Angora Australasia	2,5-3,0	Hembras 15-20 Machos 18-25	Hembras 22-27 Machos 28-35	Hembras 27-35 Machos 40-50	Hembras 40-50 Machos 55-65
Angora Sudáfrica/Texas	2,8-3,3	Hembras 18-25 Machos 23-30	Hembras 28-33 Machos 35-45	Hembras 35-45 Machos 45-55	Hembras 50-60 Machos 70-90
Cachemir/Cashgora	2,5-3,0	Hembras 13-18 Machos 16-23	Hembras 20-25 Machos 25-33	Hembras 25-30 Machos 35-45	Hembras 35-65 Machos 50-60
Razas de carne	3,5-4,5	Hembras 25-30 Machos 30-35	Hembras 35-45 Machos 50-60	Hembras 45-55 Machos 60-70	Hembras 55-65 Machos 80-100

- Pasto deficiente o sobreexplotado tras el destete. Comprobar la cantidad de pasto disponible y el pastoreo anterior desde el destete. El rumen de los cabritos tiene una capacidad insuficiente para hacer frente a un forraje de baja calidad. Si el contenido de nitrógeno de la comida es muy bajo, el cabrito tendrá que movilizar la proteína muscular para mantener la digestión de la microflora del rumen y perderá peso.

- Enfermedades:
  - Parasitismo gastrointestinal crónico. Analizar los recuentos de huevos de parásitos en heces (aunque los animales recién desparasitados pueden presentar recuentos negativos) y valorar la resistencia a los antihelmínticos. Tomar muestras de sangre para valorar la concentración de pepsinógeno y albúmina (pueden indicar una lesión gástrica crónica) y realizar una hematología (anemia por hemoncosis). Vigilar diariamente la ganancia de peso vivo tiene un papel fundamental en el control sostenible de los parásitos. La disminución de la ganancia de peso, así como los signos clínicos de diarrea o anemia, son indicativos de una posible carga parasitaria elevada.
  - Otras enfermedades crónicas, como por ejemplo la neumonía, limitan el crecimiento.
  - Carencias de micronutrientes. Las carencias de cobalto (Capítulo 8) y de cobre (Capítulo 5) son causas potenciales de un desarrollo deficiente en animales de este grupo de edad en pastoreo. Si el forraje conservado procede de esos mismos pastos, cualquier carencia de micronutrientes se agravará.
    - Carencia de cobalto. Los signos clínicos más comúnmente observados en los cabritos en crecimiento tras el destete son el letargo, apetito escaso, tamaño pequeño y mala condición corporal. El *síndrome del hígado blanco*, atribuido a la carencia de cobalto, ha sido descrito en Nueva Zelanda en cabras Angora y sus cruces de entre 4 y 18 meses de edad (generalmente de 4 a 6 meses) en pastoreo, aunque no ha sido detectado en el Reino Unido o EE.UU. Es una forma de síndrome de hígado graso que resulta de grandes transformaciones de la grasa hepática. Puede producirse una encefalopatía hepática secundaria con los mismos signos clínicos descritos para la carencia de cobalto. La fotosensibilización, descrita en las ovejas, no ha sido identificada en las cabras.
    - Carencia de cobre. En los cabritos en crecimiento, la carencia de cobre puede dar lugar a un menor peso vivo.
    - Las carencias de yodo, selenio y fósforo también causan desmedro.
  - Infestaciones graves por ectoparásitos.

> La coccidiosis o las helmintiasis gastrointestinales pueden enmascarar una carencia de micronutrientes subyacente, en especial una carencia de cobalto.

1. Del destete a la cubrición a los 7 meses

Objetivo: el crecimiento sostenido hasta alcanzar el peso de cubrición optimiza el desarrollo del rumen para obtener un cabrito de >25 kg (preferiblemente de 35-40 kg en cabras lecheras, es decir, un 50-54% del peso adulto) a la cubrición.

Ganancia de peso objetivo: 2 a 4 meses *150 g/día*; 4 a 7 meses *100-110 g/día*

Las cabras que paren con <25 kg tienen un rendimiento muy deficiente de las crías.

A los 4 meses de edad, cada cabrito estará consumiendo *800 g/día de heno* y *400 g/día de concentrado con 16% de proteína bruta (CP).*

En la cubrición, cada cabrito consumirá *1,2 kg/día de heno + paja + 400-700 g de concentrado con 16% de CP*. La cantidad de concentrado requerida dependerá de la calidad del heno.

Aunque las cabras jóvenes paridas necesitan una alimentación extra para permitirles continuar su crecimiento corporal durante la primera lactación (10-15 kg en cabras paridas a la edad de 1 año), en las cabras lecheras la alimentación extra se compensa sobradamente por el valor de la leche que producen. Si el manejo es correcto, el cabrito se convertirá en un animal adulto y bien desarrollado cuya producción de leche a lo largo de su vida superará a la producida por una cabra que tenga el primer parto a los 2 años.

2. **Del destete (3 meses) hasta la cubrición a los 10 meses («parto precoz» tradicional)**
   Objetivo: el crecimiento sostenido optimiza el desarrollo del rumen para producir un cabrito con el 60% del peso adulto en la cubrición, es decir, >42 kg.
   Ganancia de peso objetivo: *110-120 g/día*

3. **Del destete (3 meses) hasta la cubrición a los 19 meses**
   Objetivo: el crecimiento sostenido optimiza el desarrollo del rumen y evita que la cabra joven engorde demasiado antes de la cubrición.
   Ganancia de peso objetivo: *110-120 g/día* hasta los 12 meses

Tras 12 meses, la cantidad de concentrado debería regularse con cuidado para mantener el crecimiento, al tiempo que se evita que la cabra joven se convierta en obesa.

Lecturas adicionales

General

AFRC Technical Committee on Responses to Nutrition Report No. 10 (1998) *The Nutrition of Goats.* CAB International, Wallingford, UK.

Baxter, E. (2016) Effects of prenatal stress on mothers and kids. *Goat Vet. Soc. J.*, **32** (in print).

Committee on the Nutrition Requirements of Small Ruminants, National Research Council (2007) *Nutrition Requirements of Small Ruminants, Sheep, Goats, Cervids and New World Camelids.* The National Academies Press, Washington, USA.

Kenyon, P.R. and Blair, H.T. (2014) Fetal programming in sheep – effects on production. *Small Ruminant Research*, **118**, 16–30.

Lambert, M. G. (1990) Goat grazing behaviour and management research in New Zealand. *Proc. Univ. Sydney Post. Grad. Comm. Vet. Sci.*, **134**, 59–64.

McGregor, B.A. (1990) Nutritional management. *Proc. Univ. Sydney Post. Grad. Comm. Vet. Sci.*, **135**, 105–130.

Mowlem, A. (1984) Artificial rearing of kids. *Goat Vet. Soc. J.*, **5**, 25–30.

Thompson, K.G. (1990) Planned animal health and management in fibre goats. *Proc. Univ. Sydney Post. Grad. Comm. Vet. Sci.*, **135**, 19–25.

White, D.G. (1993) Colostral supplementation in ruminants. *Comp. Cont. Ed. Pract. Vet.*, **15** (2), 335–342.

CAPÍTULO 7

Cojeras en las cabras adultas

> El cuidado deficiente de las pezuñas es la causa más común de cojera y el problema más importante de bienestar animal.

Al igual que en la mayoría del resto de los animales de granja, la mayor parte de los casos de cojeras en cabras está relacionado con las pezuñas. Los problemas de conformación, como las cuartillas débiles o corvejones de vaca, predisponen a un crecimiento del casco irregular, y algunos factores ambientales, como unas condiciones de excesiva humedad que reblandecen la pezuña, pueden ocasionar un crecimiento excesivo del casco e incrementar su sensibilidad a la infección. Sin embargo, *la piedra angular de la prevención de las cojeras en un rebaño sigue siendo el cuidado rutinario basado en el recorte de las pezuñas.*

En las cabras, se considera que el dolor es uno de los principales signos asociados con la mayor parte de las lesiones podales, de forma que las cojeras son un asunto de bienestar en las cabras y pueden ser un problema particular cuando se descuida la atención rutinaria de las pezuñas.

El estado de dolor crónico asociado con las cojeras puede estar relacionado con unas pérdidas de producción importantes –reducción de la producción de leche y retraso en el crecimiento– debido a la imposibilidad o rechazo para comer.

> En las cabras adultas, la mayoría de las causas de cojeras están asociadas con las pezuñas.

Valoración inicial

La anamnesis preliminar debe tener en cuenta:

- Problema individual o problema de rebaño.
- Inicio repentino o gradual de la cojera.
- Duración de la cojera.
- Cojera estática o progresiva.
- Cualquier factor predisponente, como unas condiciones de humedad excesiva.

Examen clínico

Debe examinarse al animal en reposo y mientras se mueve desde una distancia de unos pocos metros en busca de:

- Distribución del peso.
- Postura.
- Rigidez, dolor o marcha anómala.
- Inflamación alrededor de las articulaciones.
- Heridas, abultamientos, etc., evidentes.
- Conformación.
- Sobrecrecimiento o aspecto anómalo de las pezuñas.

Debe realizarse un examen detallado para localizar el origen de la cojera mediante:

- Limpieza y recorte de las pezuñas, cuando sea necesario.
- Palpación.
- Manipulación.

Puede obtenerse información adicional mediante radiografías o pruebas de laboratorio, si se considera indicado.

Valoración adicional

- Las *radiografías* son útiles en la valoración de la cojera:
  - Fracturas, en particular en zona distal a las articulaciones del codo o la rodilla.
  - Artritis.

  Las cabras permiten por lo general la exploración, pero puede ser necesaria la sedación o anestesia general para lograr la posición correcta de las extremidades.
- La *ecografía*, mediante un escáner con antenas de fase de 7,5 MHz, permite lograr información adicional:
  - Grosor de las cápsulas articulares y extensión y naturaleza de cualquier efusión articular (por comparación con la articulación contralateral no afectada).

Tabla 7.1 AINEs inyectables.

Medicamento	Dosis	Vía
Carprofeno	1,4 mg/kg repetir una vez tras 24 horas	s.c./i.v.
Flunixin meglumine	2,2 mg/kg una vez al día durante 3-5 días	i.v.
Ketoprofeno	3 mg/kg una vez al día durante 3-5 días	i.m./i.v.
Meloxicam	2 mg/kg dosis de choque, después 0,5 mg/kg s.c./i.v. cada 36 horas	s.c./i.v.
Ácido tolfenámico	2-4 mg/kg repetir una vez tras 48 horas	s.c./i.v.
Fenilbutazona[a]	4 mg/kg	i.v.

[a] La fenilbutazona está prohibida para uso en animales de abasto en la UE.

Tratamiento

- Es necesario un diagnóstico exacto de la causa de la cojera para realizar un tratamiento y control eficaces. El tratamiento específico debe aplicarse tan pronto como se haya realizado el diagnóstico; el tratamiento eficaz debe lograr tanto la resolución de la lesión como la vuelta a una marcha normal.
- Asegúrese de que las pezuñas han sido recortadas correctamente.
- Las cojeras de las cabras suelen ser muy dolorosas; se debe instaurar un tratamiento analgésico/antiinflamatorio adecuado. Los medicamentos antiinflamatorios no esteroideos son eficaces para la analgesia diaria. Para un uso a corto plazo, son adecuados los AINEs autorizados para vacas (véase la Tabla 7.1). Para uso a largo plazo, se ha demostrado la utilidad de preparaciones orales –tabletas, líquidos o gránulos (Tabla 7.2)–, aunque no están autorizadas específicamente para pequeños rumiantes. La dosis se debe reducir hasta la dosis eficaz más baja. A dosis menores, es posible repetir la administración cada 24 horas, pero los animales deben ser vigilados estrechamente.

  El meloxicam se utiliza habitualmente por vía oral para la analgesia a largo plazo en cabras viejas con artritis administrando una dosis de choque de 2 mg/kg, seguida de 1 mg/kg al día hasta controlar el dolor, y después 0,5 mg/kg diario o 1 mg/kg en días alternos mientras sea necesario. Las cabras metabolizan el meloxicam más rápido que las vacas y ovejas, de modo que el medicamento debe administrarse con más frecuencia debido a su vida media más corta. Parece no exis-

Tabla 7.2 AINEs de uso oral.

Medicamento	Dosis	Vía
Carprofeno	1-2 mg/kg una vez al día	Oral
Meloxicam	2 mg/kg dosis inicial 1 mg/kg al día hasta controlar el dolor 0,5-1 mg/kg en días alternos a largo plazo	Oral
Aspirina[a]	50-100 mg/kg cada 12 horas	Oral
Fenilbutazona[b]	10 mg/kg durante 2 días, después una vez al día durante 3 días, después en días alternos o según demanda	Oral

[a] La aspirina se absorbe poco desde el rumen, por lo que son necesarias dosis elevadas. La aspirina no está autorizada para uso en animales de abasto en Reino Unido.

[b] La fenilbutazona está prohibida para uso en animales de abasto en la UE.

tir un riesgo de ulceración importante, aun tras un uso a largo plazo, siempre que la dosis se ajuste a la menor necesaria para controlar el dolor.

- Corticosteroides: dexametasona, 0,1 mg/kg, i.v.
- El tétanos es una posible secuela de cualquier infección penetrante, en particular de la pezuña, por lo que siempre debe administrarse una cobertura antitetánica adecuada.

Enfermedades no infecciosas de las pezuñas

Sobrecrecimiento de las pezuñas

La clave en la prevención de las cojeras consiste en su cuidado rutinario (Tabla 7.3) y en el recorte periódico de las pezuñas (Tabla 7.4).

El sobrecrecimiento de las pezuñas es un problema propio de las cabras en manejo intensivo, porque el desgaste normal del casco asociado con el ejercicio sobre un suelo duro es limitado y porque el cuidado rutinario de las pezuñas en las explotaciones grandes requiere una dedicación muy exigente. En las granjas más pequeñas, las pezuñas suelen recortarse normalmente cada mes o cada 6 semanas; la mayor parte de las granjas bovinas comerciales de producción lechera intentan arreglar las pezuñas cada 6 meses, de modo que la falta de cuidados podales se puede convertir en un problema de bienestar en algunas explotaciones. El sobrecrecimiento de las pezuñas provoca una marcha anómala, aumenta el estrés sobre las articulaciones, tendones y ligamentos, son dolorosas para el animal y pueden ocasionar pérdidas en la producción debido a la resistencia de los animales a moverse y comer.

Tabla 7.3 Cuidados de la pezuña de la cabra.

Mantener seca la pezuña	En estabulación, utilizar paja seca sobre buen suelo de cemento
Hacer que las pezuñas se muevan	Sobre superficies duras pero no abrasivas
Mantener las pezuñas bien recortadas	Con la regularidad necesaria

Alimentación y enfermedad metabólica de las pezuñas

En las vacas, la *acidosis del rumen* (Capítulo 15) está considerada un factor principal de la deficiente calidad de las pezuñas y de las enfermedades no infecciosas del casco y, por extrapolación, es probable que el incremento en los problemas podales en la cabra sea debido a prácticas alimentarias que reducen el pH del rumen de forma crónica como resultado de la composición de la ración o de una alimentación incorrecta:

- *Composición de la dieta*: dietas con una fibra inadecuada, dietas ricas en componentes rápidamente fermentables, forrajes con un escaso tamaño de partícula, alimentación selectiva.
- *Alimentación inapropiada*: cambio brusco a dietas con alto contenido en concentrados tras el parto, administración de grandes cantidades de concentrado en poco tiempo, distribución de forraje y concentrado de forma separada, raciones completas mezcladas inadecuadas.

Las cabras deben recibir una dieta que mantenga estable un pH del rumen de entre 5,8 a 6,5.

Estudios recientes sobre cojeras en explotaciones comerciales del Reino Unido han demostrado niveles de pH ácidos en cabras con infecciones por treponema, junto con lesiones en las pezuñas como úlceras y hemorragias de la suela, lo que sugiere que la infección por treponema puede ser secundaria a las alteraciones podales causadas por la acidosis subaguda del rumen (SARA), si bien se requieren estudios adicionales para clarificar la situación.

El estado sanitario de las pezuñas también puede verse afectado por la suplementación de la dieta:

- La *biotina* es esencial para la síntesis de la proteína queratina del tejido de las pezuñas; las dietas que acidifican el rumen reducen la síntesis microbiana de biotina. Se han recomendado niveles de 3-4 mg/día para animales con antecedentes de problemas en las pezuñas.
- El *cobre* y el *zinc* están implicados en la síntesis de queratina.

Se ha utilizado metionina de zinc, 0,5 mg/día y sulfato de zinc, 250 mg/día, para el tratamiento de los problemas de las pezuñas.

Deben mantenerse niveles adecuados de cobre en la dieta y la proporción entre cobre y

Tabla 7.4 Procedimientos de recorte funcional de las pezuñas.

1. Limpiar toda la suciedad y estiércol de la pezuña
2. Eliminar todo el tejido córneo desprendido, incluyendo el crecimiento interior de las paredes y rebordes interdigitales
   - El sobrecrecimiento de la pared externa se retuerce hacia el interior bajo la suela y atrapa suciedad y estiércol
   - El sobrecrecimiento de la pared interna produce rebordes que pueden atrapar suciedad en el espacio interdigital, predisponiendo al pedero y otras infecciones
3. Nivelar los talones y reducirlos si es necesario
   - En las pezuñas sobrecrecidas, el talón externo suele estar mucho más alto que el interno
   - Ambos talones deben tener la misma altura y deben ser suficientemente bajos para permitir que la pezuña tenga una forma adecuada
4. Rebajar la suela desde el nuevo nivel de los talones hacia delante hasta el dedo, recortando las paredes si fuera necesario
   - El casco externo crece por lo general más (en profundidad y longitud) que el interno, por lo que requiere un recorte adicional
   - Debe tenerse cuidado para evitar cortar demasiado y provocar hemorragias o que aflore casco blando
5. Eliminar cualquier sobrecrecimiento o casco retorcido restante
   - Es mejor dar forma a la suela del talón hacia el dedo en lugar de achatar la punta del dedo. Esto permite un alineamiento más normal del hueso podal y de los tendones flexores
6. Eliminar todo el tejido córneo que crezca por dentro
   - Ventilar y eliminar si es posible todo el tejido degenerado e infectado
   - Ampliar la anchura de cualquier grieta hasta convertirla en un valle con forma de «U»
   - Ampliar la anchura de todos los agujeros del casco para convertirlos en cráter
7. El resultado final debe ser una superficie lisa y plana desde el talón a la punta del dedo
   - La suela debe ser preferiblemente algo cóncava hacia el espacio interdigital de modo que la suciedad no quede atrapada entre las pezuñas
   - Al mirarla de lado, las pezuñas deben parecer paralelogramos con una banda coronaria paralela a la suela y la parte frontal paralela a la trasera
8. Si se observa la exteriorización de tejido blando
   - Rociar con espray de tetraciclina o sumergir cada pezuña en un baño de formalina al 4% aproximadamente
   - Aplicar un vendaje a la pezuña si es necesario y mantenerlo seco durante 7-10 días
   - Sustituir el vendaje si se humedece

molibdeno en la dieta se debe mantener entre 4:1 y 6:1.

- El tejido córneo del casco es un producto de las células epidérmicas especializadas que acumulan diversas proteínas del citoesqueleto y de otros tipos que contienen diferentes proporciones de aminoácidos que contienen azufre y otros elementos, en particular cisteína. El aporte de cisteína en la dieta, de sus precursores y de otros nutrientes influye en el crecimiento y la dureza del casco. La suplementación de la dieta de cabras de cachemira y mohair con *metionina*, 5 g/30 kg de peso vivo al día, ha logrado un aumento de la concentración de cisteína en el cuerno de sus pezuñas y un incremento de la dureza del tejido córneo de la suela y la pared abaxial.

Enfermedad de la línea blanca

La línea blanca es la unión del tejido córneo de la pared y el de la suela. La enfermedad de la línea blanca implica la separación de una porción de la pared externa de tejido córneo con respecto a las laminillas sensitivas subyacentes en la zona de la línea blanca. Siempre resulta afectada la pared abaxial de la pezuña y las extremidades anteriores son las más habitualmente implicadas.

Etiología

- Las causas etiológicas de la enfermedad de la línea blanca no están claras; la línea blanca es la unión cementada de la pared y de la suela, por lo que es una zona débil. Los pequeños traumatismos en la zona debidos a piedras, suelo de cemento rugoso o grava, pueden dar lugar a una lesión y una leve separación, que posteriormente aumenta por la entrada de suciedad en ese espacio. Las condiciones de humedad debajo de la pezuña ablandan los cascos y aumentan el daño. Si la separación entre la pared y la suela no es importante, el crecimiento normal del tejido córneo puede empujar la suciedad hacia el exterior y la lesión se resolverá. Si se produce una mayor acumulación de suciedad, la lesión evoluciona hasta que el tejido córneo de la pared de la pezuña de la zona adyacente se separe completamente de la suela.

Signos clínicos

- La enfermedad suele advertirse al realizar el recorte rutinario de las pezuñas, en particular durante los meses más húmedos del año. Entre las lesiones iniciales se observa el engrosamiento, reblandecimiento y la ligera separación de la pared con respecto a las laminillas y posteriormente evoluciona hasta la completa separación del tejido córneo, formándose una bolsa que se llena de suciedad y restos, ejerciendo eventualmente presión sobre las laminillas. Cuando los cuidados podales son deficientes, el proceso puede evolucionar hasta que el animal cojea. Si en la zona se produce una infección, se acumulará pus que se abrirá paso hasta el rodete coronario, formando un absceso podal.

Tratamiento

- El recorte inmediato de la pezuña para eliminar la parte desprendida del tejido córneo, que deja al descubierto unas laminillas queratinizadas con forma característica de media luna, resuelve el problema antes de que se presente la cojera. Las pérdidas extensas de tejido se pueden reparar con masilla de tejido córneo tras su limpieza.

Desprendimiento de la pezuña

En la mayoría de los casos, el desprendimiento de la pezuña es probablemente una secuela de la enfermedad de la línea blanca (véase pág. anterior), pero la relación exacta entre ambos procesos precisa ser aclarada. La separación de la pezuña también puede ser el resultado de un traumatismo de la pared del casco. El pedero y la dermatitis digital contagiosa caprina también provocan el desprendimiento de la pezuña.

Lesiones del tejido córneo de la suela

Las lesiones primarias del tejido córneo de la suela, incluyendo las úlceras de la suela, se describen rara vez como causa de cojeras en las cabras. En el Reino Unido, muchas explotaciones comerciales de producción lechera se basan en la estabulación en parques con paja, reduciendo la exposición a factores predisponentes como la larga permanencia sobre suelos de cemento o piedra. Sin embargo, se producen lesiones no infectadas en la suela. El papel de la acidosis ruminal subaguda (SARA) en las cabras alimentadas con un alto nivel de concentrados y de las modificaciones hormonales alrededor del parto en esos animales requieren de una mayor investigación.

Se han identificado diversas especies de treponemas a partir de las pezuñas de cabras cojas en las que la mayoría de las lesiones parecen comenzar desde la suela y se ha sugerido que una lesión primaria del tejido córneo se infecta de forma secundaria con treponemas.

Penetración de cuerpos extraños en la suela

La incisión de la suela por un cuerpo extraño como una piedra o un clavo provoca una cojera inmediata en la extremidad afectada y en ocasiones se presenta una cabra con un cuerpo extraño, por ejemplo un clavo, todavía incrustado en la pezuña o el espacio interdigital. Si se retira el cuerpo extraño, se limpia el punto de penetración y se hace un drenaje, se logra una rápida recuperación, pero si se descuida puede dar lugar a la formación de un absceso.

Abscesos de la suela

Los abscesos de la suela son una lesión infrecuente y dolorosa de etiología incierta, probablemente resultado de un traumatismo de la suela y posiblemente precursora de las úlceras de la suela y de la formación de una lesión granulomatosa. Resulta evidente el dolor sobre una zona de la suela y cuando se realiza el recorte de la pezuña se libera pus. Su tratamiento consiste en el recorte cuidadoso de la pezuña, la limpieza de la zona y la administración tópica o parenteral de antibióticos.

Lesiones granulomatosas de la suela

Se han descrito lesiones granulomatosas de la suela en una granja de cabras lecheras. Aunque su etiología no está clara, es probable que las lesiones granulomatosas sean una secuela del traumatismo directo de la suela y su posterior ulceración, de lenta curación. El tratamiento consiste en la extirpación del tejido granulomatoso al nivel del tejido córneo de la suela, eliminando todo el tejido córneo subyacente y recortando la pezuña con cuidado.

Fractura de la falange distal

La fractura de la falange distal o hueso del pie produce una cojera aguda en esa extremidad. Para la confirmación de su diagnóstico es necesaria una radiografía. Su curación se puede lograr si se limita el movimiento durante al menos 6 semanas con una férula de escayola impermeable.

Laminitis (pododermatitis aséptica)

Etiología

La laminitis es un trastorno metabólico del corion y la capa germinal de la pezuña, producido por la degeneración del aporte sanguíneo al corion.

- La *laminitis aguda* se produce en respuesta a la liberación de endotoxinas durante la acidosis ruminal o los procesos tóxicos.
- Las *laminitis subaguda* y *subclínica* se producen por una sobrealimentación durante un largo periodo.
- La *laminitis crónica* se desarrolla cuando las laminitis aguda o subaguda no son detectadas o tratadas de forma eficaz debido a que resulta alterada la formación del tejido córneo.
- Los traumatismos de la pezuña también pueden predisponer a una laminitis.
- Puede existir una predisposición genética en algunas familias.

Presentación

La *laminitis aguda* puede presentarse:

- Tras un proceso tóxico, como mamitis, metritis, retención de membranas fetales o neumonía.
- Unos días después del parto con o sin cualquiera de los procesos arriba citados.
- Como secuela de la acidosis:
  - en hembras alimentadas con dietas de alto contenido de energía
  - en cabras alimentadas con ensilado que ingieren ensilado ácido continuamente
- La laminitis también se presenta en procesos víricos sistémicos como la fiebre aftosa y la lengua azul.

La *laminitis subaguda* y *subclínica* se presentan:

- En las cabras jóvenes y cabritos de unas 8 semanas de edad alimentados con raciones de concentrado con alto nivel de proteína/energía (¿junto con inadecuado contenido de fibra?).
- En cabras sobrealimentadas en comparación con su nivel productivo.
- En machos cabríos alimentados con raciones propias de la lactación, sobre todo durante la época de verano en que no trabajan. En esa época también se acentúa el desarrollo mamario y la producción de leche en los machos, en particular en la raza Saanen británica o en los animales Saanen procedentes de familias de alta producción lechera, debido a la sobrealimentación y existe el riesgo de que se desarrolle mamitis (véase el Capítulo 13).

La *laminitis crónica* se produce como secuela de laminitis aguda, subaguda o subclínica y es común en cabras que se mantienen como mascotas, tales como las pigmeas, que han sido sobrealimentadas y/o alimentadas de manera inadecuada durante largo tiempo.

Signos clínicos

La *laminitis aguda* ocasiona la repentina aparición de una o varias pezuñas sensibles (generalmente de ambas patas delanteras, pero a veces de las cuatro), con renuencia a caminar, postración prolongada o caminar de rodillas, y una alternancia en la distribución del peso en la estación para descansar la extremidad afectada, rechinar de dientes y otros signos de dolor, fiebre y caída de la producción de leche. El rodete coronario de la pezuña afectada aparece caliente pero el dedo está frío.

> La laminitis subclínica es una enfermedad común en las cabras lecheras que suele pasar desapercibida.

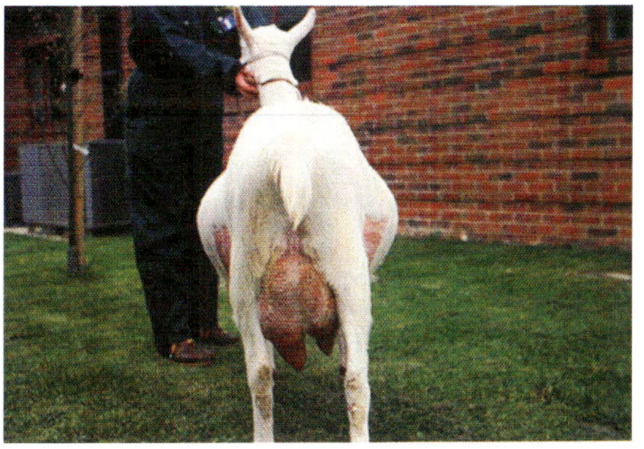

ámina 1.1 Hidrómetra: Distensión abdominal y ubre bien desarrollada con leche 145 días después de la monta. (Lámina edida por Peter Jackson).

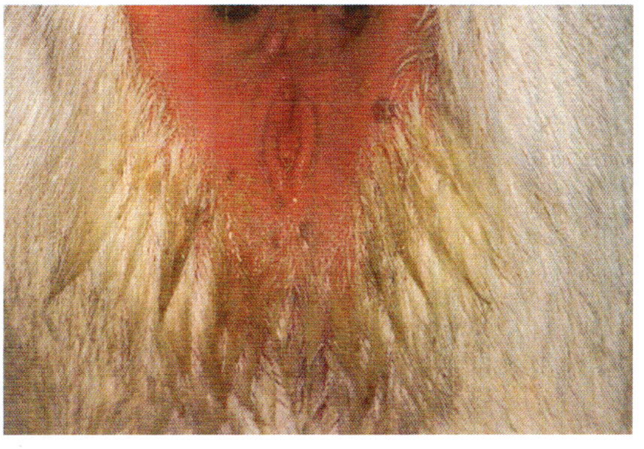

ámina 1.2 Hidrómetra: Humedad en la vulva y el periné tras «pseudogestación». (Lámina cedida por Peter Jackson).

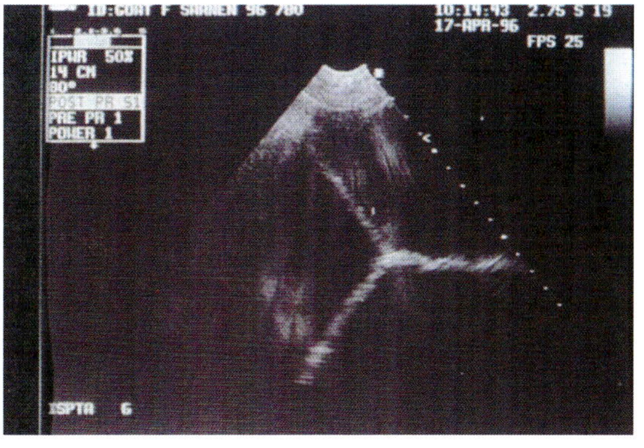

ámina 1.3 Hidrómetra: Ecografía del útero donde se aprecia la ausencia de feto y marcas ecogénicas causadas por la uperposición de los cuernos uterinos llenos de líquido. (Lámina cedida por Peter Jackson).

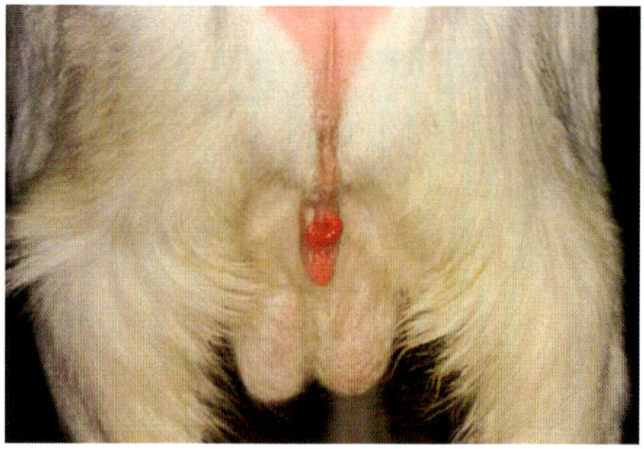

Lámina 1.4 Intersexo: Macho pseudohermafrodita que presenta un orificio uretral en el periné, un escroto que contiene testículos e hipospadia. (Lámina cedida por Peter Jackson).

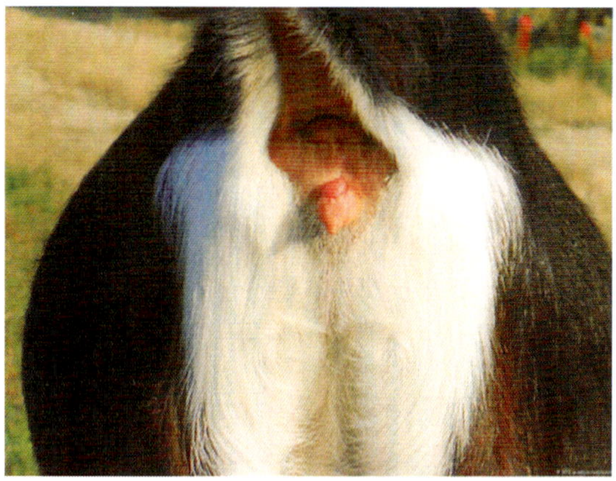

Lámina 1.5 Intersexo: Hembra pseudohermafrodita.

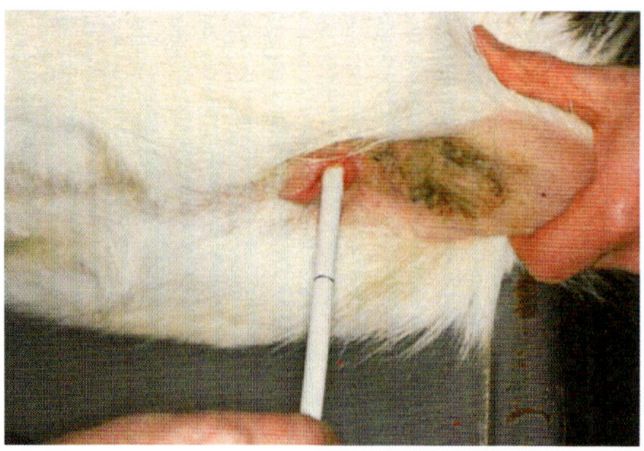

Lámina 1.6 Intersexo: Sonda vaginal marcada que muestra una vagina corta. (Lámina cedida por Peter Jackson).

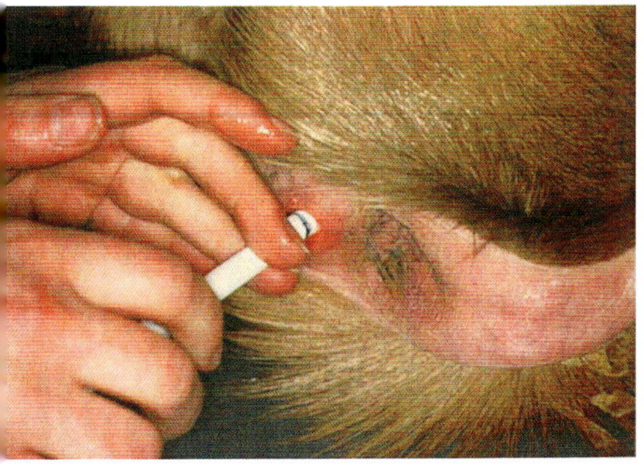

Lámina 1.7 Intersexo: Hembra normal con una sonda vaginal marcada que muestra la longitud de una vagina normal. (Lámina cedida por Peter Jackson).

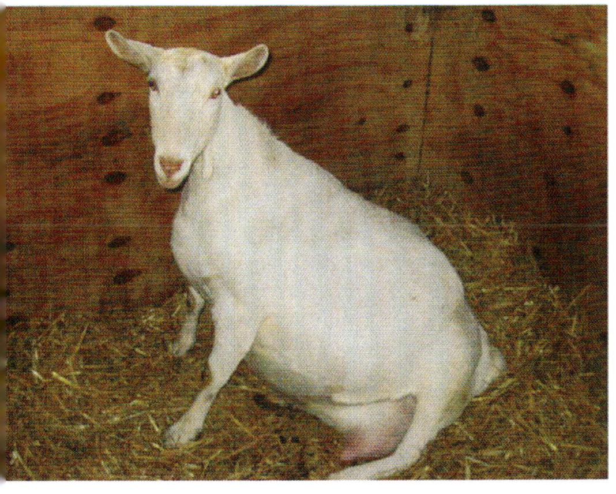

Lámina 1.8 Algunas cabras adoptan la postura de «perro sentado» durante el final de la gestación.

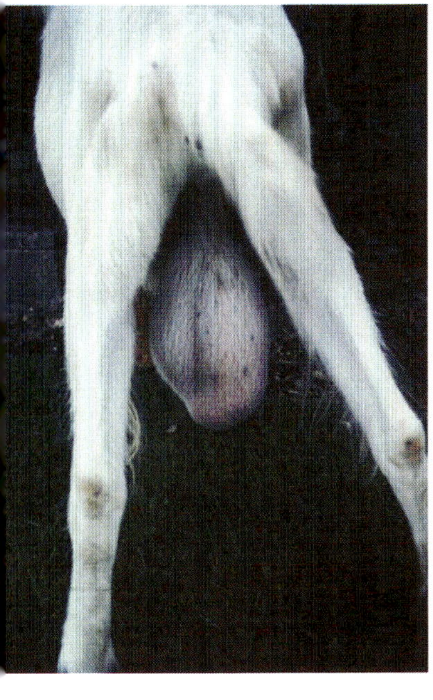

Lámina 3.1 Macho cabrío de raza Saanen con orquitis que afecta al testículo derecho de mayor tamaño. (Lámina cedida por Peter Jackson).

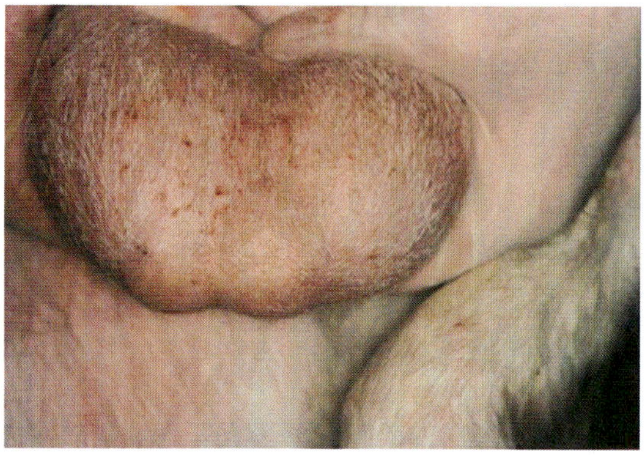

Lámina 3.2 Macho cabrío infértil que presenta testículos normales con epidídimos pequeños y fibrosados. (Lámina cedida por Peter Jackson).

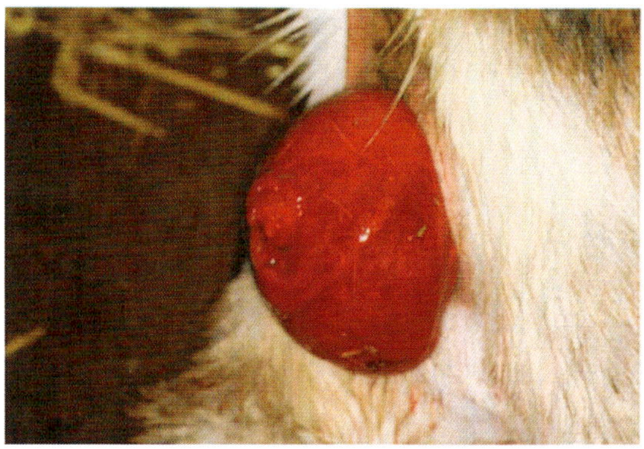

Lámina 4.1 Prolapso vaginal. (Lámina cedida por Peter Jackson).

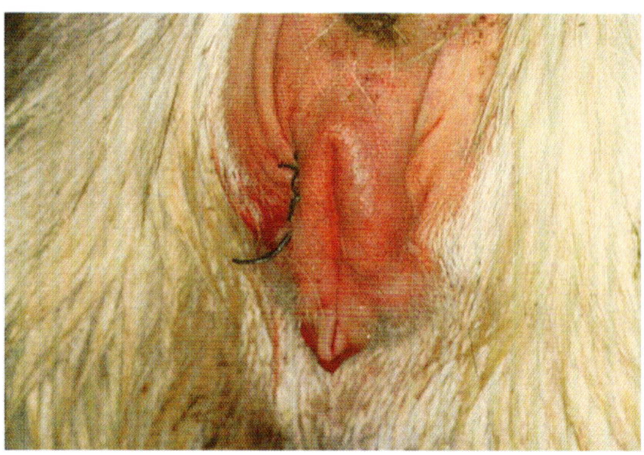

Lámina 4.2 Prolapso vaginal reducido y fijado con suturas vulvares. (Lámina cedida por Peter Jackson).

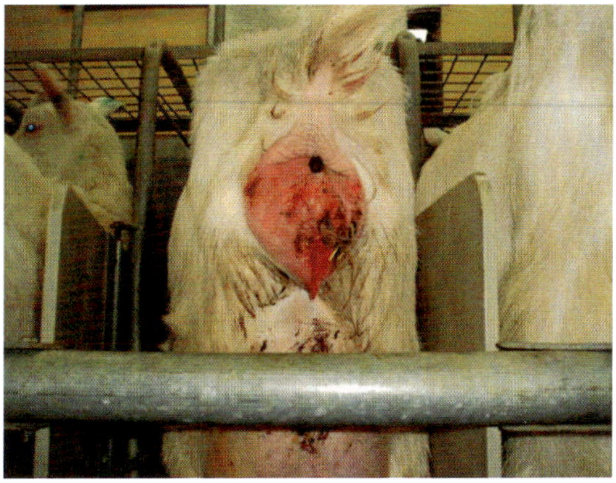

Lámina 4.3 Traumatismo de la vulva resultante de un parto asistido. (Lámina cedida por Katherine Anzuino).

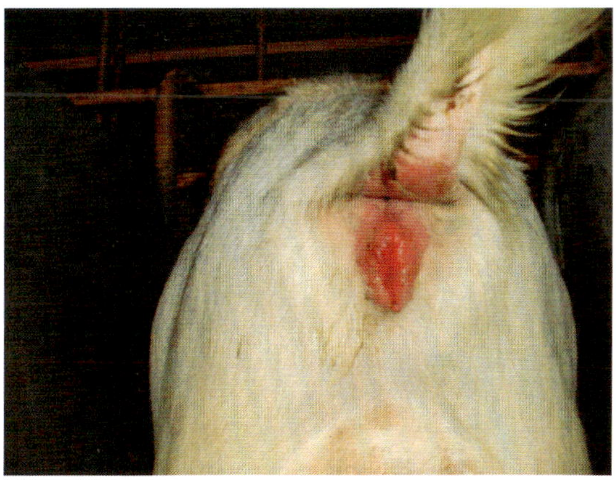

Lámina 4.4 Vulva congestionada posparto. (Lámina cedida por Katherine Anzuino).

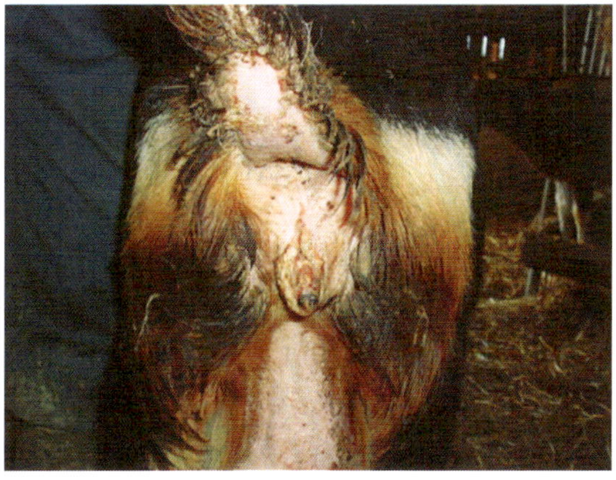

Lámina 4.5 Pelo apelmazado y dermatitis, resultantes de un flujo vaginal purulento. (Lámina cedida por Katherine Anzuino).

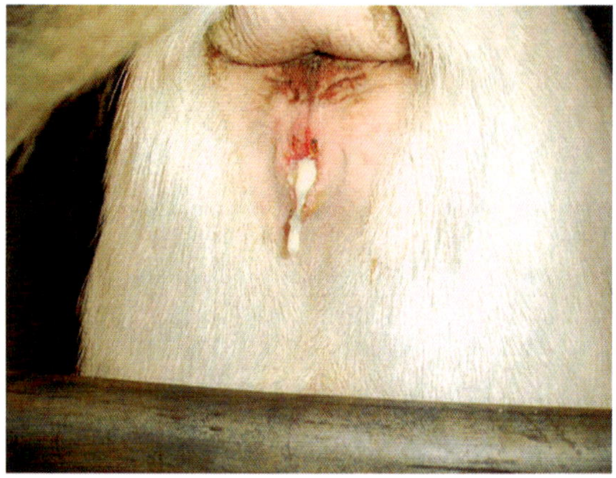

Lámina 4.6 Endometritis: Flujo vulvar blanquecino. (Lámina cedida por Katherine Anzuino).

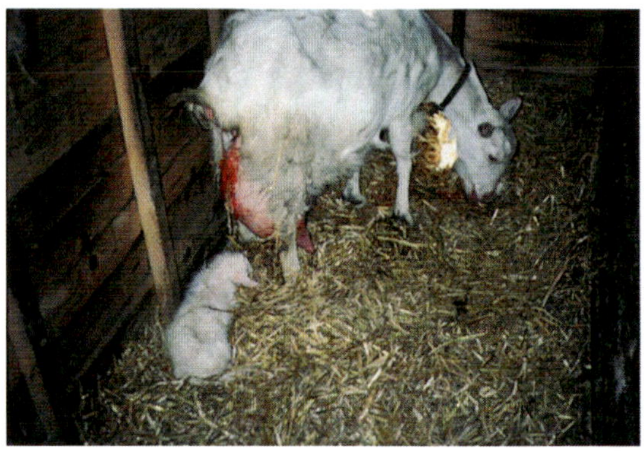

Lámina 4.7 Las cabras domésticas (y otros caprinos) habitualmente ingieren su propia placenta; muchas supuestas «retenciones placentarias» son en realidad, placentas ingeridas por la cabra.

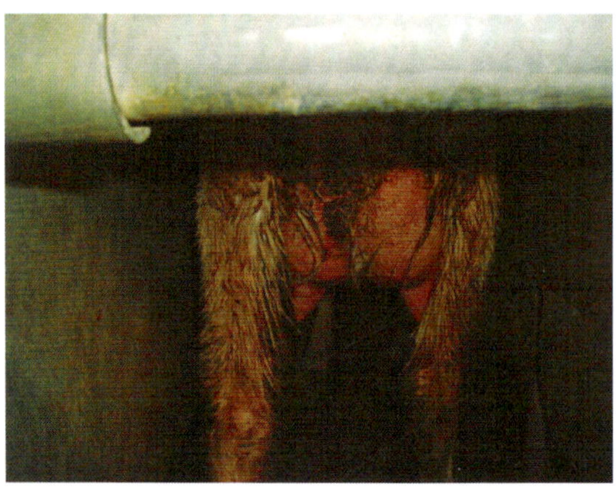

Lámina 4.8 Coloración y escaldadura graves por acción de la orina. (Lámina cedida por Katherine Anzuino).

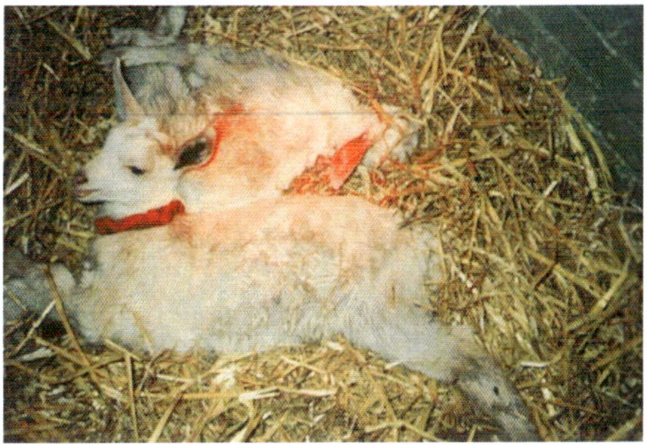

Lámina 5.1 Ataxia enzoótica: Dos cabritos, uno con ataxia y paraplejia pero capaz de utilizar sus extremidades anteriores, el otro con tetraplejia. (Lámina cedida por Tony Andrews).

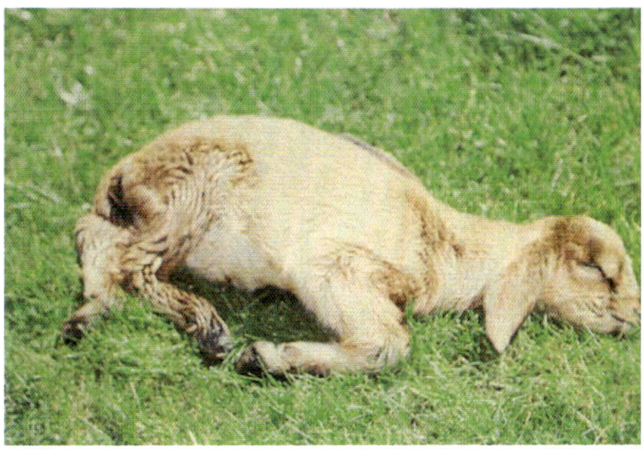

Lámina 5.2 Síndrome de «cabrito de trapo»: Cabrito de raza Anglo-nubia colapsado. (Lámina cedida por Peter Jackson).

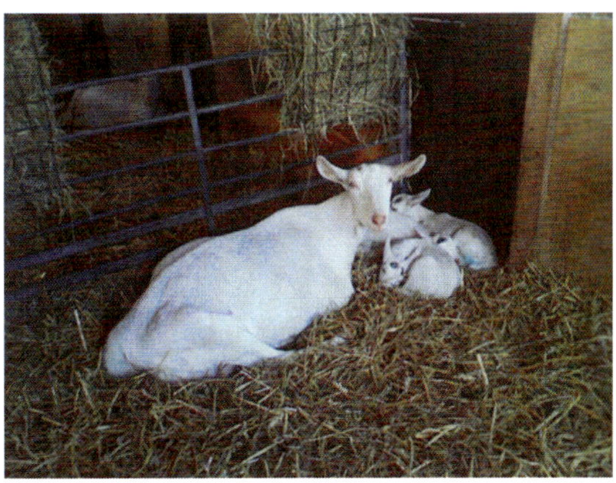

Lámina 6.1 El despuntado realizado a los 4 días de edad permite que los cabritos permanezcan con su madre durante otras 24 horas antes de ser separados para su crianza artificial.

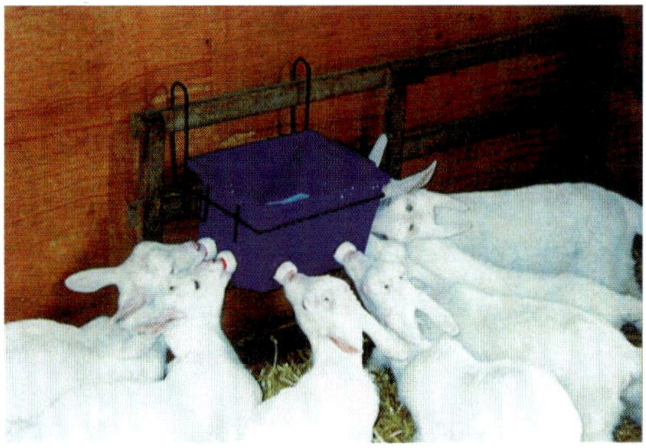

Lámina 6.2 Mediante una sencilla unidad multialimentadora, se puede limitar la cantidad de leche administrada de modo que se distribuya una determinada cantidad a determinados momentos del día.

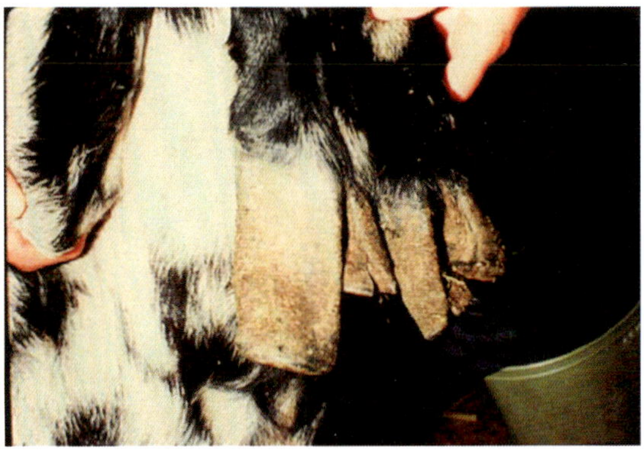

Lámina 7.1 Laminitis crónica: Se observa la profundidad marcada del tejido córneo, «suelas en plataforma».

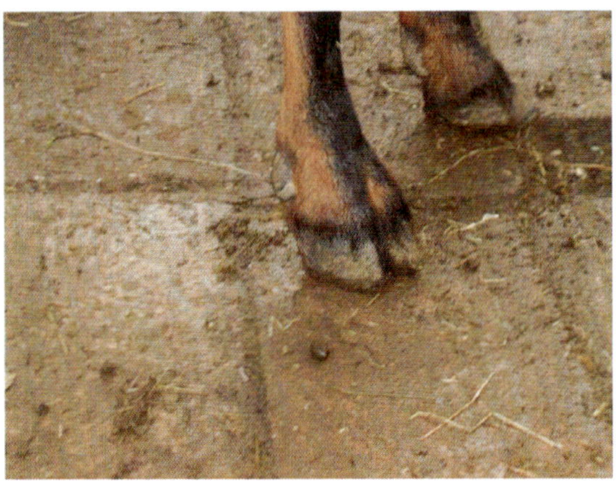

Lámina 7.2 Laminitis crónica: Profundidad de la pezuña menos marcada que en Lámina 7.1, pero todavía el doble de la profundidad normal.

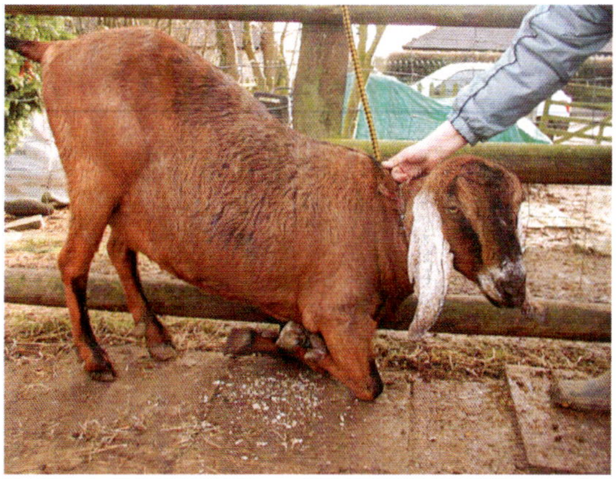

Lámina 7.3 Laminitis crónica: Los animales afectados pasan largo tiempo sobre sus rodillas debido al dolor en sus pezuñas.

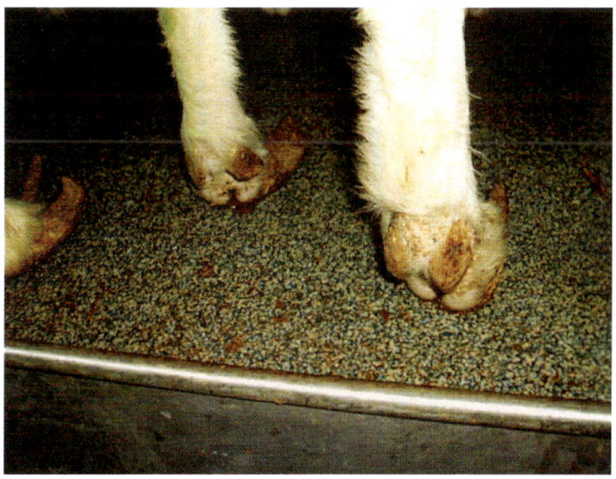

Lámina 7.4 Pezuñas con sobrecrecimiento («pezuñas resbaladizas»). La dermatitis de la cuartilla puede deberse a la humedad o a una sarna corióptica. (Lámina cedida por Katherine Anzuino).

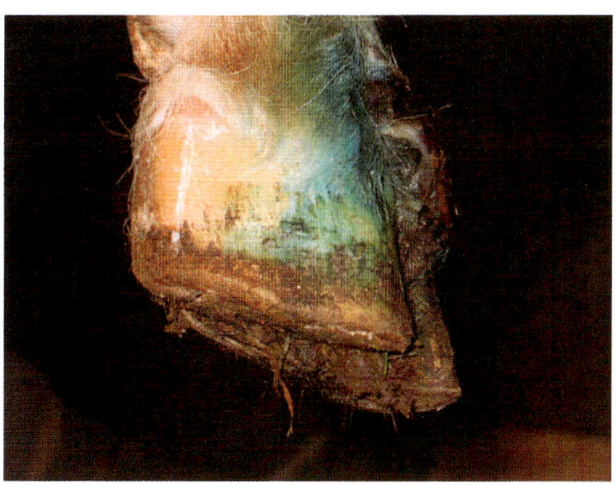

Lámina 7.5 En ocasiones se describen tumores de la pezuña que afectan al espacio interdigital, a la banda coronaria y a la pezuña.

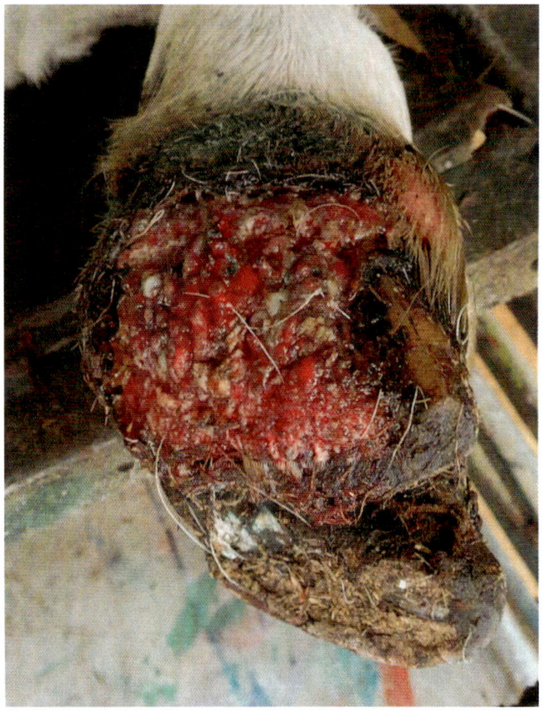

Lámina 7.6 Lesión de tipo CODD (dermatitis digital contagiosa ovina). (Lámina cedida por Leigh Sullivan).

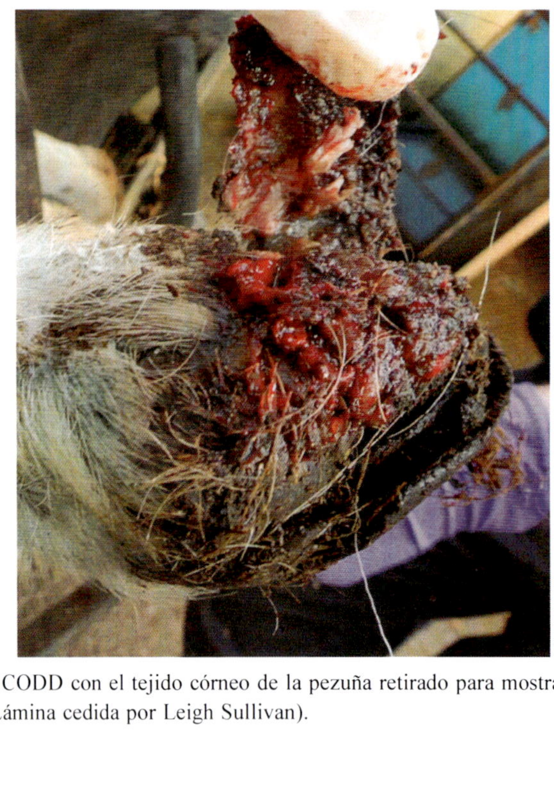

Lámina 7.7 Lesión de tipo CODD con el tejido córneo de la pezuña retirado para mostrar los tejidos granulomatosos y hemorrágicos subyacentes. (Lámina cedida por Leigh Sullivan).

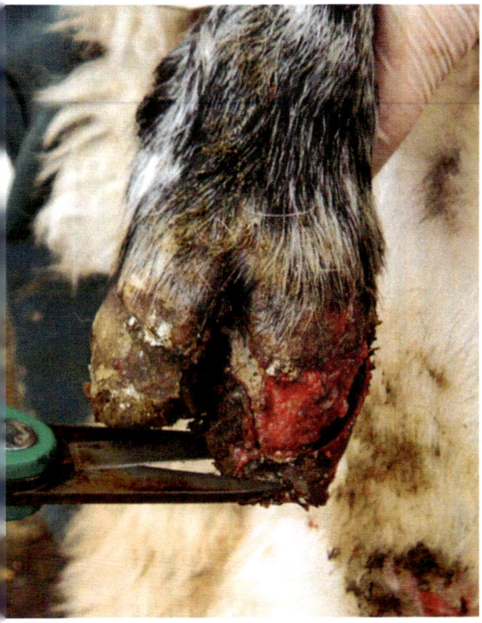

Lámina 7.8 Lesión de tipo CODD que muestra el tejido córneo de la pezuña desprendido. (Lámina cedida por Leigh Sullivan).

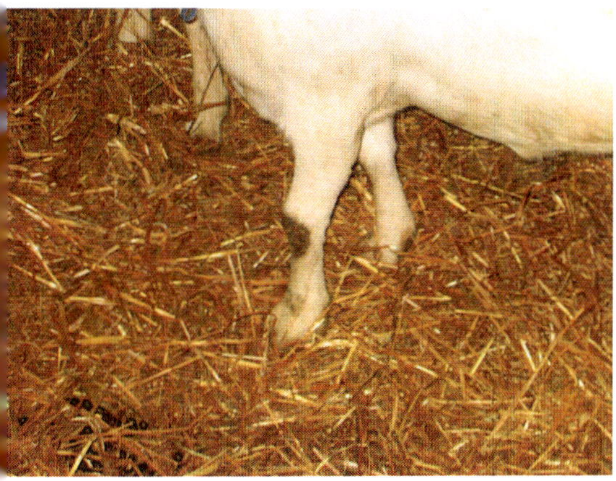

Lámina 7.9 Virus de la artritis encefalitis caprina (CAE): Cabra con articulaciones del carpo inflamadas que causan cojera.

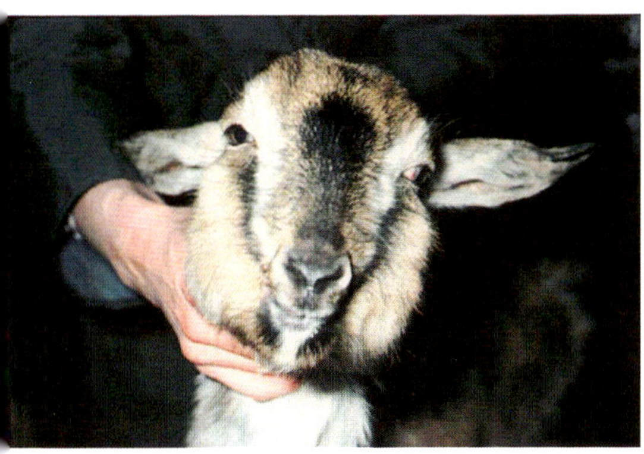

Lámina 8.1 Rostro de una cabra con osteodistrofia fibrosa.

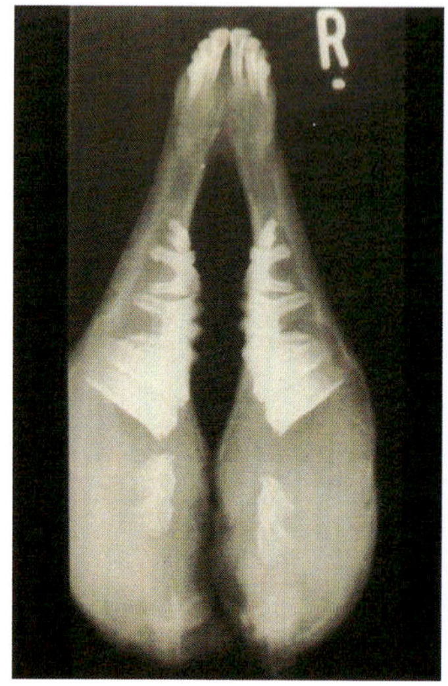

Lámina 8.2 Osteodistrofia fibrosa: Radiografía del maxilar. (Lámina cedida por Tony Andrews).

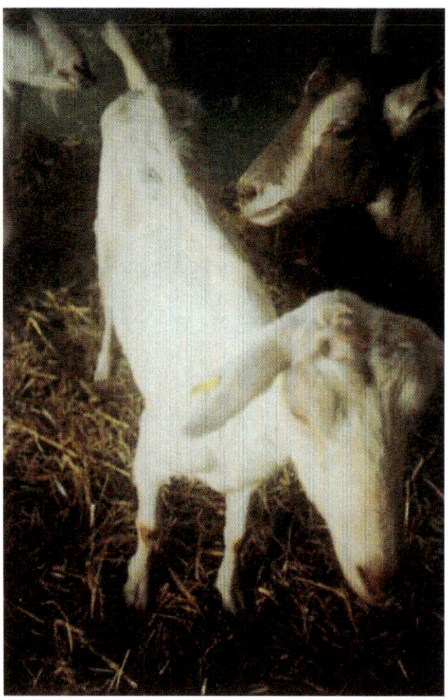

Lámina 9.1 Paratuberculosis: Cabra con emaciación. (Lámina cedida por Tony Andrews).

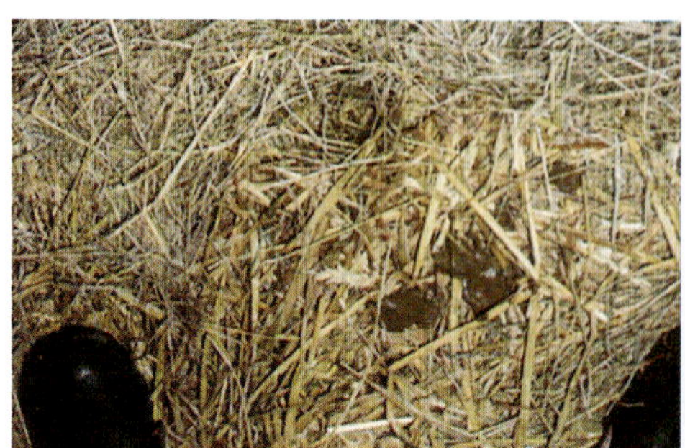

Lámina 9.2 Heces de cabras con paratuberculosis. La diarrea solamente se presenta en fase terminal en las cabras. (Lámina cedida por Tony Andrews).

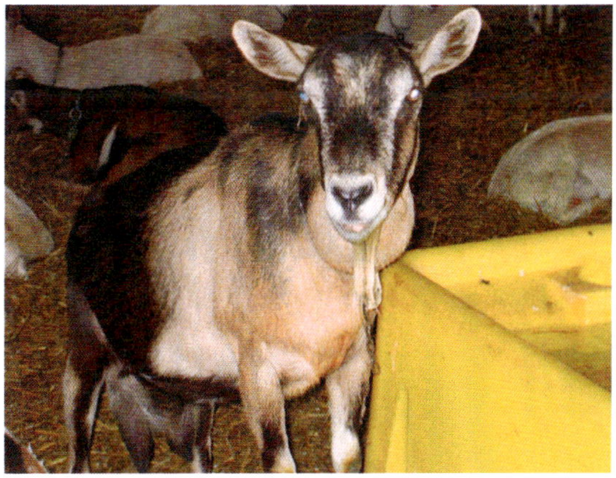

Lámina 10.1 Timoma: Un tumor relativamente frecuente en las cabras adultas.

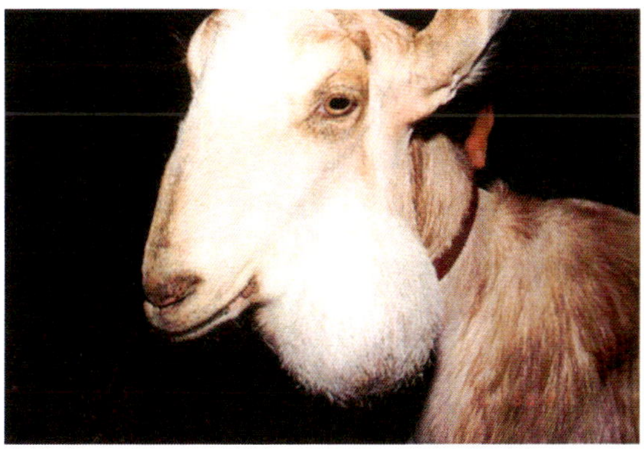

Lámina 10.2 Quiste salivar: Relativamente frecuente dentro de las anomalías del desarrollo, en particular en cabras Anglo-nubias (Lámina cedida por Peter Jackson).

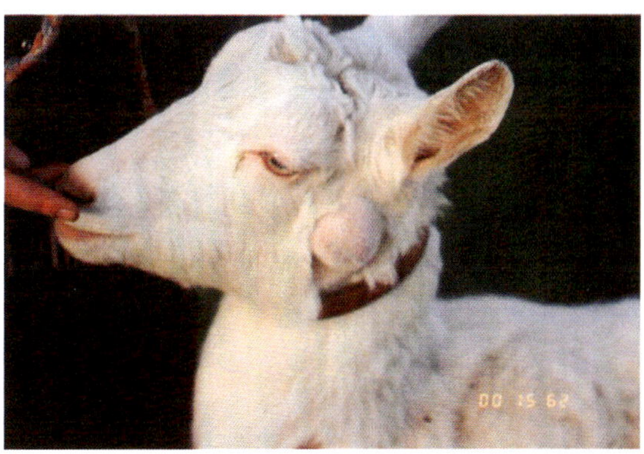

Lámina 10.3 Linfoadenitis caseosa: Absceso. En las cabras, los signos más habituales son unos nódulos linfáticos periféricos aumentados de tamaño y con abscesos, en particular, en la cabeza y el cuello. (Lámina cedida por Peter Jackson).

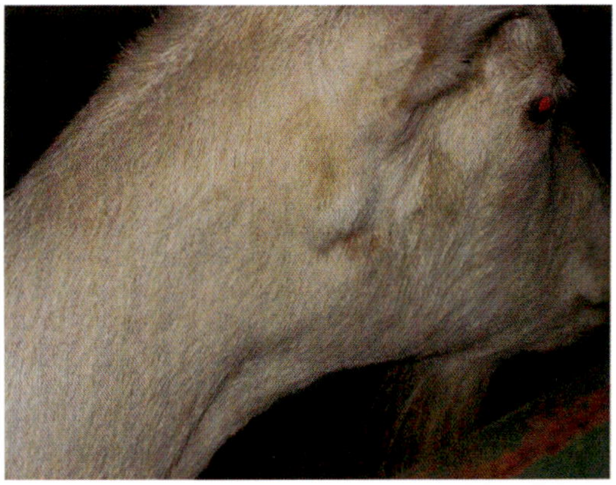

Lámina 10.4 Linfoadenitis caseosa: Absceso abierto. (Lámina cedida por Peter Jackson).

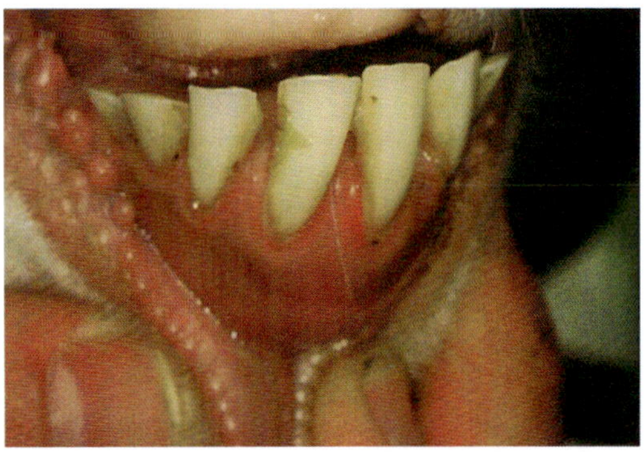

Lámina 10.5 Linfosarcoma: Caída de dientes incisivos que impide la prensión de los alimentos. (Lámina cedida por Peter Jackson).

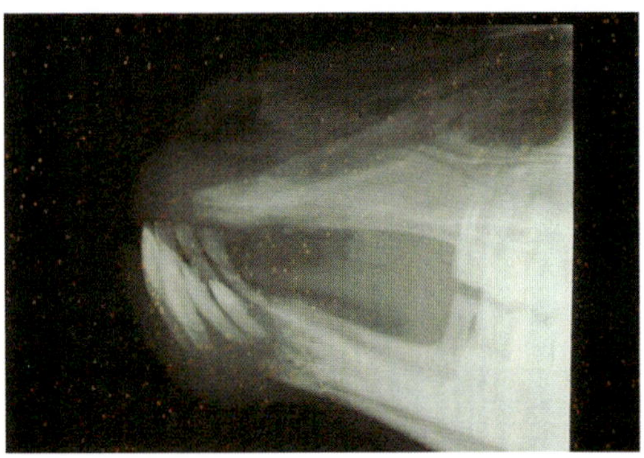

Lámina 10.6 Linfosarcoma: Radiografía que muestra una lisis extensa del hueso mandibular. (Lámina cedida por Peter Jackson).

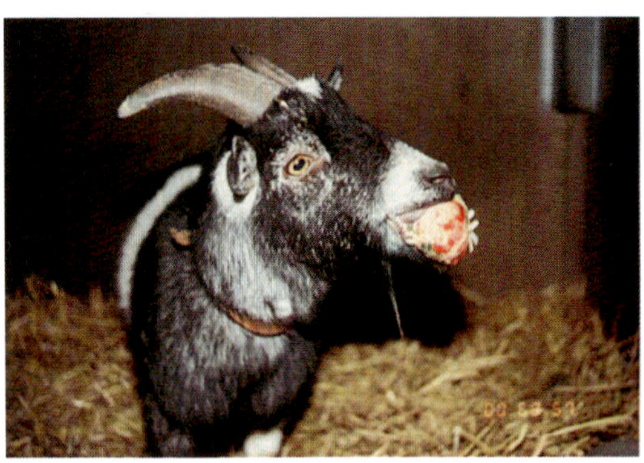

Lámina 10.7 Tumor de células gigantes que afecta a la mandíbula y a los tejidos adyacentes. En ocasiones se observan tumores de diversos tipos en la boca de las cabras que causan una inflamación localizada. (Lámina cedida por Peter Jackson).

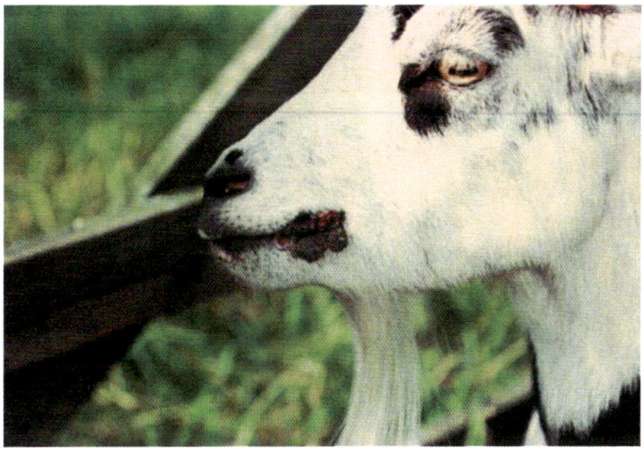

Lámina 10.8 Lesiones de ectima sobre los labios. (Lámina cedida por Peter Jackson).

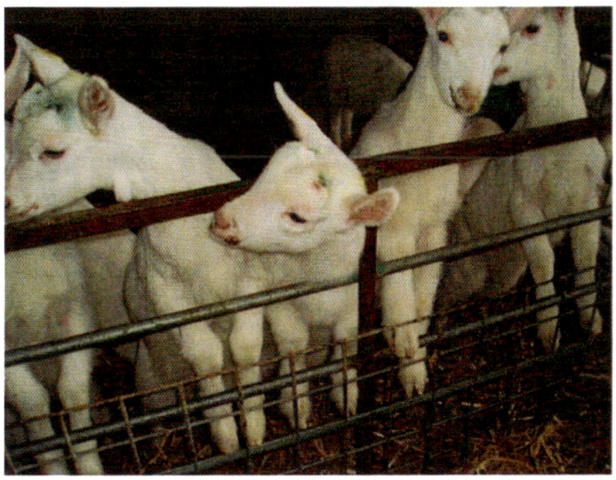

Lámina 10.9 Cabritos con ectima. (Lámina cedida por Katherine Anzuino).

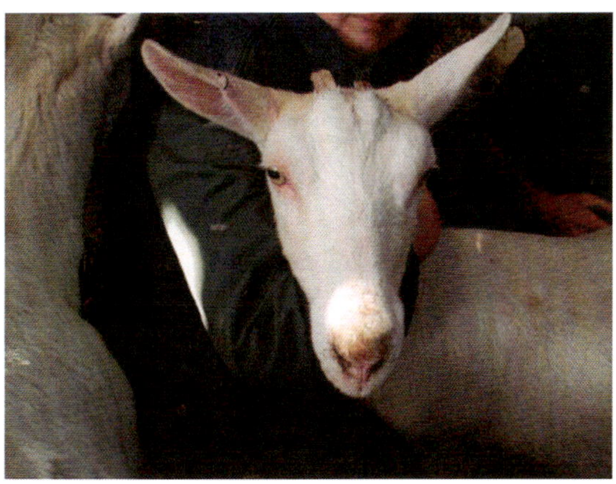

Lámina 10.10 Nariz con dermatitis de etiología desconocida. Suele ser difícil diferenciar la ectima de otros procesos que causan dermatitis alrededor de la boca y la nariz.

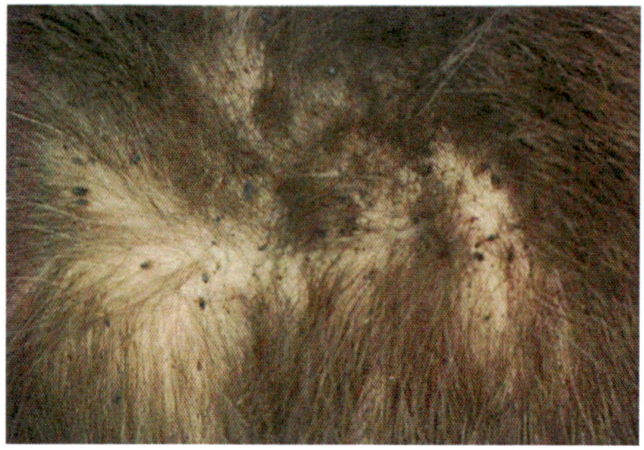

Lámina 11.1 Infestación por piojos (*Linognathus stenopsis*).

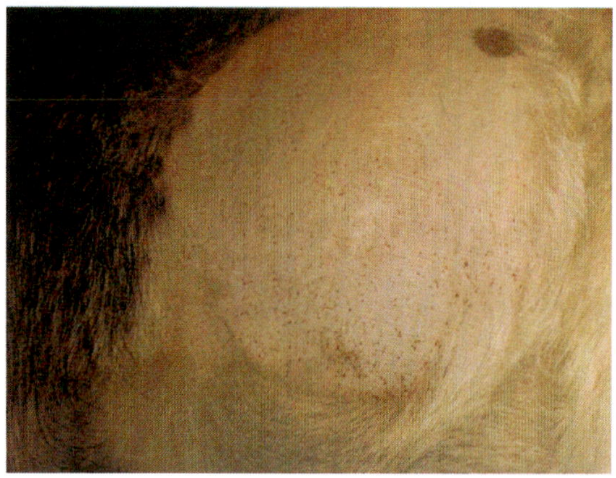

Lámina 11.2 Infestación por piojos (*Bovicola caprae*).

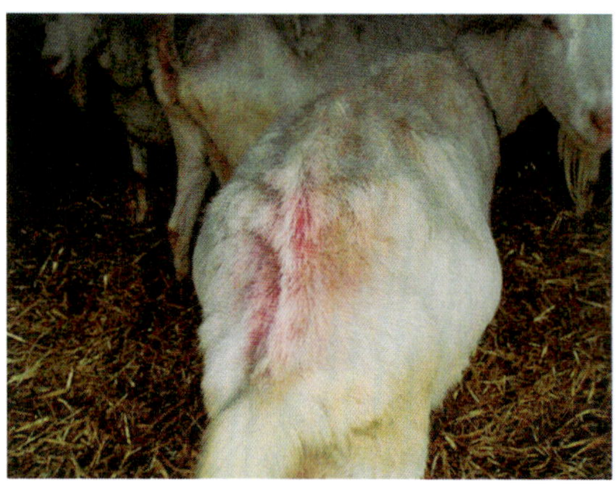

Lámina 11.3 Dermatitis como consecuencia de una infestación por piojos. (Lámina cedida por Katherine Anzuino).

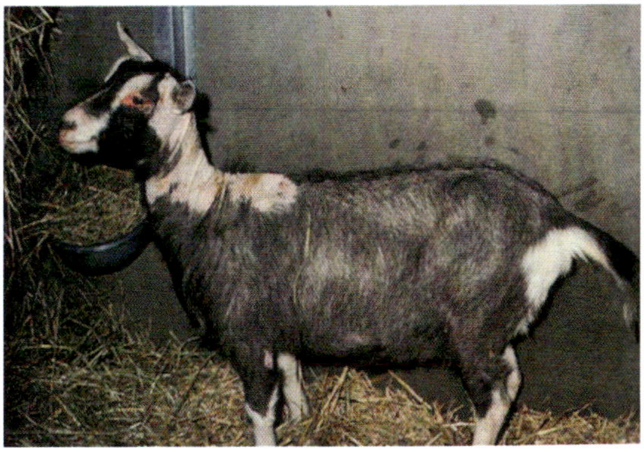

Lámina 11.4 Sarna sarcóptica. (Lámina cedida por Peter Jackson).

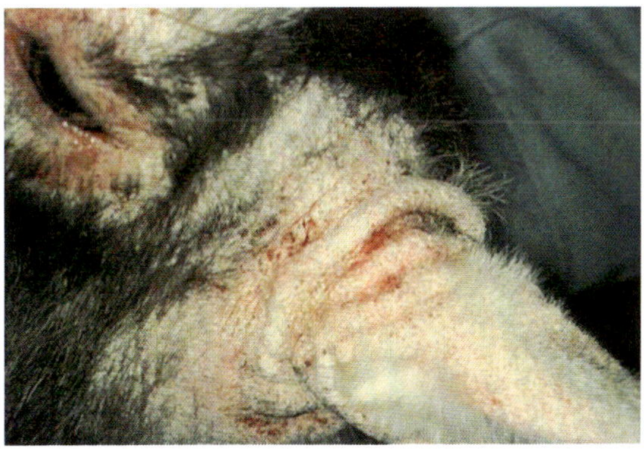

Lámina 11.5 Sarna sarcóptica, vista cercana de la región de la oreja izquierda y el ojo. (Lámina cedida por Peter Jackson).

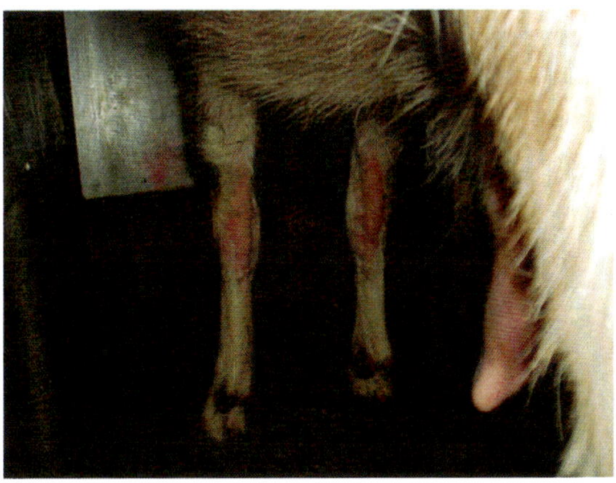

Lámina 11.6 Extremidades con dermatitis en condiciones de humedad. (Lámina cedida por Katherine Anzuino).

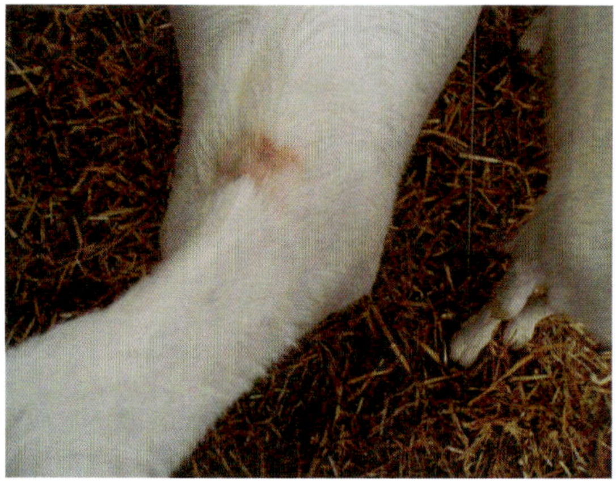

Lámina 11.7 La alopecia por rascado contra barras del comedero, rejillas, etc., es frecuente en granjas comerciales. (Lámina cedida por Katherine Anzuino).

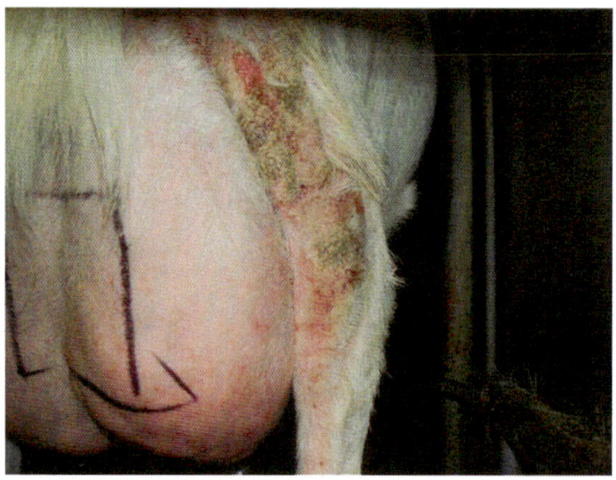

Lámina 11.8 Dermatitis en una extremidad de origen desconocido. (Lámina cedida por Katherine Anzuino).

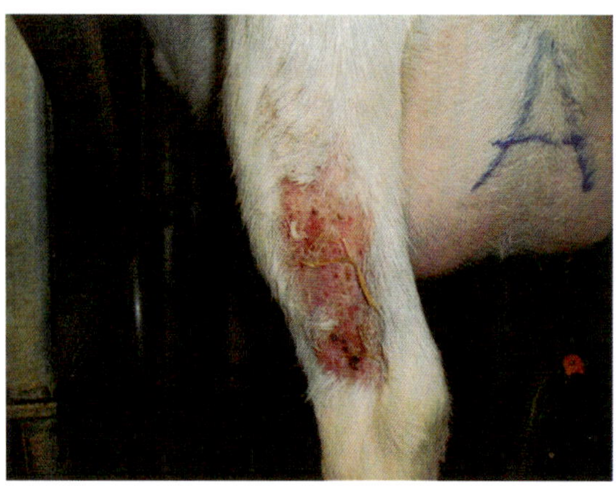

Lámina 11.9 Dermatitis en una extremidad de origen desconocido. Con frecuencia se produce una infección bacteriana secundaria ante cualquier lesión cutánea. (Lámina cedida por Katherine Anzuino).

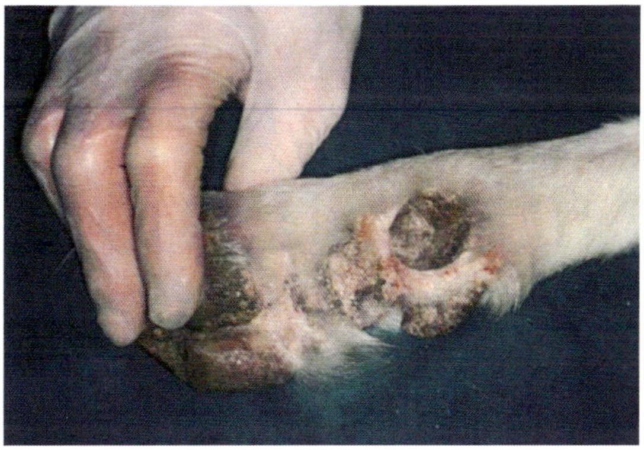

Lámina 11.10 Sarna corióptica: vista caudal de la parte inferior de la extremidad anterior. (Lámina cedida por Peter Jackson).

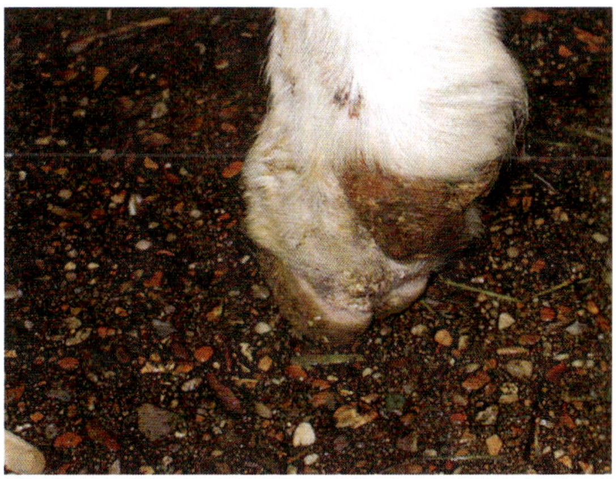

Lámina 11.11 Sarna corióptica. (Lámina cedida por Katherine Anzuino).

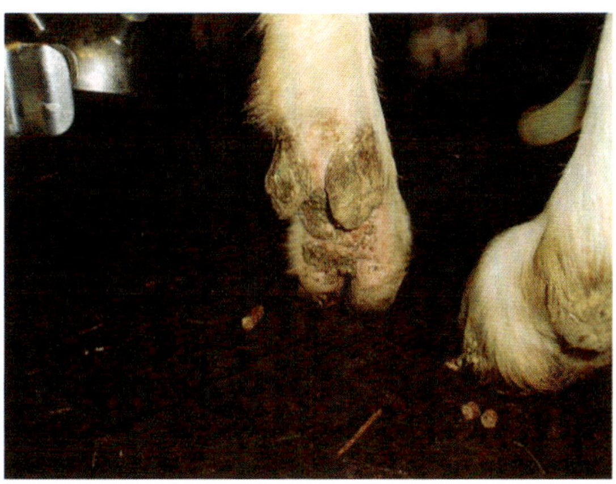

Lámina 11.12 Dermatitis de la zona caudal de la parte inferior de la extremidad debido a condiciones de humedad. (Lámina cedida por Katherine Anzuino).

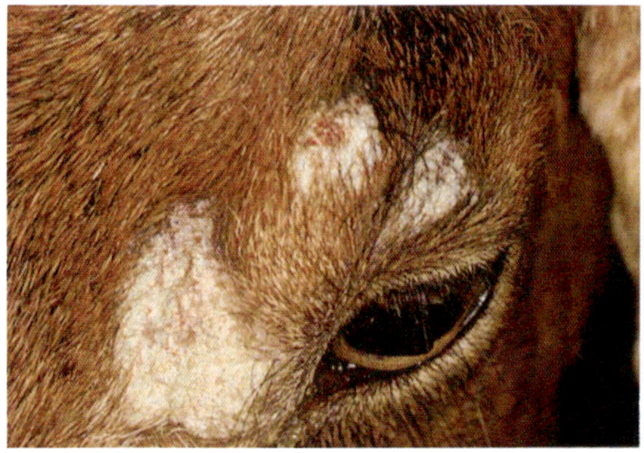

Lámina 11.13 Rostro con tiña (*Trichophyton mantagrophytes*). (Lámina cedida por Peter Jackson).

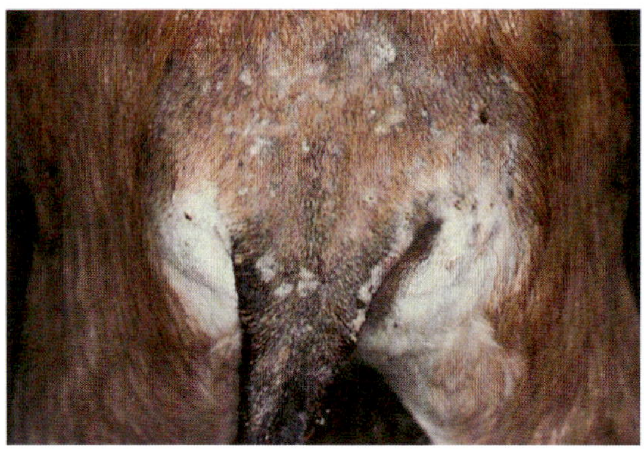

Lámina 11.14 Base de la cola con tiña (*Trichophyton mantagrophytes*). (Lámina cedida por Peter Jackson).

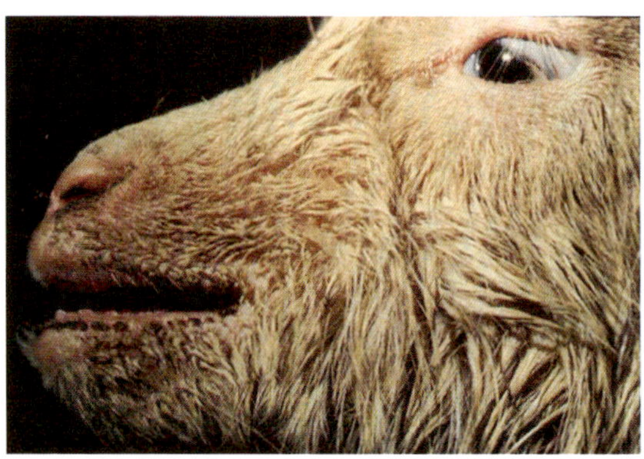

Lámina 11.15 Síndrome de la cabra Golden Guernsey: «cabrito pegajoso». (Lámina cedida por Peter Jackson).

La *laminitis subaguda* y *subclínica* solamente se diferencian por su intensidad. En la laminitis subaguda se observan pequeñas anomalías en la marcha, mientras que en la forma subclínica no se aprecian alteraciones en la marcha y las pezuñas no están calientes.

La laminitis subclínica es un trastorno frecuente e infradiagnosticado de las cabras lecheras, en particular de los cabritos y animales jóvenes, que provoca el desarrollo de anomalías del tejido córneo en los animales mayores.

La presencia de hemorragias en la pared, talones y especialmente de la suela resultan evidentes al realizar el recorte rutinario de las pezuñas en forma de tenue decoloración rojiza que, a diferencia de las contusiones, no suelen ser dolorosas.

Al igual que en las vacas, la laminitis subclínica da lugar al desarrollo de otras cojeras a causa de la producción de tejido córneo de deficiente calidad que provoca alteraciones en el desarrollo del tejido, especialmente de la suela, de modo que la forma de la pezuña se modifica y puede haber notables diferencias de altura y anchura entre la pezuña lateral y medial.

Nota: incluso en las pezuñas normales, el casco de la pezuña delantera medial es mayor que el de las pezuñas laterales, pero esta diferencia se acentúa en los casos de laminitis.

La laminitis crónica da lugar a pezuñas muy duras con gruesas «suelas en plataforma».

La *laminitis crónica* provoca cojeras crónicas con pezuñas que, a primera vista, parecen relativamente normales en su forma. Dado que generalmente solamente padecen laminitis las extremidades anteriores, la comparación de la profundidad del casco delantero con la del casco trasero es una indicación clara del crecimiento excesivo y de la cantidad de tejido córneo que debe ser eliminado para devolver a la pezuña su profundidad normal.

El tejido córneo es muy sólido, por lo que no se puede diferenciar con claridad la pared de la suela, y puede resultar imposible realizar su recorte empleando las tijeras habituales. Las pezuñas son extremadamente profundas, por lo general de 5 cm o más (de aquí el término «suelas en plataforma») (Láminas 7.1 y 7.2). Una pezuña muy profunda y pétrea resulta patognomónica de la enfermedad. Las extremidades delanteras resultan afectadas con mayor frecuencia que las traseras y suelen verse afectadas ambas pezuñas delanteras. La raza Anglo-nubia y sus cruces y las cabras pigmeas parecen estar más predispuestas a la enfermedad que las razas suizas de cabras lecheras. Los animales gravemente afectados caminan con paso de oca y pasan largo tiempo sobre sus rodillas (Lámina 7.3). A diferencia de las vacas, las pezuñas con sobrecrecimiento en forma de «patinador» («resbaladizas») no son características del trastorno en las cabras. Las pezuñas de «patinador» en las cabras se deben a un sobrecrecimiento debido a la falta de unos cuidados rutinarios (Lámina 7.4). En los casos graves de laminitis, la pared y la suela pueden desprenderse del corion, con la consiguiente rotación hacia abajo del hueso podal o tejuelo, pero es mucho más rara que en el caballo.

Tratamiento y control

- La mayoría de los casos de laminitis se pueden prevenir mediante una mejora del manejo, en especial mediante una correcta alimentación.
- Los casos agudos deben recibir una dieta con un contenido menor en proteína/energía, es decir, heno con una pequeña o nula ración de concentrado, y con provisión de una cama profunda.
- Se debe administrar un tratamiento con antibióticos para combatir cualquier infección o causa tóxica del trastorno.
- Es esencial el alivio del dolor con un AINE (véase «Tratamiento» en este capítulo).
- La eficacia de los antihistamínicos es incierta y el empleo de corticoides es controvertido y probablemente contraindicado, como en el caballo.
- El tratamiento de la pezuña con calor será de ayuda para restaurar la circulación si se aplica durante las primeras horas, cuando se produce la vasoconstricción. Más tarde, resulta beneficiosa la aplicación de agua fría durante unos 7 días, para reducir la posterior vasodilatación.
- Los casos crónicos requieren un cuidadoso recorte de las pezuñas para aliviar el dolor al reducir la presión sobre las zonas sensibles. Cuando la pezuña presenta sobrecrecimiento o está deforme, es necesario repetir regularmente los

cuidados de las pezuñas. Normalmente resulta imposible recuperar la pezuña a su aspecto original incluso mediante un recorte regular, pero la atención frecuente reduce el grado de malestar y, con ayuda de los AINEs, muchas cabras pueden mantenerse confortables durante largos periodos. La parte frontal de los dedos debe dejarse ligeramente más larga de lo normal y los talones se deben rebajar hasta que resulte fácil flexionarlos a mano.

Carencia de zinc

Aunque generalmente más conocida como dermatitis proliferativa (paraqueratosis; véase el Capítulo 11), las cabras con carencia de zinc pueden presentar alteraciones del esqueleto y las pezuñas, lo que ocasiona una postura anómala con el dorso arqueado y las pezuñas juntas. Las pezuñas pueden mostrarse dolorosas a la palpación y presentar unos marcados surcos transversales alrededor de su pared.

Tumores

Los tumores, como el condrosarcoma humeral y los melanomas malignos que afectan al espacio interdigital, al rodete coronario (Lámina 7.5) o a la pezuña se describen en ocasiones y causan cojeras de intensidad variable.

Enfermedades infecciosas de las pezuñas

> Las pezuñas de las cabras se ven afectadas más gravemente por la humedad que las de las ovejas.

Factores predisponentes de la infección

- Pastoreo prolongado en praderas con humedad y barro o estabulación en corrales húmedos y sucios.
- Hacinamiento.
- Entrada de nuevos animales. La infección puede llegar a través de portadores clínicos o subclínicos (cabras, ovejas, vacas o ciervos). El estado de portador puede prolongarse durante 2-3 años.
- Cuidados podales insuficientes.
- Conformación anómala de las pezuñas.

Etiología

- La humedad de las pezuñas y de la piel interdigital de forma continuada lesiona los tejidos y favorece la invasión del microorganismo causal de la dermatitis interdigital, *Fusobacterium necrophorum*, de amplia distribución ambiental y que no es capaz de penetrar en la piel sana intacta. Su penetración se ve facilitada por otras bacterias, como *Trueperella pyogenes*.
- La dermatitis interdigital puede presentarse como entidad propia, pero en presencia de *Dichelobacter (Bacteroides) nodosus*, que es introducido por animales portadores, se produce una rápida difusión de la infección a la pezuña y la suela, estableciéndose un pedero benigno o un pedero virulento. *Dichelobacter nodosus*, que actúa de forma sinérgica con *F. necrophorum*, posee una actividad queratinolítica variable que destruye el tejido córneo, permitiendo la posterior invasión de la pezuña. Cuando están presentes cepas de baja actividad queratinolítica, el daño será limitado y solo se observarán lesiones leves de pedero benigno. Cuando las cepas tienen una elevada actividad queratinolítica, el daño es mucho más grave y aparece el pedero virulento. *D. nodosus* es un microorganismo anaerobio estricto que solamente se encuentra en las pezuñas de los rumiantes afectados por el pedero y únicamente puede sobrevivir en el ambiente durante 7-14 días.
- En la actualidad se conocen diez serogrupos de *D. nodosus* basados en los *pili* presentes en su superficie y los serogrupos pueden dividirse en cepas distintas. No existe protección cruzada entre serogrupos distintos.

Diagnóstico

- El diagnóstico suele realizarse sobre la base de una combinación de signos clínicos, historial de la explotación y respuesta al tratamiento; rara vez se lleva a cabo un diagnóstico de laboratorio, puesto que el carácter anaerobio de *D. nodosus* hace que sea necesario utilizar medios complejos y que la caracterización de los aislados se prolongue varias semanas.

Dermatitis interdigital (escaldadura)

Las cabras, que poseen dedos más largos y un espacio interdigital más profundo, presentan signos clínicos de dermatitis interdigital más graves que las ovejas.

Signos clínicos

- En una o más cabras se observa una cojera leve o grave que se extiende con rapidez por todo el rebaño si las condiciones predisponentes son adecuadas; los animales tendrán cojera en una o más extremidades, o caminarán apoyados sobre las rodillas. Los animales afectados adelgazan y se produce un descenso en la producción de leche o la caída del pelo.
- El espacio interdigital entre las dos pezuñas aparece considerablemente inflamado, y presenta un olor característico. No se aprecia lesión en el tejido córneo de la pezuña. En los casos graves, se produce una ulceración con descarga purulenta.

Tratamiento

- Si no se observa pedero en la explotación, tratar a los animales individuales con un espray de antibiótico a una distancia de 15-20 cm hasta que la lesión esté completamente cubierta y asegurarse de que la zona rociada se seca antes de liberar al animal.
- Una pezuña gravemente afectada puede vendarse y se le puede aplicar una mezcla de vaselina y sulfato de zinc de forma local en el espacio interdigital.
- Trasladar a los animales a un nuevo pasto que no haya albergado cabras u ovejas durante dos semanas.
- Si la incidencia del rebaño es elevada, debe someterse a todos sus animales a un pediluvio (véase más adelante).
- Los casos no complicados de dermatitis interdigital se resuelven rápidamente cuando los animales son trasladados de un pasto húmedo a un suelo seco o se estabulan y se tratan las lesiones con un espray de antibiótico o un pediluvio.
- Si hay pedero en la granja, administrar una dosis alta de antibiótico de acción retardada (véase el tratamiento del pedero más adelante).

Pediluvios

- En casos individuales, sumergir las pezuñas en una solución para pediluvio diariamente durante 3 días y después semanalmente durante varias semanas (Tabla 7.5).
- En caso de un rebaño completo, se debe hacer pasar a las cabras a través de un pediluvio de manera semanal. Es necesario hacer una supervisión estrecha de las cabras ya que son mucho más propensas que las ovejas a eludir el baño. El baño debe tener una profundidad de al menos 4 cm y los animales deben permanecer en el mismo durante al menos 2 minutos de forma rutinaria y durante 30 minutos si la infección es grave. Habitualmente se utilizan dos soluciones:

  Formalina al 2-5%: 2-5 L de formalina comercial (formalina al 40%) en 100 L de agua
  Sulfato de zinc al 10%: 10 kg de sulfato de zinc en 100 L de agua

La formalina es muy eficaz pero escuece en contacto con el tejido en carne viva y hace que la cabra esté menos dispuesta a soportar el baño de forma adecuada, además de que endurece la piel y el teji-

Tabla 7.5 Pautas para los pediluvios.

Supervisar a las cabras en detalle para asegurarse que todas entran en el baño durante un tiempo adecuado: 20 minutos para el sulfato de cobre
Es importante el diseño del baño para impedir que las cabras trepen por los laterales para eludir el líquido; pueden resultar útiles las colchonetas de espuma
Hacerlas pasar primero por agua si las pezuñas están embarradas
La presencia de paja en el baño reduce la espuma del sulfato de cobre (pero inactiva a la formalina)
Si el baño no está a cubierto, evitar las situaciones de humedad para impedir la presencia de barro, su dilución y el arrastre de la solución
Mantener a los animales sobre cemento seco durante una hora hasta que las pezuñas se sequen
Trasladarlas a un pasto limpio tras el baño
Manejar las soluciones con cuidado y evitar la contaminación ambiental (especialmente con la formalina)

do córneo, dificultando posiblemente la penetración de posteriores soluciones. La ventaja de la formalina sobre el sulfato de zinc consiste en que se puede hacer pasar a las cabras por el baño sin necesidad de que permanezcan en él durante largo tiempo. La solución de sulfato de zinc es el tratamiento preferido, aunque se requiere un tiempo de baño más largo que en el caso de la formalina y la solución es más cara. Las soluciones registradas contienen agentes penetrantes/humectantes, como los detergentes iónicos y el lauril sulfato, para aumentar el depósito de zinc sobre la pezuña. De forma ideal, las cabras deberían permanecer en la solución durante un mínimo de 20 minutos y después mantenerlas en un lugar con suelo seco, como el cemento, durante una hora hasta que se sequen sus pezuñas.

El uso de sulfato de cobre no está recomendado por ser tóxico para las cabras y la fauna silvestre que pueda beber del pediluvio y puede teñir el pelo o vellón.

Pedero

El pedero es un problema de todo el rebaño.

Signos clínicos

- Similares a los de la dermatitis interdigital, con una inflamación inicial de la piel interdigital pero con lesiones en el tejido córneo y la suela, produciéndose la separación del tejido córneo a causa de un proceso de socavado que se inicia en la unión piel/tejido córneo y avanza hacia la parte posterior del espacio interdigital. La separación puede progresar a través de la suela y la pared abaxial, de modo que, en los casos graves, el casco solamente se mantiene unido por el rodete coronario. Por debajo del tejido córneo se observa la presencia de pus y aquel se puede desprender para dejar al aire un tejido córneo grisáceo y blando con un mal olor característico de tejido en descomposición. Pueden producirse complicaciones secundarias a causa de la puesta de moscas o por tétanos.
- A diferencia de las ovejas, resulta imposible diferenciar entre el pedero benigno y el virulento basándose en los datos clínicos. Las cepas de pedero que producen la enfermedad benigna en las ovejas pueden provocar un grave proceso por debajo del casco así como lesiones interdigitales en las cabras.
- No todas las cabras infectadas presentan cojera.

Tratamiento y control del pedero

Al comienzo de un brote, se debe examinar cada pezuña de cada cabra y hacer un tratamiento si es necesario.

- Examen regular y recorte de pezuñas de todo el rebaño. La prevalencia de cojeras en una explotación o rebaño se puede determinar de forma mensual utilizando una sencilla escala de valoración de la locomoción de 6 puntos:

  0 sano, **1** cojera muy leve, **2** cojera evidente en un animal que está de pie y camina sobre las cuatro patas, **3** cojera evidente en un animal que camina sobre las cuatro patas pero solamente se apoya en tres en reposo, **4** cojera evidente en un animal que camina y se apoya solamente sobre tres patas, **5** resistencia evidente a apoyar el peso sobre varias extremidades.

- Ningún factor de manejo por separado permite controlar el pedero, pero se pueden adaptar para las cabras los planes de control de la enfermedad aplicados en las ovejas (Tabla 7.6).
- Deben examinarse todas las pezuñas de todos los animales. Aunque puede ser necesario realizar un mínimo recorte de pezuñas para identificar algunos animales infectados y las pezuñas con grandes sobrecrecimientos tendrán que recortarse para recuperar una forma más normal, *el recorte exhaustivo de las pezuñas parece retrasar la curación del pedero tanto en las ovejas como en las cabras*.
- Las buenas prácticas actuales consisten en aplicar inyecciones sistémicas de un antibiótico de acción retardada, como la oxitetraciclina, 20 mg/kg i.m., o la gamitromicina, 6 mg/kg s.c., comprobando que la cabra recibe una dosis apropiada según su peso, junto con un aerosol tópico de oxitetraciclina en espray o en lavados. Los animales deben volver a examinarse tras unos 21 días y el tratamiento se repetirá cuando sea necesario. Los antibióticos

Tabla 7.6 Reducción del efecto de las enfermedades podales infecciosas.

Acción	Motivo	Implementación
Eliminar a los animales infectados de forma grave o repetida	La resistencia del rebaño ante la enfermedad aumenta al eliminar a los animales afectados de forma más grave	Eliminar a las cabras con pezuñas con deformación crónica Eliminar a las cabras que presentan pedero más de dos veces
Obtener la reposición de rebaños que se encuentren libres de pedero	Impide la entrada de la infección en la granja Las ovejas y las vacas se deben considerar como fuentes potenciales de infección y deberían someterse de igual forma a cuarentena o mantenerse separadas de las cabras	Desarrollar un plan de cuarentenas y seguirlo siempre Cuarentena de al menos 4 semanas Pediluvio a la llegada
Cuarentena de los animales incorporados		Examinar las pezuñas a la llegada y antes de sacarlas de la cuarentena
Identificar y tratar con rapidez a cualquier animal cojo	Mejora el bienestar de los individuos y reduce la transmisión de la enfermedad a otros animales Reduce la presión de la enfermedad	Utilizar un sistema de valoración de pezuñas para identificar y registrar a los animales cojos para su tratamiento La primera cabra con cojera en un grupo debe tratarse en un plazo de 1-3 días de comenzar la cojera
Evitar la propagación de la infección en la explotación	Impide la diseminación de la infección durante el agrupamiento, manejo, en zonas de recogida y alojamiento Reduce la presión de la enfermedad	Evitar la permanencia en corrales durante largo tiempo Minimizar el manejo de los animales Mejorar el estado de los suelos Las zonas de manejo deben tener un suelo duro Valorar la posibilidad de usar mangas de manejo portátiles Aplicar cal viva alrededor de comederos y zonas de paso No utilizar para reproducción cabras con infecciones graves
Vacunación	Aumenta la inmunidad del rebaño	La vacunación bianual con vacuna frente al pedero ha resultado útil para controlar la enfermedad en las ovejas pero su éxito es variable en las cabras

parecen funcionar igual de bien con o sin acompañarse de pediluvios con sulfato de zinc y con o sin el recorte de las pezuñas.

- El recorte de pezuñas por sí mismo no previene ni cura el pedero. Además, el recorte demasiado celoso, hasta el punto de que se produzca el sangrado, predispone a la cabra a las infecciones por bacterias anaerobias y el recorte excesivo de la parte trasera de la pared provoca un exagerado apoyo del peso sobre la suela, lo que ocasiona un traumatismo y genera un foco adicional de infecciones. Las tijeras para recorte de pezuñas pueden actuar como un medio de diseminar la enfermedad entre animales, por lo que deben desinfectarse de forma regular. Los residuos de los recortes de pezuñas, que son infecciosos, deben eliminarse con cuidado.
- Utilice analgesia con AINEs durante las primeras 24 horas.
- Vacunación. *La vacunación no permite controlar por sí sola la enfermedad*, pero se puede utilizar para ayudar en un programa de erradicación. Se han empleado vacunas frente al pedero ovino con resultados muy diversos en las cabras. Resulta necesaria una vacuna que contenga múltiples serogrupos de *D. nodosus* porque no existe

protección cruzada entre serogrupos distintos y también se requiere un adyuvante potente, debido a que el microorganismo es un antígeno débil. Se han descrito reacciones locales graves frente a las vacunas con adyuvante oleoso.

Footvax (MSD), 1 mL s.c., dos dosis con un intervalo de 4 a 8 semanas; dosis de recuerdo cada 4 a 6 meses según se precise. Las cabras gestantes no deberían vacunarse 4 semanas antes o después del parto; los cabritos se pueden vacunar a la edad de 4 semanas.

Se ha sospechado que la interacción medicamentosa entre la vacuna y la Moxidectina inyectada haya sido la causa de brotes masivos de abortos en ganado ovino y del nacimiento de corderos débiles no viables. Una vez han sido vacunados con Footvax, los animales *nunca deben de nuevo* ser tratados con Moxidectina inyectable.

- Selección para resistencia. Existen algunos indicios de que hay diferencias entre familias y razas con respecto a la incidencia del pedero, posiblemente relacionadas con la conformación de las pezuñas.
- Las entradas embarradas y las zonas que rodean los cursos de agua deberían encalarse de manera periódica para disminuir el pH y reducir la capacidad de supervivencia en ellas de bacterias.

Dermatitis digital caprina asociada a treponemas

Las espiroquetas del género *Treponema* han sido relacionadas con la etiología de la dermatitis digital bovina (BDD) y con la de la dermatitis digital ovina contagiosa (CODD) de las ovejas. En la actualidad se han identificado algunas especies de *Treponema* en cabras con lesiones similares a las de la CODD y también en cabras con lesiones de BDD o de CODD.

Etiología

- Las especies de *Treponema* son bacterias espiroquetales Gram negativas. Se han identificado espiroquetas de especies similares a *Treponema medium/Treponema vincentii*, *Treponema phagedenis* y *Treponema denticola/Treponema putidum* en cabras con lesiones similares a CODD.
- Se sabe que las especies de treponemas son ubicuas en los ambientes donde vive el ganado bovino y ovino y también probablemente en el de las cabras, aunque esto sigue sin estar comprobado.
- No está claro si los treponemas son una infección primaria causante de las lesiones o si son infecciones secundarias de una lesión ya establecida (de etiología desconocida), que modifican la naturaleza de la infección y el resultado clínico. Es posible que exista una interacción con otros microorganismos, como *Fusobacterium necrophorum*, aunque *Dichelobacter nodosus* no se suele aislar de los animales afectados.
- Las condiciones de humedad, como permanecer en corrales de agrupamiento, pueden predisponer a que las cabras se infecten por el reblandecimiento del tejido córneo y por favorecer la enfermedad de la línea blanca.
- La acidosis ruminal subaguda (SARA), que conduce a una laminitis subclínica con alteraciones de la pezuña, ha sido identificada como un posible factor predisponente, lo que facilita que los treponemas del ambiente de las cabras infecten a la pezuña.

Enfermedad de tipo CODD

Signos clínicos

- Inicialmente, una lesión ulcerativa en la banda coronaria con un profundo socavado de la cápsula de la pezuña, dando lugar a la separación de la pared de la pezuña de su tejido subyacente y la posterior pérdida de la cápsula córnea desde la banda coronaria hacia abajo. El tejido subyacente es hemorrágico y granulomatoso (Láminas 7.6, 7.7 y 7.8). El proceso de socavado puede extenderse hasta el tejido córneo de la suela, provocando una amplia pérdida de tejido córneo, diferenciándose del pedero en que el tejido subyacente expuesto aparece hemorrágico y granulomatoso. La separación del tejido córneo de la pezuña a nivel de la banda coronaria, acompañada de un extenso socavado de su cápsula, se asemeja mucho a las descripciones publicadas de dermatitis digital contagiosa ovina (CODD) en las ovejas.
- La separación de la pezuña por la banda coronaria contrasta con la separación observada en casos de pedero, donde esa separación del tejido cór-

neo se produce en la unión piel/casco hacia la parte posterior del espacio interdigital.

- Se observa una cojera grave que afecta a un dedo de una pezuña en la mayoría de los animales, pero en algunas cabras afecta a los dos dedos de una pezuña. La lesión del corion puede ser de tal gravedad que el recrecimiento del casco se ve afectado de forma permanente.
- Las pezuñas de los animales afectados se deforman notablemente, produciendo la destrucción del hueso y los tejidos blandos, de modo que el daño es permanente y, en los casos avanzados, la única opción consiste en la eutanasia por razones humanitarias.

Diagnóstico

- Signos clínicos.
- Aislamiento bacteriano, aunque las especies de *Treponema* son exigentes y resultan difíciles de cultivar.
- Técnica de la PCR para el género *Treponema* y para los filogrupos específicos de *Treponema* sobre biopsias realizadas por punción de las lesiones podales.

Tratamiento, prevención y control

- Las especies de *Treponema* son muy difíciles de erradicar una vez se han introducido en una explotación, de modo que son esenciales unas medidas de bioseguridad y de prevención adecuadas. Aunque el aislamiento de las especies de *Treponema* resulta más probable a partir de animales con cojera y la mayoría de los animales infectados están cojos, algunos animales portadores puede que no muestren signos claros de cojera.
- Deben examinarse con cuidado las pezuñas de todas las cabras, incluyendo el tejido córneo de la pezuña y la piel interdigital, con anterioridad a incorporarlas a una explotación. Las ovejas y vacas pueden actuar como fuente de infección de treponemas y otros agentes infecciosos causantes de trastornos podales, por lo que se deberían examinar con cuidado. Los treponemas pueden sobrevivir durante poco tiempo en el estiércol y la transmisión entre animales (y especies) puede suceder en los pastos.
- Los animales deben someterse a una cuarentena sobre cemento antes de su incorporación en un nuevo corral.
- Todas las granjas deberían disponer preferiblemente de su propio equipamiento para el recorte de pezuñas ya que, aunque la desinfección reduce la carga bacteriana, es difícil la eliminación completa de las bacterias.
- Debe evitarse el pastoreo simultáneo de especies diferentes de rumiantes cuando se observen signos clínicos de un proceso infeccioso.
- Las lesiones de CODD de las ovejas han sido tratadas con pediluvios diarios de clortetraciclina al 1% durante 3 días, tras el recorte cuidadoso de las pezuñas, para identificar a cualquier oveja con lesiones de CODD, junto con una inyección parenteral de trihidrato de amoxicilina de acción prolongada. El pediluvio debe tener una profundidad suficiente para cubrir los dedos accesorios. Otros antibióticos utilizados en los pediluvios para ovejas son la lincomicina y la espectinomicina en polvo soluble a dosis de 100 g/200 litros y la tilosina en polvo soluble a dosis de 100 g/200 litros.
- Los tratamientos con antibióticos parenterales, como la penicilina de acción prolongada, pueden ser de ayuda en los casos leves, pero no sirven en los casos avanzados. Se han utilizado inyecciones de tilmicosina en ovejas, pero no deberían emplearse en cabras.
- Se ha empleado una pasta de sulfato de cobre/zinc (Derm Paste, Hoofcare Supplies) por vía tópica en lesiones iniciales, junto con espray tópico de oxitetraciclina.
- En el ganado ovino, se ha propuesto un sistema de valoración de las lesiones de CODD para ayudar a identificar y describir las lesiones de forma más precisa y para facilitar el tratamiento al relacionar las lesiones con la intensidad de la cojera. Un sistema de valoración similar podría aplicarse en granjas caprinas.
- Los animales gravemente afectados deben ser sacrificados por razones humanitarias.

Enfermedad de tipo no CODD

Se ha descrito que las lesiones de la dermatitis digital contagiosa ovina (CODD) y las lesiones de la dermatitis digital en cabras con un proceso similar a la CODD se inician desde la banda coronaria con la separación de la pared de la pezuña de su tejido subyacente y la posterior pérdida de la cápsula córnea. Las distintas especies de treponemas también han sido identificadas a partir de las pezuñas de cabras con cojera en las que *la mayoría de las lesiones parecen iniciarse desde la suela.* La mayoría de los animales afectados en esas explotaciones presentan lesiones no similares al pedero en la suela de la pezuña que se extienden desde la pared abaxial hasta el talón. Las lesiones aparecen directamente sobre el corion como si el corion se hubiera lisado, con un socavamiento limitado del tejido córneo visible. En los animales afectados de forma más grave, toda la suela parece estar afectada, sin que se aprecie nada de corion sano y el tejido córneo de la pared se desprende desde la pezuña hasta una distancia de 1 cm de la suela, dejando al aire un tejido blando granulomatoso y maloliente en el centro de la pezuña. El espacio interdigital raramente se ve infectado.

Se han identificado lesiones no infectadas en el tejido córneo de la suela de animales de granjas afectadas, lo que puede ser indicativo de una lesión primaria que se infecta posteriormente por treponemas procedentes del ambiente.

Artritis digital séptica/absceso podal

- Como secuela de procesos como las heridas incisas, la ulceración de la suela o la enfermedad de la línea blanca, o tras una operación de recorte de pezuñas excesiva, la infección por *Trueperella pyogenes*, *F. necrophorum* u otras bacterias pueden provocar un absceso en el talón o con mayor frecuencia en el dedo de una pezuña.
- La artritis digital séptica es el resultado de una infección que penetra en la articulación interfalángica (digital) distal como secuela de una infección interdigital profunda, normalmente en animales con pedero, y solo raramente está asociada con heridas incisas. La infección penetra en la articulación a través de la cápsula de la articulación interdigital, que se encuentra próxima al espacio interdigital y se extiende a través de la articulación hasta alcanzar la banda coronaria.

Signos clínicos

- Generalmente afecta a cabras aisladas, y concretamente a una pezuña, pero puede presentarse en forma de brote en una explotación.
- Cojera grave sin apoyo del peso. El animal suele pasar largo tiempo tumbado.
- Una vez se ha producido una artritis digital séptica, se produce una considerable inflamación dolorosa de la pezuña afectada, en particular en el espacio interdigital, el citado espacio se ensancha y la banda coronaria aumenta de tamaño y se hace dolorosa, presentando un seno del que fluye pus sanguinolento a nivel de la banda coronaria.
- Fiebre, anorexia.
- Pérdida de condición corporal debido a una menor ingesta de alimentos.

Tratamiento

- Siempre que no estén afectados los tejidos profundos ni las articulaciones, tendrá eficacia el tratamiento precoz basado en el recorte del tejido córneo para liberar el pus, el baño y la cataplasma con solución antiséptica, junto con la administración sistémica de antibióticos y el alivio del dolor con AINEs durante unos 10 días.
- Cuando el proceso es de mayor gravedad y existe una artritis podal séptica, puede producirse una deformación importante de la pezuña y el tratamiento con antibióticos resultará ineficaz. Deberá valorarse el lavado de la articulación o la amputación del dedo.
  - El lavado articular (véase más adelante) provoca la anquilosis de la articulación interfalángica distal y representa una alternativa a la amputación del dedo para resolver la cojera. La amputación digital se puede llevar a cabo cuando la respuesta al lavado articular no se considera satisfactoria al reexaminar al animal tras 5 días, o bien cuando todavía persista el flujo purulento, aumente el dolor o la inflamación o cuando la articulación sea inestable debido a una extensa lesión del ligamento.
  - La amputación se puede realizar rápidamente en el campo, utilizando anestesia local (Capítulo 26) y es eficaz en relación con su coste aun en animales corrientes.

Técnica de lavado articular podal

- Se administra antibiótico y analgésico parenterales a la cabra.
- Se aplica un torniquete por encima del carpo o el tarso, se lava y rasura la zona situada sobre una

vena superficial como la vena cefálica o la radial medial en la extremidad anterior o la vena safena lateral o la tarsal recurrente en la extremidad posterior y se administra anestesia intravenosa regional (IVRA) (5-8 mL de procaína al 5% o bien 5 mL de lidocaína al 2% mediante una aguja de 20 g). Se aconseja realizar la sedación antes de inyectar la anestesia ya que reduce el movimiento de la extremidad, facilitando la inyección del anestésico.

- Se procede a limpiar la pezuña y la parte inferior de la extremidad y se rasura una pequeña zona alrededor de la banda coronaria, preparándola para la cirugía.
- Se precolocan dos capas de vendaje ajustable por encima de la banda coronaria.
- Se inserta una cánula de 80 mm y 12 G (gauge) junto a la pared lateral del seno que drena el pus, justo al lado de la banda coronaria y con un ángulo recto respecto de la extremidad.
- Si se considera necesario, puede recogerse una muestra del exudado para su cultivo/citología.
- Se impulsa suero isotónico estéril o agua estéril a través de la cánula y se ajusta su ubicación hasta que el líquido rebose del seno del espacio interdigital. El lavado debe continuar hasta que el líquido que sale sea claro.
- Se cierra la cánula con un macho luer y se asegura con un vendaje ajustable.
- Posteriormente se lava la articulación con una solución de antibiótico, empleando una aguja de 16 G y 12 mm de longitud a través del cierre luer. La bencilpenicilina soluble es eficaz frente a probables bacterias secundarias como *Trueperella pyogenes*, pero no está autorizada para uso en animales de granja en Reino Unido. El ceftiofur sódico en polvo está autorizado para ganado bovino en Reino Unido y Norteamérica.
- Después se deja la pezuña sin vendar, de modo que pueda drenar libremente por el espacio interdigital.
- La articulación se lava diariamente a través del catéter con 10 mL de suero salino seguido de una solución de antibiótico durante 5 días tras los cuales se retira el catéter.
- Puede aplicarse oxitetraciclina por vía tópica en espray sobre el lugar de inserción de la cánula y en el espacio interdigital durante unos días más.
- Puede colocarse una pieza de madera o plástico sobre la suela del dedo afectado para mantener la movilidad al permitir que la cabra se apoye sobre un dedo durante la convalecencia. Este método eleva el tejido córneo afectado por encima de la suciedad y desvía el peso sobre el dedo sano permitiendo que descanse el dedo afectado. El casco sano debe recortarse tanto como sea necesario para lograr una buena superficie de apoyo, debe limpiarse con alcohol para librarlo de partículas y grasa y debe dejarse secar. Entonces se puede acoplar una pieza de madera preformada sobre la suela utilizando una resina de secado rápido (Demotec).

Ectima contagioso (Dermatitis pustular contagiosa)

En ocasiones se observan lesiones de ectima contagioso (Capítulo 10) alrededor del rodete coronario o sobre las extremidades debido a los lamidos y pueden ocasionar cojeras.

Dermatitis micótica (dermatofilosis, pedero florido o de fresa)

Dermatophilus congolensis es la causa de «*lumpy wool*» y de pedero florido en las ovejas y cabras. La incidencia de ambas enfermedades parece ser muy baja en las cabras del Reino Unido, aunque el trastorno puede reproducirse fácilmente de forma experimental.

Inicialmente se observan mechones de pelo abultados («pinceles») seguido de la formación de costras por debajo de las cuales se acumula pus. La eliminación de las costras deja al aire unas lesiones circulares, rojas y abultadas de tejido granuloso sobre la banda coronaria, el espacio interdigital y la parte inferior de la extremidad así como sobre el tronco del animal, el escroto y la cabeza. Las lesiones situadas en los ollares y las orejas se deben diferenciar del ectima y las situadas en las pezuñas y parte inferior de las extremidades de una sarna corióptica (Capítulo 11). *Dermatophilus congolensis* puede actuar sinérgicamente con el virus del ectima.

Los factores predisponentes de la enfermedad son las condiciones de humedad y la falta de higiene, así como los ectoparásitos, que transmiten zoosporas de unos animales a otros. Las zoosporas generalmente se transmiten de unos animales a otros a través de las costras.

Diagnóstico

- Extensiones, biopsia de piel o cultivo en agar sangre.

Tratamiento

- Ambiente seco, antibióticos de amplio espectro; aplicaciones tópicas de sulfato de zinc al 10% o de alumbre potásico al 1%.

Fiebre aftosa (glosopeda)

La fiebre aftosa (FMD) es una enfermedad altamente contagiosa endémica en muchas partes del mundo, aunque Norteamérica está libre desde hace muchos años y los casos en Europa occidental son raros, si bien de extrema gravedad cuando se han producido. La enfermedad ocasiona una drástica disminución de la producción, en especial en las vacas afectadas, de modo que su control se hace necesario tanto por motivos de bienestar como económicos. Es una enfermedad de declaración obligatoria en Reino Unido.

Los animales de pezuña partida (artiodáctilos), como la vaca, la oveja, la cabra y el cerdo, son sensibles a la enfermedad y otros animales, como el erizo, el coipo o nutria roedora, la rata, el ciervo y los animales de zoológico, incluidos los elefantes, pueden infectarse y transmitir la enfermedad.

Etiología

- Picornavirus que agrupan a siete virus distintos (A, O, C, Asia 1, SAT 1, SAT 2 y SAT 3) y aproximadamente 80 subtipos específicos. El virus parece ser capaz de sufrir infinitas mutaciones, de forma que constantemente aparecen nuevos subtipos diferentes.

Epidemiología

El virus se puede transmitir por contacto directo o indirecto:

- Hasta una distancia de unos 80 km arrastrado por el viento si las condiciones son idóneas.
- En la saliva, aire espirado, leche y heces de los animales infectados.
- Mediante contacto con productos alimenticios u otros agentes que hayan sido contaminados por animales infectados.
- Virtualmente a cualquier distancia en la piel o la ropa de las personas.
- En camiones, maquinaria agrícola de las granjas, etc.
- Caballos, aves silvestres, perros, gatos, aves de corral, fauna silvestre de caza, plagas y otros animales silvestres pueden ser portadores de material infeccioso.

Signos clínicos

- La FMD provoca la inflamación de la boca y del rodete coronario.
- *En las cabras, la enfermedad suele ser relativamente benigna o subclínica. Muchas cabras infectadas presentan unos síntomas tan leves que pasan fácilmente desapercibidas en un examen clínico. Sin embargo, siguen siendo infecciosas para otros animales de granja.* Las cabras son capaces de diseminar la infección durante al menos nueve meses después de infectarse, aun cuando la enfermedad puede haber pasado sin manifestar ningún signo clínico en ellas.
- Fiebre (39,5°C). El incremento de la temperatura suele ser pasajero, pero si está asociado con posibles signos de FMD en el mismo o en otros animales de la granja, es un eficaz indicador inespecífico de la enfermedad.
- *Las lesiones de la boca y alrededores de las pezuñas tienden a curar muy rápidamente y pueden pasar fácilmente desapercibidos en las cabras, que por otro lado no están enfermas.*
- *Las vesículas situadas sobre el rodete coronario y el espacio interdigital* son mucho menos evidentes en las cabras que en las vacas, cuando llegan a apreciarse. *En una elevada proporción de cabras infectadas, no se observan lesiones en las pezuñas.*
- Las *vesículas de la boca* se observan de manera habitual, pero son mucho menores que en las vacas, y mucho menos dolorosas, de modo que el característico goteo de saliva asociado con la FMD del ganado bovino está ausente, si bien puede observarse una ligera o moderada presencia de saliva burbujeante alrededor de la boca.

- La curación de las lesiones de la boca tienden a tener el aspecto de *puntos blanquecinos sobre la lengua* de alrededor de 1 a 2 mm de diámetro, solamente visibles si los animales son examinados abriéndoles la boca.
- En el brote que apareció en Reino Unido en el año 2001, se creó una gran confusión en las ovejas y cabras debido a una enfermedad vírica desconocida que causó erosiones en la parte frontal de la almohadilla dental. La FMD *nunca* provoca erosiones en la parte frontal de la almohadilla dental, salvo que existan erosiones en el resto de la boca.
- La formación de *vesículas sobre la ubre y los pezones* no son infrecuentes en las cabras, y su presencia puede ser el único hallazgo en algunos animales.

Otros síntomas de FMD observados en cabras son:

- *Aborto.*
- *Muerte de cabritos jóvenes.* Puede producirse la muerte sobreaguda debido a *miocarditis* en cabritos de menos de 2 semanas de edad, aun cuando otros animales de más edad no muestren signos clínicos.
- Repentina *reducción de la producción de leche. Todos los signos citados pueden estar presentes en otras enfermedades* (Tabla 7.7).

Diagnóstico

- Signos clínicos + confirmación mediante aislamiento del virus.

Control

- Entre las medidas de control iniciales en la mayoría de los países se encuentra el sacrificio de los animales infectados y los animales en contacto, seguido de la destrucción de los cadáveres mediante enterramiento, incineración o procesado industrial, junto con muy estrictas restricciones al movimiento de los animales.
- *Vacunación.* Las vacunas frente a la FMD están elaboradas con virus de la FMD inactivados de una o varias cepas combinados con un adyuvante adecuado. Se sabe poco sobre la eficacia de las vacunas de FMD en las cabras. La respuesta de las cabras a la vacuna de FMD parece no haber sido nunca evaluada totalmente, aunque se sabe que otras vacunas son menos eficaces en la cabra en comparación con otras especies y se sabe que la cabra responde a la vacunación contra la FMD con una producción media de títulos de anticuerpos inferior a las vacas.
- *Vacunación masiva para prevenir la enfermedad.* Existen muchas cepas de FMD, con una escasa protección cruzada entre los diversos tipos de virus y la inmunidad frente a un tipo no confiere inmunidad protectora frente a ninguno de los otros tipos. Un programa eficaz de vacunación requeriría vacunar frente a las distintas cepas hasta tres veces al año y esto debería prolongarse de forma indefinida. Cuantas más cepas de virus contenga una vacuna, menos probable es que logre alcanzar el nivel de inmunidad deseado. Su coste sería elevado si pudiera lograrse, y necesitaría una cobertura elevada en cualquier población animal para ser eficaz.

En aquellas zonas donde la FMD es endémica y la vacunación se aplica de forma rutinaria, tiende a suceder que una o dos cepas son endémicas, lo que hace que la vacunación sea mucho más sencilla. Sin embargo, no logra erradicarse completamente la enfermedad, sino que simplemente

Tabla 7.7 Diagnóstico diferencial de las lesiones de fiebre aftosa.

Lesiones en la boca	Lesiones en las pezuñas	Mortalidad neonatal	Lesiones en los pezones
Ectima Pénfigo foliáceo Síndrome de la cabra pigmea (dermatitis seborreica) Agentes traumáticos/cáusticos	Escaldadura (dermatitis interdigital) Pedero Lengua azul	Enterotoxemia Lengua azul	Ectima

la controla en un nivel aceptable. Existe la posibilidad de que el virus circule de manera subclínica y que los animales vacunados que han entrado en contacto con el virus vivo se conviertan en portadores con la misma probabilidad que aquellos que se han recuperado de la enfermedad.

- *Vacunación durante un brote de la enfermedad.* En Europa, la vacunación solamente se utiliza, bajo supervisión gubernamental, tras una evaluación de riesgos acerca de la posible difusión de la enfermedad y teniendo en cuenta que la vacunación retrasa la recuperación de las valiosas exportaciones. En efecto, es probable que la vacunación sea necesaria en zonas de elevada densidad ganadera y donde el virus presente una baja dosis infectante y una elevada tasa de reproducción. Es probable que el control de un brote mediante el sacrificio de los animales sea más eficaz cuando ese brote se produzca en una zona de menor densidad ganadera y con un virus con una alta dosis infectante y una baja tasa de reproducción en el animal.
  - *Vacunación supresora.* La vacunación se utiliza en las granjas de la zona que rodea inmediatamente a las granjas infectadas, empleando las formas concentradas de la vacuna capaces de permitir su administración mediante difusión de aerosoles en un plazo de 4 días.
  - *Vacunación en anillo.* La vacunación de animales no infectados situados inmediatamente por fuera de la zona infectada se emplea para ayudar a impedir la diseminación de la enfermedad en forma de brote, junto con otras medidas de control.

Cojeras por encima de la pezuña

Cuartillas débiles

Las «cuartillas débiles» han sido un problema durante largo tiempo en algunas estirpes de cabras lecheras, en especial de las razas Saanen, Saanen británicas y sus cruces. Más recientemente, algunas cabras de Angora importadas desde Tasmania y Nueva Zelanda han presentado una debilidad similar. El problema parece heredarse como un gen recesivo y se acentúa mediante el entrecruzamiento. Las cuartillas débiles ocasionan un desgaste excesivo de los talones y la formación de una pezuña larga con un dedo sobrecrecido.

Etiología

- Debilidad de los tendones flexores que se insertan en la articulación de la cuartilla, dependiendo su grado de deformidad en la afectación del tendón flexor digital superficial, del tendón flexor digital profundo y del ligamento suspensor (véase la Fig. 7.1). El traumatismo y la rotura de los tendones flexores y del ligamento suspensor (véase más adelante) ocasionan unas alteraciones morfológicas similares.
- El problema se acentúa cuando se realiza un inadecuado recorte de las pezuñas, cortando los talones muy cortos y las puntas se dejan demasiado largas. Por el contrario, las pezuñas bien recortadas mejoran el problema hasta cierto punto. Un cuidado defectuoso de las pezuñas durante largo tiempo desencadenará la aparición del problema incluso en cabras que no tengan predisposición genética.

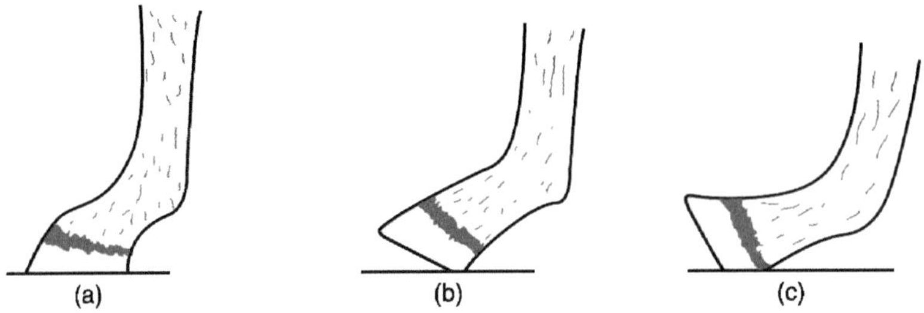

Figura 7.1 Menudillos frágiles. (a) debilidad del tendón flexor digital superficial; (b) debilidad o rotura de los tendones flexor digital superficial y profundo; (c) rotura de los tendones flexores y del ligamento suspensorio.

- Las cabras más viejas con numerosos partos suelen presentar debilidad del tendón digital superficial.

Signos clínicos

- Los animales afectados pueden presentar debilidad cuando tienen una edad de 6 meses, empeorando el problema a medida que se hacen más pesados debido a su desarrollo y a la gestación. Los animales sospechosos basculan sobre los talones ligeramente, levantando las puntas del suelo cuando se les obliga a desplazar su peso hacia atrás presionando en su pecho. Suele afectar a las extremidades posteriores habitualmente pero algunos animales presentan una notable debilidad en sus patas delanteras.
- A medida que el problema progresa, la articulación adopta una característica flexión en ángulo recto debido a la debilidad del tendón flexor superficial, produciendo un excesivo desgaste de los talones. Cuando se afecta el tendón flexor profundo, el peso se desplaza atrás sobre los talones, de modo que se elevan las puntas desde el suelo, lo que provoca la lesión de los talones. Cuando se produce el colapso total de la articulación, el peso se desplaza a la parte trasera de la pezuña sin que la suela apoye en el suelo.

Accidente o traumatismo

Fracturas

Las cabras son animales activos y curiosos con propensión a escalar, por lo que normalmente sufren fracturas de sus extremidades, especialmente de las posteriores. Las fracturas de las patas son más comunes en los cabritos que en las cabras adultas (véase el Capítulo 8). Las cabras suelen ser excelentes pacientes ortopédicos debido a su tamaño, carácter amistoso y capacidad de movimiento sobre tres patas.

El manejo de las fracturas se tratará en el Capítulo 26.

Lesión de tendones y ligamentos

Se han descrito numerosas causas específicas de cojeras.

1. Rotura de los tendones flexor digital superficial y profundo

Etiología

- Traumatismos de la región del metacarpo o metatarso. Una causa común de esta lesión es una cuerda que se enreda alrededor de la extremidad y que penetra en sus tejidos. Puede producirse la infección de la herida ya que estos casos suelen desatenderse y la limitación intensa del flujo sanguíneo en la parte distal de la pata puede ocasionar su gangrena.
- La rotura completa de ambos tendones flexores produce un defecto permanente salvo que se realice una reparación quirúrgica. Se produce una cojera grave y el animal se resiste a apoyar peso, ya que existe una hiperflexión del menudillo, que toca el suelo.
- La rotura completa únicamente del tendón flexor superficial da lugar a una ligera cojera, con un menudillo caído y un apoyo de peso razonable.
- La rotura incompleta del tendón superficial no altera la capacidad de apoyar el peso.

Tratamiento

- La herida se debería limpiar completamente y se debe valorar la lesión de los tendones.
- Puede realizarse la reparación del tendón en un animal de valor empleando hilo de alambre, fibra de carbono u otro material de sutura. Su pronóstico es bueno si solamente afecta al tendón superficial, pero es malo cuando está afectado el tendón profundo.
- Se debe inmovilizar la extremidad con una férula externa adecuada durante al menos un mes.

2. Rotura del músculo peroneo anterior (*peroneus tertius*)

Etiología

- Los traumatismos por una caída, etc., provocan la rotura del músculo, generalmente en su extremo proximal sobre la rodilla.

Signos clínicos

- En reposo, la extremidad soporta el apoyo de peso, pero se observa una marcha característica

cuando camina, arrastrando la pezuña y con la pata dirigida hacia atrás cuando el corvejón se extiende con la rodilla flexionada y el tendón de Aquiles está flojo y suelto.
- Se observa una inflamación dolorosa en la parte lateral de la rodilla.

Tratamiento y pronóstico
- La evolución es favorable, obteniéndose normalmente su recuperación tras un reposo completo durante unas 6 semanas.

3. Rotura del ligamento craneal cruzado

Etiología
- Traumatismos en la región de la rodilla.

Signos clínicos
- Durante la marcha, la rodilla se mantiene inmóvil, con el talón elevado del suelo y el peso apoyado sobre la punta del dedo. Se observa un resultado positivo en la prueba del cajón.

Tratamiento
- El tratamiento quirúrgico resulta esencial para evitar que lesiones secundarias de la articulación puedan terminar en una cojera permanente. La rodilla de la cabra es anatómicamente similar a la del perro (salvo por la fabela) por lo que resultan adecuados similares procedimientos quirúrgicos que los aplicados en el perro.

4. Rotura del tendón del calcáneo

La rotura del tendón del calcáneo da lugar a una cojera aguda acompañada de la inflamación del área caudal del tendón de Aquiles. Se ha descrito la reparación primaria del tendón en un cabrito. En una cabra adulta se realizó su reparación mediante la transposición del tendón del músculo peroneo largo.

Luxaciones

1. Luxación de la articulación escápulo-humeral

Signos clínicos
- La extremidad anterior afectada se encuentra en posición semiflexionada, en abducción y rotada hacia afuera. Los intentos de flexionarla son dolorosos.

Tratamiento
- Cirugía para estabilizar la articulación.

2. Luxación de la rótula

La luxación de la rótula puede ser:
- Lateral, congénita y evidente en la cabra joven (véase el Capítulo 8).
- Medial, adquirida como resultado de un traumatismo. La luxación lateral adquirida puede darse pero es menos frecuente que la luxación medial.

Lesión de los nervios

1. Lesión del nervio radial

Etiología
- Traumatismos en la zona de la extremidad anterior o de la axila.
- Decúbito lateral sobre una superficie dura, por ejemplo, durante la anestesia.

Signos clínicos
- Codo caído con flexión del carpo y el menudillo.
- La pezuña es arrastrada mientras que el carpo y el menudillo no pueden extenderse.

Tratamiento
- Corticoides y diuréticos para reducir la inflamación alrededor del nervio.
- Se ha practicado el trasplante del tendón cuando la lesión del nervio es permanente.

2. Cojera tras una inyección

Debe tenerse un cuidado extremo cuando se realiza una inyección intramuscular, ya que puede provocarse una cojera permanente. Tras la inyección en las cabras de sustancias irritantes, como las tetraciclinas y la enrofloxacina, es habitual la aparición de una cojera transitoria debido a la relativa escasa presencia de masa muscular en la extremidad posterior, en particular en la región glútea. Puede provocarse una cojera de mayor duración a consecuencia de la lesión del nervio ciático o peroneo. Debido a los riesgos que supone la inyección en las extremidades, se ha recomendado la región del cuello como punto de inyección más adecuado (véase el Apéndice 2).

La cojera también puede producirse a consecuencia de la inflamación que aparece tras la inyección subcutánea de medicamentos irritantes (p. ej., algunas vacunas con adyuvante oleoso) por detrás del codo. Deben evitarse las inyecciones intramusculares siempre que sea posible y se debe emplear la vía subcutánea para todos los medicamentos que estén autorizados para ello.

2.1. Lesión del nervio ciático

Etiología

- Inyecciones en la masa muscular glútea.

Signos clínicos

- Pérdida de función en la casi totalidad de la extremidad posterior, con pérdida de sensibilidad cutánea sobre la superficie lateral de la región de la tibia y del tarso y por debajo de este.
- La pezuña es arrastrada. A cada paso la extremidad es empujada hacia arriba y adelante por contracción del músculo cuádriceps, inervado por el nervio femoral.

Tratamiento y pronóstico

- Pueden resolverse hasta los casos graves, pero su pronóstico es reservado.

2.2. Lesión del nervio peroneo

Etiología

- Inyecciones en la región caudal del muslo.
- Traumatismos en la superficie lateral del muslo.

Signos clínicos

- Parálisis de los músculos flexores del tarso y extensores de los dedos, de modo que cuando el pie se mueve hacia adelante, se dobla el menudillo y la pezuña se arrastra por el suelo. Si la pezuña se coloca en su posición correcta, puede soportar el peso con normalidad.

Tratamiento y pronóstico

- El pronóstico suele ser favorable, observándose alguna mejora en una semana aproximadamente.
- La administración de antiinflamatorios y diuréticos reduce la inflamación en la zona del nervio.
- En casos de lesión permanente, la articulación del menudillo se puede anquilosar.

Higroma del carpo

Etiología

- Los traumatismos persistentes en la zona del carpo provocan la formación de una bolsa.
- Habitual debido al deterioro por desgaste a lo largo de la vida, pero puede formar parte del síndrome de artritis-encefalitis caprina.

Signos clínicos

- Aparición de una inflamación firme, no dolorosa, normalmente bilateral, sobre la cara dorsal de la articulación del carpo.
- El animal no cojea por lo general.

Tratamiento

- Las lesiones agudas pueden resolverse sin tratamiento, pero las crónicas es improbable que se recuperen.
- La aspiración del líquido de la bolsa puede provocar la entrada de una infección si no se siguen unas pautas de asepsia estrictas y es probable que solamente consiga una reducción temporal de su tamaño.
- La inyección de solución yodada de lugol destruirá la membrana de la bolsa.
- Puede decidirse la extracción quirúrgica de la bolsa por motivos estéticos.

Osteopetrosis

En los EE.UU., se ha descrito de forma ocasional en los machos cabríos y las cabras viejas un consumo excesivo de calcio, relacionado con la ingestión habitual de heno de alfalfa, que provoca su acumulación en los huesos además de cojeras. En el Reino Unido, donde normalmente se les administra heno de hierba, es improbable que la osteopetrosis se convierta en un problema. El exceso de calcio en la dieta estimula un aumento en la concentración de calcitonina acompañado de la acumulación excesiva de calcio en el interior de los huesos y una calcificación proliferativa alrededor de las articulaciones, que aparecen aumentadas de tamaño a la palpación, que reduce su capacidad de movimiento. Los animales afectados deben ser analizados en relación con el virus de la artritis-encefalitis caprina, en especial si se observa la mineralización de los tendones y las cápsulas articulares, debido a las similares alteraciones óseas que se producen en esa enfermedad (véase más adelante en este capítulo).

La osteopetrosis también se ha observado en animales con calcinosis enzoótica debida a la ingestión de plantas calcinogénicas que contienen un metabolito activo de la vitamina D3, que interfiere directamente en el metabolismo del calcio (véase más delante y el Capítulo 21).

Osteoporosis

La osteoporosis ha sido descrita en cabras adultas en lactación con signos clínicos de cojera, marcha envarada, dorso arqueado, pérdida de peso y disminución de la producción de leche, que eran alimentadas con una dieta deficiente en calcio, fósforo y vitamina D conjuntamente con una malnutrición atribuible a parasitismo gastrointestinal. Las radiografías demostraron una mineralización disminuida del esqueleto.

Calcinosis enzoótica

La ingestión de diversas plantas calcinógenas, principalmente de la familia Solanaceae (véase el Capítulo 21), da lugar a la pérdida de la salud y la pérdida de peso, evolucionando hasta la emaciación, con una marcha envarada y dolorosa y disnea incluso en reposo. En los casos avanzados, las articulaciones no pueden extenderse completamente y los animales muestran tendencia a caminar con el dorso arqueado. Los animales afectados se recuperan enseguida si son apartados de los pastos peligrosos en las primeras etapas, pero la mortalidad es elevada tras una exposición prolongada.

Artritis degenerativa (osteoartritis)

Etiología

- La artritis degenerativa es el resultado de las alteraciones degenerativas del cartílago articular, junto con la hipertrofia del cartílago y el hueso.

Signos clínicos

- Una cojera crónica de aparición gradual en los animales viejos. Las articulaciones afectadas con mayor frecuencia son el carpo, codo, tarso y rodilla, las cuales aparecen aumentadas de tamaño a la palpación, con crepitación evidente a la manipulación.
- La cabra puede tener dificultad para levantarse o, si solamente está afectada una extremidad, puede descansar la pata de forma continuada.
- A consecuencia de la falta de uso, puede producirse una evidente atrofia muscular.

Tratamiento

- El tratamiento ha sido revisado al principio de este capítulo y en el Capítulo 22, «La cabra geriátrica».

Artritis-encefalitis caprina

La artritis-encefalitis caprina (CAE) es una enfermedad de importancia fundamental en muchas partes del mundo, incluyendo Francia, Australia y los EE.UU. En el Reino Unido, las estimaciones del nivel de la infección en las poblaciones con pedigrí son actualmente inferiores al 1% y rara vez se describen casos clínicos. Desde 1983, muchos ganaderos de caprino han realizado análisis de sangre en busca de la infección, limitando de ese modo de forma drástica la difusión de la misma. Sin embargo, la ausencia de la aplicación de medidas para mantener su control podría conducir rápidamente a un incremento de la incidencia de la infección. En cambio, aunque muchas explotaciones comerciales grandes han analizado total o parcialmente a sus animales, existen muchas en las que se desconoce la situación de la CAE, si bien el nivel de presentación de la enfermedad clínica parece ser muy bajo.

Etiología

- El virus de la artritis-encefalitis caprina (CAEV), un lentivirus de la familia Retroviridae, es un virus icosaédrico con RNA monocatenario que infecta a los monocitos circulantes. El CAEV y el virus del Maedi-Visna/Lentivirus ovino (MVV, OvLV) se conocen conjuntamente como *lentivirus de los pequeños rumiantes (SRLV)* debido a que cada virus puede infectar tanto a cabras como a ovejas.
- Diversos estudios han puesto en evidencia diferencias entre las razas de cabras respecto de la sensibilidad al CAEV, lo que sugiere que existe una base genética a la misma, aunque pocos estudios han examinado regiones específicas del virus que permitan identificar los factores que subyacen a esas diferencias genéticas. Se ha desarrollado un marcador genético de la sensibilidad frente al OvLV en las ovejas y se han identificado regiones genómicas adicionales implicadas en la sensibilidad.

Transmisión

- A través de virus libre en el calostro o la leche de cabras infectadas. La práctica de alimentar a los cabritos con leche mezclada de distintas hembras favorece la difusión de la infección por toda la población de cabritos.
- Mediante contacto directo entre cabras a través de monocitos o macrófagos infectados por el virus presente en los fluidos corporales, como la saliva, secreción urogenital, heces y/o secreciones del aparato respiratorio. La cantidad de células infectadas por el CAEV presentes en las secreciones respiratoria, oral, lacrimal y urogenital es baja, de modo que es necesario un contacto prolongado para que se produzca su transmisión horizontal. Entre los comportamientos que pueden incrementar el riesgo de transmisión se encuentra el mordisqueo de los pezones y la succión por parte de las cabras y la pérdida de leche antes del parto.
- Mediante transfusión de sangre de una cabra infectada a otra no infectada, p. ej., mediante la realización de tatuajes o el uso repetido de agujas.
- La transmisión *in utero* parece tener un nivel muy bajo pero algunos casos de seroconversión en neonatos separados de sus madres al nacer pueden explicarse por la transmisión vertical *in utero* o durante el parto.
- El virus es muy lábil en el ambiente y no existe transmisión a través de los pastos o las instalaciones, etc.
- No se ha demostrado de forma experimental la transmisión directa entre especies distintas, pero los corderos alimentados con leche de cabras positivas a CAE se infectan con el virus y las ovejas inoculadas experimentalmente con el virus se infectan y desarrollan lesiones típicas de la enfermedad. Los estudios realizados en Suiza sugieren que las ovejas seropositivas pueden jugar un papel importante en la infección de las cabras y que cualquier programa de control o erradicación deberá incluir a las ovejas junto con las cabras.
- Las cabras infectadas con el CAEV son portadores del virus de por vida y existen muchos portadores asintomáticos en la población. Por ello, el virus puede pasar desapercibido y extenderse por toda la población o rebaño, infectando en particular a los animales jóvenes, sin que los propietarios sean conscientes de la presencia de portadores.
- Los SRLV infectan a los tejidos del aparato genital masculino y se ha detectado la presencia de lentivirus en el semen, lo que significa que la transmisión horizontal de machos a hembras durante la monta natural o la IA es teóricamente posible. Los SRLV se cree que pasan al semen desde la circulación sanguínea a través de macrófagos infectados. Sin embargo, a pesar de que el virus se detecta en el plasma seminal y en las células no espermáticas (principalmente monocitos y macrófagos), parece que los espermatozoides resisten la infección y que la IA representa un riesgo bajo (aunque no cero).
- La transferencia de embriones parece representar un riesgo mínimo, siempre que los embriones conserven su zona pelúcida y sean lavados siguiendo los estándares desarrollados por la Sociedad Internacional de Transferencia de Embriones (IETS).

Signos clínicos

- Las infecciones por lentivirus dan lugar a la lenta inducción de signos clínicos y a infecciones persistentes. El CAEV se mantiene latente hasta que los monocitos que contienen el virus maduran a macrófagos, momento en que estos se desplazan a otros tejidos como la glándula mamaria, el plexo coroideo del encéfalo, las membranas sinoviales, el pulmón y los nódulos linfáticos asociados.

- Muchas cabras se mantienen como portadoras asintomáticas del virus.
- Los signos clínicos y las lesiones de CAE están asociados con la replicación del virus en los macrófagos infectados ubicados en los lugares diana y la replicación activa del virus induce una potente respuesta inmune humoral y celular pero que no es protectora. La enfermedad cursa bajo cinco formas clínicas.

1. Artritis

- Generalmente se observa solo en animales de un año o cabras adultas aunque, en ocasiones, afecta a cabritos de tan solo 6 meses de edad.
- El virus CAE afecta a todas las membranas sinoviales, incluyendo las de las articulaciones, tendones y bolsas y produce sinovitis y artritis crónicas y progresivas con acumulación de líquido sinovial.
- Sin fiebre.
- Buen apetito.
- Cojera variable, desde una rigidez leve hasta un dolor extremo en reposo.
- Pérdida progresiva de condición corporal dependiendo de la intensidad de la cojera.
- Las articulaciones del carpo (rodilla) son las más afectadas y pueden estar muy abultadas (Lámina 7.9).
- Puede resultar afectada cualquier articulación, en particular la espalda, rodilla, corvejón y menudillo, y las bolsas atlantal y supraespinosa suelen estar abultadas al avanzar el curso de la enfermedad.
- El curso de la enfermedad es variable; algunos animales solamente presentan una ligera cojera durante varios años, mientras que en otros tiene un inicio agudo que evoluciona rápidamente hasta la limitación del movimiento.

2. Ubre dura

Véase el Capítulo 13.

- Entre los signos clínicos se encuentra una fibrosis progresiva y la induración de la ubre.

3. Neumonía intersticial

Véase el Capítulo 17.

- Los signos iniciales consisten en una tos seca, que después evoluciona a una disnea crónica, pérdida de peso y sonidos pulmonares anómalos.

4. Encefalitis

Véase el Capítulo 12.

- Nunca descrita en Reino Unido y relativamente rara en el resto del mundo. Los cabritos afectados suelen tener de 2 a 6 meses de edad, pero a veces afecta a cabras mayores.
- En ocasiones se han descrito signos neurológicos en cabras adultas, pero son infrecuentes.

5. Pérdida progresiva de peso

Véase el Capítulo 9.

- Con frecuencia se observa una pérdida progresiva y crónica de peso, ya sea sola o acompañada de otros signos clínicos.

Confirmación en el laboratorio

1. **Serología.** La serología se utiliza de forma rutinaria para identificar las infecciones por SRLV. Además, se han desarrollado varios métodos basados en la reacción en cadena de la polimerasa (PCR) para detectar el DNA del provirus e, introduciendo un paso adicional de transcriptasa inversa (RT-PCR), para detectar el RNA del virus en distintas muestras como las células de la leche.
   - La inmunodifusión en gel de agar (AGID), el enzimoinmunoensayo (ELISA), la radioinmunoprecipitación (RIPA) y el *Western blot* (WB) son métodos utilizados para el diagnóstico serológico de las infecciones por SRLV.
   - Los animales portadores de virus se identifican de forma rutinaria mediante AGID o ELISA para detectar anticuerpos frente al CAEV. En esas técnicas se pueden utilizar antígenos preparados a partir de los virus de CAE o de maedi-visna. Debido a su complejidad y coste, el WB y la RIPA solamente se emplean como pruebas de confirmación.
   - Los anticuerpos detectados no son protectores frente a la enfermedad sino que simplemente son un indicador de la infección, ya que sola-

mente se produce un escaso nivel de anticuerpos neutralizantes en respuesta a la infección.
- La calidad de las técnicas serológicas se define por su sensibilidad y su especificidad, pero debido a la ausencia de un «patrón de oro», el cálculo de esos parámetros es difícil para los reactivos del SRLV y no existe un acuerdo entre los laboratorios sobre la «mejor» técnica a emplear. La AGID se considera de alta especificidad pero relativamente poco sensible y ha sido sustituida por el ELISA en muchos laboratorios.
- Un resultado positivo significa que la cabra ha sido infectada por el virus CAE y es un potencial eliminador de virus, especialmente si se encuentra en lactación. Un resultado negativo significa que la cabra no está infectada o se ha infectado recientemente y todavía ha producido cantidades de virus demasiado bajas para poderlo detectar. Un resultado sospechoso puede indicar animales infectados recientemente, animales jóvenes que han ingerido calostro que contenga anticuerpos o animales que no reaccionen bien a la prueba. Los animales sospechosos deben ser analizados de nuevo.
- Cualquier animal seropositivo al análisis de CAE está infectado de por vida. La infección persiste incluso en presencia de anticuerpos neutralizantes debido a la capacidad del virus de mantenerse en forma de DNA provírico latente.

Por el contrario, sin embargo, una cabra con resultado seronegativo no puede considerarse libre de la infección, debido a que: (1) las técnicas rutinarias son relativamente poco sensibles y (2) el periodo entre la infección por el virus y la seroconversión (es decir, la producción de anticuerpos detectables) puede ser prolongado. Las cabras infectadas por contacto o mediante la ingestión de leche infectada cuando son adultas pueden tardar 3 años o más en volverse seropositivas. Los cabritos infectados tras nacer suelen seroconvertir entre los 6 y 12 meses de edad. Algunas cabras seropositivas tendrán resultados seronegativos de forma periódica. Los animales con resultado seronegativo a las técnicas de AGID o ELISA pueden resultar positivos empleando la técnica de PCR, es decir, que el DNA provírico es detectable antes de que se produzcan anticuerpos.
- Muchas cabras seroconvierten después de un periodo de estrés o tras el parto. El análisis al final de la gestación no permitirá detectar necesariamente a todas las cabras que seroconviertan tras el parto y esos animales darán lugar a cabritos infectados.
- Los cabritos que hayan ingerido calostro infectado presentan niveles detectables de anticuerpos calostrales durante 2 a 3 meses pero posteriormente tendrán un resultado negativo hasta que seroconviertan y produzcan sus propios anticuerpos varios meses o incluso años después.
- Los niveles de anticuerpos pueden descender a medida que avanza la enfermedad, de modo que incluso un animal enfermo clínicamente puede tener un resultado seronegativo.

Algunos laboratorios especializados disponen de otras técnicas de análisis pero no para el diagnóstico de rutina. La utilización de esas técnicas de mayor sensibilidad en el futuro podrá permitir la detección de animales infectados de forma latente, lo que facilitará mucho la aplicación de programas de erradicación:

  - Detección de DNA provírico (PCR) y RNA vírico (RT-PCR). En muchos casos la PCR es menos sensible que las técnicas de ELISA, pero tiene la ventaja de detectar a los animales infectados antes de su seroconversión.
  - Aislamiento del virus.
- Se han desarrollado técnicas de ELISA para el análisis de leche del tanque que pueden resultar útiles para vigilar los niveles de CAE en las explotaciones grandes de situación desconocida. Se ha comprobado su capacidad para detectar la infección ante una baja prevalencia.

2. Examen del líquido sinovial
- Líquido sinovial marrón-rojizo con gran cantidad de células (1.000 a 2.000/mm^3), principalmente células mononucleares (compárese con <500 células/mm^3 en cabras normales), que puede contener coágulos de fibrina.
- Pueden detectarse en el líquido anticuerpos producidos localmente.

3. Examen histológico (articulaciones)
- Hiperplasia e infiltración de células mononucleares subsinoviales.
- Hipertrofia de las vellosidades sinoviales.
- Áreas focales de necrosis en la membrana sinovial o rodeando el tejido conjuntivo.

Lesiones macroscópicas *post mortem* (articulaciones)

- Hiperplasia de las membranas sinoviales con engrosamiento, fibrosis y, en los casos crónicos, calcificación de la cápsula articular, los tendones y los ligamentos.
- Reacción en el periostio con producción de osteofitos periarticulares.
- Alteración degenerativa de la articulación con ulceración y erosión de los cartílagos articulares y destrucción del hueso subcondral.

Diagnóstico

El diagnóstico se debe basar en:

- Niveles de anticuerpos séricos frente al virus CAE.
- Signos clínicos.
- Lesiones *post mortem*.
- Alteraciones histopatológicas.
- Aislamiento del virus a partir de células sinoviales o encefálicas.
- La radiología puede colaborar en la determinación de la gravedad o progresión de las lesiones artríticas en los individuos y en demostrar la presencia de neumonía.

Tratamiento

- Por el momento, no existe tratamiento frente a la CAE.
- Los AINEs, como el flunixin meglumine, el meloxicam y el carprofen, pueden utilizarse para aliviar el dolor por la artritis (véase la Tabla 7.2).

Prevención y control

> Aunque en la actualidad el nivel de CAE en Reino Unido es muy bajo, sigue siendo posible un incremento rápido salvo que se mantengan medidas de control rutinarias.

- Son necesarios análisis rutinarios cada 6 a 12 meses durante un mínimo de 5 años, preferiblemente más tiempo, con resultados que indiquen la ausencia de la infección en la granja durante ese periodo, antes de poder asegurar que se trata de una granja «libre de virus CAE».
- Los cabritos no deben ingerir leche o calostro de cabra sin pasteurizar de ningún animal, excepto de su madre. Nunca se debe administrar a los cabritos leche procedente de mezcla de distintos animales. Si posteriormente se comprueba que una cabra es portadora del virus, solamente se habrá infectado su propia cría.
- Se debería hacer un análisis de sangre a todas las cabras (o en el caso de un cabrito, a su madre) antes de incorporarlas a la granja.
- No se debe administrar leche de otra granja bajo ninguna circunstancia.
- Debe analizarse al mismo tiempo a cualquier oveja en contacto con las cabras.

El rebaño infectado

- Eliminar o aislar a todos los animales positivos.
- Eliminar o aislar a la progenie de todos los animales positivos.
- Las cabras infectadas deben separarse de las cabras no infectadas a una distancia mínima de 1,8 m. Deben emplearse equipamientos para comida/bebida separados.
- Ordeñar en último lugar a las cabras infectadas; mantener esa leche separada de la leche no infectada destinada a la alimentación de los cabritos.
- Como el virus es lábil en el ambiente, las cabras infectadas pueden pastar en los mismos pastos que las no infectadas siempre que los grupos se mantengan separados, es decir, saliendo al pasto las no infectadas por la mañana y las infectadas por la tarde.
- Como la incidencia de las infecciones uterinas es muy baja, la separación de los cabritos nada más nacer de los animales positivos, evitando que sean lamidos o amamantados por su madre, permite criar un cabrito no infectado en la gran mayoría de los casos.
- Hacer cubriciones por lotes e inducir el parto mediante prostaglandinas (Capítulo 1). Aislar a los cabritos, estabularlos separadamente de los

adultos y criarlos con calostro y leche de vaca o con reemplazante lácteo para terneros o cabritos. Si se les alimenta con leche o calostro de cabra, debe someterse a pastuerización aun cuando proceda de un animal supuestamente seronegativo (Capítulo 23). Los cabritos alimentados con leche de vaca solo muy ocasionalmente presentan hemólisis (véase el Capítulo 19).

Debe sopesarse en cada granja el riesgo de criar cabritos con bajo nivel de anticuerpos calostrales frente a las potenciales consecuencias de la infección por virus CAE.

- Los cabritos pueden ser lavados en agua tibia y luego bien secados para así eliminar todos los restos maternos. Se pueden utilizar cajas de cartón para mantener por separado las camadas de cabritos durante las primeras semanas de vida; las cajas desechables permiten prevenir la transmisión de agentes patógenos neonatales.
- Se deben tomar muestras de sangre a los cabritos tan pronto como nazcan para detectar cualquier posible transferencia de anticuerpos en caso de que la retirada inmediata de la madre no hubiera sido eficaz y posteriormente a los 6 meses de edad y a intervalos de 3 meses a partir de ese momento para detectar posibles portadores del virus.
- La separación inmediata de los cabritos al nacer y su crianza separados de sus madres permitirá controlar la CAE, linfoadenitis caseosa, paratuberculosis y micoplasmosis.
- Se han detectado células infectadas por el CAEV en raspados de prepucio de machos cabríos y en muestras frescas de semen. Existe un riesgo de seroconversión ligeramente más elevado si las cabras son cubiertas por machos positivos al CAEV. La eliminación del contacto orogenital en la monta, la monta individual controlada (no libre en un corral) y evitar la utilización de machos con problemas reproductivos inflamatorios que puedan aumentar la probabilidad de transferencia de células mononucleares infectadas, reducen al mínimo el riesgo si es necesario emplear machos positivos, pero la monta controlada de animales infectados con otros no infectados no está libre de riesgos.
- En las granjas de cabras de carne o pelo en las que los cabritos se crían con sus madres, la prevención de la infección en los animales de reposición se realiza mediante el análisis y la separación de las parejas madre/cabrito en función de su estado sanitario respecto al CAEV.

Selección basada en marcadores genéticos

Los recientes avances en ganado ovino relacionados con una prueba de marcadores genéticos de la sensibilidad frente al OvLV y la identificación de regiones genéticas adicionales ligadas a la sensibilidad a la infección significan que la reproducción selectiva dirigida a la resistencia frente a los SRLVs puede convertirse en una posibilidad en un futuro cercano, aunque los estudios genéticos están menos avanzados en las cabras.

Programas de control

- En muchos países, incluyendo Reino Unido, se han implantado programas privados o financiados por el Gobierno para controlar la CAE que han resultado de gran eficacia en la reducción drástica de la incidencia de la enfermedad en los rebaños nacionales. El programa de erradicación de la CAE de Suiza redujo la prevalencia de los rebaños seropositivos del 70 al 1% en 15 años, con una reducción de los casos clínicos a cero.
- Programa propio del rebaño diseñado para controlar la enfermedad en el mismo siguiendo las líneas previamente descritas.
- El *British Goat Society Monitored Herd Scheme* es un programa para vigilar el estado de la enfermedad en las granjas de cabras mediante su análisis pero sin establecer limitaciones al traslado de animales. Todas las cabras que asisten a ferias o mercados reconocidos en Reino Unido deben proceder de rebaños negativos a la CAE.
- El *Scotland's Rural College (SRUC) Premium Sheep and Goat Health Scheme* vigila el estado sanitario del rebaño mediante análisis periódicos de sangre y, limitando los movimientos de animales entre granjas, permite mantener explotaciones libres de CAE (Premium Sheep and Goat Health Schemes, SRUC, PO Box 5557, Inverness IV2 4YT. Tel.: 01463226995. Disponible en: http://www.sruc.ac.uk/info/120113/premium_sheep_and_goat_health_schemes).

Enfermedad de Lyme

La enfermedad de Lyme (borreliosis de Lyme) es una enfermedad transmitida por garrapatas producida por una espiroqueta que afecta a los animales y el hombre y descrita en Europa, Norteamérica, China, Japón y Australia. La enfermedad suele ser transmitida por garrapatas *Ixodes* spp. y diversos vertebrados actúan como hospedadores reservorios de la espiroqueta, *Borrelia burgdorferi*. Un hospedador reservorio competente adquiere las espiroquetas de la enfermedad de Lyme cuando una garrapata infectada (larva, ninfa o adulto) se alimenta en él tras lo cual el hospedador se convierte en un reservorio infeccioso para otras garrapatas que se alimenten en el mismo. Diferentes genoespecies de *Borrelia burgdorferi* están asociadas con determinados hospedadores reservorios. Un hospedador competente para una genoespecie parece menos competente o incluso incompetente para otra. Las espiroquetas de la enfermedad de Lyme son eliminadas por las garrapatas cuando se alimentan sobre las cabras y las vacas, reduciendo la prevalencia de garrapatas infectadas en el pasto. El mecanismo de dicho proceso es motivo de investigaciones.

Signos clínicos

Las cabras suelen presentar evidencias serológicas de la infección en las zonas endémicas, pero los signos clínicos no están bien documentados, realizándose el diagnóstico normalmente tras haber descartado otras causas de artritis. Entre los signos descritos se incluye letargo, fiebre, dolor articular, dolor de espalda, rigidez del cuello y caminar inseguro.

Diagnóstico de laboratorio

- IFA como técnica de cribado para detección de anticuerpos frente a *B. burgdorferi*.
- El *Western blot* (*inmunoblot*) es una técnica cualitativa que detecta anticuerpos producidos frente a las numerosas proteínas antigénicas de *B. burgdorferi*. La detección de anticuerpos no confirma la presencia de la enfermedad.

Tratamiento

En el ganado bovino, se recomienda el tratamiento con oxitetraciclina o penicilina durante 21 días. Las vacunas para perros no están autorizadas para uso en cabras.

Tumores

Los tumores de las extremidades, como el condrosarcoma del húmero, han sido descritos en ocasiones como causantes de cojera y dolor crónico progresivo.

Causas exóticas de cojeras

Brucelosis

Véase el Capítulo 2.

Brucella melitensis y *Brucella abortus* pueden causar abortos durante el cuarto mes de gestación, así como mamitis y cojeras.

Micoplasmosis

Véase el Capítulo 8.

La poliartritis es la consecuencia de una septicemia producida tras una infección por micoplasmas. Aunque la artritis es más frecuente en cabritos jóvenes y de un año de edad de razas lecheras, pueden resultar infectadas cabras de todas las razas y edades. La artritis se presenta por lo general asociada a otros signos clínicos propios de las infecciones por micoplasmas, como abortos, agalaxia, neumonía o queratoconjuntivitis, dependiendo de la especie bacteriana implicada. Las cabras con articulaciones calientes e inflamadas deben ser examinadas en busca de otros signos de infección sistémica que puedan indicar una micoplasmosis.

Lecturas adicionales

General

Adams, D.S. (1983) Infectious causes of lameness above the foot. *Vet. Clin. North Amer.: Large Anim. Pract.*, **5** (3), 499–510.

Christodoulopoulos, G. (2009) Foot lameness in dairy goats. *Res. Vet. Sci.*, **86**, 281–284.

Cottom, D.S. and Pinsent, P.J.N. (1988) Lameness in the goat. *Goat Vet. Soc. J.*, **9** (1/2), 14–23.

Galbraith, H. (2000) Protein and sulphur amino acid nutrition of hair fibre producing Angora and Cashmere goats. *Livestock Production Science*, **64**, 81–93.

Hill, N.P., Murphy, P.A., Nelson, A. *et al.* (1997) Lameness and foot lesions in adult British dairy goats. *Vet. Rec.*, **141**, 412–416.

Ingvast-Larsson, C., Högberg, M., Mengistu, U. , Olsén, L. *et al.* (2011) Pharmacokinetics of meloxicam in adult goats and its analgesic effect in disbudded kids. *J. Vet. Pharmacol. Therap.*, **34** (1), 64–69.

Merrall, M. (1985) Lameness in goats. In: *Proceedings of a Course in Goat Husbandry and Medicine*. Massey University, November, Publ. No. 106, pp. 66–77.

Nelson, D.R. (1983) Non-infectious causes of lameness above the foot. *Vet. Clin. North Amer.: Large Anim. Pract.*, **5** (3), November, 1983, 491–498.

Smith, M.C. (1983) Foot problems in goats. *Vet. Clin. North Amer.: Large Anim. Pract.*, **5** (3), 489–490.

Winter, A.C. (2011) Treatment and control of hoof disorders in sheep and goats. *Vet. Clin. North Amer.: Food Anim. Pract.*, **27** (1), 187–192.

Artritis-encefalitis caprina

Adams, D.S., *et al.* (1983) Transmission and control of CAE virus. *Am. J. Vet. Res.*, **44** (9), 1670–1675.

Cortez-Romero, C., Pellerin, J.L., Ali-Al-Ahmad, M.Z., Chebloune, Y. *et al.* (2013) The risk of small ruminant lentivirus (SRLV) transmission with reproductive biotechnologies: state-of-the-art review. *Theriogenology*, **79**, 1–9.

Dawson, M. (1987) Caprine arthritis encephalitis. *In Pract.*, **9**, 8–11.

Herrmann-Hoesing, L.M. (2010) Diagnostic assays ssed to control small ruminant lentiviruses. *J. Vet. Diagn. Invest.*, **22** (6), 843–855.

Knight, A.P. and Jokinen, M.P. (1982) Caprine arthritis encephalitis. *Comp. Cont. Ed. Pract. Vet.*, **4** (6), S263–269.

Leroux, C., Cruz, J.C. and Mornex, J.F. (2010) SRLVs: a genetic continuum of lentivral species in sheep and goats with cumulative evidence of cross species transmission. *Curr. HIV Res.*, **8**, 94–100.

Nagel-Alne, G.E., Valle, P.S., Krontveit, R. and Sølverød, L.S. (2015) Caprine arthritis encephalitis and caseous lymphadenitis in goats: use of bulk tank milk ELISAs for herd-level surveillance. *Vet. Rec.*, **176**, 173.

Ramsés, Reina, R. *et al.* (2009) Prevention strategies against small ruminant lentiviruses: an update. *Vet. J.*, **182** (1), 31–37.

Rowe, J.D. and East, N.E. (1997) Risk factors for transmission and methods for control of caprine arthritis encephalitis virus infection. *Vet. Clin. North Amer.: Large Anim. Pract.*, **13** (1), 35–53.

Synge, B.A. and Ritchie, C.M. (2010) Elimination of small ruminant lentivirus infection from sheep flocks and goat herds aided by health schemes in Great Britain. *Vet. Rec.*, **167** (19), 739–743.

Thorley, J. *et al.* (2004) Routes of transmission and consequences of small ruminant lentiviruses (SRLVs) infection and eradication schemes. *Vet. Res.*, **35**, 257–274.

White, S.N. and Knowles, D.P. (2013) Expanding possibilities for intervention against small ruminant lentiviruses through genetic marker-assisted selective breeding. *Viruses*, **5**, 1466–1499.

Dermatitis digital caprina

Angell, J.W., Blundell, R., Grove-White, D.H. and Duncan, J.S. (2015) Clinical and radiographic features of contagious ovine digital dermatitis and a novel lesion grading system. *Vet. Rec.*, **176**, 544.

Davies, I. (2011) Treatment options for contagious ovine digital dermatitis. *Vet. Rec.*, **169** (23), 604–605.

Duncan, J.S., Grove-White, D., Oultram, J.W.H. *et al.* (2011) Effects of parenteral amoxicillin on recovery rates and new infection rates for contagious ovine digital dermatitis in sheep. *Vet. Rec.*, **169** (23), 606.

Groenevelt, M., Anzuino, K., Smith, S. *et al.* (2013) Laminitis complicated by treponemes as a major lameness cause in two dairy goat herds. *8th International Sheep Veterinary Congress*, New Zealand, p. 89.

Groenevelt, M., Anzuino,K., Langton, D.A. and Grogono-Thomas, R. (2015) Association of treponeme species with atypical foot lesions in goats. *Vet. Rec.*, **176** (24), 626.

Sullivan, L.E., Evans, N.J., Clegg, S.R. *et al.* (2015) Digital dermatitis treponemes associated with a severe foot disease in dairy goats. *Vet. Rec.*, **176** (11), 283.

Pedero

Hay, L.A. (1990) Footrot and related conditions. *Goat Vet. Soc. J.*, **11** (1), 1–6.

Laven, R. (2012) Use of parenteral long-acting and topical oxytetracycline, without hoof trimming, for treatment of footrot in goats. *New Zealand Vet. J.*, **60** (3), 213–214.

Osteoporosis

Braun, U., Ohlerth, S., Liesegang, A., Forster, E. *et al.* (2009) Osteoporosis in goats associated with phosphorus and calcium deficiency. *Vet. Rec.*, **164**, 211–213.

Artritis podal séptica

Harwood, D. (2009) An outbreak of septic pedal arthritis in a commercial dairy goat herd. *Livestock*, **14** (7), 19–47.

Lovatt, F. (2012) Joint lavage in the treatment of ovine septic pedal arthritis. *In Pract.*, **34**, 348–354.

Cirugía

Anderson, D.E. and St Jean, G. (1996) External skeletal fixation in ruminants. *Vet. Clin. North Amer.: Food Anim. Pract.*, **12** (1), 117–152.

Baron, R.J. (1990) Laterally luxating patella in a goat. *J. Am. Vet. Med. Assoc.*, **191**, 1471–1472.

Hunt, R.J., Allen, D. and Thomas, K. (1991) Repair of a ruptured calcaneal tendon by transposition of the tendon of the peroneus longus muscle in a goat. *J. Am. Vet. Med. Assoc.*, **198** (9), 1640–1642.

Joy, B. and Venugopal, S.K. (2014) Complications in fracture healing using external skeletal fixation in goats. *Int. J. Rec. Sci. Res.*, **5** (7), 1298–1299.

Mueller, K. (2015) Goat orthopaedics – bone sequestrum and fractures. *Goat Vet. Soc. J.*, **31**, 54–59.

Mulon, P.-Y. (2013) Management of long bone fractures in cattle. *In Pract.*, **35**, 265–271.

Purohit, N.R., Choudray, R.J., Chouhan, D.S. and Sharma, C.K. (1985) Surgical repair of scapulohumeral luxation in goats. *Mod. Vet. Pract.*, **66**, 758–759.

Sack, W.O. and Cottrell, W. (1984) Puncture of shoulder, elbow and carpal joints in goats and sheep. *J. Am. Vet. Med. Assoc.*, **185**, 63–65.

Scott, P. (1995) Amputation of the ovine digit. *In Pract.*, **17**, 80–82.

Vogel, S.R. and Anderson, D.E. (2014) External skeletal fixation of fractures in cattle. *Vet. Clin. North Amer.: Food Anim. Pract.*, **30**, 127–142.

Tumores

Schmid, T. *et al.* (2010) Chondrosarcoma in the humerus of a goat. *Vet. Comp. Ortho. Traumatol.*, **23** (4), 273–276.

Enfermedad de la línea blanca

Winter, A and Arsenos, G. (2009) Diagnosis of white line lesions in sheep. *In Pract.*, **31**, 17–21.

CAPÍTULO 8

Cojeras en cabritos

Traumatismos

> Un cabrito es un «accidente esperando suceder».

La causa más común de cojera en los cabritos es el resultado de un accidente o traumatismo, que ocasiona contusiones, esguinces, distensiones o fracturas, en particular de las extremidades delanteras.

Fracturas

Las fracturas se producen con mayor frecuencia en la región del metacarpo, seguido del radio, la tibia y el metatarso. En muchos casos, la palpación permite identificar el lugar de la fractura, pero puede ser necesario realizar una radiografía para confirmar si existe un ligero desplazamiento óseo.

En el Capítulo 26 se revisa el manejo de las fracturas.

La fijación externa con yeso o resina ultraligera se tolera perfectamente bien. Si es necesario, se puede realizar una fijación interna utilizando un clavo o una placa siguiendo técnicas similares a las empleadas con los perros (véase la Tabla 26.9). Siempre que sea posible, se recomienda aplicar un soporte externo adicional debido a la robustez en la utilización de la pata cuando la fractura sane.

Cuerpos extraños

Los cuerpos extraños, como por ejemplo pinchos o espinas, pueden penetrar en las pezuñas de los cabritos más fácilmente que en las cabras adultas.

Anomalías congénitas

Hiperextensión de la rodilla y del carpo

Etiología

- La hiperextensión de la rodilla y del carpo es frecuente en los cabritos recién nacidos y suele ser bilateral, aunque una extremidad suele verse más gravemente afectada que la otra.

Signos clínicos

- El cabrito tiene dificultades para caminar ya que la pata tiende a doblarse y las articulaciones de la rodilla y del carpo son inestables.

Tratamiento

- Por lo general no suele ser necesario tratamiento ya que el proceso normalmente se corrige solo en unos pocos días, pero es necesario asegurarse de que el cabrito se mueve con suficiente libertad para poder mamar de forma adecuada de su madre.

Contracción de los tendones flexores de las extremidades delanteras

Las limitaciones de la postura *in utero*, cuando el tamaño y/o el número de crías restringe su movimiento, habitualmente ocasiona una contracción bilateral de los tendones flexores de los miembros anteriores, lo que da lugar a la flexión de los menudillos, de modo que el animal camina sobre sus menudillos o con los menudillos parcialmente flexionados. El trastorno puede causar una distocia cuando las patas delanteras no se pueden extender adecuadamente dentro de la pelvis y los cabritos afectados pueden tener problemas para moverse y poder mamar.

Tratamiento

- Los casos leves con solo una flexión parcial de los menudillos se resuelven por sí solos cuando los tendones se estiran con el movimiento y esto se puede facilitar extendiendo manualmente las articulaciones para elongar los tendones.
- Los casos más graves pueden requerir el entablillado para estirar los tendones y permitir que la pezuña soporte peso. El entablillado de la extremidad afectada desde justo por encima del suelo hasta el codo o la rodilla (sin cubrir los dedos) puede ser necesario para lograr la presión continua sobre los tendones. La extremidad debe tener una extensión suficiente como para trasladar cierta tensión a los tendones. Las tablillas deben estar bien acolchadas y deben dejarse puestas durante 1 a 3 días, para después darle mayor extensión a la extremidad según sea necesario. Su pronóstico suele ser bueno en los casos que sean cuidados de forma conveniente.

Deformaciones angulares de la extremidad y artrogriposis

En ocasiones se observan en los cabritos neonatos deformaciones congénitas de las extremidades que afectan a los huesos y las articulaciones. La artrogriposis congénita se define como un síndrome de contracción articular persistente (rigidez bilateral) presente al nacer, que implica a una o más de las extremidades anteriores o posteriores, pero que normalmente da lugar a una rigidez articular bilateral, en concreto la flexión de las articulaciones falángica, metacarpo-falángica y del carpo.

Los casos de rigidez articular leve asociada con la contracción de los tendones se pueden corregir por sí solos mediante el correspondiente apoyo del peso. Las deformaciones leves se pueden corregir mediante la manipulación y el entablillado (véase más arriba el apartado sobre contracción de los tendones flexores). El tratamiento quirúrgico de las retracciones graves puede intentarse en animales de alto valor.

Etiología

- En el Reino Unido, suele ser resultado de la contracción de los tendones debido a limitaciones posturales *in utero*.
- Los efectos teratógenos de la *intoxicación con plantas* (*Lupinus formosus, Astragalus, Lathyrus, Sophora* y pasto del Sudán; véase el Capítulo 21) pueden causar deformaciones de las extremidades.
- En las cabras Angora australianas se ha descrito un acortamiento hereditario de los tendones.
- La *beta mannosidosis* es una enfermedad lisosomal hereditaria de las cabras de raza Nubia y Anglo-nubia y sus cruces, atribuible a un gen autosómico recesivo que ha sido descrita en Australia, Nueva Zelanda, EE.UU., Fiji y Canadá, pero no en el Reino Unido. Debido a la ausencia de la enzima beta mannosidasa, los cabritos son incapaces de mantenerse en pie desde el nacimiento debido a la contractura del carpo y la hiperextensión del menudillo. Los reflejos flexores de retirada son normales pero el movimiento se acompaña de un temblor intencional. Los cabritos pueden presentar un cráneo abombado, morro estrecho, enoftalmos y fisuras palpebrales. La mayoría de ellos son sordos y algunos presentan temblores intencionales, nistagmo pendular o ptosis bilateral como parte de un síndrome de Horner.
- El *síndrome de artrogriposis-hidranencefalia (AHS)* está producido por la infección de un orthobunyavirus, como el *virus Akabane* (Australia, Japón, Israel, Suráfrica, Oriente Medio), el *virus del Valle Cache* (EE.UU., Canadá, México) y el *virus Schmallenberg* (norte de Europa, incluyendo Reino Unido). Existen otros virus relacionados distintos, incluyendo el virus Main Drain, el virus Potosí y el virus Northway en Norteamérica que pueden ser causantes de la enfermedad en los rumiantes.
  - Los orthobunyavirus son virus con RNA monocatenario transmitidos por artrópodos que causan la infección intrauterina en rumiantes domésticos y salvajes. La enfermedad clínica se produce en hembras gestantes infectadas al inicio de la gestación (28 a 60 días en el caso de los virus Schmallenberg y Valle Cache en las ovejas) durante periodos de alta actividad

de los vectores. La infección muy temprana puede causar muerte embrionaria y retorno al celo.
- La entrada de un virus en una población virgen de rumiantes puede provocar grandes pérdidas económicas aunque, en general, las cabras parecen verse afectadas con mucha menos gravedad que las ovejas y las vacas. Los animales virémicos, que no presentan signos clínicos de la enfermedad, pueden actuar como portadores asintomáticos del virus, pero los rumiantes no parecen ser portadores de larga duración de los virus. Las poblaciones de animales expuestas al virus desarrollan inmunidad frente a la posterior infección con el mismo virus y en las zonas endémicas la mayoría de los animales es probable que sean inmunes a la enfermedad cuando alcanzan la madurez sexual. No existe protección cruzada entre virus distintos.

Vector

- Los rumiantes no pueden contagiarse entre ellos directamente.
- Todos los orthobunyavirus conocidos se transmiten mediante vectores artrópodos, principalmente jejenes (*Culicoides* spp.) y mosquitos (véase el virus de la lengua azul, Capítulo 10). La diseminación de estos virus está relacionada con el desplazamiento natural de los insectos desde zonas infectadas.
- El virus Schmallenberg presenta una distribución más amplia y una diseminación más rápida que el virus de la lengua azul debido a que los jejenes presentan una carga de virus diez veces superior.
- Se ha demostrado que existe la transmisión transplacentaria.

Signos clínicos

- Las cabras adultas son generalmente asintomáticas, excepto por una mayor incidencia de abortos y malformaciones congénitas en cabritos.
- Los fetos y los cabritos neonatos presentan malformaciones congénitas clasificadas como síndrome de *artrogriposis-hidranencefalia* (AHS). Entre ellas se encuentra la mortinatalidad, prematuridad, fetos momificados, artrogriposis, malformación articular, escoliosis, tortícolis, cifosis, lordosis, hidrocefalia, hidranencefalia, microcefalia y displasia cerebelar, anomalías del comportamiento y ceguera. Los signos específicos del AHS reflejan la etapa de gestación en la que el virus infecta a la hembra y al feto. Las extremidades están rígidas y deformadas debido a que la lesión de los nervios impide la flexión y contracción normal de los tendones.
- En una misma camada, los diferentes fetos pueden presentar grados y tipos variables de anomalías y algunos de ellos pueden tener un aspecto normal.

Diagnóstico

- Pueden detectarse anticuerpos en el suero o en sangre completa con EDTA mediante las técnicas de seroneutralización, ELISA, fijación del complemento e inhibición de la hemoaglutinación, pero en los animales adultos solamente demuestran la existencia de una exposición previa, no el estado infeccioso del animal. Por el contrario, la ausencia de anticuerpos séricos descarta al virus como causa de un feto o neonato malformado.
- La identificación de anticuerpos precalostrales o en el suero fetal frente a alguno de los virus indica la implicación del mismo.
- El aislamiento del virus en fetos a término o cabritos neonatos con malformaciones siempre resulta infructuoso.
- Las técnicas de RT-PCR a tiempo real y convencional son eficaces para la detección de virus circulante antes de alcanzar el pico de la viremia, de la seroconversión y de la aparición de los signos clínicos.

Vacunación

- Existen vacunas inactivadas frente al virus de Schmallenberg autorizadas en Europa para uso en ganado ovino y bovino. La vacunación confiere un nivel de inmunidad más elevado que la exposición natural al virus. La vacuna puede administrase a las ovejas a partir de una edad de 4 meses. Se administra una sola dosis de vacuna a las ovejas (y cabras).

Luxación de la rótula

Etiología

- La luxación lateral de la rótula es un problema infrecuente en las cabras y suele ser congénito. Las cabras Anglo-nubias están más predispuestas al trastorno debido a la conformación vertical de sus extremidades posteriores. En las razas Suizas, la luxación se produce ocasionalmente como consecuencia de un traumatismo agudo en cabras adultas y suele ser medial.

Signos clínicos

- La luxación puede ser bilateral o unilateral, permanente o intermitente. En su forma más grave, la rodilla permanece flexionada de forma permanente, de modo que el animal adopta una posición agachada y tiene dificultades para mantenerse de pie. Cuando el problema es intermitente, se producen periodos de cojera aguda que se mitiga cuando la rótula regresa a su posición normal mediante la manipulación.

Tratamiento

- La luxación intermitente leve no requiere ningún tratamiento, mientras que las luxaciones más graves pueden corregirse de forma quirúrgica utilizando técnicas similares a las empleadas en el perro y las luxaciones congénitas graves pueden requerir de eutanasia.

Paresia espástica

La paresia espástica se ha diagnosticado en ocasiones en las cabras, incluyendo un macho de 3 años de raza Saanen en Checoslovaquia y tres machos de raza pigmea de los EE.UU., de los cuales dos estaban relacionados entre sí (padre e hijo), pero no se ha comprobado el carácter hereditario del proceso. El dolor articular grave puede a veces dar lugar a anomalías en la locomoción y la postura que pueden semejar una paresia espástica.

Signos clínicos

La paresia espástica de las cabras parece compartir muchas semejanzas con la enfermedad en las vacas:

- Contractura espástica intermitente, unilateral o bilateral del músculo gastrocnemio que da lugar a la hiperextensión de una o ambas extremidades posteriores.
- La hiperextensión puede ser tan extrema que el animal sea incapaz de colocar las pezuñas sobre el suelo y la pata se arrastra por detrás en posición estirada.
- Extensión de la articulación tibiotarsal evidente.
- El músculo gastrocnemio está contraído de forma constante y a la palpación se percibe firme o nudoso.
- El dorso está arqueado.
- Al levantarse, las cabras pueden elevar su cuarto trasero en el aire y desplazar el peso a las patas anteriores durante periodos cortos.

Diagnóstico

- La depresión selectiva de las neuronas gamma eferentes en la médula espinal mediante la administración epidural de procaína diluida alivia el proceso, lo que indica que el trastorno se debe a una sobreestimulación (o falta de inhibición) del reflejo miotático (estiramiento).

Tratamiento

- La neurotomía del nervio tibial corrige el proceso.

Infecciones

Poliartritis infecciosa

La poliartritis es una artritis infecciosa de los cabritos jóvenes de menos de 3 meses de edad.

Etiología

- Pueden estar implicadas diversas especies bacterianas. Suele tratarse de contaminantes ambientales, en especial *Streptococcus* spp. y *Staphylococcus* spp. hemolíticos, pero también *Trueperella* spp. y *Escherichia coli*. La infección se produce a través del cordón umbilical poco después de nacer, como resultado de una bacteriemia tras la enteroinvasión, o a través del tracto respiratorio superior o las tonsilas. Otras fuentes potenciales de la infección por estreptococos son los pezones, la leche o la vagina de la madre. *S. dysgalactiae* puede sobrevivir sobre la paja seca hasta 42 días.

Signos clínicos

- Dolor e inflamación en una o más articulaciones del cabrito, especialmente del carpo, espalda, corvejón o rodilla, con una cojera que varía de moderada a sin apoyo del peso. En ocasiones, se observa una cojera pronunciada junto con una inflamación articular mínima. En los casos más crónicos la articulación afectada presenta rigidez o incluso anquilosis.
- El cabrito puede o no presentar fiebre, dependiendo de la fase y el tipo de infección.
- El ombligo suele estar inflamado.
- La afectación de la articulación atlantooccipital puede ocasionar una tetraparesia y postración repentina.

Diagnóstico de laboratorio

- Se puede realizar un cultivo bacteriológico de hisopos de líquido articular o del ombligo si se considera necesario.
- El líquido sinovial de las articulaciones infectadas suele ser espeso y turbio, con un elevado contenido de proteínas totales (normal <3 g/litro) y con una pleocitosis característica, compuesta casi en su totalidad por neutrófilos. En los cabritos con cojera crónica, se observa escasa efusión articular y la artrocentesis suele revelar más sangre que líquido articular.

Prevención, control y tratamiento

- Mantener un ambiente limpio en el parto. Las bacterias pueden persistir durante varias semanas en la paja de los corrales con una cama profunda, de modo que la adición de paja nueva a un corral sucio no evita la infección, por lo cual se deberían limpiar completamente los corrales entre partos.
- Tratar el cordón umbilical con tintura de yodo al 7% (solución de lugol) o espray antibiótico lo antes posible después del nacimiento y después examinarlo con regularidad para detectar signos de inflamación o de infección.
- Administración adecuada del calostro (300 mL en las primeras 6 horas de vida).
- El tratamiento solamente resulta eficaz si se aplica de forma precoz, administrando antibióticos de amplio espectro por vía parenteral e intraarticular. Siempre que sea posible, la selección del antibiótico se debe basar en el cultivo del agente y el análisis de su sensibilidad a los antibióticos. Las inyecciones de altas dosis de antibióticos parenterales durante 7 días pueden tener un efecto curativo si se combina con unos cuidados adecuados, pero suelen ser ineficaces cuando en las articulaciones infectadas aparecen alteraciones progresivas y degenerativas. La penicilina-procaína (44.000 UI/kg cada 24 horas durante al menos 5 días) es el tratamiento de elección para la infección por estreptococos.
- La penicilina-procaína administrada a todos los cabritos a las 36-48 horas de edad es eficaz ante un brote producido por la infección con estreptococos.
- El lavado de la articulación con suero salino y soluciones de antibióticos (véase el Capítulo 7), combinados con el tratamiento antimicrobiano sistémico y local, puede mejorar la respuesta al tratamiento en los casos de artritis séptica aguda. El lavado articular elimina los exudados inflamatorios, reduce la lesión de las superficies articulares y colabora a eliminar la infección. El lavado se repite diariamente a demanda.
- Los AINEs flunixin, ketoprofeno o meloxicam, administrados por vía intravenosa durante 3 días consecutivos, reducen el dolor.
- Unos buenos cuidados mejoran la recuperación: proveer a los animales de una cama blanda, voltear con frecuencia a los cabritos incapaces de mantenerse en pie y masajear las articulaciones afectadas.
- El tratamiento de los cabritos afectados gravemente puede no estar justificado en términos económicos o humanitarios y se debería considerar la eutanasia. Los animales que sobreviven pueden presentar desmedro.

Erisipela

La poliartritis por erisipela es frecuente en los corderos de Reino Unido y se ha descrito en ocasiones en cabritos.

Etiología

- La bacteria *Erysipelothrix rhusiopathiae* penetra a través de heridas en la piel, por ejemplo las heridas por castración, o a través del ombligo.

Signos clínicos

- Fiebre, anorexia y letargo, junto con articulaciones calientes, inflamadas y dolorosas en la fase aguda.

  La enfermedad suele hacerse crónica.

Diagnóstico

- Aislamiento del microorganismo a partir de articulaciones en los casos agudos.

Tratamiento

- Dosis altas de penicilina (44.000 U.I./kg cada 24 horas durante al menos 5 días).
- AINEs, flunixín, meloxicam o ketoprofeno, por vía intravenosa durante 3 días consecutivos para aliviar el dolor.

Control

- Vacunación de las cabras de las explotaciones con una alta prevalencia de poliartritis por erisipela.

Piemia por garrapatas (infección estafilocócica enzoótica)

Etiología

- *Staphylococcus aureus*. La garrapata *Ixodes ricinus* lesiona la piel del cabrito, permitiendo la entrada de la bacteria que ya está presente en la superficie de la piel, lo que ocasiona grandes abscesos subcutáneos y bacteriemia.
- La infección con la fiebre transmitida por garrapatas puede exacerbar la patogenicidad de la piemia por garrapatas. Sin embargo, no todos los cabritos con fiebre transmitida por garrapatas desarrollan piemia por garrapatas.

Signos clínicos

- Variables, dependiendo de la localización de los abscesos, que se forman en diversos lugares del cuerpo, por ejemplo el hígado y la médula espinal, tras la introducción de la bacteria y la piemia resultante.
- Articulaciones calientes, inflamadas, dolorosas (en particular el carpo y los corvejones), cojera, a veces artritis crónica, junto con cojera permanente y bajas tasas de crecimiento.
- Diversos signos neurológicos, como ceguera, incoordinación, paraplejia posterior.

Tratamiento

- Los casos iniciales se pueden tratar con penicilina.
- Los abscesos superficiales se pueden abrir y drenar.
- Una vez se producen lesiones articulares o vertebrales graves, el tratamiento es ineficaz y se debe practicar la eutanasia a los animales.

Micoplasmas

Se ha descrito que *Mycoplasma* spp., causan poliartritis en cabras en Europa, Australia y los EE.UU., y al aumentar progresivamente el número de cabras importadas a Reino Unido, se debería tener en cuenta a los micoplasmas como un riesgo potencial. Pueden afectar a cabras de todas las edades y razas, pero son más frecuentes en cabritos de menos de 6 meses y en animales de 1 año de razas lecheras. Las artritis por micoplasmas son el resultado de una septicemia y pueden formar parte de un síndrome clínico que incluye septicemia, neumonía (Capítulo 17), mamitis (Capítulo 13) y queratoconjuntivitis (Capítulo 20). Las formas congénitas de artritis descritas en cabritos de Israel se han atribuido a *M. mycoides* subsp. *mycoides* y las de Grecia a *M. agalactiae*.

Etiología

- *Mycoplasma* spp., como *M. capricolum, M. mycoides* subsp. *capri*, *M. putrefaciens* y *Mycoplasma agalactiae*.

Transmisión

- Los micoplasmas suelen entrar en una explotación mediante un portador asintomático.
- La leche es el principal modo de transmisión de las infecciones por micoplasmas, bien sea de forma directa al ingerirla como alimento o de forma indirecta a partir de cubos contaminados con leche o a través de las manos o la ropa contaminada con leche.
- Las secreciones biológicas procedentes de cabras abortadas o las de cabras con neumonía deben considerarse de alto riesgo.
- Los ácaros del oído *Psoroptes cuniculi* y *Raillietia capri* pueden ser portadores de numerosas especies de *Mycoplasma* y pueden representar un reservorio natural de *Mycoplasma* spp., patógenos.

- A pesar del tratamiento, la recuperación de la enfermedad clínica suele ir seguida de la conversión del animal al estado de portador asintomático, con una eliminación intermitente de micoplasmas en la leche, generalmente cuando los animales sufren estrés, por ejemplo, en el parto.

Signos clínicos

- Brotes de artritis, generalmente en cabritos y cabras jóvenes, con articulaciones con inflamación aguda y fiebre con o sin neumonía (*M. mycoides*).
- Algunas granjas con micoplasmosis endémica tienen relativamente pocos problemas hasta que unas condiciones ambientales extremas, problemas nutricionales o enfermedades concurrentes, como la coccidiosis, favorecen la aparición de un brote de micoplasmosis clínica en el rebaño (poliartritis juvenil y/o mamitis o septicemia en adultos). Las infecciones por micoplasmas pueden mantenerse en silencio en una granja durante años antes de reavivarse. Dado que se requieren medios especiales para el cultivo de los micoplasmas, las infecciones pueden pasar desapercibidas hasta que aparece un brote clínico visible.

Hallazgos *post mortem*

- Artritis purulenta o fibrinopurulenta con erosiones hemorrágicas de las superficies articulares.
- Pulmones colapsados y gomosos.

Diagnóstico

- Serología (técnica de fijación del complemento).
- Existe una técnica de PCR para la detección y diferenciación de las especies de *Mycoplasma*. Sin embargo, algunas especies estrechamente relacionadas pueden ser mal diagnosticadas.
- Aislamiento del microorganismo a partir de líquido articular en medios para micoplasmas.
- Para detectar a las cabras infectadas es necesario realizar una vigilancia a largo plazo basada en el cultivo de leche.

Tratamiento

- Los antibióticos no son eficaces; aunque se ha utilizado tilosina, 10-50 mg/kg cada 8 horas, y otros antibióticos como la tetraciclina, florfenicol y enrofloxacina, para mejorar el proceso clínico, los animales recuperados suelen convertirse en portadores asintomáticos.

Control

- Se recomienda el cierre de las explotaciones o una cuarentena y análisis estrictos para evitar la introducción de las infecciones por micoplasmas en una granja.
- Una vez que la enfermedad ha entrado en la granja, la cronicidad de las infecciones por micoplasmas y su capacidad de desarrollar un estado de portador hacen que sea difícil gestionar la enfermedad.
- Cultivar el primer calostro de todas las cabras en busca de micoplasmas.
- Eliminar a los portadores adultos tan pronto como sean identificados o en cuanto lo permitan las circunstancias económicas.
- Retirar a los cabritos de sus madres nada más nacer y criarlos con calostro y leche pasteurizados o con reemplazante lácteo (véase el control de la CAE, Capítulo 7).
- Criar a los cabritos separadamente de la población adulta. Los cabritos «limpios» no deben entrar en el rebaño contaminado de adultos y tampoco deberían compartir instalaciones, comederos o bebederos.
- El cultivo de muestras de oído y el control de los ácaros de los oídos mediante un ectoparasiticida como la ivermectina pueden ser de gran ayuda como medidas adicionales de control en algunos programas de erradicación y prevención, pero es necesario proceder a su identificación, ya que se han aislado muchos micoplasmas de los oídos de las cabras.
- Mantener a las cabras diagnosticadas como positivas en una unidad infectada separada hasta que sean eliminadas.
- Los corrales limpios deben estar separados de los infectados por pasillos de 2 metros de anchura.
- Ordeñar a las cabras positivas en último lugar.

Clamidias

Chlamydophila pecorum (antes *Chlamydia psittaci*) ha sido descrita como causa de poliartritis en cabras jóvenes de Europa y los EE.UU., pero no en Reino Unido, aunque el microorganismo ha sido aislado de articulaciones de ovejas en ese país.

Signos clínicos

- Poliartritis y rigidez como parte de un proceso agudo febril en algunos cabritos.
- El líquido articular no tiene aspecto purulento ya que el incremento del recuento de leucocitos se debe principalmente a las células mononucleares.

Hallazgos *post mortem*

- Artritis fibrinosa sin alteraciones del cartílago.

Diagnóstico

- Extensiones de exudado articular teñidas con Giemsa (las clamidias se tiñen de color púrpura).
- Inmunofluorescencia.
- Aislamiento de las clamidias en saco vitelino de huevos embrionados.

Otras artritis bacterianas

En ocasiones, otras bacterias pueden causar artritis como consecuencia de una septicemia o de la penetración directa en la articulación a través de una herida punzante.

Pedero/dermatitis interdigital

Véase el Capítulo 7.

La infección por *Fusobacterium necrophorum* y *Dichelobacter nodosus* puede tener importancia en los cabritos mayores.

Causas nutricionales

Carencia o desequilibrio de calcio, fósforo y vitamina D

Los cabritos son sensibles a los desequilibrios en la relación calcio:fósforo. La proporción calcio:fósforo en las dietas para cabras no debería bajar de 1,2:1 y debería situarse alrededor de 2:1 de forma ideal. La vitamina D es esencial para la absorción y el metabolismo del calcio y el fósforo. En las dietas típicas de Reino Unido, en las que es más habitual el heno de hierba que el de alfalfa, resulta más probable una carencia relativa de calcio que un exceso. En la Tabla 8.1 se presentan las necesidades de calcio y de fósforo.

Tabla 8.1 Necesidades diarias de calcio/fósforo.

	Ganancia (g/día)	Calcio (g)	Fósforo (g)
Mantenimiento			
50 kg		2,5	1,5
80 kg		4,0	2,4
Necesidades en producción/kg de leche		4,0	3,0
Necesidades en los 2 últimos meses de gestación		1,5	1,8
Necesidades diarias del cabrito			
Con 1 mes de edad	175	2	1,3
Con 2 meses de edad	200	2,7	1,7
Con 3 a 5 meses de edad	175	2,9	1,9
Con 6 meses de edad	150	3,2	2,0

Modificado de Tomas y Turner, 1979, citado por Baxendell, 1984.

Deformidades angulares de las extremidades

Las deformidades angulares de las extremidades pueden aparecer al nacer, pero las deformidades leves son también la manifestación más habitual de un desequilibrio calcio:fósforo en las cabras de Reino Unido.

Etiología

- Las deformidades adquiridas de las extremidades se producen en los cabritos de maduración precoz y crecimiento rápido que sufren un desequilibrio calcio:fósforo.
- La angulación de la extremidad provoca la compresión de la epífisis, lo que produce un incremento de la presión del cartílago de crecimiento de ese lado y un retraso en el crecimiento.

Signos clínicos

- La desviación al exterior (lateral) de la articulación del menudillo (menudillo valgo) es la deformidad más habitual observada en las cabras jóvenes, pero los desequilibrios más graves pueden ocasionar un carpo valgo o un carpo y una rodilla varas.
- Puede producirse un desgaste desigual de las pezuñas.
- Cojera.

Tratamiento

- Corregir los desequilibrios de la dieta.
- Utilizar un recorte funcional corrector de las pezuñas con carácter quincenal.
- La aplicación de un entablillado en las fases iniciales del varo carpal y del vago menudillo valgo pueden corregir el problema.
- La compresión quirúrgica de la placa de crecimiento con grapas o tornillos y alambre retrasará el crecimiento de ese lado y permitirá que la extremidad se enderece. Es necesario aplicar una acción reparadora precoz antes de que se cierren los cartílagos de crecimiento de forma natural.

Raquitismo

El raquitismo es una enfermedad de los cabritos jóvenes en crecimiento caracterizada por una calcificación defectuosa del hueso en desarrollo.

Etiología

- Carencias absolutas o relativas de calcio, fósforo y vitamina D en la dieta. Los cabritos en crecimiento rápido en estabulación interior y con una dieta aparentemente normal son los más probablemente afectados.

Signos clínicos

- Epífisis y articulaciones costocondrales hinchadas y dolorosas.
- Mal apetito y desmedro.
- Marcha rígida, cojera, tendencia a tumbarse.
- Dorso arqueado.
- Posible curvatura de los huesos largos.

Prevención

- Ejercicio a la luz del sol con aumento de los niveles de vitamina D.
- Alimentación con heno secado al sol.
- Suplementación con calcio y fósforo si es necesario.
- Vitamina D 500 U o vitaminas A, D y E 125.000 U.

Tratamiento

- Corregir cualquier desequilibrio calcio:fósforo con suplementos si es necesario.
- Inyección de vitamina D 500 U.

Osteodistrofia fibrosa

Etiología

- Al igual que el raquitismo, la osteodistrofia fibrosa está producida por un desequilibrio del calcio y fósforo y es el resultado de una carencia secundaria de calcio debida a un exceso de fósforo en la alimentación, lo que provoca una relación calcio:fósforo de 1:2,5 o superior.
- Los cereales y el salvado son ricos en fósforo. Las dietas bajas en alimentos verdes frescos y heno bueno pero altas en cereales y salvado predisponen a la enfermedad.

Signos clínicos

- Desmedro.
- Mal apetito.
- Cojera.
- Inflamación bilateral de los huesos de la cara y la mandíbula (Láminas 8.1 y 8.2).
- Dientes premolares y molares girados y flojos.
- Fracturas de los huesos largos.
- Huesos blandos.

Prevención y tratamiento

- Corregir la proporción calcio:fósforo de la ración.
- Administrar una dieta alta en alimentos verdes; añadir harina de carne y hueso o cal en polvo.
- Los animales gravemente afectados con deformación mandibular deben ser eliminados.

Enfermedad del músculo blanco

Tanto la vitamina E como el selenio tienen funciones antioxidantes y pueden sustituirse parcialmente el uno por la otra en la dieta. Las necesidades de vitamina E de la cabra pueden ser superiores a las de ovejas y vacas.

Etiología

- Una carencia de selenio/vitamina E produce una miopatía degenerativa, en particular en cabritos muy jóvenes nacidos de madres con carencia. Los signos clínicos dependen de si los músculos esqueléticos (forma musculoesquelética) o el músculo del corazón y el diafragma (forma cardiaca) están afectados o de si ambas formas aparecen de forma simultánea en el mismo animal.

Factores predisponentes

- Pastos con carencia de selenio, en los que los animales se alimentan de productos producidos localmente sin suplementación.
- Dietas con deficiencia de vitamina E debido a un heno de baja calidad o a paja con poco concentrado.
- Altos niveles de ácidos grasos insaturados, por ejemplo, aceite de pescado/soja, leche de terneros con grasa vegetal añadida, provocan una carencia relativa de vitamina E.

Signos clínicos

- Cabritos afectados al nacer o hasta una edad de 6 meses, pero por lo general entre las 2 y 16 semanas de vida. Los cabritos más activos suelen ser los primeros afectados y la enfermedad se suele detectar 2 a 3 días después de salir fuera.

1. Forma musculoesquelética

- Rigidez y resistencia a moverse, tumbado con frecuencia, dificultad para levantarse, quejidos si se le fuerza a moverse.
- Músculos esqueléticos duros y dolorosos a la palpación (compárese con un proceso nervioso), en especial en las patas posteriores.
- No febril.
- El apetito se conserva aun cuando el animal sea incapaz de mantenerse en pie.
- Los cabritos mayores y los adultos pueden presentar signos de la forma musculoesquelética tras estrés o ejercicio.

2. Forma cardiaca

- Muerte súbita, normalmente en cabritos de 2 a 6 meses de edad durante o después del ejercicio.
- Taquicardia.
- Taquipnea; hiperpnea.
- Debilidad.
- Las hembras con una carencia grave pueden parir mortinatos o cabritos débiles que mueren por un fallo cardiaco agudo tras unos días.

Lesiones *post mortem*

- Estrías pálidas o blancas en los músculos esqueléticos, especialmente de las extremidades posteriores y de la zona lumbar, así como en el músculo subendocárdico de los ventrículos del corazón.

Resultados de laboratorio

- Los niveles de creatina fosfoquinasa (CPK) y de aspartato transaminasa (AST) están notablemente elevados.
- Los niveles de selenio en sangre están por debajo de 50 ppb (normal 158-160 ppb; mínimo 50-80 ppb).
- Los niveles de glutatión peroxidasa son bajos (<60 U/mL GBRs).
- Los niveles de selenio en hígado por debajo de 500 nmol/kg o de vitamina E por debajo de 2,5 µmol/kg se consideran deficitarios.

Prevención

- Las concentraciones de 0,1 mg/kg de materia seca en el caso del selenio y de 30 a 50 mg/kg de materia seca para la vitamina E son adecuados.
- Un mes antes del parto, inyectar a las hembras 3 mg/kg de vitamina E y 0,07 mg/kg de selenio y/o:
- Inyectar a los cabritos al nacer y a las 3-4 semanas de edad 34 mg de vitamina E y 0,75 mg de selenio, 0,5 mL s.c., y posiblemente a las 12-16 semanas de edad 68 mg de vitamina E y 1,5 mg de selenio. Utilizar siempre la vía subcutánea, ya que la intramuscular provoca reacciones locales.
- Bolos intrarruminales de liberación lenta que contengan selenio, 4-8 semanas antes del parto.
- Añadir 100 ppm de selenio a la dieta.
- Administrar por vía oral 5 mg de selenito sódico durante la última semana de gestación.
- Administrar por vía oral a los cabritos en crecimiento selenio combinado con antihelmínticos, pero puesto que la adición estándar de 0,4 mg/mL de selenio elemental se ajusta para el uso en los corderos a una dosis de 1 mL/kg de peso vivo del producto combinado con el antihelmíntico, resulta fácil sobredosificar a los cabritos cuando se les administra la dosis más alta de antihelmíntico recomendada para las cabras, lo que ocasiona una intoxicación por selenio (véase más adelante).
- Incorporar a la superficie del pasto selenio de liberación lenta en forma de prill (0,5 kg/ha anualmente).
- En los EE.UU., la Administración para los Alimentos y Medicamentos (FDA) regula el empleo de selenio como aditivo alimentario. El selenio solamente se puede añadir a la dieta hasta un nivel total de 0,3 ppm de la dieta total.

Tratamiento

- Los cabritos afectados deben ser tratados con 34-68 mg de vitamina E y 0,75-1,5 mg de selenio, 0,5-1 mL s.c.

Toxicidad por selenio

La sobredosificación con selenio suplementado puede conducir a una intoxicación por selenio. La dosis tóxica mínima mediante inyección es de unos 0,5 mg/kg (es decir, 50 veces la dosis terapéutica), pero puede cometerse un error al realizar los cálculos cuando se utilizan productos destinados al ganado bovino. Debe tenerse cuidado cuando se administran preparaciones de Se/Vit E a cabritos por vía parenteral ya que una sobredosis puede provocar un grave trastorno respiratorio y muerte súbita como consecuencia de una necrosis de las bandas de contracción del miocardio.

La intoxicación aguda también se puede producir por el consumo puntual de plantas con alto contenido en selenio (véase el Capítulo 21). Diversas especies de plantas son acumuladoras de selenio, incluyendo el *Astragalus, Onopisis* y *Zylorhiza*.

En los EE.UU., la suplementación con selenio está controlada por la FDA ya que el selenio se considera un aditivo alimentario con una tasa de suplementación de 0,7 mg/cabeza/día o 0,3 ppm de la dieta total.

La *intoxicación aguda* produce un grave trastorno respiratorio, diarrea, fiebre, taquicardia, ceguera aparente, presión cefálica, colapso y muerte debida a un fallo cardiaco y respiratorio en 24-48 horas.

Entre las lesiones macroscópicas *post mortem* se encuentra un edema pulmonar grave, hidrotórax e hidropercardio. El principal hallazgo histopatológico es una necrosis de las bandas de contracción del miocardio grave, aguda y monofásica.

La *intoxicación crónica* puede producirse tras una suplementación de larga duración, o en algunas zonas del mundo con altos niveles naturales de selenio en el suelo, como el oeste de los EE.UU., pero no es probable que suceda en Reino Unido. La intoxicación crónica produce letargo, pérdida de peso, pica, cojera y signos neurológicos.

Carencia de cobre

La ataxia producida por la carencia de cobre (ataxia enzoótica; véase el Capítulo 5) se puede confundir con una cojera en cabritos desde el nacimiento a las 4 semanas de edad.

Lectura adicional

General

Véase el Capítulo 7.

Baxendell, S.A. (1984) Caprine limb and joint conditions. *Proc. Univ. Post. Grad. Comm. Vet. Sci.*, **73**, 370.

Síndrome de artrogriposis-hidranencefalia

de la Concha-Bermejillo, A. (2003) Cache Valley virus is a cause of fetal malformation and pregnancy loss in sheep. *Small Ruminant Research*, **49** (1), 1–9.

EFSA (2014) Schmallenberg virus: state of the art. *EFSA Journal*, **12** (5), 3681.

Roger, P. (2015) Schmallenberg virus: an update. *In Pract.*, **37**, 33–37.

Van Maanen,C., van der Heijden, H., Wellenberg, G.J. *et al.* (2012) Schmallenberg virus antibodies in bovine and ovine foetuses. *Vet. Rec.*, **171** (12), 29.

Erisipela

Wessels, M. (2003) Chronic arthritis and systemic amyloidosis in three goat kids associated with seroconversion to *Erysipelothrix rhusiopathiae*. *Vet. Rec.*, **152**, 302–304.

Reparación de fracturas

Mueller, K. (2010) Goat orthopaedics – bone sequestrum and fractures. *Goat Vet. Soc. J.*, **31**, 54–59.

Micoplasmas

Agnello, S., Chetta, M. Vicari, D. *et al.* (2012) Severe outbreak of polyarthritis in kids caused by *Mycoplasma mycoides* subspecies *capri* in Sicily. *Vet. Rec.*, **170** (16), 416.

DaMassa, A.J., Wakenell, P.S. and Brooks, D.L. (1992) Mycoplasmas of goats and sheep. *J. Vet. Diagn. Invest.*, **4**, 101–113.

East, N.E. (1996) *Mycoplasma mycoides* polyarthritis of goats. In: *Large Animal Internal Medicine*, 2nd edition, pp. 1277–1278. Mosby, St Louis.

Filioussis, G., Giadinis, N.D., Petridou, E.J. *et al.* (2011) Congenital polyarthritis in goat kids attributed to *Mycoplasma agalactiae*. *Vet. Rec.*, **169** (14), 364.

Osteodistrofia fibrosa

Andrews, A.H., *et al.* (1983) Osteodystrophia fibrosa in young goats. *Vet. Rec.*, **112**, 494–496.

Luxación de la rótula

Baron, R.J. (1987) Laterally luxating patella in a goat. *J. Am. Vet. Med. Assoc.*, **191** (11), 1471.

Gahlot, T.K. (1983) Correction of patella luxation in goats. *Mod. Vet. Pract.*, **May**, 418.

Carencia de selenio

Herdt, T.H. and Hoff, B. (2011) The use of blood analysis to evaluate trace mineral status in ruminant livestock. *Vet. Clin. North Amer.: Food Anim. Pract.*, **27**, 255–283.

Suttle, N.F. (ed.) (2010) *Mineral Nutrition of Livestock*, 4th edition, Chapter 11, Copper, pp. 255–305. CAB International, Wallingford, Oxford.

Intoxicación por selenio

Amini, K. *et al.* (2012) Diagnostic exercise: sudden death associated with myocardial contraction band necrosis in Boer goat kids. *Vet. Pathol.*, **48** (6), 1212–1215.

Paresia espástica

Baker, J. *et al.* (1989) Spastic paresis in pygmy goats. *J. Vet. Int. Med.*, **3** (2), 113.

CAPÍTULO 9

Pérdida crónica de peso

Valoración inicial

La valoración inicial debe tener en cuenta:

- Problema individual o de rebaño.
- Casos similares en la granja en el pasado.
- Rutinas de manejo:
  - Alojamiento, disponibilidad de refugio, higiene general.
  - Sistemas de alimentación.
  - Tamaño de los grupos, edad de los animales en los grupos, ¿agrupamiento de cabras recientemente?
  - Cabras con cuernos/descornadas.
  - Historial de pastoreo.
  - Medicación rutinaria: desparasitación, control de parásitos externos.
- Fase de lactación/gestación.
- Producción de leche.

En la Tabla 9.1 se presentan los motivos posibles de la pérdida crónica de peso.

Examen clínico

> Las cabras lecheras tienen poca grasa subcutánea. La mayor parte de su grasa se localiza internamente en el omento y los tejidos perirrenales.

La condición corporal se debe valorar con cuidado manejando al animal. Las razas de cabras lecheras presentan unos patrones de distribución de su grasa corporal diferentes a las razas de cabras de carne o de las cabras pigmeas. La valoración de la condición corporal empleando técnicas estándar para determinar la grasa y el músculo de la región lumbar tal como se aplican habitualmente en las ovejas es difícil de llevar a cabo en las cabras lecheras ya que la mayor parte de la grasa corporal se localiza internamente. Las cabras aparentemente delgadas pueden presentar una gran cantidad de grasa abdominal detectable al realizar el estudio *post mortem* y las cabras obesas pueden presentar poca grasa subcutánea. En las cabras Angora, la valoración es más sencilla pero nunca resulta tan segura como en las vacas o las ovejas. Las cabras Angora siempre parecen delgadas cuando se las compara con las cabras lecheras, debido a que su estructura corporal es más ligera. Es esencial realizar una palpación cuidadosa de los animales con un vellón espeso para obtener una impresión precisa de su condición corporal.

El sistema de valoración corporal que combina las mediciones de la zona lumbar y la esternal es más preciso en las cabras lecheras. La valoración esternal aporta una visión mejor de la cantidad de grasa que posee la cabra, mientras que la valoración lumbar indica su nivel de proteína corporal. La valoración de la condición corporal se determina como un promedio de las valoraciones lumbar y esternal.

Valoración lumbar (Figura 9.1)

- Valor 0. Emaciación extrema: los huesos del esqueleto son evidentes; las uniones entre vértebras son claramente perceptibles al tacto; la piel parece en contacto directo con los huesos.
- Valor 1. Muy delgado: cuerpo anguloso; vértebras lumbares prominentes, con apófisis transversas fácilmente palpables.

Tabla 9.1 Diagnóstico diferencial de la pérdida crónica de peso.

Deficiencia nutricional primaria	▪ Inanición ▪ Carencia de micronutrientes: cobalto, cobre, selenio
Incapacidad para utilizar los recursos disponibles	▪ Dentición ▪ Lesiones en la boca ▪ Parálisis facial ▪ Cojera ▪ Ceguera ▪ Acoso social
Falta de interés en utilizar los recursos disponibles	▪ Alimentos no apetecibles ▪ Machos en temporada reproductora
Incapacidad de aumentar el aporte de alimentos que cubra las necesidades de producción	▪ Pico de lactación ▪ Toxemia del periparto
Interferencia con la absorción de nutrientes/ pérdida de nutrientes	▪ Parasitismo gastrointestinal ▪ Paratuberculosis ▪ Procesos hepáticos
Interferencia con la motilidad ruminal/intestinal	▪ Impactación crónica del rumen ▪ Ascitis ▪ Ulceración reticulorruminal ▪ Adherencias tras una cirugía ▪ Tumores ▪ Cuerpos extraños
Presencia de trastornos crónicos	▪ Neumonía ▪ Peritonitis ▪ Enteritis ▪ Mamitis ▪ Metritis ▪ Tuberculosis ▪ Linfoadenitis caseosa ▪ Artritis-encefalitis caprina
Procesos pruriginosos	▪ Piojos ▪ Sarna sarcóptica ▪ Scrapie (prurigo lumbar)

- Valor 2. Delgado: vértebras lumbares menos prominentes; apófisis transversas fácilmente palpables pero con algo de tejido de cubierta.
- Valor 3. Buena condición: vértebras lumbares y apófisis transversas palpables pero con una cubierta razonable; aspecto del cuerpo moderadamente redondeado.
- Valor 4. Gordo: vértebras lumbares solamente palpables con una presión moderada y apófisis transversas palpables con una presión alta; cuerpo terso y redondeado.
- Valor 5. Obeso: las apófisis espinosas no se pueden palpar aun presionando; se aprecia un hundimiento en las capas de grasa donde deberían estar las apófisis; no pueden palparse las apófisis transversas; los músculos del lomo están repletos y cubiertos por una capa de grasa muy gruesa.

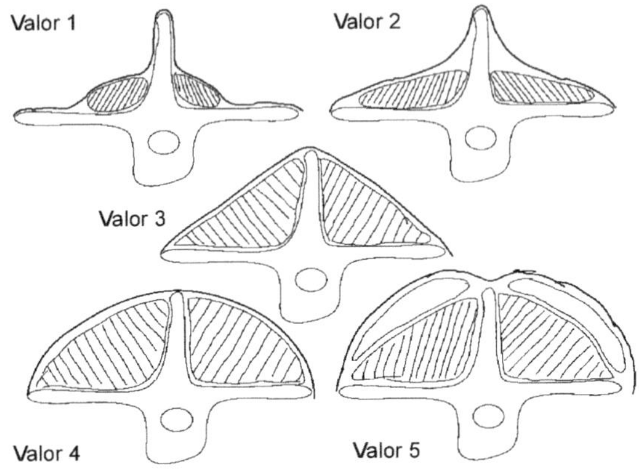

Figura 9.1 Valoración lumbar.

Valoración esternal (Figura 9.2)

- Valor 0. Emaciación extrema: articulaciones condroesternales muy prominentes; superficies óseas del esternón muy evidentes al tacto; la zona endurecida de la piel carece de movilidad.

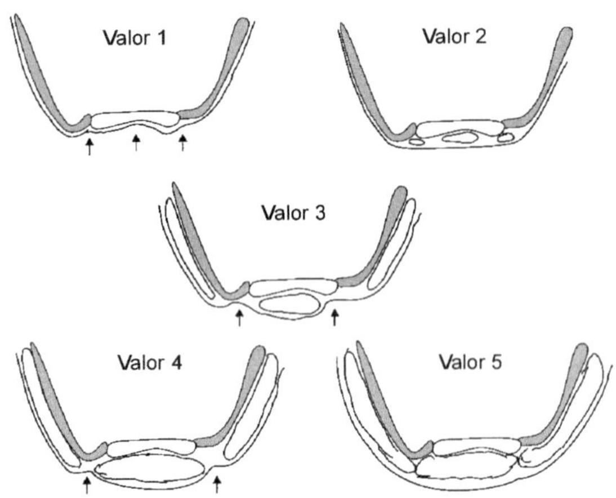

Figura 9.2 Valoración esternal.

- Valor 1. Muy delgado: articulaciones condroesternales redondeadas pero todavía fácilmente palpables; el hueco de la línea media del esternón no se llena; la zona endurecida de la piel está suelta.
- Valor 2. Delgado: articulaciones condroesternales difíciles de palpar; cantidades considerables de grasa interna que forma un surco a lo largo del eje del esternón; la grasa subcutánea llena ese surco y se extiende hacia los bordes laterales del esternón y alcanza la parte posterior del hueco de la última articulación esternal.
- Valor 3. Buena condición: los huesos del esternón ya no pueden detectarse pero las costillas se pueden palpar; el grosor de la grasa interna forma una capa de grasa a lo largo del borde lateral del esternón; la grasa subcutánea forma una masa móvil que se extiende en forma de una banda delgada hasta la parte posterior del hueco de la última articulación esternal; cuando se aprieta todo el esternón con la mano, pueden detectarse a cada lado dos grandes depresiones entre esas masas y el hueso.
- Valor 4. Gordo: no pueden detectarse el esternón ni las costillas; a la palpación se puede observar una depresión superficial a cada lado; en la parte posterior, se mantiene la depresión en la última articulación esternal.
- Valor 5. Obeso: la masa de grasa subcutánea ya no se puede mover; los contornos son redondeados sin que existan depresiones a cada lado; el hueco de la última articulación esternal está relleno.

El *pesaje periódico* es el modo más seguro de vigilar la condición corporal de un rebaño.

En el *examen general* en reposo se debe incluir la piel (piojos, sarna), boca (dientes, lesiones), pezuñas (pedero, laminitis), mucosas (anemia), abdomen (ascitis, función ruminal), auscultación del tórax (función cardiaca/respiratoria) y nódulos linfáticos.

Carencia nutricional primaria

Inanición

La inanición está producida por el fracaso al intentar asegurar que la ración aporte unos niveles adecuados de energía y proteína que satisfagan las necesidades de mantenimiento, crecimiento y producción, junto con los minerales y vitaminas suficientes y agua limpia. Puede producirse debido a:

- Negligencias.
- Inexperiencia:
  - alimentos inadecuados
  - ración desequilibrada
  - escasez de alimentación en momentos críticos

La Tabla 9.2 muestra las necesidades diarias de energía y proteína. Las carencias alimentarias evidentes pueden ser fácilmente corregidas por lo general. Los problemas menos evidentes se pueden investigar analizando los productos alimenticios o mediante la realización de los *perfiles metabólicos* en un número de cabras de la explotación. Los perfiles sugeridos son:

- Energía: glucosa, β-hidroxibutirato, ácidos grasos no esterificados, cetonas.
- Proteína: proteína total, albúmina, urea.
- Micronutrientes: cobre, zinc, hierro, selenio, cobalto.

Carencia de micronutrientes

Por lo general, solamente se observan signos clínicos específicos asociados con carencias de micronutrientes en los casos avanzados. Normalmente, el único signo clínico consiste en desmedro, por lo que es importante descartar el efecto de la nutrición, los parásitos gastrointestinales y otras enfermedades. Los animales malnutridos y los que presentan procesos digestivos son más sensibles a los efectos de las carencias de micronutrientes.

Tabla 9.2 Necesidades diarias de energía y proteína.

	Energía (MJ)	Proteína (g DCP)
Mantenimiento (cabra de 80 kg)	10	6,5
Producción extra de leche por litro (3,5% grasa)	5,19	48
Gestación (media 2 últimos meses)	6	54
Producción lana Mohair (6 kg/año)	0,75	18

Carencia de cobalto

Etiología

- La carencia primaria de cobalto en la dieta produce signos de carencia de vitamina B12, con incapacidad para metabolizar el ácido propiónico. El cobalto de la dieta se convierte en vitamina B12 por acción de la microflora del rumen, se libera al abomaso y es reabsorbido en el intestino delgado. La vitamina B12 también es necesaria para el metabolismo de ciertos S-aminoácidos, de modo que las cabras de pelo pueden tener necesidades más altas que los animales lecheros.
- Se pucdc producir una carencia secundaria de vitamina B12 cuando existe una infestación parasitaria.

Incidencia

- Se sabe que algunas zonas de Reino Unido, Alemania, Holanda, Nueva Zelanda y Australia son deficientes en cobalto, al igual que algunas partes de Nueva Inglaterra, la zona superior del Oeste medio y del Sureste de los EE.UU.

Diagnóstico de laboratorio

- Los niveles de cobalto o vitamina B12 en sangre son un pobre indicador del estado del cobalto (se sugiere que 150 a 300 pmol de vitamina B12/litro se consideren mínimas y más de 300 pmol/litro son adecuadas) ya que los niveles de vitamina B12 en suero reflejan el aporte inmediato de cobalto en la dieta, mientras que los niveles de vitamina B12 en el hígado son un indicador del almacenamiento continuo en el organismo.
- Los niveles de cobalto y vitamina B12 en el hígado son un indicador eficaz (niveles de cobalto normales de 0,2 a 0,3 ppm MS).
- Menos de 0,1 ppm MS de cobalto en una muestra de pasto sugiere una carencia de cobalto. Las concentraciones de cobalto en el pasto son más útiles que las del suelo. El valor del pH del suelo por encima del intervalo óptimo de 5,8-6,3 puede afectar a la disponibilidad de cobalto y la compactación del suelo puede reducir la captación de cobalto en la materia vegetal.

  Otros elementos como el manganeso, hierro y níquel pueden interferir en la captación de cobalto por las plantas.
- La presencia en la orina de ácido metilmalónico (MMA) y de ácido forminoglutámico (FIGLU) indica una carencia de cobalto.

Signos clínicos

- Los animales en crecimiento presentan unas mayores necesidades de vitamina B12 que los adultos y se ven afectados con mayor gravedad.
- Desmedro.
- Inapetencia.
- Consunción.
- Emaciación.
- Flujo ocular.
- Anemia (normocítica, normocrómica).
- Menor producción de leche.
- Muerte.

Diagnóstico

- Respuesta a la administración de cobalto o vitamina B12.

Tratamiento y control

- La *inyección de vitamina B12*, 250-750 mg s.c./i.m. es un método práctico y eficaz de suplementar cobalto en corto plazo a los cabritos en desarrollo y aumenta los niveles de vitamina B12 en suero durante 1-4 semanas.
- *Sulfato de cobre oral*, 1 mg/kg a intervalos mensuales; 50 g de sulfato de cobre añadidos a 10 litros de agua; 5 mL por boca a cabritos en crecimiento, 10 mL a los adultos.
- Los *bolos ruminales de micronutrientes* aportan diversos micronutrientes y vitaminas que pueden representar una suplementación de cobalto de hasta 8 meses de duración, pero son un tratamiento caro solamente para el cobalto.
- Los *bolos intrarruminales de óxido de cobalto* han sido utilizados con éxito para elevar los niveles de cobalto durante más de 1 año.
- Los *productos antihelmínticos* que contienen sulfato de cobre son una profilaxis eficaz si se emplean correctamente, pero el uso inadecuado de antihelmínticos puede incrementar la selección de nematodos resistentes.

- Los piensos concentrados administrados a las cabras adultas deben contener una suplementación adecuada de minerales y micronutrientes.
- Sulfato de cobre, 2 kg/ha, aplicado como acondicionamiento fertilizante al pasto cada 3 o 4 años (aunque generalmente no resulta rentable).
- El rociado por espray de sulfato de cobre sobre el pasto a una proporción de 175-350 g/ha incrementa los niveles de cobalto en el pasto durante cerca de 6 semanas y se puede utilizar en praderas selectas antes de que pasten los cabritos y las cabras.

Carencia de cobre

Además de signos neurológicos (véase el Capítulo 16), la carencia de cobre puede provocar un retraso en el crecimiento, emaciación, anemia microcítica, diarrea y un aumento de la sensibilidad a las infecciones.

Carencia de selenio

La insuficiencia de selenio puede causar desmedro y un pobre desarrollo de los cabritos. Una carencia más grave da lugar a cabritos débiles o prematuros y a una miopatía degenerativa de los músculos esqueléticos y cardiaco (véase la «Enfermedad del músculo blanco», Capítulo 8).

Incapacidad de utilizar los alimentos disponibles

Dentición

La fórmula dentaria de la cabra es:

Juvenil 2(Id0/3, Cd0/0, Pd3/3) = 18 dientes deciduos
Adulto 2(I0/4, C0/0, P3/3, M3/3) = 32 dientes permanentes

En los pequeños rumiantes no existen dientes incisivos o caninos superiores y los dientes caninos inferiores funcionan como cuarto incisivo. La almohadilla dental, rostral al paladar blando, sustituye a los incisivos superiores para facilitar el arrancamiento del forraje y su corte junto con la acción de los incisivos inferiores. La edad a la que se produce la erupción de los dientes permanentes es variable. La Figura 9.3 muestra la dentición de los cabritos y de las cabras adultas con el tiempo aproximado de erupción de los dientes. Todos los dientes deciduos están implantados a las cuatro semanas de edad. La erupción de los primeros incisivos permanentes, aproximadamente a la edad de 1 año, se suele tomar como referencia a la cual el animal deja de ser un cabrito y puede ser importante para la venta de animales para carne o como reproductores. Ambos incisivos centrales están to-

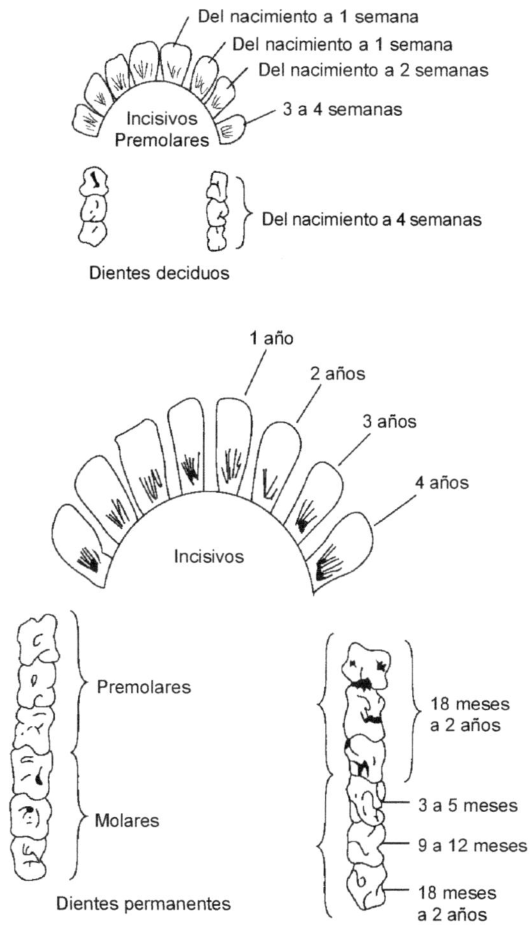

Figura 9.3 Dentición y momento de erupción (tomado de Owen, 1977).

talmente implantados entre los 9 y 18 meses de edad en las razas lecheras y a los 17 a 19 meses en la raza Angora. Se ha comprobado que los dientes de los cabritos más pesados tienen una erupción más temprana que aquellos más ligeros. Las cabras de más de 5 años de edad mantenidas en un sistema extensivo presentan un desgaste progresivo de los dientes incisivos y molares, de forma que la prensión y masticación pueden hacerse difíciles (véase el Capítulo 22, «La cabra geriátrica»). El desgaste desigual de los dientes molares puede provocar puntas afiladas que dan lugar a ulceraciones en la cavidad bucal o la lengua, generalmente complicadas por infecciones bacterianas secundarias. Las cabras pueden mostrar renuencia a comer, masticar por un lado de la boca y retener o dejar caer comida de la boca. Los defectos congénitos como el braquignatismo y el prognatismo pueden predisponer a padecer problemas dentarios cuando los incisivos inferiores no se encuentran en una alienación correcta con la almohadilla dental y pueden afectar a la capacidad de la cabra para comer bajo ciertas condiciones.

Lesiones en la boca

Las lesiones dolorosas de la boca por infecciones (p. ej., «Ectima», Capítulo 10), el material tóxico procedente de úlceras en la boca (p. ej., la intoxicación por perejil gigante), la estomatitis necrótica por comer productos vegetales abrasivos (Capítulo 21), heridas por el uso de pistolas de administración oral de medicamentos o procesos periodontales, inhiben la ingestión de alimentos.

Parálisis facial

Las ramas del nervio facial se distribuyen por los músculos de las orejas, nariz, carrillos y labios. La parálisis del nervio facial provoca una asimetría de la cara con caída de la oreja, reducción de la fisura palpebral, desviación de la nariz e incapacidad para parpadear. La cabra puede presentar un goteo de saliva y retención del bolo alimenticio. La listeriosis (Capítulo 12) es la causa más frecuente de parálisis facial en la cabra, siendo menos habituales la lesión traumática del nervio facial, otitis media y otras lesiones que afectan al tronco del encéfalo.

Cojeras

Véanse los Capítulos 7 y 8.

Las cojeras reducen el pastoreo o la alimentación en los comederos si el dolor es intenso. Esto puede deberse, en particular, a:

- Problemas articulares degenerativos y crónicos: CAE, osteoartritis, etc.
- Pedero o dermatitis interdigital.
- Laminitis.
- Sobrecrecimiento de las pezuñas.

Ceguera

Véase el Capítulo 20.

- Queratoconjuntivitis grave.
- Carencia de vitamina A.
- Necrosis poscerebrocortical.
- Plomo (la ceguera no es un signo destacado de la intoxicación por plomo en las cabras).

Acoso

Las cabras tienen una jerarquía social bien establecida por la cual a las cabras subordinadas se les puede impedir el acceso a los alimentos. El problema se puede agravar al:

- Incorporar una cabra nueva en un grupo establecido.
- Proveer un espacio/cabra insuficiente (3,3 a 9,3 m^2/cabra).
- Proveer insuficiente espacio de comederos (0,4-0,6 m/cabra).
- Establecer grupos de edades diferentes.
- Mantener cabras con cuernos junto con otras descornadas.

Poca disposición a utilizar alimentos disponibles

Los alimentos desagradables debido a su desperdicio, enmohecimiento, etc., serán rechazados por las cabras. Incluso la modificación de la alimentación, por ejemplo, un lote nuevo de pienso concentrado, puede ocasionar su rechazo durante una semana o más tiempo.

Los machos cabríos suelen rechazar los alimentos al inicio de la temporada de reproducción, con la consiguiente pérdida de peso.

Incapacidad de aumentar la ingesta de alimentos para alcanzar las necesidades de producción

El periodo del periparto

El final de la gestación y la lactación representan unas demandas elevadas para las hembras. Durante el último trimestre de la gestación, cuando aumentan las necesidades nutricionales, el consumo de materia seca disminuye debido a que los cabritos en desarrollo restringen el espacio del abdomen y el llenado del rumen. El volumen abdominal todavía se reduce más en las cabras que poseen gran cantidad de grasa abdominal. La *toxemia de gestación* se produce como consecuencia de un aporte insuficiente de energía para satisfacer las demandas crecientes de la gestación. Un incremento similar, o incluso mayor, de las necesidades nutricionales se produce durante la transición del final de la gestación a la lactación. Una cabra en el momento máximo de producción lechera puede producir su propio peso en leche en 10 días. Todas las cabras en alta producción, especialmente las cabras jóvenes de primera lactación, pierden peso a pesar de disponer de una dieta adecuada. En proporción a su peso corporal, las cabras son mucho más productoras que las vacas. Las cabras pierden cerca de 1 kg de tejido adiposo/semana durante el primer mes posparto y unos 0,5 kg/semana durante el mes siguiente. La producción máxima de leche (alrededor de 6 a 8 semanas posparto en la mayoría de las razas) se produce antes de que el apetito alcance su máximo (alrededor de las 10 semanas posparto). Hasta las 4 a 8 semanas posparto no se alcanza un balance energético positivo. A partir del cuarto mes de lactación, las cabras lecheras comienzan a recuperar el peso. Estas modificaciones no se corresponden con el cambio en la condición corporal, ya que las cabras tienen poca grasa subcutánea.

La mayoría de las cabras sufren una cetonemia leve al inicio de la lactación, cuando las demandas de energía de la lactación no son cubiertas de forma adecuada con la dieta. En la mayor parte de los animales, se establece un equilibrio y la cetosis se mantiene de forma subclínica. Las cabras que no están muy engrasadas pueden experimentar una cetosis clínica aguda o *acetonemia*. Las cabras que poseen abundantes depósitos de grasa en el parto pueden presentar una *toxemia posparto* o *enfermedad del hígado graso* (en las vacas), probablemente como respuesta a una función hepática alterada. El periodo del periparto se desarrolla completamente en el Capítulo 4.

Interferencia con la absorción de nutrientes/pérdida de nutrientes

Parasitismo gastrointestinal

Véanse los Capítulos 14 y 18.

> Los parásitos gastrointestinales son una causa fundamental de la pérdida de peso. Debe presuponerse que existe una infestación parasitaria hasta descartar su existencia.

Trichostrongylus spp.: diarrea
Teladorsagia (Ostertagi) ostertagi: desmedro + diarrea
Haemonchus contortus: anemia

Se debe presuponer la existencia de parasitismo gastrointestinal en todas las cabras con una pérdida de peso crónica. (En los animales tratados con antihelmínticos se debe tener en cuenta una posible infradosificación, la administración en momentos inadecuados y las resistencias, en particular con productos con productos bencimidazólicos).

Un solo recuento bajo de huevos en heces no es suficiente para descartar el parasitismo interno como causa de pérdida de peso, ya que los recuentos de huevos puede que no reflejen de manera fiable el número de parásitos adultos presente.

Las infestaciones moderadas con trematodos en el rumen pueden ocasionar una reducción de la ganancia de peso o de la producción de leche, o bien el desmedro. Los animales jóvenes y los débiles suelen verse más gravemente afectados que los adultos sanos. Las infestaciones más intensas producen una diarrea profusa, proyectada y acuosa acompañada de pérdida de peso, deshidratación y muerte en 5 a 10 días.

Paratuberculosis (enfermedad de Johne)

> La paratuberculosis de las cabras cursa como una enfermedad consuntiva; la diarrea no es un signo característico. En Reino Unido, es principalmente una enfermedad de las granjas comerciales y probablemente sea la principal causa de muerte o eliminación de cabras adultas.

La paratuberculosis tiene una importancia creciente en las granjas lecheras comerciales del Reino Unido y es un motivo principal de la eliminación de cabras adultas (hasta un 20% al año), asociada a pérdidas económicas derivadas de bajas producciones de leche y pérdidas de potencial genético. Sin embargo, es infrecuente en las cabras que se crían de forma individual o de granjas pequeñas.

Etiología

- Infección por la bacteria ácido-alcohol resistente, *Mycobacterium avium* subsp. *paratuberculosis* (*Mycobacterium johnei*) (MAP), que produce un proceso inflamatorio crónico en el intestino.
- Existen cepas diferentes, pero las cabras pueden infectarse tanto con cepas ovinas como bovinas. Las cepas bovinas se consideran mucho más patógenas para las cabras que las cepas ovinas y la mayoría de los animales clínicamente enfermos presentan la cepa bovina. Las cabras infectadas que conviven con ovejas y que están infectadas por cepas ovinas pueden mantenerse como animales infectados de forma subclínica y actuar como potenciales reservorios de la infección para las ovejas. En los casos de cabras de pelo que conviven con ovejas, como sucede en Australia, las cepas ovinas adquieren mayor importancia.
- En algunos animales, se ha comprobado que todas las subespecies de *M. avium* (es decir, *M. a. avium* y *M. a. silvaticum*) causan una patología similar a la de la paratuberculosis.

Epidemiología

- Excretada en las heces de animales clínicamente enfermos o de portadores asintomáticos.
- Persiste en el ambiente durante meses: en el estiércol durante 1 año, en agua durante 5-9 meses, en suelo hasta 4 años; el microorganismo resiste la congelación, sobrevive la ebullición durante 2 minutos y la luz UV durante 100 horas.
- Pueden resultar infectadas muchas especies de animales salvajes, como los conejos y las aves, las cuales pueden excretar grandes cantidades de microorganismos en sus heces.
- Algunos animales pueden ser excretores intermitentes.
- Los cabritos se infectan por lo general en las primeras semanas de vida debido a la contaminación fecal de la ubre o del ambiente o posiblemente a través de la contaminación del calostro (también se ha comprobado la transmisión intrauterina y la infección a través del semen). Es probable que cerca del 30% de la descendencia de los casos clínicos resulte infectado.
- Puede producirse la infección *in utero*, en particular en cabras muy infectadas. La tasa de infecciones intrauterinas parece ser más alta en las cabras que en las vacas.
- Los microorganismos ingeridos permanecen latentes en el tracto gastrointestinal, y próximos a los nódulos linfáticos, normalmente durante muchos años.
- La enfermedad clínica se puede precipitar debido al estrés, como sucede en el parto o en la incorporación a una nueva granja.
- En las vacas existe una resistencia a la infección dependiente de la edad y probablemente también exista en las cabras. Aunque esa resistencia no es del 100%, en particular ante situaciones con altos niveles de infección en la granja, los animales mayores de 9 meses de edad son mucho menos propensos a infectarse, de modo que se limita la oportunidad de que se produzca la transmisión horizontal en una explotación. La mayor parte de las infecciones se producen probablemente dentro de los primeros 30 días de vida. Los animales de más edad solamente se infectarían en situaciones de contaminación muy intensa del pasto o las instalaciones y, en las granjas limpias, es de esperar que los animales mayores permanezcan inmunes ante una infección de nueva entrada.

Signos clínicos

- Afecta a cabras adultas, generalmente de 2 a 3 años de edad; raramente ocurre en cabras más jóvenes.

- El tiempo mínimo desde la infección a la aparición de los signos clínicos en las cabras se desconoce pero suele ser de 2 a 4 años.
- Pérdida progresiva de peso; puede prolongarse durante semanas o meses, dando lugar a una notable emaciación (Lámina 9.1).
- El apetito se mantiene inicialmente pero después disminuye.
- Letargo y depresión crecientes.
- Pelo áspero, pérdida de pelo, piel descamada.
- La diarrea solamente se produce en las fases terminales (Lámina 9.2).
- La anemia se desarrolla cuando progresa la enfermedad.
- Signos de hipoproteinemia, como edema intermandibular.

Diagnóstico

> Los signos inespecíficos nos indican que es imposible diagnosticar la paratuberculosis mediante su examen clínico.
>
> No existe ninguna técnica que por sí sola detecte a todos los animales infectados.

- El diagnóstico resulta muy difícil en el animal vivo y por lo general se considera que en líneas generales está infradiagnosticada.
- Solamente se deberían utilizar para análisis de diagnóstico las cabras de al menos 18 meses de edad. Aunque los cabritos se infectan a una edad temprana, antes de esa edad los cultivos fecales serán negativos ya que es improbable que eliminen el microorganismo con las heces, y los análisis de sangre y leche también serán negativos ya que no producirán anticuerpos.
- Ninguna técnica bacteriológica o serológica es suficientemente precisa por sí sola para identificar a todos los casos clínicos y subclínicos ni tiene la suficiente especificidad para evitar los falsos positivos. El análisis es impredecible durante la infección latente. Los títulos de anticuerpos varían en torno al momento en que los casos pasan a ser clínicos, de modo que una cabra con un resultado serológico positivo puede pasar a ser negativa y después ser positiva de nuevo.
- La *identificación de microorganismos ácido-alcohol resistentes en los nódulos linfáticos ileocecales o mesentéricos* es la mejor técnica de diagnóstico ya sea tras una necropsia o por biopsia.
- El *cultivo de heces* es la siguiente prueba *ante mortem* por su eficacia, pero requiere de 8-12 semanas y no es capaz de detectar menos de 100 microorganismos/g, por lo que no identifica a algunos portadores. Si la muestra está altamente contaminada, se puede obtener un resultado positivo en una semana o dos, pero el laboratorio puede tardar hasta dos meses de incubación o más para estar seguro de que no hay microorganismos MAP.

  Se ha sugerido la utilización del análisis de mezclas de muestras fecales para la vigilancia selectiva y para el cribado de explotaciones de situación desconocida.

  Nota: las cepas ovinas son más difíciles de cultivar que las cepas bovinas y necesitan técnicas de cultivo especiales.
- La *técnica de inmunodifusión en gel de agar (AGID)* se correlaciona razonablemente bien con el cultivo de heces; es útil para detectar a los excretores abundantes.
- Las técnicas de *ELISA* están sustituyendo a las de AGID en algunos laboratorios. El ELISA para anticuerpos mide el nivel de anticuerpos (respuesta humoral) en el plasma o suero; el ELISA para gamma-interferón mide el nivel de interferón gamma (respuesta inmune celular), que es la respuesta más precoz del hospedador.

  La técnica de AGID es altamente específica (>99,5%). Un animal no infectado dará con casi absoluta seguridad un resultado negativo, pero tiene una sensibilidad bastante baja (35% de los casos clínicos identificados), lo que da lugar a resultados falsos negativos en los animales infectados. Resulta mejor para la confirmación clínica y la detección de casos avanzados. Los resultados positivos a la prueba se correlacionan bien con los signos clínicos.

  Las técnicas de ELISA también son altamente específicas (93-99%). Son más sensibles que las técnicas de AGID, y resultan útiles en el caso de eliminadores abundantes y mejores que la AGID para detectar animales sin signos clínicos, pero no son capaces de detectar a todos los casos subclínicos.

Las técnicas ELISA para leche son eficaces como prueba de granja pero no como prueba individual. Las cabras pueden ser serológicamente positivas en leche durante la lactación pero no suelen ser positivas a lo largo de toda ella. La leche de las cabras infectadas será positiva a la presencia de anticuerpos un año antes de que sean positivas las pruebas serológicas en sangre.

Nota: en las granjas con presencia simultánea de linfoadenitis caseosa, las cabras con linfoadenitis pueden tener un resultado positivo en la técnica ELISA para anticuerpos en suero.

> La sensibilidad de las técnicas serológicas no es alta. Cuanto más inicial sea la fase de la infección, menor será la sensibilidad y mayor la probabilidad de que se produzcan falsos negativos. Las técnicas serológicas no deberían utilizarse de forma única para el cribado de animales individuales, salvo que exista un diagnóstico definitivo de paratuberculosis en la granja, en cuyo caso se pueden emplear para identificar a los animales de mayor riesgo con objetivos de manejo.

- En la actualidad se están desarrollando diversas técnicas de DNA. Las sondas de DNA pueden detectar secuencias repetidas del DNA exclusivas de *Mycobacterium avium* subsp. *paratuberculosis* en muestras de heces.

  En estos momentos se dispone de una técnica de la *reacción en cadena de la polimerasa (PCR)* en heces utilizada de forma rutinaria en Reino Unido. Es altamente específica (cerca del 100%), ligeramente más sensible que el cultivo, más barata y tiene un tiempo de respuesta mucho más corto (cinco días en comparación con seis a doce semanas). Se debe tener cuidado para evitar la contaminación cruzada de las muestras. Dado que es dependiente de la eliminación activa en las heces, las infecciones subclínicas pueden pasar inadvertidas y los factores inhibidores presentes en las heces de la cabra pueden generar falsos negativos.
- Las *técnicas del gamma-interferón* sobre sangre completa pueden ser mejores para detectar la infección subclínica que las técnicas ELISA. Se ha comprobado una especificidad del 98,6% en una gran muestra de cabras de Noruega.
- Las *técnicas de fijación del complemento* son imprecisas; se producen falsos positivos y falsos negativos.
- Las *técnicas intradérmicas* no se recomiendan; se producen falsos negativos.
- En las ovejas se puede observar un nivel significativamente menor de proteínas totales, albúmina y calcio que, aunque no es específico de paratuberculosis, puede servir de prueba de cribado preliminar eficaz en el caso de cabras con emaciación en ausencia de diarrea.

¿Está el MAP presente en la explotación?

- Analizar el 10% o más de los animales del rebaño, empleando ELISA o cultivo de heces, seleccionando a los animales más delgados para el análisis. En Reino Unido, el Scotland's Rural College (SRUC) ofrece por un coste reducido el análisis de una muestra formada por la mezcla de heces de 10 animales.
- Cultivar 10 muestras de heces recogidas del suelo en zonas de alto movimiento de cabras, como los corrales de agrupamiento.
- Utilizar técnicas de ELISA para leche de tanque.

¿Cuántas cabras del rebaño están infectadas?

- Analizar mediante ELISA la sangre de todas las cabras de más de dos partos.
- Analizar mediante ELISA la leche de todas las cabras de más de dos partos en el secado.

¿Tiene paratuberculosis esa cabra con pérdida crónica de peso?

- Si se han detectado en el rebaño casos previos: realizar un ELISA o cultivo de heces/PCR.
- Si la infección nunca se ha confirmado en el rebaño: cultivo de heces/PCR + examen *post mortem* si resulta positivo y cultivo de tejidos (íleon y nódulos linfáticos mesentéricos).

Lesiones *post mortem*

- Las lesiones *post mortem* en las cabras no resultan generalmente tan evidentes como en las va-

cas, ya que las lesiones intestinales son menos marcadas.
- Emaciación; ausencia de grasa abdominal.
- Nódulos linfáticos mesentéricos generalmente aumentados de tamaño y edematosos en las fases finales con focos de caseificación. En las cabras con paratuberculosis se suele observar la calcificación de los nódulos linfáticos mesentéricos y puede ser también característico de la infección por tuberculosis.
- Engrosamiento ligero y arrugamiento de la mucosa del íleon y posiblemente de la mucosa del ciego y del colon proximal.
- Aun en ausencia de lesiones macroscópicas, se deben remitir cortes de los nódulos linfáticos mesentéricos, del íleon distal y de la válvula ileocecal para un examen histológico.
- Se observan lesiones granulomatosas características en el tracto intestinal, nódulos linfáticos y posiblemente hígado.
- Infiltración masiva de bacterias ácido-alcohol resistentes y de células inflamatorias en la mucosa intestinal.
- Arquitectura del intestino destruida, con una atrofia y fusión de vellosidades importante, lo que ocasiona un síndrome de malabsorción y una enteropatía por pérdida de proteínas.
- La histopatología permite clasificar la enfermedad como paucibacilar, con una intensa respuesta inflamatoria y linfocitos que infiltran la lámina propia del intestino, pero con presencia de muy pocas bacterias ácido-alcohol resistentes, o multibacilar, con muchas bacterias presentes y macrófagos como tipo celular predominante. Se han descrito también formas intermedias entre los dos extremos.

Tratamiento

- Ninguno.

Control

> Una vez se ha infectado la granja, las medidas deben dirigirse a controlar las lesiones, no a la erradicación de la enfermedad.

- El simple análisis no permite controlar la transmisión de la enfermedad en un rebaño.
- Todas las técnicas de análisis tienen limitaciones.
- Un buen manejo resulta esencial.
- Los programas de manejo y análisis deben ser específicos para cada rebaño y estar en línea con los objetivos y recursos disponibles.

1. Establecer un diagnóstico

- Aislar a las cabras que pierden peso y establecer un diagnóstico basado en el estudio *post mortem*.

2. Reducir el nivel de la infección en el rebaño

- Identificar y eliminar a los animales infectados del rebaño tan pronto como sea posible.
  - Análisis frecuente: cultivo de heces + AGID o ELISA cada 6 meses; es caro y no detecta a los animales infectados no eliminadores.
- Eliminar a todos los animales positivos y a su descendencia.
- Si no es posible la eliminación inmediata de *todos* los animales positivos por motivos económicos, cualquier cabra infectada retenida debe ser identificada claramente y someterse a un manejo estricto hasta el momento de su eliminación, ya que puede ser una potencial eliminadora de MAP en su leche o en sus heces. Los animales altamente infectados (con altos títulos ELISA) deben ser eliminados inmediatamente.
- Eliminar a todas las cabras con pérdida progresiva de peso *antes* de parir.
- Realizar la reposición a partir de los animales de más edad.
- No conservar cabritos de cabras identificadas como infectadas ya que hay una probabilidad de moderada a alta de que los cabritos nacidos de cabras infectadas resulten infectados, dependiendo de las medidas de control establecidas.
- El cultivo de muestras mezcladas de heces es un sistema económico de vigilar el nivel de la infección en el rebaño.

3. Mejorar el manejo y la higiene

- Evitar la contaminación fecal de los bebederos y comederos.
- Limpiar regularmente los corrales empleando abundante cantidad de paja.
- Evitar el hacinamiento.

- Quemar la cama de paja de las explotaciones infectadas o permitir un compostaje largo (>1 año) antes de utilizarlo para usos agrícolas, aun cuando la tierra de cultivo no se emplee para obtener alimentos para los animales; los animales salvajes infectados pueden actuar como reservorios de la enfermedad.
- El MAP es resistente a la mayoría de los desinfectantes. Los utensilios, bebederos y comederos deben limpiarse con agua y detergente y aclararlos y secarlos bien antes de tratarlos con un desinfectante activo frente al agente infeccioso.

4. En el parto

- Aislar a las cabras que van a parir en jaulas para parto limpias situadas en una zona separada del rebaño principal.
- Limpiar, desinfectar y renovar la cama de los corrales entre partos, utilizando cantidades abundantes de paja.
- Retirar a los cabritos de sus madres nada más nacer si resulta práctico (véase el control de la CAE, Capítulo 6), lo que permitirá el control de la CAE y de *Mycoplasma* spp. Si no lo es, retirar a los cabritos de sus madres lo antes posible después de nacer.

5. Crianza de los cabritos

- No administrarles calostro o leche mezclados de distintas hembras.
- Administrarles calostro de vacas o calostro de cabras procedentes de animales seronegativos a CAE y paratuberculosis. El calostro se puede recoger y congelar en pequeñas cantidades para su uso posterior.
- Administrarles leche pasteurizada (véase «Pasteurización de la leche», Capítulo 23) o reemplazante lácteo.
- Permitir a los cabritos jóvenes el acceso a heno de buena calidad y paja limpia para disuadirlos de comer la paja sucia de la cama.
- Criar a los cabritos en grupos pequeños durante los primeros 6 meses de vida en una zona separada de los adultos.
- Registrar la identidad de los cabritos de cada grupo de manejo.
- Vacunar a los cabritos:
  - Se dispone de una vacuna inactivada, Gudair (Virbac) en Reino Unido y Australia, aunque no en EE.UU. La vacuna se fabrica en España y puede importarse y administrarse bajo la cascada de prescripción prevista en Reino Unido.
    - Vacunar a los cabritos entre 2-3 semanas y 6 meses de edad, y después criarlos por separado.
    - Las cabras adultas también deben ser vacunadas en los rebaños infectados.
    - Dosis: 1 mL, s.c./i.m.; la entrada del pecho es generalmente el lugar recomendado para la inyección s.c.
  - Una vez se hayan vacunado a todas las cabras de una unidad a edades tempranas, debe continuarse con la vacunación durante otros 2 años.
  - La vacunación reduce el número de animales excretores y el nivel de excreción y, por lo tanto, el número de animales con una infección intestinal detectable, pero los animales pueden seguir infectándose y eliminar bacterias sin desarrollar siquiera la enfermedad, aunque esa eliminación se retrase.
  - La enfermedad clínica puede aparecer durante varios años después del inicio de la vacunación en un rebaño, pero la vacunación reduce mucho o incluso elimina la mortalidad, reduce el número de animales enfermos, produce una regresión de las lesiones con disminución de la eliminación de bacterias, prolonga la vida productiva de las cabras y mejora su producción de leche.
  - En un plazo de 7 a 15 días de la vacunación se forma un nódulo inflamatorio en el lugar de la inyección. El nódulo evoluciona de forma progresiva hasta volverse frío, fibroso y permanente. Cuando se vacuna a animales infectados se produce una reacción más intensa (impacto antigénico secundario).
  - Los cabritos vacunados desarrollan una reacción cruzada frente a *M. tuberculosis* y el uso de la vacuna puede interferir en las técnicas de fijación del complemento e intradérmica para tuberculosis y paratuberculosis.
  - No hay un modo sencillo de diferenciar serológicamente entre animales vacunados e infectados.

Consideraciones sobre Salud pública

Existe un debate permanente sobre la conexión entre la paratuberculosis y la enfermedad de Crohn de la especie humana. Se han detectado distintas especies de *Mycobacterium* en personas con enfermedad de Crohn. Existe la posibilidad de que la enfermedad se transmita a través de leche cruda o inadecuadamente pasteurizada.

Enfermedades hepáticas

Véase también el Capítulo 15.

Fasciolosis crónica

Las cabras son muy sensibles a la infestación por *Fasciola hepatica* y parecen ser incapaces de desarrollar una inmunidad eficaz frente a un desafío posterior.

Etiología

- El trematodo hepático *Fasciola hepatica* tiene un ciclo biológico indirecto en el que un caracol de agua, *Galba (Lymnaea) truncatula*, actúa como hospedador intermediario en Reino Unido. En otras partes del mundo pueden actuar como hospedadores intermediarios otros géneros de caracoles lymneidos, como *G. fossaria* y *G. pseudosuccinea* en los EE.UU.

  Los trematodos pueden producir una enfermedad aguda, subaguda o crónica, en función de su número y fase de desarrollo del parásito en el hígado. La fasciolosis aguda se produce cuando un gran número de trematodos inmaduros causan la destrucción masiva del tejido hepático, dando lugar a un fallo hepático y hemorragias. La fasciolosis subaguda se produce cuando un gran número de trematodos son ingeridos a lo largo de un plazo largo, de modo que, además de parásitos inmaduros en el parénquima hepático, hay presencia de formas adultas en los conductos biliares principales, lo que provoca una pérdida de peso y de condición corporal, a pesar de un aporte adecuado de alimentos. La fasciolosis crónica es el resultado de una lesión hepática producida por la migración de los trematodos y por la pérdida de sangre causada por los parásitos adultos en los conductos biliares. Los hábitos de alimentación por ramoneo de las cabras, hacen que sea improbable la ingestión en corto plazo de gran cantidad de metacercarias infestantes, de modo que aunque existan las formas aguda y subaguda de la enfermedad, la forma crónica es la más habitual. No existe inmunidad frente a la reinfestación con *F. hepatica*.

Signos clínicos

- Véase la Tabla 9.3, Fasciolosis.
- El principal periodo de la infestación crónica es el final del invierno, de enero a marzo, como resultado de la infestación de los caracoles en verano, o de junio a julio, debido a la infestación de los caracoles que producen metacercarias en la primavera.

Pruebas de laboratorio

- La anemia suele ser regenerativa, pero se convierte en no regenerativa cuando el hierro almacenado se agota.
- La hipoalbuminemia es un hallazgo constante debido a la pérdida de albúmina junto con la de sangre a causa de la lesión de los conductos biliares y de la alteración en la síntesis hepática en los casos graves.
- Las enzimas hepáticas tienen poca utilidad diagnóstica y pueden presentar valores normales incluso en casos graves.

Diagnóstico

- Signos clínicos de pérdida grave de condición corporal, anemia y edema subcutáneo.
- Recuento de huevos en heces.
- El ELISA para coproantígenos detecta proteínas del intestino del trematodo hepático en las heces del animal hospedador, pero los datos sobre su sensibilidad y especificidad son conflictivos.
- Se puede detectar el DNA del trematodo hepático en las muestras de heces a partir de unas 2 semanas posinfestación. Un método basado en el DNA, la amplificación isotérmica (LAMP), consigue una lectura rápida (<1 h) y que no requiere de ningún equipo especializado. Se han desarrollado técnicas LAMP específicas para la detección de trematodos en el hígado y en el rumen.

Tabla 9.3 Fasciolosis.

Tipo		Signos clínicos	Número de trematodos	Huevos/g de heces	Patología clínica	*Post mortem*
Crónica	Enero-abril Junio-julio	Pérdida de peso progresiva Anemia Edema, ascitis	250+ (adultos)	100+	Anemia hipocrómica y macrocítica Eosinofilia Hipoalbuminemia AST[a] (otras enzimas hepáticas normales)	Fibrosis hepática Colangitis hiperplásica
Aguda	Octubre-enero	Muerte súbita Dolor abdominal Disnea, ascitis	1.000+ (principalmente inmaduros)	0	Anemia normocrómica y normocítica Eosinofilia Hipoalbuminemia AST, GGT, SDH, LDH[a]	Hepatomegalia y hemorragias en hígado Tractos de los parásitos migradores Peritonitis fibrinosa
Subaguda	Octubre-enero	Pérdida de peso rápida Anemia Edema submandibular Ascitis	500-1.500 (adultos + inmaduros)	<100	Anemia hipocrómica y macrocítica Eosinofilia Hipoalbuminemia	Igual que forma aguda + conductos biliares distendidos por los estadios adultos

[a] AST, aspartato aminotransferasa; GGT, gamma-glutamiltransferasa; SDH, sorbitol deshidrogenasa; LDH, lactato deshidrogenasa.

- Hallazgos *post mortem* de ascitis y fibrosis hepática, acompañados de un número bajo a moderado de trematodos adultos.

Tratamiento

- En las zonas de clima templado, la transmisión de trematodos suele detenerse por lo general alrededor de diciembre debido a que las temperaturas son demasiado bajas (<10°C) para el desarrollo del parásito durante varias semanas y a que los caracoles invernan.

  Dado que la mayor parte de la transmisión de los trematodos se produce de agosto a noviembre, un solo tratamiento con un fasciolicida con actividad sobre las formas adultas realizado en abril o mayo evitará la contaminación del pasto con huevos al inicio del verano.
- Tratar a todo el rebaño (véase «Medicamentos contra trematodos», Apéndice).

Medicamentos contra fasciolosis crónica

- *Albendazol, 10 mg/kg oral*; eficacia variable frente a formas adultas (76-92%). A dosis superiores (15-20 mg/kg) su eficacia se aproxima a la del clorsulón pero incluso dosis más elevadas no son capaces de matar a los estadios juveniles. Mantener en ayuno a los animales durante las 24 horas previas al tratamiento incrementa su eficacia.
- *Clorsulón, 2 mg/kg s.c.* (en combinación con ivermectina 200 mg/kg); eficacia del 97-99% frente a formas adultas; no es muy eficaz frente a estadios inmaduros.
- *Closantel, 10 mg/kg oral*; moderadamente eficaz frente a trematodos desde las 3 a 4 semanas de edad y altamente eficaz frente a formas adultas (97-100%). También resulta eficaz frente a larvas de *Haemonchus contortus* y *Oestrus ovis*.
- *Nitroxinil, 10 mg/kg s.c.*; altamente eficaz frente a trematodos maduros. También es eficaz frente a *Haemonchus contortus*.
- *Oxiclozanida, 15 mg/kg oral*; eficaz frente a trematodos adultos presentes en los conductos biliares del hígado (en combinación con levamisol).
- *Triclabendazol, 10 mg/kg oral*; eficaz frente a todos los estadios de los trematodos.

Fasciolosis aguda y subaguda

Los productos capaces de controlar a los trematodos inmaduros son limitados y puede haber resistencias cruzadas entre el closantel y el nitroxinil.

- *Triclabendazol, 10 mg/kg oral*; es activo frente a todos los estadios de los trematodos a partir de los 2 días de edad de las formas inmaduras hasta el estadio de adultos. El triclabendazol es eficaz para matar a todas las formas de trematodos y es el tratamiento de elección para la fasciolosis aguda y subaguda *en ausencia de resistencias*. Las cabras tratadas con el producto deben ser trasladadas a un pasto limpio o bien deben volverse a tratar cada 3 semanas durante al menos los 3 meses siguientes.
- *Closantel, 10 mg/kg oral*; mata al 23-73% de los trematodos inmaduros de 3-4 semanas y a >90% de los de 6-8 semanas. El closantel tiene una actividad residual durante 42 días tras el tratamiento. Los trematodos inmaduros que sobreviven al tratamiento quedarán atrofiados y pondrán muchos menos huevos. Se ha descrito que la *toxicidad del closantel* causa ceguera irreversible en las cabras como consecuencia de una sobredosis. Los animales afectados presentan pupilas dilatadas y suelen caminar en círculos. En la mayoría de los casos, se administró una dosis de 2 a 4 veces superior a la dosis prescrita para las ovejas, pero en otros el lote de animales recibió una dosis basada en la adecuada para el animal más pesado del grupo, de modo que los animales más ligeros recibieron una dosis tóxica.
- *Nitroxinil, 10 mg/kg s.c.*; moderadamente eficaz frente a trematodos desde 8 a 9 semanas de edad.

Resistencia a los medicamentos

En las ovejas del Reino Unido se han descrito resistencias a los fasciolicidas, en particular frente al triclabendazol. Las pérdidas ocasionadas por cepas de trematodos resistentes en rebaños de ovejas tratados con triclabendazol han sido importantes. Cualquier fracaso de un fasciolicida para detener la presencia de huevos en las heces resulta indicativo de una resistencia, salvo que una grave lesión del hígado haya afectado a la farmacocinética en el animal. La situación en las cabras es desconocida, pero puesto que las cabras suelen tratarse con mucha menor frecuencia que las ovejas, la presión sobre el trematodo es mucho menor y la resistencia es menos probable que se desarrolle. Sin embargo, sería inteligente tomar precauciones para evitar el desarrollo de resistencias en las granjas.

- Evitar un uso innecesario de fasciolicidas. Utilizar solamente si se sabe que el pasto está infestado.
- Evitar una administración demasiado frecuente:
  - Utilizar un faciolicida con acividad exclusiva sobre los adultos en abril o mayor. Al eliminar los trematodos de los animales en ese momento, la contaminación del pasto al inicio de verano cuando las poblaciones de caracoles se vuelvan activas, será mínima. Se requiere una temperatura >10°C para el desarrollo de los parásitos y los caracoles se aletargen en invierno. Pocos caracoes, metacercarias o huevos infestados sobreviven al invierno, salvo que sea leve.
  - Utilizar un producto con actividad sobre los estadios inmaduros durante el otoño o principio del invierno para reducir la cantidad de parásitos antes del tratamiento de primavera.
- No comprar animales con trematodos resistentes. Los animales (ovejas, vacas y cabras) adquiridos de otras explotaciones con trematodos deberían ser tratados con closantel para evitar la introducción de parásitos resistentes al triclabendazol. Si es posible, esos animales deberían mantenerse en pastos secos o estabularlos durante 4 semanas.

Control

- Reducir la disponibilidad de poblaciones de caracoles mediante drenajes, vallados, uso de molusquicidas.
- Uso profiláctico de antihelmínticos fasciolicidas; en los animales no lactantes, el empleo de un fasciolicida con actividad frente a estadios adultos en marzo y mayo impedirá la contaminación del pasto con huevos de trematodos.
- Evitar el pastoreo en zonas húmedas si es posible durante los periodos de riesgo desde finales de verano.

El Departamento de Medio ambiente, Alimentación y Asuntos Rurales británico (DEFRA) elabora predicciones anuales del riesgo de trematodos basadas en la temperatura y las precipitaciones en primavera e inicio de verano, de modo que las medidas de control específicas se pueden adaptar a la incidencia prevista de la enfermedad. La enfermedad es más habitual en las zonas occidentales y húmedas de Reino Unido, con unos niveles de infestación relacionados con las lluvias de mayo a octubre.

Dicrocoelium dendriticum

Dicrocelium dendriticum, el trematodo lanceolado, se encuentra generalmente en Reino Unido únicamente en las islas de la costa oeste de Escocia, aunque se ha detectado en la necropsia de dos cabras en Devon. Es habitual en Norteamérica y algunas zonas de Europa, Asia, norte de África y Oriente Medio. Este parásito es menos patógeno que *F. hepatica*, porque permanece en los conductos biliares en lugar de migrar a través del parénquima hepático y los animales pueden contener cantidades muy elevadas del parásito. Las cabras pueden presentar infestaciones subclínicas o crónicas, acompañadas de un historial de pérdida de peso, letargo y posiblemente signos de anemia e hipoproteinemia. Tiene dos hospedadores intermediarios: los huevos son ingeridos por diversas especies de caracoles terrestres (*Zebrina detrita* en Reino Unido) y las hormigas (*Formica* spp.) se comen las bolas de baba, que contienen las cercarias, expulsadas por los caracoles. Puesto que los hospedadores intermediarios están ampliamente extendidos y no dependen del agua, las medidas de control adoptadas para *F. hepatica* no resultan aplicables y la única medida de control factible es el uso estratégico de antihelmínticos, como el netobimín, 20 mg/kg, el prazicuantel, 50 mg/kg y el albendazol, 15 mg/kg.

Fascioloides magna (el gran trematodo hepático americano) es una causa importante de morbilidad en ciertas partes de América y Europa. En las cabras suele cursar clínicamente como muerte súbita (véase el Capítulo 19). El ciclo biológico de *F. magna* es similar al de *F. hepatica* con caracoles de la familia Lymnaeidae que actúan como hospedadores intermediarios, como *Stagnicola (Lymnaea) caperata* y *Galba (Fossaria) bulimoides techella*. En Norteamérica, se presenta en vacas, ovejas y cabras en zonas donde *F. magna* es enzoótica en ciervos. En las zonas de Europa central en las que aparece, raramente afecta a los rumiantes domésticos. Las cabras se consideran un hospedador aberrante y suelen morir en un plazo de 6 meses debido a una peritonitis o una extensa hemorragia causada por los estadios juveniles migrantes, sin mostrar signos clínicos previamente. En los hospedadores aberrantes, los trematodos migran hasta que el hospedador muere y no maduran, de modo que no suelen eliminar huevos normalmente. El diagnóstico depende de la identificación de *F. gigantica* en un estudio *post mortem*.

Abscesos hepáticos

En las cabras adultas, los abscesos en el hígado son un hallazgo ocasional en el momento del sacrificio, asociados por lo general con diversas enfermedades concurrentes, como una septicemia o la linfoadenitis caseosa (véase el Capítulo 10). Los abscesos hepáticos pueden presentarse en cabritos tras una infección umbilical.

Tumores hepáticos

Los tumores primarios del hígado son raros; los tumores secundarios se observan en ocasiones.

Intoxicación por senecio (hierba cana)

Véase el Capítulo 21.

Cisticercosis visceral

Cysticercus tenuicollis es el metacestodo de la tenia de los carnívoros *Taenia hydatigena*. Tras su ingestión, los quistes migradores atraviesan el hígado. La infestación por un pequeño número de parásitos resulta inaparente, pero un número grande de quistes provocan una lesión amplia del parénquima hepático (hepatitis cisticercosa) y ocasiona depresión, anorexia, fiebre, pérdida de peso, molestias abdominales y en ocasiones la muerte de los cabritos. La enfermedad aguda raramente se observa en animales de más de 6 meses de edad.

Los quistes migradores pueden favorecer una infección por *Clostridium novyi* (*Clostridium oedematiens* tipo B, «enfermedad negra»; véase el Capítulo 19).

Hidatidosis

Los quistes hidatídicos son el estadio de metacestodo de la tenia de los carnívoros *Echinococcus granulosus*. Los quistes se desarrollan inicialmente en el hígado y cuando su número es alto pueden causar una obstrucción vascular o biliar. La respuesta local del hospedador puede dar lugar a una necrosis y a la infección del hígado. Sin embargo, la enfermedad clínica es infrecuente y los animales que albergan una gran cantidad de parásitos pueden ser aparentemente sanos. Una parte de los quistes alcanzan los pulmones y pueden producir signos respiratorios, en particular si se desarrolla una infección secundaria como la pasterelosis.

Consideraciones de Salud pública

Los quistes hidatídicos también pueden afectar a la especie humana. Aunque la cabra no es una fuente directa de la enfermedad humana, un animal infestado podría ser indicativo de una contaminación ambiental y debería implantarse en ese caso un control de la infestación en los perros.

Aflatoxicosis

Las cabras son relativamente resistentes a las aflatoxinas. Los signos clínicos son similares a los causados por otras hepatotoxinas, como los alcaloides pirrolicidínicos, por ejemplo, el del senecio.

Diabetes mellitus

Existen descripciones ocasionales de diabetes mellitus en cabras que mostraban signos de pérdida de peso, polidipsia y poliuria. Una cabra fue mantenida con éxito durante cuatro años mediante un tratamiento basado en dos inyecciones diarias de insulina.

Interferencia con la motilidad ruminal/intestinal

- Impactación crónica del rumen (véase el Capítulo 15).
- Ascitis: fasciolosis crónica (véase este capítulo); congestión pasiva del hígado.
- Ulceración ruminorreticular.
- Adherencias tras una intervención quirúrgica (p. ej., cesárea).
- Tumores: carcinomas (raros, cabras viejas).
- ¿Infestación por cestodos? (véase el Capítulo 14); si hay una alta concentración, pueden ocluir la luz intestinal; por otro lado, es improbable que causen pérdida de peso.
- Desplazamiento izquierdo del abomaso; véase el Capítulo 15 y «Toxemia en el periparto».
- *Cuerpos extraños (bezoares, tricobezoares):*
  - A pesar de que diversos cuerpos extraños aparecen como hallazgos casuales en el rumen de las cabras al realizar una necropsia, los informes de cuerpos extraños como causa de obstrucciones físicas en el tracto gastrointestinal son notablemente raros.
  - Los cuerpos extraños ingeridos pueden obstruir el intestino en ocasiones, provocando unos signos clínicos de cólico.
  - Se han descrito tricobezoares (bolas de pelo) en cabras Angora con signos clínicos de anorexia y pérdida de peso. Las bolas de pelo duras, rodeadas de una cubierta externa con aspecto de cuero ocupaban una gran parte del rumen, dejando poco espacio para los alimentos.

Presencia de trastornos crónicos

La aparición recurrente de crisis de fiebre, toxemia y letargo o de procesos dolorosos conduce a una progresiva pérdida de peso.

- Neumonía crónica
  - Pasterelosis
  - CAE
  - Infestaciones por vermes pulmonares
  - Virus
  - Linfoadenitis caseosa
  - Micoplasmas
- Peritonitis crónica
- Enteritis crónica
  - Salmonelosis
  - ¿Enterotoxemia crónica?
- Mamitis crónica (véase el Capítulo 12).
- Metritis
- Tuberculosis

Tuberculosis

La tuberculosis es una enfermedad rara y de declaración obligatoria. La tuberculosis se desarrolla más a fondo en el Capítulo 17.

- Las cabras se infectan generalmente con *Mycobacterium bovis* pero también son sensibles a la infección con *M. tuberculosis* y *M. avium* subsp. *avium*.
- La tuberculosis se presenta como una enfermedad diseminada que afecta al tórax (nódulos linfáticos mediastínicos, pulmones, pleura) y al abdomen (peritoneo, bazo, hígado, nódulos linfáticos mesentéricos); en ocasiones, los nódulos linfáticos superficiales están aumentados de tamaño y son palpables. Las cabras pueden presentar extensas lesiones sin mostrar signos clínicos evidentes, pero pueden tener:
  - Tos crónica debida a una bronconeumonía
  - Pérdida crónica de peso ± diarrea

Procesos pruriginosos

- Piojos (véase el Capítulo 11); presentes con frecuencia en grandes cantidades en cabras con consunción crónica, ya sea:
  - como oportunistas secundarios cuando una cabra se encuentra en un estado deficiente por otra causa,
  - muy rara vez, como causa primaria de pérdida de peso debido a prurito y anemia cuando existe una infestación masiva.
- Sarna sarcóptica (véase el Capítulo 11).
- Scrapie (prurigo lumbar) (véase el Capítulo 12).

Lecturas adicionales

General

Buchan, G.A.G. (1988) The wasting goat. *Goat Vet. Soc. J.*, **10** (2), 58–63.

East, N.E. (1982) Chronic weight loss in adult dairy goats. *Comp. Cont. Ed. Pract. Vet.*, **4** (10), S419–424.

Owen, N.L. (1977) *The Illustrated Standard of the Dairy Goat*. Dairy Goat Journal Publishing Corporation, Scottsdale, Arizona.

Sherman, D.M. (1983) Unexplained weight loss in sheep and goats. *Vet. Clin. North Amer.: Large Anim. Pract.*, **5** (3), November 1983, 571–590.

Valoración de la condición corporal

Morand-Fehr, P., Hervieu, J. and Santucci, P. (1989) Notation de létat corporel: à vos stylos. *La Chévre*, **175**, 39–42.

Dentición

McGregor, B. and Butler, K. (2011) Determinants of permanent first incisor eruption in grazing Australian Angora goats. *Australian Veterinary Journal*, **89** (12), 490–495.

Cuerpos extraños

Baillie, S. and Anzuino, K. (2006) Hairballs as a cause of anorexia in Angora goats. *Goat Vet. Soc. J.*, **22**, 53–55.

Paratuberculosis

Johne's Information Center, University of Wisconsin. Available at: www.johnes.org/goats.

Alinovi, C.A., Wu, C.C. and Lin, T.L. (2009) *In utero Mycobacterium avium* subspecies *paratuberculosis* infection of a pygmy goat. *Vet. Rec.*, **164** (9), 275.

Baxendell, S.A. (1984) Johne's disease in goats. *Proc. Univ. Sydney Post Grad. Comm. Vet. Sci.*, **73**, 508–510.

Coad, M. *et al.* (2013) Consequences of vaccination with Johne's disease vaccine, Gudair, for diagnosis of bovine tuberculosis. *Vet. Rec.*, **172**, 266.

Corpa, J.M. *et al.* (2000) Control of paratuberculosis (Johne's disease) in goats by vaccination of adult animals. *Vet. Rec.*, **146**, 195–196.

Eisenberg, S. *et al.* (2011) *Mycobacterium avium* subspecies *paratuberculosis* in bioaerosols after depopulation and cleaning of two cattle barns. *Vet. Rec.*, **168** (22), 587.

Greig, A. (2000) Johne's disease in sheep and goats. *In Pract.*, **22** (3), 146–151.

Juste, R.A. and Perez, V. (2011) Control of paratuberculosis in sheep and goats. *Vet. Clin. North Amer.: Food Anim. Pract.*, **27** (1), 127–138.

Lybeck, K.R. *et al.* (2011) Faecal shedding detected earlier than immune response in goats naturally infected with *Mycobacterium avium* subspecies *paratuberculosis*. *Res. Vet. Sci.*, **91**, 32–39.

Manning, E.J.B. *et al.* (2003) Diagnostic testing patterns of natural *Mycobacterium paratuberculosis* infection in pygmy goats. *Can. J. Vet. Res.*, **67** (3), 213–218.

Neilsen, S.S. (2009) Use of diagnostics for risk-based control of paratuberculosis in dairy herds. *In Pract.*, **31**, 150–154.

Robbe-Austerman, S. (2011) Control of paratuberculosis in small ruminants. *Vet. Clin. North Amer.: Food Anim. Pract.*, **27** (3), 609–620.

Rossiter, C.A. and Burhans, W.S. (1996) Farm-specific approach to paratuberculosis (Johne's disease) control. *Vet. Clin. North Amer.: Food Anim. Pract.*, **12** (2), 383–415.

Saxegaard, F. and Fodstad, F.H. (1985) Control of paratuberculosis (Johne's disease) in goats by vaccination. *Vet. Rec.*, **116**, 439–441.

Stehman, S.M. (1996) Paratuberculosis in small ruminants, deer and South American camelids. *Vet. Clin. North Amer.: Food Anim. Pract.*, **12** (2), 441–455.

Sweeney, R.W. *et al.* (2012) Paratuberculosis (Johne's disease) in cattle and other susceptible species. *J. Vet. Internal Med.*, **26**, 1239–1250.

Tharwat, M. *et al.* (2012) Transabdominal ultrasonographic findings in goats with paratuberculosis. *Canadian Vet. J.*, **53**, 1063–1070.

Thomas, G.W. (1983) Paratuberculosis in a large goat herd. *Vet. Rec.*, **113**, 464–466.

Whitaker, K. (2005) Diagnosis of Johne's disease in goats. *Goat Vet. Soc. J.*, **21**, 16–20.

Whittington, R. *et al.* (2003) Specificity of absorbed ELISA and agar gel immunodiffusion tests for paratuberculosis in goats with observations about use of these tests in infected goats. *Australian Vet. J.*, **81** (1/2), 71–75.

Windsor, P.A. (2015) Challenges of managing paratuberculosis: Australian perspectives. *Conference Paper 28th World Buiatrics Congress*, Cairns, Australia. Available at: http://www.researchgate.net/publication/273204083.

Fasciolosis

Cranwell, M.P. *et al.* (2010) *Dicrocoelium dendriticum* in Devon. *Vet. Rec.*, **167**, 263.

Crilly, J.P. and Sargison, N. (2015) Ruminant coprological examination: beyond the McMaster slide. *In Pract.*, **37**, 68–76.

Reddington, J.J., Leid, R.W. and Westcott, R.B. (1986) The susceptibility of the goat to *Fasciola hepatica* infections. *Vet. Parasitol.*, **19**, 145–150.

Sargison, N. (2008) Fluke diseases of UK ruminant livestock. Part 1: Life cycles, economic consequences and diagnosis. *UK Vet.*, **13** (5), 59–67.

Sargison, N. (2008) Fluke diseases of UK ruminant livestock. Part 2: Treatment and control. *UK Vet.*, **13** (6), 54–58.

Taylor, M. (1987) Liverfluke treatment. *In Pract.*, **9** (5), 163–166.

Nutrición

AFRC Technical Committee on Responses to Nutrients Report No. 10 (1998) *The Nutrition of Goats.* CAB International, Wallingford, UK.

British Goat Society (1997) *Feeding Goats, A Modern Guide to Healthy Nutrition.* British Goat Society, Bovey Tracey.

Chamberlain A.T. (1999) Dairy Goat Nutrition. *Goat Vet. Soc. J.*, **18**, 19–28.

Committee on the Nutrition Requirements of Small Ruminants, National Research Council (2007) *Nutrition Requirements of Small Ruminants, Sheep, Goats, Cervids and New World Camelids.* The National Academies Press, Washington, DC.

Oldham, J.D. and Mowlem, A. (1981) Feeding goats for milk production. *Goat Vet. Soc. J.*, **2** (1), 13–19.

Orskov, B. (1987) *The Feeding of Ruminants, Principles and Practice.* Chalcombe Publications, Canterbury.

Randall, E.M. (1985) Nutrition in late pregnancy and early lactation. *Goat Vet. Soc. J.*, **6** (2), 51–55.

Randall, E.M. (1988) Caprine nutrition. *Goat Vet. Soc. J.*, **10** (1), 28–33.

Suttle, N.F. (1989) Predicting risks of mineral disorders in goats. *Goat Vet. Soc. J.*, **10** (1), 19–27.

Webster, A.J.F. (1988) Goat nutrition. *Goat Vet. Soc. J.*, **10**, 46–49.

Toxemia en el periparto

Andrews, A.M. (1985) Some metabolic conditions in the doe. *Goat Vet. Soc. J.*, **6**, 70–72.

Baxendell, S.A. (1984) Pregnancy toxaemia. *Proc. Univ. Sydney Post. Grad. Comm. Vet. Sci.*, **73**, 548–556.

Merrall, M. (1985) Nutritional and metabolic diseases. In: *Proceedings of the Course in Goat Husbandry and Medicine*, Massey University, November, pp. 126–151.

Pinsent, J. and Cottom, D.S. (1987) Metabolic diseases of goats. *Goat Vet. Soc. J.*, **8** (1), 40–42.

CAPÍTULO **10**

Abultamientos externos

Abultamientos en la región del cuello

El diagnóstico diferencial de las inflamaciones de la región del cuello debe tener en cuenta los siguientes procesos.

Agrandamiento del timo

1. Hiperplasia del timo/no regresión del timo

La hiperplasia del timo es un trastorno común en los cabritos que provoca una inflamación blanda de la región ventral del cuello. Probablemente se trata de un proceso normal del desarrollo, habitualmente confundido por los ganaderos con el «bocio» (véase más adelante en este capítulo y en el Capítulo 5). Se presenta precozmente ya a las 2 semanas de edad y se resuelve de forma espontánea hacia los 6 meses.

2. Timoma

El timoma es un tumor relativamente frecuente en las cabras adultas, generalmente en las más viejas. Puede operarse si es relativamente pequeño y se sitúa externamente en la entrada del tórax, pero muchos tumores se extienden hacia el interior de la cavidad torácica o están completamente situados en su interior. La mayoría de los timomas son subclínicos y pueden ser un hallazgo ocasional en el examen *post mortem*, pero las masas más grandes pueden dificultar la deglución y provocar la regurgitación debido a la presión sobre el esófago a la entrada del tórax, dando lugar a episodios de meteorismo, o producir trastornos respiratorios o cardiacos, dando lugar a un problema cardiaco congestivo.

Los tumores extratorácicos producen una inflamación subcutánea en la base del cuello, habitualmente de tamaño bastante considerable, sin ocasionar necesariamente signo clínico alguno (Lámina 10.1). Los tumores intratorácicos suelen formar una masa bien definida en la parte craneal de la cavidad torácica y se pueden visualizar mediante radiografía o como una masa de tejido multiloculado o sólido blando mediante ecografía. La auscultación del tórax puede evidenciar un corazón muy sonoro en el lado izquierdo, normalmente desplazado caudalmente, con sonidos amortiguados en el lado derecho.

La biopsia de los tumores situados fuera del tórax permite confirmar el diagnóstico. También es posible realizar la biopsia de los tumores intratorácicos guiada por ecografía, pero el tumor suele localizarse muy cerca de la pared ventricular y por tanto debe llevarse a cabo con cuidado. Las principales células neoplásicas son células epiteliales polimórficas. También hay linfocitos y pueden ser el tipo celular predominante, pero generalmente no experimentan una transformación neoplásica.

Los tumores no operables pueden responder de forma temporal a la administración prolongada de esteroides y la ruminotomía puede aliviar el problema de los meteorismos durante un tiempo.

3. Linfosarcoma multicéntrico

Los tumores tímicos pueden formar parte del complejo de los linfosarcomas multicéntricos.

Mamellas

Las mamellas son apéndices de piel especializados sin una función aparente y que se localizan en la región del cuello de las cabras. Su presencia o ausencia está controlada por un gen autosómico dominante con penetración completa pero expresión variable con respecto a su tamaño y localización, de modo que aunque suelen ser bilaterales y simétricas, en ocasiones se presentan de forma individual y en diferentes ubicaciones, como el rostro y las orejas. Consisten en un núcleo central cartilaginoso recubierto por músculo liso y tejido conjuntivo.

Las mamellas rara vez sufren traumatismos, pero su eliminación puede solicitarse por motivos estéticos en cabras con fines de exhibición, en particular cuando las mamellas no son pares o presentan ubicaciones aberrantes como las orejas. Se eliminan fácilmente mediante unas tijeras curvadas a la vez que se realiza el desbotonado de los cuernos. El posible sangrado se controla con una pinza para vasos sanguíneos.

Quistes de las mamellas (quistes branquiales)

Los quistes branquiales de las mamellas son un trastorno hereditario que provoca una inflamación en la base de una o de las dos mamellas, variando desde un tamaño de guisante a varios centímetros de diámetro. Se presentan en ocasiones en cualquier raza de cabra que posea mamellas, aunque son más prevalentes en ciertas líneas familiares, de modo que en Reino Unido se observan en particular en cabras Alpinas británicas y Anglo-nubias. Suelen estar presentes desde el nacimiento pero se pueden agrandar y hacerse más evidentes con el tiempo. Puede ser necesaria su eliminación quirúrgica si el quiste es antiestético, en particular en cabras de exhibición. El aspirado de su contenido resulta inútil ya que se rellenan rápidamente y existe un riesgo de formación de abscesos.

Etiología

- Los quistes de las mamellas son el resultado de un fallo en la fusión de los pliegues branquiales durante el desarrollo embrionario.

Diagnóstico

- La posición del quiste tiene valor diagnóstico.
- ¡Los quistes de las mamellas se presentan incluso en cabras sin mamellas!
- La histopatología tiene valor de confirmación, revelando unas paredes de epitelio escamoso estratificado con folículos pilosos maduros.

Nota: los *quistes dérmicos de inclusión* se pueden confundir en ocasiones con los quistes de las mamellas.

Quistes salivares (mucocele salivar)

Los quistes salivares son relativamente comunes, como resultado de anomalías del desarrollo de la glándula salivar parótida, y ocasionan grandes inflamaciones indoloras y llenas de líquido en la región submandibular o en un lado de la cara (Lámina 10.2). El líquido es alcalino, claro y mucoso, en ocasiones teñido de sangre, a diferencia del líquido purulento de los abscesos. Las cabras Anglo-nubias están particularmente predispuestas a su desarrollo. El mucocele salivar aumenta y disminuye de tamaño en concordancia con la alimentación.

La lesión de las glándulas salivares submandibular o parótida o de sus conductos también puede ocasionar la formación de un mucocele que contenga saliva.

Tratamiento

- El drenaje o sajado de los quistes resulta insatisfactorio. Los quistes vuelven a llenarse con mucha rapidez y existe el peligro de crear una fístula permanente que podría conducir a la pérdida de gran cantidad de saliva diariamente.
- La escisión quirúrgica es sencilla, siempre que se ocluya el conducto salivar mediante su ligadura; la escisión de la propia glándula no es necesaria. La infusión de azul de metileno hace que sea más sencilla la localización de los conductos. Una vez que se ha eliminado la masa, cualquier presencia de «azul» residual indica la probabilidad de que permanezca algo de tejido que pudiera regenerar el quiste.

Agrandamiento del tiroides

El aumento de tamaño del tiroides se manifiesta como una inflamación a cualquier lado de la tráquea.

1. Bocio

Véase el Capítulo 5.

- El aumento de tamaño de las glándulas tiroides en los cabritos forma parte de un síndrome que incluye abortos y/o mortinatos. El agrandamiento del tiroides de forma aislada es extremadamente infrecuente.
- Los propietarios suelen asociar cualquier inflamación del cuello con «bocio», lo tratan con yodo y se corre el riesgo de una sobredosis. El verdadero bocio es raro en Reino Unido, excepto en zonas concretas deficientes en yodo o en animales alimentados con grandes cantidades de alimentos goitrógenos.
- La hiperplasia /falta de regresión del timo (véase más arriba) suele ser confundida por los propietarios con el bocio y es tratada de forma inadecuada.

2. Exceso de yodo

Véase el Capítulo 5.

La sobredosis de yodo produce por sí misma un aumento del tamaño de las glándulas tiroides.

Tumores

1. Linfosarcoma

Los linfosarcomas multicéntricos suelen provocar un aumento de tamaño generalizado de los nódulos linfáticos, en especial de la cara y la región de la espalda, con lesiones en el bazo, hígado, riñón o intestinos. En ocasiones, la enfermedad está más localizada, siendo la mandíbula su lugar predilecto.

2. Melanoma maligno

Los melanomas malignos (véase más adelante en este capítulo) suelen extenderse rápidamente a través del sistema linfático y afectar a los nódulos linfáticos del cuello.

Otros abultamientos alrededor de la cabeza y el cuello

Abscesos

- La formación de abscesos o la celulitis pueden producirse en ocasiones como resultado de heridas penetrantes. Se han aislado diversas bacterias, como *Streptococcus* spp., *Staphylococcus* spp. *Trueperella* (*Arcanobacterium, Actinomyces*) *pyogenes* y *Moraxella* spp. Aparecen como problemas individuales en animales individuales.
- Tras una inyección, puede producirse un absceso en el punto de inoculación de una vacuna u otro medicamento debido al empleo de una técnica deficiente (aunque la mayoría de las inflamaciones producidas tras una vacunación son estériles; véase más adelante).
- *Actinobacillus lignieresi*, normalmente presente en la boca de los rumiantes, es aislado en ocasiones a partir de abscesos alrededor de la cara y el cuello de las cabras. Responden a un tratamiento diario y prolongado (>30 días) con penicilina G procaína. De forma alternativa, se puede administrar yoduro sódico, 70 mg/kg en forma de solución al 10-20% i.v. dos veces separadas por una semana.
- Las infecciones por *Yersinia pseudotuberculosis* y por *Mycobacterium* spp. producen en ocasiones lesiones similares a la linfoadenitis caseosa.

> Debido al riesgo de diseminación de la linfoadenitis caseosa, los abscesos deben manejarse con cuidado y no sajarlos en situaciones que puedan conducir a la difusión de la enfermedad.

Linfoadenitis caseosa

La linfoadenitis caseosa (LCA) es actualmente una enfermedad común en Reino Unido, en especial en explotaciones comerciales.

Etiología

- *Corynebacterium pseudotuberculosis*, una bacteria bacilar Gram positiva. La principal toxina secretada es la fosfolipasa D (PLD), responsable de causar los abscesos.

Incidencia

- Aparece en muchos países de todos los continentes y fue introducida en Reino Unido a través de una importación de cabras Boer en 1987.

Transmisión

- La contaminación de heridas abiertas es la principal causa de infección; también es posible la inhalación, las tonsilas pueden infectarse tras la ingestión del microorganismo y los cabritos se pueden infectar con bacterias presentes en la leche. Las moscas pueden diseminar la enfermedad.

- Tras la apertura de un absceso, el microorganismo sobrevive en el ambiente durante varios meses.
- La transmisión entre las granjas se produce mediante la compra de animales infectados, mediante el uso de equipamientos (esquileo, tatuaje, crotalado de orejas) o al compartir instalaciones (mangas de manejo, baños).
- La difusión entre animales se produce cuando existen heridas en la piel por cualquier motivo, como la castración, vacunación o cabezazos, que permiten la penetración de las bacterias.
- El periodo de incubación hasta que los abscesos son visibles en los nódulos linfáticos superficiales es de 2 a 6 meses o más. Tras la introducción en una explotación limpia, la prevalencia de la enfermedad aumenta rápidamente si no se controla, alcanzando una elevada incidencia de la enfermedad en un plazo de 2 a 3 años.

Signos clínicos

- Nódulos linfáticos periféricos aumentados de tamaño y con abscesos, en especial los de la cabeza y cuello (nódulos parotídeos, mandibulares y preescapulares) (Láminas 10.3 y 10.4), pero en ocasiones en otros lugares, como los nódulos poplíteos, dependiendo del punto de entrada del microorganismo.
- La forma generalizada (visceral) de la enfermedad provoca la formación de abscesos en casi cualquier órgano y nódulo linfático tras su diseminación hematógena, pero es menos frecuente en las cabras que en las ovejas. Las cabras con abscesos internos no siempre presentan nódulos periféricos aumentados de tamaño.
- Aunque las cabras con abscesos externos no suelen presentar otros signos clínicos de enfermedad, las cabras con abscesos internos pueden sufrir una emaciación progresiva y la afectación de los nódulos linfáticos torácicos puede dar lugar a signos respiratorios.

Diagnóstico

- Examen clínico: abscesos encapsulados, principalmente en los nódulos linfáticos.
- Cultivo del contenido del absceso obtenido por aspiración: utilizar una aguja estéril a través de piel afeitada y desinfectada, evitando la contaminación ambiental.
- En las cabras, el pus suele ser blanco o amarillo y espeso, en lugar de ser verde como en las ovejas, y aunque puede sufrir una caseificación con coloración verdosa en las lesiones más antiguas, la calcificación es rara y no suele presentarse el aspecto de «capas de cebolla» concéntricas observado en las ovejas. El pus es espeso y pegajoso. Si el pus fluye fácilmente, es poco probable que sea causado por *C. pseudotuberculosis*.
- Serología: se han utilizado diversas técnicas serológicas en los programas de control y erradicación. Aunque tienen interés para detectar las granjas infectadas, tienen un valor limitado en la detección de los animales infectados individuales. La mayoría de las técnicas son precisas durante el periodo de formación activa del absceso, pero se producen falsos negativos durante las fases iniciales de la enfermedad y tras la ruptura del absceso, aunque los animales se mantienen como portadores. La técnica de la inhibición sinérgica de la hemólisis (SHI), que determina los anticuerpos frente a la exotoxinas fosfolipasa D (PLD) producidas por el microorganismo, es una prueba diagnóstica fiable utilizada en EE.UU., con una sensibilidad del 98% en las cabras, pero no posee una especificidad elevada para identificar a los animales con CLA y no es un buen indicador de la enfermedad clínica futura en una explotación infectada.
- En Reino Unido se dispone de una técnica de ELISA indirecto que detecta anticuerpos antifosfolipasa D en suero, plasma y leche de ovino y caprino. La técnica está indicada para el diagnóstico de la CLA en los animales sin lesiones clínicas externas pero sospechosos de estar enfermos, o bien en casos donde haya lesiones externas pero la bacteriología no sea concluyente o no pueda realizarse. La técnica es altamente específica (especificidad del 99,17%), de modo que hay muy bajo riesgo de obtener resultados falsos positivos. Sin embargo, la sensibilidad de la técnica es baja (sensibilidad 84,79%) y ello puede dar lugar a falsos negativos. Esto hace que sea más eficaz cuando se utiliza como cribado en un grupo de animales. Debido a la sensibilidad relativamen-

te baja de la técnica, un resultado negativo al ELISA obtenido en un animal individual, por ejemplo, antes de su compra, debería tomarse con alguna precaución. Puede lograrse una mayor seguridad mediante el reanálisis de los animales negativos al ELISA, al menos un mes después. Es aconsejable que los animales comprados sean mantenidos en cuarentena durante ese periodo.

- El examen *post mortem* puede revelar la presencia de abscesos internos.

Tratamiento

- Considerar la eliminación de un animal infectado para limitar la difusión de la infección en una explotación.
- El drenaje quirúrgico, o la extirpación de los nódulos linfáticos superficiales, eliminará la formación de abscesos visibles pero no necesariamente impedirá su aparición en otros lugares. Los nódulos submandibulares, poplíteos, prefemorales y preescapulares son sencillos de eliminar quirúrgicamente; los nódulos supramamarios y parotídeos son más difíciles.
- Debe tenerse cuidado para evitar la contaminación ambiental con pus; la cavidad del absceso debería lavarse con una solución fuerte de povidona yodada, retirarse todo el pus y el animal debería aislarse hasta que la lesión esté totalmente curada. Deben utilizarse guantes ya que la enfermedad es una zoonosis potencial.
- El pus puede aspirarse empleando una aguja larga y una jeringa de 60 mL que contenga 25 mL de formalina al 10%, repitiendo varias veces las aspiraciones y los lavados para lograr la eliminación completa del pus, pero el uso de formalina no está autorizado en animales de abasto y se sabe que es cancerígeno.
- *In vitro*, *C. pseudotuberculosis* es sensible a casi todos los antibióticos comunes, pero la eficacia del antibiótico *in vivo* es muy variable debido a la naturaleza intracelular del microorganismo y al grosor de las paredes de los abscesos. Una vez se ha formado el absceso, el tratamiento con los antibióticos habituales es ineficaz. Se ha utilizado rifampicina, 10-20 mg/kg oral una vez al día, junto con eritromicina, 4 mg/kg una vez al día, i.m./s.c., penicilina, 22.000 UI/kg cada 12 horas i.m./s.c., o bien oxitetraciclina de acción prolongada, 20 mg/kg cada 3 días i.m./s.c., durante unas 6 semanas. La eritromicina es altamente irritante. La rifampicina no está autorizada para uso en animales de abasto, tiene problemas de toxicidad y la resistencia bacteriana se desarrolla rápidamente. También se ha utilizado tulatromicina, 2,5 mg/kg una vez por vía subcutánea, tras el drenaje y lavado de los abscesos con suero salino. Todavía no se ha establecido en estudios a largo plazo, incluyendo exámenes *post mortem*, si el tratamiento con antibióticos tiene un papel práctico en el tratamiento de la enfermedad.

Erradicación

- En la Tabla 10.1 se presenta el control de la CLA en las granjas infectadas.
- Examinar periódicamente la explotación en busca de abscesos visibles al menos cada 3 meses, concentrándose en los nódulos linfáticos de la cabeza y el cuello.
- En una granja con CLA confirmada mediante bacteriología, la detección de una lesión en un nódulo linfático tiene valor diagnóstico.
- Eliminar o aislar a todas las cabras infectadas.

Si el espacio lo permite y no hay riesgo de uso compartido de equipamientos y con una higiene escrupulosa, puede ser factible mantener dos explotaciones «limpia» y «sucia» separadas, pero en la mayoría de las granjas la eliminación de los animales es la opción más inteligente.

> **Una cabra infectada con CLA es un animal infectado para toda la vida.**

- Nunca se debe permitir que los abscesos se abran espontáneamente.
- Separar a los cabritos del grupo de animales adultos nada más nacer y alimentarlos con calostro tratado térmicamente, calostro de vaca o reemplazante de calostro, y después con reemplazante lácteo.
- Criar a los cabritos separados de otros animales.
- La *vacunación* debería aplicarse acompañada de la eliminación de los animales infectados.

Se dispone de vacunas en EE.UU., Canadá, Australia y algunas partes de Europa. Los datos dispo-

Tabla 10.1 Control de la linfoadenitis caseosa en una granja infectada.

- Identificar y eliminar a cualquier animal con signos evidentes de enfermedad
- Palpar de manera regular los nódulos linfoides y aislar a cualquier animal con nódulos aumentados de tamaño
- No permitir la rotura espontánea de los abscesos
- Analizar a todos los animales sospechosos o en contacto de >6 meses de edad cada 4-6 meses (ELISA)
- Separar a cualquier cabra con resultado positivo del grupo seronegativo
- Realizar cuarentena a cualquier cabra con un resultado dudoso y volverla a analizar >1 mes
- Realizar cuarentena a los animales de nueva incorporación durante al menos 60 días y hasta que sea concluyente
- Todos los animales de nueva incorporación deben ser examinados en busca de abscesos externos o cicatrices de abscesos extirpados y deben rechazarse si se detectan
- Inspeccionar a los animales muertos en el matadero o mediante examen *post mortem*

- Desinfectar todas las instalaciones y equipos utilizados por animales infectados
- Desinfectar de manera regular todos los equipos utilizados con los animales, por ejemplo, cuchillos para pezuñas, equipos de tatuajes
- Eliminar los peligros del entorno, como vallas o mangas con bordes vivos o clavos salientes
- Control de los insectos picadores y chupadores, como piojos, con productos inyectables o de aplicación tópica

- Separar a los cabritos al nacer del rebaño de adultos
- Administrar calostro tratado térmicamente, calostro de vaca o reemplazante de calostro y después reemplazante lácteo
- Criar a los cabritos por separado de otros animales

- Vacunar a los cabritos a las 4 y 8 semanas de edad
- Vacunar al resto de los animales dos veces, separadas 3-4 semanas
- Revacunar a todas las cabras con un recuerdo anual, 4 a 6 semanas antes del parto

nibles sobre la eficacia de algunas de las vacunas existentes no son demasiado concluyentes. Algunas vacunas se combinan con antígenos de clostridios. No está claro si las vacunas registradas fuera del Reino Unido funcionarán en este país, pero la vacuna australiana frente a la CLA, Glanvac™, puede utilizarse siempre que se obtenga el permiso del *Veterinary Medicines Directorate*. Las vacunas disponibles activan las respuestas humorales y son más eficaces para limitar la difusión de la infección que para eliminar una infección ya establecida.

Puede elaborarse una *autovacuna* frente a la CLA bajo una Licencia de Emergencia del *Veterinary Medicines Directorate*, pero no se dispone de información sobre la eficacia de esas vacunas y se confunden con informes anecdóticos. El *Moredun Institute* de Escocia está desarrollando en la actualidad una nueva vacuna frente a la CLA que debería lograr un mayor nivel de protección que las vacunas existentes.

La vacunación debe realizarse antes de la exposición al agente y pretende evitar el establecimiento de la infección en los animales vacunados. La vacunación interfiere con el análisis serológico de la CLA y se ha descrito que ocasiona reacciones graves en algunos animales que ya están infectados. *El uso de vacunas reducirá el número de abscesos presentes en una explotación pero no logrará erradicar la enfermedad.*

Los cabritos son vacunados a las 4 y 8 semanas de edad y el resto de los animales dos veces separadas por 3-4 semanas, con un recuerdo anual de 4 a 6 semanas antes del parto. Deberían administrarse revacunaciones cada 6 meses si se emplean vacunas combinadas como Glanvac.

- Si el contenido de los abscesos contamina el ambiente, se debería limpiar profundamente toda la zona, incluyendo paredes, suelos, pasillos, bebederos y vallas, para eliminar todo el material orgánico y después proceder a su desinfección. Esto es especialmente importante en los comederos que posean rejillas o elementos por los que las cabras introduzcan la cabeza. La mayoría de los desinfectantes comerciales son eficaces.
- Las técnicas de ELISA pueden utilizarse como herramienta en el control y erradicación de la CLA en las granjas afectadas. Una vez se ha realizado el diagnóstico bacteriológico de CLA en una granja, todos los animales sospechosos de más de 6

meses de edad deben ser analizados con una periodicidad de cuatro a seis meses. La especificidad de la técnica es elevada; por lo tanto, un título positivo se puede considerar como diagnóstico de la exposición a *Corynebacterium pseudotuberculosis*. Toda cabra con resultado positivo se debería separar del grupo seronegativo. Un animal con un resultado no concluyente debería ser reanalizado al menos un mes más tarde y mantenerlo separado del grupo seronegativo hasta el segundo análisis.

Repercusiones en Salud pública

- La enfermedad raramente se transmite a la especie humana. La mayoría de los casos se presentan en esquiladores u operarios de mataderos. La leche de los animales infectados debería considerarse como un riesgo potencial.

Reacciones tras la vacunación

Como consecuencia de la administración de la vacuna adyuvantada frente a clostridios (especialmente si es oleoso) se suelen producir inflamaciones estériles que pueden variar de tamaño desde pequeños nódulos a varios centímetros de diámetro. Algunos animales parecen ser particularmente sensibles a cualquier vacuna clostridial; otros reaccionan solamente ante un producto determinado. En los animales de exhibición es preferible realizar la vacunación en el esternón en lugar de hacerlo en el cuello o la región escapular.

Abscesos en las raíces dentarias

Los abscesos en las raíces de las piezas dentarias se presentan como un bulto en el maxilar superior o en la mandíbula, normalmente estrechamente relacionados con el hueso, y a veces con una celulitis asociada. Los abscesos en el maxilar inferior pueden tener un trayecto hasta el exterior de la mandíbula; los abscesos en el maxilar superior pueden fistulizar hacia el interior de la boca o hacia los senos del cráneo.

Quistes dentígeros

Los quistes dentígeros son espacios rellenos de líquido estéril que rodean la corona de un diente incisivo no erupcionado o a veces al diente completo, causando un aumento de tamaño localizado de la mandíbula con diverso grado de destrucción o remodelación del hueso.

Edema submandibular

El edema submandibular («mandíbula en botella») es una inflamación blanda rellena de líquido situado bajo la mandíbula como consecuencia de una anemia, en particular por la hemoncosis (Capítulo 18). También se presentan otros signos propios de la anemia.

Impactación del bolo alimenticio

Las anomalías dentales, como unos molares desgastados o mal alineados en las cabras viejas, pueden dar lugar a la retención e impactación del bolo alimenticio en la boca, produciendo el abultamiento de los carrillos. La retención del bolo también se puede producir en la listeriosis por una parálisis del nervio facial (véase el Capítulo 11), en la otitis media o en los traumatismos de dicho nervio.

Osteodistrofia fibrosa

La osteodistrofia fibrosa (véase el Capítulo 8) de los cabritos en desarrollo causa un notable aumento de tamaño bilateral de las mandíbulas.

«Cabeza grande»

Las infecciones por clostridios (*C. novyi* o *C. oedematiens*) en los machos cabríos que han estado peleando producen la inflamación de la cabeza («cabeza grande») como parte de un proceso agudo asociado con letargo, anorexia y fiebre.

Tumores cutáneos

La incidencia de los tumores cutáneos es muy baja en Reino Unido. Los principales tumores –papilomas, carcinomas de células escamosas y melanomas malignos– se presentan con más frecuencia en las cabras lecheras blancas o en las Angora con piel no pigmentada expuesta a una luz solar intensa, de modo que su incidencia es probable que siga siendo baja salvo que el efecto invernadero ocasione un cambio climático dramático. La selección basada en una piel pigmentada, especialmente de la ubre, reduce la incidencia de los tumores.

1. Papilomas cutáneos (verrugas)

La papilomatosis en el ganado ovino está causada por un virus del grupo de los papovavirus, pero en las cabras no se ha confirmado una causa vírica. Se han descrito tres tipos de papilomas en la cabra:

- Mamario
- Cutáneo
- Genital

Los papilomas cutáneos se producen especialmente sobre la cabeza, cuello y extremidades torácicas y son de aspecto plano y circunscrito con una superficie costrosa y apariencia redondeada como un gusano. En general, su curación espontánea se produce en pocos meses. En ocasiones, está indicada su eliminación quirúrgica o el empleo de autovacunas.

Los tumores de la ubre de las cabras blancas suelen persistir sin que se produzca la remisión normalmente asociada con los papilomas víricos, aunque algunos remiten de forma total o parcial durante el periodo de no lactación y solamente reaparecen durante la siguiente lactación. Los animales con lesiones persistentes pueden desarrollar carcinomas de células escamosas en años posteriores.

2. Carcinomas de células escamosas

Los carcinomas de células escamosas suelen presentarse en la zona perianal, alrededor de la vulva y la ubre, y sobre el párpado y la membrana nictitante, en zonas de piel no pigmentada como respuesta a la estimulación de la luz ultravioleta. En los estadios iniciales, los tumores tienen un aspecto de áreas engrosadas de la piel que aumentan de tamaño con rapidez y se ulceran y suelen coalescer para formar masas de gran tamaño.

Los tumores de la ubre pueden en ocasiones atravesar la pared de los pezones y dar lugar a mamitis e incluso metastatizar a los nódulos linfáticos supramamarios.

3. Melanoma maligno

Los melanomas malignos suelen presentarse sobre la cabeza y las orejas, y en ocasiones sobre la vulva o la zona perianal, adquiriendo aspecto de pequeños nódulos duros en zonas con pigmentación oscura que se agrandan rápidamente hasta formar una masa negra. Puede producirse una difusión rápida a través del sistema linfático hasta afectar a los nódulos linfáticos regionales. Algunos melanomas pueden no estar pigmentados y parecer carcinomas de células escamosas.

Tumores de la boca

1. Linfosarcoma

La cabra parece tener la peculiaridad única de que los linfosarcomas suelen afectar a los tejidos óseos de la cara, siendo sus lugares predilectos la mandíbula y el maxilar (Láminas 10.5 y 10.6). Los animales afectados presentan un grado variable de dolor bucal, disfagia, incapacidad de pastar y pérdida de peso. La mayor parte de los animales afectados tienen entre 2 y 4 años de edad.

2. Epulis fibromatoso o periodontal

En la mandíbula de una cabra pigmea se ha descrito la presencia de un epulis periodontal similar al observado en el perro.

3. Otros tumores

En ocasiones se han observado otros tumores diversos –sarcoma, adenocarcinoma, osteoma, fibrosarcoma, fibroma, tumor de células gigantes (Lámina 10.7)– en la boca de las cabras causando abultamientos localizados.

Ectima (ectima contagioso; dermatitis pustular contagiosa (CPD))

El ectima es una infección por un poxvirus que causa lesiones costrosas sobre las comisuras de los labios (Láminas 10.8 y 10.9), encías, ollares, mucosa bucal y en ocasiones en la ubre, pezuñas o cola. A diferencia de los papilomas, que están firmemente unidos a la piel, las costras del ectima pueden desprenderse, dejando al descubierto unas áreas inflamadas y de granulación.

En las cabras, las lesiones suelen localizarse sobre la ubre y los pezones, haciendo difícil el ordeño y amamantamiento del cabrito, lo que puede dar lugar a mamitis bacterianas. En los cabritos lactantes, las lesiones suelen limitarse a la boca y los ollares pero se pueden extender posteriormente al interior de la boca y la garganta, donde pueden producirse infecciones bacterianas secundarias. La hipersalivación puede ser evidente y si las lesiones producen un dolor que impide su alimentación, puede producirse debilitamiento e incluso la muerte.

Puede ser difícil diferenciar entre el ectima y otros procesos que causan dermatitis alrededor de la boca y las fosas nasales (Lámina 10.10). Los cabritos criados de forma artificial pueden desarrollar lesiones costrosas en las zonas de los ollares y la boca que se sumergen en la leche y los cabritos destetados también presentar lesiones faciales, en especial si el pasto es grosero, como sucede con los cardos o aliagas, que provocan abrasiones en la piel.

Las lesiones iniciales tardan 4 a 6 semanas en curar. Pueden producirse reinfecciones, pero las lesiones suelen ser más leves y remiten antes. Tras la recuperación, los animales suelen ser inmunes durante 2 a 3 años, aunque algunos pueden mostrar signos clínicos al año siguiente.

La enfermedad se transmite con facilidad y el virus puede mantenerse viable en las costras durante meses. El calostro no contiene anticuerpos protectores, de modo que los cabritos son sensibles a la infección aun cuando sus madres sean inmunes.

Diagnóstico

- Se puede comprobar la presencia del virus en costras frescas mediante microscopía electrónica. Remitir costras de lesiones recientes al laboratorio en un contenedor con tapa de rosca.

Tratamiento

- Las infecciones bacterianas secundarias se pueden controlar con espray de antibióticos o con inyecciones parenterales de antibióticos de acción prolongada.
- Se ha descrito que los antiácidos comerciales como el Pepto-Bismol o el Gaviscon secan las lesiones de ectima y atenúan las lesiones intraorales.
- También se ha descrito que el WD-40 ayuda a la curación del proceso, de modo que las lesiones tratadas curan en menos tiempo. Cuando se aplica el espray alrededor de los ollares, las fosas nasales deben protegerse para impedir la inhalación. Los poxvirus tienen un alto porcentaje de lípidos en sus envueltas, de modo que el WD-40 inactiva al virus mediante la solubilización de los mismos.

Prevención

- En las granjas infectadas debe valorarse el empleo de la vacunación. La vacuna de ectima se administra mediante la escarificación de la piel, empleando un aplicador especial y no por inyección. Los animales vacunados desarrollan lesiones benignas de ectima en el punto de vacunación, que normalmente es la parte interna de la oreja o bajo la cola, y el virus vivo es excretado durante 3 o 4 semanas, de modo que la vacuna debería utilizarse solamente en granjas donde haya un problema de ectima presente. Las costras que se forman en el punto de vacunación contienen virus vivo. El virus puede sobrevivir en el suelo dentro de las costras desprendidas durante meses o incluso años en un ambiente seco.

  Los adultos y los cabritos deberían ser vacunados 3 a 4 semanas antes del periodo de riesgo de la enfermedad, con una revacunación cada 5 a 12 meses. Los cabritos pueden ser vacunados desde una edad de 1 a 2 días. La vacuna no debería utilizarse durante los 2 últimos meses de gestación.

  La vacuna viva es sensible al calor y la luz solar y debe manipularse con cuidado ya que contiene virus vivo que puede infectar a las personas.

Implicaciones sobre Salud pública

- El ectima es una zoonosis diagnosticada con frecuencia entre personas que trabajan con animales infectados, causando en ellas lesiones generalmente localizadas sobre las manos y antebrazos, de modo que deberían utilizarse guantes cuando se manipulen o traten animales infectados o utensilios en contacto con ellos.

Virus de la lengua azul (BTV)

La Lengua azul es una enfermedad de declaración obligatoria en Reino Unido, pero no existe la obligación de sacrificar a los animales infectados y pueden recibir tratamiento.

Etiología

- Enfermedad vírica aguda causada por un orbivirus RNA que afecta a los rumiantes domésticos y salvajes. Existen al menos 24 serotipos reconocidos del BTV, diferenciados sobre la base de la especificidad de las reacciones entre las proteínas de la cubierta externa del virus y los anticuerpos neutralizantes. También existe una variación considerable dentro de cada serotipo. La virulencia varía de unos serotipos a otros. El serotipo 8 está presente en la actualidad en Reino Unido y norte de Europa, los serotipos 1, 2, 4, 9 y 16 han sido identificados en la zona del Mediterráneo en los últimos años, habiéndose extendido el serotipo 1 por el sur de Francia; en los EE.UU., los serotipos 2, 10, 11, 13 y 17 son endémicos.

- La inmunidad cruzada entre serotipos heterólogos es escasa.
- Algunos serotipos se pueden adaptar mejor a diferentes hospedadores vectores que otros, en concreto los serotipos 1 y 8.
- Un serotipo nuevo para una determinada población de rumiantes puede causar unas pérdidas económicas muy graves.
- Puede hacerse la transferencia de un embrión de una cabra infectada a otra receptora sana sin transferir la enfermedad a la receptora o a su descendencia.

Vector

- Los rumiantes no pueden infectarse directamente entre ellos.
- La lengua azul se transmite a través de dípteros del género *Culicoides*: en el norte de Europa por *Culicoides dewulfi*, una subespecie de *Culicoides obsoletus* (pueden estar implicadas otras subespecies de *C. obsoletus* o *Culicoides pulicaris*); en los EE.UU. por *C. variipennis*. Otras especies de *Culicoides* spp. son capaces de transmitir al virus, aunque no todas.
- La inoculación del virus se produce durante su alimentación sobre el animal hospedador.
- Es necesario un periodo de capacitación después de que los dípteros han ingerido sangre infectada antes de que puedan transmitir la infección y también se requieren temperaturas ambientales por encima de 10°C.
- Las larvas de los dípteros habitan en las capas superficiales de ambientes húmedos permanentemente no sumergidos. Se sabe que *C. dewulfi* se reproduce en estiércol de vaca y caballo y que *C. obsoletus* abunda en el ensilado de maíz.
- *C. dewulfi* no viaja lejos de sus zonas de reproducción larvaria, de modo que salvo que las cabras estén cerca de estiércol de vaca o caballo, están expuestas a un riesgo menor que en los países más cálidos.
- A diferencia de algunas especies de dípteros, *C. dewulfi* penetra en las instalaciones ganaderas, de modo que la estabulación de los animales en los momentos de actividad de los dípteros no resulta una medida eficaz.

Epidemiología

- Las condiciones climatológicas y la biología del vector son críticas en la diseminación de la enfermedad, siendo la temporada de máxima infección la de junio a diciembre, en correlación con el incremento de las poblaciones de insectos vectores. Las poblaciones de dípteros son diezmadas por el tiempo frío y el hielo, pero los inviernos suaves permiten la supervivencia de las poblaciones, de forma que la enfermedad reaparece al verano siguiente.
- Las circunstancias climáticas, como la temperatura y el viento, juegan un papel importante en la distribución del díptero y por ello en la diseminación de la enfermedad.
- El periodo de incubación en las ovejas es de 7 a 10 días.

Signos clínicos

La lengua azul en las cabras suele ser por lo general subclínica, pero es posible que actúen como portadores asintomáticos del virus. Se observaron signos clínicos en un pequeño número de cabras durante el brote reciente aparecido en el norte de Europa:

- Depresión leve.
- Ligera pérdida de apetito.
- Fiebre transitoria (40,5°C).
- Hiperemia de la mucosa oral y nasal.
- La caída brusca de la producción de leche puede ser el primer signo clínico observado en los animales en lactación.
- La enfermedad puede ser de mayor gravedad cuando ha existido una exposición previa (sensibilización).

En Asia se han descrito signos clínicos más graves:

- Fiebre y anorexia de 3 a 4 días de duración.
- Hiperemia de la mucosa bucal y nasal que evoluciona a una congestión e inflamación, con presencia de petequias y úlceras, en particular sobre la almohadilla dental y las comisuras de la boca.
- Salivación excesiva.
- Flujo nasal, inicialmente claro, que se vuelve purulento y teñido de sangre.
- Coronitis con cojera en una o más extremidades.
- Diarrea.
- Abortos.

> Las lesiones sencillas o múltiples en la boca pueden confundirse con la fiebre aftosa o glosopeda (FMD), pero el signo clásico de la lengua azul consiste en la inflamación de la cabeza (edema de la cara, ollares y orejas), que no se produce en la FMD.

Cuando se presentan signos clínicos graves en las ovejas, el diagnóstico diferencial de la lengua azul incluye: ectima (dermatitis pustular contagiosa), fotosensibilización aguda, fiebre aftosa, cojera por pedero, abscesos podales y otros procesos podales, hemoncosis aguda (con depresión y edema submandibular), eczema facial, infestación por *Oestrus ovis*, neumonía, intoxicación por plantas tóxicas, enfermedad de Akabane y, como enfermedad exótica, peste de los pequeños rumiantes/peste bovina.

Diagnóstico

- La lengua azul se identifica por lo general en las cabras solamente cuando la enfermedad se presenta al mismo tiempo en las vacas o las ovejas.
- El diagnóstico definitivo de lengua azul requiere el asilamiento del virus a partir de la sangre o los tejidos de animales afectados en fase aguda o bien la detección del RNA específico del BTV mediante la técnica de PCR.
- La viremia puede durar hasta 21 días después de la infección y durante la misma se produce una respuesta detectable de anticuerpos.
- Puesto que los anticuerpos pueden persistir durante años tras la exposición y puede producirse una reacción cruzada con otros orbivirus, las técnicas de detección de anticuerpos en el suero (AGID y ELISA) no son definitivas en las zonas endémicas.
- Recientemente se han desarrollado nuevas técnicas de diagnóstico para el BTV, incluyendo las técnicas de RT-PCR convencional y a tiempo real, que resultan útiles para la detección de virus circulante antes de alcanzar el pico de la viremia, la seroconversión y el desarrollo de los signos clínicos.

Prevención

- Puesto que una sola picadura de un díptero infectado puede ocasionar la enfermedad, resulta difícil prevenir la enfermedad en presencia de vectores infectados.
- Aunque la estabulación reduce la exposición a los vectores, algunas especies como *C. dewulfi* penetran en las instalaciones ganaderas, de modo que la estabulación en el norte de Europa tiene una eficacia limitada para impedir que los animales sean picados.
- Los insecticidas tienen un valor muy limitado, como mucho, bajo las condiciones epidemiológicas de Europa. La aplicación frecuente de piretroides sintéticos de aplicación sobre los animales, que contienen deltametrina, puede reducir la actividad de los vectores, disminuyendo así la posibilidad de que la infección se extienda por la granja, pero no consigue impedir que los animales sean picados.

En los climas templados, donde el díptero vector es *Culicoides immicola*, el empleo de insecticidas ha demostrado ser de utilidad para ayudar a controlar la lengua azul. *C. immicola* pica sobre la región dorsal, cuello y cabeza, y no penetra al interior de las instalaciones, de modo que la estabulación también resulta beneficiosa en esas zonas. En Europa, *C. dewulfi* se comporta de modo diferente: entra en las instalaciones ganaderas y prefiere picar en el abdomen. La persistencia de los insecticidas sobre la piel es probablemente máxima durante unas pocas horas y, como el insecticida no alcanza los lugares de picadura, salvo que el espray se aplique desde las zonas inferiores, no tiene ninguna utilidad contra estos insectos. Una excepción es la vaporización de los camiones de transporte de ganado con insecticida antes de emprender un viaje de cualquier duración, que puede ser de ayuda para limitar su difusión al matar a los dípteros que podrían viajar a una zona no afectada. No se dispone de insecticidas de uso autorizado en cabras, de modo que deben seguirse los periodos de supresión estándares para carne y leche tras su utilización.

- Los animales que se recuperan de la infección por BTV son resistentes a una nueva infección por el mismo serotipo durante meses y pueden presentar *cierta* protección parcial cruzada frente a otros serotipos.
- *Vacunación.*
  - Las vacunas deben contener el serotipo o serotipos presentes en una determinada localización ya que los diferentes serotipos confieren escasa inmunidad cruzada. Las vacunas deben administrarse antes de la temporada de actividad de los insectos, de modo que la máxima protección se produzca durante los periodos de máximo riesgo.
  - Los cabritos de menos de 3 meses pueden presentar anticuerpos adquiridos de forma pasiva de la madre que impiden una vacunación eficaz.
  - En Reino Unido y el norte de Europa se dispone de una vacuna inactivada frente al BTV-8. Las vacas requieren 2 inyecciones y las ovejas y cabras 1 inyección.
  - Las vacunas vivas atenuadas administradas en las primeras 5 a 10 semanas de gestación pueden tener un efecto teratógeno o causar la muerte temprana del embrión; puede producirse el aborto al final de la gestación y se han descrito problemas de infertilidad en los machos reproductores.

Fiebre aftosa (glosopeda)

Véase el Capítulo 7.

En las cabras, la enfermedad suele ser relativamente benigna o subclínica. Muchas cabras infectadas presentan unos signos tan leves que pasan fácilmente desapercibidas en un examen clínico. Sin embargo, son infecciosas para otros animales. Las lesiones de la boca y alrededor de las pezuñas tienden a curar con mucha rapidez y pueden pasar desapercibidas en las cabras, que por otra parte se encuentran bien.

Signos clínicos

- La presencia de vesículas en la boca es una constante, pero son mucho más pequeñas que en las vacas, y mucho menos dolorosas, de modo que la presencia característica de sialorrea asociada con la FMD en el ganado vacuno está ausente, aunque puede observarse la presencia de una cantidad ligera o moderada de saliva alrededor de la boca.
- Las lesiones de la boca tienden a aparecen cuando se curan como puntos blancos sobre la lengua, de cerca de 1 a 2 mm de diámetro, y solamente son visibles cuando se realiza su examen abriendo e inspeccionando la boca.
- En el brote que apareció en 2001 en Reino Unido, se produjo una gran confusión debido a una enfermedad vírica desconocida que afectó a ovejas y cabras y que provocó erosiones en la parte frontal de la almohadilla dentaria. La FMD *nunca* ocasiona erosiones en la parte frontal de la almohadilla dentaria salvo que existan erosiones por toda la boca.

Herpesvirus

Se ha identificado al herpesvirus caprino 1 (CpHV-1) como causante de lesiones de tipo verrucoso sobre los párpados y lesiones proliferativas alrededor de la boca y el paladar duro, así como vulvovaginitis, abortos, enteritis ulcerativa y neumonía (no confirmada pero posiblemente presente en Reino Unido).

Diagnóstico

- Cultivo del virus; serología.

Dermatitis micótica (dermatofitosis)

Véase el Capítulo 7.

Tiña

Véase el Capítulo 11.

Actinomicosis

La actinomicosis se presenta rara vez en las cabras, siendo similar a la enfermedad de las vacas y produciendo una inflamación dura y dolorosa sobre la mandíbula y el maxilar.

Diagnóstico

- Se observa la presencia del microorganismo filamentoso Gram positivo *Actinomyces bovis* en extensiones directas, cultivo en condiciones de anaerobiosis o biopsias.

Tratamiento

- Antibióticos por vía intramuscular o local; extirpación quirúrgica y drenaje.

Abultamientos corporales

Abscesos

Hematoma/seroma

Tumor

Entre los tumores descritos se encuentran el carcinoma de células escamosas, melanoma, linfosarcoma, papiloma, hemangioma e histiocitoma.

Hernia

- **Umbilical**. El cierre incompleto del anillo umbilical da lugar a una hernia umbilical, con un saco hernial consistente en una capa peritoneal interna y la piel externa, que puede reducirse mediante presión digital. No se ha determinado una predisposición genética en las cabras y algunas hernias pueden ser consecuencia de una infección umbilical remanente, aunque siempre debe sospecharse de un componente genético y la reproducción de los animales afectados debe ser cautelosa.

  Cuando las hernias son pequeñas (menores que el tamaño de un dedo), se puede intentar su cierre si se detectan y se reducen poco después de nacer mediante la aplicación de un vendaje compresivo y/o cinta adhesiva alrededor del abdomen, pero la mayoría de ellas no cierran de forma espontánea sin una intervención quirúrgica (véase «Resolución umbilical», Capítulo 26).

Si un abultamiento umbilical no es reducible y no se detecta el anillo umbilical mediante palpación, debe sospecharse e investigarse una posible *infección umbilical*. La infección produce una inflamación umbilical, dolor, formación de abscesos y una posible exudación en el ombligo. Si no existen signos externos de infección, la ecografía puede ser de ayuda para distinguir entre una hernia y un tejido engrosado o con abscesos. Los *abscesos umbilicales* deben ser drenados, la zona debe tratarse de forma tópica y deben administrase antibióticos por vía parenteral. Las infecciones umbilicales suelen ser el resultado de un tratamiento incorrecto del ombligo de los animales recién nacidos con una solución de yodo en los primeros 30 minutos de vida. Las soluciones yodadas son preferibles a los espráis de antibióticos y son más baratas.

La infección ascendente desde un ombligo infectado puede dar lugar a una peritonitis, artritis o una infección generalizada.

En ocasiones se describe un *uraco persistente* que provoca un goteo de orina, una escaldadura por orina de la zona ventral del abdomen y dermatitis. En ausencia de una infección y una inflamación importante, su cauterización diaria con yodo o nitrato de plata puede lograr su cierre. La resolución quirúrgica puede ser necesaria si el uraco se mantiene abierto durante más de unos días (véase el Capítulo 26).

En ocasiones puede producirse la hernia de los intestinos a través del ombligo en cabritos neonatos debido a los lamidos insistentes de la madre.

- **Inguinal/escrotal**. Las hernias inguinales/escrotales son infrecuentes en la cabra. Tienen aspecto de una inflamación blanda y reducible por debajo del anillo inguinal. Su estrangulación es rara.
- **Ventral**. La rotura de los músculos abdominales ventrales se produce de forma espontánea por detrás del ombligo, generalmente en cabras multíparas o en ocasiones tras un traumatismo y provoca una inflamación de la pared abdominal ventral y el descenso de la ubre (véase el Capítulo 16).

Prolapso

- Rectal (véase el Capítulo 4).
- Vaginal (véase el Capítulo 4).

Tejido mamario ectópico

Puede provocar un abultamiento bilateral de los labios de la vulva al final de la gestación.

Garrapatas

La garrapata de la oveja, *Ixodes ricinus*, se detecta en ocasiones en cabras que pastan junto con ovejas. La garrapata del erizo, *I. hexagonus*, también se identifica en ocasiones.

Melófagos

La mosca de la oveja, *Melophagus ovinus*, infesta en ocasiones a las cabras.

Cenurosis (fase quística de *Taenia multiceps*)

Puede presentarse en forma de quiste subcutáneo.

Hipodermosis

Se han descrito los típicos abultamientos bajo la piel de la zona dorsal, aunque no en Reino Unido.

Abultamientos podales

- **Ectima.** Véase «Otros abultamientos alrededor de la cabeza y el cuello».
- **Sarna corióptica.** Véase el Capítulo 11.
- **Dermatitis micótica (pedero florido).** Véase el Capítulo 11.

Lecturas adicionales

General

Fubini, S.L. and Campbell, S.G. (1983) External lumps on sheep and goats. *Vet. Clin. North Amer.: Large Anim. Pract.*, **5** (3), November 1983, 457–476.

Lengua azul

Backx, A. *et al.* (2007) Clinical signs of bluetongue virus serotype 8 infection in sheep and goats. *Vet. Rec.*, **161** (17), 591–593.

Derksen, D. and Lewis, C. (2007) Bluetongue virus serotype 8 in sheep and cattle: a clinical update. *In Pract.*, **29** (6), June 2007, 314–318.

Elliott, H. (2007) Bluetongue disease: background to the outbreak in NW Europe. *Goat Vet. Soc. J.*, **23**, 31–39.

Linfoadenitis caseosa

Baird, G. (2005) Caseous lymphadenitis in goats. *Goat Vet. Soc. J.*, **21**, 21–23.

Brown, C.C. and Olander, H.J. (1987) Caseous lymphadenitis of goats and sheep, a review. *Vet. Bull.*, **57** (1), 1–12.

Debien, E. *et al.* (2013) Proportional mortality: a study of 152 goats submitted for necropsy from 13 goat herds in Quebec, with a special focus on caseous lymphadenitis. *Canadian Vet. J.*, **54**, 581–587.

Lloyd, S., Lindsay, H.J., Slater, J.D. and Jackson, P.G.G. (1990) *Corynebacterium pseudotuberculosis* infection (caseous lymphadenitis) in goats. *Goat Vet. Soc. J.*, **11** (2), 55–65.

Washburn, K.E. *et al.* (2009) Comparison of three treatment regimens for sheep and goats with caseous lymphadenitis. *JAVMA*, **234** (9), 1162–1166.

Washburn, K.E. *et al.* (2013) Serologic and bacteriologic culture prevalence of *Corynebacterium pseudotuberculosis* infection in goats and sheep and use of Bayesian analysis to determine value of assay results for prediction of future infection. *JAVMA*, **242** (7), 997–1002.

Williams, C.S.F. (1980) Differential diagnosis of caseous lymphadenitis in the goat. *Vet. Med. Small Animal Clin.*, **75**, 1165.

Williamson, L.H. (2001) Caseous lymphadenitis in small ruminants. *Vet. Clin. North Amer.: Food Anim. Pract.*, **17** (2), 359–371.

Windsor, P.A. (2011) Control of caseous lymphadenitis. *Vet. Clin. North Amer.: Food Anim. Pract.*, **27** (1), 193–202.

Quistes dentígeros

Miller, C.C., Selcer, B.A., Williamson, L.H. and Mahaffey, E.A. (1997) Surgical treatment of a septic dentigerous cyst in a goat. *Vet. Rec.*, **140**, 528–230.

Quistes del desarrollo

Brown, P.J. *et al.* (1989) Developmental cysts in the upper neck of Anglo-Nubian goats. *Vet. Rec.*, **125**, 256–258.

Hipotiroidismo

Rijnberk, A., *et al.* (1977) Congenital defect in iodothyronine synthesis; clinical aspects of iodine metabolism in goats with congenital goitre and hypothyroidism. *Br. Vet. J.*, **133**, 495–503.

Linfosarcoma

Guedes, R.M.C., Facury Filho, E.J. and Lago, L.A. (1998) Mandibular lymphosarcoma in a goat. *Vet. Rec.*, **143**, 51–52.

Ectima

Spyrou, V. and Valiakos, G. (2015) Orf virus infection in sheep or goats. *Vet. Microbiol.*, **181** (1–2), 178–182.

Hiperplasia del timo

Pritchard, G.C. (1988) Throat swellings in goats. *Goat Vet. Soc. J.*, **10** (1), 34–37.

Timoma

Parish, S.M., Middleton, J.R. and Baldwin, T.J. (1996) Clinical megaoesophagus in a goat with thymoma. *Vet. Rec.*, **139**, 94.

Rostkowski, C.M., Stirtzinger, T. and Baird, J.D. (1985) Congestive heart failure associated with thymoma in two Nubian goats. *Can. Vet. J.*, **26** (9), 267–269.

CAPÍTULO 11

Procesos de la piel

Valoración inicial

El historial preliminar debe tener en cuenta:

- Los signos clínicos observados por el ganadero y su duración.
- Es un problema individual o de la explotación.
- Contacto con cabras y otras especies animales.
- Estado general de salud de la cabra afectada y de la granja.
- Respuesta a cualquier tratamiento administrado.
- Manejo (alimentación, desparasitaciones, etc.).

Examen clínico

Se debe examinar con atención en la cabra:

- La presencia de ectoparásitos.
- La presencia de signos de una enfermedad intercurrente, por ejemplo, helmintiasis.
- Para valorar su comportamiento (rascado, prurito, etc.); examinar al animal preferiblemente en su alojamiento normal.
- Para valorar el estado general del animal: peso, etc.; indicios de desnutrición. Las cabras malnutridas presentan una piel seca y escamosa, normalmente con abundancia de piojos.

Examen de la piel

- Cabeza/cuello, en particular la zona periorbitaria y las orejas; la boca y la unión mucocutánea de los labios.
- Tórax/abdomen, en particular las axilas, ubres y regiones inguinales.
- Región del periné.
- Extremidades y pezuñas.

La Tabla 11.1 presenta la distribución habitual de las lesiones en los procesos cutáneos, mientras que la Tabla 11.2 incluye una lista de parásitos externos que causan enfermedades en la piel, junto con sus efectos y tratamientos.

Registro

- Distribución de las lesiones (utilizar esquemas si es oportuno).
- Tipo y tamaño de las lesiones.
- Calidad de la piel: color, elasticidad, olor, temperatura.
- Reacción del animal a la palpación de las lesiones.
- Pérdida de pelo o lesión de los folículos.
- Secreciones en la piel.
- Lesiones autoinfligidas.

Investigación de laboratorio

Muestra de pelo: arrancar con pinzas en el borde de la lesión activa.

- Microscopía directa: identificación de tiña.

Nota: el empleo de la lámpara de Word suele ser negativo en las cabras con tiña.

- Cultivo
  - Medios para hongos (tiñas)
  - Agar-sangre (*Dermatophilus congolensis*)

Hisopo de piel: a partir de la lesión activa cerca de la zona escamosa o costrosa.

- Cultivo en agar-sangre. El crecimiento de *Staphylococcus aureus* en cultivo puro suele ser significativo, pero puede tratarse de una infección secundaria.

Tabla 11.1 Distribución de las lesiones.

Extremidades, cara y cuello	Orejas	Pezuñas
▪ Dermatitis estafilocócica ▪ Tiña ▪ Sarna sarcóptica ▪ Dermatofilosis ▪ Ectima ▪ Carencia de zinc ▪ Pénfigo foliáceo	▪ Sarna sarcóptica ▪ Dermatofilosis ▪ Tiña ▪ Ácaros de las orejas ▪ Fotodermatitis ▪ Congelación ▪ Pénfigo foliáceo	▪ Sarna corióptica ▪ Dermatitis estafilocócica ▪ Ataque de moscas ▪ Dermatofitosis ▪ Sarna sarcóptica ▪ Ectima ▪ Carencia de zinc ▪ Dermatitis por contacto ▪ Pénfigo foliáceo ▪ Fiebre aftosa
Ubre	**Periné**	
▪ Dermatitis estafilocócica ▪ Ataque de moscas ▪ Ectima ▪ Carencia de zinc ▪ Quemaduras solares ▪ Tumores	▪ Ectima ▪ Dermatitis estafilocócica ▪ Tumores ▪ Glándula mamaria ectópica ▪ Herpesvirus caprino	

Frotis de piel: del pus situado por debajo de las costras.
- Teñir con Giemsa, Dip Quick o azul de metileno modificado.
- Eficaz para *Dermatophilus congolensis* y candidiasis.

Raspado de piel: esencial para el diagnóstico de algunas sarnas. Los raspados deben obtenerse de varias lesiones *activas*, juntarse y cubrirse con hidróxido potásico antes de calentarlos en un baño de agua toda la noche.
- Sarna sarcóptica: ácaros difíciles de encontrar; el diagnóstico a partir de raspados es difícil; se requieren raspados profundos y repetidos.
- Sarna demodécica: se observan muchos ácaros cuando se forma el nódulo.
- Sarnas corióptica y psoróptica: se observan ácaros fácilmente en los raspados de las extremidades y las orejas, respectivamente.

Biopsias de piel: fragmentos de piel de grosor completo tomados bajo anestesia local; preferiblemente de zonas normales, marginales y anómalas; fijar en formol salino. En las cabras es adecuada una biopsia de 6 a 8 mm. Las biopsias múltiples de piel permiten realizar cultivos de bacterias y hongos si se necesitan.

Microscopía electrónica: útil para el diagnóstico del ectima; costras fijadas en glutaraldehído tamponado.

Muestra de sangre:
- Anemia (infestación por piojos, etc.).
- Neutrofilia (infecciones bacterianas).
- Eosinofilia (procesos alérgicos, infestaciones parasitarias).

Tratamiento de los parásitos externos

> **En Reino Unido no existe ningún medicamento autorizado para el tratamiento de los ectoparásitos de las cabras y muy pocos aprobados para uso en ganado vacuno y ovino de producción de leche para consumo humano.**

El tratamiento razonable implica la extrapolación de productos autorizados para uso en vacas y ovejas, preferiblemente, o fuera de la UE, de perros y gatos, cuando no existan otros productos más adecuados, siempre que lo permitan las autoridades reguladoras. Todos esos productos tienen un periodo de supresión en leche de obligatorio cumplimiento de, *al menos*,

Tabla 11.2 Parásitos externos causantes de procesos cutáneos.

	Agente causal	Incidencia	Distribución de las lesiones	Signos clínicos	Prurito	Diagnóstico	Tratamiento
Piojos	*Bovicola (Damalinia) caprae*, *B. limbata*, *B. crassiceps* (picador) *Linognathus stenopsis* (chupador)	+++	Cabeza, cuello, dorso	Caída de pelo, Pelo roto, Vellón apolillado	++	Simple vista	Amitraz, Piretrinas y piretroides sintéticos, Avermectinas, Moxidectina, Fipronil, baños
Sarna sarcóptica	*Sarcoptes scabiei*	+	Cabeza, orejas, cuerpo Nódulos linfáticos	Alopecia, Lesiones costrosas, Autolesiones, Pérdida de peso	+++	Biopsia de piel (raspado cutáneo)	Doramectina, Ivermectina, Moxidectina, Amitraz
Ácaros del forraje	*Cheyletiella* spp. *Tyroglyphidae* spp.	Raro	Extremidades, cara, parte inferior del cuerpo	Placas exudativas	++	Simple vista	Igual que para piojos
Ácaros de la cosecha	*Trombicula autumnalis* spp.						
Sarna psoróptica	*Psoroptes cuniculi*	Rara	Orejas (cabeza, cuerpo)	Agitación de la cabeza, Excoriación del pabellón auricular	++	Raspado de piel	Productos caninos para las orejas, Doramectina, Ivermectina, Moxidectina, Amitraz
Sarna corióptica	*Chorioptes caprae*	+++	Parte inferior de las extremidades posteriores En ocasiones, zona ventral del abdomen/ esternón	Caída de pelo, Pelos rotos, Vellón apolillado	–	Raspado de piel	Avermectinas, Moxidectina, Polisulfuro de calcio, Amitraz, Fipronil
Sarna demodécica	*Demodex caprae*	++	Cabeza, cuello, cuerpo	Nódulos duros con material caseoso amarillento	–	Microscopía del material nodular	Amitraz
Dermatitis pustular	*Staphylococcus aureus*[a]	+++	Ubre, pezones, zona ventral del abdomen, zona inguinal, cuerpo	Costras pustulares Piel seca y con descamación	–	Cultivo	Antibióticos locales/ parenterales, lavados de la ubre
Tiña	*Trichophyton verrucosum* *Microsporum canis* *Trichophyton mentagrophytes*	Rara	Cabeza, cuerpo	Lesiones costrosas circulares y prominentes	–	Microscopía Cultivo	Preparados tópicos *Griseofulvina en pienso* (no legal en la UE)

[a] *Staphylococcus aureus* suele ser un invasor secundario en otros trastornos cutáneos, por ejemplo, sarna.

7 días y de 28 días en le caso de la carne, lo cual puede ocasionar problemas importantes a la hora de formular una estrategia de control para explotaciones lecheras y puede dar lugar a problemas de bienestar animal. Siempre que sea posible, debe aprovecharse la ocasión para tratar a los animales jóvenes y las cabras en periodo seco. En la Tabla 11.3 se presenta una relación de tratamientos disponibles.

Existen diferencias importantes entre el contenido de lípidos de la piel/fibra de ovejas y cabras, de modo que los productos de uso no sistémico formulados para las ovejas, como los que se utilizan de forma tópica, son mucho menos eficaces en las cabras. Esas preparaciones se unen y se desplazan con los lípidos de la piel o la fibra. El contenido en lípidos de la piel/fibra de la cabra es más similar al de la vaca. Los productos no sistémicos para vacas es probable que sean más eficaces, pero incluso la biodisponibilidad de los medicamentos basados en avermectina/milbemicina para ganado vacuno es mucho menor en los productos de uso tópico en comparación con los que se aplican por vía parenteral.

Los preparados de uso tópico *pour-on* formulados para ganado vacuno son preferibles a los destinados a ganado ovino.

Avermectinas y milbemicinas

Las avermectinas (ivermectina y doramectina) y las milbemicinas (moxidectina) poseen un espectro de actividad amplio frente a los artrópodos y nematodos maduros e inmaduros. El uso de estos productos para el control de piojos y ácaros supone la exposición de las poblaciones de nematodos de los animales tratados a los medicamentos y podría contribuir a la aparición de resistencias a los antihelmínticos en la población en un momento del año en que no sea necesario el tratamiento frente a los nematodos. Es importante utilizar esos productos de manera inteligente y a la dosis correcta para las cabras.

La doramectina y la moxidectina tienen una actividad residual en el control de los ácaros, pero la ivermectina no tiene esa acción residual, por lo que

Tabla 11.3 Tratamiento de los parásitos externos.

	Piojos						
	Chupadores	**Picadores**	**Sarna corióptica**	**Sarna sarcóptica**	**Sarna demodécica**	**Sarna psoróptica**	**Garrapatas/ melófagos**
Amitraz	+	+	+	+	+	+	+
Cipermetrina		+				+	+
Alfacipermetrina	+	+				+	+
Deltametrina	+	+					+
Permetrina	+	+	+	+		+	
Piretrina/peróxido de piperonilo	+	+					
Doramectina	+	+	+	+		+	
Eprinomectina	+	+		+		+	
Ivermectina	+	+–	+–	+		+	
Moxidectina		+	+	+		+	
Fipronil	+	+	+	+			
Flumetrina	+	+				+	+
Polisulfuro de calcio			+	+		+	

+ = eficaz; +– = control parcial

Nota: ninguno de esos productos está registrado para cabras en Reino Unido y no todos (p. ej., Fipronil) están autorizados para uso en animales de abasto en la UE. Debe tenerse especial cuidado en el tratamiento de cabras de producción lechera para consumo humano.

son necesarias dos o tres inyecciones semanales para controlarlos.

Piretrinas y piretroides sintéticos

La cipermetrina, deltametrina, flumetrina y permetrina se utilizan como preparaciones de aplicación tópica *pour-on* y *spot-on* en el tratamiento contra piojos, garrapatas y ácaros y para el control de las moscas.

Baños por inmersión

Los baños se pueden utilizar en las cabras de pelo para el tratamiento de los piojos y la sarna empleando piretroides sintéticos (cipermetrina y flumetrina) o compuestos organofosforados (dimpilato (diazinón) y propetamphos).

La cipermetrina es eficaz frente a muchos ectoparásitos; los animales deben bañarse dos veces con un intervalo de 14 días. La flumetrina tiene una actividad residual y es eficaz frente a piojos, garrapatas, melófagos y ácaros de la sarna. El diazinón también posee una actividad residual. En la actualidad, solamente están disponibles en Reino Unido productos para baños de ovejas que contienen diazinón y están autorizados para el control de los ácaros. Se necesita un Certificado oficial para su adquisición y utilización.

En las cabras Angora se han utilizado formulaciones para baño por inmersión basadas en diazinón que se aplican mediante rociado en ducha o manga de manejo adaptada para el control de los ectoparásitos, pero mojar a los animales con un alto volumen de espray en una época fría y ventosa puede predisponer a una neumonía.

Polisulfuro de calcio

Los espráis y los baños de polisulfuro de calcio están autorizados para su uso frente a la sarna sarcóptica, psoróptica y corióptica en el ganado ovino en los EE.UU. También en Reino Unido se dispone de un baño de polisulfuro de calcio para caballos.

Tratamiento de apoyo

Los animales requieren el uso de antibióticos para el tratamiento de las infecciones secundarias, en especial de *Staphylococcus aureus*, y de corticoides para reducir las reacciones anafilácticas, incluso cuando se ha identificado y tratado la causa primaria de la enfermedad, por ejemplo una infestación por ácaros.

Trastornos pruriginosos de la piel

Piojos

El piojo mordedor *Bovicola* (*Damalinia*) *caprae* y el piojo hematófago *Linognathus stenopsis* (Láminas 11.1 y 11.2), afectan a las cabras lecheras de Reino Unido, produciendo prurito y pérdida de pelo, en particular sobre la cabeza, cuello y dorso (Lámina 11.3). La mayoría de las cabras lecheras con piojos tienen piojos mordedores más que hematófagos. Los piojos mordedores *Bovicola limbata* y *Bovicola crassiceps* se han descrito en cabras Angora del Reino Unido y pueden provocar daños importantes al vellón. *B. caprae* es específico de las cabras lecheras de pelo corto y *B. limbata* es específico de las cabras Angora; aunque se pueden encontrar piojos aislados de la otra especie en cabras lecheras en contacto, no suelen establecer colonias permanentes. Las infestaciones mixtas de piojos mordedores y hematófagos son frecuentes. *Linognathus africanus* infesta a las cabras Angora y de otras razas y ha sido descrito en Australia y los EE.UU.

En ocasiones se han observado infestaciones cruzadas entre ovejas y cabras con piojos mordedores. El piojo de la oveja, *Bovicola ovis*, puede persistir y reproducirse en las cabras, que actúan como posibles reservorios de la infestación. Los piojos de las cabras parecen ser específicos del hospedador. Se ha comprobado de forma experimental que los piojos mordedores y los hematófagos de las cabras sobreviven en las ovejas durante 5 a 7 días, aunque no se reproducen.

Los piojos son muy frecuentes y generalmente se multiplican cuando los animales están debilitados por cualquier motivo por lo que pueden llegar a complicar el problema al producir anemia (véase el Capítulo 18). Los daños producidos al vellón pueden ocasionar pérdidas económicas en las cabras Angora. Todo el ciclo biológico del piojo tiene lugar en la cabra.

Los tratamientos (tanto tópicos como inyectables) deben repetirse a los 10 a 14 días para matar cualquier piojo que pueda haber eclosionado de los huevos. Todos los animales (de la misma especie) en contacto con el animal infestado deberían recibir tratamiento.

Diagnóstico

- Los piojos pueden observarse a simple vista. Bajo una lupa, los piojos mordedores muestran una cabeza de gran tamaño con unas piezas bucales anchas, mientras que los piojos hematófagos presentan cabezas puntiagudas que les permiten fijarse a la piel y chupar la sangre.

Tratamiento

- Puesto que a los piojos les desagrada el tiempo caluroso y la luz ultravioleta, su número disminuye en verano y aumenta en invierno. El mejor momento para realizar un tratamiento es por tanto el final del verano o el otoño, cuando el número de piojos es mínimo. Preferiblemente se debería tratar a todo el rebaño a la vez.
- Los piojos hematófagos pueden tratarse con ivermectina o doramectina inyectables o bien mediante tratamiento tópico, pero solamente los tratamientos tópicos son eficaces frente a los piojos mordedores. Dado que las infestaciones mixtas son frecuentes, los tratamientos tópicos pueden ser preferibles si no se ha identificado la especie del piojo.
- La mayoría de los tratamientos no son eficaces frente a las liendres, de modo que el tratamiento debe repetirse tras 10 a 14 días para matar a los piojos jóvenes antes de que maduren.
- El esquileo de las cabras Angora permite eliminar muchos piojos y expone a la población superviviente a la desecación y la lluvia, lo que reduce todavía más su número. Los tratamientos con insecticidas suelen ser más eficaces tras el esquileo. Se han utilizado duchas y mangas de rociado para el control de los ectoparásitos en cabras Angora, pero el humedecimiento de los animales con un gran volumen de espray en tiempo frío y ventoso puede predisponerles a una neumonía.
- Los baños y el aseo de las cabras lecheras también logra eliminar un gran número de piojos.
- La farmacocinética de los preparados tópicos *pour-on*, que se fijan y se difunden por los lípidos de la piel y el pelo, puede ser diferente en las cabras de pelo corto a la de las cabras Angora de fibra larga, lo que puede dar lugar a fallos en el tratamiento.

Amidinas

Piojos mordedores y hematófagos:

Amitraz, solución al 0,025%, mediante espray o baño.

Piretrinas y piretroides sintéticos

Piojos hematófagos y mordedores:

Permetrinas:

Cipermetrina, solución al 1,25%, 0,25 mL/kg (máximo 20 mL) mediante uso tópico *pour-on*.

Deltametrina al 1%, uso tópico «*spot-on*»

Permetrina al 4%, uso tópico «*pour-on*»

También hay muchas formulaciones que contienen productos comercializados para uso en perros y gatos, como champús y polvos que se pueden administrar a cabras de compañía y pigmeas, si las regulaciones oficiales lo permiten.

La resistencia a la cipermetrina es un problema en las cabras Angora en Reino Unido.

Piretrinas:

Al igual que las permetrinas, se pueden utilizar espráis y polvos para perros y gatos que contienen piretrinas y butóxido de piperonil en cabras pigmeas o de compañía, cuando la legislación lo permita.

Los preparados de piretroides pueden tardar hasta 6 semanas en dispersarse totalmente por todo el cuerpo.

Avermectinas y milbemicina

Piojos hematófagos y control parcial de los piojos mordedores:

Doramectina, 400 mcg/kg, 2 mL/50 kg s.c.
Eprinomectina, 0,5 mg/kg, 5 mL/50 kg «*pour-on*»
Ivermectina, 400 mcg/kg, 2 mL/50 kg s.c.
Moxidectina, 400 mcg/kg, 2 mL/50 kg s.c.

Nota: El uso de estos productos para el control de los piojos expone a la población de nematodos de los animales a la estructura química de la avermectina y puede contribuir al desarrollo de resistencias a los antihelmínticos en la población en un momento del año en que el tratamiento de los nematodos puede no ser necesario. Aunque por lo general no se recomiendan los preparados «*pour-on*» para el control de los endoparásitos, se ha comprobado que la eprinomectina en «*pour-on*» es eficaz para el tratamiento dirigido contra los ectoparásitos.

Fipronil

Piojos mordedores y hematófagos:

¡Adecuado en cabras pigmeas o de compañía ya que es caro! No está autorizado en Reino Unido para animales de abasto.

Baños

Las cabras de pelo pueden ser bañadas, empleando productos autorizados para ovejas, como los piretroides sintéticos (cipermetrina) o los compuestos organofosforados (diazinón). El cuerpo debe sumergirse durante al menos 30 segundos, hasta que el vellón esté completamente saturado. La cabeza debe sumergirse una o dos veces, permitiendo que el animal respire entre ambas inmersiones.

Otros tratamientos

Algunos informes anecdóticos señalan que los detergentes, el ácido bórico, la tierra de diatomeas y los productos basados en cítricos son útiles en el control de los piojos, pero no hay datos científicos que lo apoyen o refuten.

Prevención y control

- El mantenimiento de una explotación cerrada o el aislamiento y tratamiento de los animales de nueva incorporación durante 3 semanas con una inspección regular permite impedir la introducción de infestaciones de piojos.

Sarna sarcóptica

La sarna sarcóptica es una enfermedad relativamente frecuente que afecta a las cabras de todas las edades. Se transmite de forma primaria mediante contacto directo pero también de forma indirecta a través del ordeño, manejo, etc.

Signos clínicos

- Las lesiones comienzan alrededor de los ojos y las orejas con un eritema y pequeños nódulos y evoluciona a una pérdida de pelo, engrosamiento y formación de arrugas en la piel, en respuesta a un intenso prurito y rascado de la cabeza, cuello y cuerpo (Láminas 11.4 y 11.5). Las infecciones secundarias con *Staphylococcus aureus* son comunes.
- Las cabras afectadas suelen adelgazar y su producción de leche disminuye debido a la intensidad de la irritación.

Diagnóstico

- La detección del ácaro, *Sarcoptes scabiei*, en raspados profundos de piel puede resultar extremadamente difícil ya que puede haber un número muy escaso incluso en presencia de lesiones graves; las biopsias de piel pueden evidenciar la presencia de ácaros.

Tratamiento

1. **Avermectinas y milbemicina**
   Doramectina, 400 mcg/kg, 2 mL/33 kg s.c.
   Ivermectina, 400 mcg/kg, 2 mL/50 kg s.c.
   Moxidectina, 400 mcg/kg, 2 mL/50 kg s.c.
   La moxidectina y la doramectina son más persistentes que la ivermectina. El tratamiento con ivermectina debe repetirse tras 7 días.
2. **Amidinas**
   Amitraz solución al 0,025%, mediante espray o baño.
   Utilizar agua y jabón o un champú antiseborréico para eliminar las costras antes de aplicar el amitraz permite garantizar la penetración del producto. Los baños se pueden repetir tras 7 a 14 días si se considera necesario.
3. **Polisulfuro de calcio**. Se necesitan al menos cuatro tratamientos con baños de polisulfuro de calcio al 5% a intervalos de 7 días. Sus inconvenientes son que tiene mal olor, tiñe el pelo blanco de color amarillo y es potencialmente irritante a concentraciones superiores al 5%.

Miasis y ataques de moscas

Muchas especies distintas de moscas resultan irritantes para las cabras, lo que provoca una menor ganancia de peso, menor eficiencia del pienso consumido y menor producción de leche. Entre ellas se encuentran *Musca domestica* (mosca común), *Musca autumnalis* (mosca de la cara), *Morellia simplex*, *Lyerosia irritans* (mosca de los cuernos), *Hydrotea irritans* (mosca de la cabeza), *Stomoxys calcitrans* (mosca de los establos), distintas especies de *Tabanus* (mosca de los caballos) y de *Chrysops* (moscas de los ciervos). Las moscas picadoras son particularmente molestas para las cabras estabuladas durante el verano, ocasionando lesiones bastante graves que superficialmente parecen a la dermatitis estafilocócica de la ubre pero que en general es más pruriginosa. En las condiciones climáticas de Reino Unido, se pueden producir hasta 15 generaciones de moscas en un año. Las moscas también pueden transmitir enfermedades, incluyendo queratoconjuntivitis infecciosas.

Las cremas tópicas y los lavados alivian las lesiones. El control de las moscas en las instalaciones de las cabras permitirá evitar el problema.

Las *miasis* (ataques de moscas) son mucho menos frecuentes que en las ovejas, pero se pueden producir alrededor de la cabeza después de una pelea, en heridas en zonas sucias alrededor de la cola, el ano y el pene, o sobre las pezuñas de los animales con pedero/escaldaduras. Entre las moscas causantes de ataques se encuentran *Lucilia sericata* (mosca verde), *Protophormia terraenovae* (mosca azul) y *Wohlfahrtia magnifica* (mosca de la carne).

Puede utilizarse el regulador del crecimiento de los insectos, cyromazina, en animales en riesgo en los que logra hasta 10 semanas de protección frente a los ataques de mosca tras su aplicación tópica. El dicyclanil, disponible como formulación *pour-on* de uso tópico que contiene un 5% w/v de dicyclanil, previene el desarrollo de las larvas y alcanza 16 semanas de protección.

Los organofosforados (diazinón), piretrinas y piretroides sintéticos (*cis*-cipermetrina, alfacipermetrina, deltametrina y permetrina) y las amidinas (amitraz) son eficaces frente a las moscas causantes de miasis.

Las moscas negras (especies de *Simulium*), los mosquitos (especies de *Anopheles* y *Culex*) y los jejenes (especies de *Culicoides*) se alimentan de las cabras y pueden provocar reacciones alérgicas. Las especies de *Culicoides* son especialmente importantes ya que transmiten la lengua azul y otros virus (véase el Capítulo 10). Puesto que una sola picadura de un jején infectado puede provocar la enfermedad, resulta muy difícil realizar la prevención de la misma en presencia de insectos infectados. Aunque la estabulación reduce la exposición a los jejenes, algunas especies, como por ejemplo *C. dewulfi*, penetran en las instalaciones para el ganado.

Las aplicaciones frecuentes de piretroides sintéticos en forma de *pour-on* tópico (deltametrina) pueden reducir la actividad de los dípteros y así lograr que disminuya la probabilidad de que una infección se extienda en una explotación, pero no impedirán que algunos animales sean atacados. Se han recomendado aplicaciones mensuales cuando los jejenes están activos.

El manejo eficiente del estiércol, un buen drenaje y el manejo adecuado de los desagües permitirá limitar los problemas con las moscas al reducir los lugares para su reproducción. Se dispone de larvicidas para el control ambiental de las moscas en las zonas de reproducción y se pueden utilizar adulticidas de acción residual en postes de madera, tuberías del sistema de ordeño, etc. La distribución temprana de trampas para moscas ayudará a reducir el número de reproductores.

Otros parásitos externos

Los *ácaros rojos de la cosecha* son larvas rojizas o anaranjadas del ácaro trombicúlido *Trombicula autumnalis*, que se fija a las cuartillas, hocico, orejas o abdomen ventral cuando las cabras se exponen a campos o bosques infestados o a forrajes contaminados a finales del verano. Los ácaros producen prurito intenso localizado y placas exudativas, e incluso anorexia en los casos graves. Otros ácaros como *Cheyletiella* y los *ácaros de las gallinas* (*Dermanyssus gallinae*) también se describen en ocasiones. Los pequeños ácaros rojos de las gallinas se alimentan por la noche y por ello rara vez se observan en las cabras, pero la combinación de una cabra con prurito alojada junto con aves de granja u ornamentales, en particular en los meses del final del verano, podría sugerir un diagnóstico provisional de la infestación. Los *ácaros del forraje* (*Tyroglyphidae* spp.) son contaminantes ocasionales de las camas, alimentos, etc., que a veces se asocian con una

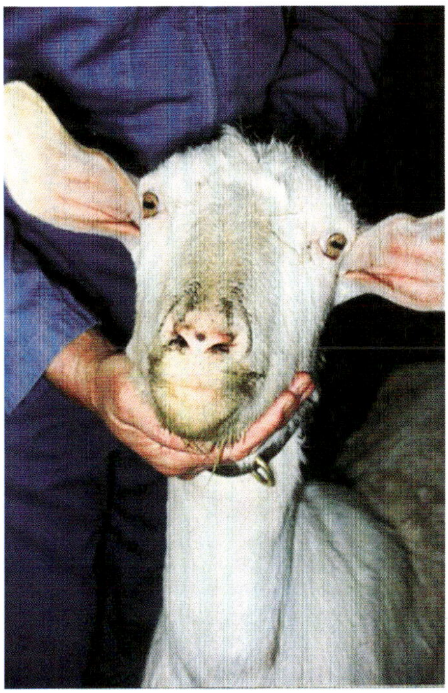

Lámina 12.1 Scrapie: En las cabras puede observarse regurgitación, caída del bolo alimenticio y salivación excesiva. (Lámina cedida por Tony Andrews).

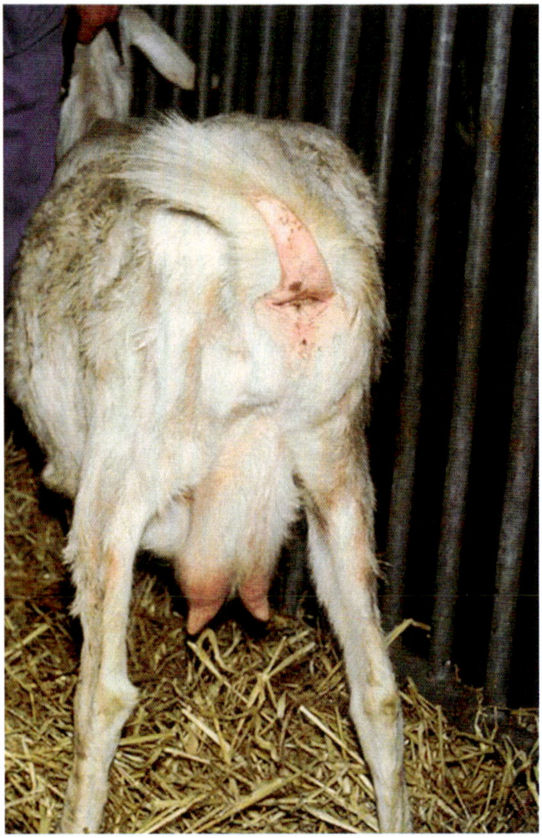

Lámina 12.2 Scrapie: El rascado y frotamiento provocan la caída del pelo; las orejas pueden estar levantadas y la col ladeada y doblada hacia el dorso. (Lámina cedida por Tony Andrews).

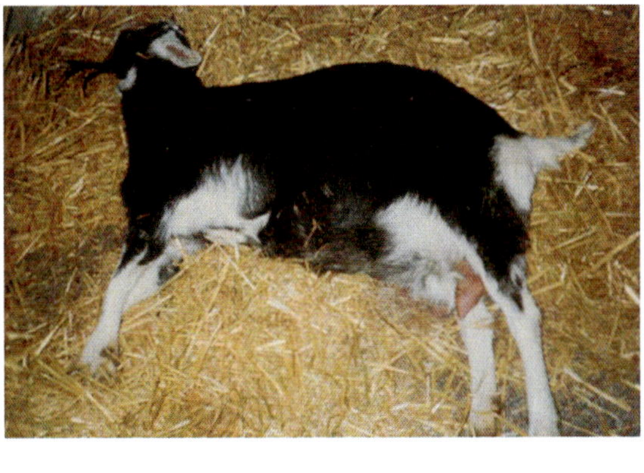

Lámina 12.3 Hipomagnesemia; suele tener una presentación aguda y en ocasiones muerte súbita. (Lámina cedida po Tony Andrews).

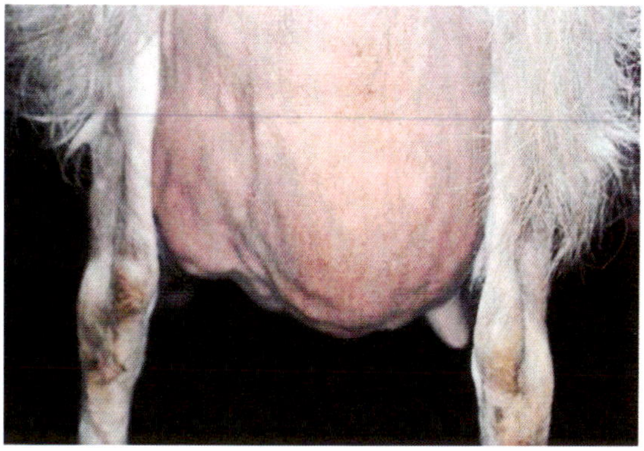

Lámina 13.1 Mamitis crónica en la que se observa la atrofia de la glándula izquierda y el aspecto normal de la derecha. (Lámina cedida por Katherine Anzuino).

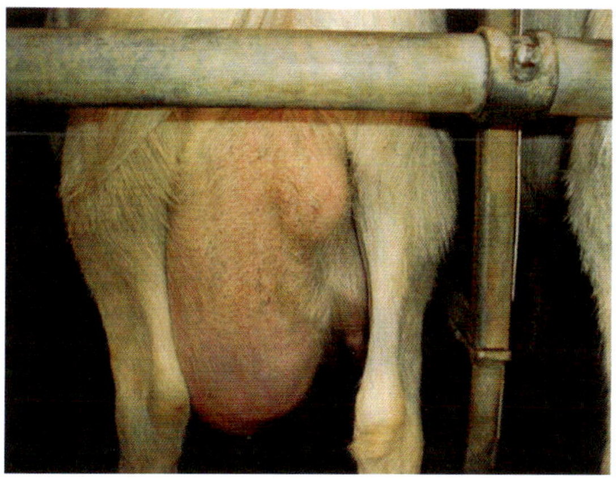

Lámina 13.2 Mamitis crónica en la que se observa la atrofia de la glándula derecha con formación de un absceso. (Lámina cedida por Katherine Anzuino).

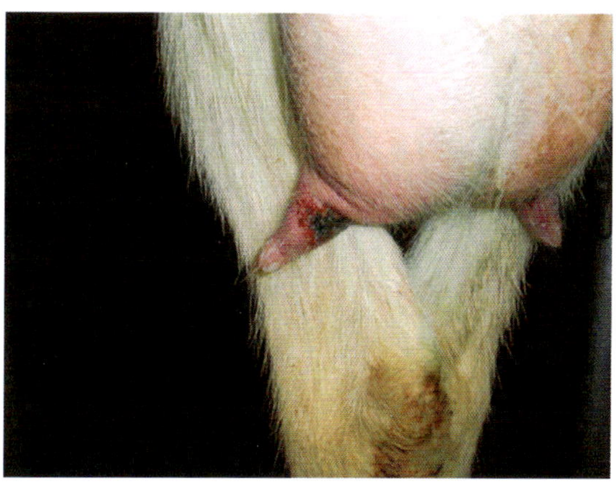

Lámina 13.3 Traumatismo del pezón por ordeño. (Lámina cedida por Katherine Anzuino).

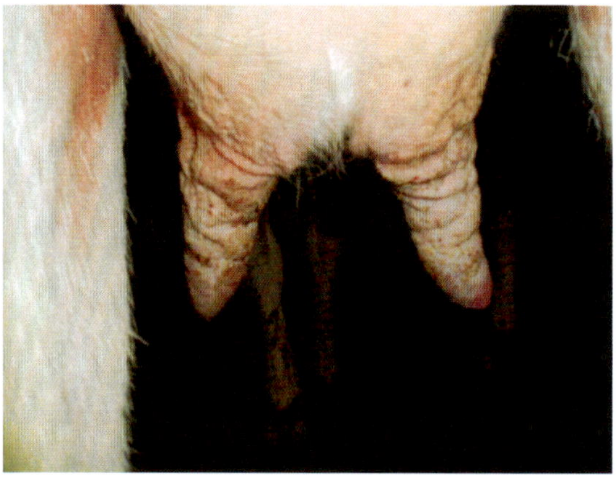

Lámina 13.4 Dermatitis de la ubre causada por la reacción a una solución desinfectante usada como baño de pezones. (Lámina cedida por Katherine Anzuino).

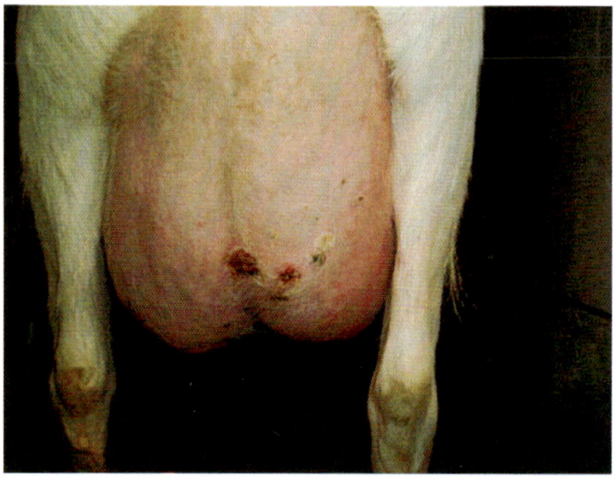

Lámina 13.5 Dermatitis localizada de la ubre producida por estafilococos. (Lámina cedida por Katherine Anzuino).

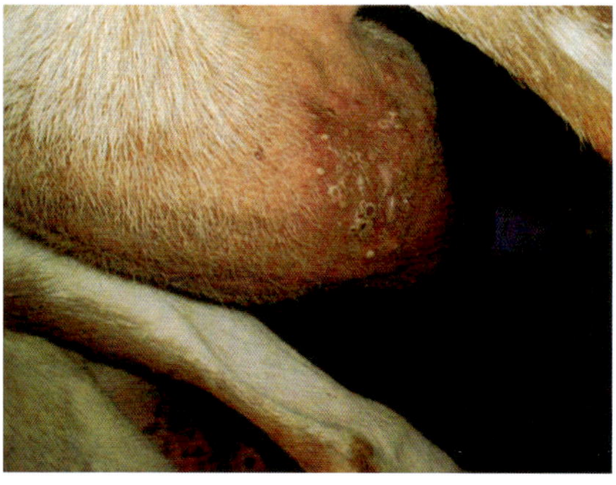

Lámina 13.6 Dermatitis estafilocócica de la ubre. (Lámina cedida por Katherine Anzuino).

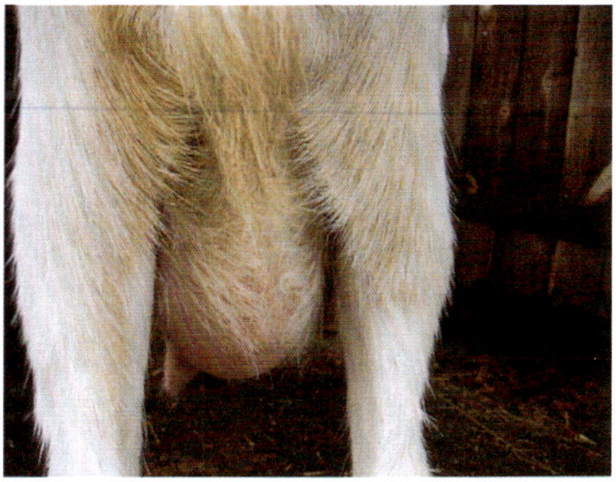

Lámina 13.7 Cabra joven de primera lactación con desarrollo de un lado de la ubre.

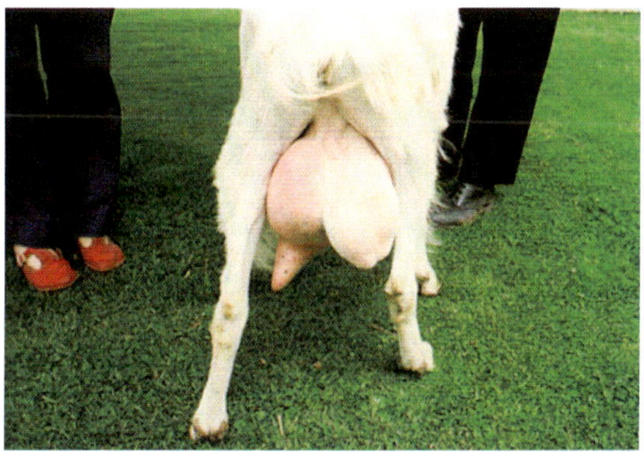

Lámina 13.8 Ginecomastia. Macho Saanen que presenta el desarrollo de la glándula mamaria izquierda y un escroto normal. La ginecomastia no suele afectar generalmente a la fertilidad. (Lámina cedida por Peter Jackson).

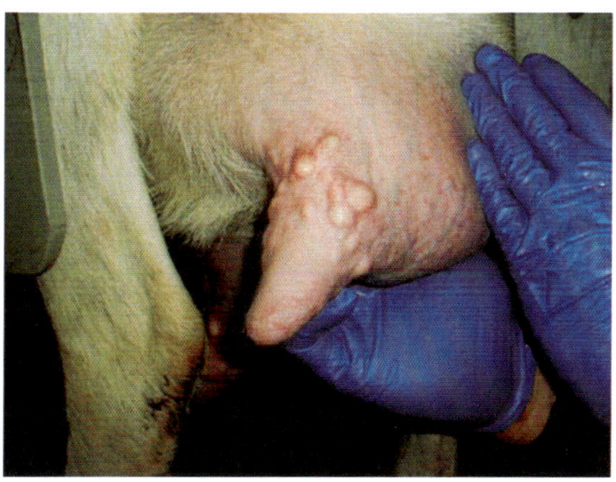

Lámina 13.9 Dilatación quística de los senos del pezón. (Lámina cedida por Katherine Anzuino).

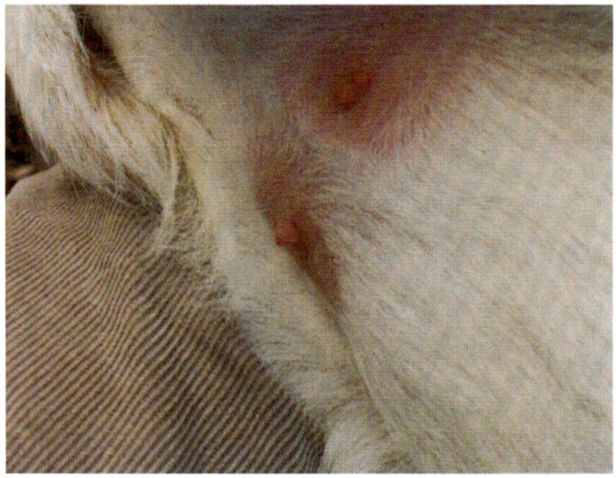

Lámina 13.10 Los pezones dobles son un defecto descalificador en los concursos para los animales lecheros pero result aceptable en las cabras Boer.

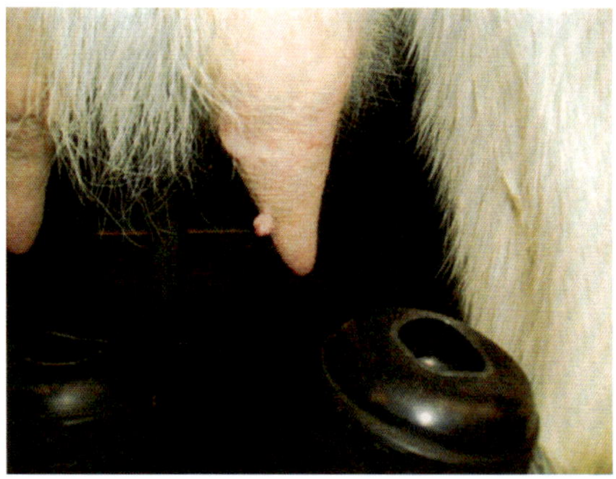

Lámina 13.11 Los tumores de los pezones pueden resultar traumatizados en el ordeño. (Lámina cedida por Katherin Anzuino).

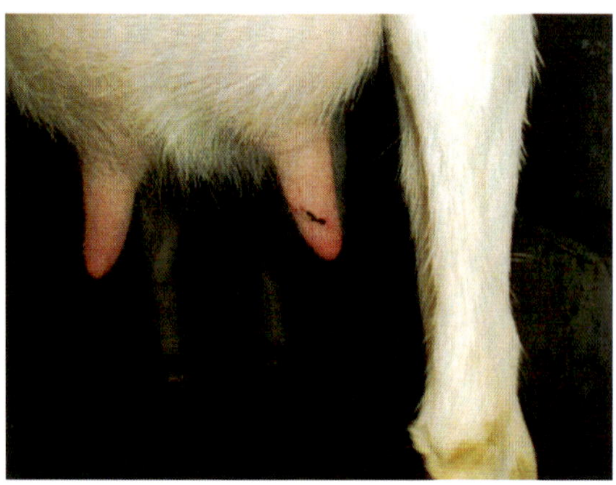

Lámina 13.12 Curación de una herida en el pezón: Incluso las lesiones superficiales pueden interferir con el ordeñ (Lámina cedida por Katherine Anzuino).

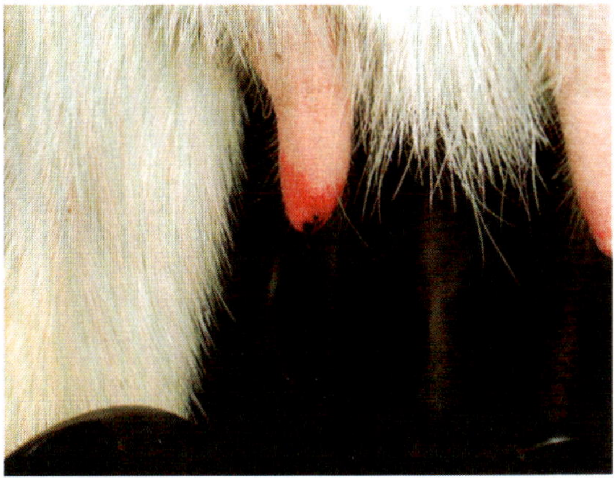

Lámina 13.13 Pezón mordido. Las mordeduras de los pezones pueden ser un problema en los rebaños comerciales.

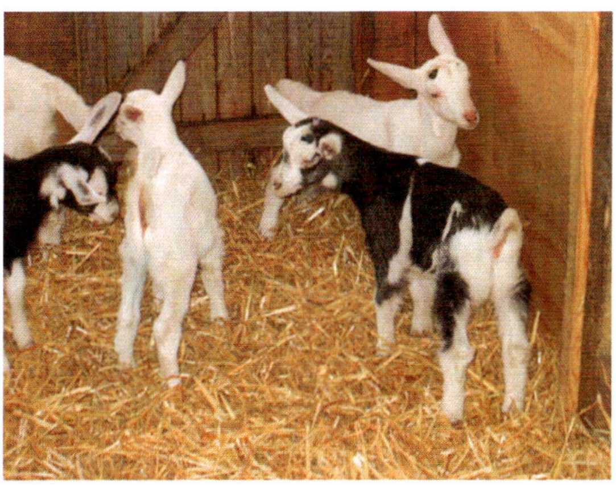

Lámina 14.1 Preparar corrales limpios, secos y con abundante paja para cada lote de cabritos.

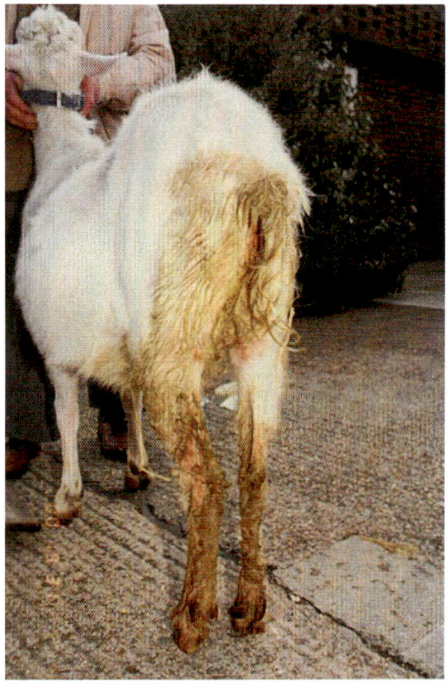

Lámina 14.2 Enteritis aguda: *Salmonella typhimurium*. (Lámina cedida por Peter Jackson).

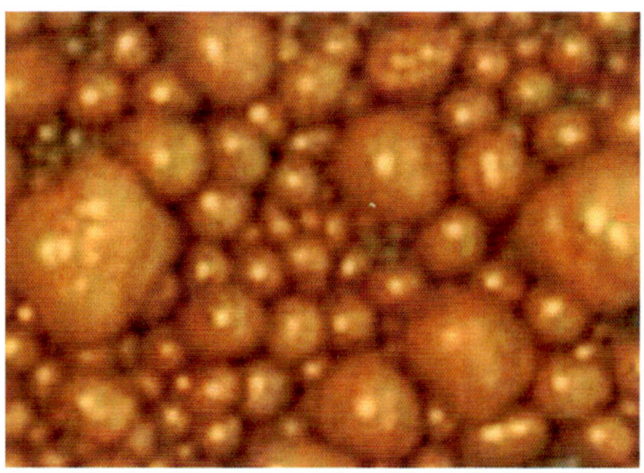

Lámina 15.1 Cálculos de carbonato.

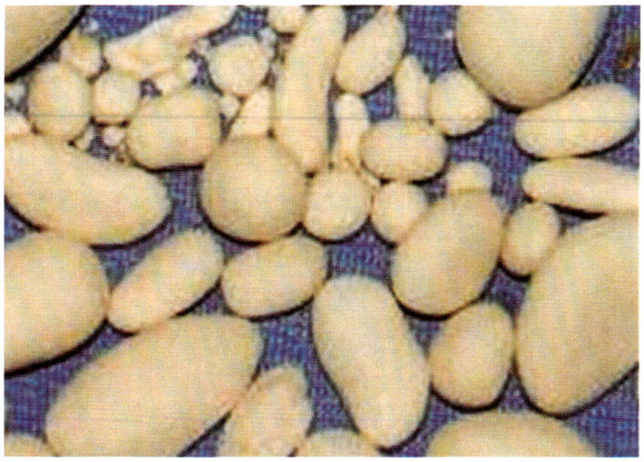

Lámina 15.2 Cálculos de fosfato.

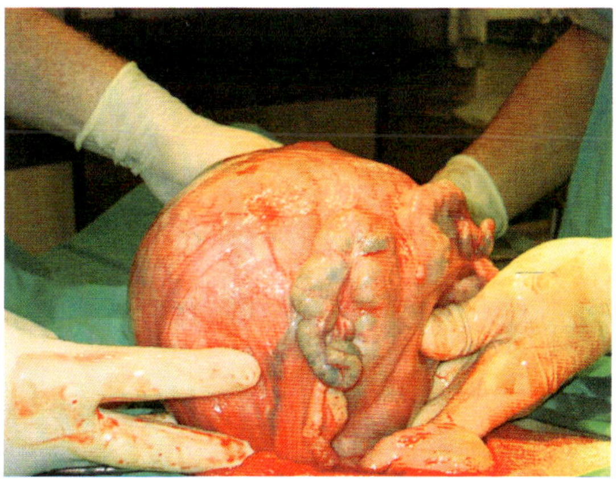

Lámina 15.3 Leiomioma.

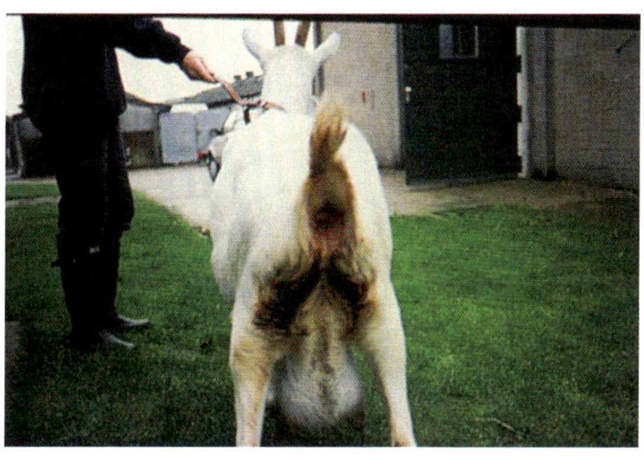

Lámina 15.4 Flujo vaginal crónico provocado por un leiomioma uterino. (Lámina cedida por Peter Jackson).

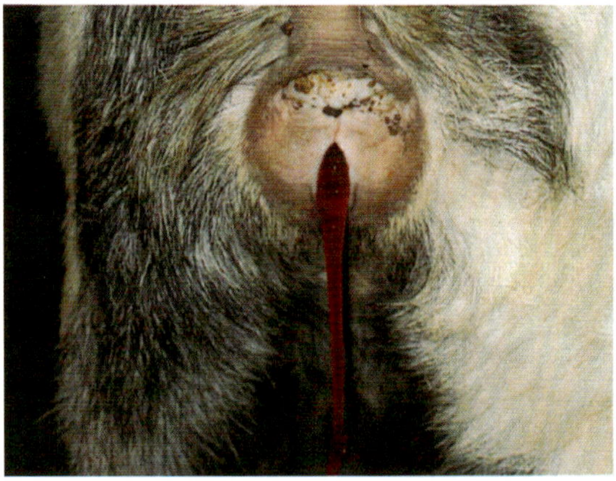

Lámina 15.5 Flujo vaginal sanguinolento en una cabra pigmea con un tumor uterino.

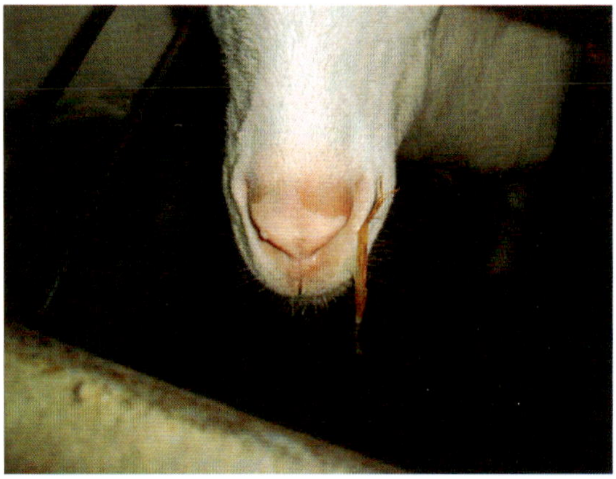

Lámina 17.1 El flujo nasal mucoso es habitual en animales que regresan de ferias o concursos. (Lámina cedida por Katherine Anzuino).

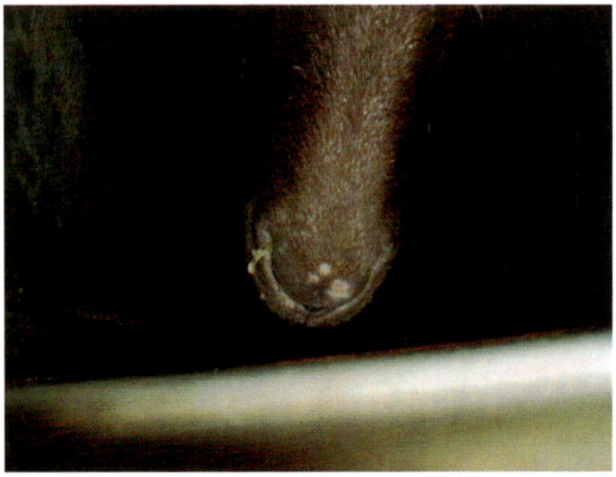

Lámina 17.2 Flujo nasal mucopurulento. (Lámina cedida por Katherine Anzuino).

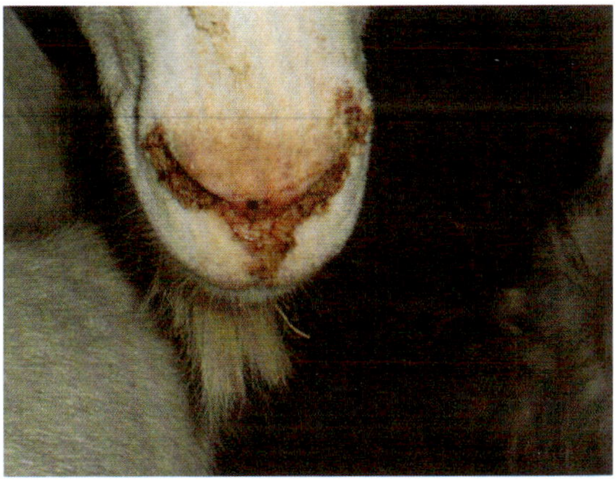

Lámina 17.3 Flujo nasal bilateral con formación de costras y material alimenticio adherido. (Lámina cedida por Katherine Anzuino).

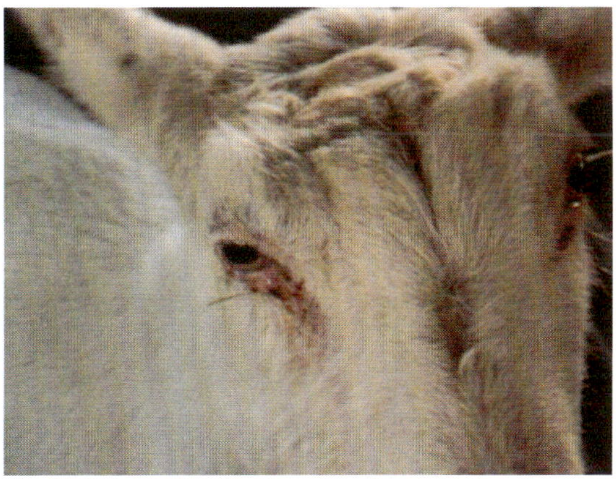

Lámina 20.1 Conjuntivitis alérgica.

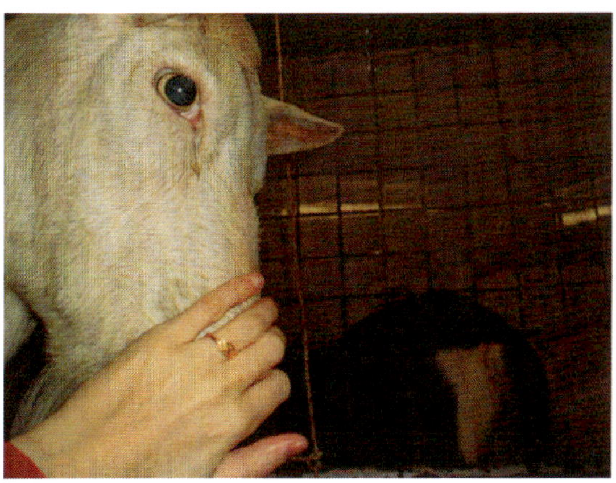

Lámina 20.2 Flujo ocular mucopurulento.

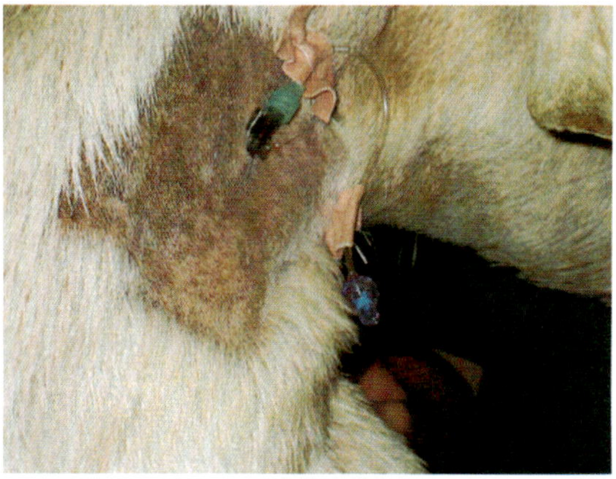

Lámina 24.1 Catéter en la vena yugular; la colocación de un catéter en la yugular facilita la inducción anestésica, e aporte de fluidoterapia y la administración de fármacos.

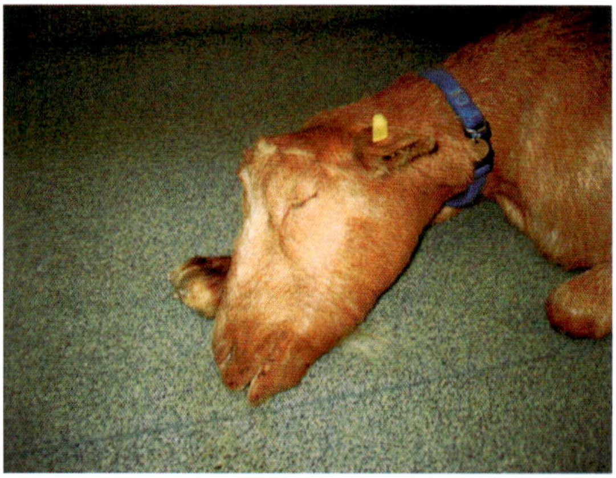

Lámina 24.2 El diazepam permite unos 30 minutos de sedación pero no la analgesia.

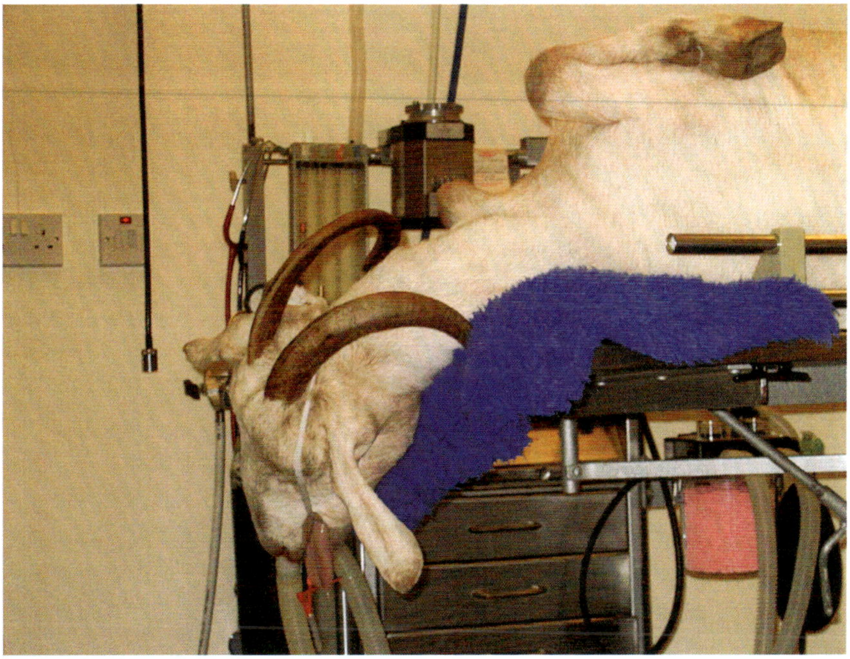

Lámina 24.3 Anestesia gaseosa: disposición correcta de la cabra sobre la mesa de operaciones con el cuello y el tórax elevados para lograr el descenso del tercio posterior mientras la cabeza se dobla hacia abajo para permitir el flujo libre de la saliva.

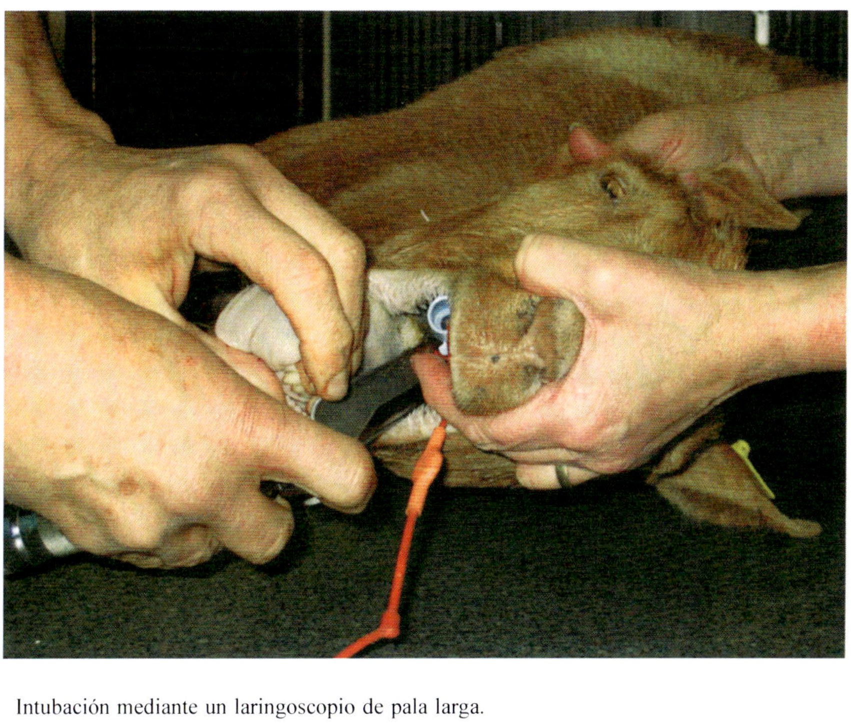

Lámina 24.4 Intubación mediante un laringoscopio de pala larga.

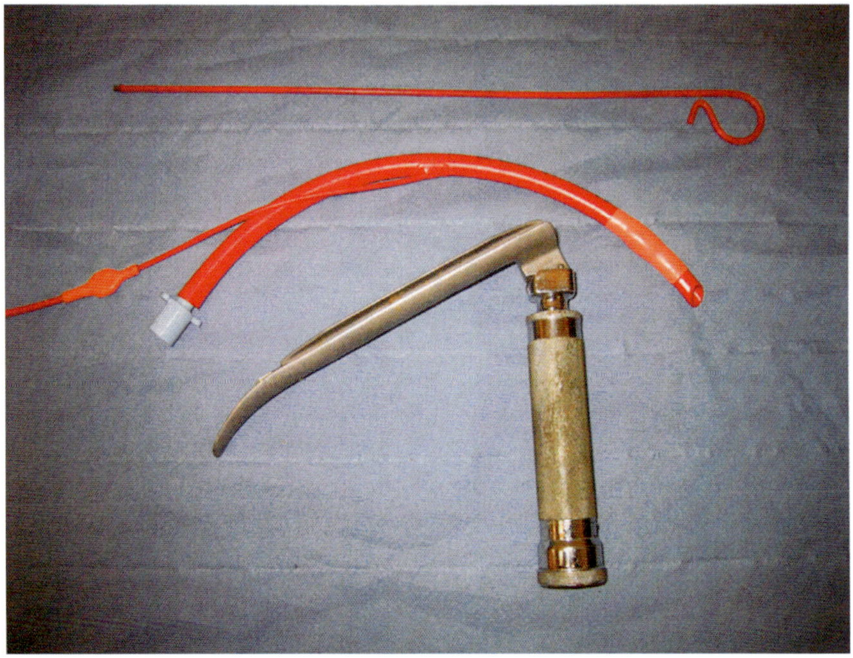

Lámina 24.5 Instrumental para una adecuada intubación.

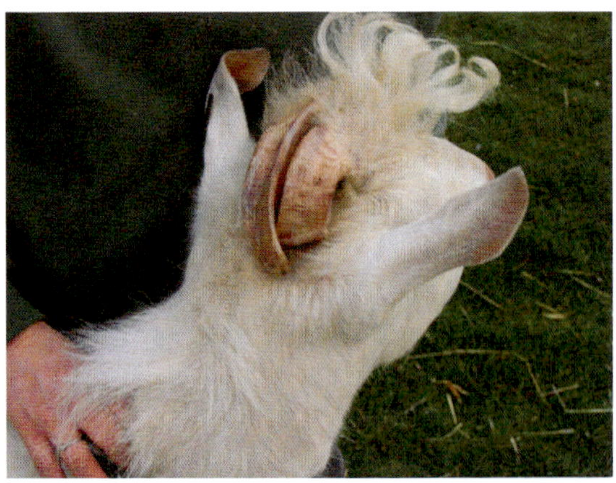

Lámina 25.1 Una técnica de desbotonado deficiente provoca el recrecimiento del cuerno incompleto y antiestético.

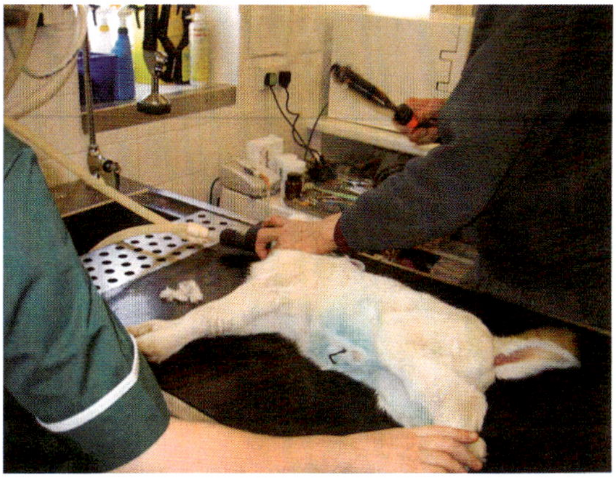

Lámina 25.2 Los cabritos deber ser desbotonados entre los 2 y 7 días de edad.

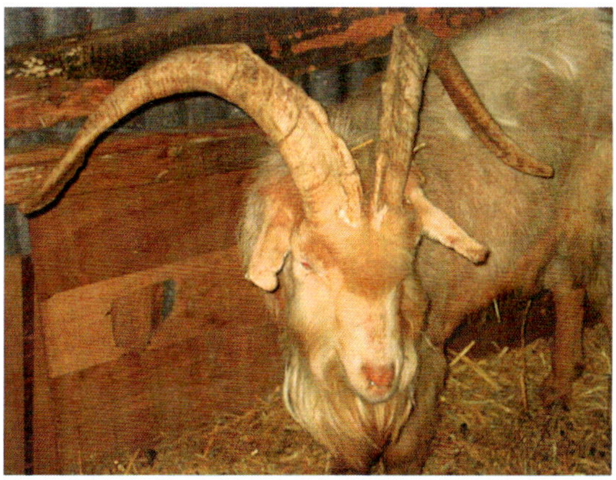

Lámina 25.3 La eliminación de unos cuernos largos en animales adultos está contraindicada.

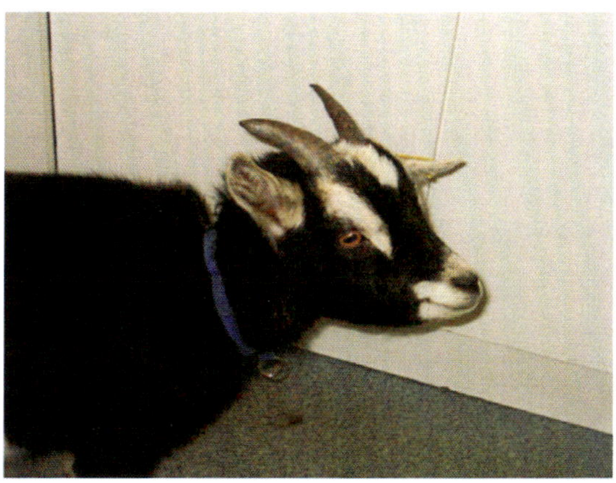

Lámina 25.4 Descornado; incluso los cuernos relativamente pequeños presentan una base grande.

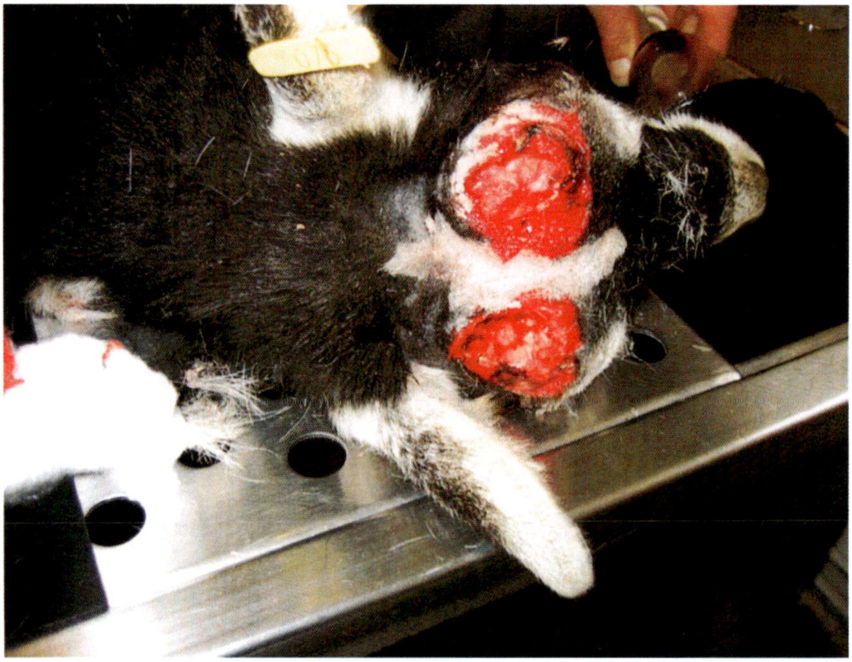

Lámina 25.5 El descornado ocasiona la exposición de los senos frontales que se extienden por el interior de la base hueca del cuerno.

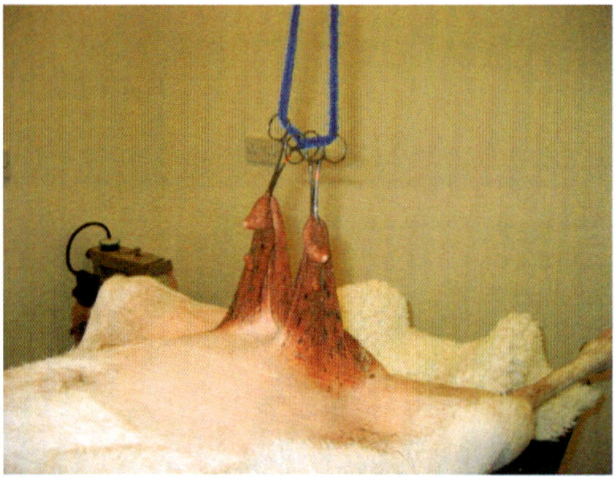

Lámina 26.1 Mastectomía; la suspensión de una ubre pendular por encima de la mesa de operaciones hace que la cirugía sea más sencilla.

dermatitis. La mayoría de los tratamientos frente a los piojos también matan a los ácaros.

Las infestaciones por pulgas son infrecuentes en los climas templados, aunque las pulgas de los gatos, perros (*Ctenocephalides* spp.) y las personas (*Pulex irritans*) pueden observarse en ocasiones en las cabras. Las infestaciones pueden provocar un prurito intenso y la pérdida de pelo. La pulga del gato adaptada a las ovejas, cabras y vacas en Israel a principios de los años 1980 y las infestaciones por pulgas humanas en los animales de granja han sido descritas en Francia, Italia y Grecia. Los tratamientos frente a los piojos son adecuados para el control de las pulgas, pero el control y la bioseguridad ambientales son tan importantes como el tratamiento de los animales.

Scrapie

Véase el Capítulo 12.

El scrapie o prurigo lumbar provoca prurito y automutilaciones pero no es tan pruriginoso en las cabras como en las ovejas.

Sarna psoróptica

Psoroptes cuniculi parasita las orejas, generalmente sin signos clínicos, provocando en ocasiones la agitación de la cabeza y el frotamiento de las orejas con las extremidades anteriores. Las infestaciones suelen estar confinadas a las orejas, con lesiones escamosas situadas en la parte interna del pabellón auricular. En ocasiones se observan lesiones en la cabeza, cuello, cruz, dorso, abdomen, cuartilla y espacio interdigital, con síntomas por lo general más leves en los animales más jóvenes y con lesiones corporales en los más viejos o debilitados. Los cabritos se infestan a partir de sus madres y pueden mostrar signos clínicos a los 10 días de edad. Puede producirse un trastorno vestibular grave, así como la parálisis del nervio facial si se rompe la membrana del tímpano.

Los ácaros *Psoroptes* de las orejas se piensa que actúan como vectores de micoplasmas (Capítulo 17). La especificidad por el hospedador de *Psoroptes* en las orejas de ovejas y cabras resulta equívoca. Es posible que pueda existir transferencia entre ovejas y cabras bajo determinadas circunstancias cuando comparten hábitat.

Railettia caprae es un ácaro que afecta a las orejas de las cabras en Australia, México y EE.UU., pero no está presente en Reino Unido.

Los ácaros de la sarna ovina (*P. ovis*) no pueden infestar el cuerpo de pelo corto de las cabras lecheras pero se han observado lesiones similares a sarna ovina sobre el cuerpo de cabras Angora.

Diagnóstico

- Identificación del ácaro: más grande que *Chorioptes* y con pedicelos largos articulados y pieza bucal con forma de trompeta.

Tratamiento

- Se pueden utilizar productos contra los ácaros de las orejas de los perros cuando el problema esté confinado a las orejas, pero es necesaria la eliminación de tapones de cera y costras para permitir la penetración del medicamento. Son necesarios varios tratamientos semanales.
- La inyección subcutánea de doramectina, ivermectina o moxidectina (véase tratamiento de los piojos) mata a los ácaros pero no se pueden aplicar en cabras en lactación.
- La sarna del cuerpo se puede tratar mediante inyección de avermectina o moxidectina o mediante lavados con amitraz o polisulfuro de calcio.

Infestaciones por nematodos

1. Estrongiloidiasis

Dermatitis localizada que puede presentarse como parte de la respuesta inmune frente a las larvas de *Strongyloides papillosus*, la lombriz del intestino delgado. La estrongiloidiasis afecta a los miembros inferiores, provocando prurito, con pataleo y mordisqueo.

2. Oncocercasis

Los vermes adultos de *Onchocerca* spp. pueden vivir en el tejido conjuntivo de las cabras formando pequeños nódulos en la piel, en particular del cuello y la región de la escápula, con un prurito leve. Las microfilarias migran a la dermis y son ingeridas por *Culicoides* spp. y *Simulium* spp. en los que las larvas evolucionan a una fase infestante. Otras cabras se infestan cuando los ácaros se alimentan.

3. Infestación por *Parelaphostrongylus tenuis*

P. tenuis causa una infestación subclínica en el ciervo de cola blanca en Norteamérica. En hospedadores aberrantes como la cabra, produce unos signos clínicos de mielitis focal o encefalomielitis (véase el Capítulo 12).

Las larvas migrantes de *P. tenuis* producen en ocasiones llagas exudativas a lo largo del dorso de las cabras infestadas, con o sin signos neurológicos. El tratamiento consiste en fenbendazol 25 mg/kg y dexametasona durante 5 días.

Procesos autoinmunes de la piel

El pénfigo foliáceo es un proceso autoinmune en el que el animal desarrolla autoanticuerpos que se adhieren a los antígenos intercelulares de los desmosomas, posiblemente a los desmoglenos de las capas más externas de la dermis. Se desconoce cuál es el detonante de la producción de autoanticuerpos en las cabras.

Las pústulas temporales evolucionan rápidamente hacia lesiones costrosas pruriginosas con alopecia multifocal. Pueden afectar a la mayor parte del cuerpo, especialmente a la piel de la región del periné y el escroto, así como a la zona ventral del abdomen y la cara.

Diagnóstico

- Citología mediante una preparación de Tzanck: el material pustular tomado de la parte inferior de una pústula reciente se aplica sobre un cubreobjetos y se tiñe con el fin de observar una gran cantidad de queratinocitos acantolíticos mezclados con neutrófilos y a veces con eosinófilos. Como las pústulas son estériles, no debería haber cocos ni otras bacterias asociadas con las células polimorfonucleares, aunque las infecciones bacterianas secundarias pueden ser una complicación.
- Se deben tomar muestras con hisopo de las pústulas para realizar un cultivo microbiológico, así como pelos y costras para realizar un cultivo micológico para dermatofitos con el fin de descartar otras enfermedades.
- Para el diagnóstico de confirmación se necesita una biopsia de piel. La presencia de queratinocitos acantófilos dentro de vesículas de las capas granular o espinosa superior de la dermis es una característica diagnóstica.

Tratamiento

- Se ha logrado su remisión mediante una dosis inductora de inmunosupresión de prednisolona, 1 mg/kg i.m. cada 12 horas seguida de una dosis de mantenimiento de 1 mg/kg i.m. cada 48 horas. Las inyecciones de acetato de metilprednisolona de acción prolongada pueden administrarse después cada 4 a 6 semanas si es necesario. Se han utilizado sales de oro (tiomalato sódico de oro) 1 mg/kg i.m. cada 7 días junto con inyecciones de fosfato sódico de dexametasona.

Fiebre catarral maligna (MCF)

Se ha descrito una enfermedad alopécica y eritematosa generalizada con una notable acumulación de restos queratinosos alrededor de los ollares en una cabra de 18 meses de edad. El proceso era similar a la enfermedad observada en el ciervo sika debida a la infección por el herpesvirus ovino tipo 2 (Ov-VH2). Entre los hallazgos histopatológicos se encuentra una intensa foliculitis mural y el virus fue detectado en la circulación periférica y en la piel mediante PCR.

Fotosensibilización

La fotosensibilización está causada por la acumulación de productos químicos fotodinámicos en la piel que son estimulados por la luz solar en zonas expuestas no pigmentadas.

- Primaria: debida a la ingestión de plantas como el hipérico o hierba de San Juan (*Hypericum perforatum*) o el alforfón o trigo sarraceno (*Fagopyrum esculentum*) (véase el Capítulo 21).
- Secundaria: en animales con disfunción hepática debida a la acumulación de filoeritrina, un metabolito derivado de la clorofila. Normalmente el hígado degrada la filoeritrina, que alcanza niveles despreciables en el suero. Cualquier daño hepático que afecte a la excreción biliar puede estar implicado: enfermedades hepáticas, medicamentos hepatotóxicos, productos químicos, micotoxinas o plantas tóxicas, como por ejemplo el nartecio (*Narthecium ossifragum*).

Signos clínicos

- Prurito, eritema, edema e inflamación de la piel, con formación de ampollas y costras, particularmente en las zonas no pigmentadas de la cara, párpados, hocico, orejas y cola.
- Sacudidas de la cabeza y frotamiento de la cabeza y la cara.
- Las zonas afectadas pueden exudar suero y desarrollarse una infección bacteriana secundaria.
- Necrosis de las puntas de las orejas.

Tratamiento

- Evitar el acceso a cualquier planta fotosensibilizante.
- Proteger a los animales de la luz solar.
- Tratamiento sintomático y de apoyo; el uso de corticoides durante las fases iniciales ayuda a reducir el edema; antibióticos para las infecciones bacterianas secundarias.
- Tratamiento de la enfermedad primaria si existe una lesión hepática.

Trastornos no pruriginosos de la piel

En las cabras lecheras de producción comercial pueden aparecer diversas lesiones inespecíficas. Algunas de ellas se deben a unas condiciones ambientales deficientes, como estar de pie o tumbadas en condiciones de humedad con camas inadecuadas (Lámina 11.6). La pérdida de peso se puede producir como consecuencia del rascado en las barras de las mangas, jaulas o separadores (Lámina 11.7). Otras lesiones pueden no tener una etiología tan evidente (Láminas 11.8 y 11.9), pero una característica común suele ser la infección secundaria por estafilococos.

Sarna corióptica

La sarna corióptica es una infestación muy común de las cabras en Reino Unido, en particular en cabras estabuladas en invierno, aunque puede producirse todo el año. Siempre deben revisarse las extremidades en busca de sarna corióptica durante los arreglos rutinarios de las pezuñas.

Etiología

- El ácaro *Chorioptes caprae*, habitante en la superficie de la piel, se alimenta de restos de epidermis y causa una dermatitis exudativa y lesiones cutáneas, las cuales se asocian con una reacción de hipersensibilidad. Morfológicamente, el ácaro se parece a los observados en el ganado bovino y, de hecho, puede ser *Chorioptes bovis*. Algunas cabras son especialmente sensibles a la infestación, o reaccionan con mayor intensidad a la misma, y parece existir una tendencia familiar a desarrollar lesiones, de modo que solamente algunos individuos de la granja presentan signos clínicos y suele tratarse de animales relacionados entre sí.
- Los ácaros pueden sobrevivir fuera del hospedador durante muchas semanas en el ambiente y muchos animales infestados no presentan afecciones graves, de modo que actúan como reservorios importantes.
- El ciclo biológico dura 3 semanas, siendo su capacidad reproductiva en ese tiempo de 20 huevos.

Signos clínicos

- Se observan lesiones costrosas de color blanco/marrón generalmente en la parte trasera de la cuartilla (Lámina 11.10 y 11.11), pero en ocasiones se extienden nada menos que hasta la rodilla o el corvejón en los casos graves. Muy rara vez pueden observarse lesiones en la parte ventral del abdomen, el esternón o incluso en la parte superior del cuerpo. Las lesiones se pueden complicar con una infección por *Staphylococcus aureus*.
- Lesiones similares pueden aparecer en cabras que están de pie en condiciones de humedad (Lámina 11.12) en cuyo caso deben diferenciarse de las lesiones de ácaros.

Diagnóstico

- Identificación microscópica del ácaro no excavador *Chorioptes caprae*. Los ácaros son generalmente fáciles de encontrar; pedicelos cortos con ventosas con forma de frasco en las patas.
- Tomar cinta adhesiva transparente y tocar con ella repetidamente sobre las lesiones del animal. El espacio interdigital suele ser un buen lugar para

encontrar ácaros. Colocar la cinta adhesiva en una placa de Petri hasta poderla examinar con una lupa.
- Las biopsias de piel tienen nula utilidad debido a que los ácaros viven sobre la superficie.
- Los ácaros no se encuentran en las costras, pero deben examinarse las zonas adyacentes, cortando el pelo si es necesario.

Tratamiento

El tratamiento de la sarna corióptica es extremadamente frustrante debido a la ausencia de medicamentos eficaces y a la necesidad de tratar a los animales en lactación con medicamentos con largos periodos de supresión.
- El éxito de los tratamientos con ivermectinas y moxidectina inyectables (véase el tratamiento de los piojos) es variable debido a la localización superficial y a los hábitos alimentarios de los ácaros, de modo que son necesarias inyecciones repetidas con intervalos de 7 a 10 días, en particular cuando se utilizan productos menos persistentes, como la ivermectina.
- Utilización de eprinomectina tópica *pour-on*, dos veces, con un intervalo de dos semanas.
- Antes de aplicar los tratamientos tópicos, la piel debe lavarse para eliminar costras y residuos. Entre los tratamientos tópicos se encuentran el amitraz, phosmet, ivermectina, moxidectina y fipronil (véase el tratamiento de los piojos). Se requieren al menos dos tratamientos con un intervalo de 10 a 14 días y pueden ser necesarios tratamientos adicionales cada dos semanas para cubrir dos ciclos biológicos del parásito, es decir, hasta 6 semanas.
- Se ha utilizado el polisulfuro de calcio al 5% por sus propiedades fungicidas, bactericidas, queratolíticas y antipruriginosas. Su capacidad de penetrar en las lesiones debido a su acción queratolítica, así como su acción antiparasitaria y antipruriginosa, lo convierte en un medicamento potencialmente excelente para el tratamiento de la sarna corióptica. Se requieren al menos cuatro tratamientos con intervalos de 7 días. Sus inconvenientes son su mal olor, la pigmentación de color amarillo que provoca en el pelo blanco y su potencial poder irritante a concentraciones superiores al 5%.
- Las infecciones bacterianas secundarias se deben tratar con antibióticos sistémicos.

Sarna demodécica (*Demodex caprae*)

La sarna demodécica es relativamente frecuente. Habitualmente afecta de forma clínica a las cabras de entre uno y dos años tras infectarse cuando son cabritos. Suele ser un problema individual más que de rebaño.

Signos clínicos

- Nódulos pequeños (generalmente de 1 a 2 cm) en la piel de la cabeza, cuello y cuerpo debidos a la multiplicación del ácaro en las glándulas sebáceas. Puede observarse un material caseoso de color amarillo que contiene abundantes ácaros saliendo de los nódulos.

Diagnóstico

- Identificación microscópica de los ácaros en el material caseoso que sale de los nódulos. Muy fáciles de observar en una extensión. Cuerpo con forma de cigarro con un abdomen claramente puntiagudo.

Tratamiento

- Cuando las lesiones están extendidas o generalizadas, es necesario un tratamiento tópico con amitraz al 0,05%. Ningún otro tratamiento ha sido considerado eficaz. Los nódulos persisten durante bastante tiempo después de haber muerto los ácaros, de forma que es difícil saber cuándo se ha alcanzado una curación clínica.
- Si las lesiones son muy escasas en número, se pueden tratar abriendo cada nódulo con un bisturí y vaciando su contenido. La zona puede lavarse con amitraz después de haber vaciado los nódulos.

Dermatitis estafilocócica (dermatitis pustular)

La infección por *Staphylococcus aureus* es muy común, provocando la aparición de pústulas de tamaño variable de hasta 4 cm, especialmente sobre la ubre, pezones e ingles (Láminas 13.5 y 13.6), aunque también en la zona ventral del abdomen y en ocasiones en cualquier parte del cuerpo (Lámina 11.9). Las hembras de primer parto se ven especialmente afectadas tras el parto. Las pústulas se desprenden con facilidad y se diseminan, curando en forma de lesión costrosa o de tipo impétigo, y la infestación se puede extender de unas cabras a otras durante el ordeño a través de las manos, trapos o bayetas de limpieza. Las lesiones suelen ser indoloras y la producción de leche no se altera.

La enfermedad se conoce coloquialmente como «viruela de la cabra» pero la verdadera viruela causada por un capripoxvirus no está presente en Reino Unido (véase más delante).

Nota: Staphylococcus aureus es un invasor secundario habitual en otras lesiones cutáneas.

Tratamiento

- El uso tópico de antisépticos como la clorhexidina y de pomadas antibióticas tiene utilidad cuando solamente está presente un reducido número de lesiones.
- En los casos de mayor gravedad puede ser necesario un tratamiento con antibióticos sistémicos, basado en el cultivo y el antibiograma siempre que sea posible. El tratamiento empírico consiste en utilizar penicilina-procaína, amoxicilina o amoxicilina/ácido clavulánico.

Viruela de la cabra

Se debe sospechar de viruela caprina cuando en las cabras aparece una enfermedad aguda acompañada de fiebre, lesiones cutáneas semejantes a viruela y con alta mortalidad.

La enfermedad puede llegar mediante la importación de animales vivos (¿o material genético?) procedentes de países infectados de forma endémica. Los virus también pueden ser transportados en la ropa, equipos y productos de lana sin procesar. En el pasado se detectaron brotes de la enfermedad en Europa, incluyendo Grecia, Italia y Bulgaria, procedentes de importaciones ilegales desde Turquía. Por lo tanto, existe la posibilidad de una difusión adicional de capripoxvirus hacia Europa o dentro de la misma. Este aspecto, junto con el hecho de que Reino Unido actualmente importa pieles de vacuno y pieles y lana de ovino de países europeos sin la obligación de realizar un tratamiento antes de la exportación, plantea la preocupación de que los capripoxvirus pueden introducirse en Reino Unido.

Distribución actual

Endémica en el norte de África, la cuenca del Mediterráneo/Oriente Medio, Asia central (incluyendo Rusia y el oeste de China) y el subcontinente de la India, hasta alcanzar Myanmar.

Etiología

- La OIE considera que la viruela ovina y caprina son una misma enfermedad. Los virus causantes de esas enfermedades son miembros del género *Capripoxvirus* de la familia Poxviridae y son clínicamente indiferenciables. Las cepas del virus de la viruela ovina (SPPV), del virus de la viruela caprina (GTPV) y del virus de la enfermedad de *lumpy skin* (LSDV) no se pueden distinguir mediante serología.
- El virus se replica en las células de la dermis y otros tejidos y se disemina por todo el cuerpo en los macrófagos. Existen muchas cepas de distinta virulencia dependiendo de si afectan a ovejas o cabras. Por lo general, los virus de la viruela ovina y de la viruela caprina se consideran específicos del hospedador, pero las distintas cepas presentan diferentes preferencias por el hospedador y no es extraño que tanto ovejas como cabras sean infectadas por la misma cepa del virus. Las distintas razas de cabras presentan distinta sensibilidad.

Transmisión

- Contacto directo con animales infectados: aerosoles, secreción nasal, saliva.
- Las lesiones de viruela pueden ser confinadas por la respuesta inmune pero no se reabsorben y actúan como una fuente de infección durante varios meses.
- Contacto indirecto con material desprendido. El virus puede permanecer viable hasta 6 meses en los corrales fuera del alcance de la luz solar directa y durante al menos 3 meses en costras secas sobre el vellón, la piel y el pelo de animales infectados.
- Objetos contaminados como los utillajes de la granja, vehículos, camas y estiércol.
- Los insectos, incluyendo las moscas de los establos, pueden actuar como vectores mecánicos.

Signos clínicos

La enfermedad se caracteriza por la fiebre, letargo y un flujo oculonasal con presencia de lesiones típicas de viruela que aparecen por la superficie del cuerpo.

- Fiebre de aparición repentina.
- Flujo oculonasal e hipersalivación.
- Placas necróticas que pueden aparecer en la mucosa de la cavidad oral.
- Inapetencia.
- Rechazo a moverse.
- Lesiones en la piel, que aparecen en 1-2 días, inicialmente como áreas de eritema, y que evolucionan en las 2 semanas siguientes a pápulas, vesículas, pústulas con exudación y formación de costras. Las lesiones se extienden por toda la piel, en especial de la cabeza y las orejas, el periné y la cola. La mucosa de los ollares, boca y vulva y la lengua también pueden verse afectadas.
- Alteración respiratoria aguda.
- En los brotes graves que afectan a poblaciones indemnes, la morbilidad y la mortalidad pueden alcanzar el 100%. La mortalidad alcanza su máximo unas 2 semanas después de aparecer las lesiones cutáneas.
- La enfermedad es más grave en los cabritos que en los adultos.

Lesiones *post mortem*

- Lesiones características en la epidermis y las mucosas.
- Ulceración en la superficie de la tráquea y del tracto gastrointestinal.
- Pueden observarse lesiones pulmonares con nódulos de color gris pálido.

Diagnóstico diferencial

- Dermatitis pustular contagiosa (ectima).
- Lengua azul.
- Dermatitis micótica.
- Sarna.
- Fotosensibilización.

Diagnóstico de laboratorio

- Serología de muestras de sangre pareadas de animales con fiebre.
- Identificación del virus en suero, líquido de las vesículas, costras y raspados de piel de lesiones y de lesiones del aparato respiratorio y digestivo. Las muestras recientes deben recogerse en la primera semana de aparición de la enfermedad.
  - Inoculación de células e identificación mediante inmunofluorescencia.
  - Tinción de cuerpos de inclusión intracitoplasmáticos.
  - Inhibición del efecto citopático empleando suero positivo.
  - ELISA.

Control

- Las ovejas o cabras enfermas deben ser sacrificadas y sus cadáveres incinerados o enterrados.
- Control de movimientos de animales y vehículos.
- Vacunación de animales en contacto:
  - Las vacunas vivas atenuadas logran buena inmunidad y se utilizan en situaciones de emergencia.
  - Se han empleado vacunas inactivadas y atenuadas obtenidas en cultivo celular para prevenir la enfermedad. Las vacunas inactivadas alcanzan una protección de unos 5 meses, pero no están disponibles comercialmente.

Ectima

Véase el Capítulo 10.

Carencia de zinc

La carencia de zinc es probablemente más frecuente de lo que generalmente se piensa. La carencia de zinc no está considerada como un problema clínico en los animales en pastoreo de Reino Unido, pero se ha descrito su presentación en condiciones normales en algunas zonas de la región del Mediterráneo, norte de África y Norteamérica.

Las dietas deberían tener un contenido de zinc adecuado, pero:

- Un exceso de cobre puede interferir en la absorción del zinc, lo mismo que un alto aporte de calcio (p. ej., alfalfa).
- Las cabras pueden no absorber cantidades adecuadas.
- Algunos machos cabríos pueden presentar necesidades mayores.

Signos clínicos

- Pérdida de pelo e hiperqueratosis y paraqueratosis con engrosamiento y arrugamiento de la piel, en particular de las extremidades posteriores, escroto, cuello y cabeza.
- La pérdida de pelo en las orejas de cabritos de raza Anglo-nubia responde de manera empírica a la suplementación con zinc.

Nota: la carencia de zinc también puede provocar infertilidad y bajas tasas de gestación.

Diagnóstico de laboratorio

- Se pueden determinar los niveles de zinc en sangre utilizando una muestra recogida en un tubo vacutainer con citrato sódico, pero la correlación entre los niveles de zinc en suero y el zinc de la dieta puede ser escasa.

Tratamiento

La respuesta a la suplementación con zinc suele ser rápida.

- Administrar sulfato de zinc al 1% o tabletas de sulfato de zinc, 250 mg a 1 g al día, por vía oral, durante 2 a 4 semanas; la metionina de zinc se puede absorber mejor en el abomaso y el intestino delgado.
- Existen bolos que contienen zinc, cobalto y selenio de liberación lenta.

Escaldadura por orina

Los machos cabríos se orinan sobre sí mismos durante la temporada reproductora, en particular en la parte trasera de las extremidades delanteras, la cara y la barba, lo que ocasiona su pigmentación, la caída de pelo y posiblemente la escaldadura de la piel.

De igual forma, se produce una pigmentación en cabras tumbadas o estabuladas en condiciones de suciedad. La escaldadura por orina puede ser también un problema tras la uretrostomía y la cirugía de marsupialización para tratar la urolitiasis.

Alopecia/engrosamiento de la piel en machos cabríos viejos

Los machos más viejos (en especial de las razas Toggenburg y Alpina británicas) suelen tener una piel engrosada y escamosa, sobre todo en la parte superior de la cabeza y en el dorso, debido posiblemente en parte a la escaldadura por orina, carencias nutricionales durante la temporada de reproducción (¿relacionada con el zinc?) y como respuesta al rascado, aunque su etiología exacta se desconoce.

Se ha sugerido que el tratamiento con aceites para niños o bien aceite de oliva adicionado de alcohol pueden ser eficaces para eliminar el exceso de descamación y permitir que crezca pelo nuevo, seguido del empleo de champú. También debería valorarse la posibilidad de suplementar con sulfato de zinc (véase la carencia de zinc más arriba).

Dermatitis labial en cabritos criados de forma artificial

Los cabritos criados de forma artificial pueden desarrollar un eritema y pérdida de pelo alrededor de la cara y la boca debido a la humedad. En ocasiones, se produce una infección secundaria por *Staphylococcus aureus* (véase la dermatitis estafilocócica). La dermatitis labial debe diferenciarse de los estadios iniciales del ectima (véase el Capítulo 10) y de la dermatofilosis (véase el Capítulo 7).

Tiña (dermatofitosis)

La tiña es una infección infrecuente adquirida de otros hospedadores. El agente más frecuente es *Trichophyton verrucosum* del ganado bovino, en ocasiones *T. mentagrophytes* de los roedores y *Microsporum canis* de los perros o gatos. Las lesiones son inicialmente circulares, costrosas y prominentes, y posteriormente tienen forma irregular, normalmente presentes en la cabeza, orejas y cuello (Lámina 11.12). El curso de la enfermedad es de 4 a 5 semanas en los animales con un sistema inmune competente.

Diagnóstico

- Microscopía y cultivo.
- Las especies de *Trichophyton* no fluorescen en una lámpara de Wood.

Tratamiento

- Fungicidas de uso tópico.
- Naftenato de cobre en espray.
- Enilconazol, solución al 0,2% en lavado o espray, cada 3 días durante 3-4 aplicaciones.

- Natamicina, solución al 0,01% local, repetir tras 4-5 días y de nuevo tras 14 días si es necesario.
- *Griseofulvina, 7,5 mg/kg oral durante 7 días*. Con la legislación en vigor en la UE, la griseofulvina no se puede utilizar en animales de abasto ya que no se han establecido sus límites de residuos oficialmente.

Síndrome de la cabra pigmea (dermatitis seborreica)

Algunas familias de cabras pigmeas desarrollan unas lesiones costrosas no pruriginosas alrededor de los ojos, orejas, ollares y cabeza y en las axilas, ingles y región del periné. La etiología de este proceso se desconoce.

Tratamiento

- El tratamiento tópico con una combinación de corticoides y antibióticos en pomada logra la mejoría de las lesiones más pequeñas.
- El tratamiento parenteral con corticoides y antibióticos produce la resolución completa durante un plazo de hasta 4 semanas, pero las lesiones reaparecen. Aunque por lo general se desaconsejan los tratamientos orales en los rumiantes, se puede utilizar la prednisolona por vía oral en una dosis eficaz ajustada, de forma diaria o en días alternos, para controlar el problema a largo plazo o bien acetato de metilprednisolona de acción retardada en inyección administrada cada 4 a 6 semanas si es necesario.

Infección por *Malassezia*

El proceso clínico asociado con las infecciones por *Malassezia* en las cabras, incluyendo a *M. pachydermatis* y *M. sloofiae*, ha sido descrito por dermatólogos en los últimos años en cabras con descamación, alopecia y lesiones costrosas. Al igual que en otras especies, se trata de agentes patógenos probablemente oportunistas. El diagnóstico de la dermatitis por *Malassezia* en las cabras suele llevarse a cabo mediante un examen citológico de improntas de la piel o mediante examen de biopsias de muestras de piel. Para su tratamiento se puede utilizar miconazol, clorhexidina, sulfuro de selenio o enilconazol en champú, lavando a los animales durante 10 minutos, dos veces por semana durante 3 semanas. Cualquier enfermedad predisponente o subyacente también debería recibir tratamiento.

Síndrome de la cabra Guernsey dorada («cabrito sudoroso»)

El síndrome de la cabra Guernsey dorada es una enfermedad hereditaria causada por un gen autosómico recesivo. Los cabritos afectados nacen con una cubierta sudorosa, grasienta y apelmazada que continúa alterada toda su vida (Lámina 11.13).

Dermatitis micótica (dermatofilosis)

Véase el Capítulo 7.

Dermatophilus congolensis es la causa de la «lana aterronada» y del «pedero florido» en ovejas y cabras.

Carencia de yodo

Véase el Capítulo 6.

La carencia de yodo puede dar lugar al nacimiento de cabritos débiles con una cubierta de pelo fino y ralo, como parte de un síndrome asociado con abortos, neonatos con debilidad y mortinatalidad. Las cabras de más edad pueden presentar un crecimiento bajo y una piel seca y escamosa como consecuencia de una malnutrición general.

Carencia de selenio/vitamina E

La carencia de selenio/vitamina E puede producir una cubierta seca y con caspa.

Trastornos de la piel que cursan con abultamiento

Neoplasias

- Papiloma
- Melanoma
- Carcinoma de células escamosas
- Hemangioma
- Hemangiolipoma
- Tumores de glándulas sebáceas.

Ectima

Véase el Capítulo 10.

Garrapatas

Se han descrito varias especies de garrapatas en cabras de Reino Unido. *Ixodes ricinus*, la garrapata con forma de semilla de ricino, está extendida por todo el país y la garrapata del erizo, *Ixodes hexaganus*, también se encuentra en ocasiones. Otras garrapatas ocasionales son *Haemaphysalis punctata* en el sur de Inglaterra y *Dermacentor reticulatus* en Gales. *Ixodes* es una garrapata de tres hospedadores, todos los cuales –larva, ninfa y adulto– se alimentan en un hospedador mamífero diferente. Las infestaciones intensas con garrapatas ocasionan un deterioro de la condición corporal pero la consecuencia más importante de las infestaciones por garrapatas es la transmisión de enfermedades producidas por bacterias, virus o protozoos en las zonas endémicas. Entre ellas se encuentra la fiebre transmitida por garrapatas (véase el Capítulo 2) y la *piemia por garrapatas* (véase el Capítulo 8).

Melófagos

Melophagus ovinus es una mosca sin alas que se alimenta de sangre y que infesta tanto a ovejas como a cabras, cuyo ciclo biológico se completa totalmente sobre el hospedador. Las infestaciones intensas pueden causar anemia e irritación, pero los melófagos suelen tener una importancia patológica limitada. Los melófagos suelen estar presentes junto con piojos y se controlan con los tratamientos habituales para piojos.

Abscesos

Véase el Capítulo 10.

Lecturas adicionales

General

Foster, A. (2011) Goats with skin disease – anything new? *Goat Vet. Soc. J.*, **27**, 7–11.

Jackson, P. (1982) Skin diseases in goats. *Goat Vet. Soc. J.*, **3** (1), 7–11.

Jackson, P. (1986) Skin diseases in goats. *In Pract.*, **8** (1), 5–10.

Scott, D.W., Smith, M.C. and Manning, T.O. (1984) Caprine dermatology. Part I. Normal skin and bacterial and fungal disorders. *Cont. Ed. Pract. Vet.*, **6** (4), S190–211.

Scott, D.W., Smith, M.C. and Manning, T.O. (1984) Caprine dermatology. Part II. Viral, nutritional, environmental and congenitohereditary disorders. *Cont. Ed. Pract. Vet.*, **6** (8), S473–485.

Scott, D.W., Smith, M.C. and Manning, T.O. (1984) Caprine dermatology. Part III. Parasitic, allergic, hormonal and neoplastic disorders. *Cont. Ed. Pract. Vet.*, **7** (8), 5437–5452.

Smith, M.C. (1981) Caprine dermatologic problems: a review. *J. Am. Vet. Med. Assoc.*, **178**, 724.

Smith, M.C. (1983) Dermatologic diseases of goats. *Vet. Clin. North Amer.: Large Anim. Pract.*, **5** (3), 449–456.

Walton, G.S. (1980) Skin lesions and goats. *Goat Vet. Soc. J.*, **1** (2), 15–16.

Wright, A.I. (1989) Dermatology. *Goat Vet. Soc. J.*, **10** (2), 64–66.

Ataque de moscas

Wall, R. and Lovatt, F. (2015) Blowfly strike: biology, epidemiology and control. *In Pract.*, **37** (4), 181–199.

Ectoparásitos

Bates, P. (2004) Therapies for ectoparasiticism in sheep. *In Pract.*, **26**, 538–547.

Bates, P. (2009) The host specificity of Psoroptes mites and lice infesting sheep and goats. *Goat Vet. Soc. J.*, **25**, 77–81.

Bates, P. (2013) Goat ectoparasites in the UK: an update. *Goat Vet. Soc. J.*, **29**, 4–8.

Bates, P. (2013) Control of goat ectoparasites in the UK: an update. *Goat Vet. Soc. J.*, **29**, 38–46.

Bates, P., Rankin, M. Cooley W. and Groves, B. (2001). Observations on the biology and control of the chewing louse (*Bovicola limbata*) of Angora goats in Great Britain. *Vet. Rec.*, **149** (22), 675–676.

Cornall, K. and Wall, R. (2015) Ectoparasites of goats in the UK. *Vet. Parasitol.*, **207** (1–2), 176–179.

Gnad, D.P. and Mock, D.E. (2001) Ectoparasite control in small ruminants. *Vet. Clin. North Amer.: Food Anim. Pract.*, **17**, 245–263.

Jackson, P., Richards, H.W. and Lloyds, S. (1983) Sarcoptic mange in goats. *Vet. Rec.*, **112**, 330.

Taylor, M (2002) Parasites of goats: a guide to diagnosis and control. *In Pract.*, **24**, 76–89.

Fiebre catarral maligna

Foster, A.P. *et al.* (2010) Generalized alopecia and mural folliculitis in a goat. *Vet. Path.*, **47** (4), 760–763.

Malassezia

Eguchi-Coe, Y., Valentine, B.A., Gorman, E. and Villarroel, A. (2011) Putative *Malassezia* dermatitis in six goats. *Vet. Dermatol.*, **22** (6), 497–501.

Pin, D. (2004) Seborrhoeic dermatitis in a goat due to *Malassezia pachydermatis*. *Vet. Dermatol.*, **15** (1), 53–56.

Pénfigo foliáceo

Cornish, J. and Highland, M. (2010) Successful treatment of juvenile pemphigus foliaceus in a Nigerian Dwarf goat. *J. Amer. Vet. Med. Assoc.*, **236**, 674–676.

Janzen, A.M. *et al.* (2011) Pemphigus foliaceus in a juvenile cashmere goat and outcome after prednisolone and methylprednisolone therapy. *Canadian Vet. J.*, **52**, 1345–1349.

Targino, J. *et al.* (2008) *Pemphigus foliaceous* in a Boer goat. *Ciencia Rural, Santa Maria*, **38**, 2633–2635.

Valdez, A., Gelberg, H.B., Morin, E.L. and Zuckermann, F.A. (1995) Use of corticosteroids and aurothioglucose in a pygmy goat with *Pemphigus foliaceus*. *J. Amer. Vet. Med. Assoc.*, **207** (6), 761–765.

Dermatitis de la cabra pigmea

Jefferies, A.R., Casas, F.C., Hall, S.J.G. and Jackson, P.G.G. (1991) Seborrhoeic dermatitis in pygmy goats. *Vet. Dermatol.*, **2** (3/4), 109–117.

CAPÍTULO 12

Enfermedades nerviosas

> Los animales con anemia grave y procesos que afecten al hígado, riñón, pulmón o miocardio pueden presentar una aparente disfunción nerviosa.

Valoración inicial

El historial preliminar debe tener en consideración:

- Problema de rebaño colectivo o individual.
- Edad.
- Sexo.
- Fase de gestación/lactación.
- Cambios en la dieta o nutricionales.

Entre las prácticas rutinarias de manejo se debe considerar:

- Descornado, castración, baños.
- Tratamientos terapéuticos: coccidiostáticos, antihelmínticos.
- Rutina de alimentación/pastoreo; cambios en la rutina.

Debe analizarse en detalle el ambiente relacionado con:

- Origen de los alimentos: ensilado, pasto.
- Origen del agua.
- Fertilizantes/herbicidas.
- Disponibilidad de micronutrientes.
- Posibles fuentes de intoxicación.

Examen clínico

- Examinar a los animales sin molestarles en su alojamiento habitual: ¿están alerta, alegres, responden a los estímulos o están apáticos y deprimidos?
- Respuesta al acercamiento: aprensión, temblores, etc.
- Posición de la cabeza
  - Hiperestesia
  - Visión defectuosa
  - Cabeza ladeada
  - Temblores
  - Presión de la cabeza contra las paredes.
  - Desviación lateral
  - Torneo
- Capacidad de levantarse: signos de debilidad, opistótonos, coma, semicoma.
- Locomoción: mover al animal lentamente al principio y más rápido después. Observar la hiperflexión articular, el torneo, incoordinación, ataxia, movimiento errante.
- Examen físico: examen general junto con características específicas referentes a trastornos neurológicos, por ejemplo, la caída de orejas o párpados, parálisis facial, retención del bolo alimenticio, ceguera, nistagmo, tamaño de las pupilas, reacciones visuales y acústicas.
- Examinar los ojos con un oftalmoscopio.
- Examen neurológico específico: consultar con un texto apropiado; las técnicas utilizadas en perros o gatos pueden aplicarse en las cabras. El examen de los reflejos neurológicos puede servir para localizar la zona problemática.
  - Reflejo corneal: retina, tracto óptico, cerebro posterior, par craneal VII.
  - Reflejo pupilar: retina, tracto óptico, tronco del encéfalo.
  - Reflejo nictitante: tronco encefálico rostral, pares craneales III y IV.

– Reflejo de fijación: retina, tracto óptico, cerebro posterior, pares craneales II, IV y VI y nervios cervicales craneales.
– Reflejo podal: arcos reflejos espinales.
– Reflejo cutáneo: arcos reflejos espinales.
– Reflejo oculocardiaco: tronco del encéfalo, pares craneales V y X.

En la Tabla 12.1 se incluyen algunas indicaciones de cómo se relacionan los signos clínicos con los lugares de las lesiones y sus posibles etiologías.

Diagnóstico de laboratorio

- Recuento sanguíneo completo.
- Pruebas específicas si son necesarias.
- Análisis y cultivo del líquido cefalorraquídeo.

Recogida de líquido cefalorraquídeo

Espacio lumbosacro

Inmovilizar al animal en decúbito lateral con las extremidades posteriores dobladas hacia delante para flexionar la médula espinal; preparar el campo quirúrgico y hacer un bloqueo con anestesia local. Insertar una aguja espinal o desechable de 0,9 mm × 38 mm en la depresión existente entre la última apófisis espinosa lumbar y la primera sacrodorsal, avanzando la aguja lentamente hasta que se nota un ligero chasquido cuando se atraviesa la duramadre. Se puede recoger aproximadamente 1 mL de LCR por 5 kg de peso corporal.

Espacio atlantooccipital

Las muestras obtenidas del espacio atlantooccipital representan con mayor precisión las lesiones intracraneales, pero es necesaria una sedación o anestesia general. Se debe utilizar el espacio lumbosacro cuando el animal está demasiado enfermo para resistir la sedación.

Preparar el campo quirúrgico y colocar al animal en decúbito lateral con la cabeza en ángulo recto con respecto al cuello y horizontal con respecto al suelo. Insertar una aguja espinal de 0,9 mm × 38 o 63 mm o bien una aguja desechable de 0,9 mm × 38 mm con la punta dirigida hacia la mandíbula y avanzar lentamente hasta atravesar la duramadre.

Nota: el traumatismo del tronco del encéfalo puede causar la muerte.

Análisis y cultivo de líquido cefalorraquídeo

Recoger LCR en un tubo con EDTA para el examen citológico y en un tubo vacío para el análisis bioquímico y el cultivo bacteriológico. En la Tabla 12.2 se muestran los valores normales.

- Color: debe ser claro e incoloro. La turbidez indica una infección vírica, bacteriana, fúngica o parasitaria. La coloración amarillenta (xantocromia) indica la presencia de pigmentos sanguíneos debido a un traumatismo o lesión vascular.
- Nivel de proteínas: las cabras sanas tienen un nivel de 0 a 0,39 g/litro; se puede medir con tiras de reactivos para orina; >1 + es anómalo. Los niveles de proteínas se incrementan en situaciones de infecciones, pueden aumentar ligeramente por un traumatismo y se mantienen normales en procesos degenerativos congénitos o intoxicaciones.
- Recuentos celulares: utilizar líquido sin diluir en un hemocitómetro; dejar que las células sedimenten durante 5 a 10 minutos antes de hacer el recuento. Las cabras sanas tienen un recuento de 0 a 4 leucocitos/mL. Los recuentos de leucocitos elevados pueden observarse en procesos víricos (células mononucleares), parasitarios (neutrófilos, en ocasiones muchos eosinófilos), bacterianos o fúngicos (generalmente neutrófilos; en la listeriosis, la mitad son neutrófilos y la otra mitad mononucleares). Tras un traumatismo se pueden observar eritrocitos.
- Niveles de glucosa: utilizar tiras de reactivos para orina. Los niveles normales son de alrededor de un 80% del nivel de glucosa en sangre, es decir, cerca de 3,0 a 4,0 mmol/litro.
- Recuento sanguíneo: utilizar tiras de reactivos para orina.
- Tinción de Gram de extensiones de LCR tras su sedimentación.
- Cultivo bacteriológico.

Examen *post mortem*

Muchos trastornos neurológicos son probablemente mortales o cursan en forma de muerte súbita. Los animales deben recibir una eutanasia química en lugar de ser sacrificados mediante un disparo o aturdimiento, para evitar dañar su cerebro.

Tabla 12.1 Enfermedades del sistema nervioso.

Convulsiones			**Lugar de la lesión: cerebro**	
Infecciosas	**Metabólicas**	**Tóxicas**	**Parasitarias**	**Epilepsia**
Meningoencefalitis	Necrosis cerebrocortical	Organofosforados	Cenurosis (modorra)	
Enterotoxemia	Toxemia del periparto	Plomo	*Oestrus ovis*	
Tétanos	Hipomagnesemia	Sobredosis de levamisol		
Aujeszky (pseudorrabia)	Hipoglucemia			
	Hepatoencefalopatía			

Temblores musculares	**Lugar de la lesión: cerebro**	
Infecciosas	**Metabólicas**	**Intoxicaciones**
Meningoencefalitis	Hipoglucemia	*Prunus* (cianuro)
Scrapie (prurigo lumbar)	Necrosis cerebrocortical	Laburno común
Louping ill	Hipocalcemia	Cicuta
Enfermedad de la frontera (*Border disease*)	Hipomagnesemia	Nitratos, nitritos
Artritis-encefalitis caprina (CAE)	Hepatoencefalopatía	Oxalatos
Rabia	Ataxia enzoótica	Urea
		Organofosforados
		Sobredosis de levamisol

Coma	**Lugar de la lesión: cerebro, mesencéfalo**	
Infecciosas	**Metabólicas**	**Intoxicaciones**
Meningoencefalitis	Necrosis cerebrocortical	Organofosforados
Enterotoxemia	Toxemia del periparto	Intoxicación por sal
Aujeszky (pesudorrabia)	Hipocalcemia	Oxalatos
	Hepatoencefalopatía	
	Uremia	

Excitabilidad, hiperestesia, masticación constante	**Caminar errático, presión cefálica, temor o agresividad**	**Lugar de la lesión: cerebro**	
Infecciosas	**Metabólicas**	**Intoxicaciones**	**Parasitarias**
Meningoencefalitis	Necrosis cerebrocortical	Organofosforados	Cenurosis (modorra)
Aujeszky (pseudorrabia)	Toxemia del periparto	*Prunus* (cianuro)	*Oestrus ovis*
Rabia	Hipomagnesemia	Nitratos (colza, hojas de remolacha)	
	Hepatoencefalopatía		

Opistótonos	**Lugar de la lesión: cerebro, cerebelo, mesencéfalo, puente**	
Infecciosas	**Metabólicas**	**Cualquier causa de convulsiones**
Enterotoxemia	Necrosis cerebrocortical	
Tétanos	Hipomagnesemia	
Meningoencefalitis		
Absceso en cerebro		
Artritis-encefalitis caprina (CAE)		
Rabia		

(*continúa*)

Tabla 12.1 (*Continuación*).

Torneo	**Lugar de la lesión: cerebro**	
Infecciosas	**Metabólicas**	**Parasitarias**
Listeriosis	Necrosis cerebrocortical	Cenurosis (modorra)
Absceso en cerebro		*Oestrus ovis*
Artritis-encefalitis caprina (CAE)		
Rabia		

Torneo	**Lugar de la lesión: sistema vestibular**
Infecciosas	
Otitis media/interna	

Hipermetria	**Lugar de la lesión: cerebelo**
Parasitarias	**Metabólicas**
Cenurosis (modorra)	Ataxia enzoótica
Oestrus ovis	

Ataxia	**Lugar de la lesión: médula espinal, sistema vestibular, cerebelo, cerebro**	
Infecciosas	**Metabólicas**	**Intoxicaciones**
Listeriosis	Hipocalcemia	Oxalatos
Meningoencefalitis	Hipomagnesemia	*Prunus* (cianuro)
Absceso en cerebro	Necrosis cerebrocortical	Perejil loco
Scrapie (prurigo lumbar)	Ataxia enzoótica	**Anomalías congénitas vertebrales o medulares**
Artritis-encefalitis caprina (CAE)	**Neoplasias**	
Rabia		
Rhodococcus spp.		
Parasitarias		
Piemia por garrapatas		
Nematodiasis cerebroespinal		
Oestrus ovis		

Agitación de la cabeza	**Lugar de la lesión: sistema vestibular**
Infecciosas	**Parasitarias**
Listeriosis	Ácaros de los oídos
Otitis media/interna	Nematodiasis cerebral
Absceso en cerebro	
Artritis-encefalitis caprina (CAE)	

Todos los sistemas orgánicos del cuerpo deben examinarse de manera rutinaria antes de proceder al examen del encéfalo. Debe examinarse la médula espinal, el oído medio y los nervios periféricos cuando sea necesario, dependiendo de la presentación clínica.

Por lo general, no suelen apreciarse lesiones macroscópicas y se deben tomar muestras para el análisis de laboratorio. El tejido del sistema nervioso central se conserva mejor mediante fijación en un volumen de formol salino al 10% mínimo de 10 ve-

Tabla 12.2 Valores normales del líquido cefalorraquídeo (LCR).

Densidad específica	1,005
Color	Incoloro
Proteínas totales	0-0,39 g/litro
Glucosa	3,0-4,0 mmol/litro
Leucocitos	0-4/µL
Eritrocitos	Ninguno

ces su volumen. La agitación moderada en un ambiente tibio acelera la fijación.

Tratamiento

> Un tratamiento agresivo inicial puede significar la diferencia entre la recuperación y la muerte.

Debe iniciarse un tratamiento específico tan pronto como se haya realizado el diagnóstico. Hasta ese momento, está indicado aplicar un tratamiento general de apoyo.

- *Esterilizar el LCR* con antibióticos de amplio espectro por vía intravenosa durante los 4 primeros días.

Trimetoprim/sulfamida, 15-24 mg combinados/kg cada 6 a 12 horas
Oxitetraciclina, 3-10 mg/kg cada 12 a 24 horas
Bencilpenicilina, 2 viales de penicilina cristalizada (cada vial contiene 5 megaunidades (3 g) de bencilpenicilina) por vía intravenosa + 20 mL de penicilina procaína (300.000 u.i./mL) por vía intramuscular divididos en dos puntos, después 5 mL de penicilina procaína cada 24 horas durante los siguientes 5 días
Ceftiofur, 1 mg/kg cada 24 horas
Ampicilina, 3 mg/kg cada 8 horas
Gentamicina, 3 mg/kg cada 8 horas, sola o combinada con trimetoprim/sulfamida
Cloramfenicol, 5-10 mg/kg cada 12 a 24 horas (prohibido en animales de abasto en la UE).

Las dosis necesarias para penetrar en el LCR suelen ser superiores a las recomendadas por los fabricantes: las combinaciones de trimetoprim/sulfamida penetran bien, la ampicilina penetra bien si el SNC está inflamado, la gentamicina y las tetraciclinas penetran relativamente mal. Los tratamientos deben continuar durante al menos 48 horas después de que las cabras se hayan curado y puede ser necesario mantenerlos durante 10 a 14 días.

- *Detener las convulsiones.*

  Diazepam, 0,25-0,5 mg/kg, 2-4 mL/40 kg i.v. hasta que sea efectivo
  Fenobarbital, 24 mg/kg *lentamente* i.v., hasta hacer efecto, después 12 mg/kg i.v. cada 8-12 horas según se requiera

- *Corregir los desequilibrios de líquido y electrolitos* con rehidratación intravenosa en aquellos animales que no beban o sufran un colapso (o por vía subcutánea si el manejo provoca estrés en la cabra). La mayoría de los animales sufren acidosis. Si se tienen dudas, utilizar solución de Ringer lactato.

  Los electrolitos se pueden administrar por vía oral mediante sonda gástrica: se necesitan hasta 8 litros al día.

> Una cabra puede sobrevivir a un problema neurológico y morir después debido a la deshidratación.

- *Controlar la inflamación del SNC.*
  Flunixin meglumine, 2 mg/kg, i.v./i.m. cada 12 a 24 horas durante 5 días
  Carprofeno, 1,4 mg/kg, s.c./i.v. cada 36 a 48 horas
  Ketoprofeno, 3 mg/kg, i.v./i.m. al día durante 3 días
  Meloxicam, 0,5 mg/kg i.v./s.c. cada 36 a 48 horas
  Metilprednisolona, 10-30 mg/kg i.v. cada 4 a 6 horas durante 24 a 48 horas
  Dexametasona, 1,1 mg/kg i.v. una sola vez
  Dimetilsulfóxido (DMSO), 1 g/kg en solución al 10% i.v. en gotero durante 30 minutos cada 24 horas durante 3 a 4 días (50 mL DMSO en 500 mL de suero salino/50 kg)
  Fenilbutazona, 4 mg/kg i.v. (prohibido en animales de abasto en la UE)

- *Reducir el edema cerebral.*
  Dexametasona, 0,1 mg/kg i.v.
  Manitol, 1,5 mg/kg lentamente i.v.

Cabritos neonatos (Tabla 12.3; véase también el Capítulo 5)

- Infecciones congénitas.
- Hipoglucemia.
- Traumatismos en el parto.
- Ataxia enzoótica.

Cabritos de hasta 1 mes de edad (Tabla 12.3)

Cabrito mentalmente alerta

Abscesos espinales y osteomielitis vertebral

Los abscesos espinales y la osteomielitis vertebral se presentan de forma esporádica en los cabritos, generalmente después de una bacteriemia resultante de una infección umbilical.

Etiología

- Han sido implicadas diferentes bacterias, como *Staphylococcus* spp., *T. pyogenes* (*C. pyogenes*), *Pasteurella* spp. y *Fusobacterium necrophorum*.

Signos clínicos

- Cuando la formación del absceso provoca una compresión creciente de la médula espinal puede producirse una aparición gradual de los signos clínicos, progresando desde una ligera ataxia de las extremidades posteriores a una parálisis completa (Tabla 12.4), y en esos casos puede resultar satisfactorio el tratamiento de larga duración con antibióticos de amplio espectro o bien un tratamiento más específico basado en el cultivo de LCR y la realización de un antibiograma. En otros casos, pueden aparecer signos clínicos agudos, como paraparesia o tetraparesia y dolor alrededor de la lesión medular, algún tiempo después de la infección original cuando se produce un colapso repentino de una vértebra y la compresión de la médula espinal.

Diagnóstico

- La radiografía puede detectar una vértebra colapsada, pero puede resultar muy difícil de observar.
- El LCR puede tener una apariencia normal o presentar un número aumentado de neutrófilos.

Síndrome del cabrito de trapo

El síndrome del cabrito de trapo (FKS) es una acidosis metabólica sin deshidratación que afecta a cabritos de entre 3 y 10 días de edad. Los cabritos afectados son normales al nacer, pero desarrollan una repentina debilidad muscular profunda (paráli-

Tabla 12.3 Enfermedades del sistema nervioso de los cabritos.

Neonatales	<1 mes de vida	2-7 meses de edad
Infecciones congénitas	**Cabrito mentalmente alerta**	Traumatismos
Hipoglucemia	Absceso medular	Ataxia enzoótica tardía
Traumatismo en el parto	Traumatismos	Absceso medular
Ataxia enzoótica	Síndrome del cabrito de trapo	Coccidiosis
	Lesiones vertebrales congénitas	Tétanos
	Piemia por garrapatas	Artritis-encefalitis caprina (CAE)
	Cabrito con alteraciones mentales	Louping ill
	Meningitis bacteriana	Encefalopatía hepática
	Encefalomalacia simétrica focal	
	Tétanos	
	Meningoencefalitis por descornado	
	Louping ill	

Tabla 12.4 Localización de las lesiones de la médula espinal.

Lugar de la lesión	Signos clínicos
C1-C6	Tetraparesia Reflejos hiperactivos Dolor cervical Pérdida de sensibilidad cutánea
C6-T2	Extremidades anteriores y posteriores débiles y con ataxia Miembros torácicos: reflejos reducidos y parálisis flácida Miembros pelvianos: reflejos aumentados y parálisis espástica Síndrome de Horner Pupilas con miosis
T2-L3	Postura de «perro sentado», saltitos Miembros torácicos, función normal Miembros pelvianos, reflejos aumentados y parálisis espástica Poliuria Pérdida de sensibilidad cutánea en la zona inervada
L4-S2	Postura de «perro sentado» Miembros torácicos, función normal Miembros pelvianos, reflejos reducidos o ausentes y parálisis flácida Pérdida de sensibilidad cutánea en la zona inervada
S1-S3	Cola y ano flácidos, sin tono anal, la cola no se mueve Vejiga flácida, fugas de orina

sis flácida o parálisis o ataxia). Los cabritos presentan un tono muscular reducido, anorexia y letargo. No pueden utilizar la lengua para mamar pero pueden deglutir. Los cabritos afectados no muestran signos de diarrea, problemas respiratorios u otros signos que afecten a ningún sistema orgánico específico (véase el Capítulo 5).

Traumatismos

En todos los grupos de edad, los traumatismos de la cabeza o la médula espinal pueden provocar signos neurológicos. Los cabritos están especialmente predispuestos a las lesiones vertebrales o de la médula espinal debido a su naturaleza activa y curiosa. Deben evitarse las bolsas para heno y se debe elegir con cuidado el espacio de las rejillas de los comederos o de las vallas. Los traumatismos también pueden deberse a las patadas o mordiscos de otras especies animales, así como a peleas, y las lesiones del cuello también pueden producirse en las cabras con cuernos.

Las *fracturas patológicas de las vértebras* pueden producirse en animales malnutridos con dietas deficitarias en calcio y vitamina D. Pueden desarrollarse exóstosis sobre fracturas incompletas de un cuerpo vertebral y posteriormente ocasionar signos neurológicos.

Lesiones vertebrales congénitas

Las lesiones vertebrales congénitas dan como resultado la compresión de la médula espinal y los consiguientes signos clínicos neurológicos que pueden no ser aparentes en las primeras semanas después del nacimiento.

Piemia por garrapatas (infección estafilocócica enzoótica)

Véase el Capítulo 7.

Cabritos con problemas mentales

Meningitis bacteriana

Etiología

- Generalmente es secundaria a una septicemia, por una infección originada en el ombligo o el intestino; el microorganismo causal suele ser *E. coli* enterotoxigénico, pero también pueden serlo miembros de los géneros *Staphylococcus*, *Streptococcus*, *Pasteurella*, *Klebsiella* y *Haemophilus*.

Signos clínicos

- Signos neurológicos variables.
- Letargo, somnolencia o hiperestesia, fiebre.
- No amamantamiento.
- Deambular compulsivo; presión cefálica contra objetos.
- Nistagmo, ceguera aparente.
- Convulsiones, coma.
- Muerte.
- Por lo general, con un historial pasado o presente de diarrea simultánea.

Tratamiento

- Tratamiento con antibióticos. La meningitis por *E. coli* resulta difícil de tratar debido a que la mayoría de los antibióticos bactericidas no atraviesan bien la barrera hematoencefálica. Se ha recomendado la administración de trimetoprim/sulfamida por vía intravenosa a una dosis de 16 a 24 mg del medicamento combinado/kg tres veces al día solo o en combinación con gentamicina 3 mg/kg por vía intramuscular o intravenosa (diluir en volúmenes iguales de suero salino).
- Tratamiento general de apoyo con líquidos, anticonvulsivos y antiinflamatorios.

Encefalomalacia simétrica focal (enterotoxemia)

Etiología

- La toxina épsilon producida por *Clostridium perfringens* tipo D (véase el Capítulo 15) afecta a la vascularización cerebral, produciendo hemorragias y edema.

Signos clínicos

- Generalmente afecta a cabritos; en ocasiones a animales adultos.
- Letargo.
- Presión cefálica, ceguera aparente, temblores.
- Ataxia.
- Opistótonos, convulsiones, coma.
- Muerte.

Nota: (1) Un trastorno similar de los terneros está producido por una *toxina coccidial* lábil. Se ha sugerido que las infecciones por coccidios (véase en su sección) pueden estar involucradas en el trastorno de los cabritos.

(2) *E. coli enterotoxigénico* también puede producir signos neurológicos similares; véase «Meningitis bacterianas».

Tétanos

Etiología

- El bacilo Gram positivo *Clostridium tetani* elabora una neurotoxina responsable del síndrome clínico.

Epidemiología

- Los esporos de *Clostridium tetani* penetran en las heridas tras realizar el descornado, castración, esquileo, parto, colocación de crotales auriculares, etc., ocasionando unos signos clínicos de 4 a 21 días después.

Signos clínicos

- Signos neurológicos variables: orejas erectas, cola levantada, cuello extendido, posición en banco de carpintero, rigidez e hiperestesia a los estímulos.
- Prolapso del tercer párpado.
- Disfagia, dificultad para abrir la boca.
- Decúbito lateral, muerte.

Diagnóstico

- Signos clínicos.
- Aislamiento e identificación de *C. tetani*.

Tratamiento

- Limpiar cualquier herida evidente, exponer al aire, desbridar, lavar con peróxido de hidrógeno abundante y aplicar penicilina localmente.
- Antitoxina tetánica, 10.000-15.000 unidades i.v. cada 12 horas durante al menos 24 horas.
- Diazepam, 0,5 mg/kg i.v., 5 mL/50 kg hasta ser efectivo, o
- Acepromacina (ACP), 0,05-0,1 mg/kg, i.v.
- Bencilpenicilina, 2 viales de penicilina cristalizada (cada vial contiene 5 megaunidades (3 g) de bencilpenicilina) por vía intravenosa + 20 mL de penicilina procaína (300.000 u.i./mL) por vía intramuscular repartidos en 2 puntos distintos, después 5 mL de penicilina procaína cada 24 horas durante los siguientes 5 días.
- Tratamiento de apoyo: fluidos intravenosos, sondaje nasogástrico para aliviar el meteorismo y para aportar alimentos y líquidos, enemas, cama abundante y cambios de posición frecuentes.

Prevención

- Vacunación rutinaria con una vacuna clostridial polivalente (véase la enterotoxemia, Capítulo 15).

Meningoencefalitis por descornado

La presión prolongada o excesiva con un hierro para descornado puede provocar una necrosis por calor del hueso, meninges y encéfalo.

Signos clínicos

- Muerte súbita: en ocasiones, a las pocas horas, aunque por lo general varios días o incluso semanas después del descornado.
- Depresión, anorexia, fiebre, convulsiones.

Lesiones *post mortem*

- Meningoencefalitis focal.
- Necrosis cerebrocortical superficial y meníngea con infiltración de neutrófilos y células mononucleares.

Tratamiento

El mismo que para la meningitis bacteriana.

Louping ill

Etiología

- Encefalomielitis aguda causada por un flavivirus transmitido por la garrapata vector, *Ixodes ricinus*.

Epidemiología

- El *louping ill* se transmite exclusivamente a partir de la garrapata en fase de ninfa y adulto. Los títulos víricos de suficiente magnitud para generar la infección de las garrapatas solamente se alcanzan en las ovejas; la infección de las cabras es por tanto irrelevante para el mantenimiento del ciclo del virus.
- Los cabritos reciben una potente inmunidad calostral, de modo que los animales jóvenes de las zonas endémicas son sensibles en su segundo año de exposición. Esto lo diferencia de la fiebre transmitida por garrapatas (véase el Capítulo 2), en la que no existe la protección del calostro, lo que ocasiona que los cabritos sean sensibles desde su primera temporada. En las zonas endémicas, la fiebre transmitida por garrapatas y el *louping ill* no afectan de forma simultánea a los mismos animales. Sin embargo, cuando las cabras son trasladadas a zonas endémicas, pueden estar en riesgo las cabras de cualquier edad.

Signos clínicos

- En las cabras adultas, la enfermedad generalmente es subclínica. A las 24 a 48 horas de la infección, se produce una reacción febril y la temperatura puede mantenerse elevada durante varios días antes de recuperar los valores normales. Los signos clínicos no suelen apreciarse durante esta fase y los signos neurológicos solo se desarrollan cuando el virus accede al tejido nervioso. En caso contrario, la recuperación es rápida y el animal se vuelve inmune a infecciones posteriores. La sensibilidad frente a la enfermedad clínica se incrementa ante factores estresantes como la edad, el frío, la nutrición y el transporte y, en especial, ante infecciones concurrentes como la toxoplasmosis y la fiebre por garrapatas.
- En los cabritos que ingieren leche infectada se puede presentar una infección clínica grave.
- Letargo, salivación excesiva.
- Agitación intermitente de la cabeza, movimiento repetido de los labios, ollares y orejas.
- Temblores musculares, particularmente del cuello y extremidades, seguidos de rigidez muscular.
- Movimientos erráticos y rígidos, con incoordinación progresiva, pérdida de equilibrio con caídas frecuentes.
- Ceguera aparente, presión cefálica.
- Convulsiones, parálisis, postración y muerte.

Lesiones *post mortem*

Encefalomielitis no supurativa.

Diagnóstico

- Serología: la detección de anticuerpos IgM tiene valor diagnóstico, pero los animales presentan pocos anticuerpos mientras están enfermos.

Tratamiento

- Ninguno.

Control

- Evitar la exposición a garrapatas:
  - Mejorar los pastos de montaña para eliminar el hábitat de las garrapatas.
  - Baños con piretroides.
- Vacunación, 1 mL s.c. (vacuna de *louping ill*, MSD) al menos 4 semanas antes de la exposición

a la infección; repetir cada 2 años. Los hijos de hembras vacunadas poseen inmunidad pasiva durante 2 a 3 meses después de nacer.

Consideraciones para la Salud pública

Los títulos altos de virus excretados en la leche de cabras representan un riesgo potencial de zoonosis. Las cabras de zonas con garrapatas se deberían vacunar para reducir el posible riesgo para el público.

Cabritos de 2 a 7 meses de edad (Tabla 12.3)

Traumatismos

Véase más arriba en este capítulo.

Ataxia enzoótica tardía

Véase el Capítulo 5.

Abscesos espinales

Véase más arriba en este capítulo.

Coccidiosis

Véase el Capítulo 13.

Los cabritos con coccidiosis grave presentan a veces signos nerviosos: abatimiento, depresión, presión cefálica, opistótonos y muerte.

Artritis-encefalitis caprina

Véase el Capítulo 6.

El virus CAE puede provocar signos neurológicos en los cabritos (leucoencefalitis caprina) y en las cabras adultas, aunque los signos neurológicos son descritos con mucha menor frecuencia que las otras formas de la enfermedad.

Forma juvenil: cabritos de 2 a 4 meses de edad

Compatible con el síndrome de la neurona motora superior, consiste en una infección ascendente de la médula espinal. Los reflejos medulares suelen mantenerse intactos (compárese con la ataxia enzoótica).

Signos clínicos

- Fiebre o temperatura elevada fluctuante (no siempre).
- Despierto y alerta, buen apetito hasta la postración.
- Temblores.
- Cojera inicial y ataxia que progresan a lo largo de los días hasta una hemiplejía o tetraplejía, torneo, hiperestesia, ceguera y postración con tortícolis (indica un trastorno que afecta a los centros superiores, especialmente el cerebro medio).

Tratamiento

- Ninguno.

Forma adulta

Los signos neurológicos suelen ir precedidos por otros signos clínicos de CAE (artritis, neumonía, mamitis) y se pueden complicar con lesiones artríticas dolorosas. En ausencia de artritis, puede parecerse a la listeriosis.

Signos clínicos

- Hiperextensión de la articulación metatarso/metacarpo-falángica, torneo, progresión a paresia y parálisis.

Diagnóstico de laboratorio

- Serología: los cabritos suelen ser seronegativos a esa edad, aunque se pueden detectar anticuerpos pasivos de la madre. Analizar a las madres de los cabritos y a cualquier animal utilizado como donante de leche para los cabritos.
- Análisis de LCR: recuento de leucocitos generalmente elevado (muchas células mononucleares) y también el nivel de proteínas.

Lesiones *post mortem*

- Infiltración perivascular de células mononucleares y desmielinización perivascular de la materia blanca.
- Pueden apreciarse lesiones macroscópicas en la médula espinal en forma de áreas de malacia abultadas de color marrón de localización generalmente unilateral.

Encefalopatía hepática

Los cabritos con retraso y signos neurológicos intermitentes pueden presentar una derivación (*shunt*) portosistémica. La encefalopatía hepática se produce porque el amoniaco absorbido desde los alimentos digeridos en el intestino no se convierte en urea en el hígado, sino que incrementa la permeabilidad de la barrera hematoencefálica y da lugar a un edema vasógeno. Entre los posibles signos clínicos se encuentran el letargo, inapetencia, desmedro y signos neurológicos como la ataxia, presión cefálica, ceguera, movimiento vertical de la cabeza, convulsiones, hiperflexión del cuello, temblores, torneo, sialorrea, opistótonos y pedaleo.

Cabritos mayores, cabras de uno a dos años y adultos **(Tabla 12.5)**

Enfermedades infecciosas

Listeriosis

Etiología

- *Listeria monocytogenes*, un bacilo Gram positivo, β-hemolítico.

Transmisión

- Mediante ingestión del microorganismo, resistente en el ambiente, que sobrevive en el suelo y el agua durante varios meses y en el ensilado durante más de 5 años.
- Contacto directo con los productos del aborto mediante ingestión o a través de la conjuntiva.
- Puede producirse la transmisión venérea.
- Existen portadores latentes que cuando se estresan pueden excretar el microorganismo.
- El periodo de incubación de 10 a 15 días es generalmente más corto que en las ovejas.

Signos clínicos

1 **Encefalitis**
  - Depresión, anorexia, fiebre.
  - Parálisis facial, caída de orejas y párpados (generalmente asimétrica), protrusión de la lengua, sialorrea.
  - Disfagia, el bolo alimenticio permanece en la boca.
  - Cabeza ladeada, nistagmo, torneo, presión cefálica.

  Un animal postrado con la cabeza girada hacia un lado casi con seguridad tiene listerio-

Tabla 12.5 Causas de trastornos nerviosos en cabritos mayores, añojos y adultos.

Enfermedad infecciosa	**Trastorno metabólico**	**Lesiones ocupadoras de espacio**
Listeriosis	Necrosis cerebrocortical	**Cerebro**
Scrapie (prurigo lumbar)	Hipocalcemia	Absceso cerebral
Louping ill	Hipomagnesemia	Cenurosis
Artritis-encefalitis caprina (CAE)	Tetania del transporte	Síndrome del absceso hipofisario
Aujeszky (pseudorrabia)	Toxemia de gestación	*Oestrus ovis*
Rabia	Acetonemia	Tumores
Tétanos		
Botulismo	**Intoxicaciones**	**Médula espinal**
Fiebre catarral maligna	▪ Plomo, arsénico, mercurio	Meningitis medular
	▪ Plantas	Absceso medular
Traumatismos	▪ Organofosforados	Osteomielitis vertebral
	▪ Urea	Tumores
Enfermedad vestibular	▪ Rafoxanida	Cenurosis
▪ Otitis media/externa		Nematodiasis cerebroespinal
▪ Sarna psoróptica	**Epilepsia**	
Encefalopatía hepática		

sis si, cuando al voltearle hacia el otro lado recupera inmediatamente su posición original.
- Movimiento progresivamente incordiando: hiperflexión de las articulaciones de las extremidades, rigidez, paresia.
- Postración, opistótonos, convulsiones.
- Muerte (tasa de mortalidad del 3 al 30%).

Nota: (1) La encefalitis sobreaguda no siempre cursa como la «enfermedad del torneo» más típica de las ovejas. Las cabras pueden aparecer deprimidas y con incoordinación, muriendo en tan solo 6 horas. La enfermedad puede confundirse con la hipocalcemia o incluso una neumonía.

(2) En la misma cabra puede presentarse aborto y encefalitis con mayor frecuencia que en las ovejas.

2 **Muerte repentina**
- Como la enfermedad en las cabras puede ser muy aguda –las cabras son mucho más sensibles que las ovejas a la encefalitis por listeriosis– la listeriosis debería tenerse en cuenta en el diagnóstico diferencial de la muerte súbita (véase el Capítulo 18).

3 **Septicemia**
- Letargo, fiebre (41°C) y diarrea sanguinolenta en animales jóvenes, con signos que duran desde unos días a varias semanas.

4 **Aborto**
Véase el Capítulo 2.

5 **Queratoconjuntivitis**
Véase el Capítulo 20.

6 **Metritis/flujo vaginal**

Diagnóstico

- Examen físico y neurológico:
  - Los signos clínicos varían dependiendo de las zonas del cerebro implicadas, pero incluyen principalmente signos de motoneurona superior que afectan a las extremidades ipsilaterales.
- Pruebas de laboratorio:
  - Análisis de LCR: contenido elevado de proteínas (>0,4 g/litro); recuento elevado de leucocitos (>10 células/µL, células mononucleares y neutrófilos: el predominio de la población de células mononucleares es característico de listeriosis).
  - Análisis de orina: glucosuria, cetonuria.
  - Análisis de muestras pareadas de suero.
  - Cultivo e identificación de *L. monocytogenes* del cerebro, bazo, hígado, riñón y corazón, estómago del feto, flujo uterino, leche y placenta.
- Examen *post mortem:*
  - Las lesiones macroscópicas del cerebro pueden ser mínimas, tal vez congestión de las meninges y edema.
  - Meningoencefalitis supurativa del puente y el bulbo raquídeo. Los microabscesos del tronco del encéfalo suelen ser unilaterales; infiltración celular vasomeníngea.

Tratamiento

- Véase el apartado «Tratamiento» más arriba en este capítulo.
- El tratamiento precoz resulta esencial. El inicio del tratamiento en las fases iniciales de la enfermedad parece tan importante como la elección de los antibióticos.
- Dosis altas de antibióticos (ampicilina o trimetoprim/sulfamidas o gentamicina, en combinación con trimetoprim/sulfamidas o bencilpenicilina/procaína), por vía intravenosa si es posible, y con dosis de mantenimiento durante al menos 7 días.
- Tratamiento de apoyo:
  - Administración de fluidos para corregir la deshidratación (con bicarbonato sódico para corregir la acidosis si es necesario), ya sea por vía intravenosa o con sonda gástrica.
  - Flunixin meglumine.
  - Vitaminas del grupo B, en particular B1, ya que la actividad del rumen está deprimida y hay poca producción de vitamina B1 por parte de los microorganismos del rumen.
  - Se pueden administrar suplementos nutricionales y alfalfa deshidratada en suspensión mediante sonda gástrica.
  - Los animales tumbados deben tener una cama gruesa y moverlos regularmente.
- Puede resultar beneficioso tratar a todos los animales de un grupo afectado con ampicilina de acción prolongada.
- El apoyo nutricional deberá prolongarse durante la recuperación del animal porque la masticación y la deglución pueden resultar difíciles durante algún tiempo. Puede ser interesante administrar

alimentos suaves como pulpa de remolacha remojada y es importante asegurarse de que el consumo de agua se mantiene.

- Los estimulantes de la rumia administrados mediante sonda gástrica y la transferencia de contenido del rumen de un animal sano serán beneficiosos para recuperar la función normal del rumen.

Control

- Difícil.
- Evitar los alimentos contaminados con tierra, en especial el ensilado, pero los animales que pastan en zonas pantanosas/cenagosas someras o que son alimentados en el suelo también presentan riesgos.
- Asegurarse de que se realiza un ensilado de buena calidad. Rechazar el ensilado de pacas dañadas o rotas. No utilizar en la alimentación:
  - Ensilado mohoso.
  - Ensilado con un pH >5.
  - Ensilado con un contenido en cenizas >70 mg/kg MS.

    La utilización de aditivos cuando se elabora el ensilado de heno permitirá alcanzar una mayor acidez que impedirá el desarrollo de las listerias.

    El pH del ensilado se puede valorar haciendo una dilución 1:10 del ensilado en agua (preferiblemente destilada) y determinando su pH con una tira de papel o un pHmetro. Se deben tomar varias muestras de ensilado de distintos puntos del interior de la paca y mezclarlos bien en una bolsa de cierre sellado con agua durante al menos 2 minutos.
  - Eliminar el ensilado que no haya sido consumido en 24 horas.
- Administrar heno seco: evitar las pacas grandes de heno en condiciones de humedad.
- Mantener limpios los comederos y bebederos: evitar la contaminación fecal.
- Vacunación: los estudios experimentales han obtenido resultados variables. En algunos lugares de Europa disponen de una vacuna para ganado ovino.

Consideraciones para la Salud pública

- Las cabras portadoras pueden excretar el microorganismo en situaciones de estrés. La leche puede estar infectada y no se deberían consumir leche o productos lácteos no pasteurizados. El queso pasteurizado también ha sido relacionado con algunos brotes, cuando se ha utilizado una pasteurización a baja temperatura.

Encefalopatías espongiformes transmisibles (TSE)

Las encefalopatías espongiformes transmisibles (TSEs) son un grupo de enfermedades que afectan al hombre y los animales y que se caracterizan por una degeneración del tejido encefálico, que adquiere un aspecto semejante a una esponja. Entre ellas se encuentra el scrapie o prurigo lumbar de las cabras y ovejas, la encefalopatía espongiforme bovina o enfermedad de las vacas locas (BSE), la encefalopatía transmisible del visón, la enfermedad consuntiva crónica del ciervo y alce y la variante de la enfermedad de Creutzfeldt-Jakob (vCJD) y el Kuru de la especie humana.

Scrapie (Prurigo lumbar)

El scrapie es una encefalopatía espongiforme transmisible (TSE) de las ovejas, cabras y muflones que se caracteriza por una neurodegeneración progresiva, alteraciones espongiformes y depósito de proteína prion parcialmente resistente a la proteinasa K en el sistema nervioso central. En la mayoría de los países del mundo es una enfermedad de declaración obligatoria. No existen pruebas de que el scrapie sea peligroso para la especie humana. El scrapie natural de las cabras es raro aunque puede ser infradeclarado. Existen programas de vigilancia activa implantados en muchos lugares del mundo, incluyendo un programa de vigilancia activa armonizado en toda la UE, que incluye el análisis del ganado muerto en las explotaciones y de los animales sanos sacrificados en matadero. Solamente Australia y Nueva Zelanda están reconocidas como libres de scrapie clásico, aunque en Nueva Zelanda se ha detectado un caso de scrapie atípico.

Etiología

- El scrapie puede presentarse en dos formas, el scrapie clásico y el atípico. La sensibilidad frente a ambos tipos está modulada por polimorfismos del gen prion.

- El scrapie está asociado con modificaciones de una proteína prion normal codificada por el hospedador (PrP^{C}) que se convierte en una proteína isoforma con un plegamiento anormal (PrP^{Sc}), que se acumula en forma de placas amiloides en los tejidos linforreticular y nervioso, dando lugar a una neurodegeneración progresiva y la muerte. Los priones son pequeñas partículas de proteína que resisten la inactivación mediante procedimientos que modifican a los ácidos nucleicos. La proteína prion anómala que se forma en los animales con scrapie es resistente a la desnaturalización con detergentes, calor y digestión con proteinasa K.
- Existen más de 20 cepas diferentes de scrapie y el desarrollo de la enfermedad clínica depende de la cepa de scrapie y de algunos factores genéticos del hospedador.
- En el ganado ovino, la sensibilidad al scrapie se ha comprobado que está controlada genéticamente. Las variaciones en el gen PrP dan lugar a diferentes sensibilidades o resistencia frente al prion y por tanto al scrapie natural y experimental. Se sabe que las distintas formas de los alelos del PrP afectan a muchas de las características de la enfermedad TSE (edad de aparición, periodo de incubación, fenotipo de la enfermedad) en la especie humana, las vacas, ovejas y ratones. Las diferentes cepas de scrapie tienen como diana diferentes alelos del gen PrP. En las ovejas, todos menos uno de los 15 genotipos conocidos de PrP se sabe que presentan alguna sensibilidad al scrapie clásico y se sabe que algunos también son sensibles a la BSE. La única excepción es el genotipo homocigótico ARR (ARR/ARR).
- La situación en las cabras parece diferente ya que en las infecciones experimentales no se aprecian influencias genéticas, y las cabras son completamente sensibles. Sin embargo, las cabras presentan una variación similar con respecto a la descrita en las ovejas en relación a la duración del periodo de incubación, lo que sugiere la existencia de una variación en la sensibilidad frente a la enfermedad. La PrP de la cabra se expresa a partir de un único gen (Prnp), que parece presentar >99% de homología con respecto al del ganado ovino, pero las cabras no comparten los polimorfismos moduladores del scrapie presentes en las ovejas. El análisis del gen PrP caprino ha revelado la existencia de varios alelos distintos. En las cabras, se han descrito 29 polimorfismos del gen Prnp caprino en diferentes países y razas y al menos 5 de ellos parecen estar asociados con la sensibilidad a las TSE (I/M_{142}, N/D_{146}, S/D_{146}, R/Q_{211} y Q/K_{222}. Los resultados experimentales sugieren que, al igual que el alelo ARR de las ovejas, el alelo K_{222} está asociado con una resistencia elevada, aunque no absoluta, frente al scrapie. El haplotipo 146S/D también se considera candidato en la selección reproductiva de la resistencia en la población caprina. Sin embargo, esos alelos presentan una baja frecuencia en las poblaciones de cabras y, por el momento, no se dispone de datos suficientes acerca del grado de resistencia frente al scrapie de esas diferentes mutaciones del gen Prnp como para desarrollar un programa de selección genética a gran escala contra el scrapie de las cabras.
- La sensibilidad relacionada con la edad significa que la máxima oportunidad de transmisión de la enfermedad tiene lugar de la madre a su descendencia entre el nacimiento y los 9 meses de edad.

Transmisión

Las vías de transmisión exactas no se conocen con total seguridad. El scrapie se puede transmitir de forma lateral entre animales bajo condiciones naturales, ya sea por contacto directo o a través de la contaminación ambiental. La vía oral es la más eficiente y la principal fuente de infección es la placenta infecciosa. El scrapie de las cabras suele detectarse en explotaciones mixtas con ovejas, pero también existe la transmisión de cabra a cabra. Las vías de transmisión potenciales son:

- De madre a cabrito.
  - ¿Prenatal?
    - El scrapie no parece transmitirse al feto a través de la placenta, ya que tanto los corderos como los cabritos obtenidos mediante cesárea a partir de madres sensibles se mantienen libres de scrapie y existen indicios de que la retirada de los cabritos nada más nacer impide la transmisión. La proteína prion anómala se localiza en la placenta

y el líquido alantoideo pero no en el líquido amniótico. La ingestión de la placenta o el líquido alantoideo por otras cabras y cabritos neonatos sí transmite la enfermedad.
        - Infección del cigoto: los estudios de transferencia de embriones sugieren que la transmisión al cigoto es improbable.
    - Posnatal
        - Lamidos o amamantamiento.
- Lateral:
    - Oral. Las enfermedades priónicas pueden ser altamente transmisibles entre individuos mediante contacto directo y a través de reservorios ambientales altamente estables que son refractarios a la descontaminación.
        - Mediante ingestión de membranas fetales (que se sabe están altamente infectadas).
        - Contaminación del pasto, comederos y bebederos, instalaciones, etc. (aunque hay niveles de infección muy bajos en los fluidos orgánicos). Los priones se mantienen activos durante muchos años adheridos a la tierra del suelo y aun la limpieza profunda, la desinfección, el repintado y la regalvanización de los corrales y equipamientos es improbable que logre la descontaminación eficiente de las instalaciones, lo que da lugar a la potencial reinfección tras la despoblación y repoblación de una granja.
        - Mediante la ingestión de leche.
        - Mediante el pienso para cabras que contenga harinas de carne y hueso de animales infectados con scrapie, al igual que en la BSE de las vacas.
        - La proteína prion anómala se localiza en la glándula mamaria de las ovejas con mamitis intersticial inducida por retrovirus (Neumonía progresiva ovina o Maedi-Visna).
    - ¿Conjuntival?
    - ¿Infección directa a través de agujas, etc.? El instrumental debe lavarse con 2,5N NaOH para la desinfección durante al menos 24 horas antes de meterlos en el autoclave, con el fin de conseguir su esterilización.
    - Las transfusiones de sangre pueden transmitir la enfermedad, aunque son necesarios 400 a 500 mL de sangre.
    - Los machos no transmiten la enfermedad.

Signos clínicos

- El scrapie es una enfermedad degenerativa, progresiva y mortal del sistema nervioso central, asociada con diversos signos clínicos que varían desde anomalías sutiles del comportamiento hasta signos neurológicos más graves. El periodo de incubación depende de la vía de infección, la edad del animal en el momento de la infección, su genotipo, la cepa de scrapie implicada y la dosis infecciosa. Debido a su largo periodo de incubación, la enfermedad rara vez se observa en cabras de menos de 2 años de edad. Los animales infectados cerca del parto suelen presentar signos clínicos por primera vez alrededor de los 3 a 4 años de vida, pero se han descrito casos de hasta 10 años de edad.
- Se han descrito dos formas de scrapie en la cabra, el pruriginoso y el nervioso, pero existe un importante solapamiento entre las dos formas y muchos animales infectados de forma natural muestran una combinación de signos pruriginosos y neurológicos.
- Inicialmente, los signos clínicos pueden ser muy inespecíficos. Se pueden observar alteraciones del comportamiento, mayor excitabilidad, letargo o aprensión, pérdida de peso a pesar de conservar buen apetito, menor producción de leche y, en algunos animales, pueden no aparecer signos específicos, al menos durante un periodo considerable. Sin embargo, la mayoría de las cabras muestran signos evidentes de forma progresiva.

> **El scrapie debería tenerse en cuenta en cualquier trastorno neurológico de etiología desconocida.**

    - *Signos pruriginosos:*
        - Rascado con las extremidades posteriores.
        - Frotamiento de la cabeza, la cruz y la zona dorsal (Lámina 12.1).
        - Movimiento típico de los labios al tocar el abdomen, los costados o la ubre.
        - Mordisqueo de las extremidades.
    - *Signos neurológicos*. Los signos neurológicos se pueden clasificar en tres categorías: alteraciones del estado mental, anomalías del movimiento y cambios sensitivos.

- Alteraciones del comportamiento.
- Hiperestesia.
- Temblor de la cabeza y el cuello o de todo el cuerpo.
- Incoordinación, en particular de las extremidades posteriores.
- Alteraciones de la postura y la marcha, por ejemplo, pasos exagerados de las extremidades anteriores.
- Ataxia.
- Orejas erguidas, cola levantada y doblada sobre el dorso (Lámina 12.1).
- Salivación excesiva con saliva colgante en la boca (Lámina 12.2).
- Caída del bolo alimenticio.
- Alteraciones oculares: nistagmo, ceguera aparente.
- Muerte en semanas o meses.

Para lograr la identificación de casos clínicos, se ha elaborado un protocolo basado en un breve examen que permite valorar los signos clínicos específicos asociados con la forma pruriginosa y no pruriginosa de las TSEs en las ovejas y que también podría aplicarse a las cabras. Incluye la valoración del comportamiento, la visión (determinando el reflejo defensivo corneal), el prurito (comprobando la reacción al rascado) y el movimiento (con y sin tapar los ojos). El protocolo está descrito en: http://www.ncbi.nlm.nih.gov/pmc/articles/PMC4089440/.

Diagnóstico

- Los signos clínicos no son patognomónicos de scrapie, de modo que el diagnóstico necesita ser confirmado mediante la demostración de lesiones espongiformes características y mediante la inmunodetección de los depósitos de la proteína prion patológica (PrP^{Sc}). Los depósitos de PrP^{Sc} se pueden detectar mediante técnicas inmunohistológicas y bioquímicas.
- Lesiones histológicas del sistema nervioso central: vacuolización simétrica bilateral de las neuronas en el tronco del encéfalo y la médula espinal. En aquellos casos en que el animal se encuentre en fase preclínica o en fase subclínica de la enfermedad, las alteraciones neuropatológicas características asociadas con el scrapie clínico pueden estar ausentes o extremadamente limitadas, con lo que la identificación de la infección se basa en la detección inmunoquímica de la PrP^{Sc} en el encéfalo.
- Inmunohistoquímica (IHC) del tejido encefálico (el patrón de oro) y linfoide (nódulos linfáticos, tonsilas, bazo, tercer párpado, mucosa rectal) para detectar la PrP^{Sc}.
- Los análisis de cribado para TSE de la UE implican el muestreo del óbex y la aplicación de una técnica rápida (BioRad ELISA): utiliza anticuerpos específicos e indicadores colorimétricos para detectar la proteína prion anómala (PrP^{Sc}). Los positivos se confirman empleando el análisis por *Western blot* (WB) y/o la inmunohistoquímica (IHC).
- La tinción por IHC de biopsias de tejido linfoide tomadas del tercer párpado ha sido desarrollada como técnica *ante mortem* para el análisis de ovejas en EE.UU., pero no ha sido validada en la UE, ya que entre el 40 y 60% de las ovejas adultas no presentan suficientes folículos linfoides en el tercer párpado para obtener una buena muestra. También se pueden obtener diagnósticos positivos, ya a los 14 meses después de la exposición, con otros tejidos linfoides, como el nódulo linfoide submandibular y la mucosa rectal desde 1 cm de la unión mucocutánea. En el año 2008 el Departamento de Agricultura (APHIS-USDA) de los EE.UU., aprobó la biopsia rectal como opción eficaz para detectar el scrapie en animales vivos tras realizar un estudio a gran escala en el que se compararon los resultados de la técnica con muestras de biopsias del recto y del tercer párpado con los obtenidos en muestras *post mortem* de los mismos animales tomadas de tronco del encéfalo, nódulos linfoides, tonsilas y biopsia rectal. Se pueden producir resultados falsos negativos cuando el prion del scrapie está restringido al tejido encefálico y no está presente en el tejido linfoide.
- Los bioensayos en ratón consisten en inocular a ratones especialmente seleccionados con suspensiones de tejido encefálico procedente de animales sospechosos para observar si manifiestan o no la enfermedad clínica. Para caracterizar la TSE, por ejemplo, para diferenciar el scrapie de la BSE, se pueden utilizar factores como los tiempos de incubación y el patrón de las lesiones en el encéfalo.

Lesiones *post mortem*

- No hay lesiones patológicas macroscópicas.
- Histológicamente se observa una vacuolización de las células nerviosas del bulbo raquídeo, puente y mesencéfalo, acompañada de una degeneración espongiforme intersticial. El desarrollo de los signos clínicos no se corresponde necesariamente con la gravedad de las alteraciones patológicas.

Scrapie atípico

El scrapie atípico se diferencia del scrapie clásico por sus características clínicas y epidemiológicas, así como por las moleculares e histológicas. Los programas de vigilancia activa de las TSE rutinarios en Europa y los EE.UU., identifican casos de scrapie atípico con una distribución atípica de las lesiones en el SNC y con un patrón del *Western blot* (WB) de la proteína prion anómala diferente del observado en otras cepas de TSE conocidas. El primero de esos nuevos tipos de scrapie fue denominado Nor98. Los casos de scrapie atípico fueron detectados por primera vez porque eran positivos a ELISA pero negativos a WB e IHC. La posterior modificación de la técnica de IHC permitió su detección mediante tinción, pero con un patrón diferente al del scrapie clásico. Los hallazgos (incluyendo el WB) diferían de los observados en la encefalopatía espongiforme bovina de las ovejas y cabras. Sigue sin haberse aclarado el efecto del genotipo sobre la expresión de la enfermedad con la cepa Nor98 y otras cepas atípicas.

En la mayoría de los rebaños o explotaciones solamente se detecta un único caso de scrapie atípico y no se conoce la forma de transmisión del scrapie atípico bajo condiciones naturales y es posible que la enfermedad aparezca de forma espontánea y pueda estar asociada con una transmisión natural baja o ausente. Se ha demostrado la transmisión experimental mediante inyección intracerebral en los roedores y las ovejas y mediante la inoculación oral bajo condiciones experimentales en corderos recién nacidos.

La frecuencia de los casos de scrapie atípico se incrementa con la edad de los animales, que normalmente tienen más de 5 años de vida. Se dispone de pocos informes que describan los signos clínicos del scrapie atípico en las cabras, pero estos incluyen ataxia, pérdida de peso y alteraciones del comportamiento, como nerviosismo y ansiedad. Una de las descripciones se refería a una cabra con ceguera, marcha envarada y apatía. El prurito no parece ser una característica de la enfermedad, aunque se ha descrito en dos ovejas de Reino Unido.

La vigilancia de las TSE en las cabras se basa en pruebas rápidas que utilizan material del tronco del encéfalo. Se recomienda que las muestras del cerebelo también se incluyan en el diagnóstico del scrapie atípico. En el scrapie atípico, la vacuolización de la sustancia gris es muy destacada en el córtex del cerebelo, el neocórtex del hipocampo, los núcleos basales y el núcleo accumbens, siendo afectado el tronco del encéfalo en un grado mucho menor.

Encefalopatía espongiforme bovina

La encefalopatía espongiforme bovina (BSE) ha sido transmitida de forma experimental a cabras mediante inyección intracerebral y administración oral de homogeneizados de encéfalo obtenidos de vacas con BSE. La transmisión de la enfermedad mediante administración oral demostró el riesgo potencial de alimentar a las cabras con piensos contaminados con BSE.

La BSE se ha confirmado en dos cabras: una era una cabra sana que fue sacrificada en Francia durante el año 2002 y otra en Escocia que fue sacrificada en 1990 y se identificó con posterioridad en 2005 durante un examen retrospectivo de tejidos de animales anteriormente diagnosticados como «encefalopatía espongiforme compatible con scrapie» empleando una técnica de inmunohistoquímica que diferencia entre BSE y scrapie. El examen de otros tejidos conservados no identificó ningún otro caso en la UE. La BSE no fue detectada en la descendencia de la cabra escocesa o francesa ni en otras cabras de sus granjas, lo que sugiere que, si las cabras resultaron infectadas a través de la alimentación con piensos de carne y hueso contaminados, la enfermedad no se mantuvo de forma natural. No existen otras evidencias de BSE en la actual población caprina de la UE.

Los limitados estudios experimentales también apoyan la suposición de que la BSE no se transmite de forma natural entre las cabras. No existen pruebas de que exista transmisión materna a la descendencia ni transmisión mediante contacto de machos con hembras infectadas con BSE y tampoco hay evidencias de la presencia de TSE en ninguno de los descendientes desarrollados a partir de embriones obtenidos de donantes infectados.

Programas de control de scrapie (y BSE) en las cabras

Selección mediante reproducción

- La selección de genotipos ovinos con una aparición tardía de los signos clínicos de scrapie constituye la base de los intentos de control de la enfermedad en muchos países (incluyendo el Nacional Scrapie Plan de Reino Unido), pero no existe garantía de que esos animales estén libres de la enfermedad y la identificación de formas atípicas del scrapie ha complicado el asunto; la selección de resistencia genética frente al scrapie clásico no ofrece ninguna protección frente al scrapie atípico.
- No se dispone de suficiente información acerca del nivel de resistencia frente al scrapie de las diferentes mutaciones del gen Prnp como para desarrollar una selección genética a gran escala frente al scrapie en las cabras. Además, existe una frecuencia baja en las poblaciones caprinas de aquellos alelos que han sido identificados como responsables de una posible resistencia.

Erradicación

- Se han llevado a cabo algunos intentos para erradicar el scrapie de los rebaños de ovejas mediante la despoblación completa y su posterior repoblación. Por lo general han fracasado, posiblemente debido a la supervivencia del agente en el ambiente o al hecho de que las ovejas empleadas para la repoblación estuvieran así mismo infectadas.
- En las cabras, el sacrificio de los casos clínicos identificados, junto con sus cohortes y descendencia, es el único método de controlar el scrapie, ya que la resistencia genética está poco definida. Dependiendo de las políticas nacionales, la identificación de un caso clínico en un rebaño puede requerir el sacrificio del rebaño completo y/o de la granja de origen.
- En la actualidad, no se dispone de métodos eficaces para la descontaminación de la granja tras la contaminación con scrapie. La presencia de priones en las instalaciones significa que los intentos de repoblar las granjas con animales no resistentes, como sucede en el caso de la especie caprina, están abocados al fracaso.

Louping ill

Véase este mismo capítulo.

Tétanos

Véase este mismo capítulo.

Artritis-encefalitis caprina (CAE)

Véase este mismo capítulo.

Enfermedad de Aujeszky (pseudorrabia)

Etiología

- Herpesvirus que afecta principalmente a los cerdos pero en ocasiones a las cabras, otros rumiantes, perros y gatos en contacto con cerdos.

Signos clínicos

- Prurito intenso.
- Manía, ataxia.
- Parálisis, muerte.

Diagnóstico

- Signos clínicos.
- Antecedentes de exposición a cerdos.
- Aislamiento del virus; técnica de anticuerpos fluorescentes.

Tratamiento

- Ninguno.

Rabia

En aquellas zonas donde la rabia esté presente, siempre se debería tener en cuenta en los casos neurológicos.

Etiología

- Rhabdovirus que se transmite mediante la mordedura de un animal infectado.

Signos clínicos

La rabia puede presentar en las cabras diversos signos clínicos. Existen dos formas:

- *Forma furiosa:* menos frecuente. Los signos clínicos consisten en hiperexcitabilidad, ataxia, excitación sexual, manía, voz ronca, parálisis, muerte. Los animales afectados pueden atacar a las personas y otros animales.
- *Forma paralítica o muda:* clínicamente similar a la listeriosis. Los animales están deprimidos y evolucionan a la postración. Los signos clínicos consisten en ataxia, marcha oscilante del tercio posterior, tenesmo, parálisis del ano, salivación, pérdida de la voz, parálisis, muerte.

Lesiones *post mortem*

- La histopatología revela la presencia de cuerpos de Negri en el tejido cerebral.

Prevención

- La rabia se puede prevenir mediante la vacunación con productos autorizados para ovejas, comenzando su administración a los 3 a 4 meses de edad.

Fiebre catarral maligna

La fiebre catarral maligna (MCF) es una enfermedad causada por diversos tipos de herpesvirus y que se caracteriza por la inflamación, ulceración y exudación de las mucosas oral y del aparato respiratorio superior y, en ocasiones, por lesiones oculares y signos neurológicos. Tiene importancia económica en las especies de rumiantes a las que afecta, incluyendo la vaca, bisonte y ciervo. En otras especies, como la oveja y la cabra, la infección es generalmente subclínica, pero pueden actuar como hospedadores reservorios para las especies sensibles. El herpesvirus caprino 2 (CpHV-2), endémico en las cabras de algunos países, como los EE.UU., puede causar la MCF clínica en diversas especies de ciervos, incluyendo al ciervo sika (*Cervus nippon*), corzo (*Capreolus capreolus*), alce (*Alces alces*) y el ciervo de cola blanca (*Odocoileus virginianus*). La enfermedad clínica se describe raramente en las cabras, pero se ha detectado en Reino Unido y Alemania de forma natural en cabras infectadas con el herpesvirus ovino OvHV-2. Esos animales presentaban fiebre y signos neurológicos, principalmente ataxia y temblores, y una cabra tenía opacidad corneal bilateral. Por tanto, las cabras parecen ser hospedadores clínicamente sensibles al OvHV-2 y hospedadores reservorios de CpHV-2.

Botulismo

Etiología

- *Clostridium botulinum*, un bacilo Gram positivo, formador de esporos que se encuentra en el suelo, vegetación y como habitante normal del intestino de diversas especies ganaderas, incluyendo las aves. Las neurotoxinas se producen en los cadáveres y en la vegetación en descomposición: tipos C o D (generalmente de cadáveres de aves/camas); tipo B (de alimentos elaborados a partir de plantas en descomposición).
- Las toxinas preformadas son ingeridas, absorbidas desde el intestino y penetran en el sistema nervioso desde la sangre.
- Las toxinas interfieren con la liberación y función del neurotransmisor Acetilcolina, produciendo una parálisis flácida.

Factores de riesgo

- En los años 1970 se sugirió la existencia de una asociación entre el uso de camas de gallinaza como alimento o cama (actualmente prohibido) y se ha descrito en muchos países. Las camas de gallinaza acumuladas o distribuidas a cierta distancia de los animales sensibles pueden ser transportadas, posiblemente por zorros o aves, a zonas donde se estabula a los rumiantes, incluso en granjas vecinas.
- Piensos contaminados con roedores muertos.
- Alimentos para ganado estropeados: ensilado, grano de cervecería, vegetación putrefacta.

  La tierra y la vegetación contaminadas por *C. botulinum* tipo B pueden ser incorporadas en las grandes pacas de ensilado y pueden utilizar la proteína vegetal como sustrato para multiplicarse bajo condiciones adecuadas, seguida de la autolisis y liberación de grandes cantidades de toxina.
- Factores que promueven los fenómenos de pica, por ejemplo, la emaciación, que estimulan a los animales a ingerir productos que contengan la toxina y que en otra situación serían ignorados.
- Acceso al agua contaminada por cadáveres en descomposición, como animales ahogados en depósitos de agua o bebederos.

Signos clínicos

- Los animales de cualquier edad son potencialmente sensibles al botulismo.
- Postración, con ausencia de tono muscular, que conduce a una ataxia, parálisis flácida progresiva que comienza en las extremidades posteriores y muerte en la mayoría de los casos, aunque los animales menos afectados pueden sobrevivir.
- Las cabras, al igual que las ovejas, presentan un dorso arqueado característico, junto con flacidez de la cola, cabeza y cuello.
- Los animales afectados pueden presentar sialorrea, debido a la flacidez de la lengua, y dificultad para tragar, aunque los músculos responsables de la masticación y la deglución no están afectados tanto como en las vacas.
- Muerte repentina si han ingerido una gran cantidad de toxina.

Diagnóstico de laboratorio

- La prueba de inoculación en ratón, empleando suero, es el patrón de oro para el diagnóstico del botulismo. Utilizando antitoxinas específicas para proteger a los ratones se puede identificar el tipo de toxina, lo que puede ser útil para localizar el origen del brote y determinar el posible riesgo para la especie humana.
- El diagnóstico se confirma mediante la detección de la toxina en el suero o las vísceras, como el hígado.
- Es probable que la máxima concentración de toxina se alcance en los animales afectados de forma sobreaguda.
- El contenido normal del intestino presenta bajos niveles de *C. botulinum*, que puede multiplicarse tras la muerte, de modo que las muestras deberían tomarse tan pronto como sea posible después de morir y conservarlas congeladas.

Prevención

- Evitar emplear en la alimentación productos contaminados: solamente utilizar ensilado bien fermentado; realizar un buen control de roedores y evitar el contacto con camas de gallinaza.
- Se dispone de varias vacunas en el mundo para uso en ganado vacuno y ovino, aunque ninguna está registrada en Reino Unido. Las vacunas para vacas, que protegen frente a *Clostridium botulinum* tipos C y D, se pueden obtener mediante un Certificado de Tratamiento Especial solicitado al *Veterinary Medicines Directorate*.

Fiebre del Nilo Occidental (West Nile)

- El virus del Nilo Occidental (WNV) es principalmente una infección de las aves y las aves silvestres son su principal hospedador reservorio. Las paseriformes (aves de jaula) son importantes en la amplificación del virus. Entre los mamíferos, la enfermedad afecta principalmente a los équidos (caballo, asno y mula). Se han descrito pocos casos clínicos en otros mamíferos domésticos, entre ellos la alpaca, la oveja y el reno. Las cabras se pueden infectar y habitualmente se han detectado anticuerpos frente al WNV en zonas donde circula el virus, pero la gran mayoría de los animales son asintomáticos.
- El WNV ha emergido como un agente patógeno de importancia humana y veterinaria en Norteamérica, sur de Europa, Oriente Medio, América Central y del Sur y el Caribe. En algunas regiones, el virus no parece ser endémico sino que resulta reintroducido de forma regular por las aves migradoras silvestres. Esos virus pueden causar brotes o circular de manera asintomática. Aunque se han detectado anticuerpos frente al virus en aves de Reino Unido, nunca se ha identificado la infección del virus.

Etiología

- El virus del Nilo Occidental es un arbovirus del género *Flavivirus* de la familia Flaviviridae. Los dos linajes genéticos más comunes del WNV son el linaje 1 y el linaje 2. Ambos linajes contienen virus virulentos, así como cepas que habitualmente causan infecciones asintomáticas o una enfermedad benigna.
- El virus del Nilo Occidental se transmite principalmente mediante mosquitos. Los miembros del género *Culex* son sus principales vectores en todo el mundo, aunque otros géneros de mosquitos también pueden infectarse. Se ha comprobado la existencia de transmisión transovárica en algunas especies de mosquitos y es probable que tenga importancia en su invernación. Los mosquitos

durmientes que sobreviven al invierno también pueden albergar al WNV.

Signos clínicos

- El periodo de incubación en los caballos es de 3 a 15 días. Las infecciones en otros mamíferos son infrecuentes y se desconoce su periodo de incubación.
- Los casos clínicos en rumiantes son raros y en la mayoría de los casos solo resulta infectado un único animal.
- La mayor parte de los animales afectados presentan signos neurológicos, normalmente los primeros signos aparentes. Entre ellos se encuentra ataxia, sacudidas musculares, parálisis parcial, visión alterada, presión cefálica, rechinar de dientes, caminar errático, convulsiones, torneo e incapacidad de tragar.
- Algunos animales presentan inicialmente fiebre, letargo y anorexia. La mayor parte de los animales afectados mueren en 1-2 días.

Diagnóstico

- El diagnóstico de la fiebre del Nilo Occidental en una cabra con un trastorno neurológico no se debería basar en un simple título de anticuerpos positivo, que sencillamente indica que el animal ha estado expuesto al virus.

Tratamiento

- No se dispone de un tratamiento específico.
- El tratamiento sintomático se dirige a reducir la inflamación del SNC, ayudando al animal si está tumbado y aportando nutrientes y fluidos ya sea por vía oral o mediante sonda gástrica o vía intravenosa.

Infección humana

- La infección humana se suele adquirir mediante picadura de mosquitos.
- Algunas especies de aves, mamíferos y reptiles pueden eliminar el virus en sus excreciones y secreciones.
- Los tejidos de los animales infectados, especialmente el cerebro, también son fuentes de exposición.

Enfermedades metabólicas

Necrosis cerebrocortical (CCN, polioencefalomalacia)

Etiología

La CCN se ha asociado históricamente con una carencia de tiamina (vitamina B1), pero actualmente se acepta que también existe una asociación con un alto aporte de azufre.

- La tiamina (vitamina B1) es producida habitualmente en cantidades adecuadas por la microflora del rumen. Los niveles bajos de tiamina dan lugar a un bajo aporte de carbohidratos a las neuronas del cerebro. Su carencia puede deberse a:
  - La producción de tiaminasa 1 y 2 por parte de las bacterias del rumen, posiblemente tras la ingestión de alimentos contaminados con mohos u hongos o bien a una acidosis que provoque una alteración de la microflora del rumen. Ambas enzimas son responsables de la degradación de la tiamina.
  - Una diarrea prolongada, por ejemplo, por coccidiosis.
  - Un tratamiento medicamentoso, por ejemplo, con tiabendazol, levamisol o amprolium.

    Nota: debe tenerse cuidado al tratar la diarrea ya que el tratamiento podría provocar la exacerbación de la CCN.
  - La ingestión de plantas que contengan tiaminasa, como los helechos comunes (*Pteridium aquilinum*), el nardoo (*Marsilea drummondii*) y el helecho de roca (*Cheilanthes sieberi*). Estas plantas tienen mal sabor, por lo que los casos de campo son raros.
- La reducción microbiana en el rumen del azufre ingerido conduce a la formación de gas sulfuro de hidrógeno (H_2S) que se acumula en el rumen. Aunque el azufre elemental y los sulfatos suelen ser atóxicos, el H_2S y sus diversas formas iónicas bloquean el metabolismo de la energía celular al interferir con las citocromo oxidasas, lo que afecta en especial al SNC por su dependencia de una alta y continua producción de energía. Los animales con una CCN asociada al azufre presentan unos niveles de tiamina normales. El exceso de azufre puede proceder de diversos orígenes, incluyendo el agua, las dietas con alto contenido en cereales y el forraje:

– El agua con alto contenido en azufre supone probablemente un riesgo elevado durante las épocas calurosas, cuando el consumo de agua por los animales aumenta y la evaporación conduce a un incremento de la concentración de azufre en el agua.
– Raciones de alto contenido en cereal grano que da lugar a un pH en el rumen <6,0, lo que incrementa la formación de H_2S.
– Los subproductos de maíz, remolacha azucarera y caña de azúcar pueden poseer un alto contenido en azufre si se les añaden agentes acidificantes que contengan azufre.
– Los subproductos del etanol, especialmente los granos de destilería secos con solubles (DDGS) pueden contener una alta concentración de azufre.
– La alfalfa tiene un alto contenido en proteína y en aminoácidos que contienen azufre por lo que puede ser una fuente de azufre importante si se aporta una gran cantidad en la alimentación.
– Algunas malas hierbas, como el cardo cundidor (*Cirsium arvense*), la kochia (*Kochia scoparia*) y las quinoas (*Chenopodium* spp.) pueden acumular una alta concentración de sulfatos.
– Las plantas del género *Brassica*, como los nabos, suelen contener un alto nivel de azufre (>0,5% de la MS), que junto con su bajo nivel de fibra puede provocar una CNN en los animales en pastoreo.

Signos clínicos

- Generalmente afecta a los animales jóvenes, pero también a los mayores.
- Mirar a las estrellas, ataxia, nistagmo, ceguera (reflejos pupilares en respuesta a la luz normales, estrabismo dorsomedial), presión cefálica, colapso + convulsiones y opistótonos.
- Diarrea grave pero transitoria.
- Afebril (excepto durante las convulsiones).
- Muerte en 1 a 2 días después del inicio de los signos clínicos.

Diagnóstico de laboratorio

- La estimación del nivel de tiamina se puede realizar: (1) indirectamente mediante la prueba de la transcetolasa eritrocitaria en sangre con heparina o (2) directamente en muestras de cerebro, hígado o corazón congeladas.
- Los niveles de tiaminasa se pueden determinar en muestras congeladas de heces o rumen.
- El LCR puede mostrar unos niveles ligeramente elevados de proteínas y de células leucocitarias (pero es relativamente acelular en comparación con el síndrome del absceso hipofisario o la listeriosis).
- La orina puede dar un resultado positivo a la presencia de glucosa debido a una hiperglucemia.

Hallazgos *post mortem*

- El edema cerebral produce una inflamación del cerebro con una diferenciación en el color entre el gris normal de la materia gris del cerebelo y el color relativamente pálido o gris amarillento del córtex del cerebro.
- La superficie de corte del córtex cerebral presenta autofluorescencia bajo una luz ultravioleta.

Tratamiento

- Tiamina, 10 mg/kg i.v., cada 6 horas durante 24 horas.
- Se pueden administrar preparados multivitamínicos cuando no se dispone de tiamina, pero deben usarse en función del contenido de tiamina (normalmente de 10 a 35 mg/mL).

La respuesta a la tiamina tiene valor diagnóstico cuando existe una carencia de tiamina, pero solamente tendrá eficacia si el tratamiento se inicia temprano; en los casos más avanzados pueden existir daños residuales en el cerebro y ceguera.

Los animales con una CNN aparentemente causada por un exceso de azufre presentan en ocasiones cierto grado de mejoría cuando se les administra tiamina, aunque la respuesta es claramente inferior a los casos primarios.

- Los animales no afectados de un grupo deberían recibir tratamiento como preventivo.
- El tratamiento de apoyo con corticoides (dexametasona, 2 mg/kg i.m./s.c.), diuréticos y gotero intravenoso hipertónico puede ser de utilidad en la recuperación al reducir el edema cerebral.

Hipocalcemia (fiebre vitularia)

Véase el Capítulo 4.

La hipocalcemia puede producirse al final de la gestación, durante el parto y en cualquier fase de la lactación, en especial en los animales de alta producción lechera, y en las cabras adultas de cualquier edad. La enfermedad es más frecuente en las cabras jóvenes de primer parto y alta producción en las primeras semanas después del parto. Las cabras de más edad tienen mayor probabilidad de sufrir hipocalcemia alrededor y durante el parto. En las cabras de alta producción lechera, la carencia absoluta de calcio en cualquier fase de la lactación precipita la aparición de la enfermedad.

Cualquier cabra postrada o comatosa debe ser considerada como una posible hipocalcemia y ser tratada con calcio.

Muchos trastornos tóxicos, como por ejemplo la enterotoxemia y la mamitis, pueden presentar una respuesta temporal al tratamiento con calcio.

Hipomagnesemia (tetania del pasto)

Etiología

- Las cabras de alta producción lechera que pastan en praderas frondosas muy fertilizadas pueden recibir una dieta deficiente en magnesio. La enfermedad suele presentarse bastante al principio de la lactación y poco después de comenzar a pastar en la exuberante pradera. Las cabras gestantes en pastos pobres pueden desarrollar la enfermedad al principio de la primavera.

Incidencia

- La enfermedad tiene una presentación esporádica en Reino Unido debido a que la mayor parte de las cabras de alta producción no pastan, al menos en parte, y se les aporta heno, forraje y pienso concentrado.

Formas clínicas

- *Aguda:* excitación, temblores, contracciones de los músculos faciales; hiperestesia, caminar errático, caídas, espuma en la boca; convulsiones, muerte; algunos animales pueden aparecer muertos (Lámina 12.3).
- *Subclínica:* inapetencia, temor, reducción de la producción de leche, ataxia leve, puede haber convulsiones en respuesta al ruido o manejo; puede haber una recuperación espontánea o progresar a la fase aguda.
- *Crónica:* otros animales pueden presentar un crecimiento deficiente, menor producción de leche y apatía debido a unos bajos niveles de magnesio en suero.

Diagnóstico

- Signos clínicos.
- Respuesta al tratamiento.
- Niveles de magnesio en suero (normal 0,83 a 1,6 mmol/litro).

Tratamiento

- Borogluconato cálcico al 20% con magnesio y fósforo, 80-100 mL i.v./s.c., más 100 mL de sulfato de magnesio al 25% s.c.
- Dosis de mantenimiento oral de al menos 7 g de magnesita calcinada o su equivalente mientras se corrigen los desequilibrios de la dieta.

Prevención

- Corregir la dieta: fibra de buena calidad, energía adecuada más magnesio adecuado (suplementar cuando sea necesario, por ejemplo, con bolos de magnesio para ovejas).
- Evitar el pastoreo en pastos altamente fertilizados.

Tetania del transporte

Etiología

- Combinación de hipocalcemia/hipomagnesemia provocada por el estrés, en particular por el transporte, pero también al final de la gestación, miedo, etc.
- Puede presentarse en machos castrados.

Signos clínicos

- Los mismos que en la hipomagnesemia aguda.

Tratamiento

- El mismo que para la hipomagnesemia aguda.

Toxemia del periparto

Véase el Capítulo 4.

Las cabras con *toxemia de gestación* y *acetonemia* presentan en ocasiones signos nerviosos: ataxia, temblores alrededor de la cabeza y las orejas, visión disminuida y ceguera, presión cefálica, posición de mirar a las estrellas y a veces postración, coma y muerte.

Las cabras con *toxemia posparto* (*síndrome del hígado graso*) solo muestran por lo general signos nerviosos en fase terminal, cuando la emaciación da lugar a postración y coma.

Lesiones ocupantes de espacio en el cerebro

Abscesos cerebrales

Etiología

- Piogranulomas o abscesos formados como consecuencia de una infección bacteriana normalmente por *Corynebacterium* spp., *Staphylococcus aureus*, *Fusobacterium necrophorum* o *Trueperella pyogenes* (*Arcanobacterium pyogenes*, *Corynebacterium pyogenes*); suelen producirse tras heridas por peleas en machos cabríos o tras una infección del oído medio que se extiende al oído interno, las meninges y el encéfalo.

Signos clínicos

- Variables; pueden estar asociados con meningitis o actuar como una lesión ocupante de espacio que ocasiona ladeo de la cabeza, defectos visuales, torneo (con la cabeza inclinada hacia el lado de la lesión), etc. La compresión del tronco del encéfalo puede provocar ataxia, debilidad o tamaño asimétrico de las pupilas.
- Modificaciones variables del LCR: normalmente un aumento del recuento de leucocitos (neutrófilos).

Cenurosis (modorra)

Etiología

- El sistema nervioso central de las cabras es invadido por *Coenurus cerebralis*, el estadio de quiste larvario, o metacestodo, de la tenia *Taenia multiceps*.
- El ciclo biológico de *T. multiceps* depende de la ingestión del estadio larvario por un carnívoro, como el perro. Eso solo sucede cuando el carnívoro ingiere cerebro crudo de ovejas o cabras infestadas o bien vísceras contaminadas por un quiste roto. *Taenia multiceps* vive entonces en el intestino delgado del carnívoro. La cabra se infesta al consumir hierba contaminada por oncoesporas o huevos de *Taenia*. Los embriones alcanzan entonces el cerebro a través de la sangre. La presión intracraneal del quiste ocasiona los signos clínicos.

Signos clínicos

- Los signos clínicos dependen de la localización del quiste y de la presión que ejerza sobre el tejido cerebral que lo rodea. La presión sobre los hemisferios cerebrales provoca incoordinación, ceguera, cabeza ladeada, presión cefálica y posición mirando a las estrellas. Cuando afecta al cerebelo se observan anomalías en la marcha. Puede producirse el reblandecimiento del cráneo como consecuencia de la rarefacción del hueso cuando el quiste es superficial.

Diagnóstico

- Prueba intradérmica: se inyectan 0,1 mL del líquido del quiste en el pliegue caudal por debajo de la cola o en una zona rasurada de piel del cuello; se utilizan 0,1 mL de agua estéril como control. El engrosamiento de la piel en el punto de inoculación a las 24 horas se considera un resultado positivo. No es muy fiable.
- La serología y la hematología no tienen valor diagnóstico; LCR: aumento del recuento de leucocitos, en particular eosinófilos y células mononucleares.
- Cirugía o examen *post mortem*.

Tratamiento

- Extirpación quirúrgica del quiste, cuando se localiza a través del cráneo reblandecido, bajo sedación y anestesia local o general. Se incide la piel y se retira el hueso con un trépano o escalpelo. Una vez se atraviesa la duramadre, el quiste hará protrusión y se podrá eliminar aplicando una presión negativa con una jeringa o pipeta.
- Cuando no existe reblandecimiento óseo pero se puede localizar de forma aproximada la posición del quiste mediante un detallado examen neuroló-

gico, puede ser útil para localizarlo el examen mediante ecografía a través del punto de trepanación.
- También puede utilizarse la radiografía, pero la interpretación de los resultados es difícil.

Control

- Tratamiento regular de todos los perros de la granja frente a las tenias.
- Debe impedirse que los perros consuman cerebro o vísceras crudas de cabras u ovejas.

Síndrome del absceso de la hipófisis

Etiología

- Formación de abscesos de la glándula hipófisis tras una infección linfática o hemática, normalmente por *Trueperella pyogenes* (*Arcanobacterium pyogenes*, *Corynebacterium pyogenes*), pero también por muchas otras bacterias Gram positivas *(Streptococcus, Staphylococcus, Actinomyces)* y Gram negativas *(Fusobacterium, Bacteroides, Pasteurella, Pseudomonas, Actinobacillus)* procedentes de otro foco de infección del organismo, por ejemplo mamitis, artritis, abscesos pulmonares, sinusitis o lesiones intracraneales con sepsis secundaria tras una pelea.

  La presión del absceso en crecimiento actúa como una lesión ocupadora de espacio que afecta a las zonas adyacentes del cerebro y el tronco del encéfalo y provoca diversos signos neurológicos dependiendo de la extensión del absceso. Las funciones del nervio craneal se ven afectadas de forma progresiva y, por lo general, asimétrica.

Incidencia

- Generalmente afecta a animales adultos; con más frecuencia, machos.

Signos clínicos

Signos clínicos variables, pero habitualmente:
- Anorexia, depresión.
- Bradicardia (véase más adelante).
- Disfagia.
- Presión cefálica.
- Ceguera (reflejos pupilares frente a la luz normalmente ausentes; estrabismo ventrolateral, compárese con la necrosis cerebrocortical).
- Nistagmo.
- Ataxia, opistótonos, postración.
- Muerte.

Nota: (1) La naturaleza progresiva de los signos neurológicos significa que para su diagnóstico son importantes los exámenes neurológicos repetidos y la valoración de la función del nervio craneal.

(2) La bradicardia es un hallazgo infrecuente en la cabra pero se presenta en el síndrome de los abscesos de la hipófisis y en otras lesiones ocupadoras de espacio del cerebro porque la presión sobre el hipotálamo causa un aumento del tono vagal. La bradicardia también puede observarse en la fiebre vitularia grave, hipotermia, hipoglucemia, botulismo y traumatismos de la cabeza.

Diagnóstico de laboratorio

- LCR: recuento de leucocitos incrementado (principalmente neutrófilos), nivel de proteínas elevado.
- Hematología: no tiene valor diagnóstico; el fibrinógeno y las globulinas suelen estar elevados.

Lesiones *post mortem*

- Absceso en la hipófisis: generalmente visible a simple vista, pero en ocasiones solo en un examen histopatológico.
- Generalmente una infección crónica en cualquier lugar del organismo.
- La histopatología muestra una necrosis por coagulación y licuefacción de la glándula hipófisis, en particular de la adenohipófisis, con infiltración de neutrófilos y algunas células mononucleares.
- El cultivo de una muestra del absceso permite obtener un crecimiento puro o mixto de bacterias aerobias.

Tratamiento

- Ninguno.

Oestrus ovis

Etiología

- *Oestrus ovis*, la mosca nasal de las ovejas y cabras, deposita sus larvas L1 alrededor de los ollares. Las larvas normalmente migran a las fosas nasales y después a los senos frontales, donde se desarrollan hasta su tercer estadio. Las larvas de tercer estadio son expulsadas mediante estornudos al pasto tras 35-40 días, donde se convierten en pupas y emergen como estadio adulto 2-10 semanas después. En Reino Unido, *O. ovis* es más prevalente en los condados del sur de Inglaterra y Gales.

Signos clínicos

- Suelen limitarse a inquietud cuando las moscas ponen los huevos y a un flujo mucopurulento cuando las larvas se encuentran en las vías y senos nasales.
- Los animales afectados más gravemente pueden presentar un flujo sanguinolento, estornudos, respiración sibilante, resoplidos y agitación de la cabeza.
- Las larvas raramente migran a través de los huesos etmoides hasta llegar al cerebro, produciendo unos signos clínicos similares a los de *Coenurus cerebralis*.
- Las larvas también pueden ocasionalmente entrar en los ojos o el aparato nasolacrimal y causar una conjuntivitis.

Diagnóstico

- Examen *post mortem* de los cornetes o los senos nasales, confirmando la presencia de larvas activas.
- En Reino Unido se ha validado una técnica ELISA.

Tratamiento

- Ivermectina en otoño para eliminar los estadios larvarios de la cavidad nasal.

Tumores

Las neoplasias del encéfalo son muy raras. Solamente existe una descripción de un glioma.

Lesiones ocupadoras de espacio en la médula espinal

Aunque son más frecuentes en los cabritos (véase en su lugar), las *meningitis medulares*, los *abscesos* y la *osteomielitis vertebral* pueden presentarse en animales adultos, produciendo diversos grados de paraparesia o tetraparesia. Los abscesos vertebrales pueden ser un componente de la linfoadenitis caseosa.

Los *tumores*, por ejemplo, el linfosarcoma y el meningioma, los *quistes de Coenurus cerebralis* (véase al principio de este capítulo) y los *hamartomas vasculares* pueden actuar rara vez como lesiones ocupadoras de espacio en la médula espinal.

Los signos clínicos dependen de la localización y el grado de daño en la médula espinal, aunque los signos suelen ser bilaterales y simétricos, variando desde una paresia y rigidez hasta parálisis.

El análisis del LCR es variable, mostrando por lo general un incremento del recuento de leucocitos (neutrófilos). El tratamiento se debería basar si es posible en el cultivo del LCR y la sensibilidad a los antibióticos o bien en el uso de antibióticos de amplio espectro.

Rhodococcus equi

- Se han descrito infecciones en cabras de forma esporádica en Reino Unido, India, EE.UU., Australia, Botswana, Trinidad, Países Bajos, Canadá, España y Sudáfrica. En la mayoría de los casos, las cabras tenían menos de 1 año de edad. La infección provoca la formación de abscesos en sistemas multiorgánicos, incluyendo el hígado y los pulmones. Los abscesos pueden causar una osteomielitis vertebral y la compresión de la médula espinal, dando lugar a ataxia y paresia de las extremidades. *R. equi* es una causa importante de neumonía en potros y también se ha descrito como causa de neumonía en personas inmunodeprimidas.

Nematodiasis cerebroespinal

- La migración aberrante a la médula espinal de cualquier nematodo puede en ocasiones causar signos neurológicos, generalmente conocidos como enfermedad de la médula espinal. Los signos neurológicos se producen como consecuencia de la destrucción y la inflamación del tejido causadas por el desplazamiento errático de las larvas L3. El LCR presenta un incremento de los leucocitos (principalmente eosinófilos y células mononucleares) y de los niveles de proteínas. El tratamiento con ivermectina y dexametasona puede tener éxito si se combina con el tratamiento de apoyo adecuado.

- En EE.UU., la migración aberrante del parásito de las meninges (*Parelaphospostrongylus tenuis*) en hospedadores sensibles como la cabra causa la lesión del sistema nervioso central y puede conducir a la muerte. Su hospedador definitivo es el ciervo de cola blanca, en cuyas meninges se localizan los parásitos, causando rara vez la enfermedad.
- Los hospedadores naturales de *Elaphostrongylus cervi* son los cérvidos, como el ciervo común, el corzo, el ciervo rojo del Cáucaso y el ciervo sika de los países euroasiáticos, en cuyas especies su patogenicidad es baja. Cuando resultan infestados hospedadores inespecíficos como la oveja o la cabra, se producen signos neurológicos.

Signos clínicos

- Los animales afectados aparecen deprimidos y pierden peso de forma gradual.
- Los signos clínicos generalmente son reflejo de lesiones asimétricas y locales de la médula espinal y consisten en hipermetria, ataxia, rigidez, debilidad muscular, paresia posterior, parálisis, cabeza ladeada, cuello doblado, torneo, ceguera, convulsiones y muerte.
- Generalmente, afecta en primer lugar a las extremidades posteriores y avanza hacia las anteriores.
- El curso de la enfermedad varía desde agudo, apareciendo la muerte en pocos días, a crónico, con una ataxia que persiste durante meses o años.

Control

- Vallados a prueba de ciervos.
- Reducir la disponibilidad de caracoles y babosas que actúan como hospedadores intermediarios.

  Eliminar la materia orgánica (hojas, compost, madera apilada, etc.) de los pastos y alrededores de las instalaciones ganaderas; evitar el pastoreo en tierras bajas húmedas; drenar y vallar los humedales; utilizar molusquicidas cuando sea apropiado; utilizar aves de corral o cinegéticas para reducir el número de moluscos; zonas amortiguadoras libres de vegetación (con grava o arena, por ejemplo) alrededor de los cercados para reducir la migración de caracoles y babosas.
- Retirar los matorrales espesos para exponer al pasto a las fluctuaciones de temperatura (la desecación y congelación reducirá el número de larvas infestantes en el pasto).

Tratamiento

- El tratamiento profiláctico contra las larvas migradoras se puede lograr mediante la administración de ivermectina, 0,2 mg/kg cada 30 días o doramectina cada 45 días durante los periodos de riesgo.

  Aunque la resistencia frente a los antihelmínticos es improbable que se desarrolle en el caso de los parásitos de las meninges debido a que las infestaciones no son evidentes, el tratamiento repetido con antihelmínticos aumentará la probabilidad de que aparezcan resistencias frente a otros nematodos.

Traumatismos

Los traumatismos (véanse en su lugar) de la cabeza y el cuello siempre deberían atenderse, en especial en los grupos de machos cabríos o animales atados.

Enfermedad vestibular

Otitis media/interna

La otitis media/interna se produce como secuela de las otitis externas o tras una rinitis y faringitis, o como resultado de una diseminación hematógena.

Signos clínicos

- Sacudidas de la cabeza, torneo hacia el lado del oído afectado, nistagmo con el componente rápido dirigido en dirección contraria al oído afectado.
- Caída del ojo del lado afectado.
- Parálisis facial.

Sarna psoróptica (infestación por ácaros del oído)

Véase el Capítulo 10.

Encefalopatía hepática

La encefalopatía hepática es infrecuente; la insuficiencia hepática grave puede provocar letargo, depresión y signos neurológicos como alteraciones del comportamiento, ataxia, temblores, ataques, convulsiones y coma.

La *necrosis hepática aguda inducida por halotano* ha sido descrita asociada con depresión, letargo, salivación, presión cefálica, movimientos masticatorios, ictericia y decúbito. La hepatotoxicidad se producía tras una anestesia prolongada (3 a 9 horas de duración). Los estudios realizados sobre la aplicación de anestesia por halotano con menor duración no han observado evidencias de lesión hepática.

Intoxicaciones

Numerosos medicamentos, plantas y productos químicos pueden ser neurotóxicos.

Plomo

Aunque se ha reproducido experimentalmente la intoxicación por plomo en cabras, los casos de intoxicación accidental son raros, a pesar de la tendencia de las cabras a mordisquear la madera pintada. Las cabras parecen ser resistentes a la intoxicación por plomo en comparación con las vacas y los perros, ya sea por su resistencia innata o por su falta de inclinación a ingerir plomo.

Etiología

- Plomo procedente de viejas maderas pintadas (separaciones, puertas, etc.), baterías de automóvil, aceites de motor, etc.

Signos clínicos

- Dolor abdominal, anorexia, pérdida de peso.
- Diarrea, tenesmo.
- Abortos.
- Depresión, incoordinación, presión cefálica, ataxia.
- La ceguera no parecer ser una característica destacada de la intoxicación en cabras en comparación con otras especies y se debería tener en cuenta la necrosis cerebrocortical como un diagnóstico más probable en aquellos animales que presenten signos neurológicos y ceguera.

Análisis de laboratorio

- Estimación de la concentración de plomo en sangre.
- Punteado basófilo de los eritrocitos teñidos con la tinción de Wright.
- Niveles de plomo en riñón o hígado: >4 ppm.
- LCR: acelular.

Lesiones *post mortem*

- Edema cerebral.
- Enterocolitis mucoide.

Tratamiento

- Calcioedetato sódico, 75 mg/kg, al día en cuatro dosis divididas, i.v./s.c. durante 2 a 5 días. Diluir 1 mL en 4 mL de glucosa o cloruro sódico 0,9%.

Otros metales pesados

La intoxicación con otros metales pesados como el *arsénico* y el *mercurio* pueden producirse en ocasiones, provocando signos neurológicos como incoordinación, ceguera, temblores musculares y convulsiones, acompañados de dolor abdominal y diarrea.

Plantas

Véase el Capítulo 21.

La intoxicación por plantas es improbable que ocasione signos nerviosos en las cabras de Reino Unido.

- Colza/canola (*Brassica napus*) puede causar ceguera, presión cefálica y excitación violenta.
- Helechos (*Pteridium aquilinum*), aunque es improbable que induzca una carencia de tiamina en condiciones normales en que la síntesis de tiamina en el rumen es adecuada, podría exacerbar o precipitar la necrosis cerebrocortical.
- La intoxicación por oxalato, que puede provocar ataxia, temblores musculares, parálisis y muerte, podría estar producida por el consumo de grandes cantidades de ruibarbo o acedera común.
- El perejil loco o de perro (*Aethusa cynapium*) puede causar indigestión, jadeo y ataxia.

- El laurel cerezo (*Prunus laurocerasus*) provoca una intoxicación por cianuro que hace que los animales aparezcan muertos. Los casos de menor gravedad presentan disnea, marcha envarada, movimientos erráticos y convulsiones.
- El laburno común (*Laburnum anagyroides*) y la cicuta (*Conium maculatum*) contienen alcaloides de tipo nicotina que provocan una respiración rápida, salivación, excitación y temblores musculares seguidos de depresión, incoordinación, convulsiones y muerte.
- La hierba cana o de Santiago (*Senecio jacobaea*) produce neurotoxicidad hepática.

Organofosforados

Etiología

- Exposición a organofosforados, por ejemplo, baños antiparasitarios.

Signos clínicos

- Dolor abdominal, inapetencia, incoordinación, diarrea, temblores musculares, disnea, parálisis, convulsiones, coma y muerte.

Tratamiento

- Atropina, 0,6-1 mg/kg, 1-1,5 mL/kg, un cuarto i.v., el resto s.c./i.m., cada 4 a 6 horas hasta 24 horas.

Rafoxanida

El fasciolicida rafoxanida tiene un margen de seguridad mucho menor en las cabras (de 4 a 6 veces) que en las ovejas (20 veces). Su sobredosis puede provocar degeneración y edema de la retina, del tracto óptico y de zonas relacionadas del SNC, y la muerte. La rafoxanida ya no se encuentra disponible en Reino Unido.

Urea (hiperamonemia)

Etiología

- Consumo excesivo de urea en la ración.

Signos clínicos

- Dolor abdominal, temblores musculares, ataxia, hiperestesia.
- Midriasis, convulsiones y muerte.

Tratamiento

- Vinagre 0,5 a 1 litro oral, como agente acidificante.

Epilepsia

Solamente se ha descrito adecuadamente un único caso de epilepsia parcial en una cabra de raza Nubia. Sin embargo, la incidencia de los «ataques» es mucho mayor. Puesto que por lo general no son totalmente investigados, la etiología de esos ataques se desconoce. La mayoría de los propietarios eliminan a las cabras que tienen ataques repetidos sin recurrir a su medicación. Los cabritos que se recuperan de la meningoencefalitis provocada en el descornado pueden continuar sufriendo ataques en su vida adulta.

Lecturas adicionales

General

Allen, A.L., Goupil, B.A. and Valentine, B.A. (2012) A retrospective study of spinal cord lesions in goats submitted to 3 veterinary diagnostic laboratories. *Can. Vet. J.*, **53** (6), 639–642.

Barlow, R.M. (1987) Differential diagnosis of nervous diseases of goats. *Goat Vet. Soc. J.*, **8**, 73–76.

Baxendell, S.A. (1984) Caprine nervous diseases. *Proc. Univ. Sydney, Post Grad. Comm. Vet. Sci.*, **73**, 333–342.

Brewer, B.D. (1983) Neurologic disease of sheep and goats. *Vet. Clin. North Amer.: Large Anim. Pract.*, **5** (3), 677–700.

Callan, R.J., Van Metre, D.C. (2004) Viral diseases of the ruminant nervous system. *Vet. Clin. North Amer.: Food Anim. Pract.*, **20**, 327–362.

Finnie, J., Windsor, P. and Kessell, A. (2011) Neurological diseases of ruminant livestock in Australia. I: general neurological examination, necropsy procedures and neurological manifestations of systemic disease, trauma and neoplasia. *Australian Vet. J.*, **89** (7), 243–246.

Finnie, J., Windsor, P. and Kessell, A. (2011) Neurological diseases of ruminant livestock in Australia. II: toxic disorders and nutritional deficiencies. *Australian Vet. J.*, **89** (7), 247–253.

Kessell, A., Finnie, J. and Windsor, P. (2011) Neurological diseases of ruminant livestock in Australia. III: bacterial and protozoal infections. *Australian Vet. J.*, **89** (8), 289–296.

Kessell, A., Finnie, J. and Windsor, P. (2011) Neurological diseases of ruminant livestock in Australia. IV: viral infections. *Australian Vet. J.*, **89** (9), 331–337.

Nietfeld, J.C. (2012) Neuropathology and diagnostics in food animals. *Vet. Clin. North Amer.: Food Anim. Pract.*, **28** (3), 515–534.

Thompson, K.G. (1985) Nervous diseases of goats. *Proceedings of the Course in Goat Husbandry and Medicine*, Massey University, November 1985, pp. 152–161.

Windsor, P., Kessell, A. and Finnie, J. (2011) Review of neurological diseases of ruminant livestock in Australia. VI: postnatal bovine, and ovine and caprine, neurogenetic disorders. *Australian Vet. J.*, **89** (11), 432–438.

β-Mannosidosis

Kumar, K., Jones, M.Z., Cunningham, J.G., Kelly, J.A. and Lovell, K.L. (1986) Caprine ß-mannosidosis: phenotypic features. *Vet. Rec.*, **118**, 325–327.

Botulismo

Hogg, R., Livesey, C. and Payne, J. (2008) Diagnosis and implications of botulism. *In Pract.*, **30**, 392–397.

Artritis-encefalitis caprina

Adams, D.S., Klevjer-Anderson, P., Carlson, J.L., McGuire, T.C. and Gorham, J.R. (983) Transmission and control of CAE virus. *Amer. J. Vet. Res.*, **44** (9), 1070–1075.

Dawson, M. (1987) Caprine arthritis encephalitis. *In Pract.*, 8–11.

DeVilbiss, B. *et al.* (2013) Computed tomography findings in a 5 year old Australian cashmere goat (*Capra hircus*) suffering leukoencephalomyelitis due to caprine arthritis encephalitis virus. *Canadian Vet. J.*, **54** (10), 960–964.

Knight, A.P. and Jokinen, M.P. (1982) Caprine arthritis encephalitis. *Comp. Cont. Ed. Pract. Vet.*, **4** (6), S263–S269.

Necrosis cerebrocortical

Baxendell, S.A. (1984) Cerebrocortical necrosis. *Proc. Univ. Sydney Post Grad. Comm. Vet. Sci.*, **73**, 503–507.

Smith, M.C. (1979) Polioencephalomalacia in goats. *J. Am. Vet. Med. Assoc.*, **174** (12), 1328–1332.

Líquido cefalorraquídeo

Mueller, K. (2010) Clinical procedures in goats. *Goat Vet. Soc. J.*, **26**, 15–18.

Scott, P. (1993) Collection and interpretation of cerebrospinal fluid in ruminants. *In Pract.*, **15** (6), 298–300.

Scott, P. (1994) Cerebrospinal fluid analysis in the differential diagnosis of spinal cord lesions in ruminants. *In Pract.*, **16** (6), 301–303.

Cenurosis

Gascoigne, E. and Critty, J.P. (2014) Control of tapeworms in sheep: a risk-based approach. *In Pract.*, **36**, 285–293.

Harwood, D.G. (1986) Metacestode disease in goats. *Goat Vet. Soc. J.*, **7** (2), 35–38.

Welchman, D. de B. and Bekh-Ochir, G. (2006) Spinal coenurosis causing posterior paralysis in a goat in Mongolia. *Vet. Rec.*, **158**, 238–239.

Meningoencefalitis por descornado

Wright, H.J., Adams, D.S. and Trigo, F.J. (1983) Meningoencephalitis after hot iron disbudding of goat kids. *Vet. Med./Small Animal Clin.*, **78** (4), 599–601.

Ácaros de los oídos

Littlejohn, A.I. (1968) Psoroptic mange in the goat. *Vet. Rec.*, **82**, 148–155.

Williams, J.F. and Williams, S.F. (1978) Psoroptic ear mites in dairy goats. *J. Am. Vet. Med. Assoc.*, **173** (12), 1582–1583.

Ataxia enzoótica

Inglis, D.M., Gilmour, J.S. and Murray, I.S. (1986) A farm investigation into swayback in a herd of goats and the result of administration of copper needles. *Vet. Rec.*, **118**, 657–660.

Whitelaw, A. (1985) Copper deficiency in cattle and sheep. *In Pract.*, **7** (3), 98–100.

Encefalomalacia simétrica focal

Oliveira, D.M. *et al.* (2010) Focal symmetrical encephalomalacia in a goat. *J. Vet. Diagn. Invest.*, **22**, 793–796.

Encefalopatía hepática

Kinde, H. *et al.* (2014) Congenital portosystemic shunts and hepatic encephalopathy in goat kids in California. *J. Vet. Diag. Invest.*, **26** (1), 173–177.

McEwen, M. *et al.* (2000) Hepatic effects of halothane and isofluorane anaesthesia in goats. *J. Am. Vet. Med. Assoc.*, **217**, 1697–1700.

Morris, D.D. and Henry, M.M. (1991) Hepatic encephalopathy. *Comp. Cont. Ed. Pract. Vet.*, **13** (7), 1153–1161.

Listeriosis

Braum, U., Stehle, C. and Ehrensperger, F. (2002) Clinical findings and treatment of listeriosis in 67 sheep and goats. *Vet. Rec.*, **150**, 38–42.

Harwood, D.G. (1988) Listeriosis in goats. *Goat Vet. Soc. J.*, **10** (1), 1–4.

Louping ill

Balseiro, A. *et al.* (2012) Louping ill in goats, Spain 2011. *Emerg. Infect. Dis.*, **18** (6), 976–978.

Reid, H. (1991) Louping-ill. *In Pract.*, **13** (4), 157–160.

Fiebre catarral maligna

Twomey, D.F. *et al.* (2006) Multisystemic necrotising vasculitis in a pygmy goat (*Capra hircus*). *Vet. Rec.*, **158** (25), 867–869.

Meningitis

Jamison, J.M. and Prescott, J.F. (1987) Bacterial meningitis in large animals. Part I. *Comp. Cont. Ed. Pract. Vet.*, **9** (12), F399–406.

Jamison, J.M. and Prescott, J.F. (1988) Bacterial meningitis in large animals. Part II. *Comp. Cont. Ed. Pract. Vet.*, **10** (2), 225–231.

Trastornos metabólicos y nutricionales

Andrews, A.H. (1985) Some metabolic conditions in the doe. *Goat Vet. Soc. J.*, **6** (2), 70–72.

Finnie, J. *et al.* (2011) Neurological diseases of ruminant livestock in Australia. II: toxic disorders and nutritional deficiencies. *Australian Vet. J.*, **89**, 247–253.

Merrall, M. (1985) Nutritional and metabolic diseases. *Proceedings of the Course in Goat Husbandry and Medicine*, Massey University, November, pp. 126–131.

Pinsent, J. and Cottom, D.S. (1987) Metabolic diseases of goats. *Goat Vet. Soc. J.*, **8** (1), 40–42.

Rook, J.S. (2000) Pregnancy toxaemia of ewes, does and beef cows. *Vet. Clin. North Amer.: Food Anim. Pract.*, **16** (2), 293–318.

Oestrus ovis

Bates, P. (2007) Sheep nasal bot fly and differential diagnosis of bluetongue. *Vet. Rec.*, **160**, 671.

Dorchies, P., Duranton, C. and Jacquiet, P. (1998) Pathophysiology of *Oestrus ovis* infection in sheep and goats: a review. *Vet. Rec.*, **142**, 487–489.

Enfermedad parasitaria

Nagy, D.W. (2004) *Parelaphostrongylus tenuis* and other parasitic diseases of the ruminant nervous system. *Vet. Clin. North Amer.: Food Anim. Pract.*, **20**, 393–412.

Síndrome del absceso hipofisario

Perdrizet, J. and Dinsmore, P. (1986) *Comp. Cont. Ed. Pract. Vet.*, **8** (6), 5311–5318.

Infección por *Rhodococcus equi*

Jeckel, S. *et al.* (2011) Disseminated *Rhodococcus equi* infection in goats in the UK. *Vet. Rec.*, **169** (2), 56.

Encefalopatías espongiformes transmisibles

Acin, C. (2015) Scrapie: a particularly persistent pathogen. *Vet. Rec.*, **176** (4), 97–98.

Andrews, A.H., Laven, R. and Matthews, J.G. (1992) Clinical observations on four cases of scrapie in goats. *Vet. Rec.*, **130**, 101.

Fast, C. and Groschup, M.H. (2013) Classical and atypical scrapie in sheep and goats. In: *Prions and Diseases:* Volume 2, *Animals, Humans and the Environment* (eds Zou, W.-Q. and Gambetti, P.), Chapter 2, pp. 15–44. Springer, New York.

Foster, J.D., Hope, J. and Fraser, H. (1993) Transmission of bovine spongiform encephalopathy to sheep and goats. *Vet. Rec.*, **133**, 339–341.

Foster, J.D. *et al.* (2001) Clinical signs, histopathology and genetics of experimental transmission of BSE and natural scrapie to sheep and goats. *Vet. Rec.*, **148**, 165–171.

Gonzàlez, L. *et al.* (2005) Diagnosis of preclinical scrapie in samples of rectal mucosa. *Vet. Rec.*, **25**, 846–847.

Hawkins, S.A.C., Simmons, H.A., Gough, K.C. and Maddison, B.C. (2015) Persistence of ovine scrapie infectivity in a farm environment following cleaning and decontamination. *Vet. Rec.*, **176** (4), 99.

Konold, T., Bone, G.E., Phelan, L.J. *et al.* (2010) Monitoring of clinical signs in goats with transmissible spongiform encephalopathies. *BMC Vet. Res.*, **6**, 13. Available at: http://www.biomedicalcentral.com/1746-6148/6/13.

Konold, T. and Phelan, L. (2014) Clinical examination protocol for the detection of scrapie. *J. Vis. Exp.*, (83), 51101. Available at: http://www.ncbi.nlm.nih.gov/pmc/articles/PMC4089440/.

Konold, T., Simmons, H.A., Webb, P.R. *et al.* (2013) Transmission of classical scrapie by goat milk. *Vet. Rec.*, **172** (17), 455.

Lacroux, C., Perrin-Chauvineau, C., Corbiere, F. *et al.* (2014) Genetic resistance to scrapie infection in experimentally challenged goats. *J. Virol.*, **88** (5), 2406–2413.

Maddison , B.C. and Gough, K.C. (2012) Scrapie dissemination and environmental persistence. *Goat Vet. Soc. J.*, **28**, 25–34.

Sargison, N. (1995) Scrapie in sheep and goats. *In Pract.*, **17** (10), 467–469.

Seuberlich, T. *et al.* (2007) Atypical scrapie in a Swiss goat and implications for transmissable spongifrom encephalopathy. *J. Vet. Diagn. Invest.*, **19**, 2–8.

Vaccari, G., Panagogiotidis, C.H., Acin, C. *et al.* (2009) State-of-the-art review of goat TSE in the European Union, with special emphasis on PRNP genetics and epidemiology. *Vet. Res.*, **40**, 48–66.

Wood, J.L.N. and Done, S.H. (1992) Natural scrapie in goats: neuropathology. *Vet. Rec.*, **131**, 93–96.

Wood, J.L.N., Done, S.H., Pritchard, G.C. and Wooldridge, M.J.A. (1992) Natural scrapie in goats; case histories and clinical signs *Vet. Rec.*, **131**, 66–68.

Enfermedades transmitidas por garrapatas

Reid, H.W. (1986) Tick and tickborne diseases. *Goat Vet. Soc. J.*, **7** (2), 21–25.

Tumores

Marshall, C.L., Weinstock, D., Kramer, R.W. and Bagley, R.S. (1995) Glioma in a goat. *J. Am. Vet. Med. Assoc.*, **206** (10), 1572–1574.

Virus del Nilo Occidental

West Nile Virus Infection, The Center for Food Security and Public Health, Iowa State University (August 2013). Available at: www.cfsph.iastate.edu/Factsheets/pdfs/west_nile_fever.pdf.

CAPÍTULO 13

Enfermedades de la glándula mamaria

Mamitis

La mamitis es la inflamación de la glándula mamaria, con independencia de su causa, caracterizada por alteraciones fisiológicas, químicas y generalmente bacteriológicas en la leche y las alteraciones patológicas en el tejido glandular.

Investigación de una mamitis

Examen clínico general

- Valorar la gravedad de la infección sistémica, intensidad de la fiebre, etc.

Examen específico de la ubre

- Visualmente y mediante palpación.
- Comparar las dos glándulas.
  - Calor
  - Inflamación
  - Abultamientos
  - Extensión de la fibrosis
  - Heridas en los pezones o cuerpo de la ubre
- Nódulos linfáticos inguinales superficiales. Los nódulos linfáticos mamarios más evidentes se encuentran por encima de cada glándula en la base de la ubre entre las extremidades posteriores y la región del periné. Suelen pasar desapercibidos normalmente, pero aumentan de tamaño y tienen una apariencia nodular en una infección.
- Palpación de la ubre. Palpar la ubre inmediatamente después del ordeño cuando está flácida; comprobar anomalías detectables como abscesos, cicatrices en el tejido y nódulos irregulares.
  - Apretar la piel de la ubre entre los dedos índice y pulgar; debe ser flexible y fácilmente separable del tejido subyacente.
  - Palpar cada glándula con ambas manos poniendo una mano en la parte medial y la otra en la cara lateral. Palpar en profundidad apretando las puntas de los dedos unas contra otras y desplazando lentamente las manos hacia la parte inferior de la glándula. El tejido mamario debe tener una consistencia granulosa. Una consistencia áspera pero todavía de tacto suave debería responder al tratamiento. Las ubres de mayor dureza o aquellas con bultos o nódulos es menos probable que respondan al mismo.

Examen de muestras de leche

> En las mamitis subclínicas, la leche suele tener un aspecto macroscópico normal.

- Utilizar una jarra de fondo oscuro (*strip cup*)
- Comparar las dos glándulas
- Pus
- Sangre
- Grumos
- Color

Técnicas de laboratorio

Recuento de células somáticas

> Los recuentos de células somáticas son útiles como prueba de rebaño para vigilar las mamitis subclínicas.

Las células somáticas son neutrófilos que migran al interior del tejido mamario para formar la primera línea inmunológica de defensa frente a las bacterias que atraviesan la barrera física del canal del pezón. El número de células somáticas está directamente relacionado con el nivel de la infección de la ubre, de modo que un elevado recuento de células somáticas (SCC) es indicativo de mamitis. En las vacas lecheras, la vigilancia periódica de los recuentos de células somáticas se ha convertido en una eficaz herramienta para identificar a las vacas con mamitis subclínica. Cada vez más, las autoridades reguladoras están intentando implantar límites legales al recuento de células máximo para la leche del tanque de las explotaciones caprinas lecheras. Sin embargo, los factores causales adicionales relacionados con los recuentos elevados en las cabras (véase la Tabla 13.1) producen una variación mucho mayor, lo que significa que al extrapolar los estándares para las vacas a la leche de cabra se diferencia de la leche sana.

Tabla 13.1 Factores que afectan al recuento de células somáticas (SCC).

Infecciones bacterianas (mamitis clínicas o subclínicas)	El factor más importante del SCC
Época del año	Cambios estacionales relacionados con la fase de lactación, producción y ciclo estral
Fase de lactación	Incremento del SCC al inicio y final de la lactación Máximo en cabras con mamitis supurativas
Frecuencia de ordeño	Una mayor frecuencia de ordeño incrementa la migración de neutrófilos de la sangre a la glándula mamaria
Número de partos	El SCC aumenta en cada lactación
Celo	El SCC aumenta alrededor del celo
Infección con otras enfermedades	CAE
Vacunaciones	Puede producirse un incremento del SCC tras la vacunación
Alimentación	Aporte elevado de cereales + acidosis
Genética	El SCC es heredable (0,12-0,25)

A diferencia de la glándula mamaria bovina, en la que la leche es producida mediante secreción merocrina, la de la cabra produce leche mediante secreción apocrina, lo que significa que algunas partes del citoplasma de las células epiteliales son estranguladas y aparecen en la leche como partículas libres de DNA de un tamaño similar a los leucocitos. También aparecen en la leche células epiteliales intactas procedentes de los acinis y los conductos (véase la Tabla 13.2).

Solamente aquellas técnicas de recuento que sean específicas para el DNA pueden distinguir las partículas citoplásmicas parecidas a células de las verdaderas células somáticas y por lo tanto pueden dar estimaciones fiables del número de células somáticas en la leche de cabra. La correlación entre los recuentos de células somáticas obtenidos en la leche de cabra mediante los equipos de recuento de partículas (contadores Coulter) y aquellos que cuentan los núcleos de las células (contadores Fossomatic) es muy baja, ya que los primeros no pueden diferenciar los restos particulados no celulares de los leucocitos. Los contadores Coulter tienden a dar unos resultados que duplican aproximadamente el número aparente de células en la leche de cabra en comparación con el método Fossomatic. Los recuentos obtenidos mediante los contadores Fossomatic son así mismo constantemente más elevados que los recuentos obtenidos mediante el recuento celular por microscopía directa utilizando tinciones específicas del DNA, como la Pironina-Verde de metilo. Los recuentos celulares mediante microscopía son los métodos más exactos pero resultan laboriosos y caros. La microscopía directa con tinciones que no sean diferenciales para partículas nucleadas, como el azul de metileno, resultan inadecuados para la leche de

Tabla 13.2 Diferencias en la secreción de leche y el recuento de células somáticas entre la cabra y la vaca.

Cabra	Vaca
Secreción apocrina	Secreción merocrina
Se excretan partículas nucleadas y no nucleadas	
Los neutrófilos suponen hasta el 50-70% del SCC	Los neutrófilos suponen hasta el 5-20% del SCC

cabra. Algunas técnicas de cribado para realización en la granja, como la técnica para leche de cabra PortaSCC (Portacheck), han sido desarrolladas especialmente para cabras y se han validado en comparación con el método de Pironina-Verde de metilo.

Como las cabras son reproductoras estacionales, el contenido de células somáticas del tanque común de la granja presenta una clara variación estacional, con valores mínimos en abril y máximos en septiembre u octubre. Los recuentos comienzan a aumentar alrededor de 4 semanas después del parto y con el inicio de los ciclos estrales. Al igual que sucede con la leche de vaca, las mamitis producidas por las infecciones bacterianas provocan un aumento del recuento celular de la leche de la glándula afectada, por lo que ese aumento del recuento celular es un indicador de la mala salud de la ubre. Sin embargo, puesto que las cabras presentan siempre unos recuentos celulares superiores a las vacas, especialmente hacia el final de la lactación, los resultados requieren una cautelosa interpretación. Es probable que las variaciones en la cantidad de leche producida, consumo de alimentos y fase de lactación, afecten a los recuentos celulares, además de las infecciones. Los recuentos celulares aumentan generalmente en cada lactación con respecto a la anterior. Otras enfermedades como la infección por el virus de la artritis-encefalitis caprina (CAE) pueden provocar un aumento de los recuentos de células somáticas. Como anécdota, algunas granjas comerciales registran un incremento de los recuentos de células tras la vacunación. Es probable que las variaciones en los recuentos de células en la leche de tanque sean mucho mayores en las granjas más pequeñas en las que los animales pueden ejercer una mayor influencia sobre el valor medio y donde la mayoría de los animales se encuentran en la misma fase de lactación. La influencia de otros factores, aparte de la infección, también resulta mayor cuando la producción de leche es baja, por ejemplo, al final de la lactación.

Un SCC aislado no constituye una buena información, aunque nos da una idea, un SCC de 300.000 es indicativo de un animal sano, mientras que un valor de 1.500.000 es indicativo de un problema de mamitis y un SCC de 750.000 indica que la granja tiene un nivel aceptable de mamitis subclínica. Entre los ganaderos y veterinarios de ganado caprino se acepta que un SCC alto por encima de 1.000.000 de células/mL puede darse en una granja de cabras en lactación aparentemente sanas. Con un valor límite de recuento celular de 1,5 millones de células/mL, el 80,5% de las muestras bacteriológicamente negativas serán clasificadas de forma correcta, pero el 19,5% de las muestras negativas se diagnosticarán como infectadas y solamente se diagnosticará el 41,4% de las muestras bacteriológicamente positivas. Al bajar el valor límite se obtienen más falsos positivos, pero menos falsos negativos. Con un valor límite de 1 millón de células/mL, se clasificarán correctamente el 71,8% de las muestras bacteriológicamente negativas, el 28,2% de las muestras negativas se diagnosticarán como infectadas y el 56,5% de las muestras bacteriológicamente positivas se identificarán correctamente.

Los recuentos celulares diferenciales pueden ser un indicador de mamitis mejor que el SCC total, siendo indicativo de mamitis el aumento del porcentaje de leucocitos polimorfonucleares en relación con los linfocitos y macrófagos.

La vigilancia periódica, por ejemplo, mensual, de los animales *individuales* puede ayudar a establecer la presencia de una infección subclínica. Se ha sugerido que los recuentos celulares periódicos de <750.000 células/mL indican una glándula mamaria sana, que dos o más recuentos de >750.000 células/mL indican una infección por un agente patógeno menor como los estafilococos coagulasa negativos, y que tres resultados de >1.750.000 células/mL indican una infección por un agente patógeno mayor, como *Staphylococcus aureus*. Los estafilococos causan una eliminación cíclica de bacterias en la leche, de modo que la infección no siempre puede detectarse en un cultivo.

Entre los métodos alternativos propuestos para la identificación de infecciones intramamarias se incluye la *vigilancia de la conductividad de la leche*, las *variaciones en la concentración de albúmina sérica en la sangre* o *la determinación de la alfa-1 glucoproteína ácida en la leche*. La determinación de la conductividad de la leche se realiza en algunas explotaciones comerciales de forma automática o mediante equipos manuales para determinaciones individuales.

Los recuentos de células somáticas son heredables en las cabras. En las cabras lecheras de Nueva Zelanda, se ha descrito una heredabilidad de 0,12 a 0,15 (compárese con 0,05 a 0,12 en las vacas y 0,054 a 0,18 en ovejas lecheras). La selección dirigida de animales con SCC más bajos puede lograr una menor sensibilidad a la infección mamaria, menor duración de la infección o menor SCC en animales no infectados. Se pueden determinar los valores reproductivos (EBV) de animales individuales y posiblemente puedan aplicarse para seleccionar qué machos utilizar como reproductores y qué cabritos conservar como reposición, o qué animales eliminar. Las cabras con un alto EBV SCC se ha comprobado que presentan una mayor prevalencia de cualquier infección intramamaria y que es más probable que desarrollen una infección por un agente patógeno mayor en comparación con las cabras con un EBV SCC bajo. De este modo, es probable que la selección en función de los EBV SCC dé lugar a unos SCC más bajos y que también disminuya la prevalencia de las infecciones intramamarias.

Prueba de California para mamitis

La prueba de California para mamitis (California mastitis test, CMT) es una prueba de establo sencilla y semicuantitativa para determinar el número de células nucleadas, tanto de neutrófilos como de células epiteliales. El CMT solamente detecta alteraciones en el número de células por encima de 300.000. Pueden observarse valores altos, en ausencia de mamitis, cuando existe una gran cantidad de células epiteliales, como por ejemplo hacia el final de la lactación o en animales con una enfermedad sistémica y con una escasa producción de leche.

Entre las ventajas del CMT se encuentran:

- Puede realizarlo el propio ganadero.
- Resultado instantáneo.
- Ofrece una sospecha de mamitis en cada glándula.
- Precio barato.

La prueba se realiza del siguiente modo:

- Estimular la bajada de leche y eliminar los primeros chorros.
- Echar uno o dos chorros de leche de cada glándula en el correspondiente pocillo de la paleta.
- Inclinar la paleta de modo que se deseche la mayor parte de la leche recogida.
- Añadir un volumen igual de reactivo a la leche restante.
- Mover por rotación la leche haciendo un movimiento circular y observar la aparición de una reacción de gelificación o espesamiento.
- Registrar el resultado de cada glándula.
- Lavar la paleta antes de analizar una nueva cabra.

Existen varios modos de valorar los resultados del CMT, pero la clasificación en cuatro categorías es uno de los más sencillos. El resultado negativo corresponde a una leche que se mantiene con la consistencia acuosa normal. Un valor de 3, el más alto, se obtiene cuando la mezcla casi solidifica. El CMT es muy subjetivo y su valoración puede variar dependiendo de la persona que realiza la prueba (Tabla 13.3).

En las cabras, la prueba de California es más adecuada para excluir el diagnóstico de mamitis que para demostrar su presencia, es decir, que un resultado bajo significa que es improbable la existencia de mamitis, aunque un resultado alto puede dar lugar a resultados falsos positivos. También es eficaz para determinar el recuento de células en una glándula tras realizar un tratamiento de mamitis (y posiblemente para eliminar esa leche hasta que sea normal), comparando el resultado en la leche de las dos glándulas de la misma cabra e identificando las glándulas con altos recuentos celulares para el análisis bacteriológico.

Bacteriología de una muestra de leche estéril

> En algunos tipos de mamitis, la excreción de bacterias es intermitente, por ejemplo, en el caso de *Pseudomonas* spp., y en las infecciones crónicas con *Staphylococcus aureus*. La infección por *S. aureus* coagulasa positivo es la causa más frecuente de mamitis caprina.

Tabla 13.3 Técnica de mamitis de California (CMT).

Valoración	Grado de gelificación
Negativo	Ninguna
1	Leve
2	Moderada
3	Intensa, casi sólida

Recogida de la muestra. Lavar los pezones vigorosamente con etanol al 70%, eliminar los primeros chorros de leche, recoger 20 mL de leche de cada glándula en contenedores estériles. Si no se analiza inmediatamente, conservar refrigerada a 4°C (la muestra se puede congelar durante varias semanas si es necesario).

En Reino Unido solamente es necesario utilizar medios para bacterias estandarizados, ya que *Mycoplasma* spp., no intervienen en las mamitis. En aquellas zonas del mundo con mamitis por *Mycoplasma*, son necesarias técnicas especiales. Deben identificarse las bacterias presentes y realizarse la determinación de la sensibilidad frente a los antibióticos. *Staphylococcus aureus* coagulasa positivo es la causa más habitual de mamitis en las cabras, en las que provoca mamitis gangrenosa, no gangrenosa o subclínica. Los estafilococos coagulasa negativos son los microorganismos aislados con mayor frecuencia, pero su importancia es incierta y probablemente sean comensales más que agentes patógenos primarios.

Las mamitis ambientales causadas por microorganismos como *E. coli*, *Pseudomonas* spp., y *Klebsiella* spp., son raras y suelen cursar como mamitis subclínicas.

En ocasiones, muchas otras bacterias pueden causar mamitis, como *Streptococcus* spp. y *Pasteurella haemolytica*. *Yersinia pseudotuberculosis* ha sido aislada de la leche de una cabra abortada. Los hongos y levaduras como *Candida albicans* se aíslan de forma ocasional.

Mycoplasma spp., no han sido descritos como causantes de mamitis en Reino Unido, pero son un problema importante en muchos otros países, incluyendo numerosos miembros de la UE (véase más adelante en este capítulo).

Proteínas de fase aguda

Las proteínas de fase aguda son proteínas inflamatorias liberadas de forma específica como respuesta a una infección o un daño tisular. Entre ellas se encuentran la haptoglobina, fibrinógeno, proteína C-reactiva, alfa-1 glucoproteína ácida y amiloide A sérico. El *amiloide A de la leche*, producido por las células epiteliales de la glándula mamaria, y la *haptoglobina* se están estudiando como indicadores de mamitis.

Ecografía

Puede utilizarse una antena lineal o un escáner sectorial de 5 MHz para examinar la glándula mamaria e identificar lesiones profundas que no pueden palparse a mano fácilmente. La glándula normal presenta una mezcla uniforme de material hiperecogénico e hipoecogénico. Los abscesos, tumores, hematomas y tejido fibroso son hiperecogénicos y la leche es hipoecogénica.

Mamitis clínica

Mamitis sobreaguda o gangrenosa

Etiología

- Habitualmente una infección por *Staphylococcus aureus* tras una lesión leve del pezón en cualquier fase de la lactación; en ocasiones, infecciones por *E. coli* y *Bacillus* spp.

Signos clínicos

- Fiebre intensa en las fases iniciales, que suele evolucionar a una toxemia con una temperatura inferior a la normal y muerte; puede cursar con muerte súbita.
- Ubre dura, caliente, inflamada y dolorosa; excreción por el pezón de un líquido seroso sanguinolento poco espeso.
- Síndrome doloroso: rechinar de dientes, pulso rápido.

Pronóstico

- Reservado; si el animal sobrevive, la glándula afectada se vuelve gangrenosa, fría y húmeda, con un color azulado y luego púrpura hasta hacerse negra y en ocasiones desprenderse.

Tratamiento

- En términos económicos, el tratamiento no suele merecer la pena. En el caso de una cabra de compañía o de valor reproductor, el tratamiento debe ir dirigido a controlar la toxemia, en lugar de a salvar la ubre.
- Tratamiento antibiótico intravenoso intensivo.
  Ampicilina, 3 mg/kg, cada 8 horas
  Oxitetraciclina, 3-10 mg/kg, cada 12-24 horas
  Fluoroquinolonas, 1,25-2,5 mg/kg, cada 24 horas

- Los antiinflamatorios no esteroideos ayudan a reducir la temperatura sistémica y local de la ubre, reducen la producción de mediadores inflamatorios y mejoran la apariencia clínica del animal.

  Carprofeno, 1,4 mg/kg, i.v.
  Flunixin meglumine, 2 mg/kg, i.v.
  Ketoprofeno, 3 mg/kg, i.v.
  Meloxicam, 2 mg/kg dosis inicial, después 0,5 mg/kg cada 36-48 horas, i.v.

- Fluidoterapia intravenosa, 100-200 mL/kg a lo largo de 4-5 horas.
- Buenos cuidados: mantas, calor y compañía humana.

Cuando la ubre se desprende y se pierde el pezón, la parte dorsal puede producir leche todavía y puede ser necesario realizar una mastectomía (véase el Capítulo 23). La mastectomía también se puede valorar en los machos. También puede ser necesaria una mastectomía parcial bajo anestesia local o general para eliminar el tejido necrótico o sin desprender.

- Como alternativa a la mastectomía, pueden realizarse infusiones de yodo de lugol o 100-120 mL de acriflavina o 60 mL de formalina al 10% bajo anestesia local para secar la mitad afectada, siempre que esté permitido por la normativa vigente.

Mamitis aguda

Etiología

- Diversas especies de bacterias diferentes.

Signos clínicos

- Fiebre, anorexia, letargo.
- Ubre dura, inflamada y dolorosa.
- Descenso en la producción de leche; consistencia de la leche alterada.
- Leche habitualmente fluida y acuosa con coágulos.

Pronóstico

- La recuperación clínica puede dar lugar a un proceso subclínico o a una fibrosis y atrofia de la glándula afectada.

Tratamiento

- Antibióticos de amplio espectro: por vía parenteral e intramamaria. *Staphylococcus aureus* es la causa más frecuente de mamitis, de modo que el tratamiento inicial debería ir dirigido frente a ese microorganismo, que normalmente es resistente a la penicilina. Utilizar productos basados en cefalosporinas, cloxacilina o amoxicilina/ácido clavulánico. Se obtienen mejores resultados mediante el uso simultáneo de antibióticos parenterales e intramamarios, ya que algunos medicamentos, como las cefalosporinas, no pasan fácilmente de la sangre a la leche. Utilizar antibióticos específicos una vez se conozcan los resultados de los análisis de laboratorio.

En la actualidad, no existen preparados intramamarios autorizados específicamente para cabras en Reino Unido. Los estudios experimentales muestran claramente que los tiempos de aclaramiento de los productos antibióticos en la glándula mamaria de las cabras pueden diferir notablemente de los obtenidos en la glándula mamaria de las vacas. En algunos casos, por ejemplo, con la oxitetraciclina y la eritromicina, puede producirse una rápida eliminación del medicamento hasta el punto en que puede verse comprometida la eficacia terapéutica del mismo. En otros casos, como con el trihidrato de amoxicilina/clavulanato potásico, prednisolona (Synulox, Zoetis) se precisa un tiempo de supresión aproximadamente del doble que para las vacas. Siempre que se utilice un producto fuera de las recomendaciones del fabricante, deberá respetarse un periodo de supresión mínimo de 7 días a la leche.

Además, las cánulas de algunos productos intramamarios son demasiado largas para insertarlas con facilidad en los pezones de las cabras, con el riesgo resultante de introducir una infección o de dañar el pezón. Los productos de acción prolongada, como la cefoperazona (Pathocef, Zoetis), pueden resultar útiles debido a que solo es necesario utilizar un único tubo con el que se puede lograr una acción prolongada dentro de los 7 días de supresión.

Nota: cuando solamente se trata una de las dos glándulas, el antibiótico puede difundir a la leche de la otra glándula.

Siempre debe limpiarse profundamente el pezón con alcohol antes de insertar la cánula, así como utilizar un baño para pezones después de su inserción.

- Oxitocina, 20 U, 2 mL i.m./s.c. dosis inicial, después 10 U, 1 mL, antes de cada ordeño 2 o 3 veces al día. Administrada inmediatamente antes de emplear el producto intramamario, la oxitocina provoca una contracción del músculo liso de la ubre, eliminando el material infeccioso y tóxico y permitiendo una mayor penetración del producto intramamario utilizado. Se utilizan dosis más altas que las empleadas para el ordeño de cabras normales.
- Tratamiento de apoyo, al igual que para las mamitis sobreagudas, si es necesario: fluidos intravenosos y medicamentos antiinflamatorios no esteroideos.

Mamitis clínica leve

Etiología

- Diversas especies de bacterias diferentes.

Signos clínicos

- Solamente signos muy leves o no sistémicos.
- Reacción local en la ubre, posiblemente con una ligera inflamación de la glándula afectada, coágulos pequeños o pus en la leche; leche generalmente más líquida de lo normal. La mayoría de las muestras tomadas para análisis proceden de cabras que no están clínicamente enfermas pero que presentan algunos coágulos o cristales en la leche, baja calidad a la conservación, coloraciones anómalas o que se cuajan al hervir.
- Se ha descrito que los prebióticos y probióticos reducen los recuentos de células somáticas y eliminan las mamitis clínicas mediante la potenciación del sistema inmunitario.

Fibrosis y atrofia terminal

El punto final de la mayoría de las formas de mamitis es la fibrosis y la atrofia del tejido mamario afectado cuando la curación se produce. Las lesiones pueden estar confinadas a zonas localizadas o pueden afectar a la mayor parte de la glándula. La fibrosis produce una induración palpable y una reducción de la producción de leche. La contracción del tejido fibroso da lugar a una atrofia visible y palpable (Lámina 13.1). Pueden persistir focos de infección y formarse abscesos (Lámina 13.2).

Mamitis subclínica

La ubre y la secreción láctea tienen una apariencia clínica normal en una mamitis subclínica, aunque puede estar presente la fibrosis y la atrofia como consecuencia de una infección clínica previa. Suele existir una cierta reducción en la producción de leche que puede ser económicamente significativa. También puede existir una disminución en los niveles de grasa y los de sólidos no grasos y una menor capacidad de conservación.

Se desconoce el verdadero nivel de mamitis subclínica, aunque algunos estudios han sugerido una prevalencia de entre el 17 y el 36% en las granjas comerciales del Reino Unido.

Aun cuando no ocasionen pérdidas directas debido a la eliminación de leche y la compra de antibióticos, las mamitis subclínicas todavía ocasionan pérdidas económicas debido a la reducción en la producción de leche. Las alteraciones en la calidad de la composición también afectan a la elaboración de productos lácteos como el queso.

Las infecciones intramamarias subclínicas contribuyen al incremento del recuento celular total de la leche del tanque. También existen límites legales sobre los niveles de bacterias totales en leche y sobre el nivel de *Staphylococcus aureus*.

Bacterias implicadas en las infecciones intramamarias subclínicas

Distintas bacterias están implicadas en las mamitis subclínicas, variando de una explotación a otra.

- Los *estafilococos coagulasa negativos* son los microorganismos más frecuentes aislados de las glándulas y se han identificado muchas especies. Se trata principalmente de comensales de la piel y, aunque su patogenicidad varía, pueden ocasionar una reducción en la producción de leche y un aumento del recuento de células. Uno de los más comunes, *Staphylococcus caprae*, puede causar mamitis clínicas y subclínicas y persiste durante el periodo seco de la cabra si no se trata.
- *Staphylococcus aureus* es más importante como causa de mamitis sobreaguda y aguda y por lo general tiene una baja prevalencia, pero si aparece de forma subclínica provoca un notable incremento del recuento celular y tiene importancia económica. Solo se produce una transmisión limitada entre cabras.

- *Corynebacterium* spp., bacilos Gram positivos procedentes de la flora de la piel, pueden causar mamitis subclínicas y elevar el recuento de células. Su presencia suele ser indicativa de una inadecuada higiene en el ordeño. El lento crecimiento de estos microorganismos en cultivo significa que se pueden perder con facilidad tras 24 o incluso 48 horas de incubación, de modo que pueden tener una prevalencia mayor de la previamente reconocida.
- Los *estreptococos*, comensales de la cavidad orofaríngea, se aíslan de las ubres con menor frecuencia en las cabras que en las vacas, pero tanto *Streptococcus dysgalactiae* como *Streptococcus uberis* se aíslan dc mancra ocasional. Tienen baja patogenicidad pero su presencia en la ubre se asocia con unos recuentos celulares significativamente más elevados.
- *Pseudomonas aeruginosa*.
- Otros microorganismos como *Listeria monocytogenes*, *Nocardia farcinica* y *Streptococcus zooepidemicus* se aíslan ocasionalmente y tienen importancia porque son una zoonosis potencial.
- *Mycoplasma* spp., se deberían tener en cuenta fuera del Reino Unido o bien en cabras importadas, en particular de la zona mediterránea.

Tratamiento

- Las infecciones subclínicas son mucho más sencillas de tratar cuando las cabras están en periodo seco.
- Se han utilizado vacunas frente a estafilococos bovinos para ayudar a controlar a los *Staphylococcus* spp. coagulasa negativos en las granjas con altos recuentos de células somáticas.

Investigación de los recuentos elevados de células somáticas

Véase la Tabla 13.5 más adelante, que analiza un problema de mamitis o un recuento de células somáticas elevado.

Mamitis por micoplasmas

Agalaxia contagiosa

Se debe sospechar de agalaxia contagiosa cuando las cabras y las ovejas presentan agalaxia, artritis y queratoconjuntivitis.

La enfermedad es probable que ingrese en una población a través de la importación de portadores inaparentes, aunque los fómites contaminados pueden transmitir la enfermedad entre instalaciones.

Incidencia

- La agalaxia contagiosa afecta a las ovejas y cabras principalmente de la región mediterránea, incluyendo el sur de Europa y Oriente Medio y en ocasiones de los EE.UU., donde es una enfermedad de declaración federal. Está ausente de Reino Unido, Australia y Nueva Zelanda.

Etiología

- *Mycoplasma agalactiae* es la causa reconocida de la agalaxia contagiosa, pero por razones de regulación la OIE también reconoce a *M. capricolum* subsp. *capricolum*, *M. putrefaciens* y *M. mycoides* subsp. *capri* (*M. mycoides* subsp. *mycoides* (formador de colonias grandes)) como causas de agalaxia contagiosa. Solamente *M. putrefaciens* ha sido descrito en Australia.

Transmisión

- *Mycoplasma agalactiae* se excreta durante meses en la leche, orina, heces y flujos ocular y nasal, contaminando el ambiente.
- La infección se produce mediante ingestión o inhalación.

Signos clínicos

En los animales infectados se produce una septicemia y entonces el microorganismo se localiza en la ubre, articulaciones y ojos.

- Fiebre.
- Inapetencia y depresión.
- Mamitis, aguda o crónica; inflamación de los nódulos linfáticos mamarios.
- Agalaxia: la producción de leche cesa en unos 2 a 3 días. La agalaxia va seguida de la atrofia de la ubre pero la fibrosis es infrecuente, de modo que en el siguiente parto puede tener lugar una lactación normal.
- En las cabras infectadas y en los cabritos amamantados por ellas puede observarse queratoconjuntivitis, con epifora y blefarospasmo, y artritis, con una cojera marcada.

- Abortos.
- La mortalidad puede ser elevada en los cabritos; en los adultos <20%.

Diagnóstico

- Aislamiento del microorganismo a partir de secreciones mamarias o de muestras de una artrocentesis, utilizando técnicas de cultivo adecuadas para micoplasmas. Para detectar a las cabras infectadas es necesario realizar una vigilancia a largo plazo mediante el cultivo de leche.
- Las técnicas serológicas –fijación del complemento o ELISA– no permiten determinar la especie de micoplasma.
- Se dispone de un análisis mediante PCR para la detección y diferenciación de las distintas especies de micoplasmas. Sin embargo, algunas especies estrechamente relacionadas pueden ser mal diagnosticadas.

Tratamiento

- El tratamiento resulta ineficaz y, dado que es probable que los animales se conviertan en portadores, se recomienda la eliminación de los animales infectados.

Control

- Las vacunas parecen ofrecer una protección escasa y es probable que persista la existencia de animales portadores.
- Identificación y eliminación de los animales infectados.

Otros *Mycoplasma*

Fuera del Reino Unido, las distintas especies de *Mycoplasma* son reconocidas cada vez más como agentes patógenos significativos de la glándula mamaria y deben utilizarse técnicas de cultivo especiales para identificarlos. La infección se debe sospechar cuando los signos clínicos apoyen el diagnóstico de mamitis pero los cultivos bacterianos de rutina fracasen en la identificación del microorganismo causal. *M. arginini*, *M. putrefaciens*, *M. mycoides* subsp. *capri*, *M. mycoides* subsp. *mycoides* y *M. capricolum* han sido todos relacionados con mamitis en cabras. La producción de leche disminuye con rapidez y la ubre se atrofia. Ambas glándulas mamarias pueden verse afectadas y los nódulos linfáticos supramamarios aumentan de tamaño. La mamitis por micoplasmas puede formar parte de distintos síndromes que incluyen agalaxia y abortos y poliartritis, queratoconjuntivitis y neumonía en cabritos en crecimiento con una mortalidad variable.

Control de los micoplasmas

- Se han utilizado antibióticos como la Tilosina, 20 mg/kg i.m. dos veces al día, pero el tratamiento rara vez es eficaz en la eliminación de la enfermedad, pudiendo persistir el estado de portador y siendo importante la eliminación de los animales infectados para controlar la enfermedad.
- La transmisión vertical se puede minimizar mediante la separación de los cabritos de sus madres nada más nacer (véase «control de la CAE», Capítulo 23) y utilizando calostro pasteurizado o artificial + leche pasteurizada o leche en polvo (también ayuda a controlar la CAE, fiebre Q y paratuberculosis). La pasteurización a 65,5°C durante 1 hora elimina a los *Mycoplasma*.
- La higiene estricta en el ordeño permite reducir la transmisión horizontal.
- Se ha intentado vacunar con vacunas específicas de cepa con unos resultados variables pero los animales vacunados pueden seguir siendo portadores persistentes.

Tratamiento de secado

El tratamiento de secado de las cabras con tratamientos antibióticos intramamarios de acción prolongada se debería utilizar cuando haya habido una mamitis clínica o indicios de una mamitis subclínica durante la lactación; muchas infecciones, por ejemplo, con *S. aureus*, resultan más sencillas de tratar durante el periodo seco.

Existen ventajas e inconvenientes en el uso de tratamientos de secado rutinarios en las cabras; existe el riesgo de introducir una infección cuando se insertan las cánulas del producto (especialmente cuando el operario no tiene experiencia o la cabra tiene un orificio del pezón pequeño). En las granjas comerciales, algunos veterinarios recomiendan el uso rutinario de tratamientos de secado en cabras cuando el recuento de células somáticas del tanque de leche es >1 millón/mL.

Siempre debe limpiarse a conciencia el pezón con alcohol antes de insertar la cánula y utilizar un baño de pezones después de la aplicación. Utilizar siempre un tubo distinto para cada glándula.

> Es responsabilidad del clínico veterinario advertir al ganadero de que el periodo de supresión o de espera de la leche de las cabras tras haber realizado un tratamiento de secado puede ser sustancialmente diferente al recomendado para las vacas. Los análisis de detección de antibióticos de uso habitual en las granjas lecheras (véase más adelante) son extremadamente sensibles y se han detectado residuos de antibióticos en leche de cabras muchos meses después del tratamiento con algunos productos, lo que da lugar a una pérdida importante de ingresos por la leche eliminada.

Secado

Por lo general, se recomienda un periodo seco de 8 semanas antes del parto al igual que en las vacas, aunque algunos trabajos de investigación indican que ello no es necesario. Las cabras no deben estar gordas sino en buen estado, es ideal una condición corporal de 3. Muchas cabras de alta producción todavía seguirán dando una importante cantidad de leche (+4,5 litros al día) en ese momento. El ordeño debería cesar de manera brusca: el cese del ordeño detiene la producción de prolactina, de modo que la secreción de leche se reduce de manera natural. En los animales muy productores, la ubre puede alcanzar un tamaño bastante considerable hasta que la presión detiene la producción de leche, pero en pocos días la ubre se reduce y ablanda. La presión de la leche provoca una respuesta inflamatoria, de forma que se acumulan leucocitos en la glándula, colaborando a evitar una infección. La reducción del aporte de piensos concentrados durante unos días antes del secado puede ayudar a reducir la producción de leche en los animales de producción muy alta. También es interesante realizar un solo ordeño al día durante 1 semana antes del secado. La ubre *nunca* debe ser ordeñada de manera parcial, ya que eso incrementa su sensibilidad a las infecciones. El baño de pezones durante la semana posterior al cese del ordeño permitirá evitar las infecciones durante el secado.

El recuento de células somáticas de las cabras está formado por un 40-87% de leucocitos polimorfonucleares, a diferencia de las vacas y ovejas, en las que predominan los macrófagos. Las cabras tienen 10 veces más partículas citoplásmicas en su leche que las ovejas, por lo que pueden ser más resistentes a las infecciones durante el inicio de la involución. Los neutrófilos infiltran la glándula en el secado, pero tienen una corta vida media, a diferencia de los macrófagos, que contienen glóbulos de grasa y restos celulares en su interior.

La máquina de ordeño y las mamitis

La ordeñadora puede afectar a la incidencia de las mamitis de tres modos:

1. Las bacterias pueden transmitirse de una cabra a otra mediante las pezoneras contaminadas.
2. El daño producido al extremo del pezón permite que las bacterias penetren en la ubre. Esa lesión de los pezones se produce como consecuencia de diversos factores, incluyendo unos niveles de vacío demasiado elevados, unas pulsaciones defectuosas o un sobreordeño (Lámina 13.3). Los pezones deben ser revisados de manera rutinaria en cada ordeño.
3. Los defectos de la máquina de ordeño que provocan rápidas fluctuaciones del nivel de vacío hacen que algunas gotas de leche retrocedan e impacten con la punta de los pezones. La leche puede atravesar el esfínter del pezón y penetrar en la cisterna del pezón, transmitiendo la infección si la leche contiene agentes patógenos.

El vacío de ordeño utilizado varía dependiendo de las dimensiones de la sala de ordeño y de la necesidad de elevar la leche o no. El manual de instrucciones indica el nivel de vacío correcto. Los niveles de vacío deben vigilarse en el manómetro al inicio de cada sesión de ordeño y se deben valorar las frecuencias de pulsación de manera semanal introduciendo el dedo pulgar en una pezonera activada y contando el número de veces que se colapsa la pezonera cada minuto (Tabla 13.4).

Tabla 13.4 Características de la máquina de ordeño.

Nivel de vacío	37-52 kPa medidos en el colector
Frecuencia de pulsación	90 ppm (80-120)
Proporción de pulsación	60:40 (50:50)

Las pezoneras de goma deben ser sustituidas tras el ordeño de 2.500 animales. Las de silicona requieren la sustitución cada 5.000 ordeños. Las pezoneras que sobrepasan su vida media normal se resbalan más, ordeñan más despacio y aumentan el número de pezones decolorados.

El mantenimiento de la ordeñadora es un trabajo de especialistas. La mayoría de las salas de ordeño requieren alguna actuación por parte de un ingeniero especializado cada 750 horas de actividad operativa.

Prevención y control de las mamitis

- Mantener a las cabras en un ambiente limpio y seco, con una dieta bien equilibrada.
- Asegurarse de que la cama se mantiene limpia y seca en todo momento.
- Las cabras suelen ser más limpias que las vacas, de modo que puede no ser necesario el lavado de las ubres antes del ordeño. Sin embargo, las ubres deben lavarse si están claramente sucias o si existe un problema con un recuento elevado de células bacterianas en la leche. El lavado de la ubre debe evitar la posible transferencia de agentes patógenos de una cabra a otra o de un pezón a otro:
  - Utilizar una solución desinfectante: la limpieza solamente con agua originará seguramente más problemas que no hacer ningún lavado.
  - Utilizar un sistema de espray o lavar y enjugar con una toallita de un solo uso impregnada en solución desinfectante.
  - Secar los pezones y la ubre completamente con toallitas desechables diferentes. El agua que escurre por los pezones caerá al cubo o ingresará en las pezoneras durante el ordeño, arrastrando bacterias a la leche. Las ubres húmedas transmiten con facilidad la infección durante el ordeño.
- Examinar de forma rutinaria a los animales en busca de mamitis en cada ordeño; utilizar una paleta con fondo oscuro o un filtro en la tubería de ordeño para detectar la presencia de coágulos en la leche. Durante el ordeño, las ubres deberían examinarse en relación con su limpieza, lesiones en los pezones y anomalías en el orificio del pezón, así como alteraciones en el tejido mamario.
- Ordeñar por separado de forma selectiva a un cierto número de cabras de forma regular y/o a cualquier animal que sea motivo de preocupación.
- Utilizar un desinfectante de pezones después del ordeño:
  - Para eliminar las bacterias causantes de mamitis que pudieran transmitirse de una cabra a otra mediante el ordeñador o la máquina de ordeño, por ejemplo, estafilococos coagulasa negativos y *Corynebacterium* spp.
  - Para eliminar bacterias generales de pezones heridos o irritados (por lo general menos problemáticos en las cabras que en las vacas).

El baño de pezones se debe aplicar justo después de haber terminado el ordeño, mientras el canal del pezón permanece abierto, de modo que una pequeña cantidad del producto desinfecte el epitelio del mismo. La solución desinfectante no utilizada se debe eliminar al final del ordeño o tan pronto como se vea claramente contaminada. Algunos animales pueden presentar una reacción cutánea frente al producto desinfectante (Lámina 13.4).

- Tratar rápidamente los casos de mamitis, siguiendo la pauta completa del mismo. Los fallos del tratamiento suelen deberse a:
  - Empleo de un antibiótico equivocado.
  - Esperar demasiado tiempo antes de iniciar el tratamiento.
  - Utilizar una dosis demasiado baja.
  - Detener el tratamiento demasiado pronto.
  - Presencia de microorganismos que se han vuelto resistentes al tratamiento.
  - Incapacidad del tratamiento para alcanzar núcleos de infección aislados.
  - Casos crónicos con escasas posibilidades de recuperación.
- Separar a las cabras identificadas como infectadas del resto:

- En el ordeño, ordeñar a los animales infectados al final.
- No permitir que los cabritos mamen de diferentes cabras.
- No alimentar a los animales jóvenes con leche potencialmente infectada.

- Eliminar a los animales crónicos o incurables.
- Utilizar un tratamiento preventivo en el secado (tratamiento de secado) cuando sea necesario (véase más arriba). Los tratamientos de secado tienen tasas de curación de al menos el doble que los tratamientos de lactación.
- Conservar registros de actuaciones.
- Mantener los equipos en condiciones limpias; las máquinas de ordeño deben revisarse regularmente.
- Se dispone de vacunas frente a *Staphylococcus aureus* que pueden ser útiles en granjas con una conocida alta incidencia del agente causante de mamitis gangrenosas. La eficacia de la vacunación se reconoce como variable.
- En la Tabla 13.5 se presenta un esquema razonable de cómo investigar un problema de mamitis o una situación de alto recuento de células somáticas.

Técnicas de detección de antibióticos

Las técnicas de detección de antibióticos se suelen utilizar de forma rutinaria tanto en la granja para identificar si la leche es apta para incluirse en el tanque general y en las industrias lecheras para identificar si la leche está libre de contaminación. No existe una única prueba que detecte el límite máximo de residuos (MRL) de todos los antibióticos y las técnicas pueden ser hipersensibles, es decir, que son capaces de detectar unos niveles de antibióticos muy por debajo de los MRL, de forma que leche legalmente apta para el consumo humano podría ser rechazada.

Habitualmente se utilizan dos técnicas de detección de residuos en Reino Unido. *Delvo SP* (Gist-Brocades BV, Holanda) es actualmente el estándar para la industria. Detecta antibióticos betalactámicos, penicilinas, sulfamidas, tetraciclinas, macrólidos

Tabla 13.5 Investigación de un problema de mamitis o un elevado recuento de células somáticas.

Analizar los datos disponibles:	▪ Recuento de células somáticas ▪ Recuentos de bacterias ▪ Bacteriología ▪ Registros de funcionamiento de la ordeñadora
Examinar las instalaciones	▪ Espacio ▪ Camas ▪ Limpieza
Inspeccionar la máquina de ordeño	▪ Limpieza ▪ Estado de las pezoneras y conductos ▪ Estado de la bomba de vacío
Palpación de las ubres	▪ Comparación de las dos glándulas entre sí ▪ Calor ▪ Inflamación ▪ Nódulos ▪ Extensión de la fibrosis ▪ Lesiones de los pezones o cuerpo de la ubre ▪ Nódulos linfáticos superficiales
Recoger muestras de leche para bacteriología de	▪ Animales con un resultado positivo alto en el CMT ▪ Animales con alteraciones en la ubre ▪ Animales de primera lactación: las infecciones serán recientes y representarán la situación actual de la granja

Tabla 13.6 Sensibilidad de las pruebas de antibióticos en relación con los MRL de la UE.

	MRL	Beta Star	Delvo SP
Penicilina	4	2-4	2
Cloxacilina	30	5-10	15

y aminoglucósidos, y se utiliza como prueba de granja y de industria lechera para analizar muestras individuales de cada explotación. *Beta Star* (Neogen), que detecta antibióticos betalactámicos y penicilinas, tiene la ventaja de que aporta el resultado en cinco minutos, en comparación con las dos horas y media del Delvo SP. Esto significa que se puede utilizar como prueba rápida antes de descargar la leche en la industria lechera.

Ambas técnicas son hipersensibles con respecto a los betalactámicos y las penicilinas (Tabla 13.6) y pueden dar lugar a algunos falsos positivos.

La Tabla 13.7 propone un protocolo para investigar problemas con residuos de antibióticos en leche y la Tabla 13.8 algunas maneras de evitar la presencia de residuos en leche.

Elevados recuentos de bacterias en leche

El nivel de bacterias en la leche cruda es un asunto de gran preocupación tanto para los productores como para la industria láctea. Un recuento bacteriano elevado dará lugar a que la leche sea rechazada y los productores sufrirán pérdidas económicas.

El contenido de bacterias en la leche se determina mediante el análisis de muestras del tanque de leche que son recogidas por los conductores de los camiones cisterna antes de transferir el contenido del tanque de frío de la granja a su camión. La toma de muestras es obligatoria y el recuento de bacterias se determina utilizando un protocolo de análisis estándar, como el *Standard plate count* (SPC) o el *Plate loop count* (PLC).

Los resultados de las técnicas aportan una estimación del número total de bacterias presentes en la muestra. Su número, expresado como bacterias por mL, no identifica las especies bacterianas presentes, sino solamente su número total estimado. Ese valor representa el número de bacterias que han entrado en el tanque desde todas las fuentes posibles. Entre ellas se incluyen bacterias procedentes de las ubres infectadas, bacterias normalmente presentes en la piel del pezón y bacterias de la suciedad del exterior de los pezones y la ubre. También se incluyen bacterias de la suciedad, el agua y el estiércol que pueden haber llegado al sistema de ordeño durante la caída de las pezoneras o cuando sus componentes son aclarados con agua y se produce una contaminación. Por último, las bacterias pueden proceder de una acumulación bacteriana resultante de una inadecuada limpieza de la leche que se mantiene en cualquier superficie del sistema de ordeño. Los problemas con la refrigeración de la leche también pueden contribuir al incremento de los recuentos bacterianos debido a que las temperaturas elevadas aceleran el desarrollo de las bacterias. El objetivo consiste en mantener el recuento de bacterias en la leche cruda tan bajo como sea posible y cuando aparecen problemas se deben tener en cuenta todos estos puntos (Tabla 13.9). Otras técnicas adicionales, como por ejemplo el análisis de coliformes y de *Staphylococcus* spp., permitirá identificar las posibles fuentes de contaminación.

«Ubre dura»

La «ubre dura» consiste en la presencia de una glándula mamaria firme e inflamada en cabras recién paridas (por lo general, de primer parto), con una baja producción y escasa eyección de leche, y que no responde a los tratamientos del edema de ubre, por ejemplo, mediante diuréticos. El aspecto de la leche es normal y no hay indicios de mamitis bacteriana. Tras una semana aproximadamente se produce el incremento de la producción de leche y el ablandamiento de la ubre, pero la producción de leche se mantiene por debajo del óptimo a lo largo de toda la lactación debido a alteraciones indurativas del tejido glandular.

En Reino Unido, al menos, el trastorno parece formar parte del complejo CAE. Todas las cabras examinadas por el autor con este proceso han resultado seropositivas al virus de la CAE y desde la amplia introducción de medidas de control del CAEV su incidencia ha disminuido hasta cero.

Tabla 13.7 Investigación de los residuos de antibióticos en la leche.

Causas	Soluciones
La leche de las cabras tratadas ha entrado en el tanque general antes del tiempo de supresión recomendado	
▪ Mala observancia del periodo de supresión	▪ Asegurar desde ese momento una formación al ganadero y operarios. Asegurarse de que los medicamentos administrados están correctamente etiquetados con sus periodos de supresión correctos
▪ Insuficiente identificación de las cabras	▪ Marcar claramente a todas las cabras tratadas (espray, cinta en la pata, etc.)
▪ Olvido de que la cabra recibió tratamiento	▪ Anotar todos los tratamientos en el libro de medicamentos de modo que haya un registro permanente de todos los tratamientos antibióticos y sus periodos de supresión
▪ Comunicación deficiente entre la persona que trata y la que ordeña	▪ Anotar en una pizarra de la sala de ordeño la identificación de los animales tratados y el periodo de supresión. Separar a las cabras recién secadas y tratadas de las cabras en lactación
▪ Conservar la leche de la glándula no tratada	▪ Eliminar la leche de la glándula tratada y no tratada de la misma cabra
▪ Entrada inadvertida en el tanque de la leche contaminada	▪ Ordeñar a las cabras tratadas al final o con un equipo separado. Limpiar profundamente los equipos después de ordeñar a las cabras tratadas
▪ Se desconocía que una cabra recién comprada había sido tratada (p. ej., tratamiento de secado)	▪ Analizar la leche de las cabras recién compradas para asegurarse de que están libres de residuos antes de verter su leche en el tanque
▪ Cabras gestantes que han recibido un tratamiento de secado antes de lo esperado	▪ Comprobar las fechas de parto previstas y la fecha de tratamiento para asegurarse de que el periodo de supresión ha terminado. Siempre que una cabra tenga un parto precoz o aborte, debe respetarse estrictamente la duración del periodo de supresión del tratamiento de secado. Utilizar pruebas de detección de antibióticos adecuadas antes de incorporar la leche en el tanque. Consultar con el veterinario y/o el fabricante.
Persistencia prolongada del medicamento en la leche	
▪ Aplicación del periodo de supresión de antibióticos para vacas no autorizados específicamente para cabras	▪ Utilizar medicamentos autorizados para cabras siempre que sea posible. Aplicar un periodo de supresión obligatorio mínimo de 7 días en el caso de cualquier otro antibiótico. Comprobar con el fabricante del medicamento los periodos de supresión recomendados (especialmente importante en el tratamiento de secado). Consultar con la base de datos FARAD[a]. Evitar los productos de secado para vacas de acción prolongada
▪ Empleo de antibióticos no aprobados para uso en animales en lactación	▪ Utilizar solamente medicamentos autorizados para uso en animales de abasto en lactación
▪ Empleo de antibióticos a una dosis mayor o con mayor frecuencia de la prescrita por el veterinario	▪ Utilizar los medicamentos de acuerdo con las instrucciones del prospecto y según la prescripción veterinaria
▪ Medicamento administrado por una vía diferente a la recomendada en el prospecto	▪ Utilizar los medicamentos de acuerdo con las instrucciones del prospecto y según la prescripción veterinaria
Contaminación de la leche con antibiótico de forma inadvertida	
▪ Ubre contaminada con pomada antibiótica	▪ Utilizar solamente productos aprobados para animales en lactación siguiendo las instrucciones. Seguir la rutina recomendada para la preparación de la ubre

(*continúa*)

Tabla 13.7 (*Continuación*).

▪ Piensos medicados	▪ Todo pienso medicado no destinado a animales en lactación se debería mantener separado. Utilizar almacenes separados y equipamientos de manejo distintos. Almacenar los medicamentos de forma correcta; de forma ideal, los medicamentos para animales en lactación se deberían almacenar por separado de los destinados a animales no lactantes.

[a] FARAD, Food Animal Residue Avoidance Databank, www.farad.org

Edema de la ubre

En ocasiones, el normal edema fisiológico de la ubre, que se produce antes del parto, resulta excesivo y da lugar a una ubre dura e inflamada. A diferencia del síndrome de la «ubre dura», la producción de leche no se ve demasiado afectada. En Reino Unido, aunque algunas cabras pueden requerir un ordeño antes del parto para aliviar sus ubres, resulta extremadamente raro que haya que aplicar ningún otro tratamiento. Por el contrario, el trastorno se considera habitual en las cabras Alpinas británicas, en particular en las de primer parto, de Australia, lo que sugiere que intervienen en él algunos factores distintos al proceso fisiológico normal. En los casos de edema grave, puede ser necesario aplicar compresas calientes, linimentos y un ordeño frecuente, junto con la administración de un diurético:

- Furosemida, 5 mL i.m./i.v. cada 12 horas durante 3 días.

Tabla 13.8 Evitar la presencia de residuos en la leche.

- Utilizar medicamentos veterinarios autorizados para animales de abasto.
- Etiquetar todos los productos dispensados con el tiempo de supresión recomendado.
- Asegurarse de que el ganadero comprende que, cuando se utilice un medicamento no autorizado, no tendrán el apoyo de la compañía farmacéutica si se produce un problema de detección de residuos en leche, aunque se sigan las recomendaciones disponibles sobre su periodo de supresión.
- Comprobar que todas las cabras están bien identificadas.
- Mantener un grupo de animales bajo tratamiento y ordeñarlos en último lugar.
- Tener especial cuidado si los animales han sido tratados con cánulas intramamarias: se han descrito persistencias muy prolongadas en algunos productos.
- Desechar toda la leche de las cabras tratadas, no solo la de las glándulas tratadas.
- Respetar el periodo de supresión correcto.
- Utilizar las pruebas de detección de antibióticos tal como recomienda el fabricante.
- Analizar la leche de los animales comprados, en particular si pueden haber recibido un tratamiento de secado para vacas.

Traumatismos de la ubre

Las lesiones traumáticas de los pezones y la ubre asociadas con las embestidas y los pisotones son frecuentes y pueden ocasionar inflamaciones extensas y dolorosas, posiblemente acompañadas de mamitis. Cualquier herida debe ser tratada con cuidado y se debe administrar una cobertura de antibióticos para prevenir la presentación de mamitis. Las mamitis gangrenosas suelen ser consecuencia de abrasiones bastante pequeñas en la proximidad del extremo del pezón.

La lesión de los pezones también puede ser el resultado de una incorrecta colocación de la máquina de ordeño y de un sobreordeño (véase más arriba en este capítulo).

Abscesos

Los abscesos de la ubre pueden formarse como consecuencia de un episodio de mamitis o por lesiones penetrantes en la ubre. Los abscesos profundos no pueden tratarse; los situados justo por debajo de la piel de la ubre pueden drenarse con éxito.

Tabla 13.9 Investigación de altos recuentos de bacterias en la leche.

Causas	Soluciones
Contaminación con microorganismos fecales ▪ Cabras sucias ▪ Ubres sucias ▪ Caída de las unidades durante el ordeño	▪ Comprobar con regularidad los indicadores fecales, enterobacterias y coliformes, en la leche cruda del tanque ▪ Mantener a las cabras en un ambiente seco y limpio, incluyendo los pasillos y zonas de espera ▪ Impedir el acceso de las cabras a zonas sucias ▪ Mantener limpios a los animales ▪ Revisar la preparación de la ubre ▪ No ordeñar a las cabras con diarrea ▪ Hacer un mantenimiento periódico de la máquina de ordeño
Contaminación con microorganismos causantes de mamitis o sus toxinas	▪ Establecer un plan de control de mamitis sólido ▪ Comprobar los niveles de bacterias en la leche del tanque, especialmente de *Staphylococcus aureus* ▪ Utilizar medidores automáticos de la conductividad en la sala de ordeño ▪ Inspeccionar los primeros chorros de leche de forma selectiva mediante un medidor de conductividad manual si lo hay disponible ▪ Determinar el recuento de células somáticas de forma periódica ▪ No ordeñar a las cabras con evidentes signos de traumatismos o enfermedades en pezones/ubres
Refrigeración inadecuada de la leche	▪ Las bacterias se multiplican con rapidez cuando la leche se mantiene a >4°C o se enfría demasiado lentamente. Cuanto más rápidamente se enfríe la leche después del ordeño, mejor será su calidad. ▪ Conservación ideal a 1-2°C ▪ Margen de refrigeración de 1-4°C; la leche debe alcanzar esa temperatura en 2 horas y preferiblemente en 30 minutos. ▪ La temperatura nunca debe superar los 10°C cuando se añade leche al tanque y debe alcanzar la temperatura ideal en 1 hora y preferiblemente en 30 minutos.
Limpieza inadecuada del sistema de ordeño	▪ Comprobar el ciclo de lavado: temperaturas, productos químicos, funcionamiento de los equipos ▪ Comprobar la calidad del agua
Fallos de la máquina	▪ Comprobar los registros de uso ▪ Comprobar los valores y niveles de la máquina ▪ Comprobar el desgaste/deterioro de tubos/pezoneras

Tejido cicatricial fibroso

Los nódulos fibrosos son una secuela de mamitis o traumatismos. Dado que son considerados como un defecto en las ferias y concursos, los propietarios recurren a diversos métodos para intentar librarse de ellos. La aplicación tópica de cremas antiinflamatorias, remedios de herboristería, etc., reduce el tamaño de los nódulos pero el tratamiento más eficaz es el tratamiento con láser frío, inicialmente dos veces por semana y después con periodicidad semanal.

Dermatitis pustular de la ubre

Véase «Dermatitis estafilocócica», Capítulo 10 (Láminas 13.5 y 13.6).

Picaduras de mosca

Las moscas picadoras pueden ocasionar lesiones de bastante gravedad que se asemejan superficialmente a la dermatitis estafilocócica de la ubre. La aplicación de cremas tópicas y lavados aliviará las lesiones.

Tumores

Véase el Capítulo 10.

Ectima

Véase el Capítulo 10.

Cabras vírgenes lecheras

Muchas crías y cabras de un año vírgenes de estirpes de alta producción lechera presentan un desarrollo de la ubre y producción de leche, en particular durante los meses de verano (Lámina 13.7). De igual forma, algunas hembras de más edad pueden «dar leche» cada verano y generalmente secarse en invierno, aunque algunas cabras pueden dar leche de manera continuada durante años sin haber sido cubiertas nunca. La gran mayoría de esos animales no requieren ser ordeñados, el ordeño estimula la producción de más leche, lo que requiere de ordeños más regulares, y posiblemente predispone a una mamitis, además de actuar como un desgaste nutricional en un animal en crecimiento. En animales bien desarrollados y bien alimentados, la reducción del aporte de alimentos puede servir para controlar la producción de leche. El ordeño solo es necesario si la cantidad de leche producida causa molestias a la cabra: la ubre debe ser vaciada completamente ya que un ordeño parcial predispone a infecciones; los pezones deben desinfectarse tras el ordeño. La leche producida es normal y saludable salvo que aparezca una mamitis.

El tratamiento con inhibidores de la secreción de prolactina, como la cabergolina, no parece tener influencia sobre la producción de leche en esos animales. Puede plantearse la mastectomía (véase el Capítulo 26) en cabras con ubres grandes, con mala fijación o pendulares que ocasionen problemas físicos a los animales. Suele tratarse de cabras con pezones mal definidos y con cisternas del pezón de gran tamaño («pezones en botella»).

Aunque se han descrito numerosas anomalías hormonales, como los adenomas de hipófisis, bajo la denominación generalista de *síndrome de lactación inapropiada*, las anomalías hormonales parecen ser infrecuentes entre las vírgenes lecheras, aunque son más habituales de observar en animales de más edad, posiblemente como un hallazgo ocasional.

«Leche de bruja»

En ocasiones, las cabritas recién nacidas pueden presentar un desarrollo mamario y producción de leche. No es necesario tratamiento alguno.

Machos lecheros (ginecomastia)

Muchos machos de estirpes de alta producción lechera, en particular de razas British Saanen y Saanen, presentan un desarrollo mamario y cierto grado de producción de leche durante los meses de verano (Lámina 13.8). El trastorno suele ser unilateral, pero puede ser bilateral. Por esa razón, y para limitar el riesgo de laminitis, debe reducirse el nivel de proteína y energía en la dieta aportada durante el verano. En la mayoría de los machos, el manejo de la alimentación permite controlar el desarrollo mamario sin tener que recurrir al ordeño. Sin embargo, deben realizarse controles periódicos ya que la mamitis gangrenosa puede ser una secuela frecuente en esos animales.

Los machos suelen estar relacionados con hembras que son lecheras precoces, es decir, que entran en producción sin haber sido cubiertas, y con hembras que son capaces de presentar lactaciones extensas a lo largo de varios años sin tener que ser cubiertas de nuevo. Rara vez se ha investigado el cariotipo de esos machos, pero su fertilidad no se ve alterada, salvo cuando el tamaño y la proximidad de la «ubre» incremente la temperatura de los testículos. Un ejemplar de raza Toggenburg alemana que fue cariotipado no presentaba anomalías citogenéticas y sus niveles de testosterona y estradiol en plasma eran normales. Se consideró que la causa de la ginecomastia era una hiperprolactinemia, sin causar alteraciones en la calidad de su semen. Un macho de raza Nubia canadiense con una lactación activa que presentaba abscesos y un adenocarcinoma mamario también tenía un cariotipo normal.

Otros machos con ginecomastia pueden presentar desequilibrios endocrinos debido a alteraciones de la hipófisis, testículos o glándulas adrenales.

Problemas en la leche

Sangre en la leche («leche rosa»)

La presencia de «leche rosa» suele ser un signo de traumatismo más que de mamitis.

En las cabras de primera lactación se observa con frecuencia la presencia de hemorragias en el interior de la ubre a partir de algún vaso sanguíneo dañado en los primeros días después del parto como consecuencia de la adaptación de la glándula a la producción de leche y del estrés del ordeño regular. También se pueden producir en otros momentos de la lactación, especialmente si la cabra es ordeñada por una persona diferente al operario habitual. La intensidad de la hemorragia determina si la leche adquiere un color rosa o si solamente se observa un sedimento rosa tras permitir que la leche repose. El cultivo de una muestra de leche estéril confirma la ausencia de una infección en esos casos: la presencia de leche de color rosa no suele ser un signo habitual de mamitis.

Su tratamiento no suele ser necesario y el trastorno se corrige de manera espontánea en pocos días.

Goteo de leche («pezones húmedos»)

En ocasiones, la leche puede gotear del pezón, en particular en la unión entre el pezón y la ubre. Algunas cabras poseen tejido secretor de leche en la pared del pezón y, bajo la presión del ordeño, la leche rezuma a través de poros en la piel hasta la superficie. El problema suele observarse poco tiempo después del inicio de la lactación y del ordeño y, si se evita la presión sobre la zona, se resuelve por sí mismo. La cauterización de la zona afectada con una barrita de nitrato de plata tras cada ordeño puede ser de ayuda en la resolución del problema o puede ser necesario proceder a la sutura de fugas graves. La leche se puede acumular subcutáneamente en la zona en lugar de rezumar al exterior, formando un quiste (véase «Dilatación quística de los senos del pezón», más adelante) que puede interferir en el ordeño.

Dilatación quística de los senos del pezón

También se ha descrito la dilatación quística de los senos del pezón, con la aparición de un número variable de quistes de 3 a 8 mm de diámetro que sobresalen en la superficie del pezón (Lámina 13.9), pero sin que existan fugas de leche a la superficie. Si los quistes causan dificultades en el ordeño, se pueden vaciar y, con la aguja de drenaje todavía *in situ*, se puede introducir de 0,25 a 0,5 mL de tintura de yodo para destruir las células secretoras de leche aberrantes. Los quistes eliminados de este modo no reaparecen en posteriores lactaciones pero pueden formarse quistes nuevos en otras localizaciones. El trastorno se puede confundir con el engrosamiento y la fibrosis de la base del pezón, que se producen como consecuencia de traumatismos leves repetidos durante el ordeño de los animales de primer parto.

Investigación de la alteración de la leche (Figura 13.1)

Valoración inicial

- Afecta a un individuo o a un grupo: generalmente se trata de un problema individual.
- Problema reciente o persistente.
- Ordeño manual o mecánico: técnica; compensaciones a los ordeñadores.
- Higiene y práctica en la explotación lechera.
- Conservación de la leche.
- Tipo de alteración:
  - Aroma a cabra o no.
  - Evidente antes de examinarla o solo tras hacerlo.
  - Presente nada más realizar el ordeño o aparece tras unas horas.

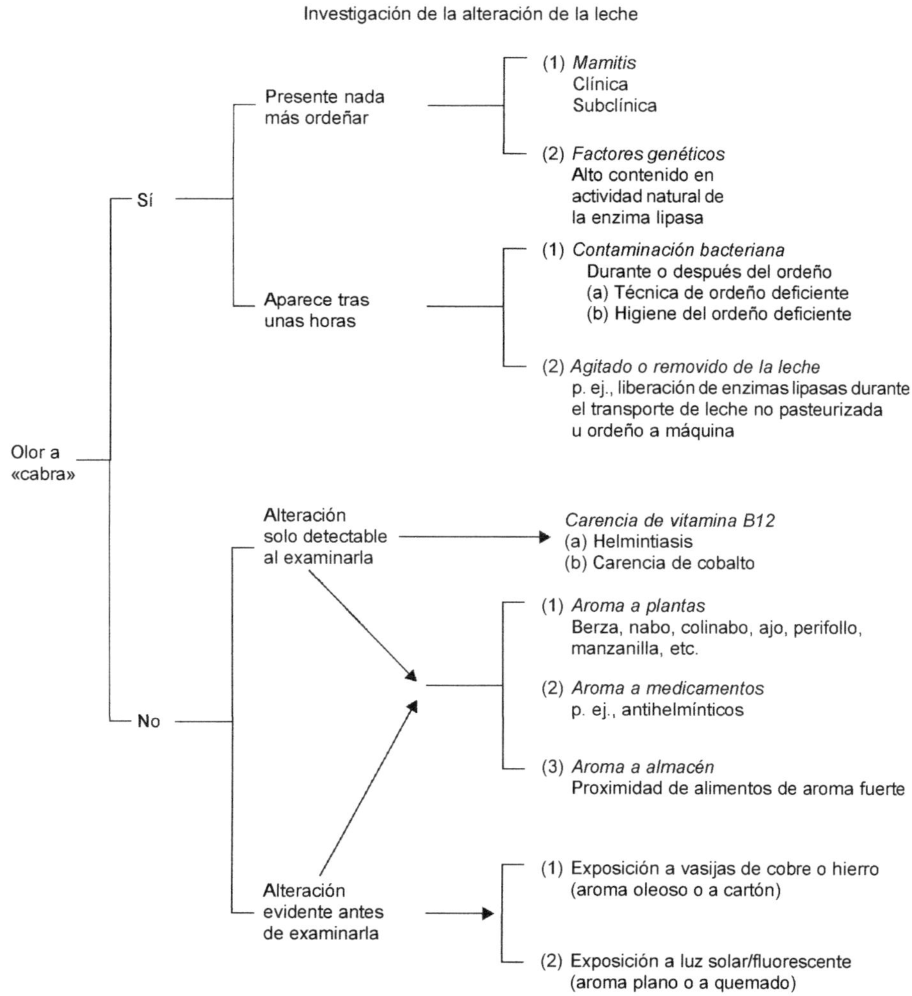

Figura 13.1 Identificación de la causa de las alteraciones de leche (tomado de Mews, 1987).

Problema de grupo o granja

Valorar:

- *Defecto por la alimentación*:
  - Algunas plantas como la berza, nabo, colinabo, ajo, perifollo, manzanilla, etc., pueden provocar un aroma anómalo en la leche (véase el Capítulo 21).
  - Ciertas dietas, por ejemplo, los cereales de cervecería, y especialmente los fermentados, como el ensilado y el ensilado de heno, pueden alterar el aroma de la leche.
  - Los cambios bruscos en la dieta, con inclusión de alfalfa o trébol, pueden originar un cambio pasajero en el aroma de la leche.

  Acción. Identificar posibles fuentes de alteración, estabular a los animales o administrar heno en vez de forraje verde; cualquier cambio en la dieta debe ser gradual.
- *Factores genéticos*. Algunas cabras tienen una elevada actividad de la enzima lipasa natural, lo que origina la liberación de ácidos grasos, en concreto ácido caproico.

  Acción. Identificar a las estirpes familiares de las cabras afectadas.
- *Carencia de vitamina B12*:
  - Carencia de cobalto (véase el Capítulo 9).
  - Helmintiasis (véase el Capítulo 14).

Produce la acumulación de ácidos grasos de cadena ramificada y de cadena impar con un olor dulzón desagradable.

Acción. Desparasitar a los animales y corregir el estado carencial.

- *Mamitis*. Las mamitis subclínicas abundantes pueden ser un problema de rebaño.
  Acción. Revisar la técnica de ordeño; mantenimiento de la máquina de ordeño.
- *Técnica de ordeño inadecuada*. Contaminación bacteriana de la leche.
- *Higiene de la leche deficiente*. Contaminación bacteriana de la leche; filtración, enfriamiento, refrigeración y congelación de la leche inadecuados.
- *Agitación de la leche*. Libera ácidos grasos libres, en particular ácido caproico.
  Acción. Comprobar las bombas y la longitud de las líneas de la leche, etc.
- *Oxidación*:
  - Exposición a cobre o hierro (aroma oleoso/cartón).
  - Exposición a la luz solar o fluorescente (aroma plano/quemado).
- *Aroma a almacén*. La leche coge rápidamente aromas fuertes de otros alimentos, etc.

Problema individual de las cabras

- Identificar a la cabra afectada.
- ¿Afecta a una glándula o a las dos? Si es unilateral significa generalmente mamitis; si es bilateral, podría ser mamitis.
- Examinar la presencia en la ubre de nódulos, fibrosis, abscesos, etc.
- Si no se aíslan bacterias, valorar otras causas de alteración como se ha comentado en el apartado «Problema de rebaño».

Autosucción

La autosucción es un problema bastante común tanto en las explotaciones comerciales como en las pequeñas granjas de hobby, que una vez comienza es muy difícil de detener. En las granjas grandes, se ha observado que las cabras se autosuccionan la leche después del ordeño normalmente, mientras que las cabras de alta producción de las granjas de exhibición parecen autosuccionarse como respuesta a la repleción de la ubre rebosante antes del ordeño. Algunos de estos animales pueden tener fugas de leche cuando su ubre está repleta.

Se piensa que el manejo de la alimentación es un factor potencial que afecta a la autosucción, aunque algunos estudios realizados para comprobar esa hipótesis han obtenido resultados contradictorios. En los animales alimentados con paja *ad libitum* como complemento a su dieta normal, se ha observado una disminución significativa en la frecuencia de autosucción. Se ha sugerido que esa medida podría satisfacer las necesidades del comportamiento de las cabras al aumentar la duración de la rumia y su actividad oral.

Se pueden probar diferentes instrumentos preventivos –bolsas para las ubres, collares isabelinos, espráis nocivos como el Bitter Apple, cinta para pezones (3M), etc.– pero muchos casos crónicos se eliminan.

Anomalías de los pezones

Obstrucción del pezón («guisante» en el pezón, piedra de leche)

En ocasiones se produce una obstrucción del pezón que impide la salida de la leche durante el ordeño. Se debe generalmente a la formación de un depósito mineral pequeño en el interior de la cisterna del pezón, de un tamaño demasiado grande para atravesar el orificio del pezón, aunque también puede deberse a un granuloma de la luz del pezón.

Los depósitos minerales se suelen poder eliminar mediante manipulación y presión; la eliminación de un granuloma o un depósito mineral de mayor tamaño puede requerir la cirugía del pezón, abriendo el pezón a lo largo de su eje longitudinal (véase «Laceraciones del pezón», Capítulo 26).

Pezones supernumerarios y anómalos

Los pezones supernumerarios y anómalos son defectos hereditarios que ocasionan la descalificación de los animales lecheros de concurso (Lámina 13.10). Se plantea por tanto un problema ético antes de llevar a cabo una intervención quirúrgica.

Se debe examinar a todos los cabritos, machos y hembras, en relación con la presencia de anomalías en los pezones en el momento del desbotonado de los cuernos, pero muchas anomalías no son detectables sino más tarde. Los pezones supernumerarios aislados y definidos pueden eliminarse simplemente con unas tijeras en el momento del desbotonado o más tarde. Los pezones dobles y los que tienen forma de cola de pescado es mejor no tocarlos. Los pezones supernumerarios aislados no se consideran un problema en los reproductores de raza Boer.

Tumores del pezón

En ocasiones se producen tumores papilomatosos sobre los pezones (Lámina 13.11) que pueden sufrir traumatismos durante el ordeño.

Lesiones de los pezones

En el Capítulo 26 se explica la reparación de las lesiones de los pezones. Incluso las lesiones superficiales pequeñas pueden interferir en el ordeño (Lámina 13.12).

Mordiscos en los pezones

Los mordiscos en los pezones son un problema de comportamiento de las cabras lecheras adultas cuando una o más cabras de un grupo comienzan a morder los pezones de otras cabras, aunque rara vez se identifica a los culpables. Se produce de manera casi exclusiva en grupos de cabras lecheras cuando están en celo, pero no son cubiertas con objeto de retrasar sus partos. La temporada reproductora puede ser el periodo normal de otoño o una temporada de reproducción inducida mediante el control de la luz. El trastorno tiende a empeorar más cuando avanza la temporada reproductora, probablemente asociado con una mayor sincronización de las hembras en celos sucesivos, lo que da lugar a una actividad frenética en cada periodo de celo. Su incidencia en un rebaño parece no tener relación con la densidad del ganado.

Las lesiones varían desde erosiones y rasponazos hasta graves traumatismos y la pérdida de la punta del pezón (Lámina 13.13). Los principales problemas se deben a las heridas y la oclusión del pezón resultante, lo que dificulta el ordeño. Pueden resultar mordidos uno o más pezones y parece que la conformación de la ubre puede afectar a su prevalencia en algunas granjas. La introducción de una infección en el canal del pezón puede ocasionar una mamitis.

Las tasas de morbilidad son variables, normalmente del 1-2%, pero pueden alcanzar el 15%. Las tasas de eliminación de los animales afectados varían del 0 al 50%.

Aunque se ha observado que los machos participan en los mordiscos de los pezones, el mantenimiento de machos vasectomizados en el grupo de hembras resulta altamente eficaz para evitar el problema, siempre que los animales sean sexualmente activos.

En algunas granjas, los mordiscos en los pezones también se acompañan de los *mordiscos en las colas*, cuya causa no se conoce, aunque puede tratarse de una alteración del comportamiento que aparece en una o más cabras que han recibido mordiscos en sus pezones. Se ha sugerido la existencia de una relación con dietas que provocan fenómenos de pica como posible causa de los mordiscos en las colas de los terneros.

Lecturas adicionales

Dilatación quística

Yeruham, I., Sharir, B., Friedman, S. and Perl, S. (2005) Cystic dilation of the teat sinuses in doe goats. *Vet. Rec.*, **156** (26), 844.

Ginecomastia

Janett, F., Stckli, A., Thun, R. and Nett, P. (1996) Gynecomastia in a goat buck. *Schweiz Arch. Tierheilkd.*, **138** (5), 241–244.

Jaszczak, K. *et al.* (2010) Cytogenetic, histological, hormonal and semen studies in male goats with developed udders. *Animal Science Papers and Reports, Institute of Genetics and Animal Breeding, Jastrzębiec, Poland*, **28** (1), 71–80.

Wooldridge, A.A. *et al.* (1999) Gynecomastia and mammary gland adenocarcinoma in a Nubian buck. *Can. Vet. J.*, **40** (9), 663–665.

Máquina de ordeño

Edmondson, P. (1993) The milking machine and mastitis. *In Pract.*, **15** (1), 12–17.

Lu, C.D., Potchoiba, M.J. and Loetz, E.R. (1991) Influence of vacuum level, pulsation ratio and rate on milking performance and udder health in dairy goats. *Small Ruminant Research*, **5**, 1–8.

Mollram, T.T., Smith, D.L.O. and Godwin, R.J. (1991) Analysis of parlour design parameters for goat milking. *Small Ruminant Research*, **6**, 1–13.

Ohnstad, I (2006) Milking machine maintenance for dairy goats. *Goat Vet. Soc. J.*, **22**, 43–44.

Roberts, J.R. (1989) The importance of correct maintenance of milking machines in goats. *Goat Vet. Soc. J.*, **10** (2), 89–93.

Mastectomía

Arlt, S. *et al.* (2011) Mastectomy in goats with inappropriate lactation syndrome. *Tierärztliche Praxis (Groß- und Nutztiere)*, **39** (1), 27–32.

Cable, C.S., Peery, K. and Fubini, S.L. (2004) Radical mastectomy in 20 ruminants. *Vet. Surgery*, **33** (3), 263–266.

Kerr, H.J. and Wallace, C.E. (1978) Mastectomy in a goat. *Vet. Med. Small Anim. Clin.*, **73** (9), 1177–1181.

Toniollo, G. *et al.* (2010) Surgical treatment of gynaecomastia in a Saanen goat. *Acta Scientiae Veterinariae*, **38** (2), 201–204.

Mamitis

Anderson, J.C. (1983) Mastitis in goats. *Goat Vet. Soc. J.*, **4** (1), 17–20.

Baxendell, S.A. (1984) Mastitis. *Proc. Univ. Sydney, Post Grad. Comm. Vet. Sci.*, **73**, 473–483.

Bergonier, D. *et al.* (2003) Mastitis of dairy small ruminants. *Vet. Res.*, **34**, 689–716.

Berry, E. (2006) Update on caprine mastitis. *Goat Vet. Soc. J.*, **22**, 40–42.

Contreras, A. *et al.* (2005) Mastitis in small ruminants *International Dairy Federation Conference Proceedings*, pp. 67–74.

Cripps, P. (1986) The prevention and control of mastitis in goats. *Goat Vet. Soc. J.*, **7** (2), 48–51.

Karzis, J., Donkin, E.F. and Petzer, I.M. (2007) The influence of intramammary antibiotic treatment, presence of bacteria, stage of lactation and parity in dairy goats as measured by the California Milk Cell Test and somatic cell counts. *Onderstepoort J. Vet. Res.*, **74** (2), 161–167.

Karzis, J., Donkin, E.F. and Petzer, I.M.(2007) Intramammary antibiotics in dairy goats: withdrawal periods of three intramammary antibiotics compared to recommended withdrawal periods for cows. *Onderstepoort J. Vet. Res.*, **74** (3), 217–222.

Karzis, J., Donkin, E.F. and Petzer, I.M. (2007) Intramammary antibiotics in dairy goats: effect of stage of lactation, parity and milk volume on withdrawal periods, and the effect of treatment on milk compositional quality. *Onderstepoort J. Vet. Res.*, **74** (3), 243–249.

Kautz, F.M. (2014) Use of a staphylococcal vaccine to reduce prevalence of mastitis and lower somatic cell counts in a registered Saanen dairy goat herd. *Res. Vet. Sci.*, **97** (1), 18–19.

Koop, G., Van Wernen, T., Schuiling, H.J. and Nielen, M., (2010) The effect of subclinical mastitis on milk yield in dairy goats. *J. Dairy Sci.*, **93**, 5809–5817.

Manser, P.A. (1986) Prevalance, causes and laboratory diagnosis of subclinical mastitis in goats. *Vet. Rec.* **118**, 552–554.

Mavangira, V. *et al.* (2013) Gangrenous mastitis caused by Bacillus species in six goats *J. Am. Vet. Med. Assoc.*, **22** (6), 836–843.

Mavrogianni, V.S., Menzies, P.I., Fragkou, I.A. and Fthenakis, G.C. (2011) Principles of mastitis treatment in sheep and goats. *Vet. Clin. North Amer.: Food Anim. Pract.*, **27** (1), 115–120.

McDougall, S. *et al.* (2010) Diagnosis and treatment of subclinical mastitis in early lactation in dairy goats. *J. Dairy Sci.*, **93** (10), 4710–4721.

Menzies, P. and Ramanoon, S.Z. (2001) Mastitis of sheep and goats. *Vet. Clin. North Amer.: Food Anim. Pract.*, **17** (2), 333–358.

Higiene de la leche

Edmondson, P. (2007) Avoidance of medicines residues in milk: an update. *In Pract.*, **29**, 147–150.

Alteraciones de la leche

Baxendell, S.A. (1984) Goat milk taints. *Proc. Univ. Sydney Post Grad. Comm. Vet. Sci.*, **73**, 493–494.

Cousins, C.M. (1981) Milk hygiene and milk taints. *Goat Vet. Soc. J.*, **2** (1), 20–24.

Knight, A.P. and Walter, R.G. (eds) (2004) Plants affecting the mammary gland. In: *A Guide to Plant Poisoning of Animals in North America*. Teton New Media, Jackson, Wyoming.

Mews, A. (1987) Goat milk taints. *Goat Vet. Soc. J.*, **8** (1), 29–31.

Probióticos

Baines, D.D.S. *et al.* (2011). Characterization of haemorrhagic enteritis in dairy goats and the effectiveness of probiotic and prebiotic applications in alleviating morbidity and production losses. *Fungal Genomics and Biology*, **1** (1), 1000102.

Autosucción

Martinez-de la Puente, J. *et al.* (2011) Effects of feeding management and time of day on the occurrence of self-suckling in dairy goats. *Vet. Rec.*, **168** (14), 378.

Recuentos de células somáticas

Bagnicka, E. *et al.* (2011) Relationship between somatic cell count and bacteria pathogens in goat milk. *Small Ruminant Res.*, **100**, 72–77.

Barth, K., Aulrich, K., Müller, U. and Knappstein, K. (2010) Somatic cell count, lactoferrin and NAGase activity in milk of infected and non-infected udder halves of dairy goats. *Small Ruminant Res.*, **94**, 161–166.

Boulaaba, A., Grabowski, N. and Klein, G. (2011) Differential cell count of caprine milk by flow cytometry and microscopy. *Small Ruminant Res.*, **97**, 117–123.

Hall, S.M. and Rycroft, A.N. (2007) Causative organisms and somatic cell counts in subclinical intramammary infections in milking goats in the UK. *Vet. Rec.*, **161** (1), 19–22.

Koop, G., Van Wernen, T., Toft, N. and Nielen, M. (2011) Estimating test characteristics of somatic cell count to detect *Staphylococcus aureus*-infected dairy goats using latent class analysis. *J. Dairy Sci.*, **94**, 2902–2911.

McDougall, S., Lopez-Villalobos, N. and Prosser, C.G. (2011) Relationship between estimated breeding value for somatic cell count and prevalence of intramammary infection in dairy goats. *New Zealand Vet. J.*, **59** (6), 300–304.

Min, B.R., Tomita, G. and Hart, S.P. (2007) Effects of subclinical intramammary infection on somatic cell counts and chemical composition of goats' milk. *J. Dairy Res.*, **74** (2), 204–210.

Paape, M.J. and Capuco, A.V. (1997) Cellular defense mechanisms in the udder and lactation of goats. *J. Anim. Sci.*, **75**, 556–565.

Park, Y.W. (1991) Interrelationships between somatic cell counts, electrical conductivity, bacteria counts, percent fat and protein in goat milk. *Small Ruminant Research*, **5**, 367–375.

Persson, Y. and Olofsson, I. (2011) Direct and indirect measurement of somatic cell count as indicator of intramammary infection in dairy goats. *Acta Vet. Scand.*, **53**, 15.

Souza, E.N. *et al.* (2012) Somatic cell count in small ruminants: friend or foe? *Small Ruminant Res.*, **107** (2–3), 65–75.

Mordiscos de los pezones

Coleshaw, P.R. (2004) Teat biting in goats. *Goat Vet. Soc. J.*, **20**, 8.

Alteraciones de la ubre

Baxendell, S.A. (1984) Other udder conditions of goats. *Proc. Univ. Sydney Post Grad. Comm. Vet. Sci.*, **73**, 484–489.

Karzis, J., Donkin, E.F. and Petzer, I.M. (2007) Withdrawal periods and tissue tolerance after intramammary antibiotic treatment of dairy goats with clinical mastitis. *Onderstepoort J. Vet. Res.*, **74** (4), 282–288.

Yeruham, I. *et al.* (2005) Cystic dilation of the teat sinuses in doe goats. *Vet. Rec.*, **156** (26), 844.

Ecografía

Fasulkov, I.R. (2012) Ultrasonography of the mammary gland in ruminants: A review. *Bulgarian J. Vet. Med.*, **15** (1), 1–12.

Fasulkov, I.R., Georgiev, P.I.A., Antonov, A.L. and Atanasov, A.S. (2010) B mode ultra-sonography of mammary glands in goats during the lactation period. *Bulgarian J. Vet. Med.*, **13**, 245–251.

Fasulkov, I., Yotov, S., Atanasov, A. and Antonov, A. (2013). Evaluation of different techniques of teat ultrasonography in goats. *J. Fac. Vet. Med. Istanbul Univ.*, **39** (1), 33–39.

Santos, V.J.C. *et al.* (2014) Conventional and Doppler ultrasonography on a goat with gangrenous mastitis *Arq. Bras. Med. Vet. Zootec.* (online), **66** (6) [cited 2015-08-30], 1931–1935. Available at: http://www.scielo.br/scielo.php?script=sci_arttext&pid=S0102-09352014000601931&lng=en&nrm=iso. ISSN 0102-0935. http://dx.doi.org/10.1590/1678-7062.

Slosarz, P. *et al.* (2010) Machine induced changes of caprine teats diagnosed by ultrasonography. *African J. Biotech.*, **9** (50), 8698–8703.

Wojtowski, J. *et al.* (2006) Application of ultrasound technique for cistern size measurement in dairy goats. *Archiv Tierzucht, Dummerstorf*, **49** (4), 382–388.

CAPÍTULO 14

Diarrea

La diarrea puede estar producida por numerosos agentes patógenos, sustancias tóxicas y causas nutricionales.

Valoración inicial

El historial preliminar debe tener en cuenta:

- Si es un problema individual o de grupo.
- La edad del animal o animales.
- Si están destetados o no.
- Si es un problema agudo o crónico.
- Nutrición:
  - Dieta básica.
  - Cambio de dieta.
  - Nivel de pienso concentrado (cambio de lote, cantidad excesiva).
  - Posibles carencias de minerales.
- Si son cabritos sin destetar, tener en cuenta:
  - Si son criados por la madre o de forma artificial.
  - Con leche completa o reemplazante lácteo.
  - Alimentación *ad libitum* o restringida.
  - Alimentación en botella, cubo o a máquina.
  - Tipo de leche en polvo, concentración y temperatura.
  - Alimentación con un responsable o con diversas personas.
- Alojamiento:
  - Individual o en grupo.
  - Cama profunda o rejilla.
  - Mezcla de animales de edades diferentes.
- Pastoreo:
  - Sin pastoreo.
  - Acceso al pasto.
  - Rotación de pastos.
- Acceso a productos o plantas tóxicas.
- Medicaciones preventivas.
- Vacunaciones frente a clostridios.
- Antihelmínticos (frecuencia, dosis, ¿determinación precisa del peso?, clase de antihelmíntico).

Examen clínico

Para lograr un diagnóstico preciso es necesario llevar a cabo un examen clínico detallado y completo.

- Los animales con diarrea pueden presentar una hipoproteinemia con signos de edema, por ejemplo, en el espacio intermandibular, y/o de anemia (véase el Capítulo 18).
- Examinar las mucosas.
- La diarrea puede ser un problema secundario, por ejemplo, en las toxemias graves como las mamitis agudas.
- Los animales pueden estar alerta, afebriles y con ganas de comer o bien apáticos, aletargados, con fiebre y anoréxicos.
- Comprobar el tipo y la consistencia de las heces: color, moco, sangre.
- Presencia o ausencia de dolor abdominal (véase también el Capítulo 15).
- Signos de deshidratación.

Diagnóstico de laboratorio

- Para el diagnóstico es esencial utilizar muestras recientes. El envío de un animal vivo, en fase aguda de la enfermedad puede facilitar un diagnóstico definitivo.

- Debe recogerse una *muestra de heces* (20 a 30 mL) al inicio del curso de la enfermedad. La remisión de una buena muestra de heces permite realizar en el laboratorio diversas pruebas adecuadas a la edad del animal del que procede la muestra, incluyendo extensiones y cultivos bacterianos, virología y análisis de huevos de helmintos y trematodos y de protozoos parásitos. Un hisopo fecal no permite realizar más que el diagnóstico de una infección bacteriana.

  La muestra debe ser tan reciente como sea posible, e idealmente recogerse directamente del recto o del suelo inmediatamente después de la defecación. Se debe colocar en un contenedor hermético y conservarse a 4°C si se retrasa su envío al laboratorio.
- En la investigación de un animal vivo se pueden tomar las siguientes muestras de forma completa:
  - Heces frescas; extensiones secas al aire de heces recientes.
  - Muestras de sangre: EDTA, suero y extensiones de sangre secas al aire.
- Tras la necropsia, tomar secciones fijadas de todos los niveles del intestino delgado y grueso, así como asas intestinales sin abrir.
- El estado inmunitario de los cabritos se puede determinar mediante el empleo de la *prueba de la turbidez con sulfato de zinc* realizada con suero sanguíneo.

Tratamiento de los cabritos

Cuando se conozca la causa de la diarrea se podrá administrar un tratamiento específico. En otros casos, o antes de que se haya obtenido un diagnóstico de laboratorio, puede ser interesante aplicar un tratamiento sintomático.

- Mantener al cabrito en lugar cálido y seco.
- Aislar al cabrito o cabritos infectados. Si se sospecha una enfermedad infecciosa, se trasladará a los animales sanos a un corral limpio si es posible.
- *Los animales con diarrea deberían seguir recibiendo leche*, pero si se sospecha una diarrea nutricional cuando se administra una dieta basada en reemplazante lácteo, se deberá revisar la rutina de alimentación y corregirla si es necesario (véase más adelante). El aporte de leche:
  - Mantiene el aporte de energía al cabrito. La administración prolongada de soluciones de rehidratación orales de manera exclusiva conducirá a un déficit de energía, ya que solamente se alcanzará alrededor del 30% de las necesidades diarias de energía del cabrito.
  - Mantiene los niveles de lactosa, estimulando la actividad de la lactasa y reduciendo el riesgo de que recidive la diarrea.
  - Aporta lactoferrinas, lactoperoxidasas y lisozimas antimicrobianas.
  - Mantiene el pH correcto del abomaso.
- *Evitar diluir la leche con agua o líquidos orales de rehidratación* que contengan bicarbonato y citrato, ya que inhiben la coagulación de la leche.
- *Los cabritos deshidratados requieren tratamiento de rehidratación para recuperar la pérdida de líquido y corregir el desequilibrio de electrolitos*, ya sea mediante tratamiento de rehidratación oral o intravenosa en los animales de valor.
  - Se puede añadir a la leche geles de rehidratación que contengan propionato y formiato para mantener el equilibrio ácido/base (en lugar de bicarbonato o citrato) ya que no impiden la coagulación de la leche.
  - Aplicar un tratamiento de rehidratación oral con soluciones de electrolitos, 250-500 mL (50 mL/kg) cada 6 horas.
  - Los cabritos sanos con diarrea beberán probablemente de una botella.
  - Administrar soluciones equilibradas de electrolitos por vía intravenosa, 20-120 mL/kg, a lo largo de un plazo de 4 a 5 horas, dependiendo del grado de deshidratación.

La cantidad de líquido rehidratante necesaria se puede estimar a partir del porcentaje de líquido perdido basado en el peso corporal (véase la Tabla 14.1). Un cabrito deshidratado requiere un peso de líquido igual a la pérdida estimada por la deshidratación, más un peso extra de líquido igual al 10% del peso corporal para el mantenimiento diario. Por razones prácticas, 1 kg = 1 litro de líquido. En la Tabla 14.2 se puede ver una típica estimación de la cantidad de líquido necesaria.

Se necesita bicarbonato adicional para combatir la acidosis en los casos de diarrea grave, o sea 150 a 650 mg de bicarbonato sódico dependiendo del grado de deshidratación (1 cucharadita = 5 g).

Tabla 14.1 Pérdida de líquido y signos clínicos asociados con la diarrea.

Porcentaje de líquido perdido basado en el peso corporal	Signos clínicos
0-5	Leves, casi indetectables, sed aumentada Rellenado capilar ~2 segundos
5-10	Moderados, boca seca, el pliegue de piel se mantiene al pellizcarla, mucosas secas Rellenado capilar 3-4 segundos
10	Graves, cuerpo frío, ojos hundidos, comatoso Rellenado capilar >4 segundos

Tabla 14.2 Cantidad de líquido necesaria para un peso de 5 kg con un 5% de pérdida de líquido.

5% de 5 kg para reemplazar la pérdida de líquido = 0,25 kg + 10% de 5 kg para mantenimiento = 0,50 kg
El líquido total necesario es 0,75 kg = 0,75 L = 750 mL

- Utilizar tratamientos antidiarreicos orales inespecíficos como el *caolín* o la *mezcla de caolín/pectina*. Suelen utilizarse de forma empírica con un efecto aparentemente beneficioso en los cabritos jóvenes.

Nota: los agentes gelificantes como la pectina pueden alargar la duración de la diarrea si hay toxinas presentes.

- Utilizar *espasmolíticos* para aliviar el dolor y los espasmos intestinales:

  Metamizol, butilbromuro de hioscina (Buscopan Compositum, Boehringer Ingelheim), 1 mL/10 kg i.v./s.c./i.m.

- Utilizar *medicamentos antiinflamatorios no esteroideos* para la analgesia y para limitar la cascada de citocinas que sigue a la liberación de endotoxinas:

  Flunixin meglumine, 2,2 mg/kg

- Utilizar *antibióticos por vía oral o parenteral* si se sospecha de forma fundada o se confirma una causa bacteriana, pero no utilizarlos de manera indiscriminada. Algunos antibióticos pueden prolongar la diarrea al retrasar la regeneración de la mucosa intestinal. En los rumiantes, el tratamiento con antibióticos puede presentar efectos deletéreos sobre la microflora del rumen. Los antibióticos parenterales son esenciales si el cabrito presenta septicemia.
- Una vez ha concluido el tratamiento con antibióticos, la regeneración de una flora intestinal beneficiosa se puede lograr mediante el empleo de yogures vivos o probióticos.

Tratamiento de las cabras adultas

Los tratamientos específicos, como el uso de *antihelmínticos*, se deberían aplicar cuando la causa de la diarrea sea conocida o sospechada con fundamento. Se debe asumir que todas las cabras en pastoreo con diarrea albergan parásitos gastrointestinales mientras no se demuestre lo contrario. En otros casos, o antes de que se alcance un diagnóstico de laboratorio, los tratamientos sintomáticos pueden ser de utilidad. El *alivio del dolor*, los *espasmolíticos* y el *tratamiento de rehidratación* son las piedras angulares del tratamiento (véase más arriba en este capítulo).

El tratamiento de la diarrea inespecífica de los animales puede ser frustrante. En la práctica, las cabras con diarrea se pueden agrupar en dos categorías, los animales enfermos en fase aguda deprimidos y con anorexia, que necesitan analgesia y rehidratación, o los animales enfermos de menor gravedad en los que la diarrea es probablemente autolimitante aun sin tratamiento.

- *Restringir los piensos concentrados* durante 24 horas, incrementándolos de forma gradual hasta alcanzar la ración normal cuando la diarrea esté controlada y corrigiendo cualquier exceso dietético evidente. Continuar administrando forrajes como el heno.
- Se debe estimular la *ingestión de líquido* poniendo agua al alcance de las cabras y/u ofreciéndoles agua tibia. Si es necesario, se pueden aportar soluciones de electrolitos mediante sonda gástrica y corregir la deshidratación con líquidos intravenosos, mediante un catéter en la yugular:

 El porcentaje de deshidratación se puede estimar según la Tabla 14.1 y después estimar el déficit de líquido:

 Déficit de líquido (litros) = % deshidratación × peso corporal (kg)

 Tras corregir el déficit de líquido y la deshidratación:

 Las necesidades de mantenimiento son aproximadamente 5% del peso corporal/día (1 litro de líquido = 1 kg), es decir, 50 mL/kg/día o 2 mL/kg/hora

 Los animales con diarrea deberían recibir la cantidad × 2 de mantenimiento

El estado físico de los animales debe valorarse diariamente y se debe ajustar la tasa de rehidratación en consecuencia. La vigilancia del *volumen celular (PCV)* y los niveles de *proteínas totales (TP)* son útiles para determinar el progreso del tratamiento de rehidratación.

- Utilizar espasmolíticos para aliviar el dolor y los espasmos intestinales:

 Metamizol, butilbromuro de hioscina (Buscopam Compositum, Boehringer Ingelheim) 1 mL/20 kg i.v./s.c./i.m.

- Utilizar antiinflamatorios no esteroideos para la analgesia y para limitar la cascada de citocinas liberadas por las endotoxinas:

Flunixin meglumine, 2 mg/kg, 0,2 mL/4,5 kg

- La utilidad de los *medicamentos orales antidiarreicos* inespecíficos como el caolín o las mezclas de caolín/pectina, etc., es discutible debido al efecto de su dilución en el rumen, pero tampoco están contraindicados.
- Se han utilizado de manera empírica medicamentos de uso humano para reducir la motilidad intestinal, pero no están autorizados para emplearlos en animales de abasto:

 Hidrocloruro de loperamida, 100-200 µg/kg oral (jarabe), cada 8 a 12 horas o bien 1-2 cápsulas/20 kg oral (cápsulas), disolviendo su contenido en una pequeña cantidad de agua, cada 8 a 12 horas

- Utilizar antibióticos por vía parenteral si se confirma o se sospecha fundadamente una causa bacteriana, pero no utilizarlos de manera indiscriminada. Algunos antibióticos pueden prolongar la diarrea al retrasar la regeneración de la mucosa intestinal. En los rumiantes, el tratamiento con antibióticos puede tener efectos deletéreos sobre la microflora del rumen.
- Una vez ha concluido el tratamiento con antibióticos, la regeneración de una flora intestinal beneficiosa se puede lograr mediante el empleo de yogures vivos o *probióticos* o bien heces frescas deshechas procedentes de una cabra adulta. Se ha descrito que los probióticos mejoran la producción de leche y la función del rumen en las cabras lográndose un beneficio mayor cuando existe un desafío de agentes ambientales o patógenos.

La Tabla 14.3 incluye las causas de diarrea en cabras de diferentes edades.

Del nacimiento a las 4 semanas

La ingesta adecuada de **calostro** es importante para prevenir todas las enfermedades neonatales.

Prevención de la diarrea en los cabritos

Ambiente

- Los cabritos deben nacer en un ambiente limpio y sin corrientes de aire.

Tabla 14.3 Causas de diarrea.

<4 semanas	4-12 semanas	Cabritos mayores y cabras adultas
Mal manejo de la dieta/nutricional **Bacterias** ▪ *E. coli* enterotoxigénico (ETEC) ▪ *Salmonella* ▪ *Clostridium perfringens* tipos B y C ▪ *Campylobacter* **Virus** ▪ *Rotavirus* ▪ *Coronavirus* ▪ *Adenovirus* **Protozoos** ▪ *Cryptosporidium* ▪ *Giardia* **Parásitos gastrointestinales** ▪ *Strongyloides papillosa*	**Mal manejo nutricional** **Parásitos gastrointestinales** ▪ *Teladorsagia* ▪ *Trichostrongylus* **Protozoos** ▪ Coccidios ▪ *Giardia* **Bacterias** ▪ *Clostridium perfringens* tipo D ▪ *Salmonella* ▪ *Yersinia*	**Parásitos gastrointestinales** ▪ *Teladorsagia* ▪ *Trichostrongylus* ▪ Duelas del rumen **Nutrición** ▪ Alimentación inapropiada ▪ Sobrealimentación **Estrés** **Coccidiosis** **Bacterias** ▪ *Clostridium perfringens* tipo D ▪ *Salmonella* **Agentes tóxicos** ▪ Plantas tóxicas ▪ Micotoxinas ▪ Minerales tóxicos ▪ Medicamentos **Trastornos hepáticos y renales** **Carencia de cobre**

- Mantenerlos en grupos pequeños de una edad similar.
- Evitar el hacinamiento.
- Disponer de corrales limpios, secos y con abundante paja para cada lote de cabritos (Lámina 14.1). No deben mezclarse cabritos de diferentes grupos de edad.
- No se deben «retener» cabritos que no han conseguido alcanzar el peso objetivo ni mezclarlos con otros más jóvenes.
- Elevar los comederos y bebederos por encima del suelo para evitar la contaminación fecal.
- Limpiar los corrales y añadir una cama abundante cada 3 semanas.

Alimentación

- Asegurar la ingestión de suficiente calostro en las 3 primeras horas de vida.
- Ofrecer a los animales heno tan pronto como nazcan e ir añadiendo pienso para cabras hacia el final de la segunda semana de vida.
- Mantener una limpieza escrupulosa de los biberones, tetinas, máquinas para leche, etc.
- Administrar leche a la temperatura y concentración correctas.
- Dedicar a la misma persona como responsable de la crianza de los cabritos si es posible.

Madre

- Vacunar frente a *Clostridium perfringens* tipo D de 4 a 6 semanas antes del parto; vacunar frente a *E. coli* si se detecta un problema en la granja.

Diarrea alimentaria

> El mal manejo nutricional es la principal causa de diarrea en cabritos de menos de 4 semanas.

La mayoría de los casos de diarrea en cabritos criados de forma artificial entre las 2 y las 12 semanas de edad está relacionada con la nutrición, ya sea de forma directa debido a los cambios bruscos en la concentración o el tipo de lactoreemplazante, la sobrealimentación o la modificación de la temperatura a la cual se administra la leche, como de forma indirecta a través de utensilios sucios o la contaminación de la comida. La corrección de las prácticas de alimentación y el tratamiento sintomático permitirá una resolución rápida de la diarrea nutricional no complicada, pero el tratamiento puede ser necesariamente más prolongado cuando exista una infección secundaria. Los problemas nutricionales también pueden predisponer o coexistir con el meteorismo, los cólicos y la torsión mesentérica (Capítulo 16), los cuales son potencialmente mortales.

Papel de los agentes infecciosos en la diarrea de los cabritos jóvenes

> El papel de los agentes infecciosos en la diarrea de los cabritos jóvenes no está claro.

En los cabritos de menos de 4 semanas, la etiología específica de la diarrea suele ser desconocida. Normalmente se aíslan virus, como los rotavirus y coronavirus, en los cabritos con diarrea, pero también se detectan en los que no tienen diarrea. También se puede aislar a *E. coli* enterogénico en los cabritos tanto con diarrea como sin ella. Por el contrario, la identificación de *Cryptosporidium* spp., siempre es significativa.

E. coli

Las bacterias coliformes son comensales del aparato digestivo y pueden detectarse con facilidad en un cultivo de heces. Probablemente *E. coli* enterotoxigénico (ETEC) es importante como causa de diarrea en los cabritos neonatos y puede complicar las infecciones producidas por los criptosporidios, rotavirus y coronavirus en cabritos de hasta 2 a 3 semanas de edad. Otras cepas de *E. coli* pueden causar septicemia y artritis crónica.

Etiología

- Las cepas enterotoxigénicas de *E. coli* (p. ej., K99 y F41) elaboran una enterotoxina que provoca la liberación de electrolitos y agua desde las células que tapizan el intestino delgado, lo que ocasiona diarrea. La enterotoxina no es antigénica, pero el ETEC posee fimbrias antigénicas que permiten que la bacteria se adhiera al epitelio intestinal.

Signos clínicos

- Diarrea aguda, abundante, acuosa y de color amarillo en cabritos muy jóvenes.
- Deshidratación y muerte.

Diagnóstico de laboratorio

- Aislamiento del microorganismo en un cultivo de heces.
- Detección del antígeno K99 y F41 mediante el aislamiento en medios especiales y análisis en portaobjetos con antisueros específicos frente al antígeno.
- Inmunofluorescencia de cortes congelados del intestino delgado.

Tratamiento

- Antibióticos por vía oral. Las cepas de *E. coli* enterotoxigénico son sensibles generalmente a los antibióticos orales de uso habitual, como la neomicina o la espectinomicina. Como ETEC no invade la pared del intestino, los cabritos afectados no desarrollan bacteriemia, de modo que no es necesario un tratamiento parenteral con antibióticos.
- Tratamiento de apoyo general (véase más arriba en este capítulo).

Control

- Vacunación: existen vacunas multivalentes frente a *E. coli* (serotipos K99 y F41) que pueden utilizarse en las explotaciones con un problema conocido. Las madres deben ser vacunadas 8 y 4 semanas antes del parto.

Repercusiones para la Salud pública

Las cabras son portadores importantes de *E. coli* O157 productor de verotoxinas (VTEC), en particular los cabritos jóvenes. Aunque no causan enfermedad en las cabras, es un riesgo potencial de zoonosis en granjas abiertas al público. Las bacterias suelen aparecer en las heces de forma intermitente y perdurar un tiempo variable.

Salmonella

La salmonelosis causa una septicemia sobreaguda y muerte repentina en los cabritos neonatos y una diarrea aguda en cabritos y cabras de más edad, por lo general después de una situación estresante, y abortos en gestación avanzada (Capítulo 2). Los brotes de diarrea y abortos pueden presentarse de forma simultánea.

Etiología

- *Salmonella typhimurium* y *S. dublin* son las más comunes, pero otros serotipos diferentes han sido asociados con la enfermedad.

Transmisión

- La infección se suele adquirir de otras cabras que excretan el microorganismo y que son casos clínicos o preclínicos de la enfermedad o bien portadores asintomáticos. Sin embargo, en ocasiones pueden tener importancia otras fuentes de infección.
- Infección a partir de alimentos y agua.
- Infección de otros animales domésticos o personas.
- Infección procedente de mamíferos o aves silvestres.

Signos clínicos

- Letargo, fiebre.
- Diarrea, normalmente disentería abundante y acuosa de color amarillo. La presencia de sangre en las heces no es una característica típica de la salmonelosis en las cabras, a diferencia de otros rumiantes (Lámina 14.2).
- Dolor abdominal.
- Deshidratación.
- Muerte en casos graves.
- Muerte súbita en cabritos muy jóvenes.

Lesiones *post mortem*

- Enteritis, abomasitis, septicemia, nódulos linfáticos mesentéricos aumentados de tamaño.

Diagnóstico de laboratorio

- Cultivo de heces: escobillones rectales o heces en un medio de cultivo selectivo.
- Aislamiento del microorganismo de nódulos linfáticos mesentéricos o hepáticos, corazón, sangre, bazo, pulmones, etc.
- El microorganismo puede ser excretado en la leche.

Tratamiento

- Antibióticos: por vía oral o parenteral. Los antibióticos se deberían seleccionar tras un antibiograma, en especial cuando se trata de *S. typhimurium*.
- Tratamiento general de apoyo (véase al principio de este capítulo).

Clostridium perfringens tipos A, B y C

Clostridium perfringens tipo C, productor de toxinas α y β, ha sido relacionado en ocasiones con una enteritis hemorrágica aguda, en particular en cabritos de menos de 3 semanas de edad. *Clostridium perfringens* tipo B, productor de toxinas α, β y ε, rara vez contribuye a la enfermedad en las cabras, pero ha sido descrito como causante de una enteritis aguda en cabritos.

Clostridium perfringens tipo A, productor de toxina α, es aislado habitualmente de casos de enterotoxemia en cabras, pero su papel patológico es discutible, ya que se trata de un comensal normal del tracto gastrointestinal y su presencia por lo general carece de importancia clínica. El proceso entérico asociado con el tipo A suele ser leve, con mínimas lesiones apreciables en la mucosa intestinal, pero en los EE.UU., ha sido implicado como causa de una abomasitis hemorrágica en rumiantes jóvenes, normalmente acompañada de una diarrea grave. *Clostridium perfringens* tipo A, productor de toxina $\beta 2$ así como de toxina α, ha sido relacionado con un trastorno en cabritos de 5 semanas de edad.

Etiología

- Los clostridios producen toxina β en el intestino delgado que causa una necrosis local con la resultante diarrea hemorrágica.

Signos clínicos

- Diarrea hemorrágica aguda y abundante.
- Dolor abdominal.
- Muerte.

Lesiones *post mortem*

- Enteritis hemorrágica grave que afecta a parte o la totalidad del íleon. La mucosa aparece congestiva y de color rojo oscuro, y suelen observarse úlceras grandes y profundas.

Análisis de laboratorio

La confirmación de la enfermedad tras la necropsia solamente suele ser posible en un animal recién muerto, ya que la toxina β es muy inestable.

- Recoger de 20 a 30 mL de contenido intestinal, al que se añaden de 2 a 3 gotas de cloroformo, en un contenedor universal y enviarlo al laboratorio.
- En las extensiones teñidas con Gram realizadas a partir del intestino delgado se pueden observar bacilos Gram positivos.
- La toxina β se puede detectar utilizando la prueba de protección del ratón con antisueros específicos o mediante la técnica de ELISA.
- *Clostridium perfringens* es un comensal habitual del intestino y su aislamiento *post mortem* no es necesariamente significativo.

Prevención

- Vacunación de la madre al final de la gestación para conferir protección a su descendencia a través del calostro (véase *Clostridium perfringens* tipo D en «Cólicos en cabritos», Capítulo 15).

Tratamiento

- Administración de antitoxinas frente a clostridios si están disponibles.
- Tratamiento general de apoyo (véase el apartado «Tratamiento» en este capítulo).

Campylobacter

Campylobacter spp., básicamente *Campylobacter jejuni*, han sido aislados a partir de cabritos con diarrea y son un riesgo potencial de zoonosis.

Diarrea vírica

Los rotavirus, coronavirus y adenovirus han sido descritos como causantes de diarrea en cabritos. Pueden producirse infecciones mixtas junto con *E. coli* enterotoxigénico o *Cryptosporidium*. También han sido implicados en la diarrea de los cabritos neonatos otros virus, como el herpesvirus caprino (CpHv-1), pero la importancia clínica de estos agentes no ha sido aclarada. Los *rotavirus* son el virus entérico más común en el ganado caprino.

Etiología

- En los cabritos se han detectado tres grupos de *rotavirus*: grupo A (vaca), grupo B (oveja) y grupo C, pero solamente los rotavirus del grupo B han sido observados en relación con enteritis.
- Los rotavirus infectan y destruyen las células epiteliales de las vellosidades del intestino delgado, produciendo malabsorción y diarrea.
- Se han descrito al menos dos serotipos de *adenovirus* caprino (GAdV) y han sido implicados como causantes de diarrea y disnea en cabritos jóvenes en EE.UU. No hay informes de la infección por adenovirus en Reino Unido.

Signos clínicos

- Diarrea aguda abundante y acuosa, deshidratación y muerte.
- Muchos cabritos pueden presentar infecciones inaparentes.

Diagnóstico de laboratorio

- Detección de partículas víricas en las heces mediante microscopía electrónica.
- Detección del antígeno del virus en heces mediante la técnica de ELISA.
- Inmunofluorescencia sobre cortes congelados de intestino.

Criptosporidiosis

Etiología

- *Cryptosporidium parvum* es un protozoo parásito de pequeño tamaño relacionado con los coccidios que parasita al intestino delgado distal, el ciego y el colon, provocando una atrofia de vellosidades, que aparecen romas y fusionadas entre sí, reduciendo la superficie de la mucosa y causando una malabsorción y carencia de enzimas de la mucosa, especialmente de lactasa. Su ciclo biológico es directo y se parece mucho al de otros coccidios del género *Eimeria*, aunque es de tan solo 3 o 4 días de duración, de modo que la contaminación ambiental puede alcanzar unos niveles elevados en muy poco tiempo.

Transmisión

- Los criptosporidios carecen de especificidad por el hospedador, de modo que una especie doméstica puede extender la infección a otra.

- Los animales de nueva adquisición infectados introducen la enfermedad en la granja.
- Los ratones y ratas pueden actuar como reservorios de la infección.
- Los ooquistes infectantes son altamente resistentes y persisten en los corrales o cubículos durante más de un año.
- Los ooquistes esporulan en el intestino y resultan inmediatamente infectantes cuando son excretados con las heces, de forma que la transmisión es rápida.
- Los cabritos se suelen infectar en la primera semana de vida y son bastante resistentes hacia las 4 semanas de edad. La infección puede adquirirse a través del acicalamiento.

Signos clínicos

- Diarrea acuosa en cabritos de 1 a 4 semanas de edad.
- Deshidratación.
- Anorexia.
- Elevada morbilidad (hasta el 100%).
- La mortalidad puede ser alta debido a la deshidratación.

Examen *post mortem*

- Las lesiones *post mortem* se parecen a las de otras causas de diarrea.

Diagnóstico de laboratorio

> El aislamiento de *Cryptosporidium* siempre es significativo.

- Las extensiones de heces se secan al aire, se fijan en metanol y se tiñen con Giemsa, observándose los ooquistes como estructuras redondas de color azul con gránulos rojizos.
- Los ooquistes se pueden concentrar mediante flotación en soluciones saturadas de sal o azúcar examinados en microscopía de contraste de fases o tras la tinción.
- Los criptosporidios se pueden detectar en cortes histológicos de intestino delgado o grueso siempre que el material *post mortem* sea muy reciente.
- Anticuerpos fluorescentes sobre extensiones de heces; ELISA para detección de antígeno/ooquistes en heces.

Tratamiento

- No se dispone de medicamentos antiprotozoos autorizados para el tratamiento de las criptosporidiosis en cabritos. Se ha publicado que la halofuginona, la paromomicina y el decoquinato reducen la excreción de ooquistes (y por tanto la contaminación ambiental) y también los episodios de diarrea en cabritos infectados de forma experimental.

  Lactato de halofuginona, 2 mL/10 kg de peso vivo, administrado por vía oral para el tratamiento y la prevención de la criptosporidiosis. Es criptosporidiostático y actúa sobre los estadios de esporozoito y merozoito de vida libre del ciclo biológico del parásito, de modo que se reducen los signos de la enfermedad al tiempo que el propio cabrito se hace más inmunocompetente frente a los criptosporidios. También suprime la excreción de ooquistes, reduciendo la contaminación ambiental. El tratamiento debe administrarse en las primeras 24 horas del inicio de la diarrea para alivio del cabrito y reducir la excreción de ooquistes. Una vez diagnosticada en la explotación, todos los cabritos deben ser tratados diariamente tras su alimentación durante 7 días consecutivos, comenzando a las 24-48 horas de edad.

  Decoquinato, 2,5 mg/kg/día (Deccox, Zoetis), se disuelve en leche y se administra a los cabritos durante 21 días. También ha sido utilizado para medicar el pienso de las cabras gestantes durante 21 días previos al parto en la misma dosis indicada.
- Tratamiento sintomático, incluyendo la corrección de la deshidratación (véase más arriba en este capítulo).

Control

- Mejorar la higiene.
  - Mantener una cama limpia y seca.
  - Mantener limpios los utensilios y la máquina de lactación.
  - Limpieza semanal regular de los corrales con agua a alta presión; dejar que se seque bien antes de volver a meter animales.

- Reducir la infección.
  - Separar a los cabritos al nacer y aportarles calostro en biberón.
  - Alojar a los cabritos en grupos pequeños o de forma individual, apartados del rebaño de adultos.
  - Aislar inmediatamente a cualquier cabrito con diarrea.
  - Utilizar un sistema todo-dentro, todo-fuera.

Prevención

- Los desinfectantes basados en el amonio cuaternario son eficaces. Una vez se ha establecido la enfermedad en las instalaciones, el lavado con agua caliente (>60°C) y detergente a alta presión destruye a los ooquistes infectantes.

Consideraciones para la Salud pública

- *Cryptosporidium* es un agente potencialmente zoonósico que causa una enfermedad inaparente o leve en los adultos, pero puede ser grave en los niños o en personas inmunosuprimidas.

Giardiasis

Aunque *Giardia* está presente de forma habitual en los rumiantes domésticos, solamente tiene un efecto patógeno limitado y existen pocos informes de enfermedad clínica en cabritos.

Etiología

- Un protozoo parásito, *Giardia*, que vive en las microvellosidades del duodeno y el yeyuno proximal, causando atrofia y acortamiento de vellosidades.

Transmisión

- Contaminación fecal del agua, alimentos o ambiente por parte de un animal infectado.

Signos clínicos

- Diarrea acuosa crónica pero a veces intermitente.

Diagnóstico de laboratorio

- Detección de flagelados móviles en extensiones de heces teñidas con Giemsa comprobando la presencia de cuerpos centrales flagelados y piriformes y su aspecto binucleado.
- Los quistes se pueden concentrar mediante flotación en sulfato de zinc.

Tratamiento

- Fenbendazol, 7,5 mg/kg oral durante 5 días.
- *Metronidazol, 20 mg/kg, 0,5 mL/10 kg oral o s.c. al día.*

Nota: el empleo de metronidazol está prohibido en animales de abasto en la UE.

Consideraciones para la Salud pública

- *Giardia* es una zoonosis potencial mediante contacto directo con animales enfermos o mediante contaminación fecal.

Strongyloides papillosus

La estrongiloidiasis es una infestación relativamente frecuente que produce en ocasiones diarrea en cabritos lactantes. Los cabritos se infestan inicialmente a través de la leche de la madre, de modo que la alimentación con leche de mezcla de varios animales o con lactoreemplazante reducirá el número de larvas transmitidas. Posteriormente, la infestación se produce mediante ingestión o a través de la piel y las infestaciones intensas pueden provocar una dermatitis localizada (véase el Capítulo 11).

Diagnóstico

- Análisis de heces en busca de los típicos huevos embrionados.

Tratamiento

- Cualquier antihelmíntico de amplio espectro de acción.

De las 4 a las 12 semanas

> Las causas más comunes de diarrea en los cabritos mayores son la **coccidiosis** en animales estabulados y el **parasitismo gastrointestinal** en los animales en pastoreo.

Nutrición

Hasta el momento del destete, muchos casos de diarrea en los cabritos criados de forma artificial continúan estando relacionados con las prácticas de alimentación (véase el Capítulo 6) y se pueden complicar con infecciones secundarias. Suele ser difícil distinguir clínicamente entre la diarrea causada por un problema nutricional y la coccidiosis. La corrección de las rutinas de alimentación y el tratamiento sintomático permitirán una rápida resolución de la diarrea nutricional no complicada, mientras que la coccidiosis requiere de una medicación específica. Los episodios de diarrea ocasionan un freno en su crecimiento y pueden estar asociados con meteorismos, cólicos y torsión mesentérica (véase el Capítulo 16), todos los cuales son potencialmente mortales.

En los cabritos de más edad, al igual que en los adultos, la sobrealimentación con piensos concentrados sin la ración de forraje adecuada, ya sea por un mal manejo o por el robo de comida (véanse los Capítulos 15 y 16), provoca diarrea.

Parasitismo gastrointestinal

El parasitismo gastrointestinal es el principal diagnóstico diferencial en los cabritos de más edad o en las cabras adultas que presentan diarrea, desmedro, bajas tasas de crecimiento, anemia o hipoproteinemia.

A diferencia del resto de los rumiantes domésticos, las cabras se alimentan mediante ramoneo más que del pastoreo, practicándolo preferiblemente en una gran extensión, y consumiendo por lo general hasta veinticinco especies vegetales distintas. Muchas de las especies vegetales consumidas por las cabras contienen una cantidad de minerales y proteína más elevada que el pasto, debido a la mayor profundidad de su sistema radicular. En los sistemas de pastoreo extensivo, las cabras rechazan cualquier planta contaminada con el olor de la orina o las heces de su propia especie, lo que limita las infestaciones parasitarias. Sin embargo, esto significa que, por el contrario, las cabras no han desarrollado la capacidad de establecer una inmunidad adquirida frente a los parásitos gastrointestinales y que los adultos siguen siendo sensibles a las infestaciones por nematodos gastrointestinales a lo largo de toda su vida en los sistemas de pastoreo intensivos y que suelen tener niveles de infestación suficientemente altos como para provocar una enfermedad clínica o subclínica. Puesto que las cabras no se vuelven completamente inmunes a los nematodos, pueden desarrollar y contener una carga parasitaria mucho más elevada que las ovejas si se exponen al mismo nivel de desafío. Sin embargo, como la gravedad de la enfermedad clínica está relacionada con la respuesta inmune del hospedador, la gravedad de la enfermedad en las cabras puede ser menor que la de las ovejas con la misma carga de nematodos.

Teladorsagia es el parásito más importante en los climas templados. Los parásitos se desarrollan en las glándulas gástricas del abomaso. A medida que los nematodos crecen, destruyen las glándulas, lo que ocasiona un aumento del pH del abomaso y la fuga de pepsinógeno al plasma, afectando al apetito, la digestión y la utilización de nutrientes, lo que provoca diarrea. En la Tabla 14.4 se incluyen los helmintos parásitos de las cabras en Reino Unido.

La infestación por nematodos intestinales produce atrofia de las vellosidades e hiperplasia de las criptas, con pérdida de líquido y proteínas plasmáticas hacia la luz intestinal, lo que conduce a una enteropatía por pérdida de proteínas. La desaparición de las enzimas del borde en cepillo de las microvellosidades afecta a la absorción de nutrientes. Los cabritos afectados sufren un freno en su crecimiento o pérdida de peso. En las cabras adultas, la gastroenteritis parasitaria subclínica puede ocasionar una reducción en la producción de leche, mientras que los animales gravemente afectados pueden perder peso.

Epidemiología

- La epidemiología de los nematodos gastrointestinales en las cabras es similar a la de las ovejas, a pesar de las aparentes diferencias en cuanto a la sensibilidad de ambas especies a la infestación.
- Las larvas y los huevos invernan sobre el pasto. La ingestión de larvas invernantes da lugar a una enfermedad clínica o subclínica a finales de primavera o principios de verano.
- El incremento de la producción de huevos alrededor del parto en las cabras que paren en primavera conduce a un aumento de las larvas en el pasto a mitad de verano, la enfermedad clínica o subclínica se presenta desde mediados a finales de verano.

Tabla 14.4 Helmintos parásitos de las cabras en Reino Unido (modificado de Taylor, 2006).

Especies de helmintos	Comentarios
Abomaso	
Haemonchus contortus	Nematodo hematófago esporádico causante de anemia
Telodorsagia circumcincta	Parásitos del género *Ostertagia*. Infestación frecuente en cabras (y ovejas) causantes de diarrea y pérdida de peso
Ostertagia trifurcata	
Telodorsagia davtiani	
Ostertagia leptospicularis	Parásitos del género *Ostertagia* del ciervo que afectan a los rumiantes domésticos
Skrjabinagia kolchida	
Trichostrongylus axei	Parásito común de rumiantes y équidos
Intestino delgado	
Bunostomun trigonocephalum	Helminto potencialmente patógeno: relativamente raro en cabras (y ovejas)
Capillaria longipes	Infestación común sin importancia clínica
Cooperia curticei	Infestación común en cabras (y ovejas) y causa importante de enfermedad
Cooperia oncophora	Parásito de las vacas que también afecta a cabras (y ovejas)
Moniezia expansa	Tenia común de las cabras (y ovejas)
Nematodirus battus	Puede causar enfermedad ocasionalmente en cabras, más frecuente e importante en ovejas
Nematodirus filicollis	Infestación común y en ocasiones importante causa de enfermedad en cabras (y ovejas)
Nematodirus spathiger	Frecuente y en ocasiones importante causa de enfermedad en cabras (y ovejas)
Strongyloides papillosus	Puede causar una enfermedad clínica en cabritos de 2-6 semanas de edad
	Infestaciones comunes en cabras (y ovejas) y causa importante de enfermedad
Intestino grueso	
Oesophagostomum venulosum	Infestación común pero de baja patogenicidad
Trichuris ovis	Común pero generalmente sin importancia clínica
Chabertia ovis	Infestación generalmente moderada y sin importancia
Skrjabinema ovis	Parásito oxiuro muy común en cabras
Hígado	
Fasciola hepatica	Presente en cabras en zonas endémicas y causante de síndromes patológicos similares en las ovejas
Dicrocoelium dendriticum	Raro en Reino Unido; limitado a unas pocas zonas localizadas
Cysticercus tenuicollis	Metacestodo de *Taenia hydatigena*, tenia del perro, zorro y mustélidos
Pulmones	
Dictyocaulus filaria	Causa ocasional de enfermedad en cabritos en su primera temporada
Protostrongylus rufescens	Presente en los bronquiolos donde rara vez causan enfermedad
Cystocaulus ocreatus	*Trichostrongylus colubriformis, Trichostrongylus vitrinus*: presentes en parénquima pulmonar formando nódulos. Infestaciones leves, normalmente inaparentes. Las infestaciones intensas pueden causar bronconeumonía y enfisema
Muellerius capillaris	
Neostrongylus linearis	
SNC	
Coenurus cerebralis	Metacestodo de *Taenia multiceps*, tenia de perros y zorros

- En ocasiones se observa una clara enfermedad clínica o una infestación subclínica en los meses de otoño e invierno.
- La presentación de la enfermedad depende de:
  - El grado de contaminación del pasto con huevos de nematodos por parte de las cabras adultas y los cabritos en primavera o principio de verano.

- El posterior manejo del pastoreo.
- El clima (lluvias y temperatura).
- La densidad ganadera.

Investigación de un posible parasitismo gastrointestinal

- Historial.
- Examen clínico. Cualquier de los ítems señalados a continuación pueden ser indicativos de una infestación parasitaria, especialmente en cabritos o cabras jóvenes, pero todas las edades son potencialmente sensibles ya que con la edad solamente se desarrolla una respuesta inmune protectora limitada:
  - Tasa de crecimiento reducida/pérdida de peso (véase el Capítulo 9).
  - Menor crecimiento de la fibra de pelo.
  - Menor producción de leche.
  - Diarrea.
  - Anemia (véase el Capítulo 18).
  - Muerte súbita (véase el Capítulo 19).

Nota: (1) Los niveles subclínicos de infestación pueden causar pérdidas significativas de producción (ganancia de peso, producción de leche, etc.) sin que haya otros signos clínicos evidentes.

(2) Se pueden observar combinaciones distintas de signos clínicos ya que los animales suelen ser parasitados por más de una especie.

(3) Las carencias de micronutrientes pueden actuar de forma sinérgica con el parasitismo causando un crecimiento deficiente.

Igual que sucede en las ovejas, las principales especies implicadas en la diarrea son *Teladorsagia* spp. y *Trichostrongylus* spp. La infestación por *Haemonchus contortus* ocasiona una anemia grave, edema y letargo.

Los signos clínicos y el historial pueden tener valor diagnóstico; en caso contrario, es necesario realizar un diagnóstico de laboratorio.

Diagnóstico de laboratorio

Recuento de huevos en las heces

1. **Cabritos.** En general, existe buena correlación entre el recuento de huevos, la carga parasitaria y la enfermedad:

   500 a 2.000 huevos/g heces = infestación subclínica
   >2.000 huevos/g heces = infestación clínica

   Una a dos semanas después del tratamiento con antihelmínticos, el recuento de huevos debería aproximarse a cero. Si no es así, debe sospecharse de una resistencia a los antihelmínticos o del procedimiento de desparasitación.

   Puede haber confusión cuando se trata a los cabritos con antihelmínticos poco antes de tomar una muestra de heces, ya que los signos clínicos pueden persistir debido a una lesión intestinal crónica aun cuando los recuentos de huevos sean bajos.
2. **Adultos**
   - La correlación es menos exacta y los recuentos pueden ser engañosos:
     - Menor producción de huevos como resultado de una inmunidad parcial del hospedador: la carga parasitaria y por tanto el perjuicio son mayores de lo sugerido por el recuento.
     - La carga parasitaria requerida para producir la enfermedad clínica depende de otros factores como la nutrición y el nivel de producción de leche.
     - Las larvas pueden provocar la enfermedad antes de la producción de huevos.
     - Existen variaciones en la producción diaria y estacional de huevos.

Nota: las cargas parasitarias importantes pueden desarrollarse en ocasiones en los sistemas con cama profunda siempre que existan condiciones apropiadas de temperatura y humedad.

En general, se recomienda tomar diez muestras de un grupo de animales. Se recogen muestras de heces recientes (calientes) del suelo, idealmente 5 g (es decir, 10-15 bolitas) y se envían al laboratorio en un recipiente o bolsa hermética de modo que llegue en menos de 48 horas, ya que cualquier huevo que eclosione a larva no será contado. Los recuentos de huevos de parásitos se realizan sobre dos submuestras de las heces recogidas.

Los cabritos en riesgo de infestación deben vigilarse cada 4 semanas o con mayor frecuencia si los recuentos medios de huevos aumentan. Los recuentos de huevos son adecuados para realizar la vigilancia de

Haemonchus contortus y de parásitos similares a tricostrongílidos. Cuando el número de estos tricostrongílidos por gramo alcanza los 300-400 en los cabritos, es probable que el tratamiento esté indicado, pero esto dependerá del tipo de manejo y del pasto disponible. Cuando el recuento alcanza los 150-300 huevos, sería recomendable hacer un seguimiento frecuente si no se realiza el tratamiento, en vez de arriesgarse a que aparezca la enfermedad clínica.

Se puede llevar a cabo una *prueba de eficacia postratamiento* que consiste en realizar un recuento de huevos de parásitos en 6-10 animales 10 días después de su tratamiento. Si aparecen huevos, será necesario hacer un estudio que determine si existe una resistencia. Los huevos requieren de unos 3 días para atravesar todo el tracto gastrointestinal, de modo que si el tratamiento es 100% eficaz, prácticamente no habrá huevos en ese momento. Sin embargo, como los medicamentos pueden actuar sobre los parásitos sin matarlos completamente, sino impidiendo la producción de huevos, será necesario esperar alrededor de 10-14 días antes de tomar muestras para asegurarse de que ya no hay presencia de parásitos no productores de huevos. Esto sucede normalmente con el uso de avermectinas/milbemicina, aunque puede ocurrir con los bencimidazoles durante un periodo corto. Los parásitos adquiridos tras el tratamiento no producirán huevos en las heces durante al menos 18-21 días.

Niveles de pepsinógeno en plasma

- Niveles de >3 U pueden indicar una ostertagiasis grave.

Hematología

- La anemia y la hipoproteinemia son compatibles con la hemoncosis y la tricostrongilosis.

Examen *post mortem*

- Identificar la presencia de varios parásitos. Las cabras son infestadas por los mismos parásitos que las ovejas y también por algunos parásitos de las vacas:

  Abomaso: *Haemonchus contortus, Teladorsagia* spp., *Trichostrongylus axei*
  Intestino delgado: *Trichostrongylus* spp., *Nematodirus* spp., *Bunostomum trigonocephalum, Cooperia curticei, Strongyloides papillosus*
  Intestino grueso: *Oesophagostomum columbianum, Chabertia ovina, Trichuris ovis*

- Estimar el número de parásitos presentes. La importancia del número depende de otros factores como el estado sanitario general del rebaño, los signos clínicos, etc. Como regla general:

Trichostrongylus colubriformis	4.000 = infestación subclínica
	8.000 = diarrea en cabras jóvenes
	20.000 = muerte de cabras jóvenes
Haemonchus contortus	500 = infestación subclínica
	1.000 = anemia en cabras jóvenes
	2.500 = muerte de cabras jóvenes

Tratamiento y control

Las cabras solamente desarrollan una inmunidad limitada frente a los nematodos. Su control es necesario en todas las edades.

Las cabras adultas son sensibles a la infestación por nematodos gastrointestinales y por lo general presentan niveles de infestación lo suficientemente elevados como para causar una enfermedad clínica o subclínica. Las cabras recién paridas, los cabritos y los animales débiles son más sensibles, por lo que el control tiene mayor importancia en esos grupos.

Establecer una estrategia óptima de control de parásitos para cada explotación

Las infestaciones por parásitos nematodos tienen lugar en una gama de condiciones ambientales de la misma amplitud que aquellas en que se crían los animales. El manejo de los animales y los patrones estacionales de las infestaciones parasitarias y la distribución de sus especies varían de manera considerable. Cada explotación es diferente y el control debe adaptarse a cada una de ellas, de modo que no existe un único sistema de control adecuado para todos los sistemas de producción caprina. Los objetivos del control de nematodos son (i) *reducir el número de larvas que desafían a las cabras a un nivel que no afecte negativamente a su desarrollo o bienestar*, (ii) *minimizar el empleo de tratamientos antihelmínticos*, utilizando antihelmínticos solamente cuando sea necesario, (iii) *reducir la tasa de selección de resistencias* a los medicamentos y conservar su eficacia tanto como sea posible mediante la elección de un *tratamiento selectivo* y el *aumento de los refugios*.

Muchas cabras de compañía, especialmente aquellas que hayan sido adquiridas de jóvenes, nunca alcanzarán una carga parasitaria importante y no necesitarán tratamiento; ni tampoco aquellos animales no expuestos a la infestación a través de un pastoreo rutinario.

La *vigilancia de los recuentos de huevos de parásitos en las heces* antes de su tratamiento aporta información acerca del estado parasitario en las cabras de forma individual y del rebaño y permite tomar decisiones sobre si es necesario utilizar un antihelmíntico. Los recuentos de huevos en las heces tras un tratamiento antihelmíntico muestran si este es eficaz o no. Se tardan 3 días en que todos los huevos salgan del tracto gastrointestinal, de modo que si el tratamiento tiene una eficacia del 100% tras ese plazo ya no habrá presencia de ningún huevo. Sin embargo, como los medicamentos pueden afectar a los parásitos sin matarlos completamente, pero sí impidiendo la producción de huevos, será necesario esperar cerca de 2 semanas antes de tomar muestras para comprobar que ya no quedan parásitos productores de huevos. Esto es habitual con las avermectinas/milbemicina, aunque también puede suceder con los bencimidazoles durante un plazo más corto. Los parásitos adquiridos tras el tratamiento no producirán huevos en heces durante al menos 18-21 días.

Todas las estrategias de control se basan en una combinación de:

- *Gestión de los pastos para evitar la infestación.* Los métodos de pastoreo controlado permiten que las praderas descansen, reduciendo su contaminación. Los organismos del suelo –lombrices, escarabajos y hongos nematófagos– destruyen los huevos y larvas de los parásitos.
  - El *manejo extensivo* permite que las cabras sigan sus hábitos preferidos de ramoneo, sin consumir la hierba de forma excesiva. Las menores densidades ganaderas en los sistemas orgánicos ayudan a reducir la carga parasitaria.
  - La *rotación de pastos* adopta una rotación de 3 años de las parcelas, cultivando cosechas de alfalfa o berza. Si el pasto permanece sin ser pastoreado durante más de 12 meses, se puede considerar un pasto limpio, aunque se requiere un reposo durante 3 años para lograr la eliminación completa de la contaminación parasitaria.
  - *Compartir el pasto* con caballos o vacas (no ovejas) facilita el control, porque:
    - Las diferentes especies de animales se ven afectadas por distintas especies de parásitos.
    - Los animales prefieren distintas longitudes de hierba y por lo tanto no compiten por la misma parte del pasto.
    - La transmisión depende de la ingestión de las larvas del parásito en ciertas partes de la hierba.
  - *Evitar un consumo demasiado intenso* de la cubierta de hierba. La mayoría de las larvas ascienden por la hierba solamente unos 2,5 cm desde el suelo, de modo que si se impide pastarla por debajo de esa altura se reducirá la infestación.
  - *Elaborar heno* resulta una manera bastante eficaz de reducir la contaminación del pasto.
  - El *pastoreo cero* (no pastoreo) es la única solución práctica desde el punto de vista económico para las granjas lecheras grandes debido a la necesidad de mantener la leche para consumo humano limpia tras la administración de un medicamento.

Generalmente, en los sistemas de cama profunda se desarrollan niveles de infestación muy bajos o nulos.

- *Limitar la infestación mediante una gestión de pastos, junto con un mínimo tratamiento antihelmíntico.*
  - *Mantener un pasto sano*, especialmente para los cabritos. Un pasto sano es un pasto que no ha sido ocupado en la segunda mitad del año anterior o un pasto no utilizado desde la mitad de julio, cuando han muerto las larvas invernantes.
  - *Programar partos precoces y a cubierto*, para evitar un incremento de los recuentos de huevos en heces durante el periparto.

- *Retrasar la salida al exterior* hasta mitad de julio, cuando han muerto las larvas invernantes.
- *No tratar y trasladar a los animales inmediatamente a un pasto limpio.* Las prácticas tradicionales de gestión de pastos basadas únicamente en el tratamiento antihelmíntico para matar a los parásitos introducen una alta presión selectiva de aparición de resistencias en los parásitos. Puesto que solamente los supervivientes al tratamiento formarán la siguiente generación de parásitos, sin diluirse su población con las larvas L3 del pasto, la resistencia aparecerá pronto.

Las prácticas de gestión de pastos que deberían evitarse son:

- El tratamiento y traslado a un pasto «limpio» en primavera.
- El tratamiento y traslado inmediato a un pasto «limpio» durante la temporada de pastoreo.
- El pastoreo limpio del hombre pobre (2 o 3 tratamientos estratégicos cada 3 semanas desde la salida al exterior hasta mitad de junio).

La importancia de los santuarios

Tras cualquier tratamiento antihelmíntico, habrá algunos nematodos que sobrevivan en la cabra. Se trata de los parásitos resistentes. En los casos en que la descendencia de esos parásitos constituya la mayoría de las larvas que infesten a los animales en pastoreo, la resistencia aparecerá con rapidez. Para evitar que se desarrollen resistencias, es necesario que un número sustancial de parásitos quede sin tratar cada vez que se administre un antihelmíntico, de modo que esos parásitos no resistentes constituyan esencialmente la siguiente generación. El porcentaje exacto que tiene que dejarse sin tratar para asegurar que no se desarrolla la resistencia o que se desarrolla muy lentamente no ha sido demostrado todavía, pero se piensa que la proporción de la población de parásitos expuestos al tratamiento resulta crucial en el proceso de selección de resistencias a los medicamentos.

Los parásitos se encuentran *in refugia* (es decir, no seleccionados por el tratamiento con antihelmínticos) si son:

- Larvas en el pasto.
- Están en animales no tratados.
- Estadios en animales no afectados por el tratamiento (p. ej., teladorsagias inmaduras tratadas con levamisol).

En general, cuanto mayor es la población *in refugia* en comparación con la población expuesta, más lentamente se desarrolla la resistencia. En las situaciones en que los animales están expuestos de manera continua a una carga parasitaria de nematodos, unos pocos ejemplares resultan adecuados para la cabra al representar una fuente de parásitos sensibles, con lo que se mantiene la eficacia de los antihelmínticos disponibles durante un periodo mayor. El tratamiento selectivo de los animales incrementa de forma significativa el porcentaje de parásitos *in refugia*, frenando la tasa de desarrollo de la resistencia.

Tratamientos dirigidos

Todo el grupo de animales es tratado al mismo tiempo cuando hay un número importante de parásitos *in refugia*.

Antes de que se puedan poner en marcha con éxito los tratamientos dirigidos, es necesario conocer:

- Las especies de parásitos presentes en la explotación y su prevalencia en el pasto.
- Los periodos de riesgo de enfermedad para las especies parasitarias.
- La eficacia en la explotación de los diversos grupos de antihelmínticos.

Cuando se conoce la situación de los parásitos en la granja, se pueden utilizar los umbrales definidos para los recuentos de huevos en heces con el fin de aplicar el tratamiento dirigido a los grupos de animales en pastoreo cuando los recuentos fecales alcancen el nivel determinado.

Se está investigando la utilidad de emplear las técnicas ELISA en los programas de tratamientos dirigidos con antihelmínticos para detectar la presencia de anticuerpos frente a los parásitos gastrointestinales en la leche y el suero sanguíneo.

Tratamientos selectivos dirigidos (TSTs)

Los animales individuales de un grupo son tratados cuando sea necesario. *En general, los antihelmínticos solamente deben emplearse si las cabras necesitan ser desparasitadas realmente y han desarrollado síntomas clínicos característicos.* Los parásitos no se distribuyen de manera homogénea en los grupos de animales: el 20-30% de los animales contienen la mayor parte de los parásitos y son responsables de la mayor parte de la producción de huevos excretados.

Los TSTs se utilizan habitualmente en zonas donde *Haemonchus contortus* es el parásito más importante utilizando la escala de valoración de anemia FAMACHA para identificar qué animales deben ser tratados (véase el Capítulo 17). En Reino Unido, los parásitos más comunes son *Teladorsagia* spp., y *Trichostrongylus* spp., de modo que, por desgracia, no hay un método sencillo de identificar qué animales pueden dejarse sin tratar, aunque pueden servir de ayuda la condición corporal, los signos clínicos y los recuentos de huevos en heces.

- Se ha comprobado que la *alta producción de leche* en cabras lecheras en pastoreo presenta una buena correlación con unos altos recuentos de huevos en heces; el aumento de las necesidades de proteína para la producción de leche significa que el sistema inmune está comprometido, lo que reduce la resistencia de la cabra a los parásitos. Al dirigir el tratamiento hacia los animales con la producción de leche más alta, se puede reducir el empleo de antihelmíntico de manera sustancial sin que disminuya la producción de leche del rebaño.
- Se ha utilizado la *ganancia de peso vivo* de los animales en desarrollo para determinar qué animales deben ser tratados. Si un animal presenta unos rendimientos eficaces, no hay necesidad de tratarlo, pero cualquier animal que no alcance un determinado peso objetivo resulta ineficiente y podrá beneficiarse del tratamiento.
- La *mejora de la nutrición* de los animales en pastoreo, en particular el aumento del aporte de proteína, junto con la provisión de un nivel adecuado de minerales y micronutrientes, permitirá que los animales mantengan su condición corporal a pesar de ser portadores de una carga parasitaria.

Si resulta esencial tratar a todos los animales de un grupo, será mejor trasladarlos unos 2 días antes de su tratamiento. Esto permite que los animales «siembren» el pasto con parásitos antes del tratamiento, si bien una siembra de huevos durante solo 2 días no creará una alta contaminación en el pasto.

Antihelmínticos de amplio espectro

Existen solamente cuatro grupos básicos de antihelmínticos disponibles para el tratamiento de las cabras (véase la Tabla 14.5). También se puede utilizar un nuevo medicamento, el derquantel, en combinación con la abamectina para el tratamiento de las ovejas, pero no se dispone de información publicada sobre su eficacia en las cabras y no existe intención de registrarlo para ese uso. No dispone de autorización comercial en Australia, Nueva Zelanda o Reino Unido, donde está registrado para uso en ganado ovino, aunque se prohíbe en hembras en producción lechera o bien que puedan producir en el futuro leche o derivados lácteos para consumo humano.

En Reino Unido no se dispone de productos autorizados para el tratamiento de cabras. Los productos registrados para empleo en vacas y ovejas en lactación se pueden emplear en cabras bajo el sistema de prescripción en «cascada», pero la leche no debería utilizarse durante al menos 7 días después del tratamiento. La ivermectina no es adecuada para el tratamiento de cabras lecheras ya que su periodo de supresión en leche es de 14 días si se emplea en lactación y de 28 días cuando se usa antes de que se inicie. La moxidectina tampoco está autorizada para uso en cabras, ovejas o vacas en lactación. Fuera de Reino Unido, se han establecido periodos de supresión para los medicamentos empleados «fuera de registro» y se debería consultar a los fabricantes de los mismos. En EE.UU, el FARAD (Food Animal Residue Avoidance Databank) contiene un repositorio donde se puede buscar una amplia información sobre cómo evitar la presencia de residuos medicamentosos (www.farad.org).

¿Qué dosis de antihelmíntico debe usarse?

> Una infradosificación aumenta la tasa de selección de resistencias a los antihelmínticos al exponer a los nematodos a unas concentraciones subletales del medicamento.

Las dosis a emplear en las ovejas no se pueden extrapolar directamente a las cabras. Normalmente son necesarias dosis más altas en las cabras. La vida

Tabla 14.5 Grupos de antihelmínticos de amplio espectro.

Grupo 1 **1 — BZ Blanco**	**Benzimidazoles** Albendazol Fenbendazol Mebendazol Oxfendazol	**Probenzimidazoles** Netobimin Febantel Tiofanato
Grupo 2 **2 — LV Amarillo**	**Imidazotiazoles /Tetrahidropirimidinas** Levamisol Morantel Pirantel	
Grupo 3 **3 — ML Transparente**	**Lactonas macrocíclicas (Avermectinas)** Abamectina Doramectina Eprinomectina Ivermectina	**Lactonas macrocíclicas (Milbemicina)** Moxidectina
Grupo 4 **4 — AD Naranja**	**Monepantel** **(Zolix, Elanco AH)**	
Grupo 5 **5 — SI Morado**	**Derquantel** Solamente disponible en combinación con Abamectina (Derquantel, 5-SI + Abamectina, 3-ML; Startect, Zoetis) Sin autorización comercial para uso en cabras	

media de algunos medicamentos que son eliminados principalmente mediante el metabolismo hepático es, en las cabras, aproximadamente la mitad que en las ovejas. Además, las cabras también pueden presentar una incidencia superior de circunvalación ruminorreticular, lo que reduce la concentración efectiva del medicamento. Por lo tanto, en general, en las cabras se recomienda una dosis de antihelmíntico de 1,5 a 2 veces mayor que para las ovejas. Sin embargo, se han observado reacciones idiosincrásicas frente al levamisol en algunas cabras de producción de pelo.

Benzimidazoles: >2 veces la dosis para las ovejas

Albendazol, Febental, Fenbendazol, Oxfendazol, 7,5-10 mg/kg oral (se han recomendado *20 mg/kg* en tratamiento de cuarentena)

Mebendazol, *22,5 mg/kg* oral

Netobimin, *11,25 mg/kg* oral

El Albendazol tiene mayor eficacia que el Fenbendazol.

El Albendazol no debe utilizarse en las 3 primeras semanas de gestación (teratógeno).

En los rumiantes se produce una recirculación importante en el intestino que incrementa la cantidad de medicamento disponible, de modo que se necesita una dosis menor que en los perros y gatos. Sin embargo, al igual que en los pequeños animales, se obtiene una mejora sustancial de la eficacia cuando se administra una *segunda vez* 12 horas después de la primera dosis, ya que se incrementa el tiempo de contacto entre el medicamento y el parásito. Es improbable que un programa de 3 días mejore de forma importante la eficacia del programa de 2 días.

La *restricción de pienso* (no de agua) durante 24 horas antes del tratamiento mejorará su eficacia al reducir el tránsito del aparato digestivo e incrementar el tiempo de contacto del medicamento con el parásito. Esta práctica no se recomienda con animales de producción lechera o en gestación.

Los antihelmínticos benzimidazoles son ovicidas. Además de ser todavía eficaces frente a las fases adultas, también matarán a los huevos.

Levamisol: 1,5 veces la dosis indicada para las ovejas, 12 mg/kg oral.

(No exceder esa dosis ya que el levamisol es tóxico para las cabras a dosis cercanas a los 20 mg/kg; no utilizar preparaciones inyectables; no utilizar durante las 3 últimas semanas de gestación porque podría tener algún efecto sobre las contracciones uterinas; no utilizar en animales debilitados).

Aunque el levamisol y el morantel son químicamente distintos, su modo de acción es similar. Sin embargo, puede haber cierta diferencia en el nivel de resistencia frente a ellos y el levamisol *podría* matar a parásitos resistentes al morantel y al pirantel. Solamente son activos frente a parásitos metabolizantes del tracto gastrointestinal y poseen un efecto de corta duración.

Avermectinas: utilizar 2 veces la dosis indicada para las ovejas, 400 microgramos/kg, 20 mg/50 kg, 1 mL/25 kg, oral o s.c.

Nota: existen informes contradictorios en la literatura en relación con la dosis más eficaz de las avermectinas en las cabras, ya que algunos autores señalan que la dosis indicada para las ovejas es igualmente efectiva para las cabras. Sin embargo, ante las crecientes descripciones de resistencias, parece más seguro recomendar la dosis más alta.

La moxidectina no está autorizada para uso en cabras, ovejas o vacas en lactación y no se debería utilizar en cabras destinadas a la producción de leche para consumo humano. En el caso de otras lactonas macrocíclicas se requieren plazos de supresión prolongados.

La ivermectina no es adecuada para las cabras en lactación, ya que su periodo de supresión en leche es de 14 días si se utiliza durante la lactación y de 28 días si el tratamiento se realiza antes de que comience aquella.

La ivermectina se excreta en las heces, alcanzando unos niveles máximos unas 24 horas después del tratamiento, de modo que las larvas que eclosionan de los huevos morirán.

Los parásitos resistentes a la ivermectina morirán bajo la acción de la moxidectina durante un tiempo. Lo contrario, sin embargo, no es cierto: si aparece una resistencia a la moxidectina, también la habrá frente a todas las lactonas macrocíclicas.

Monepantel (Zolvix, Elanco AH): *utilizar 2 veces la dosis indicada para las ovejas, es decir, 5 mg/kg, 2 mL/10 kg.*

En Nueva Zelanda, se aplica un periodo de supresión en leche de 35 días cuando se utiliza en ovejas en lactación.

Se han identificado casos de *Haemonchus contortus* resistentes al Monepantel en ovejas de Australia, pero hasta el año 2015 no se han detectado resistencias en *Trichostrongylus* spp. o *Teladorsagia* spp.

Se dispone en el comercio de combinaciones autorizadas de dos clases de antihelmínticos diferentes, ya sea:

- Con diferente espectro de actividad en el tratamiento de nematodos y trematodos o para el de nematodos y cestodos. Esos productos solamente se deberían utilizar cuando los animales están en riesgo de ser infestados por ambos tipos de helmintos. Cuando no existe riesgo de ambas infestaciones, se deben emplear formulaciones de espectro más estrecho

  o

- Con espectros de actividad similares, pero con distintos mecanismos de acción sobreviven menos parásitos resistentes al tratamiento, lo que posiblemente permite realizar un control continuado de los nematodos en presencia de una resistencia múltiple a los medicamentos. El objetivo es retrasar las resistencias mediante la reducción del número de genotipos resistentes que sobrevivan al tratamiento, puesto que, para que el parásito sobreviva, deben producirse múltiples mutaciones que confieran resistencia frente a cada una de las clases de antihelmíntico. Sigue siendo importante que haya un número suficiente de parásitos *in refugia*, de modo que no se produzca la selección de resistencias frente a las diversas clases de antihelmínticos. Estos productos solamente se deben utilizar como parte de una estrategia general de control de parásitos para una explotación concreta.

¿Qué vía de administración utilizar?

En general, se recomienda la vía *oral* para todos los grupos de antihelmíntico. El uso de antihelmínticos tópicos («*pour-on*») no está bien documentado en las cabras y se dispone de muy pocos datos relativos a la eficacia y la dosificación de los medicamentos en esa especie. Como las cabras poseen menos grasa subcutánea que las vacas, la absorción de las preparaciones en «*pour-on*» y, por tanto, su biodisponibilidad y su eficacia es probable que sean menores. Incluso en el ganado bovino, la biodisponibilidad de los medicamentos con avermectina/milbemicina en los productos «*pour-on*» es mucho menor en comparación con la vía oral o parenteral. Los preparados «*pour-on*» se absorben de forma relativamente lenta y se excretan incluso más lentamente, dejando una larga cola de niveles subterapéuticos en sangre. *La farmacocinética de esos medicamentos en forma de «pour-on» en las cabras significa que es probable que su uso regular promueva el desarrollo de resistencias, por lo que debería evitarse.*

Aunque diversos estudios han demostrado de forma sólida la existencia de una eficacia terapéutica elevada en el caso de la eprinomectina tópica a una dosis de 1 mg/kg de peso vivo frente a una amplia gama de nematodos parásitos gastrointestinales y pulmonares de las cabras, solamente se debería utilizar como tratamiento dirigido frente a ectoparásitos (véase el Capítulo 11) para evitar promover la resistencia a los antihelmínticos en los parásitos gastrointestinales. Se ha comprobado el desarrollo de resistencias generalizadas a la eprinomectina en cabras de Suiza, donde es de amplio uso porque está registrada sin ningún periodo de supresión en leche.

Siempre que sea posible, se deberán utilizar preparaciones orales autorizadas para animales de abasto. En ausencia de preparaciones orales, se han empleado por vía oral las preparaciones de eprinomectina y de moxidectina para *pour-on* fuera de prescripción en EE.UU., a dosis para vacas. Los preparados en *pour-on* que contienen ivermectina y doramectina en alcohol no se deberían emplear por vía oral, aunque las soluciones acuosas para equinos se pueden diluir con agua corriente para lograr un volumen adecuado para su uso oral. La dilución de productos inyectables permite alcanzar volúmenes menores, más fáciles de administrar por vía oral, que las preparaciones orales, de modo que aumenta la probabilidad de que la cabra reciba la dosis correcta.

Las formulaciones inyectables de avermectina/milbemicina tienden a tener una biodisponibilidad mayor que las formas orales, pero los distintos tejidos alcanzan distintas concentraciones disponibles del medicamento. En el caso de los parásitos del abomaso, las concentraciones tienden a ser superiores con las formas inyectables, pero en el de los parásitos intestinales las concentraciones son mayores con la forma oral.

Sin embargo, en el caso de la vía inyectable, los niveles de ivermectina persisten de modo que dan lugar a la selección de resistencia. Así que, para la ivermectina, la vía oral es probablemente mejor cuando el objetivo es conservar su eficacia tanto como sea posible. Una vez se presenta la resistencia, es posible obtener mejores resultados a corto plazo con la forma inyectable. En el caso de la moxidectina, la inyección es probablemente mejor para los parásitos del abomaso (*Teladorsagia*, *Haemonchus*), pero la vía oral es mejor para los parásitos intestinales. La persistencia de la moxidectina se prolonga por cualquier vía.

Nota: Nematodirus battus tiene un ciclo biológico diferente a otros nematodos, ya que la larva L3 se desarrolla dentro del huevo. El tratamiento con antihelmínticos es eficaz, excepto con las ivermectinas inyectables o con la moxidectina inyectable. La doramectina requiere una dosis mayor.

Los benzimidazoles son altamente eficaces y no se han descrito resistencias en cabras en Reino Unido, por lo que son medicamentos de elección. Ningún antihelmíntico tiene un efecto persistente frente a *N. battus*, de modo que pueden ser necesarios varios tratamientos a lo largo del periodo de riesgo.

Prevención de la extensión de las resistencias a los antihelmínticos

La resistencia a un antihelmíntico es para siempre.

Adoptar un programa de control inteligente (Tabla 14.6)

Existe una presión de selección de resistencias a los antihelmínticos significativamente superior en las cabras que en las ovejas porque:

Tabla 14.6 Programa inteligente de desparasitación.

Conocer el nivel de resistencias de la explotación o rebaño
Buen manejo de los pastos
Mantener fuera de la granja los parásitos resistentes
Administrar la dosis correcta de antihelmínticos
Aprovechar siempre que sea posible la fisiología del hospedador
Aplicar tratamientos antihelmínticos selectivos

- Las cabras desarrollan y mantienen una carga parasitaria de nematodos mucho más elevada que las ovejas expuestas al mismo nivel de desafío. Eso significa que una proporción mayor de la población de parásitos resulta expuesta al antihelmíntico en el momento del tratamiento.
- La eficacia de los antihelmínticos es menor en las cabras que en las ovejas.
- La contribución de la inmunidad del hospedador es mucho menor en las cabras.

Globalmente, la resistencia a cada clase de medicamento antihelmíntico en cada especie de nematodo se ha detectado mucho antes en las cabras que en las ovejas. En Reino Unido y en todo el mundo, se ha descrito la aparición de resistencias a los antihelmínticos en todos los nematodos gastrointestinales principales de las cabras, en concreto frente a *Haemonchus*, *Teladorsagia* y *Trichostrongylus*, pero también frente a *Nematodirus* y *Cooperia* spp. Se han observado resistencias en los tres grupos principales de antihelmínticos. La resistencia frente a un medicamento de un grupo confiere resistencia frente a todo el resto de medicamentos de ese grupo, porque todos ellos tienen el mismo mecanismo de acción. Las excepciones a esta afirmación dentro de un grupo se deben a diferencias en su potencia y solamente son temporales.

Las diversas especies de helmintos de un rebaño pueden presentar diferente nivel de resistencia a los antihelmínticos, de modo que, por ejemplo, aunque *Haemonchus* puede tener un alto nivel de resistencia frente a los benzimidazoles, el mismo antihelmíntico todavía puede seguir siendo eficaz frente a *Trichostrongylus* y *Teladorsagia* y podría ser utilizado para el control de esos parásitos en ciertos momentos del año en los cuales *Haemonchus* no sea un problema. De igual modo, algunas explotaciones pueden presentar *Teladorsagia* resistentes al mismo tiempo que *Trichostrongylus* sensibles.

La mayoría de los estudios se han centrado en las cabras de pelo y carne. La situación de las cabras lecheras de Reino Unido se desconoce en gran medida y es probable que las poblaciones de animales de producción lechera y en las de aptitud de compañía que nunca han pastado junto con cabras de pelo u ovejas de lana, los nematodos puedan seguir siendo sensibles al tratamiento con las tres clases de los principales antihelmínticos, aunque las granjas deberían ser monitorizadas con atención para detectar la presencia de resistencias a los antihelmínticos.

¿Qué causa la resistencia?

- El tratamiento frecuente: 3 o más tratamientos al año.
- El tratamiento y posterior traslado a un pasto limpio: no existe «dilución» de las larvas resistentes con las larvas sensibles.
- La infradosificación: los parásitos con bajo nivel de resistencia sobreviven.
- El tratamiento cuando hay pocas larvas en el pasto.
- El tratamiento de todos los animales a la vez: no quedan refugios.

Detección de nematodos resistentes

- La *prueba de reducción del recuento de huevos en heces* constituye una estimación de la eficacia de los antihelmínticos al comparar los recuentos de huevos de helmintos en las heces de los mismos animales identificados antes y después del tratamiento. Es adecuado para la detección de resistencias a niveles >25% en la mayoría de los nematodos gastrointestinales y se puede utilizar para detectar resistencias frente a todos los tipos de antihelmínticos. Grupos de 10 animales con, preferiblemente, al menos 200 huevos por gramo cada uno de ellos se pesan de forma *individual* y se marcan con crotales auriculares numerados. Se recogen muestra de heces del recto de forma individual y se les administra una dosis precisa de antihelmíntico. Se recogen de nuevo muestras de heces de los mismos animales 3-7 días después de administrarles levamisol, 10-14 días después de administrarles benzimidazol y 14-18 días después de administrarles una lactona macrocíclica.

El intervalo de mayor duración en el caso de los benzimidazoles y las lactonas macrocíclicas se debe a la acción esterilizante temporal que pueden tener esos antihelmínticos sobre las hembras de los parásitos.

Las eficacias <95% son indicativas de la presencia de cepas resistentes. Una reducción del 95% indica que 1 de cada 20 parásitos tratados es resistente al medicamento, en comparación con una población «nativa» de nematodos nunca expuesta previamente al medicamento, la cual podría albergar <1 en 100.000 parásitos resistentes al medicamento. Sin embargo, no se observará ninguna reducción en la eficacia clínica del medicamento con una reducción del recuento de huevos en heces del 90-95%.

Se pueden observar resultados falsos negativos ya que la producción de huevos no siempre está bien correlacionada con el verdadero número de parásitos y a que la prueba solamente determina los efectos sobre la producción de huevos por parte de los parásitos adultos.

- La *prueba del desarrollo de las larvas* es adecuada para la detección de las resistencias frente al benzimidazol, levamisol y avermectina/milbemicina. Se remiten muestras con recuentos fecales positivos de cualquier animal afectado o de una muestra representativa de una granja (al menos, 6 animales). Deben enviarse dos recipientes llenos (>50 g). La muestra se debe conservar a temperatura ambiente. Se aíslan los huevos de nematodos de las heces y se colocan en los pocillos de una placa de microtitulación que contenga medio de cultivo y antihelmíntico. La concentración de antihelmíntico necesaria para bloquear el desarrollo de las larvas de nematodos está relacionada con la eficacia del medicamento en el animal. El recuento medio de huevos en heces en la muestra debería ser >350 huevos/gramo pero son preferibles las muestras con >500.
- Otra prueba *in vitro* es la *prueba de eclosión de los huevos*, que determina la capacidad de los huevos de sobrevivir en diferentes concentraciones de antihelmíntico.

Cuando se diagnostica una resistencia

- Dejar de utilizar el grupo de antihelmínticos frente al cual se ha diagnosticado la resistencia.
- Alternar cada año entre las otras dos familias de antihelmínticos.
- Comprobar cada año la eficacia de esos grupos para asegurarse de que todavía son eficaces.
- Minimizar el uso de antihelmínticos mediante métodos de control estratégicos.

1. Evitar la introducción de resistencias en la explotación

- En cualquier cabra incorporada a la granja, averiguar el estado de resistencias en su granja de origen. La introducción de parásitos sensibles en una granja puede ser beneficiosa; debe evitarse la entrada de parásitos resistentes.
- Si las cabras proceden de una granja donde no existen resistencias frente al levamisol, y preferiblemente si tampoco las hay frente al benzimidazol, deberían dejarse sin tratar tanto tiempo como sea posible, ya que permitirán la entrada de parásitos con genes de sensibilidad.
- En ausencia de una información fiable acerca de su estado sanitario, se debe asumir que todas las cabras introducidas (y también las ovejas) sean fuente de múltiples resistencias a los antihelmínticos.
- Tratarlas con un antihelmíntico *eficaz* a la llegada. El objetivo es *desparasitar* a las cabras, ¡no solo administrarles un antihelmíntico!
  - En aquellos países donde solamente se disponga de los tres grupos principales de antihelmínticos, el mejor consejo que se puede dar es tratar a las cabras recién llegadas con la dosis correcta según su peso de *una combinación de medicamentos de los tres grupos clásicos de antihelmínticos*, es decir, albendazol, 20 mg/kg, levamisol HCl, 12 mg/kg e ivermectina, 400 μg/kg, o bien una combinación de moxidectina, 400 μg/kg, y de levamisol (administradas *por separado una inmediatamente después de la otra;* no deben mezclarse juntas).
  - Cuando se disponga de 4 grupos de antihelmínticos, *administrar monepantel (Zolvix, Elanco, AH) 5 mg/kg + moxidectina 400 μg/kg*, administrados en dosis separadas.
- Estabular a los animales en un establo o corral con suelo de cemento durante 48 horas tras el

tratamiento para asegurarse de que cualquier huevo viable de nematodo parásito haya sido expulsado antes de que los animales regresen al pasto.

- Introducir a los animales nuevos al pasto ya utilizado y contaminado por el rebaño original de la granja, de modo que cualquier nematodo resistente que haya sobrevivido al tratamiento con antihelmíntico se «diluya» con los nematodos existentes en el pasto, garantizando que solamente constituyan una pequeña parte de la población sensible *in refugia*.

  Nota: la protección prolongada frente a las reinfestaciones por parásitos del abomaso conferida por la moxidectina reducirá la capacidad de los parásitos ya presentes en la granja de establecerse por sí mismos en los recién llegados y por lo tanto disminuirá ese efecto de dilución.
- Adoptar medidas de bioseguridad para evitar la introducción de heces de ovejas o cabras en la granja a través de animales perdidos o en el estiércol.
- En Reino Unido, las cabras de pelo y de carne son portadoras de nematodos resistentes con mayor probabilidad y no deberían pastar junto con cabras lecheras salvo que se haya comprobado la eficacia del tratamiento con antihelmínticos.

La moxidectina tiene una potencia superior a la del resto de lactonas macrocíclicas, como la ivermectina. Se concentra en el tejido graso poco después de su administración, creando un reservorio desde el que se libera lentamente, consiguiendo una acción prolongada frente a *T. circumcincta* y *Haemonchus*. Esta acción persistente se reduce en las cabras delgadas con escasa grasa corporal.

Aunque existe una resistencia secundaria entre las avermectinas y la milbemicina, responsable de que se requieran unos niveles mucho más altos de moxidectina para matar a las poblaciones resistentes, la elevada potencia de la moxidectina significa que la dosis recomendada de 200 μg/kg todavía es eficaz frente a las poblaciones resistentes a la ivermectina en el animal en el momento del tratamiento, pero la persistencia de su acción se reduce debido a que la cantidad de medicamento liberada desde la grasa corporal es demasiado baja para matar a cualquier nematodo resistente que se haya adquirido posteriormente en el pasto.

2. **Administrar la dosis correcta**. La infradosificación incrementa la tasa de selección de resistencias a los antihelmínticos al exponer a los nematodos a concentraciones subletales del medicamento.
   - La estimación del peso de las cabras suele ser bastante imprecisa y muchos animales reciben una dosis pequeña. Siempre que sea posible, se debería pesar a las cabras, por ejemplo, cuando asisten a ferias o mercados de ganado, o se podrían usar cintas de estimar el peso. Con excepción del levamisol, los antihelmínticos tienen un amplio margen de seguridad, de modo que la sobredosificación no es un problema y los grupos de cabras se deberían tratar con la dosis correspondiente al animal más grande del grupo.
   - El equipo de desparasitación se debe mantener en bunas condiciones y calibrarse correctamente.

   El medicamento debe administrarse por encima de la lengua en la faringe/esófago; es esencial que toda la dosis llegue al rumen. Si el medicamento se deposita en la boca, la gotera esofágica resulta estimulada y se cierra de modo que se supera el rumen y se alcanza directamente el abomaso, lo que provoca una absorción más rápida del medicamento y una menor eficacia.
3. **Solamente tratar cuando sea necesario**
   - Debe utilizarse el mínimo número de tratamientos. El incremento de la frecuencia de tratamientos con antihelmínticos aumenta la presión de selección y conduce a un aumento de la prevalencia de genotipos resistentes.
   - El establecimiento de un programa de control efectivo en cada explotación evita los tratamientos innecesarios.
4. **Hacer rotaciones anuales del grupo de antihelmíntico utilizado**
   - La alternancia rápida de las familias de antihelmínticos conduce a la exposición de una misma generación de nematodos a dos medicamentos diferentes y puede dar lugar a la selección de individuos con doble resistencia.

- La *rotación (lenta) anual* entre grupos de antihelmínticos minimiza el desarrollo de resistencias tanto simples como múltiples cuando se compara con una rotación más regular, pero es esencial para analizar la eficacia de cada grupo recomendado antes de proceder a su cambio.
- *La eficacia de los medicamentos utilizados en cualquier sistema de rotación debería determinarse cada 2 años.*
- El *empleo de tratamientos dirigidos utilizando distintos medicamentos antiparasitarios* en distintas situaciones puede ser preferible a la rotación anual en las explotaciones en las que sea un problema el desarrollo de resistencias. Las distintas especies de parásitos pueden tener diferentes resistencias frente a antihelmínticos específicos en algunas granjas.
- En las zonas donde existen parásitos multirresistentes y poca elección de medicamentos eficaces, los parasitólogos recomiendan en la actualidad *no* hacer rotaciones, sino más bien utilizar un grupo de medicamentos hasta que ya no sea eficaz y después cambiar a otro grupo. La rotación puede enmascarar el desarrollo de resistencias debido a que la resistencia aparece de forma gradual y se puede desarrollar resistencia a todos los medicamentos antes de detectarla. La naturaleza progresiva de la resistencia a los medicamentos se vigila mejor cuando se emplea un solo medicamento.

5. **Establecer una estrategia óptima de control de parásitos para cada explotación.** Las estrategias de control parasitario deberían tener como objetivo reducir la tasa de infestación en todos los estadios, desde los huevos que caen al suelo con las heces y la cabra que ingiere las larvas L3, hasta una buena gestión de los pastos y la estimulación del sistema inmunitario de los animales hospedadores mediante selección genética, mejora de la nutrición y medidas de manejo, en lugar de basarse en matar a los parásitos de las cabras.

Desparasitaciones alternativas

Se están realizando muchos estudios para encontrar alternativas a los antihelmínticos, pero actualmente no se ha demostrado que ningún antiparasitario no químico sea eficaz en la *práctica* para controlar los parásitos en el ganado. Entre los métodos de desparasitación alternativos se encuentran:

- *Desparasitación vegetal,* como el uso de ajo, distintas especies de ajenjo o artemisa (*Artemisia vulgaris, Artemisia cina*), tanaceto o tansi (*Tanacetum vulgare*) y la lotera (*Lotus pedunculatus*), el jengibre salvaje, coníferas como el enebro común (*Juniperus communis*), crucíferas (familia de la mostaza), cucurbitáceas (semillas de calabacín, calabaza, etc.), helechos, umbelíferas y muchas otras, que todavía no han sido bien evaluadas.
- *Forrajes* que contengan taninos concentrados, como por ejemplo, *Sericea lespedeza*, loto corniculado o la lotera (*Lotus corniculatus, Lotus pedunculatus*) y la esparceta, se ha comprobado que tienen un efecto beneficioso al reducir la carga parasitaria en los pequeños rumiantes, ya sea cuando se utilizan como forraje o cuando se administran como productos secos (heno, pellets o similares) o tras extraer los taninos concentrados que se utilizan directamente en los animales o se mezclan con el pienso. Las diferentes especies vegetales elaboran distintos taninos concentrados y, tal vez, diferentes mezclas de taninos. Sus niveles pueden cambiar según la estación, la genética del vegetal y, posiblemente, debido a otros factores como el estrés. Los taninos concentrados son diferentes de los taninos de las hojas del roble y las bellotas, que pueden ser tóxicos. Algunos de los efectos positivos comprobados en los taninos pueden ser debidos a la mejora en el aporte de proteínas en el intestino delgado a partir de niveles más altos en el forraje, lo que puede ayudar a mantener la respuesta inmune cuando escasean las reservas de proteínas. *Sericea despedeza* se ha demostrado que reduce de forma eficaz el recuento de huevos en heces (afecta a la fecundidad de las hembras de los parásitos), reduce la tasa de eclosión de los huevos y parece interferir en el desarrollo de las larvas. La achicoria común (*Cichorium intybus*) se cultiva con facilidad en Reino Unido, es muy apetecible y tiene un alto valor nutricional. Un buen número de estudios han demostrado que tiene propiedades antiparasitarias en el ganado ovino, lo que

permite utilizar achicoria para la desparasitación en praderas con pastoreo rotacional. Se ha especulado que los animales son capaces de automedicarse cuando están parasitados mediante la selección de plantas que contienen taninos, pero existen bastantes dudas con respecto a si es un fenómeno real o simplemente un reflejo de la apetecibilidad de las plantas en ciertos momentos del año y de su disponibilidad como forraje alternativo.

- *Hongos nematófagos*, como por ejemplo, *Duddingtonia flagrans* que parasitan a las larvas, son endógenos de la mayor parte de las heces. Se pueden administrar sus esporas de forma intencionada y aplicar prácticas de manejo que incrementen su número. El desarrollo de los hongos depende de los factores ambientales y las temperaturas en Reino Unido son demasiado bajas para permitir un desarrollo del hongo suficientemente rápido como para reducir el número de larvas presentes en el pasto.
- *Sulfato de cobre*, al 1% en solución acuosa, fue utilizado como antihelmíntico durante muchos años antes de que existieran medicamentos antihelmínticos, considerándose especialmente eficaz frente a *Haemonchus*, aunque menos eficaz frente a los tricostrongílidos pequeños. También fue utilizado para la eliminación de tenias (*Monezia*). Las soluciones de sulfato de cobre y nicotina eran más eficaces como antihelmínticos que el uso de sulfato de cobre en solitario. Algunos intentos más recientes de comprobar su eficacia no han tenido éxito y su margen de seguridad sería estrecho debido a que el cobre se absorbe con facilidad y puede ocasionar una intoxicación.

Se ha investigado el empleo de *partículas de óxido de cobre en virutas (COWPs)* para el control de *Haemonchus* resistentes y se ha comprobado que es eficaz para reducir los niveles de infestación basándose en los recuentos de huevos en heces y los hematocritos. Las COWPs solamente son eficaces contra los parásitos del abomaso, sin actuar sobre los parásitos del intestino delgado o grueso. El cobre de las COWP se encuentra en una forma de escasa absorción, lo que lo convierte en más seguro de administrar y con menor riesgo de intoxicación que el sulfato de cobre. Los bolos de 2-4 g parecen seguros para las cabras, pero el exceso de uso de cobre podría conducir a una intoxicación y las COWPs solamente deberían emplearse bajo supervisión de un veterinario. Las COWPs pasan desde el rumen al abomaso, donde son retenidas. El cobre libre se libera en el abomaso creando un ambiente que provoca la expulsión o la muerte de los parásitos.

- La *tierra de diatomeas* o diatomita (DE) administrada al 2% en la ración se ha señalado como antihelmíntico eficaz, pero existen abundantes estudios científicos que demuestran que la DE oral no reduce el recuento de huevos en heces o la carga parasitaria. Si la DE tiene algún efecto, podría consistir en provocar una desecación más rápida de las bolitas de heces, reduciendo así el número de huevos que alcanzarían el estadio de L3.
- *Selección genética*. Un pequeño número de los animales más sensibles de una explotación aporta la mayor cantidad de contaminación al pasto puesto que excretan la mayoría de los huevos en sus heces. Por el contrario, los animales con el recuento de huevos en heces más bajo de la granja pueden ser aquellos con la mayor resistencia a los parásitos. Los animales que se desarrollan bien en pastos intensamente contaminados y con un escaso o nulo empleo de antihelmínticos deberían ser conservados y utilizados como reproductores; los animales infestados, en cambio, deberían ser eliminados.
- *Vacunación*. En Australia se dispone de una vacuna frente a *Haemonchus contortus* autorizada para el ganado ovino, Barbervax, desarrollada por el *Moredun Research Institute* cuya eficacia ha sido comprobada en las cabras. La vacuna funciona frente a todos los estadios de *Haemonchus*, incluyendo los parásitos resistentes a los antihelmínticos, y logra una protección del 75 al 95%. Se administra en una serie de 5 inyecciones subcutáneas de 1 mL, en intervalos de aproximadamente 6 semanas, a lo largo de la estación de riesgo de *Haemonchus*. Tras la tercera dosis, generalmente en el destete, la protección contra el desarrollo de una carga significativa de *Haemonchus* dura al menos 6 semanas. En la mayoría de los casos, también se administra un antihelmíntico en el destete para asegurar que la vacuna no es superada por una carga existente de *Haemonchus*

y para controlar otros parásitos como *Trichostrongylus*. Los animales con una condición corporal deficiente o que muestren signos de parasitación pueden no responder completamente a la vacunación y pueden necesitar un apoyo adicional, pero debido a que el número de larvas en el pasto se mantiene bajo gracias a la reducida eliminación de huevos en las heces de otros animales, incluso el pequeño porcentaje de animales que no respondan a la vacunación recibirán un aporte de larvas mucho más reducido. Los recuentos de huevos en heces deberían utilizarse para comprobar que no existe una carga abundante de parásitos cuando se está desarrollando la protección vacunal en la segunda o tercera inyección, y posteriormente para vigilar periódicamente que se mantienen a unos niveles bajos. La selección reproductiva de animales resistentes a los parásitos y una buena gestión de los pastos para reducir el aporte de larvas permiten complementar a la vacunación. En el segundo año, se administran de 4 a 5 dosis de recuerdo a intervalos de 6 semanas. Como persiste cierta inmunidad de memoria, la primera dosis recupera el nivel de la inmunidad alcanzada con la vacunación de los corderos.

Aunque la vacunación solamente va dirigida frente a *Haemonchus contortus*, la menor cantidad de antihelmíntico utilizada significa que es probable que la resistencia se desarrolle más lentamente en todas las especies de parásitos.

El *Moredun Research Institute* también está explorando el desarrollo de una vacuna para controlar a *Teladorsagia circumcincta*.

Infestaciones por cestodos

Moniezia spp., afectan normalmente a las cabras y pueden detectarse segmentos de proglotis en sus heces, pero es poco probable que puedan atribuirse a las tenias infestaciones clínicas o incluso subclínicas, salvo que los cabritos alojen parásitos en cantidades muy grandes. Las infestaciones intensas de los cabritos pueden provocar unas tasas de crecimiento deficientes, un aspecto de hinchazón abdominal y estreñimiento. La obstrucción completa de la luz intestinal ocasiona cólicos (véase el Capítulo 15).

Los medicamentos benzimidazólicos (véase la Tabla 14.5), *albendazol*, 10 mg/kg, *febantel*, 7,4 mg/kg, *fenbendazol*, 15 mg/kg, y *oxfendazol*, 10 mg/kg, son eficaces frente a *Moniezia* spp., a dosis más altas que las necesarias para el control de los nematodos.

El *praziquantel*, 3,75 mg/kg por vía oral, está registrado para el ganado ovino en Reino Unido en combinación con el levamisol y es eficaz frente a los estadios adultos de *Moniezia*. La forma inyectable del praziquantel no está autorizada para los animales de abasto en Reino Unido, pero ha sido empleada a dosis de 5 mg/kg s.c. Algunas cabras sufren irritaciones debido a su inyección.

Nota: (1) Los estadios de metacestodo de *Taenia multiceps* (*Coenurus cerebralis*) causan la cenurosis o modorra y se han descrito en el cerebro, músculos y tejido subcutáneo de la cabra (véase el Capítulo 11).

(2) Los estadios de metacestodo de *Taenia hydatigena* (*Cysticercus tenuicollis*) rara vez causan enfermedad en las cabras, pero se han descrito infestaciones agudas (véase el Capítulo 9).

(3) La hidatidosis o echinococosis (véase el Capítulo 9) debida a *Echinococcus granulosus* ha sido descrita rara vez en cabras en Reino Unido, pero es más común en el resto del mundo.

Duelas del rumen

Las duelas del rumen son parásitos trematodos que infestan a las vacas, ovejas y cabras, así como a un gran número de rumiantes salvajes. Tienen una distribución mundial, variando su prevalencia en función de las condiciones climáticas, pero especialmente en regiones húmedas. En las regiones endémicas, su prevalencia puede ser muy elevada, alcanzando hasta el 80% de los animales de una explotación.

Etiología

Las duelas del rumen son trematodos pequeños (<1,5 cm de longitud y 0,5 cm de anchura) y digeneos (2 hospedadores) que forman numerosos géneros de la familia Paramphistomum, entre ellos *Paramphistomum*, *Cotylophoron*, *Calicophoron* y *Gigantocotyle*. Los huevos de las duelas del rumen comenzaron a aparecer en muestras para diagnóstico procedentes de vacas en Reino Unido e Irlanda a finales de los años 2000. Inicialmente confundidas con *Paramphistomum cervi*, actualmente han sido identificadas como *Calicophoron duabneyi*, que es la especie de duela del rumen predominante en Europa continental, incluyendo Francia, España e Italia.

- La localización predilecta de las duelas adultas es el rumen; las duelas inmaduras se acumulan en el intestino delgado (duodeno y yeyuno).
- Presentan un ciclo biológico indirecto, similar al de *Fasciola hepatica*, actuando como hospedadores intermediarios unos caracoles de agua dulce (*Galba (Lymnaea), Bulinus, Planorbis, Stagnicola*, etc.). En Europa, donde *C. daubneyi* es dominante, el caracol hospedador intermediario favorito es *Galba truncatula*. Las dos especies de duela del estómago que infestan a los rumiantes de Australia, *Calicophoron calicophorum* y *Paramphistomum ichikawai*, son transmitidas por los caracoles *Gyraulus scottianus* y *Helicorbis australiensis*, respectivamente.
- El ganado ingiere las metacercarias mientras se alimenta en pastos contaminados. Una vez alcanzan el intestino delgado, las duelas jóvenes abandonan los quistes, se fijan a la mucosa intestinal y continúan su desarrollo. La mayor parte de los efectos patógenos se deben a las duelas inmaduras que se desarrollan en el intestino delgado, donde causan erosiones y petequias. En las cabras, las duelas inmaduras pueden permanecer más tiempo en el intestino que en las vacas u ovejas y ello puede dar lugar a unos signos clínicos más graves.
- Las duelas inmaduras migran al rumen, donde completan su desarrollo a duelas adultas y comienzan a producir huevos unos 2 a 4 meses después de que las metacercarias fueran ingeridas. Las duelas adultas son bien toleradas en la superficie del rumen, donde pueden alcanzar grandes cantidades a pesar de lo cual siguen siendo esencialmente apatógenas.
- Las vacas desarrollan resistencia tras la exposición al parásito, lo que las protege frente a las infestaciones por duelas inmaduras en años siguientes, pero las ovejas y cabras siguen siendo sensibles.

Signos clínicos

Los signos clínicos son similares a los de las gastroenteritis por nematodos y las dos enfermedades suelen aparecer simultáneamente. Los animales jóvenes y debilitados suelen verse más afectados generalmente que los adultos sanos.

- Las infestaciones moderadas con duelas inmaduras pueden causar una disminución de la ganancia de peso o la producción de leche, o bien el desmedro de los animales.
- Las infestaciones más graves causan una diarrea profusa, explosiva y acuosa con presencia de moco y restos de sangre y un olor fétido característico, junto con pérdida de peso, deshidratación, anemia leve o moderada y edema submandibular y la muerte en 5 a 10 días.

Diagnóstico

- Generalmente se diagnostica por la presencia de huevos de duelas del rumen en las heces y/o de duelas del rumen en la necropsia.
- Los huevos son operculados (~130 × 80 μm), muy similares a los de *Fasciola hepatica*, y aunque ligeramente más claros, se confunden fácilmente.
- Los ELISAs para antígeno específico de *F. hepatica* en las heces no dan reacciones cruzadas con las duelas del rumen.
- El DNA de las duelas del rumen se puede detectar en las muestras de heces a partir de las ~2 semanas posinfestación. La amplificación isotérmica mediada por bucle (LAMP), un método basado en el DNA, permite una lectura visual y rápida (<1 h) sin necesidad de un equipamiento especializado. Se han desarrollado técnicas LAMP que son específicas frente a las duelas del hígado y las del rumen, respectivamente.

Tratamiento

- Solamente se debe tratar si hay signos clínicos de paramphistomosis.
- El *oxyclozanide, 15 mg/kg,* se ha demostrado que posee eficacia frente a las duelas del rumen inmaduras y adultas. La actividad contra las duelas adultas es >95%, pero es menos eficaz frente a las duelas inmaduras.
- En Reino Unido, ningún producto que contenga oxyclozanide dice ser eficaz frente a las duelas del rumen.

Control

- Reducir la disponibilidad de poblaciones de caracoles mediante el drenaje y vallado de las zonas afectadas, asegurando fuentes de agua alternativas; molusquicidas.

- Las metacercarias enquistadas no sobreviven a la sequedad, pero pueden sobrevivir y mantenerse infestantes durante cerca de 1 año en un ambiente húmedo y templado y son capaces de invernar.

Coccidiosis

La coccidiosis es la causa más importante de diarreas en los cabritos estabulados >4 semanas.

Etiología

- Los coccidios son protozoos parásitos: las cabras se ven afectadas por 12 especies de *Eimeria*, todas ellas específicas de las cabras, excepto *E. caprovina*, que se transmite entre ovejas y cabras. Las especies de coccidios encontradas en el ganado caprino de Reino Unido aparecen recogidas en la Tabla 14.7. Algunos protozoos relacionados como *Isospora*, *Sarcocystis* y *Toxoplasma* no se multiplican por lo general en el tracto intestinal de los rumiantes. Las especies de coccidios de las vacas, gallinas o animales domésticos de compañía no causan coccidiosis en las cabras.

Transmisión

- Todas las cabras son infestadas por coccidios.
- Es probable que todos los cabritos resulten infestados durante sus primeras semanas de vida y que los estándares de manejo determinen si los niveles de infestación son suficientes o no para provocar la aparición de signos clínicos de la enfermedad. Los cabritos se infestan mediante ingestión de alimentos, camas y agua contaminados con quistes esporulados.
- Los ooquistes son ingeridos por el cabrito, maduran con rapidez y se multiplican. Los ciclos de multiplicación de un solo ooquiste puede dar lugar de 1 a 2 millones de ooquistes que son excretados de 3 a 4 semanas después.
- La infestación puede suceder en el interior de las instalaciones, en los casos de manejo intensivo, o en el pasto, cuando la hierba es suficientemente corta para que los ooquistes presentes en la superficie del suelo sean ingeridos.
- Los ooquistes son resistentes a las bajas temperaturas y pueden sobrevivir al invierno sobre el pasto o en el interior de las granjas, siendo una fuente de infestación en la primavera siguiente.

Tabla 14.7 Especies de coccidios encontrados en cabras en Reino Unido.

Especie	Localización	Patogenicidad
Eimeria arloingi	Intestino delgado	+
Eimeria caprina	Intestino delgado y grueso	++
Eimeria christenseni	Intestino delgado	+
Eimeria hirci	Desconocida	++
Eimeria ninakohylakimovae	Intestino delgado y grueso	+++++
Eimeria alijevi	Intestino delgado y grueso	
Eimeria aspheronica	Desconocida	
Eimeria caprovina	Desconocida	
Eimeria jolchijevi	Desconocida	

Epidemiología

- Los cabritos se infestan en las primeras semanas de vida, alcanzando una incidencia máxima de la enfermedad entre las 4 y 7 semanas de edad. Tras ello, la excreción de ooquistes en las heces disminuye a medida que los cabritos adquieren inmunidad frente a los coccidios.
- Los factores estresantes como el destete, transporte, cambios en la dieta y condiciones climatológicas adversas también pueden predisponer al desarrollo de la enfermedad clínica, posiblemente al producir una relajación de la inmunidad.

Signos clínicos

- Depresión.
- Anorexia.
- Pérdida de peso.
- Diarrea, posiblemente con sangre y/o moco.
- Deshidratación.
- Muerte.

En los cabritos intensamente infestados, la excreción masiva de merontes y merozoítos desde las células intestinales puede provocar la aparición de un cólico súbito, shock y colapso o bien los cabritos pueden aparecer muertos sin signos de diarrea.

Los cabritos que se recuperan pueden presentar desmedro, así como una tasa de crecimiento reducida y escasa producción de pelo.

> Las helmintiasis pueden presentarse al mismo tiempo que la coccidiosis en los cabritos en pastoreo.

Diagnóstico

El diagnóstico de la coccidiosis clínica se debe basar en el historial, la observación de signos clínicos, los hallazgos *post mortem*, el recuento de ooquistes en las heces y la determinación de su especie. El diagnóstico basado en el número de ooquistes en muestras de heces presenta numerosos problemas:

- Todos los cabritos están infestados por coccidios.
- Un desafío intenso y las posteriores reproducciones asexuales puede dar lugar a un daño considerable del intestino y a la aparición de signos clínicos en el periodo de prepatencia previo a que se produzca el ciclo sexual y se liberen los ooquistes en las heces. En las infestaciones muy intensas, la lesión de la mucosa intestinal puede llevar a una situación en que no haya un número suficiente de células epiteliales en las vellosidades para que tenga lugar el ciclo sexual.
- El intestino puede estar tan dañado por la infestación que los signos clínicos, es decir, la diarrea, perdure después de que la producción de ooquistes alcance su máximo.
- Los cabritos normales pueden contener de 1.000 a 1.000.000 ooquistes/g de heces; los cabritos enfermos pueden albergar de 100 a 10.000.000 ooquistes/g de heces.
- La identificación de la especie de los coccidios presentes puede tener utilidad. Las especies predominantes en las heces de las cabras normales son *E. arloingi* y *E. hirci*. Las especies más patógenas que predominan en los cabritos enfermos son *E. ninakohlyakimovae* y *E. caprina*. Todas ellas causan una grave destrucción de la mucosa del intestino delgado y grueso. *E. christenseni* y *E. hirci* son probablemente patógenas. *E. arloingi* provoca la formación de pólipos y una hiperplasia focal en el intestino delgado.

Lesiones *post mortem*

- Las lesiones macroscópicas *post mortem* suelen ser limitadas.
- La presencia de hemorragias o enteritis mucoide puede ser evidente en las infestaciones graves, pero en las menos intensas existen generalmente pocas hemorragias en el intestino.
- En la mucosa del intestino pueden observarse pequeñas lesiones puntiformes de color blanco. La realización de frotis de esas zonas muestra la presencia de merontes, gametocitos y ooquistes.

Control

> La mejora de la higiene es la piedra angular del control de la coccidiosis.

El ambiente

- Evitar el hacinamiento.
- Aportar unas camas limpias, secas y con buena paja en cada lote de cabritos.
- No mezclar cabritos de diferentes grupos de edad.
- Levantar los comederos y bebederos por encima del suelo para evitar la contaminación fecal.
- Limpiar profundamente las camas de los corrales cada 3 semanas.
- El uso de suelos enrejillados en lugar de camas de paja puede ser eficaz para reducir el nivel de ooquistes en algunos sistemas de manejo.

La cabra

- La administración de un coccidiostático a las madres al final de la gestación reduce la excreción de ooquistes y la contaminación del ambiente resultante, pero todavía habrá ooquistes suficientes para infestar a los cabritos estabulados sometidos a un manejo intensivo y los coccidios pueden multiplicarse con rapidez en los cabritos sin inmunidad.

El cabrito

- La medicación profiláctica puede tener cierto éxito en el control de la coccidiosis al reducir el desafío de los cabritos y permitirles que desarrollen una inmunidad al exponerse a un número bajo de ooquistes. Sin embargo, el tratamiento con medicamentos en un ambiente contaminado solamente tendrá un efecto temporal. La mayor parte de los medicamentos son coccidiostáticos y tienen un efecto coccidiocida limitado.

Tratamiento

- *Trasladar a los cabritos* desde los corrales infestados tan pronto se haga manifiesta la enfermedad clínica.

- En Reino Unido no se dispone de medicamentos anticoccidios específicamente autorizados para cabras.
- La mayoría de los medicamentos anticoccidios son coccidiostáticos que bloquean el desarrollo de una o más etapas del ciclo biológico de los coccidios al interferir el desarrollo celular pero no eliminan totalmente al organismo. La mayoría de ellos actúan en fases iniciales del ciclo biológico. El diclazuril posee un efecto coccidiocida sobre las fases asexuales del ciclo de desarrollo del parásito, dependiendo de la especie de coccidio. El toltrazuril también es coccidiocida.
- Las sulfamidas se han utilizado de forma tradicional en el tratamiento de la coccidiosis porque son baratas y fáciles de administrar. Tienen una acción dependiente de la dosis que es coccidiostática a dosis bajas y coccidiocida a dosis altas.
  - *Sulfadimetoxina, 75 mg/kg oral* durante 4-5 días.
  - *Sulfametoxipiridacina, 20 mg/kg, 1 mL/12,5 kg s.c.* una sola vez.
  - *Sulfadimidina, 200 mg/kg, 6 mL/10 kg* dosis inicial, después *100 mg/kg, 3 mL/10 kg s.c./i.v.* (preferiblemente) al día hasta un total de 5 días. La sulfadimidina en solución inyectable se puede administrar por vía oral en leche o agua.
  - *Sulfadiacina, 150 mg/mL*, se incluye en combinación con neomicina y caolín en suspensión oral a dosis de 4 mL/10 kg dos veces al día durante 5 días. En Reino Unido, la mayoría de las preparaciones de sulfamidas ya no se encuentran disponibles en el mercado, quedando solo para uso terapéutico las *sulfamidas potenciadas* o los medicamentos *decoquinato, diclazuril* y *toltrazuril*, considerablemente más caros.
  - *Sulfadiacina + Trimetoprim, 30 mg/kg* al día *s.c./i.v.* lentamente.
  - *Sulfadoxina + Trimetoprim, 15 mg/kg* al día *s.c./i.v.* lentamente.
  - *Diclazuril, 1 mg/kg, 1 mL/2,5 kg oral* en una sola dosis. El diclazuril tiene un efecto directo sobre varios estadios del ciclo biológico, en particular sobre la primera generación de merontes. El tratamiento debería administrarse precozmente, antes de que se produzca el daño del intestino. El diclazuril tiene un amplio margen de seguridad. Los cabritos pueden recibir con seguridad una dosis de *2 mg/kg*, el doble que los corderos.
  - *Toltrazuril, 20 mg/kg oral, 4 mL/10 kg oral* en una sola dosis. El toltrazuril persiste en el intestino y no debe superarse la dosis destinada a los corderos.
  - *Decoquinato, 100 g/Tm de pienso* o *1 mg/kg* durante 28 días.
  - *Ponazuril* (Marquis, Bayer Animal Health), registrado para uso en caballos en EE.UU., ha sido utilizado fuera de indicación en cabras a dosis de *5 mg/kg oral* una dosis. Actúa sobre todos los estadios del parásito. La distribución del medicamento es desigual en la jeringuilla por lo que se recomienda vaciar el tubo y volverlo a mezclar antes de usarlo.
  - *Amprolium, 50 mg/kg oral* al día durante 3-5 días, ha sido utilizado con éxito para el control de la coccidiosis en cabritos, pero solamente está autorizado para uso en avicultura en Reino Unido. Puede causar potencialmente una polioencefalomalacia a dosis altas con administración prolongada.
- Tratamiento de apoyo *–fluidos, analgésicos, corticoides intravenosos–* resulta esencial en los casos graves.

Profilaxis

> Cuando se utilicen piensos medicados, es importante vigilar la ingestión de los mismos.
> **Ingestión de pienso =**
> **Ingestión de medicamento**
> La aparente ausencia de eficacia en los pequeños rumiantes suele ser debida a una inadecuada ingestión de medicamento.

El momento de administración del tratamiento resulta crítico para prevenir la enfermedad, pero también debe calcularse para permitir el establecimiento de una inmunidad protectora.

- *En pienso*
  - *Decoquinato, 100 g/Tm de pienso* o *1 mg/kg* durante 28 días a los cabritos.
  - *Decoquinato, 50 g/Tm de pienso* o *0,5 mg/kg* durante 28 días a las madres.

  La *Monensina* se clasifica ahora como promotor del crecimiento en Reino Unido y no puede utilizarse en el control de la coccidiosis en cabras. De igual forma, otros promotores del crecimiento como el *Lasalocid* y la *Salinomicina* también están prohibidos. Por el contrario, en los EE.UU., la Monensina está autorizada para uso en cabras no lactantes (20 g/Tm de pienso) y el Lasalocid para uso en ovejas (20-30 g/Tm de pienso; 0,5-1 mg/kg al día en el pienso).

- *En leche*
  - *Sulfadimidina, 200 mg/kg* al inicio, después *100 mg/kg* durante otros 2-4 días cada 3 semanas, reduce el nivel de contaminación ambiental de ooquistes ya que las 3 semanas se aproximan al periodo de prepatencia de muchas especies de *Eimeria* en las cabras. La sulfadimidina se puede administrar como polvo oral y la solución inyectable puede añadirse a la leche.
- *Por vía oral*
  - *Diclazuril, 1 mg/kg, 1 mL/2,5 kg oral*, hacia las 4-6 semanas de edad, cuando puede esperarse la aparición de la coccidiosis. Bajo condiciones de alta presión de infestación, se puede administrar un segundo tratamiento unas 3 semanas después del primero.
  - *Toltrazuril, 20 mg/kg, 4 mL/10 kg* cada 3-4 semanas. La recomendación es tratar a los cabritos antes de que aparezcan los signos clínicos previstos.

Giardiasis (véase la página 260)

Aunque es más frecuente en los cabritos de <4 semanas de edad, puede afectar a animales mayores.

Los animales infectados pueden seguir eliminando quistes durante muchas semanas, aun cuando su estado clínico sea normal, por lo que la identificación de *Giardia* spp., en las heces de animales de más edad con diarrea no significa necesariamente que sea la causa de la diarrea. Los animales eliminadores son una fuente de infección para otros cabritos y para las personas.

Causas bacterianas

Clostridium perfringens tipo D (enterotoxemia, enfermedad del riñón pulposo)

El proceso agudo causado por *Clostridium perfringens* tipo D cursa en forma de diarrea, inicialmente de color amarillo-verdoso y aspecto blando, más tarde acuosa con moco, sangre y fragmentos de mucosa intestinal (véase el Capítulo 16).

Salmonelosis

Véase el Capítulo 2 y este capítulo.

Yersiniosis

Etiología

- Los cocobacilos Gram negativos *Yersinia enterocolitica* y *Y. pseudotuberculosis*.

Signos clínicos

- *Yersinia pseudotuberculosis* está considerada como causante de abortos y muertes posparto, y formación de abscesos hepáticos y granulomas, así como mamitis aguda y crónica.
- Tanto *Y. pseudotuberculosis* como *Y. enterocolitica* provocan diarrea, estando implicada con mayor frecuencia *Y. enterocolitica*. Pueden verse afectados animales de cualquier edad, pero principalmente cabritos de entre 1 y 6 meses.
- La diarrea es acuosa y no hemorrágica.
- La mortalidad es elevada y algunos cabritos pueden sufrir muerte súbita.
- Puede producirse un trastorno más crónico acompañado de deshidratación.

Diagnóstico

- Signos clínicos, bacteriología, histopatología.
- Detección de *Yersinia* spp., a partir del aparato digestivo y los órganos internos empleando medios de cultivo rutinarios y selectivos. Muchas *Yersinia* spp., habitan en el tracto intestinal de animales clínicamente sanos y el diagnóstico de una yersiniosis entérica se confirma observando lesiones histológicas típicas en cortes de intestino y de tejidos internos.

Tratamiento

- Las tetraciclinas permiten controlar los brotes de diarrea y los abortos.

Implicaciones en Salud pública

- Los animales afectados y sus heces son un riesgo potencial para la especie humana y *Y. enterocolitica* ha sido aislada de leche de cabra.

Cabritos mayores y cabras adultas

La diarrea en las cabras mayores puede resultar extremadamente frustrante ya que no suele haber un motivo aparente por el cual un animal de un grupo presente diarrea de forma repentina.

- La *gastroenteritis parasitaria* es la causa más frecuente de diarrea en las cabras mayores (en el pasto), seguida de los *factores nutricionales*, como una *dieta inadecuada* o una *sobrealimentación*, ya sea deliberadamente por parte del cuidador, como por ejemplo, un exceso de aporte de piensos concentrados sin el adecuado forraje, o bien de manera accidental debido a los hurtos de alimentos (véanse los Capítulos 15 y 16). De igual forma, el pastoreo intensivo en una zona con pasto exuberante, el consumo excesivo de raíces, por ejemplo, de remolacha forrajera, o de berzas, la ingesta de fruta abundante o de pan o heno enmohecido, provocan todos ellos problemas digestivos. Cualquier cambio en la dieta debe realizarse de forma gradual.
- El *estrés*. Al inicio de la lactación, debido al transporte o a la mezcla de animales o a la combinación de ambos factores, como sucede cuando se lleva a cabras recién paridas a una feria, también dará lugar a una diarrea aguda sin que exista ninguna causa nutricional o infecciosa evidente.
- La *coccidiosis* (véase este capítulo) puede presentarse en cabras adultas sometidas a estrés o en animales con una inmunidad limitada debido a una falta de exposición previa.

Bacterias

Clostridium perfringens tipo D

Véase el Capítulo 16.

Clostridium perfringens tipo D ha sido relacionado con una forma crónica de enfermedad que se presenta en las granjas en forma de brotes con cabras letárgicas e inapetentes con una menor producción de leche y unas heces blandas intermitentes o con clara diarrea, así como con la muerte de algunos individuos debido a una enterotoxemia. Se ha sugerido que cuando los animales se mantienen estabulados en manejo intensivo con una cama profunda se produce una acumulación progresiva de *C. perfringens* en el ambiente, pero puesto que los clostridios están presentes en el intestino de los animales clínicamente sanos, el diagnóstico es extremadamente difícil de confirmar. De manera empírica, la situación de la enfermedad puede mejorarse mediante el incremento de la frecuencia de la vacunación frente a los clostridios cada 3 a 4 meses.

Clostridium perfringens tipo D también ha sido relacionado con la aparición de brotes de diarrea hemorrágica en cabras adultas.

El papel de las micotoxinas en esos brotes de diarrea necesita ser aclarado y es posible que algunos de ellos se deban a la interacción de las micotoxinas y la infección bacteriana (véase «Agentes tóxicos» más adelante).

Salmonella spp.

Véase el Capítulo 2 y este capítulo.

Campylobacter jejuni

Las cabras que abortan no suelen presentar signos de trastorno sistémico pero pueden tener diarrea (véase «Aborto», Capítulo 2).

Escherichia coli

La enteritis causada por la infección con *E. coli* con fenotipo de adherencia y borrado (AEEC) ha sido descrita como causa de muertes en cabras adultas. *E. coli* O145 fue identificado como la bacteria causal. *E. coli* productor de toxina Shiga (STEC) ha sido relacionado con brotes de diarrea hemorrágica en cabras.

Agentes tóxicos

Diversos agentes tóxicos son capaces de causar diarrea:

- Las *plantas tóxicas* pueden ser ingeridas directamente o con el heno. Entre las plantas descritas como causantes de diarrea se encuentran el acónito, jacinto, boj, espino cerval, mercurial o berza de perro (*Mercurialis perennis*), iris, rododendro, euforbias y aro silvestre.
- *Micotoxinas*. Numerosas toxinas de hongos procedentes de forrajes enmohecidos, como el ensilado de maíz, o los cereales defectuosamente se-

cados, la mayoría de ellas producidas por las especies de *Fusarium*, pueden potencialmente ocasionar diarrea. Las micotoxinas han sido relacionadas con brotes de enteritis hemorrágica en cabras lecheras alimentadas con piensos enmohecidos durante los meses de invierno, junto con *E. coli* productor de toxinas Shiga (STEC).

- *Minerales tóxicos*. Cobre (baños de pezuñas, espráis, etc.); véase el Capítulo 15.

  Escorias básicas, fertilizantes nitrogenados o de otro tipo aplicados recientemente en los pastos.

  Residuos industriales: fluoruros, arsenicales, bario, cromo, mercurio, zinc o selenio.

  Espráis para fruticultura.

  Pastos con exceso de molibdeno.

  Plomo: acceso a pinturas antiguas o baterías eléctricas.
- *Medicamentos* como las sulfamidas, tetracloruro de carbono, sulfato de cobre y warfarina.

Trastornos hepáticos y renales

Los trastornos hepáticos y renales pueden causar diarrea crónica, pero el signo de aparición más frecuente es la pérdida de peso (véase el Capítulo 9). Las enfermedades del hígado y la obstrucción de los conductos biliares provocan una disminución en el nivel de sales biliares del aparato digestivo. Esto, junto con una distensión general del hígado, causa alteraciones gastrointestinales consistentes en anorexia y estreñimiento, acompañadas de brotes de diarrea (véase el Capítulo 15).

Nota: (1) La *paratuberculosis* no es una causa principal de diarrea en cabras y solamente se presenta al final del curso de la enfermedad en los animales caquécticos (véase el Capítulo 9).

(2) La diarrea es un componente de los síndromes clínicos causados por las enfermedades víricas exóticas *Peste de los Pequeños Rumiantes* y *Peste bovina*.

Carencia de cobre

Véase el Capítulo 5.

Provoca una anemia, desmedro, pelo ralo, infertilidad y diarrea en cabras adultas y en crecimiento.

Lecturas adicionales

General

Blackwell, R.E. (1983) Enteritis and diarrhoea. *Vet. Clin. North Amer.: Large Anim. Pract.*, **5** (3), November 1983, 557–570.

Holliman, A. (2009) Neonatal enteritis in goat kids. *Goat Vet. Soc. J.*, **25**, 89–93.

Mitchell, G. (1999) Differential diagnosis of diarrhoea/illthrift in goats at grass. *In Pract.*, **21**, 139–143.

Thompson, K.G. (1985) Enteric diseases of goats. *Proceedings of the Course in Goat Husbandry and Medicine*, Massey University, November, pp. 78–85.

Enfermedades clostridiales

Dray, T. (2004) Clostridium perfringens type A and type A and β2 toxin associated with enterotoxemia in a 5-week-old goat. *Can Vet J.*, **45** (3), 251–253.

Uzal, F.A. and Songer, J.G. (2008) Diagnosis of Clostridium perfringens intestinal infections in sheep and goats. *J. Vet. Diagn. Invest.*, **20**, 253–265.

Coccidiosis

Gregory, M. and Norton, C. (1986) *Anticoccidials. In Pract.*, **8**, 33–35.

Gregory, M. and Norton, C. (1986) Caprine coccidiosis. *Goat Vet. Soc. J.*, **7** (2), 32–34.

Howe, P.A. (1984) Coccidiosis. *Proc. Univ. Sydney Post Grad. Comm. Vet. Sci.*, **73**, 468–472.

Lloyd, S. (1987) Endoparasitic disease in goats. *Goat Vet. Soc. J.*, **8** (1), 32–39.

Taylor, M. (2002) Parasites of goats: a guide to diagnosis and control. *In Pract.*, **24**, 76–89.

Taylor, M. (2006) Endoparasites of goats. *Goat Vet. Soc. J.*, **22**, 21–28.

Valentine, B.A., Cebra, C.K. and Taylor, G.H. (2007) Fatal gastrointestinal parasitism in goats: 31 cases (2001–2006). *J. Amer. Vet. Med. Assoc.*, **231** (7), 1098–1103.

Van Veen, T.W.S. (1986) Coccidiosis in ruminants. *Comp. Cont. Ed. Pract. Vet.*, **8** (10), F52–58.

Criptosporidiosis/giardiasis

Angus, K.W. (1987) Cryptosporidiosis in domestic animals and humans. *In Pract.*, **9** (2), 47–49.

Kirkpatrick, C.E. (1989) Giardiasis in large animals. *Comp. Cont. Ed. Pract. Vet.*, **II** (1), 80–84.

Lloyd, S. (1986) Parasitic zoonoses. *Goat Vet. Soc. J.*, **7** (2), 39–44.

Paul, S. *et al.* (2014) Cryptosporidiosis in goats: a review. *Adv. Anim. Vet. Sci.*, **2** (3S), 49–54.

Rings, D.M. and Rings, M.B. (1996) Managing *Cryptosporidium* and *Giardia* infections in domestic ruminants. *Vet. Med.*, **91** (12), 1125.

Fluidoterapia

Jones, M. and Navarre, C. (2014) Fluid therapy in small ruminants and camelids. *Vet. Clin. N. Amer.: Food Anim. Pract.*, **30** (2), 441–453.

Helmintiasis

Abbott, K.A., Taylor, M. and Stubbings, L.A. (2012) *Sustainable Worm Control Strategies for Sheep, A Technical Manual for Veterinary Surgeons and Advisors*, 4th edition (Sustainable Control of Parasites in Sheep – SCOPS). Available at: http://freepdfs.net/scops-technical-manual-4th-edition-june-2012pdf/58e91cac0dbbedd2cc229460e0fbd680/.

American Consortium for Small Ruminant Parasite Control. Available at: http://www.acsrpc.org www.wormx.info.

Anon (2007) *A Review: Alternative Methods of Controlling Internal Parasites in Ruminants*. Available at: www.abdn.ac.uk/organic/organic_14b.php.

Gibbons, L.M. *et al.* The RVC/ FAO Guide to Veterinary Diagnostic Pathology, Sample Collection, Diagnostic tests, Identification. Available at: http://www.rvc.ac.uk/review/Parasitology/Index/Index.htm.

SCOPS – Sustainable Control of Parasites in Sheep. Available at: http://www.scops.org.uk.

The Ohio State University, College of Veterinary Medicine, Veterinary Extension

Sorting Through the Information on Sheep and Goat Parasite Control: A Decision Making Support Tool. Available at: http://vet.osu.edu/extension/decision-tree.

Burke, J.M. *et al.* (2009) Administration of copper oxide wire particles in a capsule or feed for gastrointestinal nematode control in goats. *Vet. Parasitol.*, **168**, 346–350.

Charlier, J. *et al.* (2014) Practices to optimize gastrointestinal nematode control on sheep, goat and cattle farms in Europe using targeted (selective) treatments. *Vet. Rec.*, **174**, 250–255.

Coles, G.C. (2002) Sustainable use of anthelmintics in grazing animals. *Vet. Rec.*, **151**, 165–169.

Cornall, K. and Godber, O. (2014) Endoparasites of goats in the UK. *Goat Vet. Soc. J.*, **30**, 52–59.

Crilly, J.P. and Sargison, N. (2015) Ruminant coprological examination: beyond the McMaster slide. *In Pract.*, **37**, 68–76.

Fleming, S.A. *et al.* (2006) Anthelmintic resistance of gastrointestinal parasites in small ruminants. *J. Vet. Intern. Med.*, **20**, 435–444.

Gokbulut, C. *et al.* (2014) Comparative pharmacokinetics of levamisole-oxyclozanide combination in sheep and goats following *per os* administration. *Canadian J. Vet. Res.*, **78** (4), 316–320.

Greer, A.W. *et al.* (2009) Development and field evaluation of a decision support model for anthelmintic treatments as part of a targeted selective treatment (TST) regime in lambs. *Vet. Parasitol.*, **164** (1), 3–6.

Hamel, D. *et al.* (2015) Anthelmintic efficacy and pharmacokinetics of pour-on eprinomectin (1 mg/kg bodyweight) against gastrointestinal and pulmonary nematode infections in goats. *Small Ruminant Res.*, **127**, 74–79.

Hoste, H. *et al.* (2002) Targeted application of anthelmintics to control trichostrongylosis in dairy goats: result from a 2-year survey in farms. *Vet. Parasitol.*, **110**, 101–108.

Hoste, H., Sotiraki, S. and Torres-Acosta, J.F. (2011) Control of endoparasitic nematode infections in goats. *Vet. Clin. North Amer.: Food Anim. Pract.*, **27** (1), 163–173.

Kenyon, F. *et al.* (2009) The role of targeted selective treatments in the development of refugia-based approaches to the control of gastrointestinal nematodes of small ruminants. *Vet. Parasitol.*, **164**, 3–11.

Malama, E. *et al.* (2014) Development of a milk and serum ELISA test for the detection of *Teladorsagia circumcincta* antibodies in goats using experimentally and naturally infected animals. *Parasitology Research*, **113** (10), 3651–3660.

Mederos, A. *et al.* (2012) A systematic review–meta-analysis of primary research investigating the effect of selected alternative treatments on gastrointestinal nematodes in sheep under field conditions. *Prev. Vet. Med.*, **104** (1–2), 1–14.

Murri, S. *et al.* (2014) Frequency of eprinomectin resistance in gastrointestinal nematodes of goats in canton Berne, *Switzerland. Vet. Parasitol.*, **203** (1–2), 114–119.

Sargison, N. (2011) Responsible use of anthelmintics for nematode control in sheep and cattle. *In Pract.*, **33**, 318–327.

Sargison, N. (2011) The particular problem of anthelmintic resistance in goats. *Goat Vet. Soc. J.*, **28**, 71–79.

Soli, F. *et al.* (2010) Efficacy of copper oxide wire particles against gastrointestinal nematodes in sheep and goats. *Vet. Parasitol.*, **168**, 93–96.

Sutherland, I.A. (2015) Recent developments in the management of anthelmintic resistance in small ruminants – an Australasian perspective. *New Zealand Vet. J.*, **63** (4), 183–187.

Taylor, M. (2002) Parasites of goats: a guide to diagnosis and control. *In Pract.*, **24**, 76–89.

Taylor, M. (2006) Endoparasites of goats. *Goat Vet. Soc. J.*, **22**, 21–28.

Valentine, B.A., Cebra, C.K. and Taylor, G.H. (2007) Fatal gastrointestinal parasitism in goats: 31 cases (2001–2006). *J. Amer. Vet. Med. Assoc.*, **231** (7), 1098–1103.

Zajac, A.M. (2006) Gastrointestinal nematodes of small ruminants: life cycle, anthelmintics, and diagnosis. *Vet. Clin. North Amer.: Food Anim. Pract.*, **22** (3), 529–541.

Duelas del rumen

Paraud, C., Gaudin, C., Pors, I. and Chartier, C. (2009) Efficacy of oxyclozanide against the rumen fluke *Calicophoron daubneyi* in experimentally infected goats. *Vet. J.*, **180** (2), 265–267.

CAPÍTULO 15

Cólico

Valoración inicial

- Historial de alimentación: sobrealimentación, cambio de dieta, alimentos enmohecidos, etc.
- Examen físico general: para determinar si el problema está relacionado con un trastorno alimentario específico, asociado con una enfermedad más general o no relacionado con el aparato digestivo en absoluto (p. ej., urolitiasis).
- Examen específico del aparato digestivo:
  - Inspección visual: contorno abdominal visto desde detrás, distensión abdominal.
  - Palpación de la pared abdominal izquierda y del rumen: rellenado del rumen.
  - Percusión: sonidos timpánicos, dolor.
  - Auscultación: motilidad del rumen, sonidos de desplazamiento del abomaso a la izquierda.

Otras investigaciones

- El *paso de la sonda gástrica*, permite liberar el gas acumulado y recoger una muestra de líquido del rumen. Un truco sencillo para facilitar el sondaje gástrico consiste en hacer un agujero en un trozo de madera. La contaminación con saliva aumenta el pH de la muestra.
- El líquido ruminal se puede recoger por vía paracostal insertando en el rumen, en la mitad inferior del flanco izquierdo, una aguja de calibre 14 y 38 o 50 mm de longitud perpendicularmente a la piel, tras prepararla con solución alcohólica quirúrgica. El líquido se recoge entonces utilizando una jeringa.
- La *inserción de un trócar* en la fosa paralumbar izquierda libera el gas acumulado.
- *Abdominocentesis*. En los adultos, utilizar una aguja de calibre 18 o 20 en el punto más inferior del abdomen ventral, de 2 a 4 cm a la derecha de la línea media para evitar el rumen. Preparación aséptica de la zona, utilizando anestesia local y posiblemente sedación en los animales nerviosos. El líquido se debe recoger en un tubo con EDTA para análisis y en un tubo vacío para su cultivo. El líquido peritoneal normal tiene un aspecto claro, ligeramente amarillo, una concentración de proteínas de 10-30 g/litro y una concentración de leucocitos (principalmente linfocitos) de $<1 \times 10^6$/litro.

Examen del contenido ruminal

- *Medir el pH* con tiras de papel indicador:
  - En una cabra normal, el pH típico es 6,5-7,0.
  - Tras 2 a 3 horas de comer pienso concentrado, el pH puede descender hasta 5,5-6,0, recuperando los valores normales a las 12 horas de haber comido.
  - Un pH de 4,5 a 5,0 sugiere un grado moderado de anomalía.
  - Un pH $<4,5$ sugiere una acidosis grave y requiere un tratamiento de emergencia.
- La *prueba de reducción del azul de metileno* mide el potencial redox del líquido ruminal y refleja el nivel de actividad de la microflora aerobia del rumen; se añaden 20 mL de líquido ruminal a 1 mL de solución de azul de metileno al 0,03% en un tubo de ensayo y se cuantifica el tiempo

necesario para que se decolore el azul de metileno. Cuanto más rápidamente se decolore, más activa es la microflora; la inactividad de la microflora se corresponde con un resultado de 15 minutos o más y en casos de acidosis ruminal grave es de >5 minutos. Una cabra normal con una dieta rica en concentrados presentará un resultado de 1 a 3 minutos y una cabra con dieta completa de heno lo tendrá de 3 a 6 minutos.

- La *tinción de Gram* de extensiones de líquido normal secada al aire muestra una presencia mayoritaria de flora Gram negativa. La diversidad bacteriana es mayor en animales con una dieta rica en forraje y es más uniforme en animales con una dieta rica en concentrados/cereales. Los lactobacilos (bacilos largos Gram positivos) predominan en los animales con acidosis ruminal aguda.
- En el líquido normal se observan protozoos de diverso tamaño que nadan activamente y que pueden examinarse mediante microscopía óptica a bajos aumentos (10×).

Signos clínicos del cólico

- Los signos clínicos pueden ser continuos o espasmódicos.
- Letargo, depresión, resistencia a moverse o alternancia entre tumbarse y levantarse.
- Balidos.
- Patadas al suelo con las extremidades anteriores, apoyo alternante del peso entre distintas extremidades.
- Rechinar de dientes.
- Taquipnea, respiración superficial.
- Taquicardia.
- Tenesmo.
- Dorso arqueado.
- Vientre encogido, mirada fija al abdomen, patadas al abdomen (infrecuente).
- Las cabras raramente ruedan por el suelo.

Cólico en cabras adultas

Diarrea/enteritis

Véase el Capítulo 14.

Indigestión (atonía ruminal)

Etiología

- Pequeños niveles de mal manejo de la dieta, en concreto proteína y energía inadecuadas con una dieta rica en fibra, alimentos enmohecidos o congelados, un sobreaporte moderado de piensos concentrados o agua insuficiente, provocan diversos grados de impactación y atonía ruminal.
- Administración oral de antibióticos o sulfamidas (debido a la destrucción de la flora ruminal normal).
- Falta de ejercicio.
- La administración oral de aceite de linaza provoca la formación de un bolo alimenticio maloliente que suele ser escupido, cesando la masticación normal del mismo.

Signos clínicos

- Menor apetito o anorexia completa.
- Menor producción de leche.
- Estreñimiento con expulsión de pequeñas cantidades de heces o diarrea ocasional.
- Generalmente un rumen firme y maleable en el lado izquierdo, pero a veces con un grado moderado de timpanismo cuando la atonía ruminal se produce.
- Sin signos de rumia o solamente muy débiles.
- Normalmente escasos signos de dolor abdominal, aunque en ocasiones se observan signos típicos de cólico espasmódico como pataleo del suelo con las patas delanteras, miradas al abdomen, alternancias frecuentes entre tumbarse y levantarse y rechinar de dientes.

Tratamiento

- Muchos animales levemente afectados se recuperan de forma espontánea. En otros casos, se debe adoptar un tratamiento sintomático.
- Utilizar *200 g de sales de Epsom (sulfato de magnesio)* en *300 mL de agua* administrados con sonda el primer día, después 100, 75 y 50 g en días sucesivos si es necesario.
- Administrar *aceite vegetal (30 mL)* en cerca de *100 mL de parafina líquida* mediante sonda.
- Rehidratación si es necesaria.
- Aliviar el dolor cuando se presente.
- En animales con un problema recurrente, la administración de salvado dos o tres veces a la se-

mana puede servir para evitar la impactación. Mezclar cuatro puñados de salvado escaldado con una cantidad suficiente de agua hirviendo para lograr una papilla desmenuzada y dejarla reposar durante 10 minutos.

- Administrar follaje, hojas y tallos para lograr que se recupere la rumia del bolo alimenticio.
- Restablecer la microflora del rumen con yogur, probióticos o introduciendo con sonda contenido ruminal fresco o heces trituradas. El bolo alimenticio se puede obtener de la boca de cabras que estén rumiando (¡utilizar una cuchara!) y se mezcla con agua para conseguir una solución adecuada para administrar con sonda empleando una botella de plástico.

Nota: la *impactación del abomaso* se puede producir en animales con escasa rumia. El abomaso es palpable en la zona inferior derecha del abdomen. Tratar como la atonía ruminal.

Acidosis ruminal aguda

Etiología

- El sistema microbiano del rumen solamente se puede adaptar a cambios lentos de la dieta (3-10 días).
- La ingestión excesiva de alimentos con alto contenido de energía, como la cebada, trigo, turtós, etc., ocasiona una rápida fermentación de los hidratos de carbono de la dieta y la formación de grandes cantidades de ácido láctico, disminuyendo el pH del rumen. Cuando baja el pH, la motilidad del rumen se reduce y la microflora normal del rumen resulta destruida y sustituida por lactobacilos y estreptococos. El ácido láctico produce una grave *ruminitis* con necrosis de la mucosa, y se absorben el ácido láctico y los productos tóxicos resultantes de la degeneración de las bacterias del rumen, causando una toxemia. Los contenidos del rumen son hipertónicos con respecto al plasma, de modo que los líquidos se pierden en el interior del tracto digestivo lo que conduce a la formación de un contenido ruminal blando, diarrea y deshidratación (hematocrito 30-40% = buen pronóstico de recuperación, >45% mal pronóstico).
- Ciertos alimentos que son ácidos de por sí, por ejemplo, la remolacha, manzanas, ruibarbo, etc., pueden provocar acidosis si son consumidos de repente en grandes cantidades.
- Las infecciones secundarias por hongos o bacterias, como *Fusobacterium necrophorum*, pueden dar lugar a una ruminitis más prolongada después de que el animal haya superado el proceso agudo.
- La menor función del rumen reduce la síntesis de tiamina (vitamina B1) por parte de los microbios y provoca una necrosis cerebrocortical (CCN).

Signos clínicos

Existen diversos grados de sobrecarga de grano y por tanto varios grados de acidosis ruminal. Los animales con una acidosis ruminal leve, especialmente aquellos más crónicos (es típico el animal de feria ganadera sobrealimentado) pueden tener un pH ruminal relativamente normal con escasa actividad protozoaria, mientras que los animales tumbados en el suelo suelen tener una acidosis metabólica así como una acidosis ruminal (diagnosticada por un bajo pH de una muestra de líquido ruminal). La gravedad de los signos clínicos es igualmente variable.

- Letargo, reflejo palpebral muy lento.
- Anorexia.
- Dolor abdominal: rechinar de dientes, patadas en el abdomen.
- Temperatura por debajo de lo normal.
- Pulso rápido y débil (>100 latidos/minuto tiene un mal pronóstico).
- Ausencia de movimientos en el rumen.
- Diarrea.
- Muerte.
- La laminitis (véase el Capítulo 7) puede aparecer en animales que se han recuperado debido a alteraciones en el corion de las pezuñas.

Tratamiento

- Los casos leves se pueden tratar igual que una indigestión, en particular si se comienza pronto. Las *sales de Epsom (sulfato de magnesio)* en *300 mL de agua* administrados con sonda el primer día, y después 100, 75 y 50 g en días sucesivos si es necesario, actúan como laxante para mover el grano más rápidamente y ayudan a tamponar el ácido del rumen.
- La administración por sonda de 100 g de *bicarbonato sódico* ayuda a reducir la acidosis (pero una sobredosis puede provocar una alcalosis); el

bicarbonato se puede mezclar con un pellizco de sal (para ayudar a reemplazar el cloro perdido con la diarrea) y agua suficiente para obtener una pasta espesa que pueda administrarse con una cuchara en la parte posterior de la boca.

- De forma alternativa, 15 mL de *leche de magnesia* (suspensión de carbonato de magnesio hidratado en agua) es un buen antiácido que no conducirá a una alcalosis metabólica si se administra en exceso. Repetir a las 3 a 4 horas si es necesario. Los antiácidos que contienen *carbonato cálcico* también son eficaces. Las sales tanto de calcio como de magnesio incrementan la motilidad del tracto gastrointestinal al estimular la contracción del músculo liso y ayudan a mover los alimentos desde el rumen.
- El *gel de hidróxido de aluminio*, 1-2 g, es un antiácido eficaz al neutralizar el ácido y absorber los iones de hidrógeno. También es ligeramente astringente.
- La deshidratación se debe corregir mediante la administración parenteral de *3 a 5 litros de líquidos isotónicos* (solución de Ringer, *suero salino al 0,9%*).

Nota: evitar las soluciones de ácido láctico como la de Hartmann.

Los líquidos orales se pueden administrar mediante sonda gástrica o mediante una jeringa; el líquido se absorbe desde el rumen.

- La acidosis metabólica se puede corregir con *bicarbonato sódico* intravenoso, administrado a lo largo de 1 a 3 horas. De forma empírica, se administran 500 mL de bicarbonato sódico al 4,2% o se hace una estimación del déficit básico (véase la Tabla 15.1) y el déficit de bicarbonato (véase la Tabla 15.2) y se actúa en consecuencia. Si no se conoce el nivel de bicarbonato en el suero, la corrección deberá ser empírica. En la acidosis grave, se puede asumir con plena seguridad un déficit básico de 10 mmol/litro.
- La *tiamina, 10 mg/kg i.v./i.m., 1 mL/10 kg* al día durante 3 días, puede ser útil para ayudar a evitar la necrosis cerebrocortical. Se pueden utilizar preparados multivitamínicos si no se dispone de tiamina, pero se deben administrar en función del contenido de tiamina (normalmente 10 o 35 mg/mL).

Tabla 15.1 Estimación del déficit básico.

Gravedad de los signos clínicos	% Deshidratación	Déficit básico (mmol/litro)
Leve	5	5
Moderada	8	10
Grave	10	15

- La *bencilpenicilina procaína, 10 mg/kg i.m.* cada 12 horas durante 10 a 14 días permitirá eliminar o prevenir las ruminitis por bacterias anaerobias.
- La *neomicina oral* puede ayudar a detener la fermentación.
- El *flunixin meglumine, 2,2 mg/kg i.v.*, se puede administrar una vez al animal si está deshidratado.
- La *ruminotomía* (véase el Capítulo 23) se debe realizar en los casos graves, procediendo a vaciar completamente el rumen, lavando su contenido y sustituyéndolo por heno, agua y preferiblemente contenido ruminal de una cabra sana.
- Se debe administrar *antitoxina* de *Clostridium perfringens tipo D* si se dispone de ella.
- El restablecimiento de la microflora normal del rumen se puede facilitar administrando yogur, probióticos, bolitas de heces desmenuzadas o una transfaunación ruminal de 12 a 24 horas después del tratamiento inicial.

Nota: los productos probióticos contienen algunas especies de *Lactobacillus* que no son adecuadas para los rumiantes. Fermentan con rapidez los hidratos de carbono disponibles y los convierten en ácido láctico, con lo que exacerban el problema.

Acidosis ruminal subaguda (SARA)

Incidencia

La incidencia de la acidosis ruminal subaguda está muy poco documentada, pero su incidencia en las granjas lecheras comerciales parece ser muy inferior a la de las vacas lecheras. Esto puede deberse a que las cabras, que se alimentan del ramoneo, son más capaces de seleccionar los productos alimenticios y de mantener su ingesta de fibra, aun cuando reciben raciones completamente mezcladas y aunque su ración esté desequilibrada. De igual forma,

Tabla 15.2 Estimación del déficit de bicarbonato.

Peso corporal en kg x 0,3 x Déficit básico = mmol de bicarbonato necesarios

donde 0,3 es el volumen de líquido extracelular (ECFV) para los animales **adultos**

Una cabra de 50 kg que tenga una deshidratación del 10% tendrá un déficit básico de 15 mmol/litro y necesitará 50 × 0,3 × 15 = 225 mmol de bicarbonato
1 mL de bicarbonato sódico al 1,26% = 0,15 mmol de bicarbonato
1 mL de bicarbonato sódico al 4,2% = 0,50 mmol de bicarbonato
1 mL de bicarbonato sódico al 8,4% = 1,00 mmol de bicarbonato

La cabra necesita 450 mL de bicarbonato sódico al 4,2%

Si no se dispone de soluciones de bicarbonato sódico, se puede añadir bicarbonato sódico a un litro de suero salino al 0,9%:
13 gramos de bicarbonato sódico en un litro de agua = solución isotónica al 1,3%
1 g de bicarbonato sódico = 12 mmol de bicarbonato
Una cabra de 50 kg con una deshidratación del 10% necesita 18,75 g de bicarbonato sódico = aproximadamente 1,5 litros

la incidencia en las cabras de compañía se desconoce, a pesar de que por lo general reciben dietas inadecuadas y/o con alto contenido en cereales. Sin embargo, es probable que las laminitis crónicas, que son relativamente frecuentes en las cabras lecheras pigmeas y en las de compañía, sean consecuencia directa de la acidosis ruminal.

Etiología

El reticulorrumen es un contenedor fermentador cuya función requiere para ser eficaz una cierta cantidad de fibra. Necesita una alfombra de fibra larga flotando sobre el líquido para poder atrapar las partículas más pequeñas, cuanto más gruesa sea la alfombra de fibra larga flotante, más largas serán las partículas pequeñas retenidas. La alfombra de fibra estimula a los receptores de la pared del rumen favoreciendo la rumia y la fibra larga estimula la regurgitación, la masticación del bolo y la salivación. Tanto la longitud como la estructura de la fibra de la ración son importantes, la paja cortada menuda es mucho menos eficaz que la paja sin procesar o que el heno de fibra larga. Como regla de oro general, las partículas de fibra tan largas como la anchura del morro del animal favorecen un buen nivel de masticación y de formación del bolo, maximizando el flujo de saliva. El aporte de materia seca de la cabra (DMI) suele ser de alrededor del 2,5-3% de su peso corporal, aunque puede ser inferior durante el final de la gestación y tras el parto, y aumenta durante las primeras semanas de lactación. El DMI aumenta con la edad y con las dietas más digeribles, dependiendo de su palatabilidad. Las dietas que estimulan la rumia son más eficaces para mantener las condiciones óptimas de la fermentación dentro del rumen.

La saliva, que contiene iones bicarbonato y fosfato, ayuda a tamponar el rumen y a mantenerlo lo máximo posible en la proximidad del pH 7 óptimo, aunque en la práctica el pH alcanzable suele ser <6,5 debido al aporte de raciones basadas en cereales. Las bacterias necesarias para la fermentación de las paredes de las células vegetales son sensibles al pH. El crecimiento de las bacterias del rumen disminuye por debajo de un pH 6 y por debajo de 6,2 la digestión de la fibra está muy inhibida.

El pH bajo del rumen provoca:

- Depresión de la ingesta voluntaria de alimentos.
- Incremento del nivel de trastornos digestivos (acidosis, indigestión y meteorismo).
- Aparición de paraqueratosis de la pared del rumen.
- Incremento de la incidencia de laminitis/problemas de pezuñas.
- Incremento de los depósitos de grasa.
- Reducción de la concentración de grasa en la leche.
- Descenso relativo de la producción de leche.

> **La vigilancia continuada de los factores que influyen en el pH y la función del rumen es un componente importante de un programa sanitario.**

Las cabras comerciales pueden ser sensibles a la acidosis debido a:

- Dietas con alto contenido en maíz (ensilado de maíz): el ensilado de maíz contiene importantes cantidades de almidón (250 g/kg MS), de modo que no es todo forraje.
- Dietas con alto contenido en trigo.
- Baja ingestión de fibra.
- Uso de camas no comestibles, por ejemplo, arabinosa, viruta de madera, papel de periódicos, camas de goma.
- Cambios bruscos de dieta en el parto: los animales recién paridos necesitan 2-4 semanas para adaptarse a un aumento del nivel de concentrados en su dieta.

Las cabras de compañía pueden ser sensibles a la acidosis debido a:

- Bajo aporte de fibra.
- Forraje inadecuado o de baja calidad.
- Sobrealimentación con pienso mezcla para cabras.
- Dietas inadecuadas: patatas, pan sobrante, comida de bares, etc.
- Exceso de suplementos.
- Sobrealimentación.

Signos clínicos

- Menor ingestión de alimentos.
- Menores rendimientos.
- Heces blandas o diarrea evidente.
- Signos leves de cólico.
- Laminitis aguda (laminitis crónica si la acidosis persiste algún tiempo).

> **Los alimentos que pasan al intestino delgado sin ser degradados pueden causar el sobrecrecimiento de *C. perfringens*, la producción excesiva de toxina épsilon y una *enterotoxemia*. Las cabras recién paridas están expuestas a un riesgo especial.**

Tratamiento

- Prestar atención a los desequilibrios de la dieta.
- Eliminar todas las fuentes de almidón y aportar un forraje de buena calidad como el heno de tallo largo.
- Administrar bicarbonato sódico (20 g) o 15 mL de leche de magnesia (suspensión de carbonato de magnesio hidratado en agua) por boca.

Prevención

- Añadir fibra larga a la ración para estimular la masticación y el flujo de saliva.
- Los corrales con buena cama de paja aportan una fuente adicional de forraje y aumentan la ingestión de fibra.
- Los productos de tallo largo aumentarán la rumia más que un ensilado con hojas bien cortadas, aliviará las acidosis subclínicas y estimulará la ingestión de materia seca.
- Añadir bicarbonato sódico a la ración para incrementar la capacidad tampón del rumen.
- Añadir a la ración granos de cereales completos y sin romper mejor que granos triturados o rotos, de modo que el almidón se libere más despacio y el pH del rumen no disminuya demasiado.
- Añadir poco pienso con almidón y solo de vez en cuando. La cantidad de ácido láctico producido está relacionada con la cantidad de almidón consumida en todo momento, de forma que su producción disminuye al limitar la cantidad de pienso ingerido.
- Administrar una dieta completa (ración completa mezclada).

Timpanismo del rumen

Timpanismo ruminal primario (meteorismo espumoso)

Véase el Capítulo 16.

Timpanismo ruminal secundario

Véase el Capítulo 16.

Enterotoxemia (*Clostridium perfringens* tipo D, riñón pulposo)

> **Las bacterias clostridiales y las cabras**
>
> Las bacterias clostridiales más importantes en las cabras son *C. perfringens* y *C. tetani*. La mayoría

de las enfermedades en las cabras están asociadas con *C. perfringens* tipo D, aunque *C. perfringens* tipos B y C pueden rara vez causar una enteritis hemorrágica aguda en cabritos jóvenes. Las cabras parecen ser casi totalmente resistentes a los problemas de la gangrena gaseosa clostridial. Los diferentes tipos de *C. perfringens* se distinguen por su característico patrón de producción de toxinas. La principal toxina producida por los tipos β y C es la toxina beta, mientras que la toxina épsilon es la más importante producida por el tipo D. Tras la entrada de los esporos a través de heridas, *C. tetani* elabora la toxina tetánica, que es una potente neurotoxina.

Etiología

- *Clostridium perfringens* tipo D prolifera rápidamente en respuesta a cambios en la dieta como el crecimiento exuberante del pasto o la sobrealimentación con cereales. La toxina épsilon es producida en forma de protoxina inactiva, la cual es activada por la acción proteolítica de la tripsina del intestino delgado. La toxina incrementa la permeabilidad del intestino y es absorbida hacia la circulación sanguínea, provocando un daño vascular y edema en órganos como el cerebro, pulmones, riñones y corazón.

Transmisión

- *Clostridium perfringens* está presente en el intestino de las ovejas y cabras sanas y también ha sido aislado del suelo.

Signos clínicos

- Sobreagudo: muerte súbita o trastorno terminal de choque con convulsiones.
- Agudo:
  - Diarrea, inicialmente amarillo-verdosa y blanda, después acuosa y con moco, sangre y restos de mucosa intestinal.
  - Decúbito esternal y más adelante lateral.
  - Dolor abdominal intenso: quejidos lastimeros de dolor intermitentes.
  - Choque: extremidades frías.
  - Movimientos de pedaleo y giro hacia atrás de la cabeza antes de morir.
- Se ha descrito una forma crónica en cabras adultas que presentan brotes periódicos de diarrea grave, menor producción de leche y adelgazamiento extremo, y que responde a la vacunación.

Lesiones *post mortem*

- La confirmación de la enfermedad, incluso tras un examen *post mortem*, resulta generalmente difícil y solamente es posible en un cadáver reciente. El «riñón pulposo», tal como se presenta en las ovejas, es raro en las cabras.
- Recoger de 20 a 30 mL de contenido intestinal al que se añaden de 2 a 3 gotas de cloroformo en un contenedor hermético y remitirlo al laboratorio.
- Líquido pericárdico que coagula en contacto con el aire.
- Hemorragias petequiales o equimóticas sobre el epicardio, endocardio, diafragma, serosa del intestino delgado y músculos abdominales.
- Mucosa del intestino delgado inflamada.
- Áreas simétricas de hemorragias, edema y licuefacción en el encéfalo, especialmente en los ganglios basales; encefalomalacia simétrica focal (véase el Capítulo 12). Las lesiones producidas por la toxina épsilon en el cerebro de las cabras son patognomónicas de la enterotoxemia de tipo D.

Diagnóstico de laboratorio

- Todas las técnicas para el diagnóstico de la infección por *C. perfringens* tienen limitaciones.
- *Clostridium perfringens* tipo D es un habitante normal del intestino y puede encontrarse, junto con su toxina, en animales sanos. La presencia de cepas capaces de producir una determinada toxina no significa necesariamente que esa toxina sea producida o sea producida en cantidad suficiente para inducir la enfermedad.
- Las extensiones realizadas a partir de intestino delgado y teñidas con Gram muestran la presencia de bacilos Gram positivos.
- La toxina épsilon se puede detectar empleando las pruebas de protección en ratones con antisueros específicos o mediante la técnica de ELISA.
- La orina obtenida de la vejiga puede contener glucosa.

La **glucosuria** es una observación constante en la enterotoxemia.

Tratamiento

- Antitoxina tipo D de *Clostridium perfringens*, al menos 12,5 mL en adultos, 5 mL en cabritos, s.c./ i.m. (ya no disponible en Reino Unido).
- Aliviar el dolor con:

Flunixin meglumine, 2 mg/kg, 2 mL/45 kg i.v.
Carprofeno, 1,4 mg/kg, 1 mL/35 kg i.v.

- Tratamiento de apoyo: *soluciones intravenosas de electrolitos tamponados, 120 mL/kg* a lo largo de 4 a 5 horas (no suero salino glucosado porque se produce hiperglucemia al final), calor y compañía.

Prevención

- Evitar los trastornos digestivos: consumo excesivo de concentrados, dietas con alto contenido en piensos y con fibra insuficiente, exceso de pastoreo en pastos exuberantes, etc., y realizar cualquier cambio de alimentación de forma gradual.
- Las dietas deben tener un alto contenido en fibra con una fibra de longitud adecuada (véase el apartado sobre acidosis ruminal subaguda). Se piensa que los hidratos de carbono solubles que atraviesan el rumen con demasiada rapidez favorecen el desarrollo excesivo de clostridios en el intestino delgado.
- La *vacunación* con una vacuna clostridial multivalente aporta cierta protección frente a la enterotoxemia, *C. perfringens* tipos B y C y tétanos. Sin embargo, no se han establecido los umbrales de protección para las cabras y la respuesta de anticuerpos tras la vacunación suele ser poco clara. La inmunidad producida en las cabras parece ser menos satisfactoria que la lograda en las ovejas; los niveles de anticuerpos capaces de neutralizar a las toxinas clostridiales detectados en las cabras suelen ser inferiores a los de ovejas vacunadas con el mismo producto. Se ha sugerido que la vacunación puede conferir una protección adecuada frente a la toxina épsilon absorbida pero no frente a las lesiones inducidas por los clostridios en la mucosa intestinal. Sin embargo, se ha comprobado de forma experimental que la vacunación con toxoide épsilon puede proteger con seguridad frente a la enterotoxemia, de modo que el motivo de los fracasos descritos con la vacunación rutinaria sigue estando poco claro. Puede existir una diferencia fundamental en cuanto a la inmunidad humoral y celular de las ovejas y cabras, posiblemente en relación con el rango de especificidad de las células B, o quizás el adyuvante de la vacuna, que se incorpora para estimular la respuesta inmune, sea menos eficaz en las cabras.
- Existen algunos indicios de campo sobre que las vacunas 4 en 1 logran una protección mejor que las vacunas 7 u 8 en 1. Sin embargo, cualquier vacuna que se utilice debe contener los toxoides de *C. perfringens* tipos B, C y D y de *C. tetani*. Si estuviera disponible, se puede utilizar una vacuna 2 en 1 que proteja frente a enterotoxemia y tétanos. El resto de enfermedades clostridiales son extremadamente raras en las cabras de Reino Unido, de modo que solamente deberían emplearse vacunas con más componentes si en la explotación se confirma la presencia de *C. novyi* o *C. chauvoei* (véase el Capítulo 18).
- No se recomienda el empleo de vacunas combinadas frente a pasterelosis y clostridiosis.
- La duración de la respuesta a la vacunación tiene una duración menor en las cabras que en las ovejas, de forma que es necesario acortar el intervalo entre las vacunaciones de recuerdo y la vacunación inicial a 6 meses; en explotaciones problemáticas se recomiendan vacunaciones incluso más frecuentes (Tabla 15.3).

Tabla 15.3 Programa de vacunación frente a enfermedades por clostridios.

Primovacunación:	2 dosis, separadas por 4 a 6 semanas El intervalo de 4 a 6 semanas es importante y no se debería reducir
Dosis de recuerdo:	Cada 6 meses, con una dosis 4 a 6 semanas antes del parto para asegurar la máxima transferencia de inmunidad a los cabritos
Cabritos:	Comenzar la primovacunación a las 3 a 4 semanas de edad (madre no vacunada) o a las 8 semanas de edad (madre vacunada)
Dosis:	2 mL

> **Vacunación frente a las enfermedades por clostridios**
>
> Seleccionar la vacuna más sencilla disponible que contenga los componentes más importantes para la granja en cuestión.
>
> Revisar y acortar el intervalo entre las dosis de recuerdo, sin seguir de forma automática las pautas recomendadas para las ovejas.
>
> La respuesta del animal alcanzará un efecto máximo con una dosis de 2 mL. Duplicar la dosis a 4 mL es un despilfarro y es probable que provoque una mayor reacción local en el punto de la inyección.

- La duración de la persistencia de los anticuerpos de procedencia materna y su efecto sobre la vacunación no están claros. Por otro lado, la edad de la madurez inmunológica en los cabritos no está bien documentada.
- El punto de inyección recomendado es la cara lateral del cuello o del tórax a la altura del codo.
- Normalmente se producen inflamaciones estériles como reacción a la vacunación, cuyo tamaño puede oscilar desde pequeños nódulos a varios centímetros de diámetro.

Nota: aunque por lo general se considera una enfermedad importante de las cabras en Reino Unido, la complejidad de confirmar su diagnóstico hace que se desconozca su verdadera incidencia. Cualquier «muerte súbita» suelen atribuirla los ganaderos a una enterotoxemia, de modo que se infradiagnostican otras causas de muerte repentina, como por ejemplo, la septicemia bacteriana o la torsión mesentérica. Incluso la detección de la toxina épsilon en el contenido intestinal no es una prueba concluyente de que la muerte haya sido causada por *C. perfringens* tipo D, por lo que el estudio histológico del cerebro resulta esencial en el diagnóstico.

Ulceración del abomaso

Etiología

- Las úlceras del abomaso están poco documentadas, pero es probable que sean debidas a una dieta con alto contenido en pienso concentrado y bajo contenido en forraje, en especial al principio de la lactación.
- Las úlceras pueden ser una consecuencia de la acidosis crónica y de la estasis ruminal.

Signos clínicos

- Muchas cabras con úlceras superficiales del abomaso no muestran una enfermedad aparente, o solamente en ocasiones presentan inapetencia. Sin embargo, las úlceras más profundas dan lugar a signos clínicos de mayor gravedad.
- Las alteraciones del tono y la motilidad del abomaso afectan a su vez a la motilidad del rumen y del retículo.
- La perforación y las adherencias del omento que sellan la perforación ocasionan un dolor de bajo nivel e intermitente acompañado de rechinar de dientes, fiebre intermitente, disminución del movimiento del rumen-retículo, pérdida de peso, menor producción de leche, inapetencia notable y diarrea intermitente.
- La perforación sin que sea sellado el defecto puede dar lugar a una peritonitis aguda difusa y la muerte.
- Pueden producirse hemorragias graves que dan lugar al desplazamiento con adherencias hacia el lado izquierdo del abdomen (véase más adelante).

Tratamiento

- Sintomático; corregir la dieta.
- Metaclopramida, 0,5-1 mg/kg, 5-10 mL/50 kg i.v., inicialmente, después i.m., dos veces al día (máximo dos dosis mediante inyección i.m.) para restaurar el tono del abomaso y estimular el vaciado gástrico.
- Antibióticos de amplio espectro.

Desplazamiento del abomaso al lado izquierdo

Véase el Capítulo 16.

Urolitiasis

> Cualquier macho cabrío que haga esfuerzos debería considerarse que tiene la uretra bloqueada mientras no se demuestre otra cosa. La urolitiasis es frecuente, el estreñimiento es raro.

La urolitiasis es un trastorno metabólico de los machos cabríos, en especial de los castrados de cualquier edad y de los cabritos machos, pero en ocasiones puede afectar a machos de cualquier edad, caracterizado por la formación de cálculos en el tracto urinario y por un bloqueo de la uretra. La urolitiasis está casi siempre asociada con el consumo de dietas basadas en piensos concentrados.

Etiología: Anatomía

- Afecta a los machos; las hembras pueden eliminar cálculos con mayor facilidad a través de una uretra más corta y ancha.
- La castración frena el desarrollo del pene, de modo que la uretra es más estrecha.
- Los animales maduros poseen una uretra más grande que los inmaduros. *Los animales jóvenes castrados presentan el mayor riesgo.*
- Los puntos más frecuentes de la obstrucción son la flexura sigmoidea distal y el proceso uretral, aunque puede producirse en cualquier lugar desde la pelvis renal hasta la uretra distal.

Desarrollo de los urolitos

Los urolitos son concreciones minerales formadas por la precipitación o cristalización de sales minerales sobre una matriz orgánica. Por lo tanto, su formación depende de diversos factores, tanto dietéticos como ambientales. El desarrollo de los urolitos depende del contenido mineral de la dieta, del contenido en factores orgánicos formadores de cálculos de la dieta, del pH de la orina y del volumen de orina.

En los machos sometidos a manejo intensivo se encuentran con frecuencia cálculos de carbonato de calcio y fósforo.

Cálculos de fósforo

Estos incluyen los cálculos de fosfato de amonio y magnesio (estruvita) y de fosfato cálcico (Lámina 15.1). Se producen en una orina alcalina y están asociados con una alimentación basada en cereales y raciones pelletizadas. Los cereales tienen un alto contenido en fósforo, especialmente el trigo, maíz, sorgo, avena y mijo. El fósforo no debe superar el 0,6% de la ración total.

- Los niveles altos de fósforo en la orina incrementan la probabilidad de que se formen fosfatos insolubles y cálculos en la orina.
- Los factores que aumentan la excreción de fósforo en la orina predisponen a la formación de cálculos.
- La excreción de fósforo en la orina es normalmente muy baja en los rumiantes, ya que cualquier exceso de fósforo absorbido vuelve a ser secretado de nuevo al aparato digestivo a través de la saliva y se excreta con las heces. El consumo de forraje abundante aumenta la producción de saliva y la excreción de fósforo. Por el contrario, la producción de saliva se reduce si se consumen dietas pelletizadas en lugar de mezclas.

Diversos factores pueden conducir a un aumento del fósforo en orina:

- *Niveles altos de fósforo en la dieta:* a un cierto nivel, el sistema de reciclado del fósforo de la saliva se satura y se produce la excreción de fósforo en la orina.
- *Niveles bajos de calcio en la dieta (relación calcio:fósforo baja):* puesto que el calcio se opone a la absorción del fósforo en el intestino, la absorción de fósforo, y por tanto la carga de fosfatos en la orina, aumenta cuando la relación calcio:fósforo de la dieta es baja (<1,5:1 calcio:fósforo).
- Contrariamente, una relación calcio:fósforo alta en la dieta reduce la incidencia de formación de cálculos al disminuir la absorción de fósforo desde el intestino, con lo que se reducen los niveles de fosfato en la orina.
- *Dietas bajas en fibra:* las cabras que consumen dietas con alto contenido en grano/bajo contenido en fibra secretan cantidades mucho menores de saliva que los animales con dietas ricas en forraje, lo que reduce la cantidad de fósforo excretado en las heces.
- *Baja producción de orina:* cualquier reducción en el consumo voluntario de agua conducirá a un menor volumen de orina y a una mayor probabilidad de formación de cálculos. El consumo de piensos concentrados en lugar de forraje reduce de forma significativa el volumen de orina.
- *Niveles de magnesio en la dieta:* algunas investigaciones han sugerido que los niveles altos de magnesio *per se* no provocan urolitiasis y de hecho pueden reducir la incidencia de la formación de cálculos al disminuir la excre-

ción de fósforo en la orina, pero por el contrario, los niveles de magnesio >0,6% en la raciones de los cebaderos de EE.UU., han sido relacionados con un aumento en la formación de estruvita, aun cuando la relación Ca:P era de 2-2,5:1, por lo que se recomienda que el magnesio no exceda el 0,6% de la ración total.

– *Predisposición genética:* en el ganado ovino, se ha demostrado que las diferencias individuales en el metabolismo del fósforo tienen una base genética. El fósforo se excreta principalmente en las heces de algunas ovejas y en la orina de otras. Es probable que la misma situación se dé en las cabras: se ha comprobado la existencia de una tendencia FAMILIAR a la formación de cálculos en los machos de raza Saanen. Existen auténticas diferencias raciales en las ovejas, se desconoce si lo mismo se puede aplicar a las cabras. La genética también puede ser determinante en relación al tamaño de la uretra.
– Los mucopolisacáridos de la orina pueden actuar como una matriz cementicia y de ese modo pueden promover la formación de cálculos. Están asociados con un rápido desarrollo corporal y con el consumo de ciertos alimentos (semilla de algodón y mijo) y piensos pelletizados.

Cálculos de carbonato cálcico

Los cálculos de carbonato cálcico (Lámina 15.2) se producen en una orina alcalina.

- Las plantas con alto contenido en calcio predisponen a su formación y los cálculos están asociados de forma típica con el pastoreo en praderas con abundante trébol o con el consumo de alfalfa y otros henos de leguminosas o bien productos de alfalfa troceada, que contienen más calcio del que necesitan los machos adultos para su mantenimiento.
- El incremento de la excreción de calcio en la orina provoca la precipitación de cristales de carbonato cálcico de diversos tamaños.
- En un estudio retrospectivo, las cabras con urolitos de carbonato cálcico correspondían de forma típica con machos castrados de descendencia africana, >1 año de edad. Las cabras enanas nigerianas presentaban una incidencia de urolitos superior a la de cabras pigmeas. Las razas cruzadas, Anglo-nubias y Toggenburg presentaban la incidencia más baja. No está claro si ello refleja verdaderas diferencias genéticas, diferencias en los regímenes de alimentación u otras variables.

Cálculos de oxalato cálcico

La urolitiasis se puede producir en cabras que pastan en praderas con abundante trébol o donde exista abundancia de plantas que contengan oxalatos:

- El oxalato es el producto final habitual del metabolismo de la glicina y del ácido ascórbico y es un componente de la orina normal. El oxalato cálcico suele estar presente en forma de cristales en el sedimento de la orina concentrada de los rumiantes debido a su muy baja solubilidad.
- Los cristales de oxalato cálcico pueden formarse en animales alimentados con plantas que contengan oxalato, como las hojas de la remolacha azucarera, las hojas de ruibarbo, acederas (*Rumex* spp.) y la aleluya (*Oxalis acetosella*) (véase el Capítulo 21). La cantidad de oxalato necesaria para provocar toxicidad es variable, pero puesto que la microflora del rumen que degrada el oxalato se desarrolla en los animales adultos introducidos de forma gradual al oxalato (el oxalato se metaboliza en bicarbonato), la incidencia de las intoxicaciones por consumo de plantas que contengan oxalato es infrecuente.

> Existe el error ampliamente difundido entre los ganaderos de cabras acerca de que la *pulpa* de remolacha azucarera no debería suministrarse a los machos cabríos: no existen fundamentos científicos que apoyen esta teoría.

Nota: el pastoreo en praderas con abundante trébol, que son ricas en calcio y pobres en fósforo pero con un alto contenido en oxalatos, puede conducir a la formación de cálculos de *carbonato* cálcico. El oxalato se degrada en el rumen, provocando que el exceso de calcio sea excretado en la orina y promueva la formación de cálculos de carbonato cálcico en una orina alcalina.

Cálculos de sílice

Los cálculos de sílice puro o mezclado con oxalato cálcico, carbonato cálcico o materiales orgánicos están asociados con el pastoreo en ciertas praderas nativas de zonas de Australia y el oeste de Norteamérica (en particular, durante los periodos de sequía) y con el consumo de rastrojos de avena, heno o grano.

Signos clínicos

- Anorexia, letargo.
- Signos de dolor abdominal: rechinar de dientes, miradas frecuentes al abdomen, patadas al abdomen.
- Resistencia a caminar; posición de pie con las extremidades estiradas.
- Esfuerzo para orinar; puede gotear orina antes de que se produzca el bloqueo total; pueden acumularse pequeños cálculos en los pelos del prepucio.
- La palpación del abdomen resulta molesta.
- La vejiga de la orina distendida se puede palpar en los animales pequeños y cabritos.
- La rotura de la uretra provoca la infiltración con orina de los tejidos subcutáneos perineales; la rotura de la vejiga provoca una acumulación de orina en el escroto o dentro del abdomen. La distensión abdominal debida al uroperitoneo se debe distinguir del timpanismo ruminal, de los tumores peritoneales y de las obstrucciones del tracto gastrointestinal. La presencia de líquido en el abdomen se puede identificar provocando su movimiento externamente con las manos y el animal aparece con una dilatación simétrica con forma de pera cuando se mira desde detrás.
- Tras la rotura de la vejiga o la uretra, los signos clínicos mejoran de forma temporal como consecuencia del alivio del dolor, y ya no puede palparse la vejiga.

> Los signos clínicos pueden ser leves. Puede ser necesario realizar un cuidadoso examen del animal sobre una superficie de cemento duro durante un periodo de 1 a 2 horas para determinar si la cabra es capaz de orinar.

Diagnóstico

- Signos clínicos.
- El examen de los pelos del prepucio puede revelar la presencia de depósitos de cristales arenosos.
- En los animales pequeños, se puede exteriorizar el extremo del pene, lo que permite examinar el proceso uretral y palpar la uretra situando al animal sentado sobre sus cuartos traseros o tumbado sobre su zona dorsal y con sus cuatro patas atadas juntas. Sin embargo, en los animales grandes suele ser imposible de realizar sin sedación y aun con ella puede resultar problemático.
- *Bioquímica:* el diagnóstico provisional de urolitiasis se basa en un importante *incremento de los niveles de nitrógeno ureico en la sangre (BUN) y de las concentraciones de creatinina* (hasta un incremento de 10 veces o más). El nivel normal de BUN en la cabra es de 3,6 a 7,5 mmol/litro y el de creatinina de 53 a 124 µmol/L. En los casos de urolitiasis, las concentraciones de BUN pueden ser superiores a los 40 mmol/L.

  En la azotemia prerrenal (p. ej., deshidratación, perfusión renal deficiente), la urea puede estar moderadamente elevada mientras la creatinina es normal o cercana a la normalidad. Si se sospecha la rotura de la vejiga, el nivel de la creatinina del líquido obtenido mediante abdominocentesis se puede comparar con la creatinina sérica. Si es mayor en el líquido que en el suero, se confirma la existencia de uroabdomen.
- *Radiografía:* la realización de una radiografía normal y de contraste servirá para determinar la magnitud de la obstrucción de la uretra, la localización de los cálculos, el número de cálculos presentes o si existe una rotura uretral. Los cálculos de carbonato cálcico y oxalato cálcico se pueden observar en la vejiga y la uretra; los cálculos de estruvita no suelen poderse identificar.
- *Ecografía:* la vejiga distendida se puede identificar mediante ecografía en una cabra en posición de pie utilizando un transductor sectorial o lineal de 5 MHz en contacto con la región inguinal. La vejiga aparece como una zona anecoica (negra) rodeada por una línea hiperecoica (blanca).

  La ecografía también puede identificar con facilidad la presencia de orina libre en el abdomen, tras una rotura de la vejiga. La orina puede fugarse a través de la pared de la vejiga distendida, sin que exista una rotura de la vejiga, de forma que puede haber orina libre en el abdomen al mismo tiempo que una vejiga distendida.

Los cálculos pueden identificarse en la porción dependiente de la vejiga. Sin embargo, diversos artefactos pueden generar sombras acústicas similares a las observadas cuando hay cálculos, en especial el intestino lleno de gas cerca de la vejiga, las sombras de los cálculos tienden a ser bastante anecoicas, mientras que las generadas por el gas son más hiperecoicas.

La hidronefrosis avanzada resultante de una prolongada obstrucción uretral incrementa el tamaño de la pelvis renal, que se puede identificar como el centro anecoico (lleno de líquido) del riñón.

- *Abdominocentesis:* en los casos de rotura de la vejiga, se puede recoger orina mediante abdominocentesis. La orina se puede identificar por su olor y pueden utilizarse tiras de análisis de orina para su examen. El nivel de creatinina se puede comparar con el del suero (véase página anterior).

Tratamiento

El tratamiento va dirigido a establecer una vía directa de excreción de la orina, aportando analgesia, corrigiendo los déficits de líquido y los desequilibrios de electrolitos, especialmente la hiperpotasemia o la hiperamonemia.

- El proceso uretral debería examinarse en todos los casos en que se sospeche una urolitiasis, ya que ese es el lugar más frecuente de bloqueo. En ocasiones se puede extraer un material arenoso sin tener que recurrir a la cirugía, en especial en cabritos y si el animal está sedado.
- La administración de un espasmolítico y un analgésico (metamizol, butilescopolamina hioscina, 0,5-5 mL i.v.; Buscopan Compositum, Boehringer Ingelheim) aliviará el dolor y permitirá el paso de los cálculos. De forma alternativa, el flunixin meglumine, 2 mg/kg, 2 mL/45 kg i.v., aportará analgesia y reducirá la inflamación.
- La sedación facilitará la *externalización del pene* y puede lograr una relajación muscular suficiente para permitir que se expulse el cálculo. El diazepam (0,25-0,5 mg/kg lentamente i.v.) es el sedante de elección, aunque no aporta analgesia.

Nota: el efecto diurético de la xilacina puede empeorar la distensión de la vejiga si la obstrucción de la uretra es completa. Se puede aplicar la anestesia epidural caudal en lugar de la sedación y también aliviará el malestar.

- Si no resulta posible llevar a cabo la externalización del pene, es posible acceder al pene realizando una incisión longitudinal a través del prepucio, tras anestesiar la piel con una pequeña cantidad de anestésico local. Se puede acceder al proceso uretral o, de forma alternativa cuando se ha detectado un bloqueo mediante palpación o ecografía en el cuerpo del pene, la zona obstruida se puede elevar y realizar una incisión por encima de los cálculos, de modo que puedan extraerse. Las incisiones pequeñas se pueden cerrar con pegamento quirúrgico, mientras que las grandes pueden requerir el empleo de suturas delgadas monofilamento reabsorbibles en la mucosa.
- Los animales prepúberes, y a veces los animales de más edad castrados de jóvenes, pueden presentar un frenillo persistente que impide la externalización del pene hasta que se corta bajo anestesia. El frenillo es la unión anatómica entre el pene y la mucosa del prepucio que se rompe habitualmente entre los 4 y 6 meses de edad.

> En los animales grandes, la externalización del pene puede resultar imposible de realizar aun cuando se aplique sedación y solamente puede llevarse a cabo bajo anestesia general o anestesia epidural lumbosacra. Puede ser necesario realizar la externalización del pene a través de una incisión en la línea media del prepucio.

- El proceso uretral *siempre* debería ser eliminado con tijeras. La amputación del mismo puede aliviar el bloqueo pero, aun cuando el bloqueo sea resuelto fácilmente, el proceso sigue siendo el punto clave de una nueva obstrucción en el futuro. La eliminación del proceso uretral no afecta a la fertilidad de los sementales.
- Si la orina no fluye inmediatamente, la cateterización de la uretra y su lavado con suero salino que contenga unas gotas de lidocaína puede lograr la eliminación del sedimento y que la orina vuelva a fluir. En ese momento, se puede acidificar instilando vinagre diluido a través del catéter. La mayor parte de los vinagres comerciales con-

tienen un 4 a 8% de ácido acético, de modo que diluyendo una parte en 5 de agua (solución de vinagre del 20%) permite obtener una solución con el 1% de ácido acético. Esa solución también puede utilizarse para lavar la vejiga, mediante un catéter de Foley, tras realizar una citostomía. En ese caso, mantener el catéter colocado durante 30-60 minutos permitirá un tiempo suficiente para que se disuelvan los cristales o piedras que permanezcan todavía en la vejiga y una parte del mismo pasará a la uretra para ayudar a disolver cualquier cristal que haya en ella.

> La cateterización completa hasta la vejiga es anatómicamente imposible.

- La cateterización completa de la vejiga es anatómicamente imposible, ya que los catéteres no atraviesan el arco isquial cuando entran en el divertículo de la uretra, el receso uretral. La cateterización retrógrada desde la vejiga hasta el pene es posible tras la cirugía.
- Aun cuando la apertura de la uretra se restaure, los bloqueos recurrentes de la uretra pueden producirse posteriormente cuando otros cálculos penetren en la uretra desde la vejiga; el 80% de los animales inicialmente aliviados mediante la amputación del proceso uretral volverán a sufrir obstrucciones cuando nuevos cálculos lleguen desde la vejiga.
- Cuando existan más cálculos o cuando la obstrucción no se localice en el proceso uretral, la cirugía será necesaria para localizar y eliminar la obstrucción. El tratamiento quirúrgico de la urolitiasis obstructiva se desarrolla ampliamente en el Capítulo 26. Los costes económicos y el tipo de cabra afectada influyen en decidir si el tratamiento quirúrgico está justificado o es posible.
- La fluidoterapia con NaCl al 0,9% está indicada en cualquier animal que presente una uremia grave o esté deprimido, empleando inicialmente volúmenes suficientes para corregir la deshidratación y posteriormente para estimular la diuresis, reducir la azotemia y lavar el tracto urinario. Puede ser necesario llevar a cabo una corrección adicional de las alteraciones electrolíticas y del equilibrio ácido-base.
- Se debería administrar un tratamiento con antibióticos de amplio espectro. Los betalactámicos (penicilinas y cefalosporinas) presentan un buen espectro de actividad y son excretados en la orina.
- Se debe administrar un AINE, una vez se haya logrado una buena perfusión renal, para reducir la inflamación y ayudar a evitar la formación de una constricción uretral.

Manejo general para todos los machos cabríos

- Aportar un adecuado suministro de agua:
  - El agua limpia siempre debe estar disponible; cambiarla dos veces al día.
  - Aportar agua templada en invierno; utilizar depósitos termoeléctricos en invierno si es necesario.
  - Comprobar la altura y el funcionamiento de cualquier bebedero automático y asegurarse de que las cabras saben cómo utilizarlos.
- La regla general en nutrición para evitar los cálculos urinarios consiste en reducir el consumo de ingredientes que predispongan a la formación de cálculos aumentando el consumo de forraje y reduciendo el consumo de concentrado/grano. El incremento en el consumo de forraje estimulará además el consumo de agua.
- Administrar forraje apetecible: buen heno de *hierba,* paja de guisante, etc., si se aporta pienso concentrado, mientras que, si no se aporta, sería adecuado un 50% de hierba y un 50% de alfalfa. El heno de hierba tiene una relación calcio:fósforo de 1:1; el heno de alfalfa de 5,68:1; por tanto, un 50% de hierba/50% de heno de alfalfa alcanza una relación aproximada de 2,3:1.
- Los niveles de fósforo en la dieta total deberían encontrarse entre 0,15 y 0,3% sobre la materia seca.
- Los niveles de magnesio en la dieta totoal deberían encontrarse entre 0,12 y 0,18% sobre la materia seca.
- Aportar productos con hierba seca en lugar de concentrados, pero *no* alfalfa seca.
- No administrar tampones como por ejemplo, $NaHCO_3$.
- Aportar una dieta bien equilibrada con una relación 2:1 Ca:P. Añadir calcio en forma de cloruro cálcico para ajustar la ración cuando sea necesario.
- No añadir P a las dietas basadas en concentrados.

- La alimentación *ad libitum* en lugar de otra intermitente reduce el movimiento del agua en el rumen en respuesta a la producción de ácidos volátiles, lo que puede conducir a una menor excreción de orina.

Medidas de control adicionales en rebaños/ granjas problemáticas

El control en Reino Unido se dirige generalmente hacia la prevención de la formación de cálculos de fosfatos (estruvita), pero los cálculos de carbonato cálcico son frecuentes en los animales alimentados con niveles altos de alfalfa seca. Es prudente analizar los cálculos tras cada episodio y medir el pH de la orina antes de iniciar las medidas de control. Los cálculos se pueden analizar de forma gratuita en el Minnesota Urolith Center (financiado por Hill´s Pet Nutrition): http://www.cvm.umn.edu/depts/minnesotaurolithcenter/. Las piedras que se disuelven en un tubo con ácido acético al 1% es muy probable que sean de estruvita. Si las piedras se disuelven, el pronóstico de la resolución de la obstrucción uretral es mejor.

Las medidas van dirigidas a modificar el pH de la orina para aumentar la solubilidad de los minerales que potencialmente forman los urolitos. Los cristales de estruvita se disuelven con facilidad en la orina ácida. Las piedras de carbonato cálcico no se disuelven en la orina ácida pero la acidificación de la orina impide la formación tanto de piedras de fosfato como de carbonato. Las sales aniónicas que contienen cloruros se emplean de forma amplia. *Su propósito consiste en estabilizar el pH de la orina en valores alrededor de 5,5 a 6,5.*

- Los *acidificantes de la orina*, como el NH_4Cl (2% de la ración concentrada, 0,5-1% del consumo de materia seca), la harina de pescado, la pulpa de cítricos o el gluten de maíz se pueden administrar como parte de la ración concentrada, pero la adición de sales en forma de un simple porcentaje de la ración no logra tener en cuenta la composición total de la ración completa. Algunas dietas comerciales pueden ser naturalmente altas en cationes, lo cual anula el efecto de añadir sales aniónicas y puede conducir a un mantenimiento inconsistente e ineficaz de un pH urinario bajo. Esto es probable que suceda con alimentos como la alfalfa y las melazas. *El NH_4Cl no es la panacea universal.* De forma ideal, deberían administrarse raciones completas con una diferencia catión-anión dietética equilibrada (DCAD). La European Food Safety Authority (EFSA) ha determinado que una concentración del 1% de cloruro amónico en la dieta se considera segura para los rumiantes durante aproximadamente 3 meses, pero en el caso de que el periodo de administración sea ilimitado, no debe superarse un 0,5% de cloruro amónico. Salvo que se aporte una ración equilibrada, esos niveles puede que no sean suficientes para reducir el pH de la orina de forma adecuada. Algunos trabajos experimentales sugieren que podrían ser necesarios niveles de hasta 2,25% del consumo de materia seca. Las dosis altas de cloruro amónico podrían dar lugar a una acidosis metabólica.
- Si no se formulan dietas completas, pueden mezclarse diariamente con la dieta *40 mg/kg de cloruro de amonio* o bien *100 g de un suplemento aniónico dietético* comercial, como las proteínas acidificadas Biochlor y Soychlor.

El cloruro de amonio no es demasiado apetecible y debe camuflarse con un producto alimenticio agradable como el azúcar granulado (los productos basados en melazas deben evitarse ya que su elevado contenido en potasio puede reducir el afecto acidificante del cloruro de amonio). Algunas cabras consumen esos productos mezclados con sales minerales a libre disposición: añadir 50 g de cloruro de amonio a 1 kg de mezcla de minerales micronutrientes. El Soychlor (harina de soja tratada con ácido clorhídrico) es más agradable al gusto.

- El *incremento del contenido de sal (NaCl)* en la ración permite aumentar el consumo de agua: para modificar la ingestión de agua será necesario un incremento del 4% del consumo diario de materia seca, es decir, 80 g de NaCl al día para un animal que pese 100 kg y que ingiera un 2% de su peso corporal en materia seca al día. Se puede administrar hasta un 9% de NaCl antes de que disminuya la palatabilidad. Se puede rociar con espray una solución saturada de sal sobre el heno para aumentar el consumo de sal.
- Los animales pueden recibir *cloruro de amonio* por vía oral diariamente o dos veces al día.

La dosis debería ajustarse para cada cabra individualmente, determinando el pH de su orina mediante un pHmetro o con tiras de análisis de orina. *La vigilancia del pH es el único método de valorar la eficacia de la dosis*, siendo *10 g* al día una cantidad razonable para empezar, pero pueden ser necesarios niveles más altos en los animales grandes con el fin de asegurar que el pH de la orina se mantiene <6,0 durante 24 horas. La sal puede disolverse en 40 mL de agua y se puede endulzar con azúcar si es necesario. La mayoría de las cabras ingieren con facilidad la dosis necesaria en zumo de naranja.

- El uso continuado de cloruro de amonio puede provocar una realcalinización de la orina, de modo que se pierda su eficacia clínica. Esto puede suceder en tan solo 4 días. Se ha recomendado utilizar un tratamiento de 3 días en forma de *régimen de dosis pulsada*.
- Cuando los cálculos de carbonato cálcico o de oxalato cálcico son un problema, se deberían emplear dietas bajas en calcio.

Enfermedad hepática

El aumento general del tamaño del hígado o la presencia de alteraciones específicas en su parénquima pueden dar lugar a dolor abdominal, ya sea un dolor localizado y detectable por palpación o un dolor más generalizado con alteraciones en la postura y resistencia a moverse. Entre otros signos clínicos de la enfermedad hepática podemos observar edema, ascitis, encefalopatía hepática (Capítulo 12), fotosensibilidad (Capítulo 11), anorexia, estreñimiento, diarrea (Capítulo 14), ictericia (véase más adelante) o pérdida de peso (Capítulo 9).

Las cabras pueden resultar expuestas a numerosas hepatotoxinas, incluyendo plantas tóxicas (véase el Capítulo 21), micotoxinas y productos químicos.

Diagnóstico

- *Ecografía:* utilizar un transductor sectorial de 5 MHz; el hígado se puede observar en el lado derecho entre los espacios intercostales 8° a 10°, con la sonda dirigida en ángulo recto contra la pared torácica.
- *Biopsia del hígado:* utilizar la aproximación transtorácica a través del 9° espacio intercostal ligeramente por encima de una línea imaginaria que una la tuberosidad coxal con el codo (con el animal puesto en pie) o bien con el 11° espacio intercostal (con la cabra en decúbito lateral izquierdo). Los vasos sanguíneos discurren a lo largo de los bordes caudales de las costillas y deberían evitarse. La cabra no tiene caquexia, por lo que el rumen lleno mantiene al hígado pegado a la pared abdominal derecha. El procedimiento se puede llevar a cabo con el animal consciente, utilizando una sedación ligera cuando sea necesario.

La zona se prepara quirúrgicamente y se administran de 2 a 3 mL de anestésico local por vía subcutánea y en el músculo intercostal. Se realiza una incisión en la piel y se inserta un instrumento para biopsias hepáticas de 11,5 cm y 14 G de calibre a través de la misma y de los músculos intercostales, dirigiendo el instrumento de la biopsia hacia el codo opuesto, y después hacia el hígado. La aguja debe hacerse avanzar lentamente de modo que se pueda apreciar cada capa de tejido cuando se alcance: músculo intercostal, pleura, diafragma y cápsula hepática. Cuando se atraviesa la pleura, se aprecia una ligera resistencia seguida de un «pop»; también se aprecia un ligero «pop» cuando se atraviesa el diafragma y la aguja se mueve claramente con cada respiración; se aprecia un ligero aumento de la resistencia al penetrar en el hígado y al activarse la aguja para tomar la muestra. La aguja debería insertarse unos 2 cm en el hígado. La ecografía en tiempo real puede ser de ayuda para determinar la dirección y la profundidad requeridas, así como para reducir el riesgo de perforar un gran vaso sanguíneo.

Pueden tomarse muestras para histopatología (en formol al 10%), cultivo microbiológico (en un tubo estéril vacío) y análisis de minerales (en un tubo de plástico). Las muestras para análisis de minerales se deberían lavar abundantemente con agua desionizada antes de introducirlas en el tubo.

La biopsia puede tener interés en:

- Proceso hepatocelular primario; necrosis de hepatocitos, cirrosis, alteraciones grasas, hiperplasia biliar, neoplasias.
- Obstrucción de los conductos biliares: tapones de bilis en los canalículos, cirrosis biliar, etc.

Entre los principales factores de riesgo se encuentra la perforación de la vesícula biliar y las hemorragias a causa de atravesar un gran vaso hepático. La peritonitis es infrecuente. Los animales presentan en ocasiones diarrea tras el procedimiento debido a un neumotórax, pero no supone un problema debido al mediastino completo y se resuelve en 20 minutos.

- *Bioquímica:* el perfil bioquímico revela si existe una enfermedad hepática significativa y aporta alguna indicación sobre el tipo de patología hepática presente: aspartato transaminasa (AST), gamma glutamil-transferasa (GGT), glutamato deshidrogenasa (GLDH), sorbitol deshidrogenasa (SDH), albúmina, globulina; electroforesis de las proteínas del suero.
  - *Enfermedad hepatocelular primaria:* la lesión de los hepatocitos provoca un incremento en las enzimas específicas de los hepatocitos en el suero. En las cabras corresponden con la GLDH y SDH. En ausencia de lesión en el sistema de conductos biliares, la GGT se mantiene baja.
    - Anemia grave: hemorragias, hemólisis, hemoncosis.
    - Intoxicación por cobre.
    - Choque.
    - Insuficiencia cardiaca congestiva.
    - Bacteriemia: absceso hepático, salmonelosis.
  - *Colangiohepatitis:* la lesión del sistema biliar y de los hepatocitos provoca un aumento de la GLDH y la GGT en el suero.
    - Fasciolosis.
    - Colangitis bacteriana.
    - Intoxicación por alcaloides pirrolicidínicos.
    - Neoplasia primaria.
    - Neoplasia metastásica.
    - Aflatoxicosis.
  - *Cirrosis hepática:* la lesión persistente del hígado y la fibrosis, sea cual sea su causa, da lugar a una disminución de la función del hígado. La cirrosis inicial o moderada es difícil de detectar bioquímicamente, pero cuando es grave conduce a una disminución de la albúmina sérica y a un aumento de las globulinas; la GGT y la GLDH pueden estar moderadamente elevadas.

La *ictericia* es un signo infrecuente en la cabra incluso cuando existe un grave daño hepatocelular, pero puede darse:

- En la *enfermedad hemolítica*, en la que hay un exceso de producción de bilirrubina, por ejemplo, debido a una intoxicación por cobre, leptospirosis, eperitrozoonosis e intoxicación por coles o cebollas.
- Tras la *obstrucción de los conductos biliares*, por ejemplo, debido a fasciolosis.

En la enfermedad hemolítica, la mayor parte de la bilirrubina es indirecta, ya que no ha sido conjugada por los hepatocitos; en la enfermedad colestática, la mayor parte de la bilirrubina será directa. En la enfermedad hemolítica, la bilirrubina puede no estar elevada en la orina debido a que la bilirrubina no conjugada está ligada a las proteínas séricas y no será filtrada por el riñón. La bilirrubina conjugada de la colestasis obstructiva es soluble en agua y se puede detectar en la orina. En la ictericia hemolítica, el urobilinógeno puede estar aumentado en la orina debido al incremento de su producción, pero está ausente en la colestasis obstructiva debido a que la bilirrubina no se convierte en urobilinógeno en el intestino.

Minerales tóxicos

Intoxicación por cobre

Las cabras son relativamente más resistentes que las ovejas a la intoxicación por cobre, pero la intoxicación puede producirse debido al lamido de mineral con alto contenido de cobre, a consumir pienso para cerdos que contenga un alto nivel de cobre, a beber en los pediluvios o al tratamiento con sulfato de cobre. También se ha relacionado con los lactoreemplazantes para terneros que contenían altos niveles de cobre. La ingestión de trébol (*Trifolium subterraneum*) causa retención de cobre en el hígado. La inyección parenteral de compuestos de cobre ha sido asociada con colapso y muerte repentina.

Los niveles bajos de zinc y molibdeno en la dieta, ambos elementos antagonistas del cobre, pueden incrementar el aporte de cobre incluso cuando los niveles de cobre en la dieta no son claramente altos. El cobre se acumula en el hígado hasta alcanzar unos niveles hepáticos máximos, momento en que se libera el cobre a la circulación sanguínea, actuando como oxidante y causando una hemólisis intravascular aguda, asociada con la formación de cuerpos de Heinz.

Signos clínicos

La presentación clínica de la intoxicación crónica de cobre puede parecer un proceso agudo, aunque se trata de un trastorno crónico que puede tardar meses o años en alcanzar el estadio de crisis hemolítica.

- Normalmente muerte repentina.
- Depresión brusca y letargo, fiebre.
- Dolor abdominal grave.
- Diarrea mucoide.
- Hemoglobinuria/anemia si la cabra sobrevive el tiempo suficiente.
- Ictericia.
- Muerte en 24-48 horas tras la aparición de los signos.

Diagnóstico de laboratorio

- Anemia con cuerpos de Heinz.
- Durante las etapas finales de la acumulación de cobre en el hígado y antes de que aparezcan los signos clínicos se observan niveles elevados de enzimas hepáticas en el suero (AST, GGT, GLDH). Unos niveles elevados deberían dar pie a una investigación más profunda del estado del cobre hepático mediante una biopsia o la toma de muestras tras un estudio *post mortem* de animales representativos eliminados.
- Bilirrubinemia intensa.
- Los niveles de cobre en suero solamente suelen estar incrementados de forma marginal hasta que la capacidad de acumulación en el hígado es superada y tienen escaso valor diagnóstico, pero se mantienen elevados durante la crisis hemolítica.

Lesiones *post mortem*

- Hígado aumentado de tamaño, friable, con ictericia (de bronceado pálido a bronce intenso).
- Todo el cadáver puede presentar ictericia.
- Riñones de color verde oscuro/negro.
- La orina tiene color rojo oscuro.

Diagnóstico

- Niveles de cobre en hígado, riñón y heces notablemente elevados: niveles en riñón >314 μmol/kg MS; niveles en hígado >6.400-16.000 μmol/kg MS.
- Los niveles de hierro en riñón aumentan notablemente si se ha producido una hemólisis grave >1.600-18.000 μmol/kg MS.

Tratamiento

- Evitar el estrés.
- Interferir la absorción de cobre desde el intestino (tratar a *todos* los animales expuestos):
  - *Tetratiomolibdato de amonio*, ya sean *1,7 mg/kg i.v.* o bien *3,4 mg/kg s.c.*, en tres dosis en días alternos. El tetratiomolibdato de amonio no está autorizado para uso en animales de abasto y se ha recomendado un periodo de espera para la carne de >6 meses. El tetratiomolibdato puede redistribuir el cobre, ligado a metalotioneína, a lugares extrahepáticos y también bloquea la transferencia de cobre a cuproenzimas mediante chaperonas del cobre.
  - *Sulfato de sodio anhidro* (1 g) por vía oral cada 24 horas.
- Quelar el cobre en la sangre.
  - *D-penicilamina*, 52 mg/kg por vía oral cada 24 horas durante 1 semana.
- Transfusión de sangre.

Intoxicación por plomo

Véase el Capítulo 12.

Ingestión de fertilizantes

Véase el Capítulo 14.

Problemas posparto

Metritis

Véase el Capítulo 4.

Retención fetal

Véase el Capítulo 4.

Peritonitis

La peritonitis, con independencia de su causa, produce dolor abdominal, íleo, fiebre y posiblemente distensión abdominal. La mayoría de las infecciones se producen tras el parto, después de un desgarro uterino, como consecuencia de una metritis o tras una cesárea, pero la peritonitis también puede ser el resultado de una ruminitis, tras la introducción de un trócar en el rumen o por otra tragedia abdominal.

Cistitis

La *cistitis* se presenta de forma esporádica, en especial en las cabras. Algunos animales solamente muestran una micción frecuente con eliminación de pequeñas cantidades de orina, pero los casos agudos presentan dolor abdominal moderado y en ocasiones un trastorno sistémico.

La cistitis rara vez se produce como consecuencia del parto, aun cuando exista una infección del tracto reproductivo posterior, pero el estrechamiento del cérvix y de la vagina, causado por la fibrosis provocada por un traumatismo durante el parto, ha sido relacionado con un bloqueo de la uretra y del uréter, lo que impide el flujo de la orina y conduce a una cistitis y pielonefritis.

La *pielonefritis* se presenta infrecuentemente en las cabras, mucho menos que en las vacas, posiblemente debido a que las infecciones urinarias posparto tienen una menor incidencia. La mayoría de las infecciones del tracto urinario están asociadas con *Corynebacterium renale*, que es sensible a la penicilina procaína. Es el fármaco de elección en el tratamiento de las cistitis y pielonefritis, es barato y se secreta inalterado por el riñón: *administrar penicilina procaína, 10 mg/kg i.m.* diariamente.

La ecografía transabdominal con la cabra en posición de pie utilizando un escáner sectorial de 5 MHz permite identificar la vejiga y valorar su distensión y el grosor de su pared.

Nota: (1) Muchas cabras orinan frecuentemente cuando están nerviosas.

(2) En ocasiones, resulta difícil distinguir entre el resultado final de la hidrómetra (véase el Capítulo 1), es decir, la pseudogestación, y la cistitis. En la mayoría de los casos de hidrómetra, el líquido se expulsa rápidamente con una brusca reducción del volumen del abdomen y con la aparición de humedad en los flancos y el periné, pero en ocasiones el líquido se elimina lentamente a lo largo de días por medio de unos esfuerzos intermitentes y la expulsión de pequeñas cantidades de líquido.

Tumores uterinos

Aunque los tumores del aparato urinario son infrecuentes, los tumores del útero son razonablemente comunes en las cabras viejas y se han descrito *adenocarcinomas* y *leiomiomas* como causa de esfuerzo abdominal y tenesmo urinario. Los leiomiomas son tumores benignos del músculo liso que se forman en el cérvix, el útero o la vagina (véanse las Láminas 15.3, 15.4 y 15.5).

Por lo general, el principal signo observado es el *sangrado de la vulva*. La hemorragia se puede producir de forma espasmódica a lo largo de periodos bastante largos y, en el momento en que se solicita la intervención del veterinario, el tamaño de los tumores suele ser bastante grande, de modo que puede detectarse una masa mediante palpación abdominal. Los tumores grandes pueden provocar la presencia de una masa en la cavidad pélvica de tamaño suficiente para activar el reflejo pélvico, como sucede durante la segunda fase del parto, o bien puede obstruir la uretra, provocando la distensión de la vejiga.

> En las cabras viejas, el sangrado persistente de la vulva, en ausencia de una lesión evidente, indica casi de manera indefectible un diagnóstico de tumor uterino.

Los tumores intravaginales se pueden detectar mediante el examen digital o con espéculo de la vagina. Los tumores intraabdominales se pueden detectar mediante ecografía, empleando un escáner sectorial de 5 MHz, con apariencia de estructuras irregulares hiperecoicas diferenciables de la vejiga.

Torsión uterina

La torsión uterina se produce raramente en las cabras con gestaciones avanzadas y puede provocar dolor abdominal.

Intoxicación por plantas

Véase el Capítulo 20.

Muchas plantas pueden causar cólicos en las cabras, destacando entre ellas las pertenecientes a la familia Ericaceae (rododendros, laureles, azaleas, Andrómeda o pieris japonés, lirio de los valles).

Cólico en cabritos

> Cualquier signo de cólico en cabritos debe ser tratado como una emergencia potencial y debería aconsejarse al propietario que solicite asistencia veterinaria si los signos persisten. Los cabritos mueren de forma habitual tras periodos de dolor abdominal bastante breves.

Las posibles causas de cólico en cabritos aparecen recogidas en la Tabla 15.4.

El cólico de los cabritos suele ser consecuencia de una alimentación con lactoreemplazantes mediante botella o en sistemas *ad libitum*, como resultado de un mal manejo nutricional (concentración incorrecta, temperatura inadecuada, sobrealimentación, etc.) (véase el Capítulo 6). El timpanismo del abomaso se produce en los cabritos prerrumiantes como en los rumiantes; el timpanismo ruminal puede producirse cuando no funciona el reflejo de la gotera esofágica en casos de cabritos con estrés o si su rutina se ve alterada y la leche llega al rumen en desarrollo en lugar de hacerlo en el abomaso. Los cabritos son más sensibles que los adultos a diversos problemas abdominales, incluyendo la *torsión mesentérica*, la *intususcepción* y la *torsión cecal*, todos los cuales producen signos de cólico grave.

Tabla 15.4 Causas de cólico en cabritos.

Timpanismo del abomaso	Diarrea	Urolitiasis
Torsión mesentérica	Enterotoxemia por *Clostridium perfringens* tipo D	Cisticercosis visceral
Torsión cecal		
Intususcepción		
Timpanismo ruminal	Coccidiosis	Intoxicación por plantas

Timpanismo del abomaso

Véase el Capítulo 16.

El timpanismo del abomaso es común en cabritos criados de forma artificial y es una importante causa de muertes entre las 4 y 12 semanas de edad.

Timpanismo ruminal

Véase el Capítulo 16.

Torsión mesentérica

La torsión mesentérica conduce al infarto del abomaso, el intestino o del ciego. La torsión debe tenerse en cuenta en casos de timpanismo que no respondan al tratamiento.

Etiología

- La etiología del proceso es poco conocida, pero se produce muy frecuentemente en cabritos criados de forma artificial, probablemente tras una ingestión excesiva de leche en un tiempo corto. Las torsiones se presentan en ocasiones en animales adultos, pero se desconocen los factores que predisponen a estos casos.

Signos clínicos

- Similares a los del timpanismo, con dolor abdominal grave, distensión del abdomen y quejidos penetrantes intermitentes; el animal puede revolcarse.
- Los cabritos suelen aparecer muertos.

Lesiones *post mortem*

- La porción afectada del tracto digestivo aparece aumentada de tamaño, de color rojo oscuro y llena de gas o de líquido de color sanguinolento.

- El examen detenido revela una torsión en el mesenterio.

Tratamiento

- La intervención quirúrgica para corregir la torsión puede ser eficaz si el proceso se diagnostica pronto. El tratamiento de apoyo con líquidos intravenosos es fundamental para combatir el choque, junto con el uso de analgésicos como el flunixin meglumine.

Coccidiosis

Véase el Capítulo 14.

En las infestaciones por coccidios muy graves, el cólico intenso y el choque pueden aparecer como consecuencia de las lesiones de las células intestinales durante la liberación de merontes y merozoitos, de modo que los cabritos pueden aparecer en colapso o muertos.

Diarrea

Véase el Capítulo 14.

Clostridium perfringens tipo D (enterotoxemia)

La enterotoxemia es un problema potencial en cabras de todas las edades ya que su agente causal está presente en la mayoría de las explotaciones (véase más atrás en este capítulo).

Urolitiasis

La urolitiasis (véase pág. 293) debería tenerse en cuenta como causa de cólico en los cabritos machos de más edad.

Cisticercosis visceral

La infestación con un gran número de *Cysticercus tenuicollis*, el metacestodo de la tenia del perro *Taenia hydatigena*, causa en ocasiones un proceso agudo en los cabritos de menos de 6 meses de edad debido a la lesión del parénquima hepático. Entre los signos clínicos se encuentran depresión, anorexia, fiebre, pérdida de peso, malestar abdominal y en ocasiones muerte debido a una hemorragia aguda.

Intoxicación por plantas

Véase el Capítulo 21 y más atrás.

Lecturas adicionales

Procedimientos clínicos y ecografía

Braun, U. (2011) Ultrasonographic characterization of the liver, caudal vena cava, portal vein and gallbladder in goats. *Amer. J. Vet. Res.*, **72**, 219–225.

Braun, U. *et al.* (2011) Ultrasonographic examination of the small intestine, large intestine and greater omentum in 30 Saanen goats. *Vet. J.*, **189** (3), 330–335.

Herdt, T.H. and Huff, B. (2011) The use of blood analysis to evaluate trace mineral status in ruminant livestock. *Vet. Clin. North Amer.: Food Anim. Pract.*, **27** (2), 255–283.

Mueller, K. (2010) Clinical procedures in goats. *Goat Vet. Soc. J.*, **26**, 15–18.

Scott, P. (2012) Abdominal ultrasonography as an adjunct to clinical examination. 1. Small ruminants. *In Pract.*, **34** (1), 12–21.

Intoxicación por cobre

Cornish, J. (2007) Copper toxicosis in a dairy goat herd. *J. Am. Vet. Med. Assoc.*, **231**, 586–589.

Enterotoxemia

Baxendell, S.A. (1984) Enterotoxaemia of goats. *Proc. Univ. Sydney Post. Grad. Comm. Vet. Sci.*, **73**, 557–560.

Blackwell, T.F. and Butler, D.G. (1992) Clinical signs, treatment, and postmortem lesions in dairy goats with enterotoxaemia; 13 cases (1979–1982). *J. Am. Vet. Med. Assoc.*, **200** (2), 214–217.

Deprez, P. (2015) Clostridium perfringens infections – a diagnostic challenge. *Vet. Rec.*, **177** (15), 388–389.

Dray, T. (2004) *Clostridium perfringens* type A and type A and β2 toxin associated with enterotoxemia in a 5-week-old goat. *Can. Vet. J.*, **45** (3), 251–253.

Green, D.S. *et al.* (1987) Injection site reactions and antibody responses in sheep and goats after the use of multivalent clostridial vaccines. *Vet. Rec.*, **120** (18), 435–439.

Houghton, S. (2006) Vaccination of goats against Clostridial disease. *Goat Vet. Soc. J.*, **22**, 17–20.

Uzal, F.A. and Kelly, W.R. (1998) Protection of goats against experimental enterotoxaemia by vaccination with *Clostridial perfringens* type D epsilon toxoid. *Vet. Rec.*, **142**, 722–725.

Uzal, F.A. and Songer, J.G. (2008) Diagnosis of *Clostridium perfringens* intestinal infections in sheep and goats. *J. Vet. Diagn. Invest.*, **20**, 253–265.

Leiomioma

Cockcroft, P.D, and McInnes, E.F. (1998) Abdominal straining in a goat with a leiomyoma of the cervix. *Vet. Rec.*, **142**, 171.

Scott, P. (1998) Ultrasonography of the ovine urinary tract. *UK Vet.*, **3** (6), 67–73.

Enfermedad hepática

Ellinson, R.S. (1985) Some aspects of clinical pathology in goats. *Proceedings of the Course in Goat Husbandry and Medicine*, Massey University, 1985, pp. 105–122.

Pearson, E.G. (1981) Differential diagnosis of icterus in large animals. *Calif. Vet.* **2**, 25–31.

Pearson, E.G. and Craig, A.M. (1980) The diagnosis of liver disease in equine and food animals. *Mod. Vet. Pract.*, **61** (3), 233–237.

Acidosis ruminal

Andrews, A.H. (2003) Goat nutrition – notes on a few basic principles. *Goat Vet. Soc. J.*, **19**, 23–25.

Braun, U., Rihs, T. and Schefer, U. (1992) Ruminal lactic acidosis in sheep and goats. *Vet. Rec.*, **130**, 343–349.

Chamberlain, A.T. (2006) Acidosis in goats – Is it a problem and how will we know? *Goat Vet. Soc. J.*, **22**, 12–16.

Michell, R. (1990) Ruminant acidosis. *In Pract.*, **12**, 245–249.

Underwood, W.J. (1992) Rumen lactic acidosis. Part I. Epidemiology and pathophysiology. *Comp. Cont. Ed. Pract. Vet.*, **14** (8), 1127–1133.

Underwood, W.J. (1992) Rumen lactic acidosis. Part II. Clinical signs, diagnosis, treatment and prevention. *Comp. Cont. Ed. Pract. Vet.*, **14** (9), 1265–1270.

Urolitiasis

Baxendell, S.A. (1984) Urethral calculi in goats. *Proc. Univ. Sydney Post. Grad. Comm. Vet. Sci.*, **73**, 495–497.

Cuddeford, D. (1988) Ruminant urolithiasis: cause and prevention. *Goat Vet. Soc. J.*, **10** (1), 10–14.

EFSA Panel on Additives and Products or substances used in Animal Feed (FEEDAP) (2012) Scientific opinion on the safety and efficacy of ammonium chloride for bovines, sheep, dogs and cats. *EFSA J.*, **10** (6), 2738.

Franz, S. *et al.* (2008) Laparoscopic-assisted implantation of a urinary catheter in male sheep. *J. Amer. Vet. Med. Assoc.*, **232** (12), 1857–1862.

Gascoigne, E. (2015) Urinary tract disease in goats. *Goat Vet. Soc. J.*, **31**, 72–80.

George, J.W., Hird, D.W. and George, L.W. (2007) Serum biochemical abnormalities in goats with uroliths: 107 cases (1992–2003). *J. Amer. Vet. Med. Assoc.*, **230**, 101–106.

Janke, J.J. *et al.* (2009) Use of Walpole's solution for the treatment of goats with urolithiasis: 25 cases (2001–2006). *J. Amer. Vet. Med. Assoc.*, **234** (2), 249–252.

Jones, M.L., Streeter, R.N., Goad, C.L. (2009) Use of dietary cation anion difference for control of urolithiasis risk factors in goats. *Am. J. Vet. Res.*, **70**, 149–155.

Kannan, K.V. and Lawrence, K.E.(2010) Obstructive urolithiasis in a Saanen goat in New Zealand, resulting in a ruptured bladder. *N.Z. Vet. J.*, **58** (5), 269–271.

Kinsley, M.A. *et al.* (2013) Use of plain radiography in the diagnosis, surgical management and postoperative treatment of obstructive urolithiasis in 25 goats and 2 sheep. *Vet. Surg.*, **42** (6), 663–668.

Mavangira, V., Cornish, J.M. and Angelos, J.A. (2010) Effect of ammonium chloride supplementation on urine pH and urinary excretion of electrolytes in goats. *J. Amer. Vet. Med. Assoc.*, **237** (11), 1299–1304.

Miesner, M. (2009) Urolithiasis in small ruminants (Proceedings) CVC in Kansas City Proceedings. Available at: http://veterinarycalendar.dvm360.com/urolithiasis-small-ruminants-proceedings-1?rel=canonical.

Mueller, K. (2015) Soft tissue surgery, urethrotomy, tube cystotomy, dehorning and caesarian section. *Goat Vet. Soc. J.*, **31**, 67–71.

Nwaokorie, E.E. (2015) Risk factors for calcium carbonate urolithiasis in goats. *J. Amer. Vet. Med. Assoc.*, **247** (3), 293–299.

Oehme, F.W. and Tillman, H. (1965) Diagnosis and treatment of ruminant urolithiasis. *J. Am. Vet. Med. Assoc.*, **147**, 1331–1339.

Sprake, P. *et al.* (2012) The effect of ammonium chloride treatment as a long term preventative approach for urolithiasis in goats and a comparison of continuous and pulse dosing regimes. *J. Vet. Int. Med.*, **26** (3), 760.

CAPÍTULO 16

Distensión abdominal

La distensión abdominal debe distinguirse de las modificaciones anatómicas normales. Las cabras acumulan sus depósitos de grasa intraabdominalmente en lugar de hacerlo de forma subcutánea, de modo que las cabras con sobrepeso puede parecer que tengan una distensión abdominal. Las cabras de raza pigmea son enanas acondroplásicas y tienen un abdomen relativamente grande si se comparan con otras razas. En las cabras de más edad de otras razas, en particular las Toggenburg británicas, los músculos abdominales pueden caer ventrolateralmente al final de la gestación de modo que posteriormente el abdomen se mantiene descendido permanentemente por debajo de su posición normal. Muchas causas de distensión abdominal producen un cierto grado de dolor abdominal (véase el Capítulo 15). En las Tablas 16.1 y 16.2 se presentan las causas de la distensión abdominal en los adultos y cabritos, respectivamente.

Valoración inicial

- Edad y sexo, gestante o no gestante.
- Inicio repentino o lento de la distensión abdominal.
- Historial de alimentación: tipo de alimentos, cambios en la dieta, edad de destete, régimen de alimentación de los cabritos.
- Medicación rutinaria, incluyendo desparasitación.
- Examen físico general: la mayoría de los casos de distensión abdominal afectan al aparato digestivo o a hembras gestantes.
- Examen específico del aparato digestivo:
  - Inspección visual: contorno abdominal visto desde delante, posición de la distensión.
  - Palpación de la pared abdominal izquierda y del rumen: llenado del rumen.
  - Percusión: sonidos timpánicos, dolor.
  - Auscultación: motilidad del rumen.

Investigaciones adicionales

- Abdominocentesis, trocarización, introducción de una sonda gástrica (véase el Capítulo 15).
- Ecografía con la cabra de pie, utilizando un transductor sectorial de 5 MHz, para determinar la presencia o ausencia de fetos vivos.

Cabras adultas

Distensión ruminal

Timpanismo ruminal primario (meteorismo espumoso)

Etiología

- Pastoreo en praderas exuberantes, en particular de trébol o alfalfa en primavera; la introducción brusca de cortes de hierba o de excesivos restos de vegetales, etc., producen un llenado del rumen con gas o material espumoso.

Signos clínicos

- Depresión.
- Dolor abdominal: rechinar de dientes, cambios frecuentes del apoyo del peso sobre las extremidades, patadas contra el abdomen.

Tabla 16.1 Distensión abdominal en cabras adultas.

	Distensión
Cabras normales	
▪ Grasa abdominal	Bilateral
▪ Estómago caído	Bilateral
▪ Cabras pigmeas	Bilateral
Distensión ruminal	
▪ Timpanismo ruminal primario (meteorismo espumoso)	Inicialmente, fosa paralumbar izquierda, después todo el lado izquierdo, más tarde también la zona ventral derecha.
▪ Timpanismo ruminal secundario (asfixia)	Igual que el timpanismo primario
▪ Retención (impactación) del rumen	Zona inferior izquierda
Distensión del abomaso	
▪ Retención abomasal	Zona ventral derecha
▪ Desplazamiento a la izquierda	
Reproductiva	
▪ Gestación	Bilateral, especialmente baja
▪ Falsa gestación (hidrómetra)	Bilateral
▪ Hidropesía uterina (hidroalantoides, hidramnios)	Bilateral
▪ Tumor ovárico	Bilateral
Hernia ventral	Zona inferior derecha
Ascitis	
▪ Congestión hepática crónica	Bilateral
▪ Fasciolosis	Bilateral
▪ Fallo cardiaco	Bilateral
Tumor abdominal	Bilateral
Rotura de la vejiga (urolitiasis)	Bilateral ventral

- Distensión abdominal: más evidente en el flanco izquierdo, pero todo el abdomen aparece aumentado de tamaño.
- Disnea: respiración por la boca, extensión de la cabeza, protrusión de la lengua.

Tabla 16.2 Distensión abdominal en cabritos.

	Aparición de la distensión
Del nacimiento a 1 semana	
▪ Prematuridad	Presente al nacer
▪ Anomalías congénitas	
– Defecto del aparato digestivo	Generalmente lento
– Defecto del riñón	Lento
– Defecto del corazón	Lento
▪ Obstrucción alta del aparato digestivo	
– Obstrucción pilórica	Repentina
– Obstrucción del abomaso	Repentina
Cabritos mayores	
▪ Timpanismo del abomaso	Repentina
▪ Timpanismo ruminal	Repentina
▪ Torsión mesentérica (timpanismo intestinal)	Repentina
▪ Animales «barrigones»	
– Nutrición inadecuada	Lento
– Parasitismo gastrointestinal	Lento

Tratamiento

- Primeros auxilios por parte del propietario:
  - Administrar mediante sonda:
    - 100 a 200 mL de cualquier aceite vegetal o mineral no tóxico.
    - Un polímero surfactante no iónico autorizado (poloxaleno) contra el timpanismo (Bloat Guard, Agrimin).
    - 8 a 10 mL de trementina de uso médico en 100 mL de parafina líquida.
    - 100-250 mL de aceite de linaza con 15-20 mL de aceite de trementina.
    - En caso de emergencia, 10 mL de líquido lavavajillas será suficiente.

    Masajear el abdomen para que se extienda el aceite.
  - Mantener a la cabra de pie con las extremidades anteriores elevadas, sujetar un palo de 30 cm a la boca como si fuera un freno o bocado y embadurnar con miel o melaza la parte posterior de la lengua para estimular una masticación continuada. El ejercicio intenso puede estimular los eructos.
  - Insertar un trócar en el rumen por el flanco izquierdo utilizando una aguja de 14-16 G de calibre y 38-50 mm de longitud.

- El tratamiento veterinario debe suceder al iniciado por el propietario para lograr la eliminación del gas mediante una sonda gástrica o la inserción de un trócar con una aguja o trócar para ovejas y una cánula. El aceite o el producto contra el timpanismo se puede introducir directamente en el rumen a través de la cánula.
- Aumentar el contenido de fibra en la dieta aportando heno antes de volver a la alimentación basada en leguminosas o pastoreo.

Prevención

- Vigilar a los animales con atención durante las 12 primeras horas siguientes a su introducción al pasto.
- Permitir solamente un acceso limitado al pasto:
  - Entrar a los animales al pasto por la tarde, no por la mañana, de modo que ya hayan comido.
  - Administrarles heno, ensilado o pasto que no sea de leguminosas por la mañana antes de trasladarlos al pasto.
- Una vez en el pasto, dejarles libremente; el riesgo máximo de timpanismo se produce en las primeras horas después de meterlos en un pasto con abundantes leguminosas.
- La presencia de hielo aumenta el riesgo de timpanismo, de modo que se debe retirar a los animales antes de que hiele.
- El riesgo de timpanismo es mínimo en campos que contengan menos del 50% de leguminosas.
- Algunas leguminosas, en particular aquellas con un alto contenido en taninos, como la esparceta, el trébol corniculado (*Lotus pedunculatus*) y el trébol japonés (*Sericea lespedeza*) no provocan timpanismo.
- El marchitamiento del forraje reduce de manera significativa el riesgo de timpanismo, de modo que el método de «cortar y acarrear» o bien dejar que los animales consuman el forraje marchito en el campo es una medida beneficiosa.
- Evitar la incorporación brusca de cualquier material fermentable en la dieta y aportar suficiente fibra en la dieta en forma de heno.
- Esparcir aceite vegetal sobre el pelaje del animal antes del pastoreo favorecerá el consumo regular de aceite al lamerse, de forma que impida la formación de gas.
- Se dispone de una premezcla de poloxaleno (Bloat Guard Premix, Agrimin/Phibro) autorizada para uso en ganado bovino (no para cabras) a una dosis de 22 mg de poloxaleno/kg de peso corporal al día mezclada con la ración, comenzando 2-3 días antes del periodo de riesgo.

Timpanismo ruminal secundario («asfixia»)

Etiología

- La obstrucción física que impida el eructo provoca la acumulación de gas en el rumen, como sucede con la obstrucción esofágica causada por un *cuerpo extraño* como un trozo de manzana o un tubérculo, o por un tumor en la región de la entrada al tórax, por ejemplo, un *timoma* (véase el Capítulo 10).
- El espasmo de la musculatura reticulorruminal en el *tétanos* y la interferencia con la función de la gotera esofágica en los casos de una *hernia diafragmática*, pueden también conducir a un timpanismo ruminal crónico.
- Puede observarse cierto grado de timpanismo ruminal en enfermedades como la listeriosis debido a una parálisis faríngea.

Tratamiento

- Los primeros auxilios a realizar por el propietario son los mismos que en el timpanismo primario. Pequeñas cantidades de aceite pueden ayudar a lubricar la obstrucción.
- Tratamiento veterinario: inserción de un trócar para aliviar la acumulación de gas.
- La administración de un medicamento espasmolítico permitirá conseguir la relajación de la musculatura esofágica alrededor del cuerpo extraño.

> Metamizol, Butilbromuro de hioscina, 5 mL i.v.

- Valorar la conveniencia de una esofagostomía cuando se palpe la presencia de un cuerpo extraño en el cuello si otros métodos más conservadores resultan ineficaces.

Retención (impactación) ruminal

La retención ruminal es infrecuente en Reino Unido salvo que las cabras consuman dietas fibrosas bajas en energía. La distensión se localiza en la zona inferior izquierda del abdomen ventral, donde el rumen tiene una consistencia dura a la palpación. Los animales afectados aparecen con letargo e inapetencia, con una menor producción de leche. Algunos de ellos presentan un timpanismo leve. La administración diaria de 100 a 200 mL de aceite mineral o vegetal no tóxico puede suavizar la retención, pero muchas cabras necesitarán una ruminotomía.

Distensión del abomaso

Retención abomasal

La retención o impactación del abomaso es infrecuente en Reino Unido ya que las dietas no predisponen por lo general a desarrollar la enfermedad, que es el resultado de una alimentación con alto contenido en fibra poco digerible, en particular durante la gestación. Se produce una distensión progresiva de la región ventral derecha del abdomen y el abomaso se puede palpar con una consistencia dura y pastosa. Los animales afectados pierden peso y defecan unas heces blandas, fibrosas y malolientes. El tratamiento con 100 a 200 mL de aceite mineral o vegetal no tóxico al día, junto con una mejor dieta menos fibrosa, permite corregir los casos en sus inicios. Las retenciones graves tienen una solución más problemática.

Desplazamiento del abomaso hacia la izquierda

Etiología

- El desplazamiento del abomaso a la izquierda está poco documentado en las cabras, pero probablemente esté relacionado con el consumo de altos niveles de pienso concentrado al final de la gestación. Durante la gestación, el abomaso es empujado por debajo del rumen debido a la expansión del útero. Tras el parto, el rumen recupera su posición normal, atrapando al abomaso.

Signos clínicos

- Anorexia selectiva: rechazan el concentrado pero aceptan el heno.
- Reducción de las contracciones ruminales; la rumia es rara.
- Estreñimiento inicial, después diarrea.
- Cetosis secundaria: olor a acetona al respirar, reacción positiva de Rothera en la leche.
- La auscultación del flanco derecho revela sonidos anómalos: sonidos resonantes y chasquidos metálicos agudos que pueden ser espontáneos o provocados.

Tratamiento

- Puede producirse la curación espontánea con el ejercicio y el acceso a forraje.
- Tratamiento conservador con ayuno y volteretas rodantes en el suelo.
- Recolocación quirúrgica y fijación.
- Tras la curación espontánea o quirúrgica, debe recuperarse la alimentación con pienso concentrado de forma muy gradual a lo largo de 2 o 3 semanas.

Defecto de vaciado del abomaso

El defecto de vaciado del abomaso (AED) es una causa esporádica de disfunción del aparato digestivo de las ovejas, que ha sido descrito en un número limitado de cabras.

Etiología

- Desconocida, pero posiblemente se deba a deficiencias en la inervación autónoma del abomaso.
- La retención progresiva del abomaso conduce a la distensión abdominal y la congestión hepática pasiva.

Signos clínicos

- Distensión abdominal.
- Menor apetito.
- Caquexia.
- Pérdida de peso.
- En las ovejas, formación de heces duras, recubiertas con frecuencia de un moco espeso, pero en las cabras se ha descrito una diarrea intermitente.
- Afebril.
- La motilidad del rumen puede estar aumentada.

Diagnóstico de laboratorio

- Las enzimas hepáticas (GGT y GLDH) pueden estar elevadas si se produce una congestión hepática.

- Las concentraciones de cloro en el rumen están aumentadas en las ovejas debido al reflujo de secreciones ricas en cloro desde el abomaso hacia el rumen.

Lesiones *post mortem*

- Aumento de tamaño y retención del abomaso.
- Contenido del abomaso duro, seco y fibroso, semejante a la ingesta del rumen.
- Ascitis.

Tratamiento

- Ninguno.

Nota: Los animales con scrapie pueden presentar una retención notable del abomaso.

Otras causas de distensión abdominal

En el ganado ovino, se ha descrito que la *rumia inadecuada*, como consecuencia de problemas en la dentición, indigestión vagal y adenomata de la mucosa del abomaso, es causante de un aumento de tamaño del abomaso. Trastornos similares es de suponer que causen distensión abdominal en las cabras, aunque se han descrito raras veces.

Distensión relacionada con la gestación y el aparato reproductor

Tanto la *gestación normal*, como la *psudogestación* (hidrómetra) y el *hydrops uteri* (hidroalantoides e hidroamnios) causan distensión abdominal (véase el Capítulo 1). Los *tumores de ovario* pueden producir grandes cantidades de líquido intraabdominal.

Hernia ventral

La rotura de los músculos abdominales ventrales se produce en ocasiones tras un traumatismo o una distensión abdominal, dando lugar a un incremento del volumen del abdomen y el descenso de la ubre. La mayoría de los casos se presentan al final de la gestación, cuando el incremento de la presión intraabdominal debilita los músculos y el soporte tendinoso de la pared abdominal, en especial los músculos oblicuos abdominales externo e interno. Suele ser necesaria la intervención manual o quirúrgica en el parto. La hernia se puede corregir de forma quirúrgica tras el parto.

Ascitis

La ascitis es infrecuente en las cabras, pero puede producirse:

- En la *fasciolosis* (véase el Capítulo 9), como consecuencia de una pérdida de sangre o a la reducción de la síntesis de albúmina en el hígado.
- En las *helmintiasis gastrointestinales*, secundarias a una hipoproteinemia y anemia.
- Tras una *congestión crónica del hígado.*
- Tras un *fallo cardiaco derecho.*

Fallo congestivo del corazón

El fallo cardiaco congestivo se puede producir en las cabras por diversas causas, como la ingestión de *plantas tóxicas* (véase el Capítulo 21) y el *timoma* (véase el Capítulo 10).

Los signos clínicos del fallo cardiaco congestivo consisten en una intolerancia al ejercicio, ascitis, taquicardia, aumento del pulso yugular, distensión yugular, edema submandibular, tos húmeda y pérdida de peso crónica.

Se puede auscultar el corazón por encima del tercio ventral de la pared torácica izquierda, entre la 2ª y la 4ª o 5ª costilla y se oye con mayor claridad en el 4º espacio intercostal.

> Frecuencia cardiaca: Cabritos: 120-140 latidos/minuto (se alcanzan las frecuencias de los adultos a los 3 meses de edad)
> Adultos: 70-95 latidos/minuto
> Ritmo cardiaco normal: regular (es frecuente una arritmia sinusal respiratoria)

Entre las lesiones *post mortem* se encuentran el aumento de tamaño del corazón, hidrotórax, hidropericardio, hidroperitoneo y edema pulmonar.

El tratamiento del fallo cardiaco rara vez se intenta. La furosemida está autorizada para uso en ganado bovino en Reino Unido. Se pueden utilizar otros fármacos de uso en perros, en particular los diuréticos, vasodilatadores y la digoxina, pero no están autorizados para uso en animales de abasto.

Tumores abdominales

Tanto los adenocarcinomas intestinales como los de ovario han sido asociados con la acumulación de grandes cantidades de líquido intraabdominal.

Rotura de la vejiga (urolitiasis)

El bloqueo de la uretra como consecuencia de una urolitiasis en los machos cabríos da lugar a la rotura de la vejiga de la orina y a la acumulación de orina en el abdomen (véase el Capítulo 15). El líquido abdominal se puede identificar provocando el desplazamiento del mismo desde el exterior y el animal presenta un aumento simétrico de su volumen con forma de pera cuando se mira desde delante. El nivel de creatinina en el líquido obtenido mediante abdominocentesis se puede comparar con el de la creatinina en suero. Si es mayor en el líquido que en el suero, se confirma la existencia de un uroabdomen.

Cabritos desde el nacimiento a 1 semana de edad

Prematuridad

Muchos cabritos prematuros presentan un abdomen flácido y ligeramente distendido. Puede haber indicios adicionales de abortos o mortinatos en la granja.

Anomalías congénitas

En ocasiones se observan defectos en el aparato digestivo *–atresia ani, atresia coli* y *atresia recti–* en cabritos, lo que provoca una distensión abdominal con ausencia de producción de heces, descenso del apetito y letargo. La *estenosis pilórica* ocasiona una distensión abdominal más rápida que los bloqueos del aparato digestivo.

Los *defectos del riñón* o los *defectos del corazón* (véase el Capítulo 5) pueden producir ascitis, con una distensión abdominal de desarrollo lento.

Obstrucción alta del aparato digestivo

En raras ocasiones se producen en los cabritos muy jóvenes *obstrucciones del píloro*, por ejemplo debido a un coágulo de leche, o una *torsión del abomaso*.

Cabritos de más edad

Timpanismo del abomaso

El timpanismo abomasal es común en cabritos criados de forma artificial y es una causa importante de muertes en cabritos de entre 4 y 12 semanas de edad. Se debe diferenciar de otras causas de distensión abdominal (véase la Tabla 16.2).

Etiología

- Se conoce escasamente, pero probablemente tenga relación con la ingestión rápida de grandes cantidades de leche, lo que provoca una fermentación excesiva y la distensión rápida del abdomen por gas y líquido. También se ha sugerido que esté relacionado con la proliferación de microorganismos que liberen una cantidad excesiva de gas.

Signos clínicos

- Distensión abdominal con una tensión semejante a un tambor en los lados izquierdo y derecho.
- Dolor tipo cólico: rechinar de dientes, bostezos, estiramientos constantes del dorso.
- Diarrea.
- Choque.
- Muerte.

El problema puede presentarse en forma de «muerte súbita» (Capítulo 19), apareciendo el cabrito muerto por la mañana.

> **Todos los casos de timpanismo, incluso los leves, deberían ser tratados con seriedad y el cabrito debería ser examinado a intervalos regulares.**

Tratamiento

- Los casos leves pueden responder a la administración oral de una cucharada de aceite vegetal o un producto contra timpanismos comercial. En muchos libros antiguos sobre cabras se recomienda el aceite de linaza pero no es adecuado para uso oral porque puede provocar el cese de la rumia debido a que la regurgitación del contenido gástrico resulta dañina para la boca.

- Los casos más graves precisarán atención veterinaria.
- Aliviar la presión mediante la inserción de un trócar en el abdomen sobre el lado izquierdo con una aguja de calibre 16 o 18 G.
- Aliviar los espasmos y el dolor:

  Metamisol, Hioscina, 0,5-2 mL i.v./i.m.

- Ayudar a recuperar el tono del abomaso y facilitar su vaciado:

  Metaclopramida, 0,5-1,0 mg/kg, 0,5-1 mL/5 kg i.v.

- Administrar antibióticos de amplio espectro por vía intramuscular o intravenosa.
- Fluidoterapia en cabritos en estado de choque.

Prevención

- Administración regular de leche a la temperatura y concentración correctas.
- Valorar el aporte de leche completa de cabra en las granjas problemáticas, aunque existe el riesgo de la transmisión de la CAE.
- Los cabritos que se alimentan en cuencos en lugar de con botella están probablemente más predispuestos al timpanismo (¿debido a la ingestión más rápida de la leche?). Valorar el uso de botellas o los sistemas de amamantamiento múltiple en esas granjas, aunque requiera más tiempo.
- Proceder al destete precoz de cualquier cabrito que presente repetidos episodios de timpanismo.

Timpanismo ruminal

El timpanismo ruminal puede presentarse en cabritos durante el destete.

Etiología

- La dilatación repentina del abomaso debido a la ingestión rápida de leche induce la inhibición de la motilidad de los preestómagos.
- El fallo en el reflejo de cierre de la gotera esofágica permite que la leche se escape hacia el rumen, lo que provoca una fermentación excesiva.
- Secundario a la estasis del rumen y/o diarrea.
- Secundario a la obstrucción del esófago.

Signos clínicos y tratamiento

- El mismo que en el timpanismo del abomaso.

Prevención

- Corregir la técnica de alimentación: establecer una rutina que asegure el cierre de la gotera esofágica durante la alimentación; administrar cantidades menores con mayor frecuencia.
- Si el timpanismo es recidivante, destetar completamente al cabrito lo antes posible.

Estreñimiento

El estreñimiento parece ser bastante común en los cabritos criados de forma artificial en ciertas granjas, presumiblemente como consecuencia de las prácticas de manejo.

Etiología

- Exceso de piensos concentrados con insuficiente aporte de agua (?), como secuela de una retención abomasal (?).

Signos clínicos

- Depresión.
- Intentos frecuentes e infructuosos de defecar.
- Dolor abdominal de baja intensidad: estiramientos, bostezos.
- Falta de interés por comer o tomar leche.

Tratamiento

- Administrar por vía oral una cucharada (15 mL) de parafina líquida con 2 cucharaditas (10 mL) de aceite vegetal o un producto comercial contra timpanismos que contenga aceite de trementina y polimetilisoloxona.

Torsión mesentérica

Véase el Capítulo 15.

Animales «barrigones»

Los cabritos con desmedro suelen presentar un aspecto «barrigón» unido a una deficiente tasa de crecimiento. Esto se debe por lo general a una nutrición inadecuada muy temprana o al parasitismo gastrointestinal.

Lecturas adicionales

Desplazamiento del abomaso

Edwards, G.T. and Nevel, A. (2008) Abomasal emptying defect in two British Toggenburg goats. *Vet. Rec.*, **162**, 418–419.

Gerald, A.W., Thurston, D. and Ronald, F.M. (1983) Left displacement of the abomasum in a goat. *Vet. Med. Small Anim. Clin.*, **78**, 1919–1921.

Meimandi Parizi, A., Bigham, A. and Rowshan Ghasrodashti, A. (2008) Displacement of the abomasum to the left side and pyloric obstruction in a goat. *Iranian J. Vet. Res.*, **9** (1), Ser. No. 22, 81–83.

CAPÍTULO 17

Enfermedades respiratorias

Las enfermedades respiratorias de las cabras han sido poco estudiadas por lo general en todo el mundo. Existe una escasez de información sobre la etiología y la frecuencia de las enfermedades respiratorias en Reino Unido, pero parecen ser relativamente frecuentes, variando desde la muerte repentina debida a una neumonía sobreaguda hasta tos o flujo nasal leves pero persistentes. En la Tablas 17.1, 17.2 y 17.3 se incluyen diagnósticos diferenciales del flujo nasal, la tos y la disnea, respectivamente.

Valoración inicial

El historial preliminar debe tener en consideración:

- Si se trata de un problema individual o de explotación/rebaño.
- La posible exposición a animales infectados: ferias, reposición externa, etc.
- Alimentación, por ejemplo, heno polvoriento, tubérculos, etc.
- Alojamiento: ventilación, diseño de la instalación.
- Vacunaciones.
- Nivel general de toses/estornudos en la instalación ganadera.

Examen clínico

> Los signos clínicos de los problemas respiratorios pueden ser consecuencia de numerosos procesos no directamente relacionados con el aparato respiratorio.

- Debe llevarse a cabo un minucioso examen clínico –temperatura, pulso, frecuencia respiratoria, auscultación de los pulmones– para localizar las lesiones del aparato respiratorio superior e inferior.
- La frecuencia respiratoria se incrementa con el estrés, las temperaturas ambientales elevadas, el dolor o la acidosis metabólica.
- Muchos trastornos clínicos que no afectan directamente al aparato respiratorio pueden provocar hiperpnea y taquipnea, por ejemplo, el timpanismo, la anemia, el dolor, la hipertermia y la acidosis. La hipocalcemia puede cursar en forma de un animal aparentemente excitado, febril y neumónico.

> Frecuencia respiratoria normal:
> adultos 15 a 30 respiraciones/minuto
> cabritos 20 a 40 respiraciones/minuto

Auscultación

El borde craneoventral del pulmón se localiza en la 6ª costilla, la zona central del tórax es la 7ª costilla y el borde caudal del pulmón es la 11ª costilla. Esto significa que el campo pulmonar se extiende bastante por delante del codo y es importante no dejar de lado esa zona durante la auscultación.

Los sonidos respiratorios normales alcanzan su máximo sobre la tráquea y la base de los pulmones y también durante la inspiración, aunque en las cabras, al igual que en las ovejas, la duración de la espiración también resulta audible.

Se pueden oír ruidos inspiratorios estridentes por todo el campo pulmonar en las cabras delgadas y se

Tabla 17.1 Diagnóstico diferencial del flujo nasal.

Bilateral	**Unilateral**
Rinitis	Sinusitis
▪ Virus	▪ Infección posdescornado
▪ Bacterias	▪ Problemas dentales
▪ Micoplasmas	▪ Lesiones en cuernos
▪ Hongos	▪ Fractura facial
(improbable en GB)	▪ *Oestrus ovis* (rara vez descrito)
Neumonía (véase tos)	
Condiciones polvorientas	Tumor nasal, p. ej., adenocarcinoma nasal
Tumor nasal enzoótico	Tumor nasal enzoótico
	Cuerpo extraño

Tabla 17.2 Diagnóstico diferencial de la tos.

Neumonía	Bronquitis alérgica
▪ Bacterias	Fallo cardiaco congestivo
▪ Inhalación	Obstrucción esofágica
– Tratamientos orales	Aumento de tamaño de nódulos linfáticos
– Alimentación forzada	
– Baños	▪ Linfosarcoma
– Intoxicación por rododendros	▪ Linfoadenitis caseosa
▪ Parásitos	
▪ Hongos (improbable en GB)	Tuberculosis

Tabla 17.3 Diagnóstico diferencial de la disnea.

Enfermedad respiratoria primaria	**Enfermedad respiratoria secundaria**	
Neumonía bacteriana	Insolación	Intoxicación
Neumonía por inhalación	Anemia	▪ Cianuro (género *Prunus*)
Neumonía intersticial crónica (CAE)	Cardiopatía	▪ Nitritos/nitratos
Micoplasmas	▪ Congénita	▪ Urea
Adenomatosis pulmonar	▪ Adquirida	▪ Sal
Tumores pulmonares	Meteorismo	▪ Organofosforados
Tumores nasales	Carencia de vitamina E/selenio	
Colapso de la tráquea	Hipoglucemia	
	Traumatismo	Fases terminales de muchas enfermedades
	▪ Lesiones torácicas	
	▪ Hernia diafragmática	

oyen sonidos incrementados en los animales normales con una frecuencia respiratoria alta y una respiración profunda como consecuencia de estrés, excitación, temperatura ambiental elevada, etc.

Toracocentesis

La zona se rasura y se prepara quirúrgicamente y se inserta una aguja de calibre 18 G en el *7º espacio intercostal* a nivel de la unión costocondral o ligeramente por encima, justo por fuera del borde craneal de la costilla para evitar los vasos y nervios intercostales.

Examen radiográfico del tórax

La radiografía se utiliza generalmente para confirmar la presencia de alteraciones extensas en los campos pulmonares, por ejemplo, una neumonía o múltiples abscesos, o la presencia de una masa torácica, como por ejemplo un timoma. También puede ser útil para el diagnóstico de infecciones o tumores en los senos.

Los equipos y técnicas radiográficas utilizadas con los perros son adecuados para las cabras. Si la cabra tiene que colocarse sujeta en decúbito lateral, será necesaria la sedación con diazepam o xilacina.

Las extremidades anteriores deben ser desplazadas hacia delante para exponer los lóbulos craneoventrales del pulmón.

Examen ecográfico del tórax

Las cabras son mejores pacientes que las ovejas para realizar un examen ecográfico del tórax debido a que habitualmente poseen menos grasa corporal. La ecografía, empleando un escáner sectorial de 5,0 MHz, aporta una información útil acerca del estado del espacio pleural y del parénquima pulmonar periférico porque permite visualizar la pleura y la superficie de los pulmones. Un transductor lineal de 5,0 MHz permite examinar la pleura y la superficie pulmonar.

El examen ecográfico es eficaz para identificar:

- La presencia y extensión de un *derrame pleural:*

- La ecografía es más sensible que la radiografía para detectar pequeñas cantidades de líquido pleural.
- El líquido pleural aparece como una zona anecoica; cuando el contenido de células y proteínas del líquido aumenta, también lo hace su ecogenicidad.
- Las bolsas de gas situadas dentro del líquido pleural aparecen como puntos hiperecoicos brillantes dentro de una zona anecoica.
- La ecografía permite vigilar el grado de derrame durante el tratamiento.

■ *Depósitos de fibrina y adherencias pleurales:*
  - Los lóbulos pulmonares y la pleura están separados por una zona hipoecoica y la pleura visceral aparece como una línea blanca gruesa.
  - Las adherencias fibrinosas tienen un aspecto de entramado hiperecoico que contiene zonas hiperecoicas.

■ *Consolidación del parénquima pulmonar:*
  - El parénquima pulmonar consolidado es un buen medio acústico y aparece más hipoecoico que el tejido pulmonar circundante.

■ *Abscesos:*
  - El líquido del interior de un absceso aparece más hipoecoico que el tejido pulmonar circundante.
  - Los abscesos pueden aparecer oscurecidos si se encuentran en la profundidad del pulmón aireado.

También se puede utilizar como guía para determinar el lugar más eficaz para realizar una *toracocentesis* y una *biopsia pulmonar*.

Se rasura el pelo de ambos lados del tórax, se humedece la piel con agua corriente y se aplica un gel ecográfico para asegurar un buen contacto. Se examina el tórax en sus planos longitudinal y transversal aplicando el transductor sobre la piel por encima de los músculos intercostales.

Los *espacios intercostales 6º o 7º* sirven como puntos de referencia para comenzar la ecografía, desplazándose cranealmente hacia cada uno de los espacios intercostales para el tórax craneal y hacia la parte caudal hasta los *espacios intercostales 9º y 10º* para el tórax caudal. La ecografía comienza dorsalmente con el fin de identificar el tejido pulmonar normal.

Endoscopia

La endoscopia es una herramienta útil para complementar el examen clínico, la ecografía y la radiología, debido a que permite realizar una observación directa de la superficie de las mucosas y de las estructuras anatómicas de la faringe, esófago y tracto respiratorio superior. En la Tabla 17.4 se incluyen posibles indicaciones de la endoscopia.

Los endoscopios utilizados en los perros son adecuados para las cabras, pero estas tienen dientes extremadamente afilados, de modo que es necesario emplear una mordaza o espéculo cuando el endoscopio se introduce por la boca, se puede utilizar un tubo de poliestireno o una madera con un agujero perforado como instrumento improvisado si es necesario.

Es preferible utilizar el *paso a través de las vías nasales* si se dispone de un endoscopio con un diámetro suficientemente pequeño: un endoscopio flexible de 4 mm de diámetro es adecuado para animales de un año y adultos. Es necesario llevar a cabo una buena sujeción de la cabeza y el cuello y debe impedirse el movimiento hacia atrás del animal. La sedación puede ser necesaria cuando los animales se resisten. El endoscopio se introduce rápidamente pero con cuidado en el meato nasal ventral, una inserción excesivamente violenta puede provocar hemorragias. Generalmente se produce tos cuando el endoscopio avanza por la tráquea y es más sencillo esperar a que la tos pare antes de seguir avanzando con el endoscopio. La mayoría de los animales tole-

Tabla 17.4 Indicaciones de la endoscopia.

Endoscopia del aparato respiratorio	**Esofagoscopia**
Flujo nasal	Disfagia
Estornudos o toses crónicas	Regurgitación
Epistaxis	Sospecha de cuerpo extraño
Estridor	Neoplasias
Sospecha de cuerpo extraño	Salivación excesiva
Deformación de los huesos nasales o frontales	Megaesófago
Taquipnea	Abscesos faríngeos
Disnea	Biopsia
Lavado bronquioalveolar	
Biopsias	

ran bien la esofagostomía, se favorece la deglución tocando el cartílago aritenoides con la punta del endoscopio, de modo que entre en el esófago a través del receso laríngeo traqueal.

Lavado bronquioalveolar

El lavado bronquioalveolar (BAL) permite obtener células procedentes de las vías respiratorias bajas y puede ser útil como técnica de diagnóstico en los brotes agudos de un proceso respiratorio en animales adultos. Existen pocas probabilidades de contaminación o de presencia de comensales de la nasofaringe que interfieran en el diagnóstico en comparación con muestras obtenidas mediante un escobillón nasofaríngeo.

Los animales aparentemente sanos en contacto son los candidatos ideales para el BAL sin que exista riesgo de causarles un trastorno respiratorio. La técnica es claramente inadecuada en el caso de animales con disnea.

Técnica

Con la cabeza del animal fijada con el cuello en extensión, se introduce un tubo Portex (8 mm de calibre, 1,75 mm de grosor de la pared) a través de las vías nasales hasta la laringe. Cuando el animal inhala aire, la laringe se abre y puede avanzar el tubo, provocando un reflejo tusígeno.

Se introduce un tubo más pequeño (4,5 mm de calibre, 0,9 mm de grosor de la pared) a través del tubo exterior hasta el nivel de un bronquio, cuando se nota resistencia. El uso de un lubricante obstétrico facilita el paso del tubo interior a través del externo. Entonces se introducen 50 mL de suero salino estéril tamponado con fosfato a través del tubo interior. Tras unos 20 segundos, se aspira el líquido y se transfiere a un contenedor estéril. Normalmente se recuperan hasta 30 mL de líquido.

Lavado traqueal

El lavado traqueal es más sencillo de realizar que un verdadero lavado bronquioalveolar y puede aportar una información útil.

Técnica

Se rasura una zona por encima de la mitad de la tráquea, se prepara quirúrgicamente y se inyectan 1-2 mL de anestésico local. Se inserta una aguja de calibre 16 G entre dos anillos traqueales y se introducen de 15 a 20 mL de suero salino tamponado con fosfato (o suero salino isotónico si no se tiene disponible). Se succiona inmediatamente para obtener la mayor cantidad de líquido posible. El líquido se coloca en un contenedor estéril.

Se puede insertar un catéter tomcat a través de una aguja de calibre 14-16 G y se avanza hacia la traquea distal, lo que permite hacer el lavado más cerca de la bifurcación bronquial. La aguja se retira junto con el catéter *in situ* para evitar que la afilada aguja corte el extremo del catéter.

El procedimiento se puede realizar con el animal puesto en pie con la cabeza descendida, pero es más sencillo hacerlo con el animal en decúbito lateral.

Flujo nasal

En la Tabla 17.1 se recogen las posibles causas del flujo nasal. Las cabras sanas no tienen normalmente flujo nasal. Las cabras clínicamente normales presentan una amplia gama de bacterias aerobias en sus vías nasales, incluyendo a patógenos potenciales como *Mannheimia haemolytica* y *Pasteurella multocida*.

Cualquier causa de rinitis dará lugar a la presencia de flujo nasal: bacterias, micoplasmas, hongos y polvo. *Oestrus ovis* (véase el Capítulo 12) y los tumores nasales enzoóticos (véase la Lámina 17.1) están presentes en las ovejas de Reino Unido y podrían potencialmente afectar a las cabras. Los tumores nasales y los cuerpos extraños son infrecuentes. Se ha descrito un caso de aspergilosis nasal y cutánea en Brasil en una cabra adulta que presentaba signos clínicos de un trastorno respiratorio grave debido a una obstrucción nasal parcial, flujo nasal mucopurulento bilateral, nódulos cutáneos sobre las orejas y la región nasal dorsal y despigmentación focal de la comisura ventral de la fosa nasal derecha.

Los animales que regresan de ferias desarrollan habitualmente un flujo nasal claro (Lámina 17.1), por lo general sin otros signos clínicos, aunque puede ir acompañado de la pérdida de apetito y descenso en la producción de leche, junto con una queratoconjuntivitis leve. El proceso suele ser autolimitante. El tratamiento con antibióticos no parece modificar el curso de la enfermedad en la mayoría de los animales y es innecesario si la cabra no tiene otros problemas. Resulta tentador sugerir una etiología vírica en esos procesos (véase más delante en este capítulo), pero la función de los virus es incierta. Se sabe que los micoplasmas provocan signos respiratorios leves en las cabras de Reino Unido (véase el Capítulo 13) y es probable que al menos en parte sean responsables de esos casos.

Los animales que presentan un flujo nasal bilateral purulento (Lámina 17.2) suelen estar clínicamente enfermos; el flujo nasal purulento unilateral puede deberse a un cuerpo extraño, traumatismo, *Oestrus ovis* o tumor nasal enzoótico. Las infecciones unilaterales pueden también ser consecuencia de una lesión en los cuernos o una infección posterior al descornado.

Los ollares de las cabras con flujo nasal crónico pueden aparecer llagadas, con presencia de costras y material alimenticio adherido (Lámina 17.3), lo que puede llegar a obstruirlos. Los animales que consumen productos alimenticios triturados y conservados, como la alfalfa seca, pueden presentar dicho material pegado alrededor de los labios y los ollares y esto puede permitir su diferenciación con una causa infecciosa.

Tos

En la Tabla 17.2 se presentan posibles causas de la tos.

Las cabras no suelen tener tos normalmente. Cualquier tos en una cabra debe considerarse anormal y es la consecuencia de una infección, alergia o irritación ambiental (polvo, alimentos secos, humo) o, en caso de ser individual, de una obstrucción esofágica, aumento de tamaño de los nódulos linfáticos o de la inhalación de material extraño. Las infecciones del tracto respiratorio superior producen por lo general una tos seca. En las cabras con bronconeumonía, la tos es generalmente húmeda y menos vigorosa.

Sinusitis

Etiología

- La sinusitis que afecta a los senos frontales puede ser una secuela del descornado.
- La sinusitis maxilar generalmente es secundaria a los problemas dentales.
- La inflamación de ambos senos puede ser debida a:
  - Neoplasias, por ejemplo, un adenocarcinoma nasal.
  - Fracturas faciales.
  - Lesiones en los cuernos.
  - Miasis nasales causadas por larvas de *Oestrus ovis* (véase el Capítulo 12).

Signos clínicos

- Flujo nasal.
- Agitación de la cabeza o presión cefálica.
- Frotamiento de la cabeza.
- Olor desagradable.
- Puede verse pus en los senos.
- Fiebre, letargo, anorexia si hay infección sistémica.

Tratamiento

- Antibióticos por vía tópica: espray de oxitetraciclina; productos intramamarios.
- Antibióticos sistémicos si el animal está deprimido.
- AINEs.
- Los senos abiertos se pueden lavar con clorhexidina al 0,1%.
- Los senos cerrados pueden requerir su drenaje a través de orificios realizados en el seno frontal.

Enfermedades respiratorias infecciosas

> Las enfermedades respiratorias pueden tener una etiología multifactorial.

Etiología

Aunque diversos microorganismos que producen trastornos respiratorios graves se sabe que están ausentes en Reino Unido, como los micoplasmas responsables de la pleuroneumonía contagiosa caprina (CCPP) y de la peste de los pequeños rumiantes (PPRV), se han aislado numerosos agentes infecciosos a partir de casos clínicos o se ha comprobado experimentalmente que producen problemas en las cabras de Reino Unido.

Bacterias

Pasteurella

Mannheimia haemolytica (anteriormente *Pasteurella haemolytica*) y *P. multocida* han sido aisladas de pulmones de cabras con neumonía. Los serotipos A1, A2 y A6 de *Mannheimia haemolytica* son los aislados más frecuentes en Reino Unido. La enfermedad se precipita debido al estrés, por ejemplo, por la temperatura, transporte, etc., y puede ser secundaria a una infección primaria por *Mycoplasma*.

Bibersteinia (anteriormente *Pasteurella*) *trehalosi* parece no tener ningún papel en la enfermedad respiratoria de las cabras.

Signos clínicos

- El síndrome de la «*pasterelosis*» puede implicar a otros agentes etiológicos, como los virus u otras bacterias, y presentar una amplia gama de signos clínicos, desde una tos ocasional hasta la muerte repentina, pero normalmente se presenta como una neumonía aguda, en particular en los cabritos.
- Letargo, anorexia, fiebre.
- Taquipnea, hiperpnea, disnea.
- Sonidos pulmonares anómalos: ronchus, sibilancias, espiración ruidosa.

Pasteurella multocida rara vez causa problemas en Reino Unido, pero se ha demostrado que produce una rinitis atrófica con sangrado nasal, estornudos y atrofia de los cornetes nasales.

Lesiones *post mortem*

- Bronconeumonía exudativa.
- Consolidación extensa del pulmón.
- Pleuritis fibrinosa.

Diagnóstico

> La identificación de *M. haemolytica* a partir de un escobillón no demuestra que la cabra tenga pasterelosis.

- No existe ninguna técnica de laboratorio definitiva en animales vivos, de modo que el diagnóstico preliminar depende de los signos clínicos.
- *Mannheimia haemolytica* puede aislarse a partir de un escobillón nasal o nasofaríngeo como hallazgo fortuito y ello no significa que la cabra tenga pasterelosis.
- La confirmación *post mortem* se basa en la bacteriología y la histología de las lesiones pulmonares.

Tratamiento

Véase el tratamiento de la enfermedad respiratoria más adelante en este capítulo.

Entre los antibióticos adecuados para el tratamiento de la pasterelosis se encuentran la *tulatromicina*, 2,5 mg/kg; *oxitetraciclina*, 3-10 mg/kg i.v.; *florfenicol*, 40 mg/kg s.c. y *ceftiofur*, 1 mg/kg s.c.

La enrofloxacina (Baytril, Bayer) está registrada para cabras en Reino Unido para el tratamiento de infecciones del aparato respiratorio causadas por cepas de *Pasteurella multocida* y de *Mannheimia haemolytica* sensibles a la enrofloxacina: 5 mg de enrofloxacina/kg pv, correspondiente a 1 mL/20 kg pv, una vez al día por inyección subcutánea durante 3 días.

No debe administrarse más de 6 mL en un mismo punto de inyección.

> No utilizar *tilmicosina* (Micotil, Elanco) ya que ese medicamento está asociado con una elevada tasa de mortalidad en las cabras.

Control

Véase el control de la enfermedad respiratoria infecciosa más adelante en este capítulo.

Vacunación

- De forma ideal, las vacunas deberían contener los serotipos A1, A2 y A6 de *M. haemolytica* y todos los serotipos de *P. multocida*, pero ninguna vacuna disponible en Reino Unido reúne esos requisitos.
- La vacuna para ganado bovino Pastobov (Merial) ha sido utilizada en cabras. Pastobov contiene el serotipo A1, pero puede esperarse cierto grado

de inmunidad cruzada frente a otros tipos, incluyendo el A6, aunque no frente a *P. multocida*. La vacuna también induce el desarrollo de anticuerpos antileucotoxina.

- La vacuna para ganado ovino Ovipast plus (MSD) contiene los serotipos A1, A2, A6, A7 y A9 de *M. haemolytica:*

Programa inicial, 2 mL, dos inyecciones separadas por un intervalo de 3 a 4 semanas
Dosis de recuerdo, 2 mL anualmente

La vacunación se puede administrar al mismo tiempo que la vacunación frente a clostridios, pero en puntos separados.

No se recomienda utilizar vacunas combinadas de clostridios y pasterelas.

Mycoplasma

Los micoplasmas aparecen implicados cada vez más en casos de trastornos respiratorios en Reino Unido.

Dependiendo de la especie de micoplasma, las infecciones por micoplasmas producen diversos cuadros clínicos en las cabras: enfermedad respiratoria, queratoconjuntivitis (Capítulo 20), artritis (Capítulo 8), mamitis (Capítulo 13), abortos (Capítulo 2) y septicemia (Tabla 17.5). La infección puede variar desde una enfermedad grave que ocasiona la muerte hasta un proceso subclínico con pocos signos clínicos. Tanto la inmunidad del hospedador como la virulencia de la cepa del micoplasma influyen en la progresión de la enfermedad. La enfermedad se introduce en una explotación a través de animales portadores o de animales con una infección subclínica, o bien por medio del contacto de los animales en las ferias o concursos. La transmisión tiene lugar a través de las secreciones respiratorias o de forma vertical a los cabritos mediante el calostro o la leche.

- *Mycoplasma ovipneumoniae* y *M. arginini* están extensamente distribuidos en las cabras de Reino Unido, donde causan signos respiratorios leves, como flujo nasal y tos, en particular en cabritos y en ocasiones en los adultos. Están implicados en la enfermedad respiratoria benigna que suelen desarrollar las cabras que asisten a las ferias. *Mycoplasma arginini* parece tener una patogenicidad limitada pero suele aislarse junto con *M. ovipneumoniae* en los casos de neumonía atípica.

Tabla 17.5 *Mycoplasma* spp., implicadas en enfermedades caprinas.

Especie	Enfermedad	Distribución geográfica
M. ovipneumoniae	Proceso respiratorio leve, iniciador de neumonía, ¿queratoconjuntivitis?	GB, mundial
M. arginini	Proceso respiratorio leve, iniciador de neumonía, ¿queratoconjuntivitis?, vulvovaginitis, ¿artritis?	GB, mundial
M. conjunctivae	Queratoconjuntivitis, neumonía, artritis	GB, mundial
M. capricolum subsp. *capricolum*	Poliartritis, mamitis, neumonía, muerte neonatal, queratoconjuntivitis	GB, Europa, Australia, India, EE.UU., Egipto
Acholeplasma oculi	¿Queratoconjuntivitis?	GB, mundial
Ureaplasmas	¿Queratoconjuntivitis?, ¿vulvovaginitis?	GB, mundial
M. mycoides subsp. *capri* (*M. mycoides* subsp. *mycoides* (formador de colonias grandes))	Pleuroneumonía, mamitis, artritis, queratoconjuntivitis, muerte neonatal/abortos	Europa, África, Asia, Australia, Norteamérica
M. puetrefaciens	Mamitis, artritis	EE.UU., Francia, Australia
M. agalactiae	Agalaxia contagiosa (CA), artritis, neumonía, queratoconjuntivitis, vulvovaginitis	Europa, EE.UU., antigua URSS, Asia, África del Norte
M. capricolum subsp. *capripneumoniae*	Pleuroneumonía contagiosa caprina (CCPP)	África, Oriente Medio, India, Pakistán

Pueden actuar de forma sinérgica con *Mannheimia haemolytica*.

- *Mycoplasma capricolum*, *M. conjunctivae* y *Acholeplasma oculi* han sido aislados a partir de animales en Reino Unido. Se desconoce su papel en los problemas respiratorios.
- Fuera de Reino Unido, diversos micoplasmas pueden producir trastornos respiratorios graves, por ejemplo *M. capricolum* subespecie *capripneumoniae*, *M. mycoides* subespecie *capri* (que actualmente incluye al micoplasma anteriormente conocido como *M. mycoides* subespecie *mycoides:* formador de colonias grandes). Los signos clínicos de neumonía varían en gravedad y comprenden fiebre, tos y disnea, que suele evolucionar a una neumonía intersticial crónica y conducir a un animal caquéctico y con desmedro. La neumonía suele ser de la suficiente gravedad para que se desarrolle un *cor pulmonale* y una insuficiencia cardiaca congestiva. Los signos respiratorios suelen ir acompañados de una mamitis indurativa crónica y un crecimiento crónico del tejido óseo articular.
- *M. mycoides* subespecie *capri* es prevalente por todos los EE.UU., causando generalmente un proceso multisistémico. Los signos clínicos en los cabritos comprenden septicemia, neumonía, meningitis y artritis, y en el caso de los adultos, fiebre, pleuroneumonía, mamitis y poliartritis. El microorganismo se transmite a los cabritos a través de la leche o el calostro de cabras portadoras y en el ordeño de unas cabras a otras. Se piensa que los ácaros de los oídos (*Psoroptes* spp.) actúan como vectores de *Mycoplasma*. Los portadores asintomáticos actúan como reservorios de la infección en una granja. La prevención se realiza manteniendo una explotación cerrada, mediante higiene en el ordeño y separando a los cabritos de sus madres nada más nacer y alimentándolos con calostro y leche pasteurizados o con lactoreemplazante (véase el Capítulo 23).

Diagnóstico

El diagnóstico definitivo requiere el aislamiento o identificación del microorganismo o mediante técnicas serológicas:

- El cultivo de los micoplasmas es relativamente sencillo en los casos agudos, obteniéndose unas colonias con un aspecto de «huevo frito» característico, pero resulta más difícil en los animales afectados de forma crónica. Los micoplasmas tienen exigencias de crecimiento especiales y no crecen en medios bacteriológicos estándares.
- Se puede utilizar la técnica de PCR para la detección y diferenciación de las distintas especies de micoplasmas, pero algunas especies estrechamente relacionadas pueden ser mal diagnosticadas. La técnica de PCR/electroforesis en gel con gradiente de desnaturalización (PCR/DGGE) detecta e identifica a casi todas las especies de *Mycoplasma*, incluyendo las infecciones mixtas.
- El líquido se puede examinar bajo microscopía en campo oscuro o bien teñido con nigrosina al 5% para identificar la presencia de microorganismos pleomórficos, cocoides, anulares o filamentosos.
- Las especies nuevas o inusuales se pueden identificar mediante secuenciación del DNA.

Tratamiento

- Cuando los signos clínicos son leves no es necesario el tratamiento.
- Los micoplasmas son sensibles a la tulatromicina, fluoroquinolonas y tilosina y todos ellos han sido utilizados ante los brotes de enfermedad más graves. Son potencialmente menos sensibles a las tetraciclinas. Como los micoplasmas carecen de pared celular, los medicamentos que actúan frente a la pared resultan ineficaces.
- El tratamiento no permite eliminar el estado de portadores.
- Los ácaros de los oídos y otros ectoparásitos deberían controlarse mediante el uso de ectoparasiticidas como la ivermectina.

Pleuroneumonía contagiosa caprina

M. capricolum subespecie *capripneumoniae* causa la *pleuroneumonía contagiosa caprina (CCPP),* una enfermedad altamente contagiosa de las cabras con una morbilidad cercana al 100% y una mortalidad del 60 al 100%. Es prevalente en la mayor parte de África, Oriente Medio, India y Pakistán.

> Debe sospecharse de CCPP ante cabras con fiebre, trastornos respiratorios, tos, flujo nasal y una alta tasa de mortalidad.

Su introducción en un país previamente libre de la enfermedad se produce muy probablemente mediante la incorporación de cabras infectadas. Se transmite mediante contacto directo entre cabras y por la vía respiratoria.

Signos clínicos

Las formas sobreaguda y aguda de la enfermedad se presentan cuando la enfermedad se introduce en rebaños totalmente sensibles. El periodo de incubación es de 2 a 28 días.

Forma sobreaguda: mínimo trastorno respiratorio con muerte en 1 a 3 días.

Forma aguda:

- Fiebre.
- Flujo nasal mucopurulento.
- Salivación excesiva.
- Tos y disnea dolorosa.
- Diarrea.
- Anorexia.
- Pérdida rápida de condición corporal.
- Tasa de mortalidad de hasta el 90%.

Pueden aparecer casos crónicos en zonas afectadas de forma endémica:

- Tos y flujo nasal crónicos.
- Debilidad.

Lesiones *post mortem*

- Pleuroneumonía fibrinosa grave.
  - Neumonía unilateral o bilateral con diverso grado de consolidación pulmonar.
  - La superficie de corte del pulmón presenta un aspecto granuloso con abundante exudado de color pajizo.
  - Pleuritis serofibrinosa.
- Aumento de tamaño de los nódulos linfáticos bronquiales.
- En los casos crónicos los pulmones presentarán diversos estadios de resolución con encapsulación de lesiones agudas y abundantes adherencias fibrosas.

Diagnóstico diferencial

- Neumonía bacteriana (por ejemplo, pasterelosis).
- Otras neumonías por micoplasmas.
- Linfoadenitis caseosa.

Muestras necesarias para el diagnóstico

- Tras la necropsia, deben recogerse muestras de líquido pleurítico y exudado procedente de las lesiones pulmonares, junto con lesiones pulmonares activas recientes y muestras duplicadas de pulmón en formol salino neutro para histopatología.
- Deben recogerse muestras de sangre de varios animales del rebaño afectado para serología.

Control

- Sacrificio de todos los animales infectados y en contacto con ellos, junto con cuarentena y controles del transporte.
- Se puede utilizar tilosina, terramicina o estreptomicina para tratar a los casos clínicos donde la enfermedad sea endémica.
- No se dispone de vacuna para uso de campo generalizado.

Tuberculosis (TB)

La TB es primariamente una enfermedad infecciosa crónica de los mamíferos causada por el complejo de *Mycobacterium tuberculosis* (MTB), un grupo de bacterias estrechamente relacionadas que incluye a *M. bovis*, responsable de la TB en el ganado bovino y otros mamíferos, y en ocasiones de la especie humana. Las vacas son el hospedador natural de *M. bovis* pero casi todos los animales de sangre caliente son sensibles a la infección, entre ellos las cabras, ciervos, cerdos, camélidos y tejones. Este amplio rango de hospedadores animales complica la erradicación de la TB bovina. Las cabras también son sensibles a *M. tuberculosis*, la causa primaria de la TB humana, a *M. avium* y a *M. kansasii*, pero estos últimos rara vez causan la TB caprina. Una cepa del complejo *M. tuberculosis* adaptada a la cabra, conocida como *M. caprae*, está presente en Europa central y del sur. La TB bovina en las cabras, causada por *M. bovis*, es una enfermedad de declaración obligatoria en Reino Unido.

Epidemiología

La TB se puede transmitir de forma directa (de animal a animal), en particular mediante aerosoles, o indirectamente (a través de material infeccioso, como estiércol, orina, camas, alimentos y agua contaminados). Los microorganismos pueden sobrevivir durante largo tiempo en condiciones de humedad o en materia orgánica. También es posible la transmisión de la madre al cabrito a través de la ingestión de leche procedente de animales con TB en la ubre.

- En Reino Unido, las cabras parecen ser «hospedadores colaterales o secundarios», es decir, que la TB solamente afecta a las cabras en tanto en cuanto existe una entrada desde una fuente externa (hospedador de mantenimiento), como por ejemplo a partir de tejones o vacas infectados, cuando el nivel de desafío es relativamente alto y por tanto no pueden mantener la infección dentro de sus propias poblaciones en ausencia de vacas o reservorios silvestres infectados.
- Las cabras también actúan como «hospedadores amplificadores», es decir, que tienen la capacidad de diseminar la enfermedad a otras cabras, así como a otras especies (incluyendo la especie humana) que cohabiten con ellas. Una vez se ha establecido la infección en una explotación, parece extenderse con rapidez dentro de la misma.
- En otros países europeos, como Francia, España e Italia, las cabras se consideran «hospedadores de mantenimiento», donde la infección por TB persiste en la especie sin necesidad de la entrada desde otras especies.

Signos clínicos

Los signos clínicos son inespecíficos, lo que hace difícil el diagnóstico de TB.

La TB debe tenerse en cuenta en casos de pérdida de condición corporal y de apetito crónica, reducción de la producción de leche y enfermedad debilitante, con o sin signos respiratorios. La tos crónica puede ser un signo de TB en cabras y debería tenerse especialmente en consideración cuando una cabra deja de responder a un tratamiento antibiótico frente a una infección respiratoria.

- Las cabras pueden presentar amplias lesiones sin mostrar signos clínicos evidentes.
- Se comporta como una enfermedad extendida que afecta al tórax (nódulos linfáticos mediastínicos, pulmones, pleura) y al abdomen (peritoneo, hígado, bazo, nódulos linfáticos mesentéricos); en ocasiones, los nódulos linfáticos superficiales aparecen aumentados de tamaño y palpables.
- Pérdida de peso crónica ± diarrea.
- Tos crónica debida a una bronconeumonía.
- Lesiones cutáneas en ocasiones: fístulas, úlceras y nódulos.

Lesiones *post mortem*

- Granulomas tuberculosos en uno o más nódulos linfáticos.
- Tubérculos caseosos en el pulmón, hígado o bazo.
- Los pulmones y los nódulos linfáticos asociados fueron los lugares afectados con mayor frecuencia en los casos más recientes de Reino Unido. Aunque la formación de tubérculos se ha descrito clásicamente en las cabras de igual forma que en las vacas, esos casos no desarrollaron lesiones tuberculosas en los pulmones, produciendo en su lugar grandes abscesos con un pus líquido de color blanco o cremoso que solían penetrar con rapidez en las vías respiratorias, provocando una mayor propensión a la difusión de la enfermedad mediante aerosoles. Las lesiones pulmonares eran blancas o de color crema, multifocales y por lo general aparecían en zonas de consolidación de color morado. Los nódulos linfáticos bronquiales y mediastínicos contenían lesiones que variaban desde focos puntiformes a grandes lesiones caseosas con mineralización. Las lesiones también aparecían en los nódulos linfáticos mesentéricos y retrofaríngeos.

Diagnóstico

- *Técnicas para determinar la respuesta inmune celular:*
  - *Técnica intradérmica comparativa simple con tuberculina cervical (SICCT)* (especificidad 99,5%, sensibilidad >80%), compara la reacción cutánea frente al antígeno de *M. bovis* y al antígeno de *M. avium*. Algunos países como EE.UU., utilizan una prueba intradérmica sencilla aplicada en el pliegue de la cola. La presencia intercurrente de la paratuberculosis pue-

de reducir su sensibilidad y pueden aparecer falsos positivos en granjas infectadas con paratuberculosis o que vacunan contra la misma.

- Las técnicas de *gamma-interferón (IFN)* están siendo evaluadas para su uso en cabras. La técnica se basa en medir la respuesta de las células T frente a los antígenos de la tuberculosis, las cuales liberan gamma-interferón (IFN-γ). Se considera que la técnica tiene mejor sensibilidad (>80% en las cabras) que la SICCT, probablemente porque es capaz de detectar antes la infección, pero tiene menor especificidad. Pueden producirse falsos positivos cuando los animales están infectados por otras micobacterias patógenas y no diferencia entre animales infectados y vacunados.
- La sensibilidad máxima se obtiene cuando se utilizan la SICCT y la IFN-γ de forma conjunta, aunque con ello se alcanza una especificidad menor que utilizando solo la SICCT.

- *Técnicas serológicas*. Actualmente se sabe que se producen anticuerpos poco después de la infección, de modo que las técnicas serológicas son útiles si tienen suficiente sensibilidad. Se dispone de tres técnicas serológicas que identifican la presencia de anticuerpos frente a *Mycobacterium bovis* (dos en Reino Unido): IDEXX, StatPak y Enferplex.
  - El *Enferplex ELISA* (SureFarm) está siendo evaluado para determinar su sensibilidad y especificidad en cabras. Parece ofrecer mayor fiabilidad en la identificación de casos iniciales de TB en cabras cuando se compara con la prueba cutánea. Permite obtener un resultado cuantitativo utilizando la quimioluminiscencia y tiene mejor sensibilidad que otras técnicas serológicas porque utiliza un mayor número de anticuerpos distintos (7).
- *Examen post mortem:* histología (con tinción ácido-alcohol resistente; los bacilos tuberculosos son Gram positivos, ácido-alcohol resistentes y aerobios) y cultivo.

Consideraciones en Salud pública

La transmisión de la TB de las cabras a las personas puede producirse:

- A partir del consumo de leche cruda (no pasteurizada) o de productos lácteos elaborados con leche no pasteurizada procedente de cabras infectadas con TB bovina (la pasteurización elimina eficazmente el riesgo de transmisión de la TB a la especie humana).
- Mediante inhalación de bacterias eliminadas por animales infecciosos en sus secreciones respiratorias o de otro tipo.
- A través de la contaminación de heridas o abrasiones de la piel no protegida cuando se manipulan animales infectados o sus cadáveres.

Otras bacterias

Trueperella pyogenes (*Corynebacterium pyogenes*), *Staphylococcus* spp., *Streptococcus* spp., *Haemophilus* spp.y *Klebsiella pneumoniae*, entre otras, han sido aisladas a partir de cabras infectadas.

La linfoadenitis caseosa (CLA) respiratoria causada por *Corynebacterium pseudotuberculosis* es rara en Reino Unido, pero los animales infectados pueden presentar abscesos pulmonares.

Virus

> La función de los virus en la etiología de las enfermedades respiratorias en las cabras está escasamente documentada, pero no parecen jugar un papel significativo en el desarrollo de la enfermedad en Reino Unido.

Se han aislado diversos virus o se ha comprobado su presencia mediante serología en asociación con un proceso clínico, pero solamente se dispone de evidencias limitadas sobre la infección natural en Reino Unido.

Rinotraqueítis infecciosa bovina (IBR, BHV-1). El virus ha sido aislado a partir de cabras con un trastorno respiratorio y ocular, aunque la cabra no parece ser un hospedador natural del virus.

Parainfluenza (PI3). Se ha sugerido la existencia de algún papel del virus parainfluenza en los problemas respiratorios de las cabras, posiblemente como agente predisponente de la pasterelosis.

Virus respiratorio sincitial (RSV). Aunque el virus respiratorio sincitial ha sido aislado de cabras en Reino Unido, su función en los problemas respiratorios es poco claro. En EE.UU., el RSV ha sido relacionado con la presencia de flujo nasolacrimal, fiebre y tos, en especial en cabras que acuden a ferias o concursos o en eventos 4-H. Las vacunas frente al RSV bovino han sido utilizadas en la práctica para proteger a cabras que viajan a ferias, procediendo a vacunar a los animales jóvenes 60 y 30 días antes del inicio de la temporada de eventos y administrando dosis de recuerdo a las hembras gestantes con una dosis 30 días antes del parto y otra dosis a los adultos 30 días antes de la temporada de actividades.

No deberían utilizarse vacunas bovinas multivalentes que contengan cepas de virus vivo atenuadas porque su virulencia no ha sido comprobada en las cabras.

Otros virus que en ocasiones aparecen implicados en los problemas respiratorios de las cabras son:

Lengua azul (BTV). Véase el Capítulo 10. Aunque primariamente no se trata de una enfermedad de las cabras, en ocasiones se han descrito cuadros con flujo nasal seroso o mucopurulento en animales infectados.

Artritis-encefalitis caprina. Véase el Capítulo 7. Los cabritos infectados por el virus CAE pueden presentar una neumonía intersticial subclínica y algunos animales adultos desarrollan una neumonía intersticial de evolución lenta con signos similares al maedi-visna ovino, caracterizado por una tos crónica y pérdida de peso. La neumonía puede ser a veces el principal signo visible.

Adenomatosis pulmonar (jaagsiekte, carcinoma pulmonar). Es un tumor contagioso de los pulmones de las ovejas que ha sido transmitido de forma experimental a las cabras. Se observa una neumonía progresiva crónica con lesiones de adenomatosis en los alvéolos pulmonares que conduce a una pérdida de peso crónica.

Herpesvirus caprino 1 (CpHV-1/BHV-6). Causa vulvovaginitis e infertilidad en Nueva Zelanda y Australia (véase el Capítulo 1), pero no parece ser una causa importante de problemas respiratorios, aunque el virus se multiplica en el aparato respiratorio superior y la infección experimental puede producir rinitis.

Las cepas del herpesvirus caprino de EE.UU. han causado una grave enfermedad sistémica acompañada de disnea en cabritos de 1 a 2 semanas de edad.

Peste de los pequeños rumiantes (PPR)

> Debe sospecharse de PPR cuando se produce la muerte repentina de varios animales, mientras que otros presentan signos clínicos variables como fiebre, flujo oculonasal, erosiones en la boca, enteritis y bronconeumonía. Los animales pueden tener lesiones orales malolientes y diarrea fétida.

Los signos clínicos son similares a los de la peste bovina, en la actualidad erradicada mundialmente, pero la PPR es la enfermedad más grave de las cabras. Presenta una alta morbilidad (hasta el 90%) y mortalidad (del 50 al 80%) en las poblaciones sensibles.

Son sensibles las ovejas, cabras, ungulados salvajes y experimentalmente el ciervo de cola blanca americano.

La enfermedad solamente se extiende a través del movimiento de animales vivos, ya que el virus se transmite esencialmente mediante el contacto directo con animales infectados o a través del contacto con secreciones recientes o heces de animales infectados. El virus no sobrevive durante largo tiempo en el ambiente normal ya que es sensible al calor, la luz ultravioleta, la deshidratación y los valores de pH altos y bajos.

Distribución actual

- África subsahariana, África del Norte, Oriente Medio y Asia Central y del Suroeste. En años recientes se ha descrito un número creciente de brotes en Turquía. La enfermedad se ha extendido en los últimos 10 años y es considerada por la Organización Mundial para la Salud Animal (OIE) como una enfermedad de alta prioridad y una posible candidata para ser erradicada, tras la eficaz erradicación de la peste bovina.

Etiología

- Un paramyxovirus (género *Morbillivirus*) que se replica en las células linfoides y epiteliales, especialmente las del aparato digestivo.

Signos clínicos

Los signos clínicos de la PPR y de la peste bovina son muy similares. La peste de los pequeños rumiantes es la enfermedad más importante de las cabras. Las cabras solamente solían verse levemente afectadas por la peste bovina y con frecuencia solo experimentaban una infección subclínica, pero eran una fuente de infección para las vacas.

La gravedad de los signos clínicos depende del estado inmunológico del animal, de modo que en las zonas endémicas los animales jóvenes, viejos y recién llegados eran los afectados con mayor gravedad.

- Fiebre.
- Depresión.
- Anoxia.
- Hiperpnea/taquipnea.
- Enrojecimiento de las mucosas.
- Lagrimeo mucopurulento.
- Salivación abundante.
- Necrosis/ulceración y erosión de la mucosa oral; mal olor.
- Diarrea profusa hemorrágica y maloliente con restos necróticos y moco.
- Tenesmo intenso.
- Alta mortalidad: muerte en 8 a 12 días.

Los signos clínicos son muy similares a los de la pleuroneumonía contagiosa y la pasterelosis neumónica, excepto por la ausencia de lesiones orales y diarrea (que puede estar ausente en la PPR benigna).

Diagnóstico de laboratorio

- Detección del virus mediante las técnicas de ELISA de captura de antígeno, RT-PCR o cultivo celular.
- También se dispone de técnicas serológicas, ELISA competitivo y neutralización del virus.

Tratamiento

- No existe un tratamiento específico.
- Los animales infectados deberían ser sacrificados obligatoriamente si aparece la enfermedad.
- En las zonas endémicas se utilizan vacunas homólogas de virus vivo atenuado.
- El desarrollo de una vacuna modificada genéticamente (recombinante) permitiría diferenciar a los animales vacunados de los infectados.

Diagnóstico de laboratorio de las enfermedades respiratorias infecciosas

- Bacteriología. El aislamiento de bacterias a partir de escobillones nasales no confirma que un microorganismo sea responsable de la enfermedad, sino simplemente que está presente en las vías nasales; los escobillones de la nasofaringe y la orofaringe son más útiles.
- Virología. Se pueden utilizar los escobillones de nasofaringe para el análisis virológico.
- Las alteraciones bioquímicas y hematológicas pueden indicar la existencia de una respuesta inflamatoria pero son inespecíficas de la enfermedad respiratoria.
- Las muestras de suero pareadas recogidas con una diferencia de 10 a 14 días pueden ser de utilidad.
- Examen *post mortem:* histopatología, bacteriología/virología, etc.
- La confirmación en el laboratorio de la infección por micoplasmas se realiza mediante PCR/electroforesis en gel con gradiente de desnaturalización (PCR/DGGE).

Tratamiento de las enfermedades respiratorias infecciosas

- Aislar a los animales afectados y someter al resto a una observación cuidadosa para detectar signos precoces de la enfermedad.
- Procurar un *ambiente cálido y sin corrientes de aire*.
- Utilizar *antibióticos* para controlar las neumonías bacterianas o evitar infecciones bacterianas secundarias.
- La oxitetraciclina de acción prolongada (20 mg/kg) y la danofloxacina suelen ser eficaces en los casos iniciales de infecciones por *Mannheimia* (*Pasteurella*).
- Los fármacos basados en la penicilina son eficaces frente a algunas cepas de *Mannheimia* (*Pasteurella*), pero no frente a todas.
- La enrofloxacina (Baytril, Bayer) está autorizada para uso en cabras en Reino Unido para el tratamiento de infecciones del aparato respiratorio causadas por cepas de *Pasteurella multocida* y

Mannheimia haemolytica sensibles a enrofloxacina: 5 mg de enrofloxacina/kg pv, lo que corresponde a 1 mL/20 kg pv, una vez al día por vía subcutánea durante 3 días.

- *No* se debe utilizar tilmicosina (Micotil, Elanco) ya que ese fármaco está relacionado con una elevada tasa de mortalidad en las cabras.
- Los micoplasmas son sensibles a la tulatromicina, fluoroquinolonas y tilosina, pero son potencialmente menos sensibles que las tetraciclinas.
- Utilizar medicamentos *antiinflamatorios no esteroideos* para reducir la congestión pulmonar y la fiebre: Flunixin meglumine, 2 mg/kg, i.v./i.m., Carprofeno, 1,4 mg/kg i.v./s.c., Ketoprofeno, 3 mg/kg, i.v./i.m., Meloxicam, 2 mg/kg i.v./s.c.

Control de las enfermedades respiratorias infecciosas

La prevención y control de las enfermedades respiratorias se basan en la eliminación, o al menos la minimización, de los factores predisponentes hacia la enfermedad, combinadas con tratamientos profilácticos estratégicos para reducir el impacto de los agentes patógenos respiratorios. En la Tabla 17.6 se incluyen los factores desencadenantes de las enfermedades respiratorias.

- Los *cabritos fuertes y bien criados* serán menos sensibles a las infecciones respiratorias.
- *Evitar la mezcla de animales de diferentes edades* en un mismo espacio aéreo.
- Aplicar una *estrategia «todo dentro-todo fuera»* con los lotes de cabritos, con un mínimo de 2 semanas de descanso entre lotes.
- *Aislar* a los animales de nueva adquisición durante al menos 2 semanas en un espacio aéreo separado.
- *Minimizar el estrés por manejo*.
- *Gestionar las enfermedades concurrentes*, como las gastroenteritis parasitarias.
- Garantizar un *ambiente bien ventilado pero sin corrientes de aire* (Tabla 17.7). Debe procurarse asesoramiento experto cuando se diseña una nueva instalación ganadera y debe prestarse especial atención cuando se adapta una instalación diseñada originalmente para una especie distinta, con el fin de asegurar que se consiguen unas condiciones ambientales apropiadas.
  - *Temperatura*. Las cabras son animales homeotermos que necesitan mantener una temperatura corporal constante entre 38,7 y 40,7°C. Un correcto diseño de las naves permite que los animales se críen con mayor eficiencia.

  La capacidad para tolerar temperaturas extremas varía con la raza y su hábitat natural y también está influida por la cantidad de grasa corporal, el grosor de su capa de pelo y la dieta. Las cabras son capaces de soportar temperaturas bastante frías, siempre que sus bebederos no se congelen y estén bien alimentadas, pero no les gustan las variaciones bruscas de temperatura. El descenso repentino de la temperatura altera el contenido de humedad del aire y ocasiona la condensación sobre las estructuras metálicas. La mayoría de las razas caprinas presentes en los países templados como Reino Unido presentan una temperatura mínima críti-

Tabla 17.6 Factores asociados con las enfermedades respiratorias.

Factores de manejo	Factores naturales
Hacinamiento	Edad (cabritos más sensibles)
Ventilación deficiente	Condiciones meteorológicas extremas, en especial temperatura y humedad
Acumulación excesiva de cama en sistemas de cama profunda que conduce a unos niveles altos de humedad y amoníaco	
Mezcla de animales de edades diferentes	Raza/genética
Incapacidad de aislar a los animales de compra reciente	
Incapacidad de aplicar una estrategia «todo dentro-todo fuera» con los cabritos	
Cabritos desnutridos	
Transporte	
Manipulaciones	

Tabla 17.7 Condiciones ambientales adecuadas para las cabras.

Temperatura	Óptima 10-12°C	Mínima 0°C[a]	Máxima 27°C[a]
Humedad relativa	Óptima 60-80%		
Ventilación	Invierno 30 m^3/hora/cabra	Verano 120-150 m^3/hora/cabra	Máxima velocidad del aire 0,5 m/s adultos 0,2 m/s cabritos
	Entrada de aire >2x superficie de la salida de aire Caudal de aire <0,5 m/s a nivel de los animales Volumen de aire, óptimo 8-10 m^3/cabra (mínimo 5-6 m^3/cabra)		
Iluminación	Superficie de la ventana igual a 1/20 de la superficie del suelo		
Espacio de alojamiento		**Adultos**	**Cabritos**
	Corral 2,0-2,5 m^2 cabra 2,5-3,0 m^2 macho	Cubículo 4,0 m^2	Cubículo 1,0 m^2 (Máximo 25 cabritos/corral)
Espacio de comedero	0,4 m/cabra		
Volumen de aire	5-6 m^3 por cabra		

[a] La temperatura que, dentro de un rango, las cabras consideran confortable varía en función de la raza y el hábitat natural.

ca de 0°C, por debajo de la cual sienten frío y necesitan convertir los alimentos en calor.

- *Humedad*. Las cabras adultas evaporan 1,2 a 1,5 litros de agua/día. Existe una humedad adicional que se añade a la atmósfera debido a la evaporación de la orina en los sistemas de cama profunda y debido a las fugas en los bebederos, etc. La humedad relativa óptima es del 60-80%.

  El aumento de la humedad influye sobre la zona térmica neutral de la cabra, provocando en invierno que la capa de pelo se humedezca y disminuyan sus propiedades aislantes y en verano reduciendo la evaporación y limitando la pérdida de calor.
- *Amoníaco*. Los sistemas de cama profunda liberan cantidades significativas de amoníaco, sulfuro de hidrógeno, etc., que si no son controladas pueden irritar los ojos y las vías respiratorias.

  Renovar las camas cada 6 meses limita la liberación de amoníaco y reduce la aparición de moscas. Reducir la altura de las camas también incrementa el volumen de aire disponible para las cabras, lo que ayuda a reducir la temperatura y la humedad. Las camas deben tener un grosor de 130-150 mm sobre cemento y permitir un buen drenaje de la orina y las heces. Los suelos sucios necesitan 70-100 mm.
- *Ventilación*. La mala ventilación es una causa principal de neumonías, especialmente entre los animales jóvenes. Debe haber un flujo de aire adecuado en la instalación: 30 m^3/h/animal en invierno; 120-150 m^3 en verano. Deben evitarse las corrientes de aire. La velocidad del aire debe ser inferior a 0,5 m/s al nivel de los animales (0,2 m/s para los cabritos).

  La ventilación puede ser estática: lamas ajustables, sistema «Yorkshire», láminas perforadas, rejillas de plástico, etc., o dinámica con extractores eléctricos. Es muy importante la ubicación y el tamaño de las entradas de aire, extractores y ventiladores.

  Buena ventilación:

  - Mantiene un aporte de aire fresco.
  - Elimina el vapor de agua procedente de las cabras.
  - Ayuda a evaporar las camas, heces y las fugas de agua.
  - Elimina el olor y los gases de las excretas animales.

- Reduce los niveles de polvo.
- Reduce la acumulación de microorganismos.
- Reduce el riesgo de neumonías.
- Minimiza la condensación.
- Asegura una temperatura mínima satisfactoria en invierno y mantiene una temperatura en verano aproximadamente similar en el interior y el exterior.

– *Aislamiento*. En las zonas templadas, por lo general no es necesario un aislamiento adicional, pero en zonas con inviernos fríos puede ser necesario, en especial para los alojamientos de los cabritos, y ayudará a evitar las fluctuaciones de la temperatura. La adición de aislamiento permitirá evitar también que el aire cálido de la instalación se condense sobre las paredes frías.

– *Densidad ganadera*. El espacio mínimo requerido es de 2,0-2,5 m^2 por adulto y de 1,0 m^2 por cabrito sin destetar.

> No es posible apreciar la velocidad del aire y el flujo del mismo en una instalación ganadera sin equipos de medición especiales. La primera impresión puede ser errónea.

- La vacunación puede ser eficaz para controlar la infección por *Mannheimia* (*Pasteurella*) (véase la página 320) pero en la actualidad no se dispone de pruebas convincentes de que la vacunación frente a los virus respiratorios, como RSV o PI3, sea eficaz en el control de las enfermedades respiratorias en las cabras, aunque se hayan utilizado empíricamente para proteger a aquellos animales que acuden con frecuencia a ferias o concursos.

Parásitos

Dictyocaulus filaria

El parásito pulmonar *Dictyocaulus filaria* se localiza en la tráquea y los bronquios e infesta tanto a ovejas como a cabras. Su ciclo biológico es directo y sus larvas salen con las heces. No suele ser un agente patógeno principal; la aparición de sus signos clínicos es más probable en el sur de Inglaterra durante el final de verano u otoño, tras la acumulación de larvas en el pasto durante el verano.

Epidemiología

- Las larvas invernan en el pasto.
- Los animales portadores perpetúan la infestación.

Signos clínicos

- Tos, taquipnea, flujo oculonasal.
- Inapetencia, pédida de peso.
- Las infecciones secundarias pueden dar lugar a fiebre y disnea, pero las bronquitis parasitarias con clínica grave son raras.

Diagnóstico

- Detección de larvas en las heces mediante la técnica de Baerman o flotación con $ZnSO_4$.

Tratamiento

- Levamisol, 12,5 mg/kg, vía oral (eficacia limitada frente a estadios larvarios de los parásitos; puede requerir repetir el tratamiento tras dos semanas).
- Mebendazol, 22,5 mg/kg; Febental, Fenbendazol, Oxfendazol, 7,5 mg/kg, vía oral.
- Ivermectina, 10 mg/50 kg, 12,5 mL/50 kg, vía oral.
- Abamectina, Doramectina, Ivermectina, Moxidectina, 10 mg/50 kg, 1 mL/50 kg, s.c. (actividad persistente potencial frente a *D. filaria* durante cuatro semanas o más).

> No administrar levamisol inyectable en cabras con una posible infestación pulmonar.

Muellerius capillaris

El parásito pulmonar *Muellerius capillaris* se localiza en los espacios alveolares, pequeños bronquiolos, tejido conjuntivo subpleural y parénquima pulmonar, e infesta tanto a ovejas como a cabras; las cabras son más sensibles a la enfermedad. Su ciclo biológico es indirecto, actuando como hospedadores intermediarios las babosas y caracoles tras ingerir las larvas.

Epidemiología

- Las cabras se infestan durante su primer verano en el pasto al ingerir a los hospedadores intermediarios presentes en la hierba. El nivel de la infestación aumenta con la edad, de modo que la enfermedad clínica se observa generalmente en cabras adultas de más de 3 años de edad.

Signos clínicos

- Variables, oscilando desde una tos ligera a una tos crónica grave con disnea.

Diagnóstico

- Detección de larvas en las heces mediante la técnica de Baerman o flotación con $ZnSO_4$.

Tratamiento

- Fenbendazol, 30 mg/kg en una sola dosis o 15 mg/kg al día durante 3 a 5 días por vía oral.
- Abamectina, doramectina, ivermectina, moxidectina, 10 mg/50 kg, 1 mL/50 kg s.c.
- Los parásitos inmaduros no pueden ser eliminados mediante el tratamiento, por lo que debería repetirse tras unas 3 semanas.
- El levamisol, en particular en forma inyectable, puede inducir una reacción de hipersensibilidad en los pulmones debido a la muerte de un gran número de *M. capillaris* y no debería utilizarse en ningún animal sospechoso de albergar una carga parasitaria alta.

Protostrongylus rufescens

El parásito pulmonar *Protostrongylus rufescens* se localiza en los bronquiolos y no ha sido descrito como patógeno en las cabras de Reino Unido, si bien cuando está presente en un gran número puede causar un trastorno respiratorio y pérdida de peso en las ovejas y ha sido considerado como causante de neumonía secundaria y pleuritis en EE.UU. Al igual que *Muellerius capillaris*, tiene a un molusco como hospedador intermediario que requiere un terreno húmedo para sobrevivir.

Quistes hidatídicos

Los quistes hidatídicos son el estadio de metacestodo de la tenia de los carnívoros *Echinococcus granulosus*. Una parte de los quistes hidatídicos alcanzan los pulmones y pueden producir signos respiratorios, en particular si se produce una pasterelosis secundaria.

Hongos

Criptococosis

Cryptococcus neoformans es un hongo patógeno oportunista y saprofito que ha sido descrito en raras ocasiones como causa de neumonía, mamitis o meningitis.

Obstrucción de las vías aéreas

Cuerpos extraños en la tráquea o el esófago (véase «Timpanismo ruminal secundario («asfixia»)», Capítulo 16). Pueden provocar tos y signos de trastorno respiratorio.

Aumento de tamaño de los nódulos linfáticos del cuello, pueden impedir el paso de aire (puede ser debido a una linfoadenitis caseosa).

Colapso de la tráquea, ha sido descrito en cabritos y puede ocasionar una intolerancia al ejercicio, respiración estertórea y tos.

Tumores: los **timomas** o la implicación del timo en los **linfosarcomas multicéntricos** pueden afectar a los aparatos respiratorio o cardiovascular. Los timomas son relativamente frecuentes en las cabras. Pueden extenderse hacia el interior de la cavidad torácica (o estar totalmente en su interior), produciendo una disfunción respiratoria o cardiaca.

Neumonía por inhalación

La neumonía por inhalación puede aparecer después de un tratamiento por vía oral con pistola, sonda gástrica, etc., o debido a una *intoxicación por rododendros* (Capítulo 21), circunstancias en las que el vómito provoca la inhalación de contenido del rumen.

Traumatismos

Las lesiones provocadas en la garganta debido al uso de pistolas de tratamiento oral o el consumo de materias vegetales punzantes (Capítulo 21) pueden dar lugar a una celulitis, faringitis y signos respiratorios. Las heridas penetrantes en el tórax, la fractura de costillas, etc., provocan signos respiratorios y tras el parto o traumatismos importantes puede producirse una *hernia diafragmática,* en la cual el retículo se hernia a través del diafragma.

Estrés por calor

Las cabras, en situaciones de transporte, en confinamiento en naves o que asisten a ferias agrícolas en periodos calurosos, suelen presentar estrés por calor: jadeo excesivo, frecuencia cardiaca aumentada, sed excesiva, etc. Los casos graves evolucionan a un colapso respiratorio y circulatorio, convulsiones, coma y muerte.

Alveolitis alérgica

La exposición a un ambiente polvoriento o a una alimentación enmohecida conduce a una alveolitis alérgica con tos crónica no productiva («invierno») en cabras de más edad que han sido sensibilizadas previamente.

Tratamiento

- Eliminar la causa y el heno húmedo.
- Clenbuterol, 0,8 mcg/kg, 1,25 mL/50 kg, lentamente i.v./i.m., 2,5 g/50 kg por vía oral en el pienso dos veces al día. (El empleo de Clenbuterol es ilegal en EE.UU.).

Neoplasias

- Los *tumores pulmonares primarios y secundarios* son muy raros.
- Los *tumores nasales enzoóticos,* causados por el virus del tumor nasal enzoótico (ENTV), han sido descritos en las cabras de muchos países de todo el mundo y esporádicamente en ovejas de Reino Unido. Los tumores pueden ser unilaterales o bilaterales. El primer signo clínico es la presencia de una pequeña cantidad de líquido seromucoso que sale de los ollares, lo que provoca la caída de pelo a su alrededor. Los animales afectados estornudan, tosen, tienen ronquidos respiratorios y agitan la cabeza. Más adelante, presentan un flujo nasal serosanguinolento continuado, respiración estertórea y disnea. Cuando el tumor ocupa la totalidad de las fosas y los senos nasales el animal respira por la boca. Pueden producirse hasta 300 mL de líquido al día. Los huesos craneales pueden reblandecerse debido a la presión, lo que ocasiona la formación de fístulas, y si la neoplasia presiona sobre las estructuras retrobulbares de los ojos aparece exoftalmos. Los animales se mantienen alerta y afebriles, pero pierden peso. No hay tratamiento y la muerte se produce en 3 a 5 meses.

Otros procesos que ocasionan signos respiratorios como parte de un síndrome clínico

Hipocalcemia (Capítulo 12), puede estar presente en una cabra aparentemente nerviosa, con fiebre y neumonía. Cuando se tengan dudas, administrar calcio y magnesio.

Intoxicaciones

- Nitritos/nitratos (véase el Capítulo 21).
- Urea (véase el Capítulo 12).
- Organofosforados (véanse los Capítulos 12 y 19).

Timpanismo

Véase el Capítulo 16.

Anemia

Véase el Capítulo 18.

Enfermedad cardiaca

Congénita o adquirida (véase el Capítulo 5).

Carencia de selenio/vitamina E

Véase el Capítulo 8.

Los cabritos con la enfermedad del músculo blanco pueden presentar disnea, tos y sonidos respiratorios anómalos.

Lecturas adicionales

General

Chakraborty, S., Kumar, A., Tiwari,R. *et al.* (2014) Advances in diagnosis of respiratory diseases of small ruminants. *Vet. Med. Inter.*, **2014**, Article ID 508304, 16 pages, 2014. DOI: 10.1155/2014/508304.

Harwood, D.G. (1989) Goat respiratory disease. *Goat Vet. Soc. J.*, **10** (2), 94–98.

Martin, W.B. (1983) Respiratory diseases induced in small ruminants by viruses and mycoplasma. *Rev. Sci. Tech. Off. Int. Epizool.*, **2** (2), 311–334.

McSporran, K.D. (1985) Pneumonia. *Proceedings of the Course in Goat Husbandry and Medicine*, Massey University, November 1985, pp. 123–125.

Robinson, R.A. (1983) Respiratory disease of sheep and goats. *Vet. Clin. North Amer.: Large Anim. Pract.*, **5** (3), 539–556.

Aspergilosis

do Carmo, P.M. *et al.* (2014) Nasal and cutaneous aspergillosis in a goat. *J. Comp. Pathol.*, **150** (1), 4–7.

Cryptococcus

Chapman, H.M., Robinson, W.F., Bolton, J.R. and Robertson, J.P. (1990) *Cryptococcus neoformans infection in goats. Aust. Vet. J.*, **67**, 263–265.

Stiwell, G. and Pissarra, H. (2014) Cryptococcal meningitis in a goat – a case report. *BMC Vet. Res.*, **10**, 84.

Endoscopia

Stierschneider, M. *et al.* (2007) Endoscopic examination of the upper respiratory tract and oesophagus in small ruminants: technique and normal appearance. *Vet. J.*, **173** (1), 101–108.

Tumor nasal enzoótico

De las Heras, M. *et al.* (2003) Enzootic nasal adenocarcinomas of sheep and goats. *Current Topics Micro. Immunol.*, **275**, 201–223.

Alojamiento y ventilación

Collins, E.R. (1990) Ventilation of sheep and goat barns. *Vet. Clin. N. Amer.: Food Anim. Pract.*, **6** (3), 635–654.

Pocknee, B.R. (2013) Housing and ventilation of goat buildings. *Goat Vet. Soc. J.*, **29**, 23–26.

Vermes pulmonares

Hoste,H., Sotiraki S. and de Jesús Torres-Acosta, J.F. (2011) Control of endoparasitic nematode infections in goats. *Vet. Clin. North Amer.: Food Anim. Pract.*, **27** (1), 163–173.

Mycoplasma

Gonçalves, R., Mariano, I., Núñez, A., Branco, S., Fairfoul, G. and Nicholas, R. (2010) Atypical non-progressive pneumonia in goats. *Vet J.*, **183** (2), 219–221.

Jones, G.E. (1983) Mycoplasmas of sheep and goats. *Vet. Rec.*, **113**, 619–620.

Nicholas, R., Ayling, R. and McAuliffe, L (2008) *Mycoplasma Diseases of Ruminants*. CABI, Wallingford, Oxfordshire, UK.

Rifatbegović, M., Maksimović, Z. and Hulaj, B. (2011) Mycoplasma ovipneumoniae associated with severe respiratory disease in goats. *Vet. Rec.*, **168**, 565–566.

Peste de los pequeños rumiantes (PPR)

Baron, M.D., Parida, S. and Oura, C.A.L. (2011) Peste des petits ruminants: a suitable candidate for eradication. *Vet. Rec.*, **169** (1), 16–21.

Lavado traqueal

Mueller, K. (2010) Clinical procedures in goats. *Goat Vet. Soc. J.*, **26**, 15–18.

Tuberculosis

Crawshaw, T. *et al.* (2008) TB in goats caused by *Mycobacterium bovis*. *Vet. Rec.*, **163**, 163–164.

Crawshaw, T., de la Rua-Domenech, R. and Brown, E. (2013) Recognising the gross pathology of tuberculosis in South American camelids, deer, goats, pigs and sheep. *In Pract.*, **35**, 490–502.

Daniel, R. *et al.* (2009) Outbreak of tuberculosis caused by *Mycobacterium bovis* in Golden Guernsey goats in Great Britain. *Vet. Rec.*, **165**, 335–342.

George, A. (2015) Tuberculosis in goats. *Goat Vet. Soc. J.*, **31**, 32–37.

Gordejo, F.J. *et al.* (2008) Interference of paratuberculosis with the diagnosis of tuberculosis in a goat flock with a natural mixed infection. *Vet. Microbiol.*, **128**, 72–80.

Hayton, A. (2014) The diagnosis of tuberculosis. *Goat Vet. Soc. J.*, **30**, 26–32.

Ecografía

Scott, P.R. (2007) Ultrasonographic examination of the thorax. In: *Sheep Medicine*, pp. 139–140. Manson Publishing Ltd, London.

Scott, P.R. (2015) Diagnostic imaging in small ruminants. *Goat Vet. Soc. J.*, **31**, 19–31.

Scott, P.R. and Gessert, M.E. (1998) Ultrasonic examination of the ovine thorax. *Vet. J.*, **155** (3), 305–310.

Streeter, R.N. and Step, D.L. (2007) Diagnostic ultrasonography in ruminants. *Vet. Clin. North Amer.: Food Anim. Pract.*, **23** (3), 541–574.

CAPÍTULO 18

Anemia

Valoración inicial

El historial preliminar debe tener en cuenta:

- Si se trata de un problema individual o de grupo/ rebaño.
- Pastoreo: la hemoncosis y la fasciolosis son comunes en ciertas áreas; acceso a plantas tóxicas.
- Alimentación: coles, cebollas, calostro bovino a los cabritos.
- Traumatismos: accidentes, peleas o ataques de perros, traumatismos obstétricos.
- Tratamientos con antihelmínticos.

Examen clínico

Los animales deben ser examinados para buscar signos de:

- Traumatismo/laceraciones: puede haber hemorragias internas sin signos externos evidentes.
- Infestaciones parasitarias externas, por ejemplo, por piojos chupadores.
- Diarrea.
- Hemoglobinuria.
- Edema: mandibular, ascitis, edema abdominal ventral.
- Muchos animales con anemia también tienen hipoproteinemia.
- Las mucosas deben ser examinadas en detalle: pálidas, cianóticas o ictéricas.
- La frecuencia cardiaca puede estar alterada en una anemia grave.
- Ictericia (véase más adelante).

Tanto la hemólisis intravascular como la extravascular originan palidez de las mucosas y letargo y posiblemente ictericia y bilirrubinuria. La hemólisis intravascular también se acompaña de hemoglobinemia y hemoglobinuria. Puesto que la hemoglobina es un pirógeno, la fiebre es habitual en la hemólisis intravascular, sea cual sea su causa. La hemoglobina también es renotóxica, y puede producirse un fallo renal agudo secundario en casos de hemólisis intravascular grave.

Nota: la presencia de orina de color rojo indica una pigmenturia, es decir, hematuria, hemoglobinuria o mioglobinuria, todas las cuales dan un resultado positivo cuando se utiliza una tira reactiva. En caso de hematuria, al centrifugar se obtiene un sedimento de eritrocitos (el sobrenadante sigue estando rojo).

Ictericia

> La ictericia es habitual en las cabras y siempre tiene mal pronóstico.

La ictericia es un signo infrecuente en las cabras incluso cuando existe un grave daño hepatocelular. Sin embargo, puede producirse:

- En los trastornos hemolíticos, por ejemplo, la *intoxicación por cobre*, *eperitrozoonosis* e *intoxicación por coles o cebollas*, situaciones en las que aumentan los niveles de bilirrubina indirecta (no conjugada).
- Tras la *obstrucción de los conductos biliares* en la fasciolosis o en caso de *tumores*, cuando au-

mentan los niveles de bilirrubina directa (conjugada).
- En algunos casos de disfunción hepática, por ejemplo, en las hepatitis o la fotosensibilización, aumentando los niveles tanto de bilirrubina directa como indirecta.
- Fiebre del valle del Rift.

Diagnóstico de laboratorio

Muestras de sangre

Véase la Tabla 18.1 para comprobar los valores hematológicos normales.
- Sangre con EDTA, suero, extensiones fijadas.
- El examen de las extensiones puede permitir la observación de eritrocitos con parásitos (eperitrozoonosis) o de células con una forma anómala (poiquilocitosis) asociadas con la formación de un tipo de hemoglobina diferente (HbC).

En la Tabla 18.2 se presentan los tipos de anemia y sus posibles etiologías. La Tabla 18.3 muestra las observaciones de laboratorio en las diferentes causas de anemia y sugiere sus posibles etiologías.

Muestras de heces

- Recuentos de huevos en la hemoncosis y la tricostrongilosis (véanse los Capítulos 14 y 18).
- Recuentos de huevos para *Fasciola* spp., en zonas con trematodos hepáticos.
  Utilizar la técnica de sedimentación.

Tabla 18.1 Parámetros de los eritrocitos.

Parámetro	Rango	Unidades
Recuento de eritrocitos	10-18	× 10^{12}/litro
Hemoglobina	8-15	g/dL
Hematocrito	0,24-0,39	L/litro
Hemoglobina celular media	7-9	pg
Concentración de hemoglobina corpuscular media	31-42	g/dL
Volumen corpuscular medio	16-34	fl
Plaquetas	3-6	10^5/litro

Tabla 18.2 Tipos de anemia y posibles etiologías.

Anemia normocítica	Anemia macrocítica	Anemia microcítica
Infección Carcinomas Carencia de proteínas Carencia de cobalto Intoxicación por plantas Fasciolosis aguda	Hemoncosis Recuperación post traumatismo Eperitrozoonosis Fasciolosis subaguda/crónica	Carencia de cobre Pérdida crónica de sangre

Tratamiento

> **Evitar el estrés al manipular al paciente tanto como sea posible.**

Una cabra sana puede hacer frente a una pérdida aguda de hasta el 25% de su dotación de eritrocitos y hasta del 50% en un plazo de 24 horas. En los casos de pérdida crónica de sangre, se puede tolerar un valor de hematocrito de tan solo el 9% sin que se observen signos claros de enfermedad, siempre que la cabra no sufra estrés ni haga esfuerzos y de que no sufra de otras enfermedades concurrentes.
- Tratamiento específico de las enfermedades presentes.
- Tratamiento de apoyo para corregir la anemia y la hipoproteinemia.
  - Evitar el estrés: es mejor dejar sin tratar al animal a estresarle de forma intensa.
  - Fluidoterapia de reemplazo:

    Solución de Ringer lactato (Hartmann), 20-80 mL/kg de forma lenta i.v., dependiendo de la gravedad de la pérdida de sangre.

  - Preparados de multivitaminas/minerales, i.m. o de forma lenta i.v., cada 48 horas.
  - El hierro parenteral está indicado en casos de anemia grave debido a un parasitismo crónico, utilizando sulfato de hierro o gluconato ferroso por vía oral.
  - Dieta con alto contenido en proteínas.

Tabla 18.3 Causas de la anemia y posibles etiologías (tomado de Bennett, 1983).

Causa de la anemia	Hematocrito	Hemoglobina	Hipoproteinemia	Bilirrubina	Posible etiología
Pérdida de sangre	Bajo	Bajo	Sí	Normal	Hemoncosis Tricostrongilosis Trematodos del rumen Coccidiosis Piojos Traumatismos
Anemia hemolítica	Bajo	Bajo	No	Alta	Intoxicación por colza, berza o cebollas Intoxicación por cobre Leptospirosis Eperitrozoonosis
Trastorno hepático	Bajo o normal	Bajo o normal	Sí	Alta	Intoxicación por alcaloides pirrolizidínicos
Trastorno hepático + pérdida de sangre	Bajo	Bajo	Sí	Alta	Fasciolosis
Anemia aplásica	Bajo	Bajo	No	Alta	Enfermedades inflamatorias crónicas Carencia de proteínas, carencia de cobre, carencia de cobalto
Pérdida de proteínas	Alto o normal	Alto o normal	Sí	Normal	Coccidiosis, Paratuberculosis, Salmonelosis, Tricostrongilosis

– La *transfusión de sangre* está solo indicada probablemente en el caso de animales en estado de choque tras una pérdida de sangre aguda y grave, es decir con un hematocrito de <20% (Tabla 18.4) o en procesos crónicos en que el hematocrito tenga un valor de 10 o menor. Su objetivo es aumentar el hematocrito hasta el 25% si es posible.

Los eritrocitos transferidos a una cabra sobreviven unos 4 días, tiempo suficiente para tratar una crisis aguda pero no tanto como para ser de utilidad a un animal con anemia crónica. Evitar la repetición de transfusiones: utilizar adrenalina si se produce una reacción contra la transfusión (rara). Tras una transfusión intravenosa se debería observar una mejora inmediata, al igual que tras 12 a 14 horas de una administración peritoneal.

Si no se dispone de una bolsa de recogida comercial, se puede preparar una adecuadamente vaciando una bolsa de un litro de suero salino mediante un equipo de administración intravenosa y dejando en su interior 25-50 mL. Después se añaden 5.000 unidades de heparina o 100 mL de ACD (acid-citrate-dextrose) por litro de sangre y se mezclan bien.

Nota: una cabra tiene de 55-80 mL de sangre por kg de peso corporal. Se recomienda un límite máximo del 15% del volumen sanguíneo para las donaciones de sangre repetidas en intervalos de quince días, por ejemplo.

- *Almidones de hidroxietil* (Pentastarch y Hetastarch) son coloides que puede utilizarse en los animales con hipoalbuminemia a una dosis de 10-20 mL/kg en solución al 6%.
- *Oxiglobina®* es un coloide utilizado en animales de compañía como líquido de reanimación inicial cuando la capacidad de transporte de oxígeno causa signos clínicos. Puede utilizarse en animales de alto valor o neonatos, pero resulta bastante cara para tener un uso generalizado.

Tabla 18.4 Transfusión de sangre.

Donante (seronegativo a CAE):
10 mL/kg de la vena yugular en una bolsa para sangre con 50-100 mL de citrato sódico al 4% por cada 400 mL de sangre, empleando una aguja de 14 o 16 g. La sangre se recoge por gravedad.
Una cabra adulta sana de 50 kg puede donar 450-500 mL de sangre (hasta un 20% del volumen de sangre; el volumen de sangre es un 8% del peso corporal).
La cantidad de sangre retirada se puede reemplazar por solución de Ringer lactato.
Receptor:
La cantidad de sangre en litros necesaria para el receptor se calcula según:

$$\frac{\text{(Hematocrito deseado – Hematocrito actual)}}{\text{(Hematocrito del donante)}} \times 0{,}08 \times \text{peso corporal (kg)}$$

10-20 mL/kg i.v. en la vena yugular o cefálica a razón de **10 mL/kg/hora** a través de un sistema de filtración de sangre o más rápidamente en cabritos por vía intraperitoneal
10 mL/kg permiten un incremento del hematocrito del 3%.

- El *suero salino hipertónico* es una solución cristaloide que posee propiedades que le permiten actuar como un coloide y se ha utilizado en la reanimación de animales en situación de choque hemorrágico/hipovolémico, por su rápida expansión del volumen plasmático y el incremento asociado de la presión arterial sistémica y el flujo cardiaco de salida.

 Suero salino hipertónico (7,2%, 2.400 mOsm/litro), 5 mL/kg i.v. rápidamente (en <7 minutos)

Inmediatamente después de la infusión, los animales beberán grandes cantidades de agua tibia a la que pueden añadirse electrolitos orales si se estima oportuno. El tratamiento con suero hipertónico debe ir seguido de la completa restauración del déficit hídrico empleando soluciones isotónicas.

Helmintiasis

Hemoncosis

> La hemoncosis puede cursar en forma de muerte súbita.

Haemonchus contortus vive en climas templados/húmedos, ya que necesita condiciones de calor (15,5°C) y humedad para completar su ciclo biológico. En muchos lugares del mundo, la hemoncosis es la infestación por nematodos más importante. En las regiones más frescas, como Reino Unido, una repentina ola de calor puede dar lugar al rápido desarrollo de larvas en el pasto y a la aparición repentina de la enfermedad en los cabritos o incluso los adultos en primavera o verano. Se trata de un nematodo o gusano redondo hematófago que se fija a la mucosa del abomaso causando la pérdida de sangre y de proteínas al hospedador. Cada día los parásitos pueden consumir el 10% del volumen total de sangre. Pueden producir muy rápidamente una anemia e hipoproteinemia graves antes de que se observe un empeoramiento de la salud y podrían provocar la muerte de los cabritos.

La hemoncosis crónica se presenta en los años más frescos debido a la ingestión de un bajo o moderado número de larvas, lo que conduce a una anemia y una pérdida de sangre crónicas y prolongadas.

Epidemiología

- Temporada de transmisión larga y ciclo biológico directo corto (<3 semanas en condiciones óptimas y de tan solo 7 días, respectivamente).

- Alta fecundidad, produciendo +5.000 huevos/día (300 parásitos = 1,5 millones de huevos/día/animal; 30 cabras = 1.000 millones de huevos en 3 semanas).
- El 20% de la granja es responsable del 80% de los huevos producidos.
- Muy adaptables:
  - Pueden entrar en estado de hipobiosis (detenido) en el animal para sobrevivir en condiciones ambientales deficientes.
  - Pueden sobrevivir en el pasto durante largo tiempo.
  - Las larvas sobreviven al invierno.
- Se calcula que el 80% de las larvas del parásito se localizan en los cinco centímetros superiores de la hierba.

Signos clínicos

Los animales jóvenes y los adultos con un alto estrés son los individuos más vulnerables a sus efectos. Los cabritos tienen un volumen de sangre relativamente pequeño, escasa inmunidad y poca resiliencia, por lo que la anemia puede evolucionar con rapidez de moderada a grave.

- Muerte.
- Pérdida de condición corporal.
- Desmedro.
- Anemia.
- Edema: acumulación de líquido debajo de la mandíbula.

Diagnóstico

- Anemia/hipoproteinemia.
- Contenido del abomaso de color rojizo/negro con gran número de larvas con aspecto de «postre de barbero».
- Recuentos de huevos en heces.

Tratamiento y control

El tratamiento y control de los parásitos gastrointestinales, incluyendo el uso de antihelmínticos y la vacunación frente a *Haemonchus contortus*, han sido tratados en detalle en el Capítulo 14. Es probable que la vacunación tenga un papel importante en el control de *Haemonchus* en todo el mundo a medida que la vacuna esté disponible.

El control de *Haemonchus contortus* en aquellos lugares donde es el parásito predominante representa problemas adicionales y soluciones alternativas ante la creciente resistencia a los antihelmínticos. En concreto, tanto la selección de animales para el tratamiento en lugar de tratar a todos los animales a intervalos fijos, como tratar a todo el grupo cuando solo algunos animales presentan signos de enfermedad clínica, reducen los costes en fármacos y retrasa el desarrollo de resistencias a los antihelmínticos al reducir el número de tratamientos administrados. De manera importante, también permite mantener una población de larvas sensibles a los antihelmínticos *in refugia* sobre el pasto para diluir los genes de resistencia presentes en los individuos que sobreviven al tratamiento.

Se ha estimado que el 20-30% del rebaño o explotación contiene a la mayoría de los parásitos y son responsables del 80% de la puesta de huevos. Una gran parte del resto de las cabras puede vivir con su reducida población de parásitos y solo necesita un tratamiento de vez en cuando.

La determinación de la necesidad de un tratamiento se puede basar en combinar la condición corporal de los animales, la variación de su peso y los *recuentos de huevos en heces*.

- La vigilancia de los recuentos de huevos de parásitos se puede utilizar junto con la diferenciación de las larvas para supervisar la presencia de *Haemonchus*, pero las muestras no deben refrigerarse porque afecta negativamente a la eclosión de esos huevos.
- Los huevos de *Haemonchus contortus* también se pueden identificar mediante la técnica de fluorescencia. La aglutinina de cacahuete se fija a los huevos de *Haemonchus* pero no a los de otras especies de tricostróngilos. Entonces, un marcador con isotiocianato de fluoresceína se puede unir a la aglutinina de cacahuete.

  FAMACHA® es un nuevo sistema para vigilar la infestación por *Haemonchus* en los pequeños rumiantes. Fue desarrollado en Sudáfrica debido a la amplia aparición de parásitos resistentes a los fármacos en las ovejas, pero ha sido validado para ovejas y cabras en EE.UU.
- El sistema solamente está disponible a través de médicos veterinarios, quienes en su caso adiestran a los ganaderos de cabras de modo que estos puedan recibir la certificación que les permita utilizarlo. El sistema debe ser aplicado como parte

de una estrategia global para el control integrado de los parásitos diseñado para cada granja. Solamente puede ser de ayuda para el control de *Haemonchus* y otros parásitos, como *Teladorsagia* y *Trichostrongylus*, y debe formar parte de los programas de gestión de las granjas.

- El color de la mucosa del ojo se utiliza para estimar el grado de anemia de cada animal comparándolo con una carta de colores de la conjuntiva de las ovejas, en la que los colores varían desde el rojo o sano hasta casi blanco o anémico. Cuanto más pálido es el color, más anémica está la cabra. Los animales con un color rojo se dejan sin tratar, mientras que los valores más claros indican que el animal debería recibir tratamiento.
- El examen FAMACHA del rebaño completo se debería realizar con regularidad (cada 2-3 semanas) y con más frecuencia en cabritos destetados y cabras al final de la gestación o principio de la lactación.
- Los recuentos de huevos en heces deberían determinarse en una *granja* cada 4-6 semanas.
- La eliminación de las cabras con cargas parasitarias crónicas más elevadas permite acabar con los animales sensibles y mejorar la genética relacionada con la resistencia a lo largo del tiempo ya que la resistencia del hospedador frente a *H. contortus* es un rasgo heredable de forma moderada y los mismos animales tienden de forma habitual a presentar los recuentos de huevos en heces y los hematocritos más altos.
- La incorrecta identificación de los animales que requieren recibir tratamiento podría dar lugar a la muerte de esos animales.
- Deben identificarse otras causas de anemia y vigilarse el estado sanitario general y el estado nutricional de la explotación.

Es extremadamente importante que la eficacia de los antihelmínticos sea conocida, ya que los animales no reciben tratamiento hasta que presentan anemia.

Tricostrongilosis

Véase «Parasitismo gastrointestinal», Capítulo 14.

En la tricostrongilosis, la anemia suele estar presente como parte de un síndrome clínico que se compone de diarrea, pérdida de peso, desmedro e hipoproteinemia.

Diagnóstico

- Anemia/hipoproteinemia.
- Recuentos de huevos en heces.

Fasciolosis

Véase el Capítulo 9.

Por lo general, la fasciolosis es un proceso crónico en las cabras que conduce a una hipoproteinemia y anemia.

Diagnóstico

- Anemia/hipoproteinemia.
- Recuento de huevos en heces.
- Lesiones *post mortem*.

Trematodos del rumen

Véase el Capítulo 14.

Las infestaciones intensas por *Paramphistomum cervi* y *Calicophoron duabneyi* causan una diarrea abundante, proyectil y acuosa con presencia de moco y rastros de sangre y un olor fétido característico, acompañada de pérdida de peso, deshidratación, anemia leve o moderada y edema submandibular, produciendo la muerte en 5 a 10 días. Las cabras jóvenes suelen verse más afectadas y con mayor gravedad que las de más edad.

Causas protozoósicas

Coccidiosis

Véase el Capitulo 14.

Las hemorragias producidas en el intestino por la coccidiosis pueden dar lugar a anemia e hipoproteinemia.

Diagnóstico

- Historial previo.
- Signos clínicos.
- Recuentos de huevos en heces.
- Lesiones *post mortem*.

Babesiosis

La babesiosis, producida por un protozoo parásito transmitido por garrapatas, infecta a las cabras fuera de Reino Unido. Al igual que *Mycoplasma ovis*, produce hemólisis extravascular al parasitar a los hematíes, lo que da lugar a su destrucción por parte del sistema reticuloendotelial.

Sarcocistosis

Véase el Capítulo 2.

Causas bacterianas

Eperitrozoonosis

La infección por *Mycoplasma ovis* (anteriormente *Eperythrozoon ovis*) ha sido descrita en todo el mundo. Como el microorganismo está presente en Reino Unido y puede infectar a las cabras, debe tenerse en cuenta como una posible y remota causa de anemia. Es una pequeña bacteria que carece de pared celular, previamente clasificada como ricketsia, pero en la actualidad clasificada como *Mycoplasma*.

El microorganismo se transmite de forma mecánica mediante artrópodos: piojos, pulgas y mosquitos han sido relacionados en su transmisión a las cabras. La transmisión también se puede producir mediante procedimientos quirúrgicos debido a la contaminación con sangre del instrumental y de las agujas durante la vacunación.

La eperitrozoonosis en las cabras se suele considerar como una enfermedad inocua y por lo general solo causa una anemia leve. En los animales debilitados o sin experiencia previa, puede observarse un proceso clínico compuesto por inapetencia, consunción, anemia, malestar y depresión. La temperatura corporal puede estar elevada pero suele ser normal. Las cabras jóvenes presentan un cuadro más evidente y sus efectos son más graves si existe alguna enfermedad concomitante, como una parasitosis gastrointestinal o malnutrición, situaciones en que la eperitrozoonosis puede ser un componente de un problema de desmedro (véase el Capítulo 6). Los animales de más edad desarrollan inmunidad tras la exposición, pero el microorganismo permanece en la sangre y si el animal sufre estrés puede dar lugar a una enfermedad clínica.

La hemólisis extravascular se debe a que el microorganismo parasita a los hematíes, lo que provoca su destrucción por parte del sistema reticuloendotelial. El estudio hematológico revela una anemia hemolítica macrocítica con anisocitosis, poiquilocitosis y una clara desviación a la izquierda de la curva de maduración eritrocitaria. El recuento de leucocitos es normal o ligeramente elevado.

El diagnóstico se puede llevar a cabo mediante la detección de los microorganismos en extensiones de sangre teñidas con Giemsa, Romanowsky o naranja de acridina, pero en las infecciones crónicas la parasitemia puede ser cíclica y los microorganismos pueden desaparecer de la circulación sanguínea en tan solo 2 horas, de modo que la falta de detección del agente no significa que se descarte su diagnóstico. Se han desarrollado técnicas de PCR que resultan más sensibles que la detección en extensiones de sangre y que son capaces de diferenciar entre distintas especies de *Mycoplasma*.

Las oxitetraciclinas, 20 mg/kg i.v. una vez al día durante 5 días, se han utilizado para el tratamiento, pero puede producirse una reinfección si el desarrollo de la inmunidad está comprometido.

Anaplasmosis

Anaplasma phagocytophilum (anteriomente *Ehrlichia phagocytophila*), un parásito intracelular de la familia Rickettsia transmitido mediante la garrapata vector *Ixodes ricinus*, causa la fiebre transmitida por garrapatas y abortos (véase el Capítulo 2) en ovejas y cabras en Reino Unido. Las cabras salvajes de Escocia y norte de Irlanda son positivas al parásito en los análisis y pueden actuar como un reservorio importante de la enfermedad en algunas áreas.

Anaplasma ovis infecta a los animales fuera de Reino Unido y produce unos signos clínicos similares a los de la eperitrozoonosis. *A. marginale* puede causar una infección latente en los pequeños rumiantes. Las cabras son más resistentes que las ovejas al desarrollo de la enfermedad clínica. Entre los vectores artrópodos conocidos se encuentran las garrapatas y los tábanos de los equinos. En el tratamiento se utilizan tetraciclinas.

A. ovis está presente en la población de ovejas salvajes Bighorn de EE.UU.

Leptospirosis

Las cabras no parecen actuar como reservorios primarios de leptospiras, cuya infección se produce de forma esporádica debido al contacto con el microorganismo en su ambiente o por medio de animales portadores de otras especies.

La infección por lo general está pobremente documentada en todo el mundo, siendo el serovar *Pomona* en más frecuentemente descrito. Los estudios serológicos llevados a cabo en Nueva Zelanda han demostrado que los serovares predominantes son *Bratislava*, *Ballum* y *Copenhagi*, seguidos del *Pomona*, *Hardjo*, *Tarassovi* y *Australis*, pero a pesar de las evidencias serológicas de la exposición generalizada a las distintas especies de leptospiras, existen pocas pruebas de su infección activa. En Polonia, las cabras presentan anticuerpos frente a 11 serovares distintos, siendo los más comunes *Zanoni*, *Autumnalis*, *Bratislava*, *Australis* y *Javanica*, pero no se han observado abortos ni otras manifestaciones clínicas de leptospirosis. No se han realizado estudios serológicos en cabras de Reino Unido.

La mayoría de los animales expuestos a *Leptospira* no desarrollan la enfermedad clínica, pero fuera de Reino Unido se han descrito casos esporádicos de enfermedad aguda. Los animales afectados gravemente presentan fiebre y disnea además de anemia, hemoglobinuria y en ocasiones ictericia como consecuencia de una hemólisis intravascular. En las cabras, solamente se ha descrito la aparición de abortos tras una septicemia en el caso de infecciones agudas, aunque en las ovejas los serovares *Hardjo*, *Pomona*, *Ballum* y *Bratislava* han sido relacionados en Reino Unido con abortos a final de gestación, mortinatos y nacimientos de corderos débiles, sin que existan otros signos clínicos de enfermedad. La infección del serovar *Hardjo* en las ovejas se ha demostrado que provoca una agalaxia similar a la de las vacas, con presencia de una ubre blanda, el retorno de la leche a los 3 a 4 días y el adelgazamiento de los corderos si no son alimentados a mano. El serovar *Hardjo* también ha sido detectado en el cerebro de corderos jóvenes con meningitis.

Diagnóstico

- Serología: técnica de microaglutinación (MAT); ELISA.
- Aislamiento e identificación de *Leptospira* spp., en orina, placenta de la cabra o líquidos y riñón fetales.

Tratamiento y prevención

- Se pueden utilizar vacunas registradas para ganado vacuno si se considera necesario.
- El tratamiento tiene un efecto limitado sobre el curso de la enfermedad, salvo que los antibióticos se administren precozmente; la oxitetraciclina, ampicilina, amoxicilina, tilosina y la penicilina G intravenosa pueden ser eficaces.
- Entre los métodos de manejo que permiten reducir la transmisión se encuentran el control de roedores, mantener al ganado alejado de cursos de agua y estanques potencialmente contaminados y separar a las cabras de los animales silvestres.

Intoxicación por plantas

En el Capítulo 21 se trata más en profundidad la producción de anemia debida a la intoxicación por plantas.

Helechos (*Pteridium aquilinum*)

Las cabras parecen ser menos sensibles a la intoxicación por helechos que las ovejas, pero el pastoreo prolongado de la planta puede provocar un síndrome hemorrágico agudo o la pérdida de sangre debido a la formación de tumores en la vejiga o el intestino.

Alcaloides pirrolizidínicos

Los alcaloides pirrolizidínicos, como por ejemplo los presentes en la hierba cana o de Santiago, ocasionan hemorragias tras la lesión del hígado.

Crucíferas

La alimentación prolongada con col rizada y otras crucíferas como la colza, col, coles de Bruselas y las hojas de colinabo en grandes cantidades da lugar a una anemia hemolítica como consecuencia de la conversión del sulfóxido de *S*-metil cisteína (SMCO) en disulsuro de dimetilo, que destruye a los eritrocitos.

Cebollas

Las cebollas pueden ser consumidas durante largo tiempo sin ocasionar signos de intoxicación, pero en grandes cantidades producen una anemia hemolítica.

Trébol de olor enmohecido (*Melilotus* spp.)

El trébol de olor puede consumirse con seguridad ya que no son tóxicos y solamente pueden resultar peligrosos cuando las cumarinas de la planta se transforman en dicumarol por acción de los mohos en el heno o ensilado. El dicumarol interfiere con el metabolismo de la vitamina K, alterando la coagulación de la sangre y dando lugar a hemorragias internas y externas.

Parásitos externos

Piojos chupadores

Véase el Capítulo 11.

Las infestaciones por piojos son frecuentes en las cabras, especialmente en invierno. El piojo hematófago *Linognathus stenopsis* afecta a las cabras de Reino Unido produciendo prurito y pérdida de pelo, en particular en la cabeza, cuello y dorso, así como anemia. Los piojos chupadores se pueden tratar con ivermectina o dormectina inyectable o bien con tratamientos tópicos. Sin embargo, los tratamientos tópicos pueden ser preferibles debido a que las infestaciones mixtas de piojos chupadores y picadores son comunes y solamente los tratamientos tópicos resultan eficaces frente a los piojos picadores. Los tratamientos (tanto tópicos como inyectables) se deben repetir a los 10 a 14 días para matar cualquier piojo que haya eclosionado de los huevos o que estuviera en el ambiente. Todos los animales de la misma especie en contacto con el animal infestado deberían recibir tratamiento.

Melófagos

Los melófagos también pueden afectar a las cabras y producir anemia.

Traumatismos

La pérdida crónica de sangre debido a una herida interna o externa, por ejemplo a causa de una mordedura de perro o un sangrado excesivo tras la castración, dará lugar a anemia.

Calostro bovino

La alimentación de los cabritos con calostro bovino puede producir una hemólisis extravascular inmunomediada y un síndrome hemolítico similar al observado en corderos. Los cabritos afectados presentan una anemia grave y a veces ictericia. El hematocrito disminuye por debajo de su valor normal a los 7 días después de nacer y por debajo del 10% en 2 semanas, cuando se aprecian los signos clínicos. Los signos iniciales son letargo y ausencia de apetito, evolucionando al colapso y la muerte. En la práctica, suele tratarse de un problema relacionado con la administración de calostro de alguna vaca en particular, de modo que no es probable que el calostro procedente de la mezcla de varias vacas cause el problema.

Diagnóstico de laboratorio

- La técnica directa de Coombs demuestra la presencia de IgG bovinas sobre los eritrocitos.

Lesiones *post mortem*

- Sangre extremadamente pálida y acuosa; aspecto cremoso de la médula ósea.

Tratamiento

- Transfusión de sangre, corticoides, antibióticos y tratamiento de apoyo. Se deben tratar todos los cabritos que hayan consumido el mismo lote de calostro.

Carencias de minerales

Carencia de cobre

Véase el Capítulo 5.

La carencia de cobre puede presentarse sola o en compañía de la carencia de cobalto. La anemia se produce como consecuencia de una mala absorción de hierro, con la consiguiente deficiencia en la síntesis de hemoglobina y la anemia microcítica, hipocrómica y no regenerativa.

Carencia de cobalto

Véase el Capítulo 9.

La carencia de cobalto produce inicialmente una anemia normocítica y normocrómica, por lo general con unos niveles de hemoglobina y eritrocitos dentro de los valores normales debido a que existe una hemoconcentración. Más tarde puede observarse una poiquilocitosis intensa y una anemia macrocítica acompañada de policromasia.

Intoxicación por minerales

Intoxicación por cobre

Véase el Capítulo 15.

Las cabras no son tan sensibles como las ovejas a la intoxicación por cobre, pero una ingesta excesiva de cobre puede provocar una hemólisis intravascular que da lugar a una crisis hemolítica aguda con liberación repentina de cobre al torrente circulatorio cuando los niveles hepáticos máximos se superan.

Carencia de proteínas

La carencia primaria de proteínas debida a una *malnutrición* y la carencia secundaria de proteínas debida a una enfermedad, como por ejemplo la *paratuberculosis*, pueden dar lugar a una anemia en ambos casos.

Enfermedades crónicas

Las situaciones de enfermedad crónica (como la paratuberculosis o los tumores digestivos) pueden conducir a una anemia no regenerativa debido a una pérdida crónica de sangre o a carencias secundarias de proteínas.

Alteraciones bruscas de la osmolalidad del plasma

Las modificaciones bruscas de la osmolalidad plasmática debidas a una rápida inyección intravenosa de líquidos hipotónicos o a la ingestión de grandes cantidades de agua tras una privación de la misma o una deshidratación, también pueden conducir a una hemólisis intravascular.

Trastornos congénitos

La *mielofibrosis* es una enfermedad hereditaria y letal de las cabras pigmeas de California. Los cabritos son normales al nacer pero se vuelven débiles e inactivos ya a las 2 semanas de edad, cuando aparecen una intensa anemia, neutropenia y trombocitopenia debidas a una disfunción primaria de la médula ósea. No existe tratamiento y los cabritos suelen recibir la eutanasia.

Lecturas adicionales

General

Bennett, D.G. (1983) Anaemia and hypoproteinaemia. *Vet. Clin. North Amer.: Large Anim. Pract.*, **5** (3), 511–524.

Cornell University College of Veterinary Medicine online textbook on Veterinary Clinical Pathology, eClinPath. Available at : http://www.eclinpath.com/.

Ermilio, E. and Smith, M.C. (2011) Treatment of emergency conditions in sheep and goats. *Vet. Clin. North Amer.: Food Anim. Pract.*, **27** (1), 33–45.

Jones, M.L. and Allison, R.W. (2007) Evaluation of the ruminant complete blood cell count. *Vet. Clin. North Amer.: Food Anim. Pract.*, **23** (3), 377–402.

Mews, A. and Mowlem, A. (1981) Normal haematological and biochemical values in the goat. *Goat Vet. Soc. J.*, **2** (1), 30–31.

Anaplasmosis

Stuen, S. and Longbottom, D. (2011) Treatment and control of Chlamydial and Rickettsial infections in sheep and goats. *Vet. Clin. North Amer.: Food Anim. Pract.*, **27** (1), 193–202.

Fluidoterapia

Jones, M. and Navarre, C. (2014) Fluid therapy in small ruminants and camelids. *Vet. Clin. North Amer.: Food Anim Pract.*, **30** (2), 441–453.

Hemoncosis

Véase Helmintiasis, Capítulo 14

Leptospirosis

Czopowicz, M. *et al.* (2011) Leptospiral antibodies in the breeding goat population of Poland. *Vet. Rec.*, **169** (9), 230.

CAPÍTULO 19

Muerte súbita, examen *post mortem* y eutanasia

> La verdadera muerte súbita es rara en los animales que se vigilan regularmente.

Las investigaciones sobre la muerte súbita en una cabra o grupo de cabras se pueden dividir en cuatro fases:

- Identificación del animal o animales y realización de su historial.
- Valoración externa.
- Disección inicial y revisión de sus cavidades corporales.
- Examen detallado y toma de muestras.

Valoración inicial

La realización preliminar del historial puede jugar un papel fundamental en la decisión acerca de la causa de la muerte. La causa de la muerte puede ser evidente tras realizar la anamnesis. Debe tenerse en cuenta:

- Si está implicado un animal o un grupo de animales.
- Ubicación: estabulados, en corrales, acceso al pasto.
- Reciente entrada de animales o traslado de animales afectados.
- Intervalo entre la última inspección y el momento en que los animales aparecieron muertos.
- Periodo de tiempo a lo largo del cual se han producido las muertes.
- Edad de los animales, raza, sexo.
- Gestantes/no gestantes (fecha esperada para el parto, si es relevante), fase de lactación.
- Condición corporal en comparación con otros animales del grupo.
- Alimentación: cambios recientes, acceso al pienso, etc.; destetados o sin destetar, crianza artificial de los cabritos, leche o lactoreemplazante.
- Pastoreo: posible acceso a plantas tóxicas.
- Vacunaciones.
- Estado sanitario conocido.
- Signos de enfermedades.
- Condiciones meteorológicas.
- Estación del año.
- Intervenciones de manejo recientes: transporte, destete, mezcla de grupos.

Examen del cadáver

- Posición del cuerpo: posibilidad de traumatismos o electrocución.
- ¿Señales de pelea? Convulsiones terminales.
- Un animal en decúbito lateral habrá muerto tranquilamente debido a problemas como la caquexia, deshidratación, congelación o hipocalcemia.
- Condición corporal del cadáver:
  - Emaciación/buen estado corporal.
  - Timpanismo.
  - Flujo o secreciones por los orificios naturales.
- Signos de predación mientras estaba vivo o tras la muerte.
- Intensidad de la descomposición *post mortem*.
- Realizar una fotografía digital del cadáver sin manipular, incluyendo una aproximación de los

crotales auriculares, bandas podales, tatuajes u otros sistemas de identificación.

- Realizar una fotografía de cualquier lesión o anomalía.

Examen *post mortem*

> El examen *post mortem* solamente tiene utilidad si se lleva a cabo muy poco tiempo después de la muerte.

Debe realizarse un examen *post mortem* completo y rápido, aunque algunas causas de muerte, como muchos tóxicos y la hipomagnesemia, no ocasionan alteraciones *post mortem* visibles. La autolisis y la descomposición *post mortem* pueden estar ya presentes, dependiendo del tiempo transcurrido desde la muerte a la realización del examen y serán superiores en condiciones ambientales de altas temperaturas, en los animales gordos o en aquellos con una capa gruesa o con fiebre, y cuando la causa de la muerte sean bacterias patógenas, como los clostridios. En la Tabla 19.1 se muestran algunas alteraciones autolíticas/agonales frecuentes. El retraso dará lugar a una descomposición mayor y reducirá las posibilidades de lograr un resultado satisfactorio. Los tejidos con un elevado nivel de bacterias, como el intestino, o aquellos en contacto con enzimas proteolíticas, como el intestino, la vesícula biliar y el páncreas, sufren una descomposición más rápida que otros tejidos corporales. El *rigor mortis* puede ser bastante variable en su presentación, duración e intensidad y puede pasar fácilmente desapercibido.

Siempre se deben tomar medidas de seguridad y sanitarias apropiadas para minimizar el riesgo para la salud humana durante el examen *post mortem*, incluyendo el uso de ropa de protección impermeable, guantes impermeables y resistentes a los cortes y botas Wellington.

Los exámenes *post mortem* deberían llevarse a cabo de una forma consistente y sistemática. En Internet se dispone de descripciones detalladas de cómo realizar un examen *post mortem*: http://www.veterinaryhandbook.com.au/Content-Section.aspx?id=10 y http://www.esgpip.org/pdf/Technical%20bulletin%20No.33.pdf

Tabla 19.1 Alteraciones autolíticas/agónicas frecuentes.

Distensión del abdomen	Los animales se hinchan poco después de la muerte y desarrollan signos similares a los del verdadero timpanismo. La distensión rápida del rumen es frecuente tras la muerte y no corresponde a un timpanismo espumoso salvo que esté lleno de espuma
Vísceras de color rojo más oscuro de lo normal	La sangre de las extremidades es empujada hacia las vísceras, especialmente a pulmones e hígado
Espuma sanguinolenta/flujo por ollares	La congestión nasal con rotura de vasos sucede normalmente durante la autolisis
Opacidad corneal	Se produce debido a la sequedad de la superficie externa de la córnea y a la absorción del humor acuoso
Hipostasia	Tras la muerte, la sangre se acumula en las partes declives del cuerpo por gravedad. La piel de la zona ventral del cadáver adquiere un color de rojo a morado. Las partes inferiores de los pulmones, hígado y riñones son más oscuros y más pesados que las partes superiores
Congestión pulmonar	El enrojecimiento de los pulmones en el lado correspondiente a la hipostasia congestiva es una alteración *post mortem* habitual y no debe confundirse con una neumonía
Desprendimiento de la mucosa del rumen	Normalmente se produce una hora después de la muerte
Rotura del abomaso	Puede suceder debido a la digestión *post mortem* por los ácidos del estómago
Derrame de bilis	La bilis puede teñir las superficies de los órganos en contacto con la vesícula biliar y puede derramarse por el duodeno, cuya pared se adelgaza, se dilata y presenta un color verde oscuro
Depredación	La destrucción del cadáver tras la muerte por parte de depredadores es muy común

La Tabla 19.2 presenta una guía de un examen *post mortem* en cabras que han muerto de forma repentina.

Debe adoptarse un procedimiento estándar para examinar cada órgano en particular:

- Comprobar la posición, color, forma, tamaño, contenido (volumen, color, turbidez), olor, consistencia.
- Observar el tamaño, localización, aspecto y número de cualquier lesión.
- Fotografiar los órganos y lesiones cuando sea necesario.
- Realizar numerosos cortes en el parénquima de los órganos sólidos (hígado, bazo, pulmón).

Toma de muestras

> El humor acuoso es una muestra de un fluido interesante a recoger en los animales muertos ya que las concentraciones de minerales y metabolitos se conservan estables hasta 48 horas.

Entre las muestras de interés procedentes de animales recién muertos se incluyen el suero, humor vítreo y acuoso y una muestra de heces. Además, se puede recoger cualquier ectoparásito, por ejemplo, piojos chupadores, y pueden tomarse escobillones de cualquier flujo o secreción.

El análisis de sangre solamente es posible si se recoge muy poco después de la muerte y antes de que coagule, mientras que el humor acuoso (AH) y el humor vítreo (VH) se puede utilizar hasta 48 horas después para determinar la presencia *post mortem* de agentes químicos como el calcio, magnesio, beta hidroxibutirato, urea, creatinina y nitratos que no estén ligados a proteínas. Por tanto, son útiles para el diagnóstico de trastornos como la enfermedad renal, la intoxicación por nitratos o la hipomagnesemia y para determinar el nivel de calcio (Tabla 19.3).

- El humor acuoso se recoge insertando horizontalmente una aguja de 25 mm de longitud y calibre 21 G en la cámara anterior del ojo con el bisel hacia la córnea para evitar dañar el iris y que provoque la contaminación de la muestra.
- El humor vítreo se recoge con una aguja de 25 mm y calibre 14 o 16 G introducida de forma vertical a través de la esclerótica por detrás del iris.
- Siempre que sea posible, las muestras con aspecto de gel deben centrifugarse antes de su análisis. Cuando se recogen las muestras:
- Utilizar instrumentos limpios.
- Utilizar escobillones o tubos de vacío estériles para recoger los fluidos.
- Tomar muestras representativas de la patología presente.
- Los cortes de tejidos sólidos deberían incluir el margen del tejido normal.
- Etiquetar todas las muestras con el nombre del tejido y su lugar de origen.
- Utilizar contenedores de cierre hermético.

Muerte súbita en cabritos

Causas no infecciosas

Los traumatismos y los trastornos abdominales graves son las causas más frecuentes de muerte súbita en los cabritos.

Los cabritos mueren de forma regular tras un corto periodo de dolor abdominal o como resultado de un traumatismo, por ejemplo el estrangulamiento en las vallas de los comederos. En algunas zonas, la depredación puede ser responsable de una elevada mortalidad de los cabritos.

Otras causas de muerte repentina en los cabritos aparecen más adelante.

- Hipotermia/hipoglucemia: véase el Capítulo 5.
- Timpanismo del abomaso: véase el Capítulo 16.
- Timpanismo del rumen: véase el Capítulo 16.
- Torsión del mesenterio: véase el Capítulo 15.
- Meningoencefalitis por descornado: véase el Capítulo 12.
- Traumatismos.
- Choque anafiláctico. Se piensa habitualmente que las cabras son más sensibles que otras especies a sufrir un choque anafiláctico tras recibir inyecciones repetidas, en particular de penicilina procaína, pero también de anestésicos locales y en ocasiones de vacunas clostridiales, aunque no se dispone de evidencias convincentes para apoyar esa suposición.
- Intoxicación por plantas: véase el Capítulo 21. Los tóxicos vegetales pueden no producir altera-

Tabla 19.2 Examen *post mortem* de cabras aparecidas muertas.

Examen externo	**General**	Anotar el número de crotal o tatuaje
		Condición corporal
		Traumatismo o depredación: hacer fotografías si se prevén procedimientos legales
		Registrar las lesiones externas: los traumatismos *ante mortem* están asociados con hemorragias, eritemas e inflamación
		Diarrea o manchas de heces
		Flujo por cualquier orificio
		Caída de pelo o indicios de parasitismo externo
	Cabeza	Ojos (conjuntiva), ollares: comprobar la presencia de secreciones, recoger humor acuoso/vítreo
		Orejas (incluyendo el conducto auditivo)
		Boca (incluyendo labios, encías y lengua): comprobar si hay hemorragias, erosiones, úlceras, vesículas o decoloración y daños por depredación
		Mucosas: anemia, ictericia, hemorragias, úlceras, vesículas
		Estimar la edad por la erupción y desgaste de los incisivos
	Piel y pelo	Cortar pelo en diferentes lugares: comprobar si hay parásitos externos
	Cuello y nódulos linfáticos superficiales	Debe evaluarse el tamaño de los nódulos linfáticos, incluyendo los supramamarios
	Tronco	Condición corporal general: cubierta de grasa y músculos
		Comprobar el ombligo en los cabritos
	Ubre o testículos	Mamitis, comprobar signos de depredación
	Prepucio, ano, vulva, cola	Comprobar la presencia de cristales en los pelos del prepucio (urolitiasis), daños por depredación
	Pezuñas	Incluyendo el espacio interdigital, corona, articulaciones (inflamación), erosiones, úlceras
	Tejido subcutáneo	Comprobar signos de anemia, ictericia, hemorragias (petequias, equimosis)
		Comprobar indicios de depredación, incluyendo mordiscos, marcas de garras, erosiones, hemorragias
		Comprobar y valorar los nódulos linfáticos superficiales: aumento de tamaño, abscesos, hemorragias
	Aparato digestivo superior	**Faringe**: comprobar inflamación, hemorragias, necrosis; posibles heridas por pistolas de tratamientos orales
		Esófago: comprobar si hay úlceras u obstrucciones
	Abdomen	**Líquido abdominal**: identificar el exceso de cantidad (seroso, ascitis): fluidez, aspecto, fibrina, pus
		Examinar los órganos *in situ* antes de abrir el aparato digestivo
		Rumen: llenado, contenido (material vegetal, exceso de granos de cereales, material extraño, espuma, gas); comprobar si hay inflamación/ulceración de la mucosa; medir el pH si es oportuno
		Abomaso: comprobar si hay abomasitis, úlceras, presencia o ausencia de leche en los cabritos. *Haemonchus contortus* es visible a simple vista. Recoger contenido para recuento de huevos de parásitos
		Intestinos: comprobar si hay engrosamiento, pigmentaciones, torsión, neoplasias, intususcepción.
		Recoger contenido para recuentos de parásitos y contenido del íleon para determinación de toxinas clostridiales, tomar muestras de nódulos linfáticos ileocecales

	Hígado: determinar el tamaño, color, textura, forma de los lóbulos hepáticos, grado de lipidosis hepática, comprobar presencia de trematodos. Recoger muestras de hígado para determinaciones de microelementos y análisis de metales pesados
Aparato urinario	**Vejiga**: comprobar si hay cálculos (recogerlos para análisis); recoger orina de la vejiga y comprobar su color
	Uretra y **proceso uretral**: comprobar si hay cálculos (recogerlos para análisis)
	Riñones: retirar la cápsula; comprobar si hay necrosis, hidronefrosis, color. Recoger muestras de riñón para análisis de cobre y plomo
Aparato respiratorio	**Laringe**: comprobar si hay obstrucciones
	Tráquea y **bronquios**: comprobar la presencia de espuma, parásitos, cuerpos extraños
	Pleura: comprobar si hay derrame pleural, pleuritis, adherencias
	Pulmones: comprobar si hay consolidación, neoplasias, abscesos (escobillones para cultivo). Las alteraciones *post mortem* y agónicas alteran el color del tejido pulmonar
	Nódulos linfáticos: comprobar y valorar su tamaño, hemorragias, abscesos
Aparato circulatorio	**Corazón**: comprobar el grosor del músculo, color, anomalías congénitas en cabritos, pericarditis, endocarditis
	Líquido pericárdico: comprobar si es excesivo, fibrina
Aparato reproductor	Comprobar si hay gestación (fase), indicios de aborto, metritis
Sistema músculoesquelético	**Articulaciones**: abrirlas, examinar y recoger líquido articular, escobillón para bacteriología
	Músculos: comprobar si hay zonas decoloradas
Sistema nervioso central	**Cerebro**: extraerlo si es necesario (p. ej., si se sospecha CCN, enterotoxemia clostridial, listeriosis)

Tabla 19.3 Concentraciones de compuestos químicos en el humor acuoso (AH) y vítreo (VH).

Parámetro	Niveles en animal recién muerto[a]	Comentarios
Urea	**Enfermedad renal** AH >30 mmol/litro (180 mg/dL)	Los niveles de urea en VH son más estables que los niveles en AH y son unas 0,84 veces los niveles en suero hasta 36 horas después de la muerte Estables durante más tiempo si se refrigeran
Calcio	**Hipocalcemia** AH <1 mmol/litro (4 mg/dL) Recién muerto	El AH es más útil que el VH ya que la caída rápida del calcio se equilibra antes en el AH que en el VH en equilibrio con el calcio ionizado del plasma puesto que el calcio ligado a proteínas resulta excluido
Magnesio	**Hipomagnesemia** AH <0,33 mmol/litro (0,80 mg/dL) Recién muerto VH <0,65 mmol/litro (1,58 mg/dL) hasta 48 horas *post mortem*	VH más estable que AH El magnesio pasa del iris al AH y VH tras la muerte, aumentando los niveles oculares
β-hidroxibutirato	**Toxemia de gestación** AH >2,5 mmol/litro (26 mg/dL)	
Sodio y cloro	**Intoxicación por sal** AH y VH elevados	
Nitratos	**Intoxicación por nitratos** Niveles en AH <35% de los niveles en suero	Útil durante 60 horas después de la muerte si son muy altos

[a] Niveles en ganado ovino (Edwards *et al.*, 2009).

ciones patológicas visibles, de modo que los indicios de su consumo o la presencia de hojas en la boca o los preestómagos pueden aportar una información vital.

- Intoxicación por productos químicos, infrecuente:
  - Intoxicación por cobre: véase el Capítulo 15.
  - El arsénico, plomo (véase el Capítulo 12) y otros metales tóxicos producen un trastorno agudo o crónico, pero en ocasiones provocan muerte súbita.
  - Los insecticidas organofosforados no producen lesiones macroscópicas visibles *post mortem*.
- Enfermedad del músculo blanco: véase el Capítulo 8.
- Selenosis aguda: véase el Capítulo 8.
- Depredadores.
- Mordeduras de serpiente. Los cabritos son más propensos a ser atacados por serpientes que los adultos debido a su falta de precaución y su mayor curiosidad. Muchos de ellos son mordidos en los ollares o la cabeza cuando intentan investigar a la serpiente. Las mordeduras de serpiente se reconocen por las marcas de los colmillos en una zona edematosa localizada, pero pueden ser difíciles de identificar sin realizar un examen cuidadoso y pueden ser enmascaradas por la descomposición.

Causas infecciosas

- Septicemia, por ejemplo, por *Pasteurella*, *Streptococcus*.
- Coccidiosis: véase el Capítulo 14.
- Enterotoxemia (*Clostridium perfringens* tipo D): véase el Capítulo 15.
- Listeriosis: véase el Capítulo 12.
- Pasterelosis: véase el Capítulo 17.
- Hemoncosis: véanse los Capítulos 14 y 18.
- Salmonelosis: véase el Capítulo 14.
- Fiebre aftosa (glosopeda). En los cabritos de menos de 2 semanas de edad puede producirse una muerte sobreaguda por miocarditis, aun cuando los animales de más edad pueden no mostrar ningún signo clínico (véase el Capítulo 7).
- Lengua azul: véase el Capítulo 10.

Depredadores

En muchos lugares del mundo, resultan heridas o muertas más cabras debido a los ataques de perros domésticos o salvajes que las provocadas por cualquier otro depredador. En Reino Unido, el perro es el único depredador de importancia, aunque en ocasiones los zorros puedan llevarse a algún cabrito recién nacido. En los EE.UU., los coyotes pueden ocasionar pérdidas importantes. Otros depredadores, como los grandes felinos, los cerdos salvajes, los osos y las águilas pueden tener importancia económica en algunas zonas. Muchos animales, como las ratas, zorros y perros, y aves como los cuervos, son carroñeros oportunistas y pueden alimentarse de algunas partes del cuerpo, como pezones, ollares y vulvas o pueden picar los ojos de animales débiles o muertos.

Algunos problemas de manejo que provocan la muerte de cabritos se pueden achacar erróneamente a la depredación. Los depredadores con frecuencia se alimentan de carroña, por lo que es importante determinar si los cabritos han muerto debido a la depredación o bien nacieron muertos, no fueron atendidos por sus madres o murieron debido a una enfermedad antes de ser comidos. Se debe evaluar el estado general del cabrito para detectar indicios de deshidratación, como los ojos hundidos, la presencia o ausencia de leche en el abomaso y el estado de sus pezuñas. Un cabrito recién nacido que no ha caminado tendrá las pezuñas lisas y suaves. Aun cuando se observen marcas de mordeduras, la ausencia de hemorragias externas o subcutáneas sugiere que el animal estaba muerto antes de ser mordido.

¿Qué depredador?

Los depredadores se alimentan habitualmente de carroña y de las presas de otros depredadores, y distintas especies de animales pueden alimentarse del mismo cadáver, de modo que no siempre resulta evidente saber qué depredador es el responsable de la muerte de un determinado animal, si es que alguno es responsable, sin llevar a cabo una detallada investigación. El cadáver debe ser tan reciente como sea posible, ya que la descomposición hace más difícil la identificación del depredador. Algunas etapas de la descomposición se parecen a una erosión extensa. En la Tabla 19.4 se aporta información sobre los depredadores más habituales de las cabras.

Cuando se investiga una posible muerte por depredación, es importante tener en cuenta:

- El modo de ataque. Aunque la mayoría de los depredadores siguen un patrón de ataque general, los individuos presentan variaciones en cuanto a sus preferencias de alimentación, método de ataque y comportamiento alimentario y estos se pueden superponer ampliamente entre individuos de diferentes especies. La mayoría de los depredadores atacan la cabeza y el cuello. Los cabritos pueden morir tan solo por un mordisco en la cabeza, cuello, espalda o dorso. Las cabras de mayor tamaño pueden recibir varios mordiscos mientras intentan escapar, y los depredadores más pequeños o con menos experiencia, como los zorros, coyotes o perros, tienden a infligir heridas múltiples. Los zorros rara vez rompen el cráneo o la columna vertebral de los cabritos, pero los coyotes, linces y grandes carnívoros sí suelen producir tales fracturas.
- El tipo y extensión de las lesiones:
  - Examinar el cadáver en busca de heridas, hemorragias, abrasiones, huesos rotos e indicios de haber sido comido, recordando que las lesiones pueden ser resultado de multitud de causas diferentes a la depredación, como los caracoles, alambre de espino y vehículos.
  - Comprobar la presencia o ausencia de hemorragias subcutáneas. Las hemorragias solamente están presentes cuando el daño en la piel o el tejido se ha producido mientras el animal estaba vivo.
  - Observar la localización de las lesiones, en particular en la garganta, parte posterior de la cabeza, cuello y dorso. Los zorros raramente fracturan el cráneo o la columna vertebral de los cabritos, pero esas lesiones son habituales en el caso de los coyotes, linces y grandes carnívoros. Las lesiones en los cuartos traseros son comunes en los ataques de perros.
  - Observar el número de mordiscos. La piel debe ser retirada cuando sea necesario, en especial alrededor del cuello, garganta y cabeza, y se debe revisar la zona en busca de marcas de dientes, hemorragias subcutáneas y lesiones en los tejidos. Los depredadores con experiencia pro-

Tabla 19.4 Depredadores.

Depredador	Animales en riesgo	Modo de ataque	
Perro (doméstico y asilvestrado) **Dingo**	Están en riesgo cabras de cualquier edad Los perros suelen atacar a las cabras desde detrás, lesionando los cuartos traseros, flancos y cabeza. Los animales con cuernos pueden ser atacados lateralmente para evitar los cuernos y los machos pueden ser mordidos en los testículos. Rara vez matan con tanta eficacia como los coyotes.	Animales inexpertos o que matan por diversión, suelen mutilar gravemente a las cabras causando graves daños a las patas posteriores, cuello y espalda, con múltiples mordiscos y fragmentos de piel arrancada. Las orejas suelen estar muy desgarradas.	El comportamiento de huida de los pequeños rumiantes favorece el ataque de varios animales a la vez por parte de un solo perro o un grupo de perros y solamente resulta devorada una pequeña parte de las cabras heridas o muertas.
Zorro (zorro rojo)	Solamente están en riesgo los cabritos debido al pequeño tamaño del zorro. A diferencia de los perros salvajes, los zorros rara vez atacan a cabritos mayores o cabras adultas, salvo que su comida sea muy escasa.	Mordiscos múltiples en el dorso y cuello o pueden atacar la garganta.	Los cabritos pequeños pueden ser trasladados desde el lugar de su muerte, normalmente a una guarida.
Coyote	Todas las edades en riesgo. Normalmente matan a las cabras mordiéndolas en la garganta, atravesando y colapsando la tráquea. Un coyote joven e inexperto puede morder en cualquier lugar del animal, atacando el costado, cuartos traseros y ubre. Los caninos superiores pueden penetrar la parte alta del cuello o el cráneo de los cabritos pequeños.	La muerte se debe a la asfixia, a veces tras una lucha bastante prolongada, dejando importantes hemorragias debajo de la piel.	El depredador más común y más importante del ganado en los EE.UU. Los cadáveres suelen ser descuartizados completamente y devorados. El rumen y los intestinos puede ser retirados y alejados del cadáver.
Lince	Todos los pequeños rumiantes están en riesgo porque caza hasta 8 veces su peso. Los cabritos suelen morir de un solo mordisco en la parte posterior del cuello en la base del cráneo o en un lado de la cabeza. También muerden en la parte posterior de la mandíbula y la parte inferior del cráneo, dejando marcas de garras en los flancos del animal, el dorso y la espalda. Marcas de los caninos miden 1,9 a 2,5 cm.	La muerte suele deberse a la rotura de la médula espinal y/o el cráneo. Puede desgarrar la vena yugular pero las presas suelen morir de asfixia o choque.	El cadáver puede ser devorado inmediatamente o puede ser trasladado para comerlo después y lo cubren parcialmente con restos. Los linces pueden excavar hasta 30 a 35 cm de profundidad cuando excavan en hojarasca, en comparación con los 90 cm que alcanzan los pumas. El rumen no suele ser tocado. Pueden actuar como carroñeros con los restos de animales cazados por otros depredadores.

Puma	Suelen matar un gran número de animales en una noche, normalmente de 5 a 10 animales. Infligen sus mordiscos desde arriba, normalmente mordiendo la parte superior del cuello o la cabeza y pueden atravesar el cráneo o la garganta. Las marcas de los caninos miden 3,8 cm.	Columna vertebral y cuello rotos. Esto difiere del típico mordisco del coyote en la garganta y de la mutilación general causada por los perros.	Normalmente se comen los cuartos delanteros y la región del cuello en primer lugar. El rumen no suelen tocarlo. Los huesos largos y las costillas pueden estar rotos y astillados. Al igual que los linces, excavan y entierran el cadáver, cubriéndolo con hojarasca y a veces orinando o defecando sobre él. Suelen regresar a comer su presa durante tres a cuatro noches.
Cerdos salvajes	Los cabritos son especialmente vulnerables y la depredación suele tener lugar en los lugares de parto. La presencia de anejos placentarios puede atraer a los cerdos. Los cerdos pueden tener un efecto devastador sobre las poblaciones de cabritos y en ocasiones los animales adultos que están en parto son atacados y muertos.		De forma típica, todo el cadáver es devorado o arrastrado, de modo que no quedan indicios de depredación. Los cabritos pueden desaparecer o las cabras pueden presentar ubres distendidas. Pueden encontrarse restos de piel con pezuñas o el cráneo o únicamente sangre o rastros en el lugar donde fueron devorados.
Oso (Negro y Grizzly)	La depredación es más habitual en primavera y verano, periodos en que hay escasez de comida. Los osos suelen matar mordiendo en el cuello o mediante golpes con las extremidades superiores.	Las cabras pueden ser devoradas casi en su totalidad, dejando solo el rumen, la piel y los grandes huesos. Los cadáveres destrozados, rotos y mutilados son característicos de los ataques de oso, con extensas lesiones en espalda y dorso y abrasiones de importancia. Las ubres de las cabras pueden ser devoradas, posiblemente para obtener leche.	El cuerpo suele ser trasladado a un lugar más seguro. El cadáver suele aparecer abierto ventralmente, con el hígado y el corazón devorados y los intestinos desparramados alrededor del lugar de la muerte. La cabra puede ser parcialmente despellejada durante su consumo.
Águila (Calva, Dorada y Calzada)	Aunque son capaces de matar a adultos, casi toda la depredación de cabras se dirige a los cabritos de pocos meses de edad. Por encima de cierto peso, resultan demasiado pesados para llevarlos al nido. Las águilas doradas son depredadores de cabras más habituales que las águilas calvas.	El ave desciende sobre el dorso o el cuello de la cabra, agarrándola fuertemente con sus garras y sujetando a su presa hasta que muere, ya sea como resultado de la asfixia, el choque o las lesiones internas. Las garras ocasionan heridas triangulares de hasta 5 cm en la espalda, costillas, dorso, pecho o abdomen de los cabritos. Las hemorragias internas son habituales cuando las garras penetran en la cavidad abdominal o torácica. En los cabritos pueden observarse fracturas por compresión en el cráneo.	Las águilas consumen carroña y cadáveres abandonados por zorros y coyotes. Es probable que un mayor número de cabritos sean depredados como carroña que atacados en vivo. Se ha comprobado que han conducido a cabras y ovejas hacia barrancos o precipicios.

vocan la muerte mediante la sofocación del animal con un simple mordisco en la garganta, dejando solo señales externas limitadas. Los grandes depredadores, como los osos y los pumas, pueden dejar pocas señales externas si el golpe de las patas delanteras rompe el cuello o el dorso de la víctima, pero puede verse una extensa lesión cuando el animal es despellejado. La existencia de un pelaje denso puede ocultar la marca de las garras causada por los linces o pumas.
- Observar el tamaño y localización de las marcas de dientes/garras. El tamaño y el espacio entre las marcas de los dientes caninos son característicos de cada especie y pueden identificar a un determinado depredador, pero existen grandes semejanzas entre especies de tamaño similar.
- Observar la localización del cadáver. Los animales que son muertos suelen estar tumbados en una posición no natural. Los depredadores como los pumas, linces y osos negros trasladan a sus presas para devorarlas en lugares apartados. Los zorros, linces y coyotes solo suelen transportar a sus presas pequeñas, pero los carroñeros también pueden alterar o mover el cadáver mientras se alimentan. Los grandes felinos se alimentan en una zona limitada y suelen cubrir su presa con suciedad o ramas. Los coyotes tienden a dispersar partes del cuerpo, lana y pelo por una zona extensa durante su alimentación.

Muerte súbita en cabras adultas

Causas no infecciosas

- Timpanismo ruminal: véase el Capítulo 16.
- Acidosis (retención ruminal): véase el Capítulo 16.
- Traumatismos.
- Estrés por frío: cabras Angora y Cachemir esquiladas en duras condiciones meteorológicas sin disponer de un adecuado refugio o nutrición.
- Choque anafiláctico: véase «Muerte súbita en cabritos» al principio de este capítulo.
- Intoxicación por plantas: véase «Muerte súbita en cabritos».
- Intoxicación por productos químicos: véase «Muerte súbita en cabritos».
- Hipomagnesemia: véase el Capítulo 12 (Lámina 12.3).
- Hipocalcemia: véase el Capítulo 4.
- Tetania del transporte: véase el Capítulo 12.
- Depredadores: véase «Muerte súbita en cabritos».
- Caída de rayo/electrocución.

Causas infecciosas

Cuando la causa de la muerte son bacterias patógenas, como los clostridios, es probable que la velocidad de la autolisis tras morir se vea acelerada.

- Mamitis gangrenosa: véase el Capítulo 13.
- Enterotoxemia (*Clostridium perfringens* tipo D): véase el Capítulo 15.
- Listeriosis: véase el Capítulo 12.
- Pasterelosis: véase el Capítulo 17.
- Hemoncosis: véase el Capítulo 14 y 18.
- Fasciolosis aguda: véase el Capítulo 9.
- Carbunco bacteridiano (ántrax).
- Gangrena enfisematosa.
- Edema maligno.
- Hepatitis necrótica infecciosa.
- Botulismo.

Carbunco bacteridiano

El carbunco es infrecuente. La forma sobreaguda puede producir la muerte en 1 a 2 horas. Los casos agudos pueden presentar fiebre, temblores, disnea y congestión de las mucosas. Tras la muerte, fluye una sangre oscura y sin coagular por los ollares, boca, ano y vulva. El cadáver sufre una rápida descomposición y no se produce *rigor mortis.*

Si se sospecha de carbunco, el cadáver no debería ser abierto hasta que se haya descartado la presencia de esa enfermedad. Si se ha practicado la necropsia de forma inadvertida, se observarán claros indicios de hemorragias extensas y de un bazo claramente agrandado.

Diagnóstico

- Se realiza una extensión de sangre obtenida de una vena de la oreja y se seca al aire, se fija con calor y se tiñe con azul de metileno polícromo para comprobar la presencia de bacilos de *Bacillus anthracis* con una cápsula teñida de color morado.

Gangrena enfisematosa

La gangrena enfisematosa también es rara. Las cabras parecen ser menos sensibles que las ovejas.

Etiología

- Infección aguda por esporos de *Clostridium chauvoei*, que penetran a través de heridas de la piel o por la vulva o la vagina en el parto, o en ocasiones desde el intestino, y se asientan en las masas musculares de los cuartos traseros, espalda o zona lumbar. Las contusiones en esas zonas crean el ambiente anaerobio apropiado para la germinación de los esporos.

Signos clínicos

- La cabra por lo general aparece muerta, normalmente en una posición característica con la extremidad afectada rígida y con presencia de gas y edema en la zona afectada.
- La descomposición y el meteorismo se producen con rapidez y puede verse sangre que sale por los ollares y el ano.

Edema maligno

El edema maligno se caracteriza por la infección aguda y anaerobia de una herida producida por *Clostridium septicum* u otros clostridios. Las cabras parecen ser menos sensibles que las ovejas, pero la enfermedad puede presentarse tras peleas y golpes con la cabeza en los machos («cabeza hinchada» o «cabeza grande»).

Signos clínicos

- La muerte se produce unas 12 a 24 horas después de aparecidos los signos clínicos; las zonas afectadas aparecen inflamadas y con enfisema, eritema y un abundante exudado espumoso en la herida.

Nota: se deben utilizar vacunas clostridiales multivalentes como prevención en la explotación siempre que se haya diagnosticado gangrena enfisematosa o edema maligno en la misma.

Hepatitis necrótica infecciosa («enfermedad negra»)

La hepatitis necrótica es rara. Produce una toxemia aguda por la actuación combinada del trematodo hepático *Fasciola hepatica* y la infección por *Clostridium novyi* (*C. oedematiens*). Los animales suelen aparecer muertos con espuma sanguinolenta que sale por los ollares. La descomposición es rápida. La necropsia revela la presencia de un tejido subcutáneo oscuro, líquido teñido de sangre en las cavidades corporales y un hígado oscuro con zonas necróticas dispersas. En los lugares con presencia de trematodos, debería vacunarse frente a *Clostridium novyi*.

Botulismo

Véase el Capítulo 12.

La ingestión de toxina botulínica, elaborada por *Clostridium botulinum* en los alimentos, se ha descrito en ocasiones como causa de la aparición aguda de parálisis o muerte súbita.

Eutanasia

El manejo de los animales antes de la eutanasia debería estar tan libre de estrés como sea posible.

Se dispone de diversos métodos para proceder al sacrificio de emergencia de los animales. Ente ellos se encuentran:

- Inyección letal.
- Aturdimiento con pistola de émbolo cautivo, seguido del degollado o puntilla.
- Arma de fuego con proyectil.
- Traumatismo externo, seguido de degollado.

La elección del método depende del tamaño del animal, la disponibilidad de equipos y fármacos, la localización del animal y, en el caso de animales de compañía, de las preferencias del propietario.

La muerte siempre se debe confirmar antes de abandonar las instalaciones o de permitir que el dueño se haga cargo de los restos.

Inyección letal

La inyección intravenosa de una dosis letal de un fármaco barbitúrico es un método adecuado de realizar la eutanasia de una cabra de compañía.

- En Reino Unido, el secobarbital sódico (quinalbarbitona sódica) 400 mg con hidrocloruro de cincocaína, 25 mg, 1,0 mL/10 kg (Somulose, Dechra Veterinary Products Ltd), está autorizado para la eutanasia de ganado bovino. La dosis completa se debe administrar a lo largo de 10 a 15 segundos con el fin de minimizar una parada cardiaca prematura. Si la velocidad de administración es demasiado lenta, el periodo para lograr la muerte se prolonga.
- El pentobarbital sódico al 20% p/v está autorizado para la eutanasia de animales de granja más pequeños (Lethobarb, Pentobarbital for Euthanasia, Ayrton Saunders Ltd) a una dosis de 140 mg/kg de peso vivo; 0,7 mL/kg de peso vivo mediante inyección i.v. rápida.

La vena yugular suele ser la vena más accesible capaz de recibir un gran volumen de líquido con rapidez. En los animales tumbados, en particular cuando el cuello está doblado, el uso de un torniquete realizado con una cuerda o soga de empacar alrededor del cuello permite acceder a la vena con mayor facilidad. Una aguja de calibre 18 G es adecuada para la mayoría de las cabras jóvenes y adultas, o bien se puede insertar un catéter interno en la yugular si se desea. Cuando sea necesario, se puede utilizar otra vena superficial, como la vena cefálica.

En animales inquietos, puede ser adecuado realizar una premedicación con un sedante apropiado (Capítulo 24). Tras la inyección del barbitúrico, el cadáver no se puede utilizar para consumo humano o animal y se debería mantener fuera del alcance de carroñeros salvajes como los zorros.

El cloruro potásico y el sulfato de magnesio son métodos eficaces de realizar la eutanasia en animales que han sido anestesiados previamente, siendo la muerte por lo general más rápida con la inyección de cloruro potásico. Cualquiera de los dos fármacos se puede administrar en una vena adecuada en un volumen de 60 a 100 mL con una aguja de calibre 18 G.

Nota: aunque los α-2 agonistas, como la xilazina, inducen un estado que se asemeja a la anestesia, no deberían utilizarse de forma única antes de la administración de cloruro potásico o de sulfato de magnesio i.v.

Aturdimiento con émbolo cautivo

El sacrificio humanitario de las cabras utilizando un equipo con émbolo cautivo es un procedimiento de dos fases. El émbolo cautivo administra un golpe intenso sobre el cráneo del animal de modo que lo insensibiliza e inmediatamente debe ser desangrado o apuntillado para asegurar una muerte rápida. En realidad, es el desangrado o apuntillado lo que realmente mata al animal.

Para asegurarse de que el golpe percutor no se desvía debido a la gruesa masa de hueso de la parte superior del cráneo, todas las cabras deberían ser consideradas como si tuvieran cuernos. Por lo tanto, la boca del aturdidor se debe colocar por detrás de la masa ósea situada sobre la línea media y dirigirse hacia la base de la lengua (Figura 19.1). La boca del aturdidor de émbolo cautivo siempre debe sujetarse con firmeza contra la cabeza. Es esencial que el equipo esté bien conservado y que el aturdimiento se realice de forma precisa, utilizando la fuerza de disparo adecuada para el animal, de modo que se garantice que los animales resultan aturdidos de manera eficaz e irreversible.

Tras un aturdimiento eficaz, la cabra entra en colapso y presenta una actividad tónica exagerada durante 10 a 20 segundos, adquiriendo entonces una rigidez con la cabeza extendida y las extremidades traseras flexionadas hacia el abdomen. Después de ello, se produce una relajación gradual y aparecen movimientos de pataleo involuntarios.

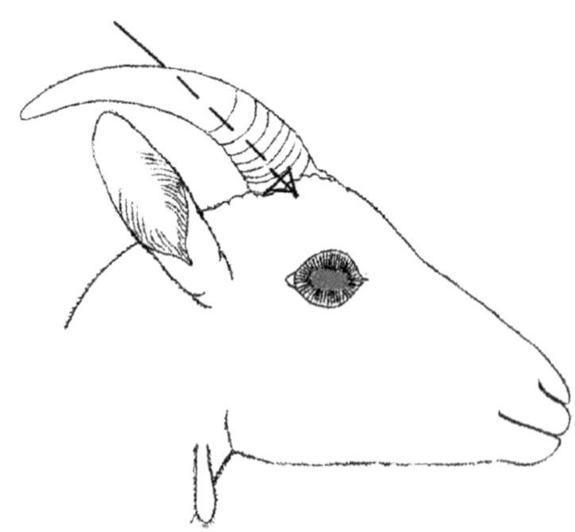

Figura 19.1 Aturdimiento mediante émbolo cautivo.

Apuntillado

El apuntillamiento implica la inserción de un alambre flexible o un bastón de polipropileno a través de un punto de entrada realizado en el cráneo mediante un dispositivo de émbolo cautivo penetrante. El bastón o alambre se mueve repetidamente hacia adelante y atrás para destruir el tronco del encéfalo (junto con la médula espinal si el bastón es suficientemente largo). Durante el proceso de apuntillado se produce una violenta actividad muscular, pero el movimiento muscular reflejo se inhibe enseguida.

Nota: en Reino Unido, los animales que han sido apuntillados no pueden destinarse a consumo humano en caso de que la canal se haya contaminado con tejido nervioso.

Degollado

Los animales deben ser desangrados tan pronto como sea posible tras el aturdimiento, idealmente en un plazo de 15 segundos, mientras se encuentran en la fase tónica (rígida). El degollamiento implica cortar las arterias carótidas y las venas yugulares, o bien los vasos de los que proceden. Todos los vasos sanguíneos principales deben ser cortados para garantizar una muerte rápida, lo que se puede conseguir haciendo un corte profundo y transversal a lo largo de la garganta del animal en el ángulo de la mandíbula, hasta que el filo del cuchillo toque la columna vertebral, cortando la piel, músculo, tráquea, esófago, arterias carótidas y venas yugulares. Esto requiere utilizar un cuchillo muy afilado con una hoja rígida de al menos 12 cm de longitud.

Nota: en la UE, la tráquea y el esófago de los animales destinados a consumo humano deben conservarse intactos durante el desangrado, excepto en el caso de los sacrificios realizados según rituales religiosos.

Armas de fuego con proyectil

Las armas de fuego solamente deben ser utilizadas por un operario entrenado y competente, empleando la munición correspondiente, de acuerdo con la legislación regional y nacional relevante relativa al control de armas de fuego. En Reino Unido, esto significa que en la mayoría de los casos es probable que solamente pueda disponerse de un arma para sacrificio humanitario, una carabina o un rifle para cartuchos del 22 largo. En otros lugares del mundo, se pueden utilizar armas cortas del calibre adecuado. La utilización de armas de fuego en espacios cerrados o donde los animales estén sobre suelos duros, debería evitarse siempre que sea posible debido al riesgo de los proyectiles rebotados si la bala atraviesa el cuerpo del animal. Se recomienda disparar desde detrás de la parte alta de la cabeza en todas las cabras (véase el aturdimiento con émbolo cautivo más arriba). Sobre superficies duras, en las que existe mayor peligro de rebotes, es más seguro utilizar un arma corta que un rifle con proyectiles.

Excepto en el caso de las armas para sacrificio humanitario, las armas de fuego nunca deben colocarse a menos de 15 a 30 centímetros de la cabeza para evitar autolesiones.

El animal muere inmediatamente cuando se le dispara y puede sangrar por el orificio de entrada del proyectil, por los ollares y por la boca. No es necesario degollar o apuntillar al animal tras abatirlo de un disparo.

Aproximadamente un minuto después de dispararle, pueden aparecer movimientos involuntarios de las extremidades, lo que no indica que el animal esté necesariamente consciente. Aunque un proyectil correctamente situado suele ocasionar la inmediata pérdida de consciencia, el animal debería ser vigilado hasta confirmar su muerte por si fuera necesario realizar un disparo adicional.

Un *arma para sacrificio humanitario* es una pistola con proyectil de un solo disparo con cañón ventilado. La boca de la pistola se coloca apoyada sobre la frente del animal y se dispara un proyectil al cerebro.

Las *carabinas* son la mejor arma de fuego para matar a las cabras en la propia granja. Dado que el proyectil se dispersa en el interior de la cabeza, la precisión del disparo no resulta crítica como sucede con otras armas y no existe el mismo peligro de rebotes.

Los *rifles del 22 largo* se pueden utilizar para matar a las cabras pero requieren un disparo preciso.

Armas cortas. Aunque los proyectiles de cabeza hueca aumentan la destrucción del cerebro y reducen la probabilidad de rebotes, los proyectiles de cabeza sólida tienen mejor penetración y son más adecuados para animales grandes.

Eutanasia en cabritos

En los animales de compañía, la inyección letal de barbitúricos en la yugular o la vena cefálica es un método apropiado de realizar la eutanasia de los cabritos. Si no se dispone inmediatamente de ningún otro sistema, los cabritos neonatos pueden ser sacrificados de forma humanitaria dándoles un fuerte golpe en la cabeza. Esta operación solamente debería realizarla una persona que haya recibido la formación apropiada sobre esas técnicas. La Humane Slaughter Association tiene disponible la descripción de esas técnicas: http://www.hsa.org.uk/publications/publications.

Lecturas adicionales

General

Ensley, S. and Rumbeiha, W. (2012) Ruminant toxicology diagnostics. *Vet. Clin. North Amer.: Food Anim. Pract.*, **28** (3), 557–564.

Herdt, T.H. and Hoff, B. (2011) The use of blood analysis to evaluate trace mineral status in ruminant livestock. *Vet. Clin. North Amer.: Food Anim. Pract.*, **27** (2), 255–283.

King, J.M. (1983) Sudden death in sheep and goats. *Vet. Clin. North Amer.: Large Anim. Pract.*, **5** (3), 701–710.

Lovatt, F., Stevenson, H. and Davies, I. (2014) Sudden death in sheep. *In Pract.*, **36**, 409–417.

Nietfeld, J.C. (2012) Neuropathology and diagnostics in food animals. *Vet. Clin. North Amer.: Food Anim. Pract.*, **28** (3), 515–534.

Osweiler, G.D. (2011) Diagnostic guidelines for ruminant toxicoses. *Vet. Clin. North Amer.: Food Anim. Pract.*, **27** (2), 247–254.

Stegelmeier, B.L. (2011) Identifying plant poisoning in livestock: diagnostic approaches and laboratory tests. *Vet. Clin. North Amer.: Food Anim. Pract.*, **27** (2), 407–417.

Valentine, B.A., Cebra, C.K. and Taylor, G.H. (2007) Fatal gastrointestinal parasitism in goats: 31 cases (2001–2006). *J. Amer. Vet. Med. Assoc.*, **231** (7), 1098–1103.

Eutanasia

American Veterinary Medical Association Guidelines for the Euthanasia of Animals. Available at: https://www.avma.org/KB/Policies/Documents/euthanasia.pdf.

Callan, R. *et al.* (2012) *Veterinary Euthanasia Techniques: A Practical Guide.* Wiley-Blackwell, Oxford.

Humane Slaughter Association. Available at: http://www.hsa.org.uk/publications/publications.

Shearer, J.K. and Ramirez, A. *Procedures for Humane Euthanasia.* Iowa State University College of Veterinary Medicine. Available at: http://vetmed.iastate.edu/vdpam/extension/dairy/programs/humane-euthanasia.

Exámenes *post mortem*

Australian Livestock Export Corporation Limited (2015) *Veterinary Handbook for Cattle, Sheep and Goats.* Available at: http://www.veterinaryhandbook.com.au/ContentSection.aspx?id=10.

Debien, E. *et al.* (2013) Proportional mortality: a study of 152 goats submitted for necropsy from 13 goat herds in Quebec, with a special focus on caseous lymphadenitis. *Canadian Vet. J.*, **54**, 581–587.

Edwards, G. *et al.* (2009) Use of ocular fluids to aid post-mortem diagnosis in cattle and sheep. *In Pract.*, **31**, 22–25.

Ethiopia Sheep and Goat Productivity Improvement Program (2010) Technical Bulletin No. 33, Postmortem techniques for sheep and goats. Available at: http://www.esgpip.org/pdf/Technical%20bulletin%20No.33.pdf.

Fodstad, F.H. and Gunnarsson, E. (1979) Post-mortem examination in the diagnosis of Johne's disease in goats. *Acta Veterinaia Scandinavica*, **20** (2), 157–167.

Harwood, D. (2016) Approach to post mortem in the goat and some common pathological presentations. *Goat Vet. Soc. J.*, **32** (in print).

Mearns, R. (2009) Ovine necropsy and fetal examination. *Livestock*, **14** (2), 46.

Otter, A. and Davies, I. (2015) Disease features and diagnostic sampling of cattle and sheep post-mortem examinations. *In Pract.*, **37** (6), 293–305.

Depredadores

Cearley, K. (2000) Predator Management. Available at: http://www2.luresext.edu/goats/training/predator.html.

Vantassel, S.M. (2012) *The Wildlife Damage Inspection Handbook*, 3rd edition, Lincoln, NE.

Transporte de animales heridos

Defra (2000) Guidance on the Transport of Casualty Farm Animals (PB1381). Available at: www.nifcc.co.uk/publications/44.

Defra (2011) Goats: Welfare of Animals During Transport. Advice for Transporters of Goats (PB12544b). Available at: http://adlib.everysite.co.uk/adlib/defra/content.aspx?id=2RRVTHNXTS.98BB68ONT9KZ0.

Live Transport: Welfare Regulations – Detailed Guidance. Available at: https://www.gov.uk/farm-animal-welfare-during-transportation.

CAPÍTULO 20

Enfermedades de los ojos

Conjuntivitis no infecciosas

Las conjuntivitis pueden producirse en los animales como consecuencia de la irritación provocada por el heno polvoriento (sobre todo cuando se les alimenta desde comederos situados por encima de la cabeza), polvo, viento, luz solar intensa o traumatismos localizados o cuerpos extraños en la conjuntiva, o como resultado de una alergia (Láminas 20.1 y 20.2).

Queratoconjuntivitis infecciosa

La queratoconjuntivitis infecciosa («ojo rosa» u oftalmia contagiosa) es una enfermedad contagiosa aguda caracterizada por la inflamación de la conjuntiva y la córnea de uno o ambos ojos.

Etiología

- Los agentes causales de la enfermedad no están claros todavía; es probable que estén implicados varios agentes.
- Entre los factores predisponentes se encuentran el heno polvoriento, el viento, la luz solar intensa y el polvo; el hacinamiento; la hierba larga; las moscas.

Micoplasmas

Se dispone de pruebas sólidas que indican que *Mycoplasma conjunctivae* es el principal agente causal de la queratoconjuntivitis en Reino Unido. También se ha aislado a *Ureaplasma*, *M. ovipneumoniae*, *M. arginini* y *Acholeplasma oculi* de queratoconjuntivitis de ovejas y cabras, pero su papel en la enfermedad natural sigue siendo controvertido. Algunos factores predisponentes como el viento o el polvo juegan posiblemente un papel importante.

Clamidias

Chlamydophila pecorum (anteriormente *Chlamydia psittaci*) produce queratoconjuntivitis tanto en ovejas como en cabras. Pueden presentarse abortos (véase el Capítulo 2) en la misma explotación/rebaño y poliartritis en los cabritos (véase el Capítulo 8).

Colesiota

Colesiota conjunctivae, anteriormente clasificada como un agente similar a las ricketsias, es un miembro de la familia Chlamydiaceae, similar a *C. psittaci*. Se ha considerado como una causa común de queratoconjuntivitis en ovejas y posiblemente en cabras fuera de Reino Unido, aunque en las cabras solamente ocasiona una conjuntivitis leve. Es probable que muchos de los casos atribuidos a ese microorganismo sean de hecho causados por *Mycoplasma* spp.

Bacterias

Las bacterias actúan probablemente como invasores secundarios después de que microorganismos más pequeños provoquen una lesión primaria, incrementando la gravedad del proceso. Con frecuencia de aísla a *Staphylococcus aureus*, *Escherichia coli* y *Branhamella ovis* a partir de ovejas con afección ocular. También puede intervenir *Moraxella* spp.

Listeria monocytogenes (Capítulo 12) puede también causar queratoconjuntivitis (ojo de ensilado) como parte de un síndrome que presenta signos neurológicos y/o abortos. Algunas cabras pueden en ocasiones solamente mostrar las lesiones oculares: conjuntivitis, nistagmo, hipopion y endoftalmitis.

Yersinia pseudotuberculosis es una causa importante de enfermedades en las cabras, produciendo enterocolitis, linfadenitis mesentérica, septicemia, placentitis/aborto y mamitis y es una zoonosis infecciosa. También puede causar un proceso ocular: flujo ocular mucopurulento, blefarospasmo, quemosis, hiperemia conjuntival, opacidad corneal y neovascularización.

Virus

El virus de la **Rinotraqueítis infecciosa bovina (IBR)** puede causar una conjuntivitis mucopurulenta en las cabras.

Transmisión de las queratoconjuntivitis infecciosas

- Las moscas y los piojos son vectores potenciales de la enfermedad.
- Existen cabras portadoras de *Mycoplasma* spp., y de *C. pecorum* que pueden por tanto introducir la enfermedad en un nuevo rebaño; los portadores mantienen la enfermedad en una explotación y, puesto que la inmunidad es escasa, las cabras pueden infectarse repetidamente.
- El contacto en las ferias o mercados facilita la diseminación entre rebaños.
- El contacto estrecho al comer o incluso en los pastos permitirá la extensión de la enfermedad en un rebaño.
- Puede producirse la infección cruzada entre ovejas y cabras.

Signos clínicos

- Se trata de un problema de rebaño/explotación ya que es muy infeccioso. Las cabras Angora pueden verse afectadas con mayor gravedad que las razas lecheras; las cabras adultas pueden mostrar una afección más grave tras una exposición previa.
- Conjuntivitis con una intensa hiperemia, lagrimeo abundante y blefarospasmo, de forma que los animales afectados permanecen con los ojos cerrados.
- Más tarde, opacidad corneal y vascularización; ulceración de la córnea en los casos graves con un flujo ocular purulento y posible rotura de la cámara anterior del ojo.
- La visión se ve afectada en los casos graves, de forma que los animales pueden tener dificultades para comer y adelgazan.
- La opacidad de la córnea puede persistir durante varias semanas.

Nota: La *carencia de cobalto* (véase el Capítulo 9) y la *intoxicación por yodo* (véase el Capítulo 5) pueden provocar un lagrimeo excesivo que puede ser confundido con una queratoconjuntivitis.

Diagnóstico

- Signos clínicos en el rebaño/explotación.
- Toma de muestras con escobillón en la etapa inicial, muestrear con vigor la conjuntiva y la córnea:
  - Enviar muestras secas o en medio de Stuart para bacteriología.
  - Colocar en medio para transporte de micoplasmas.
  - Colocar en medio para transporte de clamidias.
- Se pueden depositar raspados de la conjuntiva evertida sobre un portaobjetos, se fija con metanol y se tiñe con Giemsa o bien se examina empleando técnicas de inmunofluorescencia para *Mycoplasma* o *Chlamydophila*.
- Muestras de sangre para realizar serología de *Chlamydophila*.

Tratamiento

El tratamiento no conseguirá eliminar al microorganismo en todos los casos, de modo que los animales portadores seguirán perpetuando la infección.

- La aplicación tópica de pomadas de tetraciclinas diariamente durante 5 a 6 días, junto con la inyección intramuscular de tetraciclinas de acción prolongada, suele ser efectiva si se inicia al comienzo del curso de la enfermedad.
- Las inyecciones de tetraciclinas de acción prolongada se pueden utilizar de forma profiláctica en el resto del rebaño.
- Las inyecciones subconjuntivales de oxitetraciclina se pueden emplear de forma adicional para alcanzar una elevada concentración del antibiótico.

  La conjuntiva se puede anestesiar con proparacaína al 0,5%; se administra un máximo de 0,5 mL en la parte dorsal del fórnix o saco conjuntival con una aguja de calibre 25 G. Se puede aplicar sedación y/o el bloqueo del nervio auriculopalpebral en los animales irritables.

- Se han empleado inyecciones subconjuntivales de una combinación de oxitetraciclina y dexametasona para el tratamiento de las infecciones por *Listeria*.
- Se han utilizado de forma empírica fluoroquinolonas, como la danofloxacina y el florfenicol, administradas por vía parenteral debido a la eficacia de esos fármacos en el tratamiento de los procesos respiratorios causados por *Mycoplasma* spp.
- Se ha utilizado eficazmente la tilmicosina en ovejas, pero no debe emplearse en las cabras por estar asociada con una elevada tasa de mortalidad.
- Los animales gravemente afectados deben alojarse por separado en un ambiente oscuro y con fácil acceso a la comida y el agua.
- Cuando existe una grave ulceración de la córnea, se puede realizar un colgajo con el tercer párpado para proteger la córnea.

Cuerpos extraños

Los cuerpos extraños, como las semillas, virutas, etc., provocan graves conjuntivitis y posibles úlceras de la córnea si no son tratadas. Los cuerpos extraños pueden alojarse detrás del tercer párpado y deberán retirarse con cuidado, sujetando a la cabra con firmeza. Se recomienda la sedación y/o el empleo de un anestésico local, como la proparacaína al 0,5%. Tras la extracción del cuerpo extraño, el tratamiento es el mismo de las queratoconjuntivitis infecciosas.

Traumatismo corneal

La córnea de las cabras recibe traumatismos con frecuencia, por lo general por tallos de heno o paja; los crotales grandes en las orejas de los cabritos de Angora pueden irritar el ojo y este también será lesionado cuando exista un entropión. El tratamiento implica la corrección o la retirada de la causa del traumatismo y el posterior tratamiento de la conjuntivitis resultante o de la lesión de la córnea.

Tratamiento

- Las úlceras corneales y las laceraciones no penetrantes simples se pueden tratar con pomadas antibióticas de uso tópico y gotas de atropina al 1%; la atropina debe utilizarse para lograr la dilatación moderada de la pupila y debe dejarse de usar tan pronto se consiga aquella y el animal se encuentre mejor.
- Pueden utilizarse colgajos del tercer párpado para favorecer su curación; de forma alternativa, se puede fabricar un «parche ocular» pegando un trozo de tejido resistente al agua sobre el pelo que rodea la órbita, empleando pegamento para uso en ganado. El ojo debe lavarse intensamente y se debe comprobar la existencia de cuerpos extraños antes de cubrir la córnea. Una inyección subconjuntival de penicilina ayuda a impedir la infección bacteriana.
- De forma alternativa, se puede extraer sangre del animal afectado, se deja coagular y se decanta el suero. Después se puede inyectar 0,5 a 1 mL de suero subconjuntivalmente en cada ojo empleando una aguja de calibre 23. El suero rebosará a través del orificio de inyección en el curso de los días posteriores, favoreciendo su curación. Mientras se produce la curación de la úlcera, el ojo puede protegerse mediante la sutura de ambos párpados.

Entropión

El entropión se ha descrito como un trastorno congénito esporádico en todas las razas de cabras lecheras y en las Angora, pero es infrecuente en Reino Unido. Puesto que se trata de un defecto hereditario, deberían identificarse sus posibles portadores, especialmente los machos, siempre que sea posible. El entropión adquirido puede ser consecuencia de un traumatismo y de la formación de cicatrices.

Signos clínicos

- Inversión del párpado inferior, que se enrolla hacia dentro de modo que el párpado y las pestañas rozan contra la superficie de la córnea.
- Epífora, blefarospasmo y fotofobia.
- Queratitis.
- Ceguera temporal en los casos avanzados, si es bilateral.

Tratamiento

La mayoría de los casos de entropión pueden tratarse con técnicas sencillas no quirúrgicas:

- Se inyectan 0,5 mL de parafina líquida o de penicilina de acción prolongada subcutáneamente dentro del párpado en forma lineal en paralelo al borde del parpado afectado, utilizando una aguja de calibre 21. La acumulación inicial provoca la reversión inmediata del párpado, seguida de un cierto grado de fibrosis que suele impedir su recidiva.

- El párpado inferior también puede revertirse con grapas, clips de sutura de Michel o sutura para piel. Se realizan dos puntos de colchonero vertical en el párpado empleando material no absorbible del número 3 y una aguja pequeña. El tamaño del punto depende del grado de eversión requerido y el grado de eversión exacto se controla apretando ambos extremos de la sutura en el nudo. Los extremos de la sutura deben cortarse cortos.

  Los clips de Michel son finas tiras de metal que se colocan en la piel con un ángulo recto con respecto a la fisura palpebral y que se cierran empleando un fórceps especial, tirando del párpado inferior hacia abajo y hacia afuera de la superficie de la córnea. Las grapas se desprenden de forma natural con el tiempo y no necesitan retirarse.
- Se puede emplear pegamento potente para lograr la eversión del párpado: el pegamento se aplica en un lado de un mondadientes, se gira hacia abajo del párpado inferior sobre el pelo alejándolo del ojo. El pegamento se adhiere al pelo mejor que al palillo y el párpado se gira a su posición correcta antes de que el mondadientes se pegue al pelo.
- La corrección quirúrgica del defecto se puede llevar a cabo se forma sencilla siguiendo técnicas similares a las utilizadas en los perros, eliminando una tira de piel del párpado inferior según sea necesario.

Pueden producirse infecciones bacterianas secundarias en situaciones en que haya existido una irritación crónica de la córnea durante algún tiempo, en cuyo caso se debería tratar con pomadas de antibiótico de uso oftalmológico tópico.

Puede ser necesario además reducir el dolor con AINEs inyectables debido a la queratitis concomitante.

Tumores de los párpados

Entre los tumores descritos en los párpados se encuentran los *carcinomas de células escamosas, fibromas, fibrosarcomas, melanomas* y *linfomas*.

Los tumores del tercer párpado se observan en ocasiones y pueden ser carcinomas de células escamosas, adenocarcinomas y linfomas. Su extirpación suele resultar curativa.

Exoftalmos

La protrusión del globo ocular puede deberse a un *absceso* o un *tumor retrobulbar*, como un linfosarcoma o un tumor nasal enzoótico (véase el Capítulo 17).

Se puede utilizar la ecografía para examinar la zona retrobulbar y el contenido de la órbita.

Fotosensibilización

La fotosensibilización (Capítulo 11), sea por la causa que sea, afecta a la cabeza, dando lugar a la inflamación de la piel no pigmentada del morro, a la caída de las orejas, a la hinchazón de los párpados y a lesiones oculares, es decir, conjuntivitis, queratitis, lagrimeo abundante, edema corneal, blefarospasmo y fotofobia.

Los animales afectados deben ser resguardados de la exposición a la luz solar y de cualquier sustancia fotosensibilizante.

Ceguera

La ceguera es un signo infrecuente en las cabras, que aparece generalmente junto con otros signos neurológicos (véase el Capítulo 12) o con queratoconjuntivitis graves. En las cabras aparentemente ciegas se deben tener en cuenta los siguientes procesos:

- Queratoconjuntivitis.
- Necrosis cerebrocortical. La ceguera siempre aparece en los casos avanzados de polioencefalomalacia, de modo que está indicada la administración de tiamina en todas las cabras con ceguera en ausencia de cualquier defecto externo visible en el sistema visual (amaurosis).
- Toxemia de gestación.
- Síndrome de absceso hipofisario.
- Absceso cerebral.
- *Coenurus cerebralis* (cenurosis o modorra).
- Virus de la artritis-encefalitis caprina.
- Listeriosis.

- Intoxicaciones:
  - Plomo (no es un signo destacado en cabras).
  - Plantas, por ejemplo, colza, *Stypandra* spp. (Australia), *Astragalus* spp., *Helichrysum* spp. (Sudáfrica).
  - Rafoxanida.
  - Closantel.
- Encefalomalacia simétrica focal.
- Scrapie.
- Louping ill.

Ciclopía

En el oeste de los EE.UU., la condición de cíclope, es decir, el nacimiento con un único ojo, está asociada con el consumo de una toxina que contiene *Veratrum californicum* (lirio de maíz blanco o falso eléboro) en el día 14 de gestación. Un día más tarde, el campo ocular se ha dividido para formar los dos ojos y ya no es posible la creación del cíclope. El trastorno puede estar asociado con otras anomalías como la anoftalmia, hidrocefalia, acortamiento y ausencia de los huesos maxilares y nasales y cebocefalia (rostro de mono).

Ecografía

La ecografía se utiliza principalmente para valorar las estructuras internas del globo ocular, incluyendo la valoración de las masas intraoculares, en particular cuando la visualización directa es oscurecida por hemorragias o infecciones, debido a la inflamación de los párpados o a la prominencia del tercer párpado, o por un edema de la córnea. También se puede utilizar para investigar neoplasias extraoculares, como los carcinomas de células escamosas y las causas del exoftalmos, como un absceso o un tumor.

Las estructuras internas del ojo y el espacio retrobulbar se pueden evaluar mediante ecografía, ya sea a través del párpado superior o directamente a través de la córnea, empleando un transductor lineal de 7,5 a 13 MHz. Mediante un abordaje transcorneal se logran mejores imágenes con menos artefactos, pero es peor tolerado por el animal. El abordaje transpalpebral es mejor tolerado pero se asocia con más artefactos. Si el trastorno que se investiga es unilateral, se puede examinar el ojo normal a modo comparativo. Puede utilizarse un guante quirúrgico lleno de agua como almohadilla ecográfica entre el transductor y el ojo.

El líquido normal de la cámara es hipoecoico, mientras que la cápsula posterior del cristalino y la retina son hiperecoicos.

Valores normales de las pruebas oftalmológicas diagnósticas

Los valores normales de las pruebas oftalmológicas diagnósticas se presentan en la Tabla 20.1.

Tabla 20.1 Valores normales de las pruebas diagnósticas oftalmológicas.

Pruebas lagrimal de Schirmer	15,8 (10-30) mm/min	Cabra Pigmea adulta[a]
	13,8 (4-35) mm/min	Cabra Saanen adulta[b]
	18,0 (11-30) mm/min	Cabra Angora adulta[c]
Presión intraocular (Tonometría)	11,8 (9-14) mmHg (Tonovet d mode)	Cabra Pigmea adulta[a]
	7,9 (6-12) mmHg (Tonovet p mode)	Cabra Saanen adulta[b]
	10,8 (8-14) mmHg (Tonopen XL)	Cabra Angora adulta[c]
	9,79 (4-21) mmHg	
	13,9 (8-20) mmHg (Tonopen)	

Los valores de la presión intraocular y de la secreción lagrimal son inferiores en los cabritos y se incrementan hasta los 6 meses de edad en paralelo con el aumento de la longitud de la cámara anterior, cristalino, cámara vítrea y globo ocular.

[a] Broadwater, J. *et al.* (2007).

[b] Ribeiro, A. *et al.* (2008).

[c] Whelan, N. y Thompson, D. (2008).

Lecturas adicionales

Medicamentos

Whelan, N.C., Castillo-Alcala, F., Lizarraga, I. (2011) Efficacy of tropicamide, homatropine, cyclopentolate,atropine and hyoscine as mydriatics in Angora goats. *N. Z. Vet. J.*, **59** (6), 328–331.

General

Baxendell, S.A. (1984) Caprine ophthalmology. *Proc. Univ. Sydney Post Grad. Comm. Vet. Sci.*, **73**, 235–237.

Moore, C.P. and Whitley, R.D. (1984) Ophthalmic diseases of small domestic ruminants. *Vet. Clin. North Amer.: Large Anim. Pract.*, **6** (3), 641–665.

Wyman, M. (1983) Eye disease of sheep and goats. *Vet. Clin. North Amer.: Large Anim. Pract.*, **5** (3), 657–676.

Exoftalmos

Valentine, B.A. *et al.* (2011) Exophthalmos due to multicentric B-cell lymphoma in a goat. *Canadian Vet. J.*, **52**, 1350–1352.

Queratoconjuntivitis

Erdogan, H. M. (2010) Listerial Keratoconjunctivitis and Uveitis (Silage Eye). *Vet. Clin. North Amer.: Food Anim. Pract.*, **26** (3), 505–510.

Greig, A. (1990) Keratoconjunctivitis. *Goat Vet. Soc. J.*, **11** (1), 7–8.

Hosie, B.O. (1989) Infectious keratoconjunctivitis in sheep and goats. *Vet. Annual*, **29**, 93–7.

Wessles, M. E. *et al* (2010) *Yersinia pseudotuberculosis* as a cause of ocular disease in goats. *Vet. Rec.*, **166**, 699–700.

Micoplasmas

Jones, G.E. (1983) Mycoplasma of sheep and goats. *Vet. Rec.*, **113**, 619–20.

MacOwan, KJ. (1984) Mycoplasmoses of sheep and goats. *Goat Vet. Soc. J.*, **5** (2), 21–4.

Valores de la valoración y las pruebas diagnósticas oftalmológicas

Broadwater, J. J. Schorling, J.J., Herring, I. P., Pickett, J.P. (2007) Ophthalmic examination findings in adult pygmy goats. *(Capra hicus) Vet. Ophthalmol.*, **10** (5), 269–73.

Isler, C.T., Altug, M.E. and Kilic, S. (2013) Evaluation of tear fluid secretion and intraocular pressure in normal Merino sheep and Saanen goats. *Revue Med. Vet.*, **164** (5), 278–282.

Piso, D.Y.T., Padua, I.R.M. *et al* (2010) Intraocular pressure and tear secretion in Saanen goats with different ages. *Pesq. Vet. Bras.*, **30** (9), 798–802.

Ribeiro, A.P. *et al*, 2008 Ocular biometry in a colony of Saanen goats with different ages (Abstract) Annual Meeting of the American College of Veterinarian Ophthalmologists, Boston, DC, USA. *Vet. Ophthalmol.*, **11** (6), 419.

Townsend, W/M. (2010) Examination Techniques and Therapeutic Regimens for the Ruminant and Camelid Eye. *Vet. Clin. North Amer.: Food Anim. Pract.*, **26** (3), 437- 458.

Whelan, N. C., & Thompson, D. (2008) Normal ophthalmic diagnostic test values in Angora goats (Abstract) Annual Meeting of the American College of Veterinarian Ophthalmologists, Boston, DC, USA. *Vet. Ophthalmol.*, **11** (6), 419.

Reflejos

Raoofi, A., Mirfakhraie, P & Yourdkhani, S. (2011) The development of the pupillary light reflex and menace response in neonatal lambs and kids. *Vet. J.*, **187**, 411–412.

Cirugía

Dun, K. (2009) Practice Tip: Treatment of entropion in newborn lambs. *Livestock*, **14** (1), 4142.

Donnelly, K.S., Pearce, J.W., Guiliano, E.A *et al* (2014) Surgical correction of congenital entropion in related Boer kids using a combination Hotz-Celsus and lateral eyelid wedge resection procedure. *Vet. Ophthalmol.*, **17** (6), 443–7.

Shaw-Edwards, R. (2010) Surgical Treatment of the Eye in Farm Animals. *Vet. Clin. North Amer.: Food Anim. Pract.*, **26** (3), 459–476.

Tumores

Ahmed, A.F. and Hassanein, K.M.A. (2012) Ovine and caprine cutaneous and ocular neoplasms. *Small Ruminant Research*, **106** (2), 189–200.

Ecografía

Hallowell, G. and Potter, T. (2010) Practical guide to ocular ultrasonography in horses and farm animals. *In Pract.*, **32**, 90–96.

Riberiro, A.P., Silva, M.L., Rosa, J.P. *et al.* (2009) Ultrasonographic and echobiometric findings in the eyes of Saanen goats of different ages. *Vet. Ophthalmol.*, **12** (5), 313–317.

CAPÍTULO 21

Intoxicación por plantas

Las cabras consumen con frecuencia pequeñas cantidades de plantas potencialmente peligrosas sin un aparente efecto negativo para su salud.
«La dosis hace al veneno» Paracelso

Muchas plantas de todo el mundo son potencialmente tóxicas para los animales. Solo Australia posee cerca de 1.000 especies de plantas venenosas y aproximadamente el 10% de ellas producen cianuro. Las cabras, animales curiosos por naturaleza y de costumbres ramoneadoras, junto con una tolerancia por los productos amargos o con alto contenido en taninos, consumen habitualmente pequeñas cantidades de plantas venenosas sin un aparente efecto negativo para su salud, en particular cuando el rumen está lleno de otros alimentos, y existen muy pocos casos bien documentados de intoxicaciones por plantas en Gran Bretaña, donde la mayor parte de las cabras se mantienen en zonas cerradas y bien delimitadas.

Las plantas venenosas pueden ser especies de pasto, silvestres o naturalizadas o bien plantas de jardinería. En Gran Bretaña, la mayor parte de los casos de intoxicación se deben a arbustos de jardín, en concreto a los rododendros, azaleas y laureles. *Parece que la actitud más segura consiste en asumir que todos los arbustos de hoja perenne son tóxicos y en mantener a las cabras bien lejos de esas plantas mediante un vallado adecuado.*

Muchas plantas aparecen en listas de publicaciones sobre cabras con la consideración de venenosas, pero existe un número similar de informes sobre cabras que han ingerido plantas «venenosas» sin consecuencias. *Las cabras solo se intoxican cuando consumen demasiada cantidad de la planta y con demasiada rapidez, y cuando las condiciones son idóneas para que la planta sea venenosa.* Algunas de las plantas relacionadas, por ejemplo, las nueces, son seguras por lo general si se consumen en pequeñas cantidades, pero no se deberían suministrar en gran cantidad a las cabras alimentadas en pesebre. La hiedra se suministra de manera regular a cabras enfermas durante el invierno cuando no se dispone de otro forraje fresco y, debido a sus propiedades astringentes, las hojas de roble son utilizadas por los ganaderos como tratamiento de la diarrea.

Diversas plantas ornamentales cultivadas en el exterior o el interior son altamente tóxicas. Por ejemplo, las cabras no deberían tener acceso o ser alimentadas con adelfas (*Nerium oleander*), lirio de los valles (*Convallaria majalis*), espuela de caballero (*Delphinium* spp.) o bulbos y sus hojas, como los narcisos, tulipanes, acónito y anémonas. Las adelfas y la espuela de caballero son consideradas como plantas de campo en algunas zonas de Norteamérica.

Muchas plantas de bosque y de setos, como los ranúnculos (*Ranunculus* spp.), la celidonia menor (*Ranunculus ficaria*), la belladona (*Atropa belladonna*), las brionias (*Bryonia* spp.), la dulcamara (*Solanum dulcamara*), la clemátide o barba de Dios (*Clematis vitalba*), la mostaza de campo (*Sinapsis arvensis*), el perejil loco (*Aethusa cynapium*) y el bonetero o evónimo (*Euonymus europaeus*) son potencialmente tóxicas, al menos bajo ciertas circunstancias. Las madreselvas (*Lonicera* spp.) son consumidas con facilidad por las cabras pero sus bayas son venenosas.

Pueden existir diferencias en cuanto a los niveles de toxicidad entre distintas variedades de plantas que crecen en climas o suelos distintos. El saúco común (*Sambucus nigra*, la variedad europea del saúco) es menos tóxico que la variedad americana *Sambucus canadensis* y *Sambucus racemosa* (saúco rojo). *Sambucus nigra* ha sido utilizado durante siglos en una gran variedad de productos medicinales y culinarios.

Los subproductos de jardinería, potencialmente tóxicos cuando se suministran como alimento en exceso, se utilizan habitualmente en la alimentación de las cabras. Entre ellos se encuentran las crucíferas –nabo, colinabo, col de Bruselas, coliflor y repollo– que han sido relacionadas de forma diversa o raramente con la intoxicación por nitratos, bocio, anemia, fotosensibilización y parálisis ruminal en las cabras.

Las cabras se utilizan de manera habitual como eficaces *agentes de biocontrol* ambiental respetuoso para reducir las poblaciones de malas hierbas a niveles económicamente aceptables en los pastos, campos de cultivo abandonados y pastizales, eliminando los arbustos y el matorral de especies invasoras, malas hierbas y material vegetal muerto, de modo que permitan la recuperación de pastos y arbolado natural. Las cabras consumen de forma habitual una dieta compuesta por un 65-70% de ramoneo arbustivo, 20-25% de hierba y un 5% de otras plantas herbáceas. Puesto que las cabras consumen un gran número de plantas de especies diferentes en un mismo día, tienen menos problemas que las ovejas o vacas con la toxicidad de las plantas. Las cabras pueden mejorar los pastizales y reducir el riesgo de que las vacas se intoxiquen al pastar plantas tóxicas. Las zonas de matorral controladas por cabras incluyen la aliaga (*Ulex europaeus*) y la retama negra (*Cytisus scoparius*) y se alimentan de algunas malas hierbas herbáceas evitadas por otro ganado, como las diversas variedades de cardos –cardo borriquero o vulgar (*Cirsium vulgare*), cardo cundidor (*Cirsium arvense*) y cardo mariano (*Silybum marianum*)– y las acederas (*Rumex* spp.). Muchas de las malas hierbas buscadas y consumidas, como los helechos (*Pteridium aquilinum*), el roble venenoso (*Toxicodendron* spp.) y el cardo mariano, son considerados venenosos.

En gran parte de las zonas donde es probable que pasten las cabras pueden encontrarse plantas potencialmente tóxicas. *En aquellos lugares donde las cabras pasten de forma extensiva, el veterinario y el ganadero dedicados a la especie caprina deberían familiarizarse con las plantas tóxicas propias de esas zonas*, aprendiendo a identificar dichas plantas en todos sus estadios de crecimiento, *así como las situaciones en las que su pastoreo resulta seguro o potencialmente peligroso*. La misma planta puede servir como forraje útil o ser tóxica bajo condiciones diferentes según su manejo o la temporada. Por lo general, solamente un reducido número de especies de plantas tóxicas es responsable de las pérdidas producidas en una zona geográfica concreta y esas pérdidas solamente tendrán lugar bajo condiciones de pastoreo determinadas. *Los planes sanitarios de las explotaciones deberían incluir recomendaciones para realizar revisiones rutinarias de los pastos en busca de especies vegetales potencialmente tóxicas, así como medidas de control adecuadas*. La mayoría de las malas hierbas y plantas cultivadas tóxicas pueden ser controladas. Se deberían planificar los programas de pastoreo, de modo que puedan utilizarse las zonas donde existan plantas tóxicas cuando las plantas sean menos tóxicas. Pueden utilizarse vallados para evitar el acceso a determinadas áreas peligrosas. Debe impedirse un exceso de pastoreo.

Las plantas tóxicas también se pueden conservar en forma de heno y es importante que tanto los productores como los compradores de heno sean capaces de reconocer aquellas plantas potencialmente tóxicas. Es importante realizar una cuidadosa inspección del heno y descartar el heno contaminado. En Gran Bretaña, la hierba de Santiago o hierba cana (*Senecio jacobaea*), que contiene alcaloides pirrolicidínicos, puede suponer un problema particular y en algunas zonas de Norteamérica las plantas que actúan como acumuladoras de nitratos o que contienen alcaloides pirrolicidínicos o glucósidos cardiacos, como la adelfa (*Nerium oleander*), se pueden encontrar en el heno de alfalfa. Aunque se produce cierta degradación en el ensilado, el nivel de alcaloides pirrolicidínicos puede mantenerse constante durante meses.

El principal motivo de la intoxicación por plantas en las cabras en pastoreo libre es el hambre.

¿Se trata de una intoxicación por plantas?

La identificación de las plantas es esencial para confirmar una intoxicación. Sin embargo, aunque la presencia de una planta en el ambiente, junto con la existencia de pruebas de que ha sido consumida, podría sugerir una intoxicación, la presencia de una planta por sí sola no tiene un valor diagnóstico y se deberían tener en cuenta otros posibles factores de riesgo como la ausencia de otros alimentos, al mismo tiempo que la presencia de signos clínicos relevantes.

El rumen constituye una importante protección frente a las plantas tóxicas en las cabras en comparación con los animales monogástricos. En el rumen pueden metabolizarse niveles moderados de oxalatos, como los que se encuentran en las hojas de la remolacha azucarera o el ruibarbo, y pueden hidrolizarse con seguridad alcaloides glucosídicos esteroideos, como los presentes en plantas solanáceas como las patatas verdes y los tomates. Las cabras adultas son menos sensibles que las ovejas y las vacas a los efectos de algunas toxinas, incluyendo la hipericina de la hierba de san Juan o hipérico y los taninos de las bellotas, y también son más discriminadoras en la selección de los alimentos que ingieren. Además, los hábitos ramoneadores de las cabras hacen que algunos pastos sean más seguros para las cabras que para ovejas o vacas.

Para evitar la intoxicación, es importante comprender los factores que convierten un valioso heno en un producto tóxico. Intervienen muchos factores para hacer que el consumo de una planta potencialmente tóxica sea peligroso:

- Las cabras que pastan en una zona determinada durante largo tiempo pueden acostumbrarse a comer pequeñas cantidades de material vegetal tóxico. Las cabras suelen adaptarse a comunidades vegetales específicas, minimizando el riesgo de intoxicación. Los animales recién introducidos en la zona pueden intoxicarse debido a una falta de aclimatación y a su curiosidad por ramonear en la nueva zona. La curiosidad puede matar a la cabras igual que al gato.
- La mayor parte de las plantas tóxicas suelen ser desagradables y los animales no las consumen si disponen de una fuente adecuada de forraje alternativa. Los animales hambrientos o sedientos nunca deberían pastar en lugares infestados por plantas tóxicas. Un animal bien alimentado y con el rumen lleno es menos probable que se intoxique en comparación con uno hambriento. Las cabras son muy discriminadoras y rechazan por lo general las plantas poco apetecibles, pero los animales hambrientos pueden consumir plantas que no sean muy agradables. Los animales se suelen intoxicar debido al hambre o a otras situaciones que les hagan pastar de forma anómala. El sobrepastoreo debería evitarse siempre.
- La palatabilidad puede aumentar debido a los tratamientos con herbicidas o a la conservación del forraje.
- Las diversas partes de una planta pueden tener distinta toxicidad. Puede que solo ciertas partes de una planta, como las raíces o las hojas, sean tóxicas. Algunas labores en la granja, como la realización de zanjas, puede poner al descubierto la parte peligrosa.
- Un pasto o un pastizal previamente seguros pueden convertirse en peligrosos cuando se acumulan toxinas en ciertas plantas o cuando las plantas se vuelven más atractivas. La toxicidad relativa de las plantas puede variar debido a:
  - La estación y el estadio de crecimiento de la planta. El inicio de la primavera puede ser peligroso ya que una determinada planta tóxica puede representar un porcentaje desproporcionadamente elevado en el pasto y, durante los meses secos del verano, la ausencia de alternativas puede hacer que los animales consuman plantas que normalmente evitarían. La cantidad de toxina también puede variar según el estadio de crecimiento.
  - El crecimiento en determinados tipos de suelo.
  - Las situaciones estresantes en el desarrollo, como la sequía, las plagas de insectos o el efecto de las heladas.
  - El marchitamiento en condiciones secas o, por el contrario, el desarrollo rápido tras las lluvias.
  - La concentración de toxinas, como los nitratos, durante las situaciones de sequía.
  - El crecimiento rápido tras un tratamiento con fertilizante. Los fertilizantes también pueden favorecer la acumulación de nitratos.

- Algunas plantas son igualmente tóxicas tanto frescas como cuando se consumen secas en forma de heno, como por ejemplo la hierba de Santiago.
- Algunas plantas son inocuas cuando están frescas, pero resultan tóxicas cuando se secan o marchitan, como por ejemplo las hojas de la familia Prunus.
- La edad del animal también puede (aunque no siempre) ser importante, ya que los animales jóvenes suelen ser más sensibles que los adultos.
- Muchas plantas causan una intoxicación inmediata, por ejemplo, el tejo (*Taxus baccata*) o las especies de *Rhododendron*, pero otras causan una intoxicación tardía a la vez que inmediata, como por ejemplo la hierba de Santiago (*Senecio jacobaea*) y la hierba de San Juan (*Hypericum perforatum*).

Cuando se sospecha de una intoxicación por plantas

Para diagnosticar cualquier intoxicación por plantas, resulta esencial realizar un historial detallado de rodos los acontecimientos que lleven hasta el momento en que los animales fueron encontrados afectados así como una descripción precisa de los signos clínicos observados.

Obtener un historial detallado del pastoreo

Debe hacer referencia al periodo inmediatamente anterior al incidente de las cabras o, en el caso de tratarse de animales en pastoreo extensivo, a las semanas previas al incidente, incluyendo cualquier cambio en la alimentación o el pastoreo.

- Observar en detalle el lugar donde han estado pastoreando las cabras e intentar identificar cualquier presencia de plantas inusuales o tóxicas. La *identificación de las plantas* es importante, sea cual sea su estadio de desarrollo. En ocasiones, se puede obtener material vegetal de la boca de la cabra o puede encontrarse en el rumen de un animal muerto.
- Si la planta sospechosa no puede identificarse, recoger tanta cantidad de planta completa como se pueda, incluyendo las hojas, flores, tallos, raíces y frutos. Las partes de la planta se pueden conservar mediante su secado y planchado en un periódico o revista enrollados.
- Intentar identificar la planta utilizando los enlaces que se incluyen a continuación o contactando con un centro local de referencia.
- Tener en cuenta las condiciones meteorológicas que han llevado al incidente (sequía, precipitaciones intensas, nevadas, estación del año) y su efecto sobre el desarrollo y disponibilidad del forraje.
- *Obtener una descripción del curso y progresión de la enfermedad clínica hasta ese momento*, incluyendo un comportamiento inusual, lesiones, morbilidad y mortalidad y examinar en detalle cualquier animal superviviente.

Descartar otras posibilidades

- Tener en cuenta la raza, sexo, edad y número de animales implicados, su estado corporal, historial de vacunaciones, carencias conocidas de minerales en la zona y suplementación de micronutrientes, otros tratamientos rutinarios realizados, como las desparasitaciones. Las carencias de minerales pueden provocar en los animales el desarrollo de antojos y que ingieran plantas que normalmente rechazarían.
- Comprobar la existencia de otras fuentes potenciales de intoxicación, como las baterías viejas, las pinturas con plomo y el pienso o agua contaminados.

Investigaciones adicionales

- Los *perfiles metabólicos* son útiles en algunas intoxicaciones, pero los análisis de sangre suelen tener escaso valor para la identificación de las toxinas vegetales específicas y los análisis químicos del contenido del rumen para identificar toxinas o suele resultar práctico o interesante desde el punto de vista de sus costes y beneficios.
- Cualquier animal muerto debería ser remitido a un laboratorio de diagnóstico veterinario para su *examen post mortem* o bien la necropsia se podría realizar en el campo, valorando el estado del animal y la presencia de cualquier lesión evidente, examinando la boca, rumen y tracto gastrointestinal y su contenido.
- Deberían fijarse en formalina tamponada neutra al 10% muestras adecuadas para su estudio histológico (cerebro, pulmón, corazón, hígado, bazo,

tracto digestivo, riñón, músculo esquelético y cualquier lesión macroscópica).

- Los tejidos para los análisis químicos o microscópicos deberían conservarse en bolsas de plástico y congelarse (rumen y contenido gastrointestinal, ojo completo, hígado, riñón, grasa corporal, suero, sangre completa, hueso, orina y leche si están en lactación).
- Cuando proceda, se deben recoger muestras de comida y de agua y enviarlas al laboratorio tan pronto como sea posible, congelándolas si deben recorrer una larga distancia.

Puede realizarse un diagnóstico provisional de sospecha si se dispone de la siguiente información:

- El historial de pastoreo de las cabras es compatible con la ingestión de una planta tóxica.
- Los signos clínicos observados coinciden con los de una planta tóxica conocida de la zona de pastoreo.
- Un cambio en el manejo podría haber provocado una modificación en la dieta o en los hábitos de pastoreo de los animales.
- Una alteración en las condiciones ambientales (sequía, precipitaciones, estación) podría haber incrementado la toxicidad de la planta o la probabilidad de que las cabras consuman la planta, como por ejemplo la ausencia de un forraje alternativo.
- Las condiciones del suelo local, incluyendo las carencias de minerales o su exceso, podrían haber alterado la toxicidad de las plantas.

Búsqueda de información sobre plantas tóxicas

Muchas plantas potencialmente tóxicas aparecen distribuidas por todo el mundo; otras en cambio están restringidas a países o localidades específicas en esos países. Las plantas pueden ser de jardín o de uso doméstico en un país y estar ampliamente extendida en el campo en otro. Los enlaces siguientes aportan información sobre las plantas que causan intoxicaciones en las granjas y en los animales de compañía, incluyendo las plantas autóctonas, las introducidas y cultivadas en exterior, así como las plantas de interior. La mayor parte de ellas tienen bases de datos en las que se puede buscar información y están bien ilustradas para facilitar la identificación de las especies vegetales.

Australia

Rural Industries Research and Development Corporation. The palatability and potential toxicity of Australian weeds to goats.

https://rirdc.infoservices.com.au/items/00-139

Canadá

Canadian Poisonous Plant Information System.

http://www.cbif.gc.ca/eng/species-bank/canadian-poisonous-plants-information-system/?id=1370403265036

Nueva Zelanda

New Zealand Plant Conservation Network.

http://www.nzpcn.org.nz/page.aspx?flora_vascular_poisonous_plants

Sudáfrica

University of Pretoria Poisonous Plants of South Africa.

http://www.ais.up.ac.za/vet/poison/bnames.htm

Reino Unido

Royal Horticultural Society Potentially harmful garden plants.

https://www.rhs.org.uk/advice/profile?pid=524

The Smallholder Series
Plant Poisons on the Farm.

http://www.smallholderseries.co.uk/index.php?option=com_content&view=article&id=181:poisonous-plants17&catid=89:gardening&Itemid=193

Royal Botanic Gardens Kew.

http://www.kew.org/science/ecbot/poisonous-plants.html

Telephone 44 (0)20 8332 5000 (horas de oficina en días laborables)

Natural History Museum.

http://nhm.ac.uk/nature-online/british-natural-history/uk-biodiversity-portal/identification-information/index.html

EE.UU.

Cornell University.

http://www.ansci.cornell.edu/plants/index.html

FDA Poisonous Plant Database.

http://www.accessdata.fda.gov/scripts/plantox/

Permite el acceso a literatura científica (principalmente literatura impresa desde alrededor del año 2007), describiendo estudios e informes sobre las propiedades y efectos tóxicos de plantas y partes de plantas.

University of Illinois. Plants Poisonous to Animals.

http://www.library.illinois.edu/vex/toxic/

University of Pennsylvania School of Veterinary Medicine. Poisonous Plants Directory.

http://research.vet.upenn.edu/Home/tabid/5034/Default.aspx

General

Pyrrolizidine Alkaloid – Containing Toxic Plants (Senecio, Crotalaria, Cynoglossum, Amsinckia, Heliotropium and Echium spp.) digitalcommons.unl.edu/cgi/viewcontent.cgi?article=1882&context

Signos clínicos de las intoxicaciones por plantas

En la Tabla 21.1 se muestran los signos clínicos que se han atribuido a las intoxicaciones por plantas.

Plantas que afectan a la leche

Diversos compuestos vegetales y sus metabolitos, una vez ingeridos y absorbidos al torrente sanguíneo, son secretados por la glándula mamaria a la leche (Tabla 21.2). Existen algunas toxinas que ocasionan alteraciones en el aroma de la leche (Tabla 21.3) y pueden representar un riesgo para los animales y las personas que la consumen. En el Capítulo 13 se tratan los contaminantes de la leche. La excreción de toxinas en la leche procedentes de plantas tóxicas es improbable en Reino Unido, al menos en niveles suficientemente elevados para suponer un riesgo para la salud humana. Las cantidades de toxina suelen ser por lo general muy bajas debido a que la mayoría de las toxinas se excretan con mayor facilidad a través del hígado y los riñones. Sin embargo, la posibilidad de que haya toxinas en la leche que puedan afectar a las personas siempre debería tenerse presente, en particular cuando la leche de una cabra en concreto pueda ser consumida por un número de personas durante un largo periodo de tiempo.

Ciertas plantas tóxicas, por ejemplo, las toxinas de los helechos, son carcinógenas y los *alcaloides pirrolizidínicos*, que se sabe que pueden excretarse en la leche de cabra, pueden ser carcinógenos y causar un trastorno hepático crónico. Los *alcaloides quinolizidina* y *piperidina* son capaces de causar alteraciones congénitas en el feto. En los animales jóvenes y en los bebés humanos que beben leche de animales que hayan consumido plantas que contengan *glucosinolatos*, que se hidrolizan en compuestos con efecto de hormona antitiroidea, se puede producir un aumento del tamaño de la glándula tiroides (bocio). Las micotoxinas, como la aflatoxina M1, se ha comprobado de forma experimental que se excretan en la leche. El tremetol se excreta en la leche y causa un síndrome conocido como enfermedad de la leche en personas que hayan bebido esa leche.

En la Tabla 21.4 aparece un listado de plantas que pueden producir una disminución de la producción de leche. Muchas de esas plantas también pueden provocar efectos más serios, en particular si se consumen a lo largo de mucho tiempo.

Tratamiento de la intoxicación por plantas

Consejos a los propietarios

- Alejar a las cabras de las plantas. Puede ser factible eliminar realmente el material vegetal de la boca de las cabras.
- Hacer que las cabras caminen lentamente, de modo que no se tumben y comiencen a rumiar.
- Administrar grandes cantidades de té fuerte (no intentar administrar a un animal que vomita).

El ácido tánico del té precipita muchos alcaloides y sales de metales pesados y también po-

Tabla 21.1 Signos clínicos de las intoxicaciones por plantas.

Anemia	Colza (*Brassica napus*), nabo (*Brassica campestris*), berza (*Brassica oleracea*), coles de Bruselas (*Brassica oleracea*), hojas de colinabo (*Brassica napus*)
Cardiotoxicidad	**Plantas que contienen glucósidos cardiacos**: digital (*Digitalis purpurea*), lirio de los valles (*Convallaria majalis*), adelfas (*Nerium oleander*), *Helleborus* spp., bonetero (*Euonymus europaeus*), apocinos (*Apocynum* spp.) y asclepio (*Asclepias* spp.). Crassulaceae (como el género *Tylecodon*, *Cotyledon* y *Adromischus*) y algunos *Kalanchoe* spp., (*Ornithogalum toxicarium*), y cotiledón (*Cotyledon orbiculata*) Tejo (*Taxus baccata, Taxus cuspidata*), estramonio (*Datura stramonium*), falso eléboro (*Veratrum* spp.), aguacate (*Persea americana*) y *gifbflaar* (*Dichapetalum cymosum*) **Plantas que contienen grayanotoxinas**: rododendros y azaleas (*Rhododendron* spp.), pieris (*Pieris* spp.) y laureles (*Kalmia* spp.)
Estreñimiento	Roble (bellotas y hojas viejas) (*Quercus* spp.), hierba cana (*Senecio jacobaea*), lino (*Linum usitatissimum*), lantana (*Lantana camara*)
Diarrea	Cicuta (*Conium maculatum*), roble (hojas jóvenes) (*Quercus* spp.), aro (*Arum maculatum*), semillas de ricino (en alimentos), digital (*Digitalis purpurea*), nabo del diablo (*Oenanthe crocata*), boj (*Buxus sempervirens*), patata (verde) (*Solanum tuberosum*), rododendro (*Rhododendron* spp.), semilla de lino (*Linum usitatissimum*), adelfa (*Nerium oleander*), lantana (*Lantana camara*), algas cianofíceas, remolacha forrajera y remolacha azucarera frescas (*Beta vulgaris*), neguilla (*Agrostemma githago*), jabonera (*Saponaria officinalis*), colleja o hierba de vaca (*Saponaria vaccaria*), hierba de San Nicolás (*Gutierrezia sarothrae*), mostaza de campo (*Sinapis arvensis*) y rábano silvestre (*Raphanus raphanistrum*)
Orina con color	**Hematuria**: helecho (*Pteridium aquilinum*), roble **Hemoglobinuria**: colza (*Brassica napus*), berza, coles de Bruselas (*Brassica oleracea*)
Meteorismo espumoso	Leguminosas, p. ej., alfalfa de crecimiento rápido
Bocio y mortinatalidad	*Brassica* spp., lino (*Linum usitatissimum*), algunos tréboles
Hemorragias	Helecho (*Pteridium aquilinum*)
Hepatotoxicidad	**Intoxicación por alcaloides pirrolizidínicos**: familia Compositae: senecio (*Senecio jacobaea*), senecio común (*S. vulgaris*), *S. riddelli* y *S. fiaccidus* Familia Boraginaceae: cinoglosa (*Cynoglossum officinale*, *Cynoglossum cinale*), heliotropio europeo (*Heliotropium europaeum*), (*Echium lycopis* y *Echium plantagineum*), crotalaria sonajero (*Crotalaria retusa*), consuelda (*Symphytum* spp.) **Fotosensibilización**: véase más adelante **Otras**: nolina de Texas (*Nolina texana*), kraalbos (*Galenia africana*), lechuguilla (*Agave lechuguilla*), micotoxinas (aflatoxina B, rubratoxina B, ocratoxina A), algunos hongos (*Amanita* spp. y *Galerina* spp.)
Nefrotoxicidad	**Plantas que contienen oxalatos**: hojas de remolacha azucarera y forrajera (*Beta vulgaris*), ruibarbo (*Rheum rhabarbarum*), acederas (*Rumex* spp.), oxalis (*Oxalis* spp.), halogeton (*Halogeton glomeratus*), *Sarcobatus vermiculatus*, hierba de elefante (*Panicum* spp.), *Chenopodium* spp., barrilla (*Salsola tragus*), verdolaga (*Portulaca oleracea*), bassia (*Bassia hyssopifolia*), amaranto de Palmer (*Amaranthus palmeri*) y amaranto bledo (*Amaranthus retroflexus*), roble + bellotas (*Quercus* spp.), nolina de Texas (*Nolina texana*), algunos hongos (*Drechslera campanulata*, *Aspergillus flavus*) **Plantas calcinogénicas**: familia Solanaceae, incluyendo *Solanum malacoxylon*, *Solanum torvum* y *Cestrum diurnum*; avena amarilla-dorada (*Trisetum flavescens*)

(*continúa*)

Tabla 21.1 Signos clínicos de las intoxicaciones por plantas. (*Continuación*).

Signos nerviosos	Hierba cana (*Senecio jacobaea*), cola de caballo (*Equisetum* spp.), cicuta (*Conium maculatum*), nabo del diablo (*Oenanthe crocata*), patata (*Solanum tuberosum*), hierba mora (*Solanum nigrum*), helecho macho (*Dryopteris* spp.), rododendros (*Rhododendron* spp.), laburno (*Laburnum anagyroides*), colza (*Brassica napus*), ruibarbo (*Rheum rhaponticum*), acedera común (*Rumex acetosa*), hojas de remolacha azucarera (*Beta vulgaris*), familia Prunus, algas cianofíceas, perejil loco (*Aethusa cynapium*), asclepia (*Asclepia* spp.), intoxicación por cicadáceas (*Cycas* spp., *Bowenia* spp., *Macrozamia* spp., *Zamia* spp.), abrojo (*Tribulus terrestris*), *Oxytropis* spp., *Astragalus* spp., *Swainsona* spp., *Ipomoea* spp., *Turbina* spp. y *Sida* spp., (*Isocoma pluriflora, Ageratina altissima*)
Celo	Algunos tréboles (*Trifolium* spp.)
Fotosensibilización	**Primaria**: hipérico (*Hypericum perforatum*), trigo sarraceno (*Fagopyrum esculentum*), heracleum gigante (*Heracleum mantegazzianum*), colza (*Brassica napus*), trébol (*Trifolium* spp.), ameo (*Ammi majus*), *Thamnosma texana*, *Cymopterus* spp. **Secundaria (hepatógena):** nartecia (*Narthecium ossifragum*), ¿intoxicación por alcaloides pirrolizidínicos? (por *Senecio* spp., *Crotolaria* spp. y *Heliotropium* spp.), micotoxinas, tréboles (*Trifolium* spp.), *Chrysocoma ciliata* y *C. tenuifolia*, hierba elefante (*Panicum* spp.), *Tribulus terrestris*, lechuguilla (*Agave lechuguilla*), Lantana spp., nolina de Texas o sacahuista (*Nolina texana*), boobialfa común o insular, arbusto tóxico de Ellangowan (*Eremophila deserti*), ngaio de Nueva Zelanda (*Mycoporum* spp.), cianobacterias
Signos respiratorios (agudos)	**Plantas cianógenas**: familia Prunus –cerezos, laurel cerezo (*Prunus laurocerasus*), melocotonero (*Prunus persica*), ciruela (*Prunus domestica*), cerezo negro americano (*Prunus serotina*), cerezo de Virginia o capulín (*Prunus virginiana*)–, manzano silvestre (*Malus sylvestris*), junco bastardo marino (*Triglochin maritima* y *T. palustris*), eucalipto (*Eucalyptus* spp.), helecho (*Pteridium aquilinum*), semilla de lino (*Linum* spp.), maíz (*Zea mays*), hortensia (*Hydrangea* spp.), toyon (*Heteromeles arbutifolia*), suckleya (*Suckleya suckleyana*), adelfa (*Nerium oleander*), mandioca (*Mannihot esculentum*), hierba del Sudán, sorgo o durra (*Sorghum* spp.) **Plantas que contienen un exceso de nitritos/nitratos:** remolachas azucarera y forrajera (*Beta vulgaris*), nabo (*Brassica campestris*), colinabo (*Brassica napus* var. *naprobrassica*), berza (*Brassica oleracea*), colza (*Brassica napus, Brassica campestris*) ensilado de maíz y avena, sorgos (hierba de Sudán, sorgo), avena (*Avena sativa*), ensilado, centeno (*Secale cereale*), trigo (*Triticum vulgare*), alfalfa (*Medicago sativa*), maíz (*Zea mays*) y trébol blanco (*Trifolium refens*), amaranto de Palmer (*Amaranthus palmeri*), cardo mariano (*Silybum marianum*), *Chenopodium* spp., falsa avena (*Arrhenatherum* spp.), cardo cundidor (*Cirsium arvense*), estramonio (*Datura stramonium*), pasto dentado (*Echinochloa crusgalli*), ambrosia plateada (*Ambrosia tormentosa*) y otras especies de (*Ambrosia* spp.) girasol silvestre (*Helianthus* spp.), epilobio (*Chamerion angustifolium*), trébol dulce (*Melilotus* spp.), persicaria (*Persicaria* spp.), barrilla (*Salsola tragus*) **Plantas cardiotóxicas:** véase más arriba Patatas dulces enmohecidas (*Ipomoea batatas*), menta shiso púrpura o verde (*Perilla frutescens, P. maculatta*), algas cianofíceas, perejil loco (*Aethusa cynapium*)
Estomatitis	Heracleum gigante (*Heracleum mantegazzianum*), aro silvestre (*Arum maculatum*)
Muerte súbita	Tejo (*Taxus baccata*), laureles (*Kalmia* spp.), lino (*Linum usitatissimum*), digital (*Digitalis purpurea*), adelfa (*Nerium oleander*), nabo del diablo (*Oenanthe crocata*), algas cianofíceas
Vómitos	Rododendro (*Rhododendron* spp.), azalea, pieris (*Pieris japonica*), hierba mora (*Solanum nigrum*), *Gladiolus* spp., bulbos

Tabla 21.2 Toxinas vegetales excretadas en la leche.

Alcaloides pirrolizidínicos		**Glucosinolatos**	
Senecio spp.	Hierba cana, senecio común	*Amoacia*	Rábano picante
Crotalaria	Crotalaria sonajero	*Brassica*	Repollo, brócoli, etc.
Heliotropium	Heliotropio europeo	*Nasturtium*	Capuchina
Echium	Buglosa o lengua de víbora	*Raphanus*	Rábano
Symphytum cynoglossum	Consuelda, cinoglosa	*Limnanthes*	Espuma de la pradera
Amsinckia	Lengua de perro	*Thlaspi*	Carraspique
Festuca	Ortiguilla		
	Festuca alta		
Alcaloides piperidínicos		**Micotoxinas**	
Conium	Cicuta	Leguminosas	Eslaframina
Nicotiana spp.	Tabaco		
Toxina desconocida		**Alcaloides quinolizidínicos**	
Chrysocoma ciliate	Arbusto amargo	*Lupinus*	Lupinus o altramuces
Tremetol		**Alcaloides colchicina/colchiceína**	
Ageratina altissima	Ageratina o raíz de víbora blanca	*Colchicum autumnale*	Cólquico o azafrán bastardo
Haplopappus spp.	Haplopappus dorado		
		Selenio	
		Astragalus, Oonopsis, Stanleya, Xylorrhiza, Aster, Atriplex, Sideranthus, Machaeranthera	

see un interesante efecto estimulante. El café fuerte también tiene un efecto estimulante.

Nota: la intoxicación por bellotas se debe a su alto contenido en ácido tánico. No debería administrarse té en caso de intoxicación por bellotas.

- Habitualmente también se utilizan grandes cantidades (500 mL) de parafina líquida como remedio de primera línea.
- Tratar el estado de choque.
- Administrar demulcentes, por ejemplo, una mezcla de huevos, azúcar y leche, para mitigar y reducir la irritación del recubrimiento gástrico.
- El carbón vegetal, 2-9 g/kg por vía oral en forma de papilla acuosa, puede ser de utilidad en algunas intoxicaciones, como las de rododendros y oxalato.
- Si es posible, identificar la fuente de la intoxicación. Cuando los animales pasten de forma extensiva, alejarlos del peligro o vallar la zona sospechosa.
- Mejorar el estado nutricional del resto de animales cuando sea necesario aportándoles un forraje de buena calidad.

Tratamiento veterinario

- En la mayoría de los casos, no existe un antídoto específico para el principio tóxico implicado en la intoxicación, y el primer auxilio debería ir seguido de un tratamiento sintomático de apoyo, por ejemplo, con espasmolíticos, fluidos intravenosos, laxantes orales, vitamina B y antibióticos, si existe riesgo de inhalar el vómito.

Tabla 21.3 Plantas que alteran el aroma de la leche.

Achillea millefolium	Mielenrama	*Matricaria recutita*	Manzanilla o camomila
Aethusa cynapium	Perejil loco	*Melilotus* spp.	Trébol dulce
Arctium minus	Lampazo menor	*Mentha* spp.	Menta
Allium spp.	Cebolla y ajo	*Narthecium ossifragum*	Nartecia o abama
Ambrosia spp.	Ambrosía	*Nasturtium officinale*	Capuchina
Anthemis cotula	Manzanilla hedionda	*Oxalis* spp.	Oca o vinagrera
Arctotheca calendula	Margarita del Cabo	*Pinguicula vulgaris*	Atrapamoscas
Beta vulgaris	Remolacha	*Pissum* spp.	Guisante
Brassica campestris	Nabo	*Polygonum aviculare*	Centinodia
Brassica oleracea	Colza	*Pteridium aquilinum*	Helecho
Caltha palustris	Calta palustre	*Quercus* spp.	Roble
Capsella bursa-pastoris	Bolsa del pastor	*Ranunculus* spp.	Ranúnculo
Compositae spp.	Diversas	*Raphanus raphanistrum*	Rábano
Conium maculatum	Cicuta	*Rhamnus* spp.	Frángula o espino
Coronopus	(cervellina o mastuerzo)	*Rumex* spp.	Rumex
Daucus carota	Zanahoria silvestre	*Senecio madagascariensis*	Senecio de Madagascar o flor amarilla
Equisetum spp.	Cola de caballo		
Foeniculum vulgare	Hinojo	*Sium latifolium*	Apio acuático
Hedera helis	Hiedra	*Silaum silaus*	Pimienta saxifraga
Helenium spp.	Helenium amargo	*Solanum tuberosum*	Patata o papa
Hyoscyamus niger	Beleño negro	*Sisymbrium officinale*	Erísimo
Lactuca virosa	Lechuga silvestre	*Tanacetum vulgare*	Tanaceto
Lepidium hyssopifolium	Hierba de la pimienta	*Taxus baccata*	Tejo
Lotus corniculatus	Loto corniculado (zapatico de la virgen)	*Thlaspi arvense*	Carraspique
		Xanthium strumarium	Bardana común
Laburnum anagyroides	Laburno		
Leucanthemum vulgare	Margarita		

Tabla 21.4 Plantas que afectan a la leche provocando una disminución en su producción.

Aconitum napellus	Acónito común	*Hypericum perforatum*	Hipérico
Allium spp.	Cebolla y ajo	*Laburnum anagyroides*	Laburno
Beta vulgaris	Remolacha	*Mercularis* spp.	Mercurial
Bryonia dioica	Nueza o nabo del diablo	*Papaver* spp.	Amapola
Chenopodium album	Cenizo o quinhuilla	*Pteridium aquilinum*	Helecho
Cicuta virosa	Cicuta de agua	*Quercus* spp.	Roble
Claviceps purpurea	Ergot	*Ranunculus* spp.	Ranúnculo
Colchium autumnale	Cólquico o mataperros	*Raphanus raphanistrum*	Rábano
Conium maculatum	Cicuta	*Rhododendron ponticum*	Rododendro
Crataegus monogyna	Espino común o albar	*Rhamnus* spp.	Rhamnus o espino
Cupressus spp.	Ciprés	*Ricinus communis*	Ricino
Cynoglossum officinale	Cinoglosa o lengua de perro	*Rumex* spp.	Rumex
Endymion non scriptus	Jacinto de los bosques	*Scrophularia aquatic*	Escrofularia acuática
Equisetum spp.	Cola de caballo	*Solanum tuberosum*	Patata (verde)
Frangula alnus	Arraclán	*Taxus baccata*	Tejo
Fraxinus excelsior	Fresno común	*Trifolium* spp.	Trébol
Hedera helix	Hiedra		
Hyoscyamus niger	Beleño negro		

- La administración de carbón vegetal activado, 2-9 g/kg en papilla acuosa por vía oral (1 g de carbón/5 mL), ayudará a adsorber las toxinas mediante la fijación a su superficie, protegiendo la mucosa ruminorreticular de mayor daño, pero es menos eficaz que en los animales monogástricos.
- Debería plantearse una ruminotomía para retirar el material vegetal, en particular si puede realizarse antes de que aparezcan los signos clínicos de la intoxicación.
- Se dispone de antídotos específicos, como el azul de metileno, para el tratamiento de algunas intoxicaciones (véase en cada una de las plantas), pero pueden no estar autorizados para uso en animales de abasto.
- El tratamiento de los problemas nerviosos depende de los signos clínicos:
  - Si predominan los signos colinérgicos, como salivación, diarrea: Sulfato de atropina, 80-160 µg/kg s.c.
  - Si predominan los signos anticolinérgicos, como pupilas dilatadas o estasis gastrointestinal: Fisostigmina, 10-30 mg s.c., 0,01-0,02 mg/kg.
  - Las convulsiones se pueden controlar con diazepam. La dosis depende de la intensidad de la depresión del CNS presente y cada animal se debería tratar según su reacción.

Intoxicaciones por plantas específicas

Plantas cardiotóxicas

> Las helmintiasis gastrointestinales y las trematodosis hepáticas también pueden cursar con signos que sugieran un fallo cardiaco congestivo.

Plantas que contienen glucósidos cardiacos

Entre las plantas que contienen glucósidos cardiacos se encuentran la dedalera o digital (*Digitalis purpurea*), el lirio de los valles o convalaria (*Convallaria majalis*), la adelfa (*Nerium oleander*), el *Helleborus* spp., el bonetero (*Euonymus europaeus*), los apocinos (*Apocynum* spp.) y el asclepio o algodoncillo (*Asclepias* spp.). Crecen por todo el mundo y pueden encontrarse como plantas ornamentales, plantas de zonas boscosas o como matorrales o setos. La variedad más amplia se desarrolla en el sur de África, donde la intoxicación por plantas que contienen glucósidos cardiacos es en conjunto la más importante intoxicación vegetal del ganado.

Las plantas del género *Asclepias* se encuentran establecidas en los pastizales naturales de Norteamérica y se han naturalizado en algunas zonas de Australia. Las especies con hojas estrechas con forma de hierba son las más tóxicas. Las adelfas son cultivadas de forma extensa en el sur de EE.UU.

Entre las muchas plantas cardiotóxicas de Sudáfrica se encuentran las Crassulaceae (como las del género *Tylecodon*, *Cotyledon* y *Adromischus*) y algunas especies de *Kalanchoe*, que contienen glucósidos cardiacos bufadienólidos. Este es un problema relacionado con muchas especies de *Kalanchoe* de la región Karoo de Sudáfrica, donde la enfermedad ocasionada se conoce como krimpsiekte o como cotiledonosis (*shrinking disease*). También ha sido relacionado con esa enfermedad *Ornithogalum toxicarium*.

Intoxicaciones similares se han producido en Australia y en la actualidad se encuentra naturalizado en Nueva Zelanda el cotiledón u oreja de cerdo (*Cotyledon orbiculata*).

Esas plantas son por lo general de sabor desagradable y las cabras parecen ser relativamente resistentes a la intoxicación en comparación con otros rumiantes.

Etiología

- Sus principios tóxicos son los glucósidos cardiacos, como la oleandrina y la digitoxina. La concentración de glucósidos en las plantas varía según el estado de desarrollo y de la temporada. Las toxinas inhiben la bomba ATPasa sodio/potasio de la membrana celular, causando por tanto alteraciones electrolíticas que afectan a la conductividad eléctrica del corazón.
- Las toxinas se distribuyen ampliamente por todo el organismo, incluyendo el feto y la leche.
- Deberían considerarse tóxicas todas las partes de la planta, sean frescas o secas, y la intoxicación suele estar asociada con las hojas secas después

del corte. Las plantas presentan una toxicidad máxima durante el crecimiento rápido.

- Los glucósidos y resinoides de esas plantas también son irritantes gastrointestinales y poseen un efecto directo sobre los sistemas nervioso y respiratorio.

Signos clínicos

Además de los efectos cardiotóxicos, los glucósidos cardiacos también afectan a los sistemas nervioso, respiratorio y gastrointestinal, aunque la muerte suele ser consecuencia del efecto cardiotóxico. Los signos clínicos suelen aparecer 4 a 12 horas después de la ingestión de las plantas y puede cursar como una muerte súbita.

- Letargo, debilidad y anorexia.
- Aumento de la salivación.
- Estasis y distensión del rumen.
- Cólico: vocalización, rechinar de dientes.
- Taquipnea, disnea, periodos de apnea.
- Bradicardia, después arritmias cardiacas asociadas con un bloqueo cardiaco de segundo grado.
- Poliuria.
- Diarrea mucoide o hemorrágica.
- Las neurotoxinas de plantas como *Asclepias* spp., de hoja estrecha pueden causar temblores musculares, convulsiones y presión cefálica.
- Muerte en 12 a 36 horas.
- Si se ingieren cantidades subletales, los signos clínicos pueden persistir durante 2 a 3 días.
- Puede producirse una recaída debido a la liberación continuada del glucósido desde el rumen.

Tratamiento

- Extracción de la planta del rumen mediante ruminotomía, seguida de una transfaunación para ayudar a restablecer la función ruminal.
- Tratamiento sintomático y de apoyo como la fluidoterapia.
- Grandes dosis de carbón vegetal activado (2-9 g/kg) por vía oral en una papilla acuosa.
- Sulfato de atropina para el bloqueo cardiaco, 0,04 mg/kg i.m. (preferiblemente) o bien 0,02 mg/kg i.v. para actuar.
- También se debería tratar al resto de los animales del grupo afectado con carbón vegetal activado tras alejarlos de la fuente de la intoxicación.

Plantas que acumulan selenio

La toxicidad por selenio se trata en el Capítulo 8. Para evitar completamente la selenosis es necesario llevar a cabo el reconocimiento de las plantas seleníferas, la gestión adecuada de los suelos y el control del pastoreo.

Cuando se desarrollan en suelos seleníferos, diversas plantas acumulan selenio en cantidades suficientes para ser tóxicas, como sucede con diversas especies de los géneros *Astragalus*, *Onopsis*, *Zylorhiza* y *Stanleya*.

Las *plantas indicadoras* requieren selenio para su desarrollo y pueden acumular niveles muy elevados de selenio (1.000 a 10.000 partes por millón). Suelen ser desagradables de comer, con un sabor amargo y un olor fuerte, por lo que no son ingeridas fácilmente, pero serán consumidas cuando escaseen otras plantas forrajeras.

Las plantas *absorbedoras facultativas* o *secundarias de selenio* no necesitan selenio para su desarrollo y acumulan bajas concentraciones. Pertenecen a diversos géneros como *Aster*, *Atriplex*, *Castilleja*, *Grindelia* y *Gutierrezia*.

Un tercer grupo está formado por plantas cultivadas y herbáceas como la cebada, trigo y alfalfa que normalmente no acumulan selenio en niveles superiores a 50 partes por mil millones, incluso cuando crecen en suelos con abundante selenio. Las plantas que contienen más de 5 ppm son potencialmente tóxicas para el ganado y son estas plantas más apetecibles que crecen en suelos ricos en selenio las que representan el mayor riesgo.

Otras plantas cardiotóxicas

Tejo (*Taxus baccata*, *Taxus cuspidate*)

Todas las especies de *Taxus* y todas las partes de la planta, tanto frescas como secas, deberían considerarse tóxicas. Muchas intoxicaciones son causadas por recortes de tejo.

Etiología

Los tejos contienen 10 o más alcaloides tóxicos, los más tóxicos de los cuales son la taxina A y B. Los alcaloides taxina causan una depresión de la depolarización y conducción cardiacas, inhibiendo el intercambio normal de sodio y calcio a través de las células del miocardio.

Signos clínicos

Muerte repentina, temblores, disnea, excitación, dolor abdominal, muerte en 1 a 3 días.

Lesiones *post mortem*

Presencia de plantas en el interior del rumen.

Tratamiento

Sintomático y de apoyo.

Estramonio (*Datura stramonium*)

El estramonio prefiere suelos ricos, creciendo en campos cultivados y constituye una mala hierba abundante en los cultivos de soja de todo el mundo. Es habitual en los pastos con sobrepastoreo y tierras abandonadas y se le encuentra en setos, terraplenes y cunetas por todos los EE.UU., en la mayoría de las provincias del sur de Canadá y en algunas zonas del sur de Inglaterra. Fue introducida en Australia en el siglo XIX y es habitual en muchas zonas de Nueva Zelanda. Todas las partes de la planta son tóxicas. Suele ser poco apetecible, con un olor potente y un sabor desagradable, de modo que la intoxicación es improbable salvo que pasten animales hambrientos en zonas sin alimentos alternativos.

Etiología

Todas las partes de la planta verde o seca contienen alcaloides tropano tóxicos, atropina (L-hiosciamina) y escopolamina (L-hioscina), que actúan como antagonistas competitivos de la acetilcolina.

Signos clínicos

Los signos clínicos, que afectan a los sistemas neuromuscular, oftálmico y gastrointestinal, son atribuibles a los efectos de las toxinas sobre el sistema nervioso parasimpático.

- Letargo, debilidad, somnolencia, postración y locomoción alterada.
- Temblores.
- Midriasis; fotofobia.
- Anorexia con descenso de la actividad del tracto gastrointestinal, atonía ruminal, estreñimiento.
- Disminución de la salivación, mucosas secas.
- Aumento del tono vagal; taquicardia sinusal.
- Taquipnea.

Falso eléboro (*Veratrum* spp.)

Etiología

Las plantas del género *Veratrum*, como *Veratrum californicum*, contienen más de 50 alcaloides complejos. Las cabras consumen con facilidad sus hojas y las puntas de la planta, pero aunque las plantas son tóxicas desde el inicio de su periodo de desarrollo hasta que mueren por el frío, puesto que su toxicidad decrece cuando la planta madura, la intoxicación grave en las cabras en pastoreo es rara y no suele ser mortal. Sus raíces son más tóxicas que las hojas o tallos.

Signos clínicos

Salivación, vómitos y dolor abdominal; irregularidades cardiacas (bradicardia, anomalías en la conductividad eléctrica), hipotensión; convulsiones, coma y muerte.

Tratamiento

Carbón vegetal activado seguido de tratamiento de apoyo, incluyendo administración de fluidos, antieméticos en caso de náuseas y vómitos persistentes, atropina para el tratamiento de la bradicardia y vasopresores para el tratamiento de la hipotensión.

Rododendros y azaleas (*Rhododendron* spp.), pieris (*Pieris* spp.) y laureles (*Kalmia* spp.)

Contienen grayanotoxinas con efectos cardiotóxicos.

Evónimo o bonetero (*Euonymus europaeus*)

El evónimo se encuentra en toda Gran Bretaña, por lo general como parte de antiguos bosques o setos. Desde hace mucho tiempo se considera venenoso para las cabras, John Gerard, en su libro *Herbal or General History of Plants* (1597), describe que las cabras presentan un «riesgo especial». Algunas partes de la planta han sido utilizadas para usos médicos. Sin embargo, todas las partes de la planta –brotes, hojas y frutos– son tóxicas y poseen efectos gastrointestinales y cardiacos. Entre sus principios tóxicos se encuentran los glucósidos y alcaloides cardiacos.

Aguacate (*Persea americana*)

El aguacate es nativo de México y América Central pero se cultiva en climas tropicales y mediterráneos de todo el mundo. Sus hojas son la parte más tóxica, pero el fruto, tallo y semillas también son tóxicas. Las variedades de aguacates de Guatemala han sido relacionadas con mucha frecuencia con intoxicaciones.

Etiología

El compuesto tóxico es la persina.

- El aguacate causa necrosis y hemorragias del epitelio de la glándula mamaria de los mamíferos en lactación. Las cabras son altamente sensibles a los efectos mamarios de la intoxicación por aguacates, ya que niveles por encima de 20 g/kg producen una mamitis no infecciosa grave en un plazo de 24 horas tras la exposición al aguacate y un notable descenso en la producción de leche o agalaxia. La lactación puede suponer una cierta protección frente a las lesiones del miocardio cuando se consume aguacate en dosis bajas.
- En los mamíferos no lactantes, o a dosis más altas, puede presentarse una insuficiencia miocárdica a las 24-48 horas de su ingestión. En las cabras, una ingestión de hojas verdes de 30 g/kg de peso vivo puede causar efectos cardiacos.

Signos clínicos

- La ingestión de dosis altas de la toxina puede provocar una aparente muerte súbita.
- Las glándulas mamarias afectadas son firmes, aumentadas de tamaño y producen una leche acuosa y con grumos de consistencia caseosa, con unos recuentos de células somáticas claramente elevados. La toxina causa la destrucción de las células galactóforas y la producción de leche no se recupera tras la retirada de las plantas.
- En los animales con insuficiencia cardiaca, se observan signos de cardiomiopatía grave: letargo, intolerancia al ejercicio, taquicardia, taquipnea, sonidos cardiacos apagados, tos, cianosis, edema subcutáneo y muerte.

Lesiones *post mortem*

- Congestión pulmonar y hepática, edema pulmonar.
- Ascitis, efusión pleural y pericárdica.
- Corazón flácido con estrías pálidas.
- Las lesiones histopatológicas de la glándula mamaria consisten en degeneración y necrosis del epitelio secretor con edema intersticial y hemorragias.
- Las lesiones del miocardio consisten en una degeneración y necrosis extensas de las fibras del miocardio.

Diagnóstico

Antecedentes de exposición y signos clínicos. No se dispone fácilmente de técnicas específicas que confirmen el diagnóstico.

Tratamiento

La administración de AINEs y analgésicos pueden ser beneficiosos en animales con mamitis. Pueden utilizarse fármacos diuréticos y antiarrítmicos para el fallo congestivo cardiaco en cabras de compañía.

El *gifblaar* u hoja venenosa (*Dichapetalum cymosum*) es una planta de Sudáfrica que contiene *ácido monofluoroacetateico*. Su ingestión provoca disnea, arritmia cardiaca y signos neurológicos, como temblores, sacudidas y convulsiones, con muerte en 4 a 24 horas debido a un fallo cardiaco.

El *gousiekte* (enfermedad rápida) es un síndrome que se observa en Sudáfrica, causado por plantas de la familia Rubiaceae (*Pachystigma* spp., *Fadogia homblei* y *Pavetta* spp.) en la que los animales afectados caen muertos tras el ejercicio o cuando se estresan debido a un fallo congestivo cardiaco.

Plantas que contienen grayanotoxinas

> El vómito en las cabras casi siempre se debe a una intoxicación por plantas.

Los Rododendros y Azaleas (*Rhododendron* spp.), Pieris (*Pieris* spp.) y Laureles (*Kalmia* spp.) son miembros de la familia Ericaceae. Todos contienen grayanotoxinas y son altamente tóxicos tanto en crecimiento como secos.

Etiología

- Los rododendros son las plantas tóxicas más comunes para las cabras en Gran Bretaña, tanto por ramoneo de los brotes frescos como por consumo de restos de podas.
- La ingestión de follaje fresco equivalente al 0,1% del peso vivo del animal se considera tóxico.
- Sus principios tóxicos son las grayanotoxinas I diterpénicas monocíclicas (rhodotoxina o andromedotoxina, II y III). Actúan sobre el sistema nervioso autónomo estimulando el centro del vómito a través del nervio vago.

Signos clínicos

Los signos clínicos aparecen unas 6 horas después de la ingestión de las hojas, estando relacionados inicialmente con el tracto gastrointestinal.

- Letargo, anorexia.
- Salivación excesiva, deglución repetida.
- Dolor abdominal, vocalización.
- *Vómitos* (considerados patognomónicos de la intoxicación por plantas en Reino Unido).
- Meteorismo y atonía ruminal.
- Los signos cardiovasculares incluyen una frecuencia cardiaca irregular, inicialmente bradicardia y después taquicardia.
- Postración y muerte.
- Puede producirse una *neumonía por aspiración* secundaria al vómito.

Lesiones *post mortem*

- No hay lesiones características.
- Indicios de presencia de hojas en el rumen.

Tratamiento

- Tratamiento sintomático y de apoyo.
- Espasmolíticos, vitamina B, analgésicos (AINEs; pethidina, 3 mg/kg cada 12 horas).
- Antibióticos para tratar la neumonía por aspiración.
- Carbón vegetal, 2-9 g/kg por vía oral en papilla acuosa.
- Sulfato de atropina, 80-160 µg/kg s.c.
- Ruminotomía para eliminar las hojas ingeridas.

En Gran Bretaña, el vómito es casi patognomónico de intoxicación por plantas de la familia Ericaceae, pero se han descrito incidentes aislados de vómitos en cabras tras la ingestión de rábanos (*Raphanus sativus*), hierba mora (*Solanum nigrum*) y bulbos de gladiolo.

Plantas causantes de nefrotoxicidad

Plantas con un alto contenido en oxalatos

La *intoxicación por oxalatos* es consecuencia de la ingestión de plantas que contienen ácido oxálico o sus sales. Entre ellas se encuentran las hojas de ruibarbo (*Rheum rhabarbarum*), acederas y vinagreras y otras especies de los géneros *Rumex* y *Oxalis*, la planta halófita *Sarcobatus vermiculatus*, diversas especies del género *Chenopodium* o «patas de ganso», barrilla (*Salsola tragus*), bassia (*Bassia hyssopifolia*), amaranto de Palmer (*Amaranthus palmeri*) y amaranto bledo (*Amaranthus retroflexus*), así como herbáceas como la hierba de elefante (*Panicum* spp.), hierba setaria (*Setaria sphacelata*), hierba Kikuyu (*Pennisetum clandestinum*) y *Cenchrus ciliaris*.

Las hojas y las raíces de la remolacha azucarera, remolacha forrajera, remolacha común (*Beta vulgaris*) y el nabo (*Brassica campestris*) pueden contener hasta un 12% de oxalatos solubles o insolubles. El contenido en oxalatos de las remolachas, hojas y tubérculos de remolacha azucarera, se reduce a medida que la planta madura.

La causa más frecuente de intoxicación por oxalatos en cabras en Australia es la verdolaga (*Portulaca oleracea*), normalmente debido a la ingestión de hojas de rápido crecimiento con elevado contenido en oxalato (y nitrato) tras llover después de un periodo seco. El oxalis pie de cabra (*Oxalis pes-caprae*) es una planta rica en oxalatos común en los distritos con pluviosidad media de Australia. En Norteamérica, el halogeton (*Halogeton glomeratus*) es una planta introducida de Asia. El oxalato sódico puede suponer el 30-40% de la materia seca de la planta. La intoxicación suele producirse en animales nuevos o hambrientos, mientras que se puede utilizar como forraje de invierno en animales que se hayan adaptado progresivamente a su consumo.

Etiología

- La cantidad de oxalato necesaria para causar una intoxicación es variable debido a la proliferación de una microflora ruminal que degrada los oxalatos y que se desarrolla de forma gradual en los animales introducidos a una dieta que los contenga. En un periodo de 4 días, la capacidad del rumen para detoxificar los oxalatos puede aumentar hasta en un 30%.
- Las cabras pueden detoxificar grandes cantidades de oxalatos ingeridos, de modo que la intoxicación solo es probable que aparezca cuando se consumen grandes cantidades en un corto periodo. Las plantas como la remolacha azucarera y la forrajera suelen ser un alimento seguro para el ganado y solo dan lugar a problemas bajo circunstancias especiales.
- La concentración de oxalatos en la planta varía en función del estadio de desarrollo de la planta, el clima, el suelo y la zona geográfica.
- Los oxalatos solubles se absorben con facilidad desde el rumen y se unen al calcio y el magnesio del suero. La formación de oxalato cálcico insoluble reduce los niveles de calcio en suero, dando lugar a una *hipocalcemia* grave y ocasionando unos signos clínicos típicos. Los oxalatos también interfieren con el metabolismo celular de la energía, contribuyendo a la muerte súbita de los animales afectados. En los animales supervivientes, la muerte puede producirse debido a una nefrosis por oxalatos.

Signos clínicos

- Depresión, inapetencia.
- Temblores musculares, ataxia, tambaleo.
- Disnea.
- Parálisis, postración y muerte.
- Puede cursar como muerte súbita.

Lesiones *post mortem*

- Cristales de oxalato cálcico en riñones y aparato urinario.
- Hiperemia de los pulmones; hemorragias dispersas.
- Ruminitis.

Confirmación del diagnóstico

- El oxalato puede detectarse en los riñones y el contenido del rumen.

Tratamiento

- Borogluconato cálcico al 20%, 80-100 mL, i.v. lentamente o s.c., o bien la mitad por cada vía.
- La administración oral de cloruro cálcico o de fosfato dicálcico puede provocar la precipitación de los oxalatos en el interior del rumen e impedir su absorción.
- La respuesta al tratamiento es rápida siempre que el tratamiento sea administrado pronto y no se haya producido una lesión en los riñones.

> La alimentación de machos cabríos con remolacha azucarera seca *no* da lugar a urolitiasis.

Nota: (1) En los machos castrados, la uretra podría bloquearse con cristales de oxalato cálcico. Esta asociación del consumo de *hojas de remolacha dulce* con la urolitiasis ha conducido a que los propietarios de cabras interpreten de forma errónea que la pulpa de remolacha azucarera no se debería administrar a los machos.

(2) En ocasiones se produce una intoxicación en las cabras debido al *etilenglicol* (anticongelante) debido a que su sabor dulce les gusta y prefieren beberlo antes que el agua. Los metabolitos del etilenglicol, como por ejemplo el ácido glicólico formado en el hígado, son responsables de la acidosis metabólica y la hiperosmolalidad. El ácido glicólico es excretado o bien se convierte de nuevo en ácido oxálico, formándose cristales de oxalato y signos de intoxicación. Debido a la capacidad de los microorganismos del rumen de producir la degradación del oxalato, los rumiantes adultos son más resistentes que los monogástricos a la intoxicación. La intoxicación provoca un aumento de la salivación, ataxia, tambaleo, convulsiones, postración y muerte. Puede detectarse etilenglicol en el rumen y ácido glicólico en la orina, suero o liquido ocular.

Bellotas y roble (*Quercus* spp.)

Etiología

Sus principios tóxicos son fenoles y taninos simples (p. ej., ácido gálico y pirogalol), que producen una irritación intestinal y nefrosis graves. Suele presentarse un elevado número de casos por lo general en aquellos años con una producción récord de bellotas o en campos afectados por la sequía. El nivel de taninos en las bellotas fluctúa de año a año, de modo que la toxicidad puede aparecer en animales que han pastado en el mismo lugar durante años sin presencia previa de casos. Los ciervos producen proteínas ricas en prolina en su saliva (PRPs) que inactivan a los taninos. Las cabras producen más PRPs que las vacas y ovejas, lo que las convierte en mucho menos sensibles a la intoxicación.

Signos clínicos

- Letargo.
- Signos digestivos de cólico, anorexia, ascitis.
- Pérdida de peso y edema.
- Estreñimiento, seguido de la deposición de unas heces mucoides de color negro alquitranado.
- Hematuria.

Diagnóstico de laboratorio

- Niveles elevados de urea y creatinina en sangre; enzimas hepáticas elevadas.

Lesiones *post mortem*

- Úlceras y hemorragias gastrointestinales.
- Nefritis: riñones pálidos y aumentados de tamaño.
- Degeneración hepática.

Tratamiento

- Alejar a la cabra de la presencia de robles; purgantes orales como aceite mineral y/o sulfato de magnesio; fluidoterapia intravenosa para corregir la deshidratación y la acidosis.

Plantas calcinogénicas

La mayor parte de las plantas calcinogénicas pertenecen a la familia Solanaceae, incluyendo a *Solanum malacoxylon*, *Solanum torvum* y *Cestrum diurnum*. Contienen un metabolito activo de la vitamina D_3 que interfiere directamente con el metabolismo del calcio.

Se ha relacionado a la avena amarilla/dorada (*Trisetum flavescens*) como causante de calcinosis en cabras pero, a pesar de ser una hierba común en Inglaterra y Gales, no se han descrito casos de calcinosis en esos lugares. Las plantas jóvenes en crecimiento son por lo general más calcinogénicas que las plantas maduras. Las plantas en floración y el heno no tienen efecto calcinogénico.

La *calcinosis enzoótica* se caracteriza por una extensa calcificación de los tejidos blandos, osteopetrosis, hipercalcemia e hiperfosfatemia además de mineralización de las arterias, válvulas cardiacas, pulmones y riñones. La destrucción de los tejidos conjuntivos precede a la mineralización en la que intervienen el calcio, fósforo y magnesio.

La calcinosis ocasiona un empeoramiento en la condición corporal y pérdida de peso, evolucionando a emaciación, con una marcha envarada y dolorosa y disnea incluso en reposo. En los casos avanzados las articulaciones no pueden extenderse de forma completa y los animales tienden a caminar con el dorso arqueado. Los animales se recuperan con rapidez si son separados del pasto peligroso en las fases iniciales, pero la mortalidad es elevada tras una exposición prolongada.

Plantas cianógenas

Una amplia gama de plantas contienen glucósidos cianógenos. La mayor parte de los casos de intoxicación por cianuro son causados por el consumo de plantas de las familias Rosaceae, Leguminosae y Gramineae.

Las hojas de las plantas del género *Prunus*, por ejemplo, el cerezo, el laurel cerezo (*Prunus laurocerasus*), el melocotonero (*Prunus persica*) y el ciruelo (*Prunus domestica*), contienen el glucósido cianógeno amigdalina. Los cultivos de frutales comerciales suelen seleccionarse para que tengan un bajo contenido en cianuro, pero los arbustos y árboles ornamentales pueden ser muy tóxicos. En Gran Bretaña, el laurel cerezo se ha relacionado con la mayor parte de las intoxicaciones, aunque en el caso de las cabras que ramonean en zonas boscosas, el cerezo silvestre puede ser un problema. En Norteamérica, diversos cerezos, como el cerezo negro (*Prunus serotina*) y el cerezo de Virginia (*Prunus virginiana*) pueden suponer un serio riesgo. También se han observado intoxicaciones en cabras de Gran Bretaña tras consumir frutos y hojas del manzano silvestre (*Malus sylvestris*). La amigdalina se convierte en cianuro de hidrógeno y azúcar por medio de enzimas en las plantas rotas o marchitas, o bien en plantas dañadas por la sequía, las heladas o los insectos. Esto significa que las hojas frescas no son tóxicas, pero cuando se marchitan se vuelven tóxicas e incluso más atractivas para las cabras que las hojas verdes. Puesto que las cabras ramonean, se pueden romper las ramas más pequeñas y las hojas pueden dañarse al masticarlas, provocando el marchitamiento de las mismas, lo que puede ocasionar una intoxicación. Las ramas caídas o las podas de los árboles no deberían administrarse como alimento y las ramas caídas después de una tormenta deberían retirarse. Debe tenerse cuidado durante las sequías y tras las heladas.

Entre otras muchas, las siguientes plantas también contienen glucósidos cianógenos y pueden causar intoxicaciones, aunque se dispone de pocos informes sobre intoxicación en cabras: la cinta de agua y el junco bastardo marino (*Triglochis maritima* y *T. palustris*), los eucaliptos de la goma (*Eucalyptus* spp.), el helecho águila (*Pteridium aquillinum*), los linos (*Linum* spp.), el maíz (*Zea mays*), hortensias (*Hydrangea* spp.), el toyon de California (*Heteromeles arbutifolia*), la suckleya venenosa (*Suckleya suckleyana*), la adelfa (*Nerium oleander*), la mandioca (*Mannihot esculentum*), el pasto de Sudán, la hierba de Johnson y el sorgo (*Sorghum* spp.).

El estadio de crecimiento, el contenido del suelo en minerales y humedad, la época del año e incluso el momento del día pueden afectar a la cantidad de glucósidos cianógenos en la planta. El pasto de Sudán, el sorgo, los híbridos entre sorgo y pasto de Sudán y sus variantes son especialmente peligrosos cuando brotan después de una helada temprana y no deberían pastarse una vez helados. La fermentación propia del ensilado normal convierte a las plantas en no tóxicas tras unas 2 semanas. Algunas especies de pasto, como *Trifolium* spp. (trébol), *Vicia* spp. (habas) y *Lotus* spp. (trébol de pata de pájaro) han sido seleccionados para un bajo contenido en cianógenos.

Cuando se mastican las plantas, los glucósidos cianógenos son catabolizados por las enzimas de las plantas produciendo cianuro de hidrógeno. El pH neutro del rumen favorece la acción de las enzimas de las plantas y las enzimas de las bacterias del rumen también hidrolizan a los glucósidos. Los animales alimentados principalmente con una dieta de heno de alfalfa tienden a liberar el tóxico con mayor rapidez porque su rumen es más alcalino que el de las cabras alimentadas con grano, que tienen un rumen ácido. Al igual que la mayoría de las toxinas vegetales, la verdadera cantidad de toxina, en este caso cianuro de hidrógeno, absorbida en un corto tiempo, determina si se producirá la intoxicación o no. Una vez absorbido, el cianuro reacciona con el hierro trivalente de la citocromo oxidasa en las mitocondrias inhibiendo la respiración celular y privando a las células de oxígeno. La intoxicación se produce cuando la absorción del cianuro de hidrógeno es más rápida que su potencial detoxificación. Aunque la intoxicación por cianuro suele ser rápidamente mortal, un animal puede tolerar una dosis mayor de cianuro cuando su estómago está lleno de material vegetal e hidratos de carbono. También pueden producirse muertes cuando se ingieren pequeñas cantidades de cianuro de manera frecuente a lo largo de un periodo de tiempo extenso.

Signos clínicos

- Muerte repentina: la muerte se puede producir tras 15 a 60 minutos de la exposición.
- Disnea, arritmias cardiacas.
- Temblores musculares, espuma en la boca, pupilas dilatadas, ataxia, convulsiones.
- Mucosas de color rojo brillante.

Lesiones *post mortem*

- Sangre de color rojo brillante.
- Contenido del rumen con olor a almendras amargas.

Confirmación del diagnóstico

- Determinación de la concentración de cianuro en el contenido del rumen, hígado, músculo o sangre (conservar con fluoruro sódico al 1%). Las muestras de tejidos y de contenido ruminal deben recogerse pocas horas después de la muerte y congelarlas inmediatamente en contenedores herméticos antes de enviarlas a un laboratorio apropiado.

Tratamiento

- Ruminotomía.
- *Nitrito sódico al 1%, 25 mg/kg i.v.*: induce la formación de metahemoglobina a la cual se une pre-

ferentemente el ácido cianhídrico; seguido de *tiosulfato sódico al 25%, 600 mg/kg* i.v., que se combina con el ácido cianhídrico para formar tiocianato no tóxico; después tiosulfato sódico, 30 g por vía oral cada hora para fijar el ácido cianhídrico en el rumen y evitar la posterior absorción de cianuro.

Plantas que contienen un exceso de nitritos/nitratos

Los nitratos están presentes en muchas plantas, incluyendo la cebada, trigo, centeno, maíz y sorgo y en el pasto del Sudán y muchas herbáceas anuales comunes, pero en circunstancias normales la concentración de nitrato en las plantas no es suficientemente elevada para intoxicar al ganado. Bajo ciertas condiciones, sin embargo, las plantas tienen la capacidad de acumular gran cantidad de nitratos que resultan potencialmente tóxicos para las cabras. El empleo de una gran cantidad de fertilizantes nitrogenados puede provocar una acumulación excesiva de nitratos, de modo que las plantas se vuelven tóxicas. El ganado también se puede intoxicar a través del agua que se haya contaminado con el fertilizante. Como las fuentes de nitratos son acumulativas, los niveles tóxicos se pueden alcanzar mediante una combinación de niveles de nitrógeno moderadamente aumentados tanto en el agua como en el forraje.

La intoxicación es infrecuente en Gran Bretaña, pero en los EE.UU. y Australia puede estar causada por el consumo de pastos corrientes y especies herbáceas que acumulan nitratos, como el bledo (*Amaranthus palmeri*), el cardo mariano (*Silybum marianum*), diversos miembros de *Chenopodium* spp. (cenizos y quinoas), de *Arrhenatherum* spp. (falsa avena), cardo cundidor (*Cirsium arvense*), estramonio (*Datura stramonium*), pasto dentado (*Echinochloa crusgalli*), ambrosia de hojas plateadas (*Ambrosia tomentosa*) y otras especies de *Ambrosia* spp., girasol silvestre (*Helianthus* spp.), *Chamerion angustifolium* (epilobio o adelfilla), trébol de olor o dulce (*Melilotus* spp.), persicaria (*Persicaria* spp.), y la barrilla (*Salsola tragus*). Pueden encontrase niveles tóxicos de nitratos durante periodos de crecimiento rápido, en particular cuando se producen precipitaciones tras un verano muy seco, momento en que las plantas contienen niveles bajos de azúcares solubles y se reduce el metabolismo de los nitratos/nitritos en el rumen.

La intoxicación en los rumiantes también ha sido asociada con el consumo de sorgos (pasto del Sudán, hierba de Johnson), avena (*Avena sativa*), centeno (*Secale cereale*), trigo (*Triticum vulgare*), alfalfa (*Medicago sativa*), maíz (*Zea mays*) y trébol blanco (*Trifolium refens*). En Norteamérica y Australia, los forrajes, especialmente los ensilados de maíz y avena, las podas verdes o el pasto y las malas hierbas son los protagonistas más habituales de la intoxicación por nitratos.

En Reino Unido, las plantas que con mayor probabilidad acumulan nitratos son: remolacha forrajera, remolacha azucarera (*Beta vulgaris*), nabos (*Brassica campestris*), colinabos (*Brassica napus* var. *naprobrassica*), berza (*Brassica oleracea*) y colza (*Brassica napus*, *Brassica campestris*). Los nitratos están presentes en las raíces recién cosechadas y en las hojas de las remolachas. Las hojas de los nabos pueden contener desde un 5 a 9% de nitratos así como de oxalatos. El ganado ovino de Gran Bretaña ha sufrido intoxicaciones al consumir diversas especies de malvas (*Malva* spp.) y la malva de flor pequeña (*Malva parviflora*) ha sido considerada tóxica en Australia, Sudáfrica y EE.UU.

Etiología

- En el rumen, los nitratos son transformados en nitritos mucho más tóxicos y después en amoniaco. Las concentraciones excesivas de nitritos hacen que los nitritos sean absorbidos desde el aparato digestivo a la sangre, donde se combinan con la hemoglobina para formar metahemoglobina, evitando la captación de oxígeno y dando lugar a una *hipoxia*. Las concentraciones de metahemoglobina del 30 a 40% conducen a la aparición de signos clínicos y la muerte se produce con concentraciones de >80%.
- Las concentraciones de nitratos son máximas en el tallo y las hojas, mientras que las flores, semillas y frutos no contienen nitratos. Los niveles altos de nitratos persisten en el heno, pero pueden ser significativamente menores en el ensilado bien elaborado. Los granos de cereales no contienen niveles elevados de nitrógeno.

- Los nitratos se acumulan en plantas que se desarrollan en suelos ácidos así como en suelos con carencia de azufre, fósforo y molibdeno.
- El uso de herbicidas incrementa el nivel de nitratos en las plantas y también aumenta su palatabilidad.
- Las condiciones climáticas pueden afectar a las concentraciones de nitratos en las plantas. Los nitratos se pueden acumular en las plantas cuando las condiciones adversas para su desarrollo, como la sequía, el calor, el frío o el hielo, retrasan el crecimiento. Los niveles de nitrógeno también pueden aumentar en plantas con crecimiento rápido cuando llueve después de un periodo de sequía.
- El parasitismo u otros procesos que causen anemia incrementan la sensibilidad a la intoxicación por nitratos.

Signos clínicos

- Depresión.
- Dolor abdominal, diarrea (debido a los altos niveles de *nitratos*).
- Disnea, convulsiones, taquicardia, mucosas de color morado oscuro (debido a la absorción de *nitritos*).
- Ataxia, incoordinación, coma y muerte, por lo general a las 12 a 24 horas de la ingestión.
- Los animales gestantes pueden abortar debido a la ausencia de oxígeno para el feto, sin existir otros signos clínicos de intoxicación, a los 10 a 14 días de la exposición.

Lesiones *post mortem*

- Sangre de color marrón chocolate, petequias en las mucosas.

Confirmación del diagnóstico

- Prueba de la difenilamina con fluidos corporales claros (orina, suero, LCR, humor acuoso).
- Los niveles de nitratos en el humor acuoso de 20-40 mg/litro (ppm) son sospechosos y los niveles de >40 mg/litro son definitivos para el diagnóstico. Pueden detectarse concentraciones elevadas de nitratos durante un plazo de hasta 24 horas a temperatura ambiente (las concentraciones muy altas pueden tener un valor diagnóstico de intoxicación por nitratos hasta después de 60 horas después de la muerte).
- Determinación de nitritos en sangre u orina (aunque los nitritos se transforman rápidamente en nitratos tras la muerte).
- Determinación de la metahemoglobina (estabilizar la muestra con un tampón fosfato a pH 6,6).

Tratamiento

- Adrenalina (Epinefrina), 20 µg/kg i.v./s.c.
- Cloruro de metiltioninio (azul de metileno), alrededor de 10 mL de solución acuosa al 2% i.v. (4 a 15 mg/kg). Repetir si es necesario tras 6 a 8 horas.
- La transformación de nitratos a nitritos en el rumen puede reducirse mediante un lavado del rumen con agua fría o mediante la administración de un antibiótico oral.
- La administración oral de vinagre diluido mediante una sonda gástrica acidificará el rumen y reducirá la transformación de nitratos en nitritos por las bacterias ruminales. De forma alternativa, se puede utilizar agua fría con antibióticos de amplio espectro.

Reducción del riesgo de intoxicación por nitratos

- Evitar los cambios bruscos de la dieta que puedan favorecer la intoxicación por nitratos.
- Los forrajes que se sabe que acumulan nitratos, como el heno de avena y el pasto del Sudán, deberían ser analizados antes de utilizarlos en alimentación, debe tenerse cuidado cuando el nivel de nitratos supere el 1%.
- La procedencia del agua también debe ser analizada. Los niveles de nitratos en el agua deberían ser inferiores a 45 ppm, aunque en algunos casos se pueden admitir niveles de hasta 400 ppm.
- La ingestión total de nitrógeno se puede reducir administrando un heno sin nitratos junto con un forraje con alto contenido en nitratos o bien se puede administrar un forraje con bajo contenido en nitratos antes de sacar a los animales al pasto con un alto contenido en nitratos.
- Permitir que los animales se adapten a unos niveles de nitratos bajos antes de incrementar el contenido en nitratos de la ración. Los nitratos no suelen acumularse en los animales porque se transforman de forma continua en otros compues-

tos nitrogenados que son utilizados o se excretan con eficacia en la orina o las heces, pero la capacidad de utilizar y de excretar con eficacia los compuestos nitrogenados requiere una adaptación por parte del animal.

- Al igual que sucede con la mayoría de las intoxicaciones por plantas, los animales hambrientos son los de mayor riesgo debido a que son consumidores menos selectivos. El incremento de la energía total de la dieta con cereales ricos en hidratos de carbono mejora la tolerancia a los niveles altos en nitratos. En los animales bien alimentados, los microorganismos del rumen convierten los nitratos en proteína microbiana y los nitritos en amoniaco. Las cabras deberían ser alimentadas con una ración equilibrada en función de su nivel de producción esperado.
- En los casos de producción sin pastoreo, distribuir la ración en dos o tres tomas al día en lugar de administrar todo de vez.
- Las raíces de las remolachas pueden contener altos niveles de nitratos cuando se cosechan en fresco, por lo que deberían dejarse «madurar» en manojos durante 3 a 4 meses antes de consumirlas. Las hojas de la remolacha azucarera deberían dejarse marchitar al menos una semana antes de su uso.

Plantas que causan anemia

Todos los miembros del género *Brassica*, incluyendo especies habitualmente cultivadas como la berza, el brócoli, las coles de Bruselas, la coliflor y la colza, contienen el compuesto tóxico sulfóxido de S-metil cisteína (SMCO), un producto químico que es transformado por la fermentación normal del rumen en dimetil disulfuro, el cual produce una anemia hemolítica en el ganado al destruir sus eritrocitos. El contenido de SMCO aumenta cuando las plantas maduran y se produce su crecimiento secundario y su floración. En general, los casos de intoxicación del ganado solamente se presentan cuando los animales consumen grandes cantidades de esos recursos sin disponer de otros productos alimenticios, de modo que el problema puede evitarse restringiendo la cantidad de vegetales del género *Brassica* que consuman. Las nuevas variedades de *Brassica* cultivadas poseen cantidades menores de SMCO, lo que reduce mucho o prácticamente elimina el riesgo de intoxicación.

Signos clínicos

Los signos clínicos dependen de la intensidad de la hemólisis y de la capacidad del animal para reponer sus eritrocitos. La *anemia* suele ser detectable en las muestras de sangre de 1 a 3 semanas después de comenzar la alimentación causante, con una reducción significativa de los niveles de hemoglobina a lo largo de las dos semanas siguientes. Si la anemia no es demasiado grave, los niveles de hemoglobina regresan a sus valores normales de 3 a 4 semanas después de interrumpir la alimentación con *Brassica*.

- Letargo, inapetencia, disminución de la producción de leche.
- Anemia, hemoglobinuria (orina de color rojizo-marrón o negro), ictericia.
- Fiebre, taquipnea, taquicardia.
- Diarrea.
- Colapso y muerte por un fallo respiratorio secundario a la anemia.
- Muerte repentina cuando no se observan los signos iniciales de anemia.

Esas plantas también producen glucosinolatos, compuestos de sabor amargo que pueden transmitir mal sabor a la leche de los animales que las consumen. La hidrólisis de esos glucosinolatos da lugar a compuestos como los isotiocianatos, tiocianatos y goitrina, que poseen un efecto *antitiroideo*, impidiendo la acumulación de yodo en la glándula tiroides, lo que provoca un aumento de tamaño del tiroides y una reducción de las tasas de crecimiento de los animales (véase «Bocio», Capítulo 10). La carencia secundaria de yodo puede conducir a una fertilidad subóptima, mortalidad embrionaria y nacimiento de cabritos muertos o muy débiles.

Las especies de *Brassica* han sido relacionadas con la *fotosensibilización primaria y secundaria* (**hepatógena**) (véase este capítulo).

Diagnóstico de laboratorio

- Cuerpos de Heinz y reducción de la concentración de hemoglobina en sangre completa.

Tratamiento

- Retirar las especies de *Brassica* de la dieta.

- Tratar la anemia, incluyendo transfusiones de sangre en los animales gravemente afectados.
- Evitar el estrés y el ejercicio durante la recuperación.

Otras plantas relacionadas con la producción de anemia son:

Helechos (*Pteridium aquilinum*). Las cabras parecen ser menos sensibles a la intoxicación con helechos en comparación con las ovejas, pero el pastoreo prolongado de la planta puede provocar un síndrome hemorrágico agudo o la pérdida de sangre debido a la formación de tumores en la vejiga de la orina o el intestino.

Plantas que contienen alcaloides pirrolizidínicos (véase este capítulo). Los alcaloides pirrolizidínicos pueden causar hemorragias debido a una lesión hepática.

Cebollas (*Allium cepa*). Las cabras son relativamente resistentes a la intoxicación por cebollas y es posible alimentarlas durante largos periodos sin que aparezcan signos de intoxicación, pero en grandes cantidades pueden producir una anemia hemolítica como en otros rumiantes. Se trata del resultado de la precipitación de la hemoglobina y de la formación de cuerpos de Heinz en los eritrocitos, lo que da lugar a su destrucción y retirada de la circulación. Los animales pueden tener una orina oscura, un descenso brusco de la producción de leche y leche con un aroma anómalo.

Trébol de olor o dulce enmohecido (*Melilotus* spp.). Aunque los tréboles están naturalizados en Gran Bretaña, es improbable que ocasionen un problema ya que no crecen como plantas forrajeras cultivadas. Los tréboles pueden pastarse con seguridad ya que no son tóxicos y solamente resultan peligrosos cuando las cumarinas de la planta se transforman en dicumarol por acción de los mohos en el heno o ensilado. En los lugares donde se almacenan plantas de trébol dulce, como el noroeste de los EE.UU., los rumiantes están en riesgo, aunque las ovejas y las cabras tengan cierta resistencia. Las grandes pacas envejecidas suelen contener los niveles más altos de toxina. Se han desarrollado variedades de trébol dulce que contienen niveles bajos de cumarinas. El dicumarol interfiere con el metabolismo de la vitamina K, alterando la coagulación de la sangre y dando lugar a hemorragias internas y externas, con formación de hematomas subcutáneos, epistaxis, presencia de sangre en la orina y las heces, mucosas pálidas, rigidez y cojera debido al sangrado en articulaciones y músculos. La muerte puede producirse con rapidez. Los animales no deberían recibir trébol dulce en forma de heno o ensilado durante las 3 a 4 semanas previas a una cirugía o un parto.

Los animales afectados pueden ser tratados con fitomenadiona (vitamina K1), 1 a 3 mg/kg de peso vivo al día mediante inyección i.m. (inicialmente se puede administrar por vía i.v. lenta). La dosis debería fraccionarse entre varios puntos de inyección.

Plantas que causan una orina sanguinolenta u oscura (hematuria o hemoglobinuria)

- **Cebollas (*Allium cepa*).** Véase más arriba las plantas que causan anemia.
- ***Brassica* spp.** Véase más arriba las plantas que causan anemia.
- **Trébol de olor o dulce enmohecido (*Melilotus* spp.).** Véase más arriba las plantas que causan anemia.

Plantas hepatotóxicas

Las hepatotoxinas se encuentran en muchas plantas. Por lo general, son responsables de intoxicaciones crónicas, en las que el principio tóxico es ingerido a lo largo de semanas o meses, como sucede en la intoxicación por alcaloides pirrolizidínicos. En todos los casos, el pronóstico es reservado y depende de la hepatotoxina en particular. Los animales afectados y aquellos del mismo grupo deberían ser apartados de la fuente de la intoxicación, si se conoce, lo antes posible. La hepatotoxicidad se puede producir con o sin fotosensibilización (véase más adelante en este capítulo). Además, muchas hepatotoxinas vegetales poseen efectos tóxicos sobre diversos órganos, en particular los riñones, pulmones y aparato digestivo.

Tratamiento de la intoxicación aguda

- Administración de carbón vegetal activado o aceite mineral.
- Ruminotomía.
- Tratamiento de apoyo, incluyendo fluidoterapia para corregir los desequilibrios de electrolitos, metabólicos y de la glucosa y manejo de la dieta.

Tratamiento de la intoxicación crónica

- Tratamiento de apoyo como en la intoxicación aguda.
- Control de la encefalopatía hepática (véase el Capítulo 12).
- Evitar la luz solar si existe fotosensibilización.
- Antibióticos para controlar/prevenir la pioderma secundaria.

Plantas hepatotóxicas que contienen alcaloides pirrolizidínicos

Las plantas que contienen alcaloides pirrolizidínicos se encuentran distribuidas por todo el mundo. Las cabras presentan una aparente tolerancia a los alcaloides pirrolizidínicos (PAs) de las plantas, pero son sensibles si consumen una cantidad suficiente a lo largo de un periodo prolongado. Sin embargo, las grandes cantidades que necesitan consumir, junto con la baja palatabilidad de plantas como la hierba cana, hacen que la intoxicación sea improbable (puede ser necesaria la ingestión de una cantidad total de hierba cana (*Senecio jacobaea*) superior al 100% del peso vivo para que se produzca la intoxicación). Las cabras se utilizan a veces para pastar en lugares conocidos como peligrosos para los caballos y las vacas.

Tres familias de plantas, Compositae, Leguminosae y Boraginaceae, contienen la mayoría de las plantas que contienen PAs. Los miembros de la familia Compositae son los causantes más probables de intoxicación en Gran Bretaña, donde la hierba cana (*Senecio jacobaea*) está muy extendida, y en EE.UU., donde está presente el senecio común (*S. vulgaris*), la hierba cana (*S. jacobaea*), así como *S. riddelli* y *S. fiaccidus*. La cinoglosa o lengua de perro (*Cynoglossum officinale* y *C. cinale*), miembro de la familia Boraginaceae, ha sido relacionada con la intoxicación de vacas en ambos países.

La consuelda (*Symphytum* spp.), un miembro de la familia Boraginaceae, contiene alcaloides pirrolizidínicos y, aunque las cabras tienen alguna resistencia frente a esas toxinas, el consumo a largo plazo podría ocasionar una intoxicación. La alimentación con consuelda y el uso de suplementos alimenticios que contengan consuelda deberían ser evitados. Los preparados a base de consuelda utilizados externamente no son un problema.

Aunque los géneros *Amsinckia*, *Crotalaria*, *Heliotropium* y *Echium* también contienen PAs rara vez han sido relacionadas como causa de intoxicaciones. El heliotropio europeo o verucaria (*Heliotropium europaeum*) y algunas especies de *Echium* spp. (*Echium lycopis*; *Echium plantagineum*) han ocasionado cirrosis hepática en ovejas de Australia. La buglosa o lengua de víbora (*Echium vulgare*) ha provocado intoxicaciones en ovejas de Gran Bretaña. La crotalaria sonajero (*Crotalaria retusa*) ha sido relacionada con un brote de intoxicación natural en cabras de Brasil.

Etiología

Los alcaloides pirrolizidínicos son hepatotóxicos. La intoxicación puede producirse por el consumo de la planta fresca o bien en heno o ensilado, aunque, debido a la poca palatabilidad de la mayor parte de las plantas frescas, es más probable que la causa de la intoxicación sea la ingestión de plantas conservadas, salvo que exista una fuerte infestación del pasto y no haya otros vegetales disponibles.

Los PAs son absorbidos desde el aparato digestivo y experimentan un extenso metabolismo en el hígado, donde algunos son detoxificados en metabolitos inocuos y otros son convertidos en pirroles ligados altamente tóxicos.

Las ovejas y las cabras son relativamente resistentes a los PAs, aparentemente por una combinación de metabolismo ruminal que degrada los alcaloides a productos menos tóxicos y de metabolismo hepático específico de especie que modera su conversión en pirroles tóxicos.

Signos clínicos

- Los signos clínicos aparecen por lo general lentamente, con unos signos hepáticos y neurológicos que se parecen superficialmente a otras enfermedades. Las cabras es improbable que consuman suficiente material tóxico como para inducir la aparición aguda de signos de hepatoencefalopatía. Los animales jóvenes se consideran más sensibles a la intoxicación que los adultos. Los animales en periodo de crianza pueden presentar un trastorno hepático a pesar de que sus madres nodrizas no se vean afectadas.

- Depresión, inapetencia, emaciación.
- Incoordinación.
- Ictericia, anemia.
- Neurotoxicidad hepática (caminar sin motivo, presión cefálica, ataxia, ceguera), coma, muerte.

Lesiones *post mortem*

- Hígado agrandado con cirrosis.
- Petequias en el aparato digestivo.
- Degeneración espongiforme del cerebro y la médula espinal debido a la acumulación de amoniaco por la lesión hepática.

Tratamiento

Ninguno.

Otras plantas hepatotóxicas

Arrancamoños común (*Xanthium strumarium*): contiene un potente glucósido que actúa como hepatotoxina, el carboxiatractilósido, que se encuentra presente en elevadas concentraciones en las semillas y en el estadio de dos cotiledones, pero que disminuye gradualmente y desaparece en las plantas adultas. Los plantones son tóxicos aun cuando estén muertos y secos. Se ha descrito la intoxicación en Norteamérica, pero no en Gran Bretaña, donde fue introducida y tiene una distribución local. Los signos clínicos se presentan generalmente de 12 a 48 horas después de que los plantones son consumidos, apareciendo letargo, depresión y debilidad junto con una temperatura por debajo de lo normal; marcha inestable; hiperpnea y taquipnea con un pulso débil y acelerado; regurgitación, convulsiones, opistótonos y muerte.

Nolina de Texas o hierba de oso (*Nolina texana*): es una planta de pastizal común en el suroeste de los EE.UU., que contiene una hepatotoxina no identificada en las yemas, flores y frutos, pero no en las hojas, de modo que solamente es tóxica durante un corto tiempo en primavera. La toxicidad hepática y renal provoca letargo, anorexia, ictericia y fotosensibilización, además de la presencia de orina oscura y una secreción ocular y nasal amarillenta.

La planta de Sudáfrica **kraalbos** (*Galenia africana*) no suele ser consumida, excepto durante los periodos de sequía en zonas de pastoreo intensivo, donde da lugar a un trastorno conocido como «*barriga de agua*», caracterizado por el desarrollo de lesiones hepáticas con ascitis y lesiones cardiacas con descenso de la función del corazón. Otras plantas implicadas en ocasiones en casos de hepatotoxicidad en las cabras de Sudáfrica son *Cestrum* spp., que contienen el glucósido kaureno, *Hertia pallens* y *Pteronia pallens*.

Lantana (*Lantana camara*): arbusto presente en las regiones tropicales y subtropicales, contiene lantadenos hepatotóxicos que causan una toxicidad crónica con un fallo hepático lento que da lugar a letargo, ictericia, colestasis, atonía ruminal y estreñimiento en ocasiones junto con fotosensibilización. Tras 2 a 4 días se observa ictericia y diarrea sanguinolenta, produciéndose la muerte debido a un fallo hepático y renal desarrollado a lo largo de varias semanas. Las cabras son sensibles a la intoxicación pero rara vez se intoxican de forma natural. Sin embargo, se ha descrito la intoxicación en Australia, Sudáfrica y EE.UU. La lantana se vende en ocasiones como planta ornamental en zonas más templadas o frías.

Cianobacterias (algas verdeazuladas): pueden producir hepatotoxinas, así como neurotoxinas y alérgenos cutáneos (véase este capítulo). Los animales intoxicados presentan temblores musculares y tambaleos tras 30 minutos de beber agua tóxica, seguidos de postración, coma y muerte, normalmente en 24 horas. Los animales pueden aparecer muertos. Los que sobreviven más tiempo desarrollan una lesión hepática, ictericia, diarrea y fotosensibilización, muriendo en 1 a 2 semanas.

Aunque la **lupinosis** es el resultado de la ingestión de una micotoxina asociada con el hongo *Diaporthe toxica* que se desarrolla en los tallos de la planta lupinus o altramuz (*Lupinus* spp.), es importante en otras especies de Australia y Sudáfrica y ha sido descrita en Nueva Zelanda y Europa, siendo rara su presentación en las cabras, aunque ha sido producida de forma experimental. Puede expresarse como un trastorno agudo grave o bien como un síndrome crónico de disfunción hepática. La lupinosis también predispone a las ovejas a un trastorno muscular nutricional, la miopatía asociada a lupinosis. Muchos cultivos de lupinus de Australia occidental están infectados y colonizados con cierta intensidad por *Diaporthe toxica*. Se han desarrollado variedades de lupinus de hoja estrecha resistentes y en la mayoría de las situaciones presentan niveles muy bajos de toxicidad, de modo que sus rastrojos son una valiosa fuente de alimentos para las ovejas y cabras.

Fotosensibilización

La fotosensibilización se debe a la acumulación de agentes químicos fotodinámicos en la piel que resultan estimulados por la luz solar en zonas expuestas y no pigmentadas. Es menos probable que se produzca en Reino Unido, donde la luz solar es menos intensa, que en climas más templados.

Las cabras con una pigmentación negra y/o marrón por todo su cuerpo tienen ventaja sobre las cabras blancas en condiciones de campo en climas templados debido a su menor sensibilidad a las quemaduras solares, la fotosensibilización y los tumores cutáneos, además de su mejor camuflaje frente a depredadores.

La *fotosensibilización primaria* se debe a la ingestión de plantas como el hipérico o hierba de San Juan (*Hypericum perforatum*), el alforfón o trigo sarraceno (*Fagopyrum esculentum*), la canola o colza (*Brassica napus*), el trébol (*Trifolium* spp.), el heracleum gigante (*Heracleum mantegazzianum*) y *Lantana* spp. La fotosensibilización primaria también puede deberse al contacto directo con plantas como el heracleum gigante.

La *fotosensibilización secundaria* de los animales con disfunción hepática se debe a la acumulación de filoeritrina, un derivado resultante de la degradación de la clorofila. Normalmente, el hígado degrada la filoeritrina manteniendo sus niveles en sangre en valores despreciables. Cualquier lesión hepática que afecte a la excreción de bilis puede estar relacionada con el trastorno: enfermedad hepática, fármacos hepatotóxicos, micotoxinas o toxinas vegetales. Aunque numerosas plantas de diversas partes del mundo poseen el potencial de causar un daño hepático y fotosensibilización, existen relativamente pocos informes documentados de fotosensibilización en cabras (Tabla 21.1). La *toxicosis por alcaloides pirrolizidínicos* causada por *Senecio* spp., *Crotolaria* spp., y *Heliotropium* spp., es improbable en las cabras, debido a que se requieren dosis de toxina sustancialmente mayores en comparación con los caballos y las vacas.

La ingestión de *micotoxinas* tiene el potencial de causar fotosensibilización en cabras. En Sudáfrica, las cabras de raza Boer se intoxicaron debido a una micotoxina del hongo *Drechslera campanulata* que crece sobre la avena verde (*Avena sativa*).

Algunas especies de *Trifolium*, en particular el trébol blanco y el de Alsike, pueden ocasionar una fotosensibilización primaria y también secundaria como consecuencia de una lesión hepática.

En Sudáfrica, la *Kaalsiekte* es un problema en cabritos de menos de 3 semanas de edad cuando sus madres pastan el arbusto de sabor generalmente muy amargo *Chrysocoma ciliata* (*C. tenuifolia*) antes del parto, ingiriendo grandes cantidades y excretando una toxina en su leche. Los cabritos nacen con un pelo normal, pero a una edad de entre 3 y 14 días, la exposición a la luz solar conduce a la aparición de prurito con el consiguiente arrancamiento de pelo sobre las zonas no pigmentadas de la grupa, espalda y tronco, provocando alopecia que conduce a la aparición de quemaduras durante el día e hipotermia durante la noche.

El *kleingrass* (*Panicum* spp.), una herbácea importada de Sudáfrica, causa fotosensibilización de forma esporádica en cabras del suroeste de EE.UU. Las hojas basales nuevas pueden ser muy tóxicas cuando las lluvias estimulan su crecimiento rápido tras un periodo de sequía. Su principio tóxico es la sapogenina.

El abrojo (*Tribulus terrestris*), distribuido por todo el mundo, en especial en zonas de clima mediterráneo, ha sido asociado con un problema de fotosensibilización hematógena («cabeza grande amarilla», «*geeldikkop*») en Australia, California y Sudáfrica. También ha sido relacionado con la intoxicación por nitratos y con trastornos nerviosos: la ingestión de grandes cantidades de abrojo a lo largo de muchos meses puede causar una debilidad progresiva e irreversible de las extremidades posteriores. La fotosensibilización debida a la ingestión de la planta solo se produce de forma esporádica.

La planta contiene saponinas esteroideas que se acumulan cuando se marchita en situaciones de calor seco tras las lluvias de verano y se cree que son la causa de su hepatotoxicidad y de la fotosensibilización. Los efectos tóxicos se piensa que se incrementan por acción de una micotoxina de *Pithomyces chartarum*, un hongo que se desarrolla sobre el abrojo bajo las mismas condiciones climatológicas.

En Texas, Nuevo México y México, la «fiebre de la leche» o «cabeza hinchada» es el resultado de una *fotosensibilización secundaria* debida a la ingestión de lechugilla (*Agave lechugilla*), durante situaciones secas, provocando la hinchazón de la cara y las orejas, así como el coma.

Los animales que se recuperan de la *intoxicación por algas verdeazuladas* en fase aguda pueden desarrollar una fotosensibilización secundaria por un trastorno hepático (véase más arriba).

Signos clínicos

- Prurito, eritema, edema e inflamación de la piel, con formación de ampollas y de costras, especialmente en las zonas no pigmentadas de la cara, párpados, morro, orejas y cola.
- Agitación de la cabeza y restregamiento de la cara y la cabeza.
- Las zonas afectadas pueden exudar suero y desarrollar una infección bacteriana secundaria.
- Necrosis de la punta de las orejas.

Tratamiento

- Evitar el acceso de los animales a cualquier planta fotosensibilizante.
- Protegerlos de la luz solar.
- Tratamiento de apoyo y sintomático; la administración de corticoides durante las etapas iniciales permitirá reducir el edema; antibióticos debido a las infecciones bacterianas secundarias.
- Tratamiento de la enfermedad primaria cuando exista daño hepático.

Plantas que causan diarrea

Diversas plantas han sido relacionadas como causantes de diarrea en cabras, aunque pueden predominar otros signos clínicos. Entre ellas se encuentran *plantas que contienen glucósidos cardiacos*, *plantas hepatotóxicas* y *plantas con exceso de nitratos*. La cicuta (*Conium maculatum*), el roble (hojas *jóvenes*), (*Quercus* spp.), el aro silvestre (*Arum maculatum*), las semillas de ricino (en el pienso), la digital o dedalera (*Digitalis purpurea*), el nabo del diablo (*Oenanthe crocata*), el boj (*Buxus sempervirens*), la patata (verde) (*Solanum tuberosum*), el rododendro (*Rhododendron* spp.), el lino (*Linum usitatissimum*), la adelfa (*Nerium oleander*), la lantana (*Lantana camara*), las algas verdeazuladas, las raíces de remolacha azucarera o forrajera (*Beta vulgaris*) y el euforbio (*Euphorbia* spp.) han sido relacionadas entre muchas otras.

Las plantas que contienen glucósidos saponinas producen una gastroenteritis grave con cólicos y diarrea, además de signos neurológicos. La fitolaca o hierba carmín (*Phytolacca americana*) es nativa de Norteamérica y fue introducida en Gran Bretaña como planta ornamental de jardín. Todas sus partes son potencialmente tóxicas, en particular la raíz principal y los frutos, pero las cabras generalmente la evitan debido a su sabor acre. Existen informes esporádicos del consumo de brotes jóvenes sin un aparente efecto perjudicial. Entre sus componentes tóxicos se encuentran las saponinas, los alcaloides fitolacina y fitolacotoxina y una glucoproteína. Los signos clínicos se hacen evidentes tras 2 o más horas: arcadas o vómitos, diarrea acuosa (habitualmente con sangre) con espasmos, disnea, temblores, convulsiones, colapso y muerte si se consume suficiente cantidad. Diversas plantas consideradas como malas hierbas silvestres de los EE.UU., como la neguilla (*Agrostemma githago*), la jabonera (*Saponaria officinalis*), la vacaria (*Saponaria vaccaria*) y la maleza cerilla o culebra (*Gutierrezia sarothrae*), contienen saponinas y han ocasionado graves problemas de intoxicación en ganado ovino y bovino. Aunque algunas plantas habituales en Gran Bretaña, como el eléboro negro o rosa de navidad (*Helleborus niger*) y el árbol castaño de Indias (*Aesculus hippocastanum*) contienen saponinas, la intoxicación del ganado se observa rara vez.

Los miembros de la familia Cruciferae pueden contener glucósidos del aceite de mostaza, incluyendo la mostaza de campo (*Sinapsis arvensis)* y el rábano silvestre o rabaniza (*Raphanus raphanistrum*) y pueden causar cólicos y diarreas graves.

En Texas, *Phyllanthus abnormis* causa intoxicaciones si se consume la planta verde, aunque la toxina se degrada al secarse. Los animales afectados presentan letargo, desmedro y anorexia y desarrollan diarrea. También se sospecha que la planta causa una fotosensibilización hepatógena.

Todas las partes de la flor de mantequilla y la allamanda (*Allamanda cathartica, A. blanchetti*) son tóxicas (en especial la savia y las raíces), actuando como irritantes del aparato digestivo y provocando una salivación excesiva, atonía ruminal, retortijones abdominales, diarrea, deshidratación y desequilibrio electrolítico tras su digestión. También existen pequeños efectos cardiotóxicos y la savia puede ocasionar irritación cutánea y ocular. Están ampliamente naturalizadas y se cultivan como plantas ornamentales en climas templados, tropicales y subtropicales de todo el mundo, incluyendo Australia.

En las cabras de Sudáfrica que consumen grandes cantidades de la planta amarga (*Chrysocoma ciliate*) se producen graves diarreas.

El cólquico o azafrán bastardo (*Colchicum autumnale*) ha causado intoxicaciones en cabras. Todas las partes de la planta son venenosas, especialmente los bulbos y las semillas, que pueden contener altos niveles de los alcaloides colchicina y colchiceína. Son absorbidos lentamente, de modo que los signos clínicos pueden retrasarse varias horas: diarrea grave, cólico, salivación, depresión, incoordinación, colapso y muerte. La colchicina se excreta en la leche, así que los cabritos pueden intoxicarse.

Plantas tóxicas para el sistema nervioso

Muchas especies distintas de plantas están relacionadas con el desarrollo de signos nerviosos en el ganado. Afectan al sistema nervioso de diferentes modos, incluyendo su estimulación, depresión, temblores, convulsiones, paresia, parálisis y comportamiento anómalo. Aunque en el ganado bovino y ovino se describen con regularidad trastornos nerviosos asociados con intoxicaciones por plantas, solamente se observan de manera esporádica en cabras. La mayor parte de los incidentes registrados en Reino Unido, al igual que sucede en la mayoría de las intoxicaciones por plantas, implican a cabras que acceden a plantas de jardín. En Norteamérica y Australia, los animales de campo están expuestos a plantas como el pingüe o la hierba amarga de Colorado (*Hymenoxys odorata, Hymenoxys richardsoni*), el coyotillo (*Karwinskia humboldtiana*), *Astragalus* spp., el guajillo (*Acacia berlanderi*), la *Kallstroemia hirsutissima*, y la asclepia (*Asclepias* spp.), que son capaces de producir una intoxicación del sistema nervioso. En Australia, se han observado signos neurológicos en ovejas tras pastar *Trachy-andra divaricata*, estramonio (*Datura stramonium*), chamico o cardo cuco (*D. ferox*), el tabaco nativo (*Nicotiana suavolens*) y el árbol del tabaco (*N. glauca*), *Stypandra* spp., e *Ipomoea* spp. Las algas verdeazuladas también pueden producir neurotoxinas.

Además de toxinas, que poseen efectos patógenos directos, algunas plantas pueden inducir trastornos específicos a través de mecanismos metabólicos o dietéticos:

- Plantas tóxicas que causan *neurotoxicidad hepática* (marcha errática, presión cefálica, ataxia, ceguera, coma) como aquellas que contienen alcaloides pirrolizidínicos (véase este capítulo).
- Muchas plantas que contienen *glucósidos cianógenos* (véase este capítulo) también causan neurotoxicidad.
- La *hipocalcemia* puede ser inducida por la exposición a plantas con alto contenido en oxalatos (véase este capítulo).
- Numerosos helechos y especies relacionadas contienen tiaminasa I: la cola de caballo (*Equisetum* spp.), el helecho águila (*Pteridium aquilinum*) y el helecho común (*Pteridium esculentum*). Normalmente, los rumiantes son bastante resistentes a la carencia de tiamina porque los microbios del rumen aportan al animal suficiente cantidad de tiamina, de modo que la *polioencefalomalacia* (véase el Capítulo 12) es más probable en los caballos que se alimentan de plantas que contienen tiaminasa o que consumen heno o camas que contengan esas plantas.

Marsilea drummondii es un helecho australiano que presenta una actividad tiaminasa hasta cien veces superior a la del helecho águila y es responsable de la muerte de ovejas en Australia y Nueva Zelanda. El helecho rocoso (*Cheilanthes sieberi*) es otro helecho australiano con una alta actividad tiaminasa. Los rumiantes que pastan ciprés de verano (*Kochia scoparia*) en las regiones desérticas del suroeste de EE.UU., han presentado polioencefalomalacia, pero no está claro si el efecto se debe a la presencia de tiaminasa o a una hepatotoxina que interfiere en la utilización de la tiamina, ya que los animales afectados desarrollan una necrosis hepática. Entre los signos de la polioencefalomalacia se encuentra la desorientación y la marcha errática, presión cefálica, ceguera de aparición repentina, opistótonos, nistagmo y convulsiones.

Cicuta (*Conium maculatum*)

Todas las partes de la cicuta contienen diversos alcaloides tóxicos que actúan sobre el sistema nervioso produciendo parálisis, convulsiones y muerte debido a una parálisis respiratoria. Los signos suelen aparecer una hora después de que el animal haya ingerido la planta. Los animales mueren por una parálisis respiratoria en 2 a 3 horas.

Las cabras parecen ser más resistentes que las vacas a la intoxicación, pero pueden desarrollar un deseo compulsivo por la planta.

Signos clínicos

- Estimulación inicial seguida de depresión.
- Salivación y regurgitación, atonía ruminal; signos de dolor abdominal.
- Diarrea.
- Taquipnea y pulso débil y rápido, seguido de parálisis respiratoria.
- Temblores musculares, falta de coordinación, dificultad para moverse, convulsiones.

Las convulsiones son más frecuentes en el caso de:

- Muerte.
- En los cabritos nacidos de cabras que han consumido cicuta entre los días 30 y 60 de gestación pueden producirse anomalías esqueléticas o paladar hendido. Estos signos son similares a las deformaciones inducidas por la intoxicación por lupinus.

Nabo del diablo (*Oenanthe crocata*)

El nabo del diablo es la planta más tóxica de Gran Bretaña tanto para la especie humana como para los animales y presenta un riesgo especial cuando la apertura de zanjas pone al descubierto sus raíces venenosas (normalmente conocidas como «dedos de muerto»). Su principio tóxico es la enantotoxina, un alcohol altamente poliinsaturado que no se ve afectado por el secado o la conservación de la planta. Muy pequeñas cantidades de la planta causan la muerte.

Signos clínicos

- Salivación, pupilas dilatadas.
- Alteración respiratoria.
- Convulsiones espasmódicas.
- Colapso y muerte.
- Los animales que no mueren pueden desarrollar diarrea durante dos días y después volver a su estado normal.

Cicuta fangosa (*Cicuta virosa*)

La cicuta fangosa contiene un tóxico que provoca convulsiones, la cicutoxina, especialmente en sus raíces, aunque también en sus tallos y hojas. Entre los signos de la intoxicación se observan vómitos, salivación, dolor abdominal, espasmos musculares, convulsiones violentas y muerte por asfixia. Los animales que ingieren una dosis subletal se recuperan si no sufren estrés.

Perejil de loco o pequeña cicuta (*Aethusa cynapium*)

Común en los pastos de Gran Bretaña, pero generalmente poco apetecible, aunque se han descrito intoxicaciones en cabras en Holanda con signos clínicos de ataxia, hiperpnea, jadeo e indigestión.

Locoweeds y semillas tóxicas

Un reducido número de especies de plantas, la mayoría pertenecientes a la familia Fabaceae, géneros *Oxytropis* y *Astragalus* en Norteamérica y *Swainsona* en Australia, producen swainsonina, una fitotoxina peligrosa para el ganado. Otras plantas productoras de swainsonina son *Ipomoea* spp., *Turbina* spp. y *Sida* spp. Las especies norteamericanas de *Oxytropis* y *Astragalus* suelen conocerse como *locoweed*. Son infrecuentes en Gran Bretaña y es improbable que causen intoxicaciones en las cabras, pero se consideran como algunas de las plantas más tóxicas de Norteamérica. *Ipomoea carnea* provocó un problema neurológico en cabras en Mozambique.

La ingestión crónica de grandes cantidades de swainsonina produce un trastorno en el almacenaje de los lisosomas, la alfa-mannosidosis, conocido como *locoísmo* (enfermedad por swainsonina, enfermedad del loco) en Norteamérica y *pea struck* en Australia. La swainsonina inhibe a la enzima alfa-mannosidasa de los lisosomas, en especial de las neuronas y las células epiteliales de ese género. Los *locoweeds* son relativamente agradables de comer para las cabras una vez se han acostumbrado a las plantas e incuso algunos individuos las buscan. Las cabras se recuperan si se impide que las ingieran en más cantidad al principio del proceso, cuando la vacuolización es reversible, pero cuando el consumo es más crónico, puede producirse una lesión neurológica irreversible y permanente. Los signos clínicos aparecen de 6 a 8 semanas después del inicio del pastoreo –depresión general, temblores intencionales, defectos propioceptivos, debilidad del tercio posterior, ataxia y paresia parcial– produciéndose la muerte 4 a 6 semanas después si se prolonga el consumo.

Experimentalmente, se ha comprobado que *Astragalus* spp., afectan al desarrollo fetal y placentario de las cabras. La placenta tiene una sensibilidad máxima durante los primeros 90 días de gestación. Algunas especies de *Astragalus*, incluyendo unas pocas que producen swainsonina, actúan como acumuladoras de selenio. Esto ha llevado a la confusión entre la intoxicación por swainsonina y la intoxicación por selenio (véase el Capítulo 8) debidas a ese género.

De forma experimental, se ha comprobado en las cabras un trastorno neurológico agudo causado por los compuestos nitrogenados de *Astragalus* spp.: depresión, anorexia, postración, debilidad y muerte en 1 a 2 días. Los casos menos graves desarrollan una ataxia pronunciada, especialmente evidente en las extremidades posteriores, que persiste hasta un año después de la retirada de la planta.

Hierba mora o tomatillo del diablo (*Solanum nigrum*)

La hierba mora presenta una distribución universal. Todas las partes de la planta, en particular sus frutos verdes inmaduros, contienen el glucoalcaloide solanina. El contenido tóxico de sus hojas se incrementa cuando la planta madura. También contiene nitratos y nitritos en cantidades variables, lo que puede contribuir a su efecto tóxico. Los animales presentan un grave dolor abdominal, vómitos, depresión y caminar tambaleante.

Laburno, lluvia de oro o ébano falso (*Laburnum anagyroides*)

Aunque las cabras parecen verse rara vez afectadas, el laburno es una planta muy tóxica y por tanto las cabras se encuentran en riesgo, en especial si consumen restos de podas o pastan debajo de árboles en jardines. Todas las partes del árbol, en particular la corteza y las semillas, contienen un alcaloide quinolizidínico, la cistisina, un agonista de los receptores nicotínicos, que actúa sobre el sistema nervioso causando incoordinación, temblores musculares, movimientos convulsivos, coma y muerte si se consumen grandes cantidades, junto con signos relacionados con el aparato digestivo, como dolor abdominal, vómitos y diarrea.

Acedera común o vinagrera (*Rumex acetosa*), acederilla (*Rumex acetosella*) y falso ruibarbo (*Rheum rhaponticum*)

Todas ellas contienen diversas cantidades de oxalatos. Su intoxicación aguda causa hipocalcemia con signos clínicos de depresión, inapetencia, temblores musculares, ataxia, caminar tambaleante, disnea, parálisis, postración y muerte (véase este capítulo). Aunque las cabras suelen comer pequeñas cantidades de ruibarbo con impunidad, también existen informes de animales que se han intoxicado tras consumir hojas de ruibarbo.

Patata o papa (*Solanum tuberosum*)

La patata contiene glucoalcaloides tóxicos, incluyendo la solanina y la chaconina. La solanina también se encuentra en otras plantas de la familia Solanaceae. La mayoría de las intoxicaciones en rumiantes han tenido relación con las patatas verdes, como consecuencia de consumir tubérculos en germinación o tubérculos que han estado expuestos a la luz. Los animales intoxicados presentan signos nerviosos como intranquilidad, incoordinación y convulsiones o pueden aparecer muertos.

Intoxicación por espuela de caballero (*Delphinium* spp.)

Aunque la toxicidad y la concentración de toxinas varían mucho de unas especies a otras, todos los miembros del género y todas las partes de la planta deben considerarse potencialmente tóxicos. Afectan principalmente al sistema neuromuscular. Entre los signos de la intoxicación están la salivación, dorso arqueado, marcha envarada, temblores, colapso y muerte en 3 a 4 horas debido a una parálisis del aparato respiratorio o bien a la asfixia causada por el timpanismo o los vómitos. La concentración de alcaloides tóxicos es máxima en primavera tras la floración y disminuyen de forma gradual cuando la planta madura.

Intoxicación por cicadáceas (*Cycas* spp., *Bowenia* spp., *Macrozamia* spp., *Lepidozamia* spp., *Zamia* spp.)

Diversas plantas tropicales de los géneros *Cycas*, *Bowenia*, *Macrozamia* y *Zamia* producen un glucósido tóxico, la cicasina, en su frutos, hojas y brotes jóvenes. Se han descrito intoxicaciones naturales en cabras de Australia y la enfermedad se ha reproducido experimentalmente. La intoxicación crónica causa ataxia e incoordinación, en particular de las extremidades posteriores, junto con apoyo de rodillas en el suelo, posición anómala de las pezuñas y traspiés debidos a la desmielinización y la degeneración axonal de la sustancia blanca de la médula espinal. Se ha comprobado su hepatotoxicidad en cabras de forma experimental.

Asclepias (*Asclepia* spp.)

Las asclepias solamente son consumidas por lo general si no se dispone de un forraje alternativo, pero conservan su toxicidad en forma de heno. Contienen diversas toxinas: resinoides, alcaloides y glucósidos cardiacos. Se desconoce la causa de su neurotoxicidad pero su ingestión produce unos signos clínicos en pocas horas: depresión, debilidad, marcha tambaleante, respiración dificultosa, pupilas dilatadas, coma y muerte.

Abrojo (*Tribulus terrestris*)

El abrojo causa una fotosensibilización hepatógena («cabeza grande amarilla», «geeldikkop») en Australia, California y Sudáfrica (véase este capítulo) así como una intoxicación por nitratos. La ingestión crónica está asociada con brotes de un trastorno nervioso, paresia asimétrica progresiva e irreversible del tercio posterior, cuando la planta es consumida en los meses siguientes a periodos de sequía. La ingestión de *Tribulus micrococcus* (vid amarilla), una planta relacionada, ha sido asociada con una ataxia transitoria en ovejas.

Isocoma pluriflora es una planta nativa de Texas, Arizona y Nuevo México que contiene toxina tremetol. La *Ageratina altissima* también contiene toxina tremetol y se ha demostrado experimentalmente que actúa como potente micotoxina en las cabras. Los animales intoxicados aparecen deprimidos, anoréxicos y evitan moverse y desarrollan violentos temblores cuando se les obliga a ello. Las lesiones del músculo esquelético y miocárdico se deben a una degeneración y necrosis difusa y grave del músculo con una posterior fibrosis y atrofia. Algunos animales desarrollan taquipnea y taquicardia con ascitis e hidrotórax. Se ha descrito una intoxicación secundaria en neonatos por acción de las toxinas o de sus metabolitos excretados en la leche, en ocasiones sin una aparente toxicidad en la madre, lo cual representa un riesgo potencial para las personas que beban esa leche.

La *intoxicación por Phalaris* (*Phalaris staggers*) es un síndrome de incoordinación asociado con la ingestión de la planta phalaris o alpiste (*Phalaris aquatica*) que contiene alcaloides dimetiltriptamina. Las cabras pueden verse afectadas por la intoxicación por phalaris, aunque parecen ser menos vulnerables que las ovejas. También existen dos formas potencialmente relacionadas de síndrome de «muerte súbita» por phalaris, una forma cardiaca, posiblemente causada por una intoxicación aguda por ácido cianhídrico en combinación con una intoxicación por nitratos y otros compuestos potencialmente tóxicos, y un síndrome neurológico similar a la polioencefalomalacia. Las ovejas que sobreviven presentan ceguera, comportamiento errático, presión cefálica, temblores, salivación excesiva y depresión general.

Las algas verdeazuladas (cianobacterias) pueden producir neurotoxinas así como hepatotoxinas y alérgenos cutáneos (véase este capítulo). Los animales intoxicados desarrollan temblores musculares y tambaleos a los 30 minutos de beber agua tóxica, seguido de postración, coma y muerte, en un plazo de generalmente 24 horas. Los animales que sobreviven más tiempo presentan una lesión hepática, ictericia, diarrea y fotosensibilización, muriendo en un plazo de 1 a 2 semanas.

Plantas que causan abortos y defectos fetales

En Gran Bretaña, es muy improbable que las cabras resulten expuestas a plantas con propiedades teratógenas. Por el contrario, en las zonas de campo de los EE.UU., se ha estimado que aproximadamente el 1% del ganado nace con defectos debidos a la ingestión de plantas teratógenas por parte de sus madres. Cuando en los pastos se encuentran plantas con efectos teratógenos conocidos, debería restringirse el acceso de animales gestantes y solamente deberían pastar aquellos animales no gestantes. El feto es generalmente más sensible a los efectos teratógenos durante el primer tercio de la gestación. Los componentes tóxicos de las plantas atraviesan la placenta y provocan anomalías físicas, reabsorción fetal, abortos y muerte fetal. Muchas de esas plantas son también responsables de otras intoxicaciones agudas o tóxicas. Las plantas de los siguientes géneros han sido identificadas como causantes de efectos teratógenos: *Veratrum*, *Lupinus*, *Conium*, *Nicotiana*, *Astragalus* y *Solanum*.

Al menos, un alcaloide (anagirina) presente en los altramuces (*Lupinus* spp.) es teratógeno. El mecanismo de acción propuesto en los defectos esqueléticos inducidos por *Lupinus* se ha atribuido a la reducción del movimiento del feto a lo largo de mucho tiempo durante los diversos estadios de la gestación, lo que provoca deformidades en las extremidades y en la curvatura espinal, junto con un desarrollo anómalo de tendones y ligamentos. En ocasiones se observa un paladar hendido como consecuencia de la interferencia mecánica de la lengua entre las conchas palatinas en el momento de su cierre programado. La anagirina se localiza en la leche de las hembras en lactación. Se piensa que el mecanismo de acción de los efectos teratógenos de la cicuta (*Conium maculatum*) y del tabaco (*Nicotiana* spp.) es idéntico.

Las plantas de *Veratrum* spp., como el falso eléboro (*Veratrum californicum*) (véase también la página 363), producen diversos efectos teratógenos en los cabritos nacidos de madres que han ingerido la planta al principio de la gestación, dependiendo de la fase de desarrollo embrionario. La presencia de cabritos gravemente deformes puede dar lugar a una distocia. Día 14: ciclopía y otras anomalías oculares, como anoftalmia; deformaciones congénitas de la cabeza (cabritos con cara de mono): con un maxilar sin desarrollar y unas mandíbulas que hacen protrusión, unos ollares como una probóscide, labio leporino e hidrocefalia; días 17-19: estenosis traqueal; días 28-31: acortamiento de los huesos del metatarso y metacarpo. Diversas plantas de *Solanum* spp., contienen alcaloides similares a *Veratrum* spp., y han producido defectos semejantes de forma experimental.

Cuando se consumen en cantidad excesiva a lo largo de mucho tiempo, las propiedades goitrógenas de la col rizada se ha comprobado que causan infertilidad en el ganado bovino y ovino debido a la supresión del estro, menor tasa de concepción, mortalidad embrionaria y muerte fetal. En una granja de cabras de Francia, la col rizada fue sospechosa de causar el nacimiento de cabritos momificados o débiles no viables 5-15 días después de la esperada fecha de parto.

Aunque las vacas pueden abortar tras consumir *Pinus* spp., como pino ponderosa y pino junípero, las cabras y los ciervos aparentemente no se ven afectados. De igual forma, aunque existen casos de intoxicación por *Astragalus* spp., en cabras (véase este capítulo), por lo general no se produce el aborto.

La hierba de San Nicolás (*Gutierrezia sarothrae*) es una planta tóxica presente en gran parte del oeste de EE.UU., y norte de México. Las cabras son relativamente resistentes a la intoxicación pero pueden producirse abortos, muertes fetales, nacimiento de cabritos débiles y retención de placenta como consecuencia de la intoxicación crónica.

Chrysocoma ciliate es un arbusto amargo que causa alopecia y fotosensibilización en cabritos cuyas madres consumen la planta durante la gestación.

Plantas que causan lesiones mecánicas

Algunas estructuras características de las plantas como las aristas, barbas afiladas, espinas, púas o tricomas –pelos situados sobre las hojas por lo general con barbas, espinas y púas, que son particularmente prevalentes en algunos miembros de la familia Gramineae– reducen su consumo por parte de los herbívoros mediante la restricción de su tasa de alimentación o mediante el desgaste de sus dientes. Esas características pueden producir daños mecánicos y físicos tanto internos como externos a los animales, ya sea por su ingestión o por contacto. El material vegetal puede dañar la boca y las encías, provocando úlceras e infecciones, introducirse en los ojos, causando conjuntivitis y úlceras corneales, actuar como cuerpos extraños en las fosas nasales o la garganta o formando bezoares en el estómago o el intestino. Las lesiones de la boca pueden ocasionar un aumento de la salivación, halitosis y disfagia. Las lesiones también pueden afectar a la piel o el pelo. Los rafidios, agujas puntiagudas de oxalato cálcico o carbonato cálcico de los tejidos de las plantas, son un mecanismo de defensa adicional que hace que su ingestión sea dolorosa, lesiona la boca y el esófago y permite la entrada de las toxinas de las plantas. Los rafidios se encuentran en muchas especies de las familias Araceae y Commelinaceae.

En Gran Bretaña, solo es probable que resulte afectado algún animal, por lo general debido a traumatismos provocados por aristas o semillas, en especial en los ojos, pero en los animales en pastoreo extensivo las lesiones mecánicas pueden ser más problemáticas. En Norteamérica, han sido implicadas diversas plantas: la espiguilla (*Bromus tectorum*), el agarramoños (*Xanthium* spp.), el trébol encarnado o italiano (*Trifolium incarnatum*), la cebada silvestre con crestas (*Hordeum jubatum*), los espartos (*Stipa* spp.), la avena de los pobres (*Danthonia spicata*), el abrojo (*Tribulus terrestris*), la barba de macho (*Bromus rigidus*), la avena loca (*Avena fatua*), la hierba de búfalo (*Cenchrus* spp.) y el cardo cundidor (*Cirsium arvense*).

> Los campos que se siegan para heno deberían examinarse en busca de la invasión de plantas que provoquen lesiones mecánicas.

La savia de algunas plantas, como las euforbias (*Euphorbia* spp.) y las arañas de agua (*Ranunculus* spp.), pueden irritar la piel, causando inflamación y aparición de ampollas, e irritan la boca y la faringe, produciendo hinchazón y úlceras. En Gran Bretaña, una cabra pigmea presentó depresión, inapetencia, presencia de úlceras en la boca y salivación excesiva tras tener acceso a perejil gigante (*Heracleum mantegazzianum*), una planta de la familia Apiaceae que contiene furanocumarinas tóxicas en sus hojas, raíces, tallos, flores y semillas de la planta. El aro silvestre (*Arum maculatum*) contiene alcaloides de tipo conicina, incluyendo conicina, aroína y saponinas tóxicas. Debido a su sabor amargo, es rara la ingestión directa de la planta, pero puede suceder durante periodos de escasez de alimentos o en sequías. La intoxicación se produce cuando el ganado se alimenta de la planta durante el pastoreo o al consumir forraje fresco contaminado. Pequeñas cantidades de savia de la planta resultan altamente irritantes para la piel, la boca y la mucosa digestiva y sus frutos también son tóxicos. La ingestión de material vegetal causa diarrea, a veces hemorrágica, temblores, cólico moderado o grave, espasmo rectal y signos neurológicos: ataxia, debilidad del tercio posterior, colapso, convulsiones y opistótonos. Su tratamiento es sintomático. Suele tener un buen pronóstico de recuperación tras la retirada de la planta.

Micotoxinas

Los hongos filamentosos, como *Aspergillus*, *Penicillium* y *Fusarium*, pueden contaminar las cosechas en el campo o desarrollarse en los productos alimenticios durante su almacenamiento cuando la temperatura y la humedad son favorables. Las micotoxinas son metabolitos secundarios producidos por esos hongos. Algunos hongos producen más de una micotoxina y algunas micotoxinas son producidas por más de una especie de hongo. Los alimentos afectados suelen contener más de una micotoxina. Muchas toxinas pueden tener un efecto sinérgico. Aunque se conocen aproximadamente 300 micotoxinas peligrosas, siete de ellas son especialmente preocupantes para los ganaderos: aflatoxina, desoxinivalenol (vomitoxina), ocratoxina, zearalenona, fumonisina, toxinas T-2 y toxina PR, junto con los alcaloides del ergot o cornezuelo y la roquefortina C y el ácido micofenólico asociados al ensilado. Las micotoxinas que se encuentran en los forrajes pueden ser diferentes a las presentes en los granos y tienen una gran importancia en las micotoxicosis de los rumiantes.

Hasta cierto punto, los rumiantes, incluidas las cabras, son capaces de metabolizar y detoxificar a las micotoxinas (ocratoxina A, zearalenona, toxina T-2 y desoxinivalenol) en el rumen, lo que confiere cierto grado de resistencia sobre los animales no rumiantes. Sin embargo, no todas las toxinas son degradas o transformadas. Solamente alrededor del 10% de las aflatoxinas se transforman, quedando un 90% sin degradar. El metabolismo de las micotoxinas en el rumen puede dar lugar a la producción de metabolitos nuevos y más tóxicos, el 90% de la zearalenona se puede convertir en α-zearalenol, que es diez veces más tóxico. El metabolismo de las toxinas es por lo general más eficiente en los animales con un pH del rumen más neutro en comparación con las cabras que consumen una dieta con elevado contenido en grano y bajo contenido en fibra, en las que el pH del rumen es más ácido.

El desarrollo, la producción y la fertilidad de las cabras se pueden ver afectados cuando consumen alimentos contaminados con micotoxinas durante largo tiempo, pero resulta difícil de cuantificar ese efecto en ausencia de datos experimentales y de campo específicos y debido a las dificultades para recoger muestras de alimentos representativas durante el muestreo y en el análisis de la presencia de micotoxinas en los alimentos. El desarrollo de los hongos es inconstante y las micotoxinas no se distribuyen de manera homogénea en un producto alimenticio; pueden producirse grandes cantidades de micotoxinas en una zona pequeña, los llamados «puntos calientes», lo que convierte en altamente variables a sus concentraciones en el alimento a analizar.

La respuesta de los animales a las micotoxinas varía dependiendo de factores fisiológicos, genéticos y ambientales, de la cantidad ingerida y del tiempo de exposición.

Los signos clínicos suelen ser inespecíficos y variarán dependiendo de la micotoxina o micotoxinas implicadas y de sus interacciones con otros factores estresantes, pero probablemente son consecuencia de:

- *La menor cantidad de alimentos ingerida o el rechazo de alimentos.* Además del efecto directo sobre el animal, la contaminación fúngica también disminuye el valor nutricional de los alimentos afectados, causando pérdidas económicas adicionales. Las cabras, comedoras caprichosas, pueden rehusar completamente los alimentos desagradables. Sin embargo, algunos alimentos contaminados, en particular el forraje conservado, puede seguir siendo agradable de comer.
- *La reducción de la absorción de nutrientes y la alteración metabólica.*
- *La supresión del sistema inmunitario.*
- *Las alteraciones hormonales.*

Estos factores conducen de forma directa o indirecta a:

- *Un consumo de alimentos menor.*
- *Una menor función del rumen.* Es probable que la función ruminal se vea afectada negativamente por la presencia de micotoxinas, con una menor motilidad, menor digestión del almidón y menor crecimiento microbiano.
- *Una menor producción* (leche, carne o fibra).
- *Infertilidad.* En las ovejas y vacas, se ha relacionado la zearalenona con infertilidad y menor tasa de concepción. En las cabras, se ha sugerido que una causa de la inflamación de la vulva y la vagina o de los prolapsos rectales podría ser la micotoxicosis.
- *Diarrea intermitente,* posiblemente hemorrágica. En las vacas lecheras, la toxina T2 ha sido relacionada con lesiones gastrointestinales, enteritis, hemorragias intestinales y diarrea hemorrágica y se ha sugerido que los brotes de diarrea o diarrea hemorrágica en granjas caprinas podrían ser debidos a las micotoxinas. Las micotoxinas y el *E. coli* productor de toxina Shiga (STEC) han sido implicados en el complejo de Enteritis Hemorrágica en cabras lecheras de Canadá que consumían ensilado de maíz enmohecido.
- *Una mayor incidencia de enfermedades inespecíficas.* Las micotoxinas poseen un importante potencial inmunotóxico, dependiendo del tipo y de la intensidad de la exposición, provocando unas respuestas inmunes alteradas y una escasa respuesta frente a la enfermedad.
- *Los temblores musculares.*

Las cabras tienen una probabilidad muy elevada de verse afectadas por cereales contaminados en los alimentos sólidos o los forrajes conservados, como el ensilado de maíz. Los *forrajes ensilados* resultan contaminados con mucha mayor frecuencia por mohos y sus correspondientes micotoxinas que por forrajes desecados como el heno, pero el heno mal conservado puede resultar contaminado. Los ensilados mal realizados, en los que la fermentación y las condiciones anaerobias no se controlan de manera estricta, son especialmente peligrosos y la prolongación del tiempo de conservación incrementa las oportunidades de que se desarrollen los hongos. Las pacas con envoltura plástica todavía permiten cierta penetración de oxígeno y cualquier daño en el plástico aumenta la entrada del mismo.

Los *subproductos* húmedos o mal conservados, como los granos de cervecería y destilería y la pulpa de frutas, presentan un alto potencial para el desarrollo de los hongos y las *camas animales*, como las de paja de mala calidad, también pueden estar contaminadas con micotoxinas.

Pueden añadirse al pienso diversos *aglutinantes de toxinas* que reducen la exposición de los animales que consumen toxinas potencialmente peligrosas, pero ningún producto reúne hoy en día todas las características de un aglutinante ideal. Las raciones se pueden tratar con otros descontaminantes y se puede suplementar a los animales con *antioxidantes, prebióticos y probióticos* y con otras sustancias beneficiosas, lo cual podría reducir la morbilidad y las pérdidas en la producción asociadas con las micotoxicosis.

La *intoxicación de origen fúngico por consumo de forraje* puede afectar a las cabras así como a ovejas y vacas. La hierba fresca puede estar contaminada por diversas micotoxinas. Entre ellas se encuentra la *intoxicación por festuca alta* o cañuela causada por alcaloides endofíticos, el *ergotismo* y la *intoxicación por dicumarol* resultantes de la ingestión de trébol de olor o meliloto y de grama de olor o alestas infectados por hongos (véase este capítulo). Los síndromes de desmedro y alteraciones reproductivas asociados con *Fusarium*, el de incoordinación por raigrás perenne o vallico y el síndrome de babeo se presentan en otras especies de rumiantes y podrían afectar a las cabras. La incoordinación por raigrás y la intoxicación por grama de olor se han descrito en Gran Bretaña, pero no en cabras.

La *intoxicación por festuca* (asociada con la festuca alta, *Festuca arundinacea*) y el *ergotismo* (generalmente asociado con el centeno, triticale y otros cereales) son causados ambos por alcaloides del ergot y se conocen como «*intoxicación por alcaloides del ergot*». El efector toxicológico primario del alcaloide ergot está relacionado con la vasoconstricción y/o la hipoprolactinemia. Entre los diversos efectos producidos por la ingestión de alcaloide ergotamina se encuentra la escasa ganancia de peso, menor fertilidad, hipertermia, convulsiones, gangrena de las extremidades y muerte.

La intoxicación por festuca en el ganado se ha descrito en Australia, Nueva Zelanda y EE.UU., donde aproximadamente el 90% de los pastos de festuca alta están infectados por un hongo endofítico, *Neotyphodium coenophialum*, que elabora toxinas peligrosas, incluyendo el ergot. Las cabras rara vez presentan los signos clínicos descritos en otras especies, posiblemente debido a sus hábitos de alimentación selectiva y a su capacidad de detoxificar los alcaloides ergot en el hígado. La festuca alta suele ser desagradable de consumir para las cabras, pero la comen en ausencia de otros alimentos durante el principio de primavera y tras fuertes heladas. Pocos estudios han determinado la intoxicación por festuca en las cabras, pero se ha demostrado de forma experimental una menor ganancia de peso. Sin embargo, en otros estudios no se observó ninguna alteración en la ganancia de peso o en la valoración del estado corporal. De forma anecdótica, se han registrado problemas reproductivos como baja tasa de fertilidad, retraso en los partos asociado con nacimientos de cabritos de gran tamaño, contracciones uterinas débiles, problemas en la dilatación del cérvix y deficiente supervivencia de los neonatos, aunque todos ellos deben ser contrastados y por lo general las cabras se reproducen bien y tienen cabritos y los amamantan aunque consuman una dieta con alto contenido en festuca y heno.

En Europa, las intoxicaciones del ganado con toxinas ergot han estado asociadas fundamentalmente con el consumo de cereales. El ergotismo, causado por el hongo *Claviceps purpurea*, es visible e infecta el exterior de la semilla de la planta.

En Norteamérica, el consumo de tréboles y otras leguminosas parasitadas por el hongo *Rhizoctonia leguminicola* puede provocar una salivación abundante («*enfermedad del babeo*») en el ganado. El hongo elabora un alcaloide tóxico, la eslaframina. Las cabras metabolizan la toxina con mayor eficacia que las vacas y por ello presentan una reacción salivar más breve. La eslaframina pasa a la leche y representa un riesgo potencial para los cabritos lactantes y para las personas que consumen esa leche o productos lácteos.

La incoordinación por raigrás, debida a la intoxicación por un indol-diterpeno, el Lolitrem B, y por metabolitos del hongo endofito *Neotyphodium lolii*, consiste en un trastorno nervioso de las vacas, ovejas, caballos y ciervos que consumen raigrás perenne (*Lolium perenne*), pero no ha sido descrito en cabras, aunque podrían ser sensibles a la enfermedad. Las cabras podrían estar protegidas debido a sus hábitos de pastoreo/ramoneo, lo que hace que sea menos probable que pasten cerca del suelo y que por tanto se vean menos expuestas a la toxina fúngica tremorgénica, que está habitualmente presente en las hojas cercanas al suelo.

Intoxicación por batatas o patatas dulces enmohecidas (*Ipomoea batatus*)

Las batatas enmohecidas han provocado la muerte de vacas en EE.UU., y en el Reino Unido cuando se han infectado con el hongo *Fusarium solani*, que produce la neumotoxina furanoterpenoide 4-ipomeanol. Al cabo de un día de su ingestión, se observa una alteración de la respiración, causando la muerte por anoxia en 2 a 5 días. Los casos leves se recuperan sin tratamiento.

Las hojas y las semillas de la albahaca japonesa o perilla (*Perilla frutescens* y *P. maculatta*), localizadas en el sur de EE.UU., y en Nueva Zelanda, contienen una neumotoxina cetónica que causa edema pulmonar y derrame pleural, disnea y muerte aguda. Las cabras son sensibles pero rara vez consumen una cantidad tóxica.

La **lupinosis** es el resultado de la ingestión de una micotoxina asociada con el hongo *Diaporthe toxica* que se desarrolla sobre las plantas de lupinus (*Lupinus* spp.) (véase este capítulo).

Las tres plantas principales que causan el síndrome tremorgénico debido a la presencia de alcaloides indol-diterpenoides son el *Paspalum* spp., *Cynodon dactylon* y *Lolium perenne*. La intoxicación por consumo de hierba de Bermudas (*C. dactylon*) infectada por *Claviceps cynodontis* ha sido descrita en el ganado bovino de Uruguay, Argentina, EE.UU. y Sudáfrica y en caballos de California y se ha comprobado de forma experimental en las cabras. La hierba de Dallas, Bahía (*Paspalum* spp.). infectada por *Claviceps paspali* también causa incoordinación y temblores en ganado ovino.

Algas verdeazuladas (cianobacterias)

Las cianobacterias son bacterias Gram negativas con una capa gruesa protectora de peptidoglucano. Durante el tiempo cálido crecen con rapidez en cursos de agua estancada que contengan un buen aporte de nutrientes, lo que da lugar a una proliferación abundante en la superficie del agua. El desarrollo puede ser especialmente intenso en aguas enriquecidas con fertilizantes de escorrentía de campos de cultivo cercanos. Durante el invierno, persisten en el sedimento de los lagos y otros reservorios, constituyendo el inóculo para la proliferación del año siguiente. Las cianobacterias causantes de una proliferación masiva sintetizan diversas cianotoxinas, incluyendo neurotoxinas, hepatotoxinas y alérgenos cutáneos. Esas toxinas son liberadas al agua cuando mueren las células. En Reino Unido, las especies más importantes son *Microcystis aeruginosa*, *Anabaena* spp., *Aphanizomenon* spp. y *Oscillatoria* spp.

Las cabras son sensibles a la intoxicación y se pueden intoxicar al beber agua que contenga las algas o cuando la muerte de las algas haya liberado las toxinas al agua o mediante la ingestión de algas secas acumuladas en la orilla. Los animales pueden sucumbir debido a un choque hemorrágico y aparecer muertos, cerca del agua. Los animales intoxicados presentan temblores musculares y tambaleo al cabo de 30 minutos de beber el agua tóxica, seguidos de postración, coma y muerte, generalmente en un plazo de 24 horas. Los animales que sobreviven más tiempo y desarrollan lesiones en hígado con hemorragias intrahepáticas y degeneración hepatocelular centrilobular difusa aparecen débiles, con ataxia y anorexia junto con signos gastrointestinales –atonía ruminal, dolor abdominal, ictericia y diarrea hemorrágica– y suelen morir en 1 a 2 semanas. Los animales que se recuperan pueden presentar fotosensibilización hepatógena.

El tratamiento es sintomático y de apoyo, incluyendo la administración de fluidos intravenosos, corticoides y calcio.

M. aeruginosa puede producir tanto neurotoxinas (lipopolisacáridos) como hepatotoxinas (microcistinas). Las microcistinas, que son las toxinas más comunes producidas por cianobacterias presentes en el agua y las más probablemente relacionadas con las intoxicaciones, son extremadamente estables en el agua, sobreviviendo tanto en agua caliente como fría y tolerando cambios extremos en la química del agua.

Los miembros de *Anabaena* spp., producen alcaloides neurotóxicos (anatoxinas y saxatoxinas) que causan debilidad muscular, pérdida de coordinación, convulsiones y parálisis similares a la intoxicación por organofosforados al actuar como agonistas de la acetilcolina sobre los receptores nicotínicos de la acetilcolina. La muerte se debe a una parálisis respiratoria.

Lecturas adicionales

General

Angus, K.W. (2007) In: *Plant Poisoning in Britain and Ireland. Diseases of Sheep* (ed. Aitken, I.), 4th Edition, pp. 405-423. Wiley-Blackwell, Oxford.

Bischoff, K. and Smith, M.C. (2011) Toxic plants of the Northeastern United States. *Vet. Clin. North Amer.: Food Anim. Pract.*, **27** (2), 459–480.

Botha, C.J. and Penrith, M.-L. (2008) Poisonous plants of veterinary and human importance in Southern Africa. *J. Ethnopharmacol.*, **119**, 549–558.

Burrows, G.E. and Tyrl, R.J. (2013) *Toxic Plants of North America*, 2nd Edition. Wiley-Blackwell, Iowa.

Clarke, E.G.C. (1975) *Poisoning in Veterinary Practice*. Association of the British Pharmaceutical Industry, London.

Cooper, M.R. and Johnson, A.W. (1984) *Poisonous Plants in Britain*. MAFF Book 161, HMSO, London.

Ensley, S. and Rumbeiha, W. (2012) Ruminant toxicology diagnostics. *Vet. Clin. North Amer.: Food Anim. Pract.*, **28** (3), 557–564.

FDA Poisonous Plant Database. Available at: http://www.accessdata.fda.gov/scripts/plantox/. Provides access to references in the scientific literature (primarily print literature through about 2007) describing studies and reports of the toxic properties and effects of plants and plant parts.

Knight, A.P. (2007) *A Guide to Poisonous House and Garden Plants*. Teton NewMedia, Jackson, WY.

Knight, A.P. and Walter, R.G. (2001) *A Guide to Plant Poisoning of Animals in North America*. Teton NewMedia, Jackson, WY.

McKenzie, R. (2012) *Australia's Poisonous Plants, Fungi and Cyanobacteria: A Guide to Species of Medical and Veterinary Importance*. CSIRO Publishing, Collingwood, Australia.

Payne, J. and Murphy, A. (2014) Plant poisoning in farm animals. *In Pract.*, **36**, 455–465.

Seawright, A.A. (1984) Goats and poisonous plants. *Proc. Univ. Sydney Post Grad. Comm. Vet. Sci.*, **73**, 544–547.

Spratling, R. (1980) Is it plant poisoning? *In Pract.*, **2**, 22–31.

Stegelmeier, B.L. (2011) Identifying plant poisoning in livestock: diagnostic approaches and laboratory tests. *Vet. Clin. North Amer.: Food Anim. Pract.*, **27** (2), 407–417.

Wagstaff, D.J. (2008) *International Poisonous Plants Checklist: An Evidence-Based Reference*, CRC Press.

Miscelánea de plantas tóxicas

Andrews, A.H., Giles, C.J., Thomsett, L.R. (1985) Suspected poisoning of a goat by giant hogweed. *Vet Rec.*, **116** (8), 205–207.

Baker, I. (1993) Poison, laburnum. *In Pract.*, **15** (1), 20.

Barbosa, R.R. *et al.* (2008) Toxicity in goats caused by oleander (*Nerium oleander*). *Res. Vet. Sci.*, **85**, 279–281.

Boermans, H.J., Ruegg, P.L. and Leach, M. (1988) Ethylene glycol toxicosis in a Pygmy goat. *J. Am. Vet. Med. Assoc.*, **193** (6), 694–696.

Braun,U., Diener, M., Camenzind, D., Thoma, R. and Flückiger, M. (2000) Enzootic calcinosis in goats caused by golden oat grass (*Trisetum flavescens*). *Vet. Rec.*, **146** (6), 161–162.

Gunn, D. (1992) Poison, water dropwort. *In Pract.*, **14** (5), 203.

Gunn, D. (1992) Poison, cyanobacteria (blue-green algae). *In Pract.*, **14** (3), 132.

Jacob, R.H. and Peet, R.L. (1987) Poisoning of sheep and goats by *Tribulius terrestris* (caltrop). *Australian Vet. J.*, **64** (9), 288–289.

Maia, L.A., de Lucena, R.B., Nobre, V.M., Dantas, A.F., Colegate, S.M. and Riet-Correa, F.J. (2013) Natural and experimental poisoning of goats with the pyrrolizidine alkaloid-producing plant *Crotalaria retusa*. *Vet. Diagn. Invest.*, **25** (5), 592–595.

Mayor, S. (1990) Ragwort poison. *In Pract.*, **12**, 112.

Mayor, S. (1991) Poison, acorns. *In Pract.*, **13** (4), 167.

Mayer, S. (1991) Poison, rhododendron. *In Pract.*, **13** (6), 232.

Mayer, S. (1991) Poison, brassicas. *In Pract.*, **13** (5), 216–217.

Stegelmeier, B.L. (2011) Pyrrolizidine alkaloid-containing toxic plants (*Senecio, Crotalaria, Cynoglossum, Amsinckia, Heliotropium* and *Echium* spp.). *Vet. Clin. North Amer.: Food Anim. Pract.*, **27** (2), 419–428.

Desarrollo fetal

Panter, K.E., Welch, K.D., Gardner, D.R. and Green, B.T. (2013) Poisonous plants: effects on embryo and fetal development. *Birth Defects Research. Part C: Embryo Today: Reviews*, **99**, 223–234.

Riet-Correa, F. Medeiros, R.M.T. and Schild, A.L. (2012) A review of poisonous plants that cause reproductive failure and malformations in the ruminants of Brazil. *J. Appl. Toxicol.*, **32**, 245–254.

Leche

Painter, K.E. and James, L.F. (1990) Natural plant toxins in milk: a review. *J. Animal Sci.*, **68**, 892–904.

Micotoxinas

Baines, D.D.S. *et al.* (2011). Characterization of haemorrhagic enteritis in dairy goats and the effectiveness of probiotic and prebiotic applications in alleviating morbidity and production losses. *Fungal Genomics and Biology*, **1** (1), 1000102.

Canty, M.J., Fogarty, U., Sheridan, M.K., Ensley, S.M., Schrunk, D.E. and More, S.J. (2014) Ergot alkaloid intoxication in perennial ryegrass (*Lolium perenne*): an emerging animal health concern in Ireland? *Irish Vet. J.*, **67**, 21.

Iheshiulor, O.O.M., Esonu, B.O., Chuwuka, O.K., Omede, A.A., Okoli, I.C. and Ogbuewu, I.P. (2011) Effects of mycotoxins in animal nutrition: a review. *Asian J. Anim. Sci.*, **5**, 19–33.

Mostrom, M.S. and Jacobsen, B. J. (2011) Ruminant mycotoxicosis. *Vet. Clin. North Amer.: Food Anim. Pract.*, **27** (2), 315–344.

Riet-Correa, F., Rivero, R., Odriozola, E., de Lourdes Adrien, M., Medeiros, R. and Schild, A. (2013) Mycotoxicoses of ruminants and horses. *J. Vet. Diagn. Invest.*, **25** (6), 692–708.

Alteraciones neurológicas

Finnie, J., Windsor, P. and Kessell, A. (2011) Neurological diseases of ruminant livestock in Australia. II: toxic disorders and nutritional deficiencies. *Australian Vet. J.*, **89**, 247–253.

Intoxicación por nitratos/nitritos

Jones, T.O. (1988) Nitrate/nitrite poisoning in cattle. *In Pract.*, **10**, 199–203.

Fotosensibilización

Qui, J.C. *et al.* (2014) Secondary plant products causing photosensitization in grazing herbivores: their structure, activity and regulation. *Int. J. Molec. Sci.*, **15** (1), 1441–1465.

CAPÍTULO 22

La cabra geriátrica

Se consideran geriátricos tanto los animales retirados de la granja de ordeño como los animales de compañía «retirados», por lo general mantenidos como mascotas, normalmente cabras pigmeas o machos castrados. La esperanza de vida de las cabras es muy variable, pero es comparable a la de los perros, alcanzando por lo regular edades de 16 a 18 años en el caso de hembras no productoras de leche y de machos castrados, aunque los animales de alta producción lechera se consideran geriátricos a edades de 10 u 11 años, existiendo una categoría de «veteranos» en los concursos y torneos que comienza a los 6 años de edad.

Las cabras geriátricas comparten con otros animales de compañía muchos de los problemas relacionados con la edad. El empeoramiento, o el exceso, de la condición corporal, la disminución de la actividad y la rigidez o la cojera debidas a la artritis o los problemas podales son signos de presentación habitual pero, con un poco de sentido común y ligeros ajustes dirigidos a hacer frente a las necesidades cambiantes, la cabra envejecida puede ser ayudada a tener una vida más larga y confortable.

En los animales de mayor edad, es probable que se produzca una disminución generalizada de la función inmunitaria y una reducción de su capacidad de absorber nutrientes del tracto gastrointestinal, junto con un aumento de su sensibilidad a los parásitos, tanto externos como internos. Por tanto, además de realizar un examen clínico detallado, es importante que el clínico veterinario revise su nutrición y se asegure de que son adecuados los programas de prevención sanitaria, en particular las desparasitaciones y vacunaciones. En algunos casos, puede estar indicado llevar a cabo análisis de sangre para hematología y bioquímica con el fin de vigilar la presencia de enfermedades o el fallo orgánico.

Aunque la mayoría de las cabras geriátricas se mantienen exclusivamente como mascotas, no existe una diferenciación legal entre ellas y los «animales de abasto», aun cuando sea clara la intención del propietario de que nunca entren en la cadena alimentaria, de modo que la regulación que se refiere a la administración de medicamentos es exactamente la misma que para el resto del ganado. En Reino Unido, la cascada de prescripción debe ser respetada y legalmente solo se deberían utilizar fármacos autorizados para uso en animales de abasto. Las mismas dificultades se presentan cuando se considera a los animales geriátricos como otra clase de cabras, de modo que, por ejemplo, resulta imposible aplicar la mejor práctica anestésica al tiempo que se cumplen los requerimientos legales.

Las cabras pueden seguir teniendo gestaciones tanto tiempo como su fisiología lo permita, siempre que se encuentren en buen estado corporal y estén libres de procesos debilitantes como la artritis. La productividad disminuye de forma gradual con la edad, y las cabras de más edad tienen menos descendientes, de modo que son frecuentes los partos simples en aquellos animales que alcanzan el final de su vida reproductiva. Las cabras más viejas tienen mayor probabilidad de sufrir toxemia de gestación y las cabras gestantes deben vigilarse cuidadosamente para procurarles un aporte de alimentos adecuado y un ejercicio regular.

La producción de leche disminuye gradualmente con la edad, tras alcanzar su máximo en la 2ª o 3ª lactación. La edad a la cual una cabra se vuelve improductiva es altamente variable. Depende mucho de los cuidados que ha recibido el animal, del trabajo que ha realizado (producción de leche y partos) y de la composición genética del individuo. Algunas líneas de cabras mantienen su producción mucho más tiempo que otras. En general, las cabras lecheras de alta producción tienen una esperanza de vida mucho más corta que las cabras mantenidas como mascotas y que no se han reproducido con regularidad.

La fertilidad de los machos también se reduce con la edad. Aunque los machos conservan su deseo reproductivo normal, la disminución de los recuentos espermáticos puede convertirlos en infértiles y la artritis puede impedirles cubrir a las hembras. Los testículos suelen presentar signos de atrofia.

La valoración de la condición corporal (véase el Capítulo 9) se puede utilizar para determinar el estado del animal inicialmente y para vigilar los cambios con el paso del tiempo. La pérdida de peso y de masa muscular es común en los animales mayores, pero algunos animales presentan sobrepeso debido a su menor actividad como consecuencia de las cojeras, por ejemplo, sin que exista el correspondiente descenso del consumo de alimentos. Sin embargo, la valoración corporal se debería utilizar con sensatez. Dado que fue diseñada originalmente para su aplicación en animales en edad productiva y no tiene en cuenta las modificaciones de la morfología corporal causadas por la edad, los animales mayores pueden perder condición corporal con respecto a su nivel óptimo manteniendo todavía un peso dentro del rango ideal.

Alojamiento

Puede ser necesario realizar cambios en el manejo para ayudar a los animales viejos. Las cabras de más edad pueden tener que ser alojadas separadamente del resto del rebaño o, al menos, encerradas de forma individual en ciertos momentos del día para garantizar que no compiten con los animales más jóvenes por la comida y el refugio. Las cojeras o la rigidez provocadas por la artritis pueden reducir la capacidad y el deseo de los animales de desplazarse en busca de comida y agua.

Los animales más viejos también son más propensos a tolerar peor las situaciones meteorológicas extremas debido a su menor metabolismo, menor peso corporal y masa muscular, actividad reducida y cubierta de pelo más rala. En particular, necesitarán protección frente a un tiempo muy frío o húmedo mediante la provisión de un refugio cálido, seco y sin corrientes de aire, con una cama adecuada. Ante un tiempo muy frío o en el caso de animales enfermos, resulta beneficioso el empleo de mantas o cubiertas (bien toleradas por las cabras por lo general). Las lámparas térmicas pueden aportar calor adicional cuando el tiempo es frío, siempre que los cables y las bombillas estén fuera del alcance de las bocas curiosas.

Nutrición

El manejo nutricional de las cabras viejas es un componente esencial de su cuidado general. Los problemas dentarios y la pérdida de piezas resultante pueden alterar la capacidad del animal para prender o masticar la comida. Los animales con problemas locomotores pueden ser incapaces o no tener deseos de alcanzar los comederos de heno o pienso y los más jóvenes y más agresivos pueden impedir activamente que coman. Los cubículos individuales o las zonas de comer separadas pueden resultar necesarios y puede tenerse que acarrear comida y agua al animal, en especial si está postrado durante algún tiempo.

Las cabras son comedoras caprichosas en los momentos mejores y por lo general se vuelven todavía más exigentes cuando se hacen viejas, de modo que deberá adaptarse su alimentación para satisfacer las necesidades de cada animal.

Es importante administrarles una dieta de alta calidad y de fácil digestión que mantenga un apropiado aporte de fibra para el correcto funcionamiento del rumen, de modo que debe incluir forraje, aunque debe estar cortado más fino y debe ser fácil de masticar. Siempre deberán tener heno de buena calidad a su disposición. Cuando las cabras ya no pueden consumir forraje de longitud larga, el paso siguiente consiste en probar con un producto reemplazante del heno para caballos que combina grasas de corte fino desecadas a alta temperatura y/o alfalfa. La mayoría de las cabras prefiere productos secos y troceados a los pellets.

El aumento de calorías en los rumiantes resulta por lo general más problemático que en el caso de los animales monogástricos. Muchas cabras encuentran apetecible la pulpa de remolacha azucarera seca, la cual es una buena fuente de energía, aunque es baja en proteínas. Otras cabras prefieren la remolacha en remojo. Los productos para caballos, que contienen una mezcla de alfalfa y pulpa de remolacha, se encuentran disponibles igualmente. El remojado de la comida hasta lograr una consistencia de puré o gachas puede facilitar su consumo pero no todas las cabras lo consumirán. Si las cabras están acostumbradas a consumir dietas suplementadas para producción lechera, se puede incrementar la grasa de la dieta mediante la adición de una grasa que evite el rumen.

Los suplementos de vitamina/minerales es mejor que formen parte de la ración de pienso, pero todos los animales deberían disponer de piedras de minerales a su disposición.

El agua debe tener fácil acceso, en particular para los animales con movilidad deficiente. La presencia de agua tibia durante el tiempo frío favorecerá su consumo.

Los machos viejos con un menor aporte de fibra serán más sensibles al desarrollo de urolitiasis, en especial cuando aumente el consumo de cereales para intentar mantener su peso corporal.

Dentición

Los problemas dentales son comunes en las cabras viejas. Los dientes de las cabras geriátricas deberían revisarse de forma regular y se debería llevar a cabo un examen dental detallado cuando se presente un deterioro de la condición corporal en un animal viejo. Además de dificultades para comer, los trastornos dentales también pueden dar lugar a una disminución en el consumo de agua ya que los dientes se vuelven más sensibles al agua fría.

Dientes incisivos

Puesto que las cabras son preferentemente ramoneadoras y no pastan cerca del suelo, no suelen tener los mismos problemas que las ovejas en relación con la pérdida prematura de los dientes incisivos. Los incisivos no suelen desgastarse completamente sino que, en condiciones de uso dental normal, experimentan cambios en su morfología pasando de ser rectangular a ser redondeada, desarrollan un aspecto alargado y se inclinan hacia delante a medida que la cabra envejece, hasta alcanzar un aspecto de prognatismo mandibular. Sin embargo, con el paso del tiempo, y dependiendo del tipo de alimentación y manejo, los incisivos se aflojan y ocasionalmente se caen. La mayoría de las cabras viejas sobrellevan bien la pérdida de los incisivos sin sufrir problemas importantes al comer.

Premolares y molares

Los dientes molares están presentes desde el nacimiento, crecen de forma continua a lo largo de la vida y se desgastan debido a la alimentación. El desgaste desigual de los dientes puede dificultar la masticación y la rumia. Cualquier desgaste desigual de los molares se hace evidente con la edad. La presencia de puntas afiladas o ganchudas sobre los dientes puede lacerar la parte interna de la boca o la lengua, provocando un importante dolor, por lo que la cabra podría intentar masticar preferentemente por un lado de la boca, inclinando la cabeza hacia un lado mientras come. El bolo alimenticio podría aparecer localizado entre los dientes y el carrillo o bien la cabra podría soltar el bolo debido al dolor al masticar. Esos animales suelen mostrar interés por la comida pero dejan de comer por el dolor. La acumulación de bolos en la boca suele ir acompañada de un aliento maloliente.

La pérdida de dientes puede provocar fracturas o trastornos periodontales. La pérdida de un molar hace posible que el molar opuesto crezca excesivamente y que la comida pueda acumularse en el hueco formado.

Los *tumores orales* provocan dolor en la boca, flojedad de incisivos o molares y pérdida de dientes: se han descrito sarcomas, adenocarcinomas, osteomas, fibrosarcomas y fibromas en cabras viejas. Por el contrario, los linfosarcomas son más comunes en las cabras adultas jóvenes.

Los *abscesos en la raíz de los dientes* pueden aparecer como inflamaciones duras situadas a lo largo de la mandíbula con o sin presencia de abscesos en la superficie. Esos abscesos pueden resolverse mediante la administración de antibióticos de acción prolongada y amplio espectro.

Tratamiento dental

El aflojamiento y/o la pérdida de dientes incisivos puede detectarse con facilidad y los molares se pueden palpar a través de la mejilla, pero el examen visual de los molares resulta difícil porque las cabras tienen una boca estrecha que no puede abrirse mucho, de modo que el examen detallado de los dientes premolares y molares casi siempre requiere la sedación y se necesita algún tipo de mordaza bucal (mordaza para ovejas; autorretractores torácicos o similares). El empleo de un pequeño espéculo bucal o laringoscopio y una buena fuente de luz facilitan el examen.

Debido a que la cabra mastica empleando un movimiento masticatorio lateral, los molares normales presentan puntos afilados sobre la cara lateral (bucal) de la arcada superior y en la cara medial (lingual) de la arcada inferior. No requieren su eliminación rutinaria mientras no provoquen daños en la mucosa oral o la lengua, pero los picos o espolones grandes deberán reducirse. Para limar los puntos afilados se puede utilizar cualquier tipo de raspador plano (con laterales protegidos), limas dentales de tamaño adecuado, escofinas para ortopedia ósea o una lima manual de alta velocidad con el corte apropiado. Las puntas muy largas se pueden cortar con tenazas, sierra de alambre o instrumento para corte de huesos, de modo que se reduce notablemente el tiempo de la operación y se minimiza el traumatismo oral. El objetivo de limar las puntas afiladas es eliminar tan solo aquellas que sobresalgan por encima de los dientes vecinos o que parezcan causar heridas en el interior de la mejilla o en la lengua, no pulir toda la arcada dental. La mayoría de los dientes flojos se pueden extraer manualmente con los dedos o tenazas. Rara vez resulta necesario realizar extracciones de envergadura que resulten demasiado traumáticas. Tras la extracción, los dientes opuestos crecerán en longitud debido a la falta de desgaste.

Sedación para las operaciones dentales

En el Capítulo 24 se tratan en detalle los protocolos de sedación adecuados para las cabras.

El *butorfanol, 0,07-0,1 mg/kg*, mezclado con *xilacina, 0,01-0,03 mg/kg i.v.*, aporta una buena sedación y analgesia sin inducir una anestesia general. El efecto de la xilacina puede revertirse con atipamezol (o yohimbina) si es necesario. Véase el Capítulo 24 para encontrar otras combinaciones anestésicas/sedantes.

Artritis

La mayoría de las cabras viejas desarrollan ocasionalmente algún grado de artritis, variando desde una ligera rigidez al levantarse hasta una situación de grave debilidad del animal con dificultades para moverse. En Reino Unido, donde la infección por el virus de la *artritis-encefalitis caprina (CAE)* es extremadamente baja, la *osteoartritis* es la causa más probable de cojera en las cabras viejas, pero deberían tomarse muestras de sangre si se sospecha la infección por virus CAE.

Las pezuñas de todas las cabras viejas deberían ser recortadas con regularidad, cualquier sobrecrecimiento aumentará potencialmente el malestar y las cojeras y la reducción del movimiento provocará una disminución en el desgaste natural de los cascos. La *laminitis crónica* (véase el Capítulo 7) es relativamente frecuente, en particular en las cabras pigmeas viejas, de modo que es importante comprobar la profundidad así como la morfología general de las pezuñas, especialmente de las extremidades anteriores.

En aquellos animales con problemas de osteoartritis, la *vigilancia del peso* es una parte crucial del plan de tratamiento. Soportar un peso excesivo dará lugar a la exacerbación de la cojera.

Las cojeras suelen ser muy dolorosas en las cabras, de forma que cuando sea necesario se deberá administrar un tratamiento antiinflamatorio y contra el dolor. Los medicamentos antiinflamatorios no esteroideos son eficaces para aliviar el dolor de forma habitual. Las cabras toleran bien por lo general el uso de fármacos antiinflamatorios no esteroideos (AINEs), sin presentar ninguno de los efectos secundarios gastrointestinales que pueden afectar a los perros, y son relativamente sencillos de utilizar por vía oral a largo plazo en forma de pastillas o líquido. Aunque en Reino Unido no se dispone de ningún AINE autorizado específicamente para uso en cabras, existen varios registrados para vacas que podrían utilizarse siguiendo la cascada de prescripción, siempre que se respeten los periodos de supresión establecidos. Para un uso breve, son adecuados los AINEs autorizados para vacuno (véase la Tabla 22.1). Para uso a largo plazo, se ha demostrado que las preparaciones orales –pastillas, líquido o gránulos– son eficaces, aunque no están autorizadas de manera específica para los pequeños rumiantes (véase la Tabla 22.2). Se recomienda comenzar inicialmente con dosis altas, tal vez dos veces al día con medicamentos como el carprofeno, y después continuar con una dosis diaria de mantenimiento. La dosis debe reducirse hasta alcanzar la dosis mínima eficaz. A dosis bajas, es posible repetir la administración cada 24 horas, pero los animales deberían vigilarse atentamente.

Al igual que las personas, las cabras con artritis se encuentran mejor cuando el tiempo es cálido y seco y empeoran cuando es frío y húmedo, de modo que algunas cabras pueden necesitar solo un tratamiento intermitente o temporal. Una vez que un animal es capaz de moverse con un dolor mínimo, es importante que realice ejercicio de manera diaria, especialmente en el caso de cabras gestantes.

El empleo de *agentes condroprotectores*, como el *sulfato de condroitina* y la *glucosamina*, no está autorizado en los animales de abasto, pero podría ser teóricamente eficaz a dosis similares a las empleadas en los caballos.

Los siguientes productos han sido utilizados de forma empírica en cabras de compañía no lactantes, en los casos en que está permitido su uso, en dosis calculadas por extrapolación de las empleadas en otras especies, ya que no se dispone de resultados de ensayos clínicos publicados en cabras:

- *Glucosaminoglucano polisulfato* (Adequan, Novartis Animal Health), está autorizado para uso en caballos en Reino Unido y se ha utilizado de forma empírica en cabras lecheras adultas (50-80 kg) a una dosis de *125 mg (1,25 mL) i.m.* semanal, con una sola inyección cada 4-6 meses según se necesite. Los animales mayores pueden requerir una dosis mayor.

Tabla 22.1 AINEs inyectables.

Fármaco	Dosis	Vía
Carprofeno	**1,4 mg/kg** repetir una vez tras 48-72 horas	**s.c.** o **i.v.**
Flunixin meglumine	**2,2 mg/kg** una vez al día durante 3-5 días	**i.v.**
Ketoprofeno	**3 mg/kg** una vez al día durante 3-5 días	**i.m.** o **i.v.**
Meloxicam	**0,2 mg/kg** inicialmente, después **0,5 mg/kg** cada 36-48 horas	**s.c.** o **i.v.**
Ácido tolfenámico	**2-4 mg/kg** repetir una vez tras 48 horas	**s.c.** o **i.v.**
Fenilbutazona[a]	**4 mg/kg**	**i.v.**

[a] El uso de la fenilbutazona está prohibido en animales de abasto en la UE.

Tabla 22.2 AINEs de uso oral.

Fármaco	Dosis	Vía
Carprofeno	**1-2 mg/kg** una vez al día	**Oral**
Meloxicam	**0,4 mg/kg** una vez al día	**Oral**
Aspirina[a]	**50-100 mg/kg** cada 12 horas	**Oral**
Fenilbutazona[b]	***10 mg/kg*** durante 2 días, después una vez al día durante 3 días, después en días alternos o según se necesite.	***Oral***

[a] La aspirina se absorbe mal en el rumen, de modo que son necesarias dosis relativamente altas. La aspirina no está autorizada para uso en animales de abasto en Reino Unido.

[b] El uso de la fenilbutazona está prohibido en animales de abasto en la UE.

- *Pentosano polisulfato sódico* (Cartrophen, Arthropharm), también está autorizado para uso en caballos y se ha utilizado en perros a una dosis de *3 mg/kg s.c.* semanal durante 4 semanas, y después una sola inyección cada 4 a 6 meses según se necesite. No debería administrarse al mismo tiempo que los fármacos antiinflamatorios no esteroideos, incluyendo la aspirina y la fenilbutazona.
- *Hialuronato sódico*, 20 mg, 2 mL i.v. (Hyonate, Bayer).

Lectura adicional

Wolff, P.L. (2007) The geriatric small ruminant – dental care, body condition scoring and nutrition. *North American Veterinary Conference*, January 13, 2007.

CAPÍTULO 23

Sanidad y bioseguridad de la explotación

Programas de sanidad de la explotación

Se debe elaborar un programa de sanidad para cada explotación, teniendo en cuenta las enfermedades de mayor preocupación y sus mecanismos de transmisión, identificando posibles áreas de riesgo e implementando sistemas de manejo que reduzcan esos riesgos. El establecimiento del programa demuestra un compromiso con la sanidad y el bienestar de la granja y con la salud y la seguridad del personal implicado en el cuidado y el tratamiento de las cabras. El concepto de bioseguridad constituye la base del mantenimiento de una explotación saludable.

El programa debería ir encaminado a:

- Impedir la exposición a la enfermedad:
  - Dejar fuera cualquier enfermedad que no esté ya presente.
- Identificar las enfermedades que ya se encuentran presentes en la granja:
  - Tratar/controlar/erradicar enfermedades ya presentes.
  - Eliminar a los animales afectados cuando sea necesario.
- Proteger a los animales de la granja:
  - Mediante vacunación.

    El programa debería incluir detalles sobre las vacunas necesarias, los animales objetivo y un protocolo para administrar las vacunas.
  - Mediante el empleo de medicamentos.

    Deben conservarse registros de todos los medicamentos utilizados, incluyendo aquellos administrados por un veterinario.

    Los fármacos deben estar correctamente etiquetados y conservados en lugar seguro.

    Debe existir un procedimiento eficaz para identificar a los animales tratados que sea conocido por todo el personal de la granja, de modo que se puedan respetar correctamente los plazos de supresión para la leche y la carne.

El programa debería incluir:

- Un plan de control de los parásitos que especifique las estrategias y los programas de desparasitación, incluyendo los animales a los que se dirigen y los fármacos a utilizar.
- Protocolos para el cuidado rutinario de las pezuñas.
- En las granjas lecheras, un plan de acción frente a las mamitis para prevenir y controlar las mamitis de la explotación, incluyendo métodos de detección y protocolos de tratamiento para los procedimientos clínicos y los procedimientos de secado.
- Procedimientos para el manejo de los animales heridos, incluyendo las responsabilidades y los métodos de sacrificio humanitario.
- Protocolos para la crianza de los cabritos: asegurar que los cabritos reciban el calostro lo antes posible después de nacer.

Debe diseñarse un sistema de registro de actuaciones de modo que el proceso sea sencillo, tanto si es escrito a mano como si es mediante una computadora, y los resultados razonables y útiles para la toma de decisiones estratégicas de manejo. Los registros deberían realizarse sobre:

- Enfermedades infecciosas crónicas.
- Mamitis.
- Fertilidad, trastornos reproductivos, problemas en el parto, incluyendo cabritos nacidos muertos.
- Problemas de las pezuñas.

- Trastornos metabólicos.
- Enfermedades de los cabritos.

El programa debe dejarse escrito y revisarlo anualmente, con ayuda veterinaria, o con mayor frecuencia si aparecen problemas, adoptando cambios en respuesta a la vigilancia de la salud y el bienestar de los animales de la granja.

Los programas de sanidad escritos son una necesidad específica de muchos códigos de bienestar y de programas de aseguramiento de las explotaciones y suelen ser exigidos por el consumidor del producto final (leche, queso, yogur, carne, etc.) y/o por el comerciante, en particular en los grandes supermercados. Actúan como recordatorio de los diversos procedimientos a adoptar para todas aquellas personas implicadas y siempre están ahí como referente para consultas futuras.

Para que tengan una utilidad prolongada para el ganadero, el programa necesita demostrar e indicar conocimientos en relación con la enfermedad, el bienestar y el manejo y no solamente debería ser un mero «formulario con casillas» para satisfacer las demandas de un programa de garantía de la granja, así que es importante establecer desde el inicio qué problemas consideran importantes tanto el ganadero como el personal de la granja. El programa sanitario debe ser claro y conciso y tiene que establecer los objetivos y las metas, que deberían ser SMART (en inglés, inteligentes):

- eSpecíficos
  Los objetivos y las metas deberían estar relacionados con enfermedades concretas y con aspectos sobre esa granja en particular.
- Medibles
  Las metas deberían ser capaces de ser medidas, de modo que los avances o los retrocesos puedan determinarse con facilidad y sean obvios.
- Alcanzables
  Las metas deberían ser realistas. Las mejoras graduales y sostenidas suelen ser el modo más eficaz de avanzar.
- Relevantes
  Los objetivos más importantes son aquellos que permitirán alcanzar el máximo beneficio.
- Temporales
  El plazo de tiempo para alcanzar los objetivos y las metas debe estar claramente definido y ser realista.
  Su evolución deber vigilarse de forma regular.

Evitar la exposición a la enfermedad

Inicio

- Comprar cabras sanas procedentes de ganaderos solventes donde los animales:
  - Tengan un historial sanitario conocido.
  - Dispongan de una genética bien determinada.
- De forma ideal, el ganadero y su veterinario deberían visitar al vendedor antes de la compra para:
  - Discutir cualquier problema sanitario en la granja, incluyendo abortos, problemas neurológicos, adelgazamiento crónico, mamitis, diarrea y cojeras.
  - Examinar a los animales; los individuos con defectos o problemas de salud evidentes deberían rechazarse.
- Los animales procedentes de granjas que formen parte de «programas sanitarios» oficiales y que son analizados y vigilados en relación con enfermedades específicas, como la CAE y el scrapie, poseen un estatus sanitario superior al de otros animales.

Antes de la adquisición

- *Comprobar las medidas preventivas instauradas en la granja del vendedor.*
  - Vacunaciones.
  - Desparasitaciones (incluyendo trematodos hepáticos).
- *Tener en cuenta los análisis de sangre frente a enfermedades específicas.*
  - Artritis-encefalitis caprina (CAE).
  - Aborto enzoótico (clamidial).
  - El análisis de la paratuberculosis (enfermedad de Johne) probablemente carece de interés debido al número de falsos negativos durante la fase subclínica y el inicio de la enfermedad clínica, aunque los resultados positivos de los análisis serológicos pueden ser importantes.
- *Rechazar* a las cabras que hayan sido vacunadas frente al ectima, paratuberculosis y aborto clamidial ya que la vacunación no garantiza la ausencia de la infección.

Transporte

- Los animales solamente deberían ser transportados en vehículos adecuadamente limpios y desinfectados.

- Evitar compartir el transporte y mezclar animales de diferentes procedencias.
- Los ganaderos deberían utilizar preferentemente su propio medio de transporte para trasladar a sus animales.

A la llegada

- *Realizar una cuarentena con los animales nuevos.*
  - Preferiblemente durante 6 semanas (mínimo 28 días).
  - A una distancia de 2 m de cualquier nave que aloje a cabras u ovejas.
  - Con corrales de doble vallado con una separación de 3 m entre sí.
  - Con un manejo/alimentación posteriores a los del ganado preexistente, y con ropa y calzado exclusivos.
  - Utilizar pediluvios con desinfectante.
  - El estiércol de la zona de cuarentena debería convertirse en compost durante 12 meses antes de distribuirlo en los campos.
- *Observar a los animales en cuarentena de manera regular.*

  Las enfermedades a vigilar son:
- Paratuberculosis
- Linfoadenitis caseosa
- Artritis-encefalitis caprina (CAE)
- Scrapie
- Micoplasmosis (fuera de Reino Unido)
- Clamidiosis
- Toxoplasmosis
- Problemas respiratorios, incluyendo tuberculosis
- Ectima
- Parasitosis gastrointestinales
- Ectoparasitosis: piojos, sarna
- Pedero

> Mantener una explotación libre de artritis-encefalitis, paratuberculosis y linfoadenitis caseosa es una base excelente para ventas futuras de cabras tanto localmente como al extranjero. Las tres enfermedades son debilitantes, crónicas y dan lugar a una notable pérdida de ingresos debido a la menor producción y la eliminación de animales.

- *Si las cabras han pastoreado:*
  - Tratar con un antihelmíntico *eficaz* a la llegada. El objetivo es *desparasitar* a las cabras, no solo darles un antihelmíntico. Comprobar el recuento de huevos en muestras de heces.
  - El mejor consejo en la actualidad es tratar a las cabras que entran a la granja con la dosis correcta según el peso con una combinación de fármacos pertenecientes a los tres grupos de antihelmínticos, por ejemplo, *Albendazol 20 mg/kg, Levamisol 12 mg/kg e Ivermectina 400 μg/kg* o bien con una *combinación de moxidectina y levamisol* (administrados en tomas separadas *uno después del otro*; no mezclar ambos fármacos). La moxidectina no debería utilizarse en cabras productoras de leche para consumo humano y son necesarios periodos de supresión prolongados en el caso de otras lactonas macrocíclicas.

    Monepantel (Zolvix, Elanco, AH) se puede utilizar como dosis de cuarentena a *5 mg/kg, 2 mL/10 kg (2 veces la dosis utilizada en las ovejas).*
  - Encerrar a los animales en corrales con suelo de cemento durante 48 horas tras el tratamiento para asegurarse de que todos los huevos de los nematodos parásitos viables han sido expulsados antes de permitir que los animales salgan al pasto.
  - Las cabras que van a seguir una producción extensiva deberían colocarse después en un campo en el que hayan pastado recientemente las cabras de la granja de destino, de modo que sea probable la presencia de huevos de nematodos parásitos. Cualquier huevo de nematodos resistentes eliminados por los recién llegados se diluirá con los huevos ya presentes en el pasto.
- *Ectoparásitos*
  - El tratamiento con avermectina también será de ayuda para controlar a los piojos chupadores y de forma parcial para controlar a los piojos mordedores, pero solo los tratamientos tópicos son totalmente eficaces frente a los piojos picadores. Los animales deberían ser inspeccionados con atención en busca de piojos y se deberían tratar con un piretroide de aplicación

pour-on o con eprinectina cuando sea necesario (véase el Capítulo 10).
  - Las cabras de fibra deberían ser esquiladas a la llegada, bañadas y aisladas. Si no es posible realizar el esquileo y el baño antiparasitario, debería utilizarse un piretroide de aplicación *pour-on*, pero en este caso puede requerir hasta 6 semanas para que el producto se disperse totalmente por todo el vellón.
- *Cuidado de las pezuñas*
  - Las pezuñas de todas las cabras deberían recortarse a la entrada a las instalaciones de cuarentena y revisarse con cuidado.
  - *Dichelobacter nodosus,* la bacteria responsable del pedero, puede encontrarse de forma oculta en cabras aparentemente sanas, en especial en épocas de tiempo seco.
  - Todas las cabras en que se sospeche la presencia de pedero deberían pasar por un pediluvio al menos dos veces durante el periodo de cuarentena utilizando una solución de sulfato de zinc al 10% (Capítulo 7).
- *Vacunación*
  - Los animales de nueva adquisición deberían ser vacunados según los protocolos de la nueva granja.

Los animales de reposición o los de nueva incorporación a una granja deberían poseer un estatus sanitario similar, o preferiblemente superior, al de los animales de la granja receptora.

Explotaciones existentes

La posible exposición a las infecciones se puede reducir mediante el mantenimiento de una *explotación cerrada,* utilizando la inseminación artificial y/o la transferencia de embriones para introducir nueva genética. Los embriones y el semen deberían proceder de donantes que hayan sido certificados como libres de enfermedades infecciosas, en particular la artritis-encefalitis y el scrapie.

La mayoría de las granjas deberán introducir nuevos animales, en concreto machos, en algún momento. Se debería poner en aplicación un programa de cuarentena y análisis para todos los animales de nuevo ingreso, tal como se ha dicho antes.

Los animales que asisten a *concursos* presentan un alto riesgo. Cualquier animal que asista a una feria o exposición debería ser aislado a su regreso a la granja y a lo largo de toda la temporada de concursos. Al final de la misma, deberían ser sometidos a una cuarentena y a un análisis antes de su reintroducción a la granja.

Otros animales ya presentes en la granja o de nueva llegada a la granja

- Las ovejas representan un serio problema sanitario potencial para las cabras debido a las enfermedades que comparten las dos especies (parásitos externos e internos, abortos infecciosos, pedero, etc.) y deberían mantenerse separadas de las cabras.
- Las enfermedades del ganado vacuno, como la paratuberculosis y algunas parasitosis internas, representan un riesgo para las cabras.
- Los gatos silvestres son un problema debido a enfermedades como la toxoplasmosis. Debe evitarse que los gatos se reproduzcan y mantener una población limitada y estable de animales esterilizados para el control de roedores.

Los perros pueden transmitir huevos de la tenia *Taenia multiceps* que, tras ser ingeridos por las cabras, producen cenurosis o «modorra» (Capítulo 12). Se debe impedir que los perros consuman carne cruda o cerebro de ovejas o cabras, así como los productos del aborto.

Los gatos y los perros deberían desparasitarse de forma regular.

- Impedir la acumulación de restos de aves de corral cerca de las naves para cabras.
- Los caballos son un riesgo menor y su convivencia durante el pastoreo puede ser beneficiosa.

Leche y calostro de procedencia externa

- Algunas enfermedades como la artritis-encefalitis (CAE) pueden entrar en la granja a través de la leche o el calostro. Como regla general, la leche o el calostro de cabras externas a la granja nunca debería utilizarse.
- Puede utilizarse calostro de vaca como alternativa al calostro de cabra dentro de un programa de erradicación de enfermedades, pero también pue-

de suponer un riesgo de introducción de infecciones y debería procederse con cuidado.

Alimentos y camas

- Los alimentos y las camas adquiridas de fuera, como el heno y la paja, pueden ser responsables de la entrada de enfermedades como la salmonelosis y la toxoplasmosis.
- Probablemente resulta más seguro comprar los suministros de explotaciones agrarias sin ganado en lugar de hacerlo de granjas con ganado.

Agua

- El agua procedente de la red pública es más segura que la procedente de cursos naturales como torrentes, que pueden haber tenido contacto con ganado en pastoreo aguas arriba.

Otras medidas de bioseguridad

- Debe disponerse de *desinfectantes autorizados* así como de instalaciones adecuadas para la limpieza y desinfección de botas/ropa, vehículos y maquinaria.
- El *personal* que viva o trabaje en otras granjas, como el personal de relevo para el ordeño, debería utilizar ropa de uso exclusivo que no salga de la granja.
- *Limitar las visitas a la explotación.*
  - El acceso a la granja debe estar limitado solamente a aquellas personas consideradas esenciales.
  - Los visitantes deberían utilizar botas y calzas desechables, desinfectarlas antes de entrar a la granja y preferiblemente que no hayan sido utilizadas en otra granja durante al menos 24 horas. Las botas (o las calzas desechables) y los buzos de un solo uso deberían suministrarse en la granja para asegurarse de su utilización.
- *Limitar el tráfico de vehículos.*
  - Solamente se debería permitir en la granja la presencia de vehículos esenciales para las tareas de la misma.
  - Instalar una zona de hormigón en la entrada de la granja para desinfectar los neumáticos y limpiar los vehículos, así como puntos adecuados para la entrega y recogida alejados del ganado.
- Los *equipos* traídos a la granja, como los ecógrafos y el equipo de esquileo, suponen un riesgo para la bioseguridad. El instrumental veterinario debería esterilizarse antes de trasladarlo de una granja a otra. En particular, los instrumentos que hayan podido contaminarse con sangre deberían limpiarse y desinfectarse en profundidad.
- *Controlar el acceso de fauna salvaje, roedores, aves y animales domésticos* a la granja. En concreto, se debe restringir su acceso a los almacenes de pienso y camas. Cuando sea necesario, también puede realizarse el control de los insectos.
  - Las naves deben mantenerse en buen uso, de modo que no puedan entrar animales ni aves.
  - Todos los residuos alimentarios se deberían almacenar de modo que no atraigan a las plagas.

Identificación de una enfermedad ya presente en la granja

Se debe realizar una valoración del estado sanitario de la explotación en relación con las *enfermedades infecciosas crónicas*.

Debe tenerse en cuenta:

- El estado sanitario actual con respecto a:
  - Paratuberculosis
  - Artritis-encefalitis caprina (CAE)
  - Linfoadenitis caseosa
  - Micoplasmas (fuera de Reino Unido)
- ¿Se han confirmado mediante:
  - Serología?
  - Examen *post mortem*?
- ¿Cuál es el nivel de la infección?
  - Los análisis serológicos y el aislamiento o el sacrificio de los animales pueden ser positivos en términos de coste-beneficio en granjas con una baja incidencia de la infección, mientras que la higiene y el aislamiento de los animales infectados, junto con la vacunación, si es aplicable, serán las principales estrategias en las granjas intensamente infectadas.

Entonces se pueden concretar los procedimientos estandarizados para gestionar los riesgos de la enfermedad.

Control de las enfermedades infecciosas crónicas

- ¿Cuáles son los objetivos de la explotación?
- ¿Son alcanzables en el marco económico de la granja?

  Los programas de alimentación con leche pasteurizada y, en particular, la vigilancia serológica y/o *post mortem* tienen implicaciones económicas para la granja y necesitan estar compensados por beneficios potenciales como el incremento de la producción, el valor de venta del ganado joven y la mayor vida productiva de la granja.
- ¿Son adecuados los sistemas de registro para permitir alcanzar la prevención y el manejo de las enfermedades crónicas?
  - Es necesario disponer de sistemas de identificación individual (tatuajes, crotales auriculares, etc.) antes de poner en marcha registros permanentes precisos que se puedan mantener durante la vigilancia de las enfermedades infecciosas.
  - Las decisiones sobre la gestión referente a los agrupamientos, tratamientos, producción y eliminación de animales para el control de las enfermedades se deberían basar en datos precisos de toda la vida de cada animal.
- ¿Cuál es el riesgo que representan otras especies, en particular las ovejas (lentivirus de los pequeños rumiantes, scrapie, linfoadenitis caseosa, paratuberculosis) y las vacas (paratuberculosis)?

  Los programas de control deben incluir a todas las especies potencialmente infectadas. Los programas de control de los lentivirus caprinos y ovinos deberían abordarse de manera conjunta como parte de un diseño global de control de la artritis-encefalitis caprina en la granja.
- ¿Se trata de una explotación cerrada o se introduce reposición externa?

  Los animales de reposición externa representan un riesgo adicional y son un riesgo para ellos mismos si ingresan en un ambiente infectado.

Estrategias de control

Las estrategias de control se tratan en los apartados correspondientes a cada una de las enfermedades. Las diferentes enfermedades requieren de estrategias diferentes:

- Análisis serológico y segregación o sacrificio en la artritis-encefalitis caprina (CAE).
- Análisis serológico y segregación o sacrifico en explotaciones con baja incidencia de Linfoadenitis caseosa; mejora del manejo e higiene, vacunación y aislamiento de animales afectados en explotaciones muy infectadas con Linfoadenitis caseosa.
- Identificación y sacrificio de animales infectados, mejora del manejo y la higiene y vacunación de cabritos (si no se crían separados del resto de la granja) en la Paratuberculosis.
- Medidas de higiene en el ordeño, cultivos rutinarios de leche y segregación en el control de micoplasmosis.

Crianza de los cabritos

Puesto que la mayoría de las enfermedades infecciosas crónicas importantes de las cabras se adquieren poco después de nacer, una estrategia inteligente y habitual de crianza de los cabritos que consista en minimizar la infección de los cabritos recién nacidos permitirá controlar la CAE, paratuberculosis, linfoadenitis caseosa (CLA) y micoplasmosis. En la Tabla 23.1 se presenta un protocolo para la crianza de los cabritos en granjas con enfermedades infecciosas crónicas.

La pasteurización del calostro y la leche nunca puede garantizar al 100% la destrucción de todos los microorganismos infecciosos, de modo que siempre que sea posible se debería utilizar leche de animales que hayan tenido resultados negativos a los análisis de enfermedades que se pretendan controlar. La bioseguridad de la granja puede estar comprometida al utilizar leche de otra granja caprina o bovina si su estatus sanitario no es conocido. La alimentación con reemplazantes de la leche es más segura que utilizar leche de cabra pasteurizada.

Si la disponibilidad de naves y de terreno lo permiten, la crianza de los cabritos en aislamiento puede permitir el establecimiento de un núcleo separado con un mínimo nivel de enfermedad en paralelo a la granja parental «infectada», que puede ir siendo eliminada a medida que la granja «limpia» se hace productiva, lo que permite a los productores continuar la producción y mantener una genética deseable durante el periodo de transición.

Tabla 23.1 Crianza de los cabritos en granjas con enfermedades infecciosas crónicas.

- Cubriciones en lotes e inducir el parto utilizando prostaglandinas para asegurar la atención en el parto.
- Retirar a los cabritos de sus madres tras nacer y antes de mamar o de ser lamidos por la madre.
- Utilizar cinta adhesiva para pezones en las madres cerca del parto como medida que impida el amamantamiento si no se puede atender el parto de forma inmediata.
- Aislar a los cabritos y alojarlos separadamente de los animales adultos.
- Alimentarles con calostro bovino o calostro de cabras procedente de animales seronegativos a Artritis-encefalitis caprina y Paratuberculosis. No mezclar calostro de diferentes animales. El calostro se puede almacenar y conservar congelado en pequeñas dosis para su uso posterior.
- Se pueden utilizar productos con calostro comerciales pero puede que no aseguren unos niveles adecuados de anticuerpos IgG circulantes.
- Alimentar en la crianza con leche de vaca pasteurizada o con un lactoreemplazante para terneros o cabritos.
- **Si se administra leche de cabra, debe pasteurizarse y proceder de un animal seronegativo a artritis-encefalitis y paratuberculosis tras un análisis reciente.**
- Tomar muestras de sangre de los cabritos poco tiempo después de nacer y realizar el análisis de artritis-encefalitis para detectar cualquier transferencia pasiva de anticuerpos si la separación de la madre no se realizó de manera correcta, de nuevo a los 6 meses y después con una frecuencia trimestral para detectar posibles portadores del virus.
- Criar a los cabritos aislados de otras cabras, separados al menos por 1,8 m con comederos y bebederos propios y sin acceso a pastos o praderas utilizados por animales adultos.

Vigilancia de la enfermedad

Aunque un programa integrado de crianza de los cabritos permitirá reducir la prevalencia global de la enfermedad en la explotación, el control de las enfermedades en la granja requiere de estrategias adicionales que dependerán de la enfermedad presente y del dinero disponible para gastar en las medidas de control. Los animales que presentan signos clínicos evidentes de enfermedad son fáciles de identificar, pero la detección de animales portadores y de animales con enfermedades subclínicas resulta mucho más difícil, generalmente problemático y caro.

Sin embargo, el control eficaz de las enfermedades crónicas se basa en una continuada vigilancia de la enfermedad:

- Exámenes *post mortem* de los animales sacrificados de forma selectiva.
- Exámenes *post mortem* de los animales que mueren de forma natural. El examen *post mortem* permite hacer un seguimiento de enfermedades presentes en la granja, como la CAE, CLA, paratuberculosis y parásitos gastrointestinales, aun cuando no sean la causa verdadera de las muertes.
- Análisis serológico de enfermedades: CAE, CLA. Los análisis serológicos requieren una interpretación cautelosa, en especial en granjas vacunadas.
- Cultivos de leche rutinarios: micoplasmas.

El seguimiento estratégico adicional de la carga parasitaria, la resistencia a los antihelmínticos, el nivel de microelementos, etc., puede ayudar a identificar problemas de enfermedades concurrentes que no se incluyen en los programas de control de enfermedades específicas y que ayudan a mantener una explotación productiva sana.

La vigilancia rutinaria de las enfermedades debería incluir también el análisis de todos los datos registrados e investigaciones veterinarias, incluyendo los resultados de laboratorio y las fichas clínicas.

Vacunación

Además de la vacunación rutinaria frente a enfermedades producidas por clostridios, la vacunación también puede utilizarse para ayudar a controlar enfermedades infecciosas endémicas de la granja como la paratuberculosis y la linfoadenitis caseosa, enfermedades respiratorias como la pasterelosis y diversas causas de abortos como la toxoplasmosis y la clamidiosis.

La pasteurización de la leche en el control de la artritis-encefalitis (CAE) y la paratuberculosis

Para el tratamiento de la leche posiblemente contaminada con el microorganismo *Mycobacterium avium* subsp. *paratuberculosis* (MAP) se necesita una temperatura superior a la necesaria para inactivar al virus de la CAE. Para la CAE es adecuado un tratamiento térmico de 56-59°C durante 1 hora, pero ese protocolo no inactivará un número suficiente de MAP.

En el caso de MAP, la leche se puede pasteurizar mediante calentamiento a 63°C durante 30 minutos en un pasteurizador de «lotes» convencional o a 72°C durante 15 segundos (pasteurización alta) en un pasteurizador presurizado. Para el control de *Coxiella burnetii* se precisa una temperatura de pasteurización más alta de 74°C. Aunque la pasteurización a esas temperaturas destruye casi al 100% de los microorganismos infecciosos, nunca debería utilizarse en alimentación la leche pasteurizada de animales diagnosticados como infectados.

Es importante utilizar un termómetro preciso y la temperatura final de la leche debería vigilarse atentamente. La leche debe mantenerse en agitación para asegurarnos de que el calor se distribuye de manera homogénea. Se recomienda utilizar un baño de agua o un ebullidor doble para regular la temperatura con mayor exactitud. La leche pasteurizada se puede marcar con un colorante alimentario para minimizar el riesgo de que pueda utilizarse leche sin pasteurizar para la alimentación de los cabritos, en particular si trabajan varias personas en el cuidado de los mismos.

Pasteurización del calostro

El calostro deber ser recogido, conservado y congelado bajo condiciones higiénicas.

La naturaleza espesa y viscosa del calostro hace que sea muy difícil de pasteurizar de forma adecuada. Solamente deberían utilizarse pasteurizadores de «lotes» convencionales.

Si se calienta a temperaturas superiores a los 59°C, las proteínas se coagularán, incluyendo a los anticuerpos IgG, lo que reducirá el valor del calostro, de modo que salvo que se utilice calostro de «alta calidad» el nivel de anticuerpos en el producto pasteurizado será demasiado bajo.

Si se utilizan temperaturas inferiores a 59°C, el número de microorganismos MAP no se reducirá de forma suficiente para garantizar que la alimentación con leche contaminada es segura. En condiciones comerciales, es probable que el valor del calostro sea superior al riesgo de transmisión de MAP: en esas circunstancias, resulta esencial utilizar calostro procedente de cabras con una situación conocida respecto a la infección por MAP y obtenerlo de animales jóvenes de bajo riesgo.

Utilización de medicamentos

El empleo de medicamentos debe ser adecuado para el control a corto plazo de un problema concreto, como los procesos respiratorios, pero siempre que sea posible se tendrán en consideración otros métodos para el control a largo plazo sobre la base del bienestar y el coste y debido al riesgo de que los agentes infecciosos desarrollen resistencias frente a los tratamientos.

Programas sanitarios oficiales y acreditación del estado de granja libre de enfermedad

Muchas explotaciones selectas y algunas comerciales han obtenido una acreditación como granjas libres de una enfermedad mediante programas sanitarios apoyados por el gobierno u otros organismos responsables. Esos programas implican el análisis y la vigilancia de enfermedades específicas junto con el control de los movimientos de los animales que entran en la explotación. En Reino Unido, se dispone de programas de acreditación para el scrapie (Scrapie Monitored Scheme) y para artritis-encefalitis caprina (CAE) (Premium Sheep and Goat Health Scheme) bajo el auspicio del Scotland´s Rural College (SRUC) y del British Goat Society Monitored Herd Scheme. En Australia existe un National Johne´s Disease Control Program (NJDCP) y el Goat Industry Council of Australia se encarga del National Kid Rearing Plan para la CAE y la paratuberculosis. El Norwegian Goat Health Service gestiona el Healthier Goats Programme con el objetivo de erradicar la CAE, la CLA y la paratuberculosis. Otros países disponen de programas de control de la paratuberculosis que incluyen a las vacas pero no necesariamente a las cabras.

Lectura adicional

1 Anzuino, K., Bell, N.J., Bazeley, K.J. and Nicol, C.J. (2010) Assessment of welfare on 24 commercial UK dairy goat farms based on direct observations. *Vet. Rec.* **167** (20), 774–780.

2 Battini, M. *et al.* (2014) Invited review: animal-based indicators for on-farm welfare assessment for dairy goats. *J. Dairy Sci.*, **97** (11), 6625–6648.

3 Hart, N. (2006) Ideas for a Dairy Goat Herd Health Plan. *Goat Vet. Soc. J.*, **22**, 45–50.

4 Hosie, B. and Clark, S. (2007) Sheep flock health security. *In Pract.*, **29**, 246–254.

5 Mahler, X. and Noordhuizen, J. (2008) Applying the HACCP principles to selected hazards during goat kids rearing on milking goat farms in western France. *Revue de Medecine Veterinaire*, **159** (1), 38–48.

6 Malher, X. and Noordhuizen, J.P.T.M. (2008) Application of the HACCP principles to milking goat farms in France. In: *Applying HACCP-Based Quality Risk Management on Dairy Farms* (eds Noordhuizen, J.P.T.M., Cannas da Sylva, J., Boersema, S.J. and Vieira, A.), pp. 199–217. Wageningen Academic Publishers, Wageningen, The Netherlands.

7 Muri, K., Stubsjøen, S.M. and Valle, P.S. (2013) Development and testing of an on-farm welfare assessment protocol for dairy goats. *Animal Welfare*, **22**, 385–400.

8 Muri, K., Leine, N. and Valle, P.S. (2015) Welfare effects of a disease eradication programme for dairy goats. *Animal*, **20**, 1–9.

9 Nagel-Alne, G.E. *et al.* (2014) The Norwegian Healthier Goats Programme – a financial cost–benefit analysis. *Prev. Vet. Med.*, **114** (2), 96–105.

10 Nagel-Alne, G,E., Valle, P.S., Krontveit, R. and Sølverød, L.S. (2015) Caprine arthritis encephalitis and caseous lymphadenitis in goats: use of bulk tank milk ELISAs for herd-level surveillance. *Vet. Rec.* **176** (7), 173.

11 Noordhuizen, J.P.T.M. *et al.* (2008) *Applying HACCP-based quality risk management on dairy farms*. Wageningen Academic Publishers, Wageningen, The Netherlands.

12 Animal Health Australia, Farm Biosecurity. Available at: http://www.farmbiosecurity.com.au/industry/goat/.

13 Animal Health Australia, Johne's disease. Available at: http://www.animalhealthaustralia.com.au/wp-content/uploads/2011/04/GoatMAP-manual.pdf.

14 Canadian Food Inspection Agency: Biosecurity Planning Guide for Canadian Goat Producers. Available at: http://www.inspection.gc.ca/animals/terrestrial-animals/biosecurity/standards-and-principles/producer-guide-goats/eng/1375213342187/1375213659306?chap=1#s4c1.

15 Johne's Information Center, University of Wisconsin. Available at: www.johnes.org/goats.

CAPÍTULO 24

Anestesia

Solamente se dispone en todo el mundo de un número limitado de fármacos autorizados para la sedación, analgesia o anestesia de cualquier animal de abasto y pocos de ellos están registrados para su uso en cabras. Esto significa que, por lo general, se requiere el empleo de medicamentos fuera de indicación autorizada (ELDU) en la mayoría de las situaciones quirúrgicas y es responsabilidad del clínico veterinario garantizar que se cumplan las exigencias requeridas para ese empleo de los fármacos. En Reino Unido, la cascada de prescripción debe seguirse tanto como sea posible y, en los EE.UU., se deben adoptar los procedimientos establecidos por la *Animal Medicinal Drug Use Clarification Act* (AMDUCA).

En Europa, no existen disposiciones para el empleo de muchos agentes anestésicos seguros y eficaces. El clínico veterinario se enfrenta a un dilema, ya que la mejor práctica anestésica no siempre coincide con las exigencias legales cuando se selecciona el fármaco a utilizar. El efecto en la práctica de las disposiciones de la cascada de prescripción consiste en que el principio activo (o principios) de cualquier medicamento (incluyendo los anestésicos) empleados en las cabras debe aparecer en la Tabla 1 del Reglamento EU37/2010. Los únicos productos de la Tabla 1 que pueden utilizarse, ya sean solos o en combinación, son: xilacina, detomidina, romifidina, isofluorano, ketamina, tiopental sódico, lignocaína/lidocaína, mepivacaína, procaína y butorfanol. En el momento de la publicación, solamente la ketamina (Anaestamine, Animalcare) estaba registrada para uso en cabras en Reino Unido.

El atipamezol, habitualmente utilizado para revertir los efectos sedantes de los agentes sedantes alfa 2 agonistas adrenérgicos, no aparece en la lista de la EU37/2010 y por tanto su uso no está legalmente permitido.

En Europa, cuando se administra la lidocaína bajo la cascada de prescripción a las vacas, se debe aplicar un periodo mínimo de 15 días entre la administración de la lidocaína y el empleo de su leche para consumo humano.

Afortunadamente, la creciente comprensión por parte de las autoridades competentes de todo el mundo acerca de los problemas que enfrentan los clínicos dedicados a los pequeños rumiantes puede conducir en breve plazo a la aprobación de una legislación que les permita desarrollar una buena práctica clínica veterinaria dentro de la ley.

Valoración clínica inicial

En todos los animales debe realizarse una valoración clínica rutinaria para determinar el grado de riesgo anestésico.

- Estado general: reserva de grasa, anemia, etc., edad.
- Auscultación de corazón y pulmones:
  - Frecuencia respiratoria normal 15 a 20/minuto.
  - Frecuencia cardiaca normal 70 a 95/minuto.
- Valoración precisa del peso (pesarlos si es necesario): es muy fácil realizar una sobredosificación si la estimación es imprecisa.

Los parámetros fisiológicos normales aparecen incluidos en la Tabla 24.1.

Tabla 24.1 Parámetros fisiológicos.

	Preanestesia	Anestesiado
Temperatura corporal	38,6-40,6°C (102-104°F) (media 39,3°C)	
Frecuencia cardiaca	70-95/minuto	80-150/minuto
Frecuencia respiratoria	15-30/minuto (adulto) 20-40/minuto (cabrito)	20-40/minuto
Volumen pulmonar tidal	325 mL	325 mL
Presión arterial media		75-100 mmHg
Movimientos ruminales	1-1,5/minuto	

Anestesia general

Una evaluación y preparación preanestésica precisa puede evitar la mayoría de las complicaciones relacionadas con la anestesia.

Consideraciones básicas

- ¿Cómo se piensa manejar al paciente antes, durante y después de la cirugía?
- ¿Qué problemas se pueden presentar durante la anestesia y qué debería hacerse si los problemas se presentan?
- ¿Está el personal encargado totalmente familiarizado con el procedimiento a realizar?
- Seleccionar un sistema de respiración anestésica apropiado para el tamaño del animal. El *sistema de tubo en T* es adecuado para los cabritos neonatos y el *sistema circular estándar para pequeños animales* en el caso de cabras que pesen >15-20 kg.
- ¿Se ha determinado con exactitud el peso del animal (utilizar las escalas para perros)?
- La anestesia de los neonatos puede provocar hipotermia e hipoglucemia, de modo que se debe estar preparado para aportar calor y fluidos de origen externo si es necesario.
- Debe administrarse una *analgesia* adecuada *antes* de inducir la anestesia.

Con excepción de los cabritos neonatos, que son esencialmente monogástricos, la anestesia general de las cabras comporta los mismos riesgos que los de cualquier otro rumiante, es decir:

- *Regurgitación.*
- *Salivación.*
- *Timpanismo ruminal.*
- *Problemas cardiovasculares y respiratorios* durante el decúbito lateral y supino.

Estos riesgos se pueden minimizar tomando precauciones rutinarias antes y durante la cirugía.

Preoperatorio

- *Ayuno del paciente.* Excepto en el caso de los cabritos jóvenes, las cabras deben mantenerse en ayuno de forma rutinaria durante unas 18 horas antes de la operación si la intervención está programada. Periodos más prolongados de ayuno pueden hacer que el contenido del rumen se vuelva más líquido, lo que incrementa la probabilidad de que se produzca la regurgitación, y también puede predisponer al desarrollo de una acidosis metabólica.

A los cabritos de menos de 4 semanas de edad se les debería retirar la comida y el agua durante unas 2 horas.

Los cabritos de 4 semanas a 6 meses de edad deberían ayunar durante 6 a 8 horas.

El ayuno implica que no debe ofrecerse comida y que no debe ponerse cama limpia, por ejemplo, paja, en el cubículo ni en el vehículo utilizado para transportar a la cabra al lugar operatorio.

El acceso al agua no debería restringirse más allá de 12 horas antes de la inducción.

- Introducir un *catéter permanente en la vena yugular* (calibre 16 G en las cabras adultas, 18 G en las más jóvenes). Permite un acceso fácil para la administración de sedantes, analgésicos, agentes inductores y fluidos (Lámina 24.1). De forma alternativa, se puede poner un catéter en la vena cefálica (18 G). La vena discurre de forma oblicua en comparación con la vena cefálica canina.

- *Sedar* al paciente para lograr un animal manejable (Lámina 24.2) que necesite la administración mucho menor de agentes inductores o al que pueda colocarse una mascarilla con mayor facilidad.
- *Utilizar fluidoterapia de forma rutinaria* por motivos de mantenimiento y reemplazo. El mantenimiento se logra aportando una solución electrolítica tamponada como el Ringer lactato a una tasa de flujo de *4-10 mL/kg/h*.

Durante la cirugía prolongada en los cabritos de menos de 12 semanas, deben comprobarse los niveles de glucosa en sangre durante la anestesia y perfundir glucosa al 5% a una tasa de 3-5 mL/kg/h cuando sea necesario.

- *Utilizar analgésicos en el pre y posoperatorio.*
- *Intubar con un tubo endotraqueal con balón.*

> Siempre que se induzca la anestesia general en una cabra adulta, resulta esencial realizar una intubación endotraqueal empleando un tubo con balón, excepto durante procedimientos de muy corta duración como el descornado.

Durante la anestesia

- *Colocar a la cabra correctamente sobre la mesa de operaciones.*
  - El tórax y la cabeza deberían elevarse si es posible inclinando la mesa hasta descender los cuartos traseros, mientras la cabeza se inclina hacia abajo para permitir que la saliva fluya libremente (Lámina 24.3).
    - Descender la cabeza, permitiendo que la saliva drene desde la boca.
    - Colocar el cuello sobre un saco de arena.
  - Descender los cuartos traseros: se reduce la presión sobre el diafragma y disminuye el riesgo de regurgitación.
  - Colocar al animal en decúbito esternal o lateral izquierdo cuando sea posible. El decúbito lateral derecho provoca una presión intraabdominal, una presión sobre el diafragma y la acumulación de gas en el rumen al reducir los eructos.
- *Reducir la duración de todos los procedimientos anestésicos tanto como sea posible.*
- *El decúbito origina una depresión respiratoria y una hipoxemia.*

Los gases inspirados deberían contener al menos un 30% de oxígeno (aportar oxígeno mediante mascarilla si la cabra no está intubada).

Intubación

La intubación resulta difícil en las cabras debido a que su boca no se abre suficientemente, su espacio intermandibular es estrecho y su apertura laríngea dificulta visualizar más allá de la base de la lengua.

La cavidad oral y la tráquea deben ser mantenidas en línea recta por parte de un asistente –una venda sujetada alrededor del maxilar superior sirve de ayuda para mantener abierta la boca– mientras la persona que coloca el tubo tira de la lengua hacia adelante, empleando un escobillón para sujetar la lengua resbaladiza si es necesario.

La intubación de las cabras se puede realizar con o sin utilizar un laringoscopio de pala larga, pero el empleo del mismo resulta útil no solo para visualizar la laringe, sino también para deprimir la lengua y facilitar el acceso (Lámina 24.4).

Debería utilizarse un tubo endotraqueal tan largo como sea posible: los tubos endotraqueales de un tamaño 8 a 9 suelen ser adecuados para las cabras adultas. Comparativamente, las cabras poseen una apertura laríngea mucho menor que los perros y necesitan tubos relativamente menores. Para la intubación resulta esencial una anestesia de intensidad adecuada. Si no se dispone de laringoscopio, resulta relativamente sencillo realizar la técnica de pasar el tubo a través de la laringe si se tiene experiencia. Se coloca a la cabra en decúbito lateral o supino y se inserta el tubo hasta que el extremo toque la laringe; la laringe se manipula entonces hasta pasar por encima del tubo. Generalmente se nota un click peculiar cuando el tubo se introduce en los cartílagos laríngeos. El empleo de una *guía rígida* en el tubo facilita mucho la intubación, una varilla de alambre de una jaula de transporte de gatos puede ser perfectamente adecuada (Lámina 24.5).

De forma alternativa, se puede insertar un *tubo guía*, como un catéter uretral para perros, en el interior de la tráquea y después desplazar por encima del mismo el tubo endotraqueal.

Las cabras, en concreto los cabritos, están predispuestos a sufrir un *laringoespasmo*, generalmente tras producirse la regurgitación en el momento de la intubación. El rociado de las cuerdas vocales con lidocaína reduce el riesgo. En caso de emergencia, puede ser necesario practicar una traqueotomía.

Circuitos anestésicos

Un *circuito circular* conectado a una máquina anestésica para pequeños animales es adecuada para las cabras de <200 kg. La bolsa respiratoria debería tener un volumen de >20 mL/kg, lo que significa que una bolsa de 2 a 3 litros es adecuada para las cabras lecheras.

Los sistemas sin retorno respiratorio, como el *sistema modificado de Ayre con pieza en T*, es adecuado para animales de <10 kg.

Los animales de >200 kg necesitarán un *circuito circular para grandes animales* como los utilizados con los caballos.

Riesgos de la anestesia general

Regurgitación

La anestesia general (o la sedación profunda) puede provocar la regurgitación y aspiración pasivas del contenido ruminal. El riesgo de regurgitación se puede minimizar mediante:

- El ayuno preoperatorio.
- La correcta colocación de la cabra sobre la mesa de operaciones. El tórax y el cuello deben elevarse si es posible inclinando la mesa para descender los cuartos traseros, mientras la cabeza se inclina hacia abajo para permitir el flujo libre de la saliva.
- Si se presentan problemas durante la intubación, la presencia de un tubo rígido en el esófago ayudará a proteger las vías respiratorias de la regurgitación.
- Si se produce la regurgitación, debería drenarse la faringe, aspirarse la tráquea y administrarse atropina si existe riesgo de broncoespasmo.

Salivación

Al igual que todos los rumiantes, las cabras salivan copiosamente durante la anestesia, por lo que es importante que la saliva fluya libremente desde la boca y que no se acumule en la faringe. Excepto en los casos de procedimientos de muy corta duración, la cabra debería ser intubada con un tubo endotraqueal con balón.

Durante los periodos de anestesia largos (más de 2 a 3 horas) se puede producir una hipovolemia y acidosis debido a la pérdida de saliva alcalina. Por tanto, durante los periodos de anestesia larga, se debería recoger la saliva y sustituirla a igualdad de volumen por una *solución de Ringer lactato (solución de Hartmann) y bicarbonato sódico, 1 mmol/kg/h* (un 4,2% de bicarbonato contiene 0,5 mmol/mL = 2 mL/kg/h).

Timpanismo ruminal

El timpanismo ruminal adquiere una importancia creciente a medida que aumenta la duración de la intervención, ya que la producción continua de gas presiona sobre el diafragma interfiriendo con la respiración y conduciendo a la hipoxia. En las cirugías programadas, el ayuno preoperatorio permite reducir el riesgo de meteorismo y, en el caso de las no programadas, se puede vaciar el contenido del rumen con una sonda gástrica, mantenerlo a 37°C y después reintroducirlo en el rumen tras la operación.

La extracción del contenido ruminal mediante una sonda gástrica es posible cuando se produce el timpanismo o bien se puede aliviar la distensión mediante el uso de un trocar con aguja de calibre 14 o 16 G.

Problemas cardiovasculares y respiratorios

Durante el decúbito lateral y, en particular, el supino, la gran masa del rumen añade presión sobre el diafragma y los grandes vasos sanguíneos, dando lugar a una reducción del volumen de llenado y una ventilación inadecuada, aumentando la superficie de tejido pulmonar no ventilado y, en consecuencia, ocasionando una acidosis respiratoria e hipoxemia. Todos los protocolos anestésicos, en particular aquellos que requieren un decúbito supino, deberían abreviarse todo lo posible. La hipoxemia se puede prevenir aportando al menos un 30% de oxígeno inspirado y la acidosis respiratoria se puede prevenir aplicando una ventilación con presión positiva intermitente.

Descenso de la temperatura rectal

La temperatura rectal suele disminuir durante la anestesia. Las cabras tienen dificultades para recuperar su temperatura corporal normal cuando su temperatura desciende por debajo de 36°C.

Intensidad de la anestesia

Ningún reflejo es suficientemente fiable como para utilizarlo de forma única con el fin de valorar la intensidad de la anestesia. Su valoración se debe basar en una combinación de:

- Respuesta a la cirugía. El anestesista debe vigilar la frecuencia cardiaca, el pulso, la frecuencia respiratoria, el color de las mucosas, el tiempo de perfusión de las encías (normalmente de 1 a 2 segundos) y la relajación muscular.
- Experiencia previa con el fármaco utilizado.
- Examen de diversos reflejos:
  - *Tensión mandibular:* disminuye al aumentar la intensidad de la anestesia. Cuando disminuye el nivel de anestesia, pueden aparecer movimientos de deglución o de masticación.
  - *Rotación ocular:* a diferencia de las vacas, la rotación ocular no es un método eficaz de valorar la intensidad de la anestesia.
  - *Pupilas:* durante la anestesia quirúrgica, el ojo suele tener una posición *central* y la pupila está ligeramente *contraída*. Durante la anestesia, tanto ligera como profunda, la pupila está *dilatada*.
  - *Reflejo palpebral:* desaparece (aunque *no* siempre) cuando se alcanza la anestesia quirúrgica.
  - *Reflejos de retirada de las extremidades:* se reducen durante la anestesia ligera con barbitúricos o halotano y suelen estar generalmente ausentes bajo anestesia profunda. Sin embargo, pueden persistir si se utiliza ketamina. (Por lo general, no son un buen indicador de la intensidad de la anestesia como sucede en perros y gatos).
  - *Reflejo corneal:* persiste durante todos los niveles de la anestesia.

Vigilancia durante la anestesia

Aparato respiratorio:

- Frecuencia respiratoria de 20-40 inspiraciones/minuto (habitual una frecuencia rápida).
- Es habitual la hipoventilación.

Aparato cardiovascular:

- Las mucosas deben permanecer de color rosáceo.
- Frecuencia cardiaca de 60-100 pulsaciones/minuto (55 es bradicardia): el empleo de un estetoscopio esofágico es útil.
- Las arterias auriculares mediana y caudal o las arterias periféricas de la parte inferior del miembro anterior o posterior se pueden cateterizar para determinar la presión sanguínea de forma directa. La presión arterial media debe superar los 65 mmHg.

Saturación de oxígeno:

- La saturación del oxígeno en la hemoglobina y la frecuencia del pulso se pueden determinar mediante un oxímetro de pulso. La sonda se puede colocar sobre la lengua o entre los dedos si resulta conveniente.

Recuperación

El vaporizador debería desconectarse, el sistema de reinspiración se debe llenar de oxígeno y el paciente se debe mantener conectado al sistema hasta que se observen signos de recuperación, como un reflejo palpebral activo, movimiento de extremidades o de deglución y masticación. Cuando el reflejo de deglución sea claramente fuerte, se debe retirar el tubo endotraqueal *con el balón hinchado*, de modo que se elimine cualquier rastro de saliva acumulada o de material regurgitado. El animal debe colocarse y apoyarse en decúbito esternal y debe estar supervisado hasta que se recupere completamente.

Sedantes

Véase la Tabla 24.2.

Benzodiazepinas

Diazepam, 0,25-0,5 mg/kg, 2-4 mL/40 kg i.v. lentamente

- Consigue un animal manejable que requiere menos dosis de agente inductor y al que se puede colocar una mascarilla anestésica fácilmente si es necesario.
- Permite 30 minutos de sedación, reduce la ansiedad y logra la relajación muscular pero *no la analgesia*.

Tabla 24.2 Premedicamentos y sedantes.

Fármaco	Dosis	Vía de administración
Benzodiacepinas		
Diazepam	0,25-0,5 mg/kg	i.v.
Midazolam	0,1-0,3 mg/kg	i.v.
Analgésicos opiáceos		
Buprenorfina	0,01 mg/kg	i.m. o s.c
Butorfanol	0,2-0,5 mg/kg	i.v., i.m. o s.c.
Hidrocloruro de petidina	10 mg/kg	i.m. o s.c.
Alfa-2 agonistas		
Detomidina	20-40 μg/kg	i.m.
Medetomidina	25-35 μg/kg	i.v. o i.m.
Xilacina	0,05 mg/kg (adulto)	i.v.
	0,025 mg/kg (cabritos)	
	0,1 mg/kg	i.m.
Alfa-2 antagonistas		
Atipamazol	125-175 μg/kg	mitad i.v. y mitad i.m.
Yohimbina	0,2 mg/kg	i.v.
Fenotiazinas		
Maleato de acepromazina	0,05-0,1 mg/kg	i.v.
Fármacos antimuscarínicos		
Atropina	0,6-1 mg/kg	s.c.

- Presenta unos efectos cardiovasculares y pulmonares mínimos a dosis terapéuticas.
- Puede combinarse con ketamina como preanestésico para mejorar la relajación muscular y permitir la intubación para la anestesia inhalatoria (ver más adelante).

> El diazepam y el midazolam son fármacos de elección para la sedación previa a la inducción de la anestesia general.

Midazolam, 0,2-0,4 mg/kg i.v. lentamente

- Efectos similares al diazepam en las cabras, con una depresión cardiovascular mínima.
- Permite 20-30 minutos de postración o sedación pero no la analgesia.
- El midazolam se puede administrar también por vía intramuscular ya que no es irritante para los tejidos (a diferencia del diazepam).

Ni el diazepam ni el midazolam están registrados para uso en animales de abasto y no se dispone de límites máximos de residuos (LMRs).

Analgésicos opiáceos

Los opiáceos son agentes analgésicos potentes aunque no están autorizados para uso en animales de abasto y no se dispone de LMRs.

Butorfanol, 0,2-0,5 mg/kg, 0,8-2 mL/40 kg i.v., i.m./s.c.

- La analgesia solamente dura 2-3 horas.
- Suele combinarse con otros medicamentos para lograr una analgesia mayor.

Buprenorfina, 0,01 mg/kg, 1 mL/30 kg i.m./s.c.

- El inicio de la sedación/analgesia es lento (es decir, un mínimo de 45 minutos, pero la analgesia dura 4 horas).
- Se puede utilizar como premedicamento y administrarse cada 4 a 6 horas para lograr una analgesia posoperación.

Hidrocloruro de petidina (Hidrocloruro de meperidina), 10 mg/kg, i.m./s.c.

- Puede utilizarse como premedicación.
- La analgesia es de corta duración, de modo que no es adecuado para aliviar el dolor posoperatorio a largo plazo, ya que requiere su repetición cada 2 a 4 horas.
- Las concentraciones máximas en plasma se alcanzan unos 10 minutos después de su inyección i.m.

Alfa-2 agonistas

Los alfa-2 agonistas xilacina, medetomidina y detomidina poseen propiedades *sedantes, relajantes musculares y analgésicas* en las cabras. La analgesia se prolonga solamente durante el 30 a 50% de la duración de la sedación detectable.

Xilacina (solución al 2%), 0,05 mg/kg, 0,1 mL/40 kg i.v. lentamente o 0,1 mg/kg, 0,2 mL/40 kg i.m.

- La *solución al 2%* estándar se puede diluir y administrarla mediante una jeringuilla de insulina para lograr una dosificación más precisa.
- Debe tenerse cuidado de no confundir las soluciones al 2% y al 10%.
- *En los animales pequeños se requieren dosis muy pequeñas y resulta muy fácil administrar una sobredosis. En los cabritos, 0,025 mg/kg es probablemente la dosis máxima de seguridad.*
- Se ha demostrado que las cabras de Angora necesitan niveles menores del fármaco que las cabras lecheras.
- La xilacina provoca una depresión cardiovascular y respiratoria así como hiperglucemia, con el consiguiente incremento de la diuresis y del volumen de orina miccionada. También reduce la liberación de hormona antidiurética desde la hipófisis posterior. *Está contraindicada en animales con una función cardiovascular deprimida o con una obstrucción del tracto urinario.* También provoca una hipomotilidad del rumen, de modo que las cabras deberían dejarse en ayunas para reducir el riesgo de timpanismo.
- La xilacina está probablemente contraindicada al final de la gestación (último trimestre), ya que ha sido asociada con abortos debido a un efecto similar a la oxitocina sobre el útero grávido.
- Normalmente combinada con ketamina como preanestésico para permitir la intubación en la anestesia inhalatoria (véase más adelante).
- La analgesia no se prolonga hasta el final de la sedación inducida por la xilacina, por lo que los procedimientos dolorosos se deberían limitar a los 15 a 30 minutos iniciales tras la administración del fármaco o bien debería utilizarse una analgesia local o regional suplementaria.
- Se han observado graves alteraciones pulmonares tras la administración de xilacina que parecen superar los efectos sedantes del medicamento. Debería vigilarse el aparato cardiorrespiratorio con atención, tanto durante la sedación como en la recuperación.

> La mayoría de las muertes por anestesia en las cabras son causadas por una sobredosis de xilacina.

Medetomidina, 25-35 μg/kg, 1-1,5 mL/40 kg i.v./i.m.

- La sedación es evidente en 5 a 15 minutos.
  - Se puede combinar con *ketamina* (véase más adelante) y/o *butorfanol, 0,1-0,2 mg/kg.*

Detomidina, 20-40 μg/kg, 0,08-0,16 mL/40 kg i.v./i.m.

- Se consigue una sedación más rápida, mejor y más profunda cuando el fármaco se administra por vía intravenosa.
- A dosis de 20 μg/kg se produce una sedación suave, pero la cabra se mantiene en pie con una ligera ataxia.
- A dosis de 40 μg/kg se alcanza una sedación más profunda con decúbito esternal y cierta analgesia durante cerca de 70-110 minutos, con una recuperación completa en unos 200 minutos.
- La premedicación con detomidina puede ir seguida de una inducción con tiopental, propofol o ketamina (véase más adelante). Debería esperarse hasta que se alcance la máxima sedación antes de administrar el agente inductor, lo que puede tardar 5 minutos aproximadamente.
- Utilizado en combinación con *analgésicos opioides* para lograr una sedación más profunda y fiable, por ejemplo, *butorfanol, 0,2 mg/kg i.v./i.m.*
- Más segura que la xilacina en cabras gestantes a dosis terapéuticas ya que no posee un efecto similar a la oxitocina sobre el útero.

Reversión de los efectos de los alfa-2 agonistas

> La sobredosis de xilacina y otros alfa-2 agonistas se puede revertir con Atipamezol.

La reversión también elimina cualquier beneficio obtenido mediante la administración de los alfa-2 agonistas. Los agentes reversores se deberían administrar lentamente para evitar la brusca percepción del dolor y la excitación.

- El *Atipamezol* es un fármaco bloqueante de los receptores alfa-2 adrenérgicos autorizado para revertir la medetomidina en 5 veces la dosis de la medetomidina (es decir, el mismo volumen de metomidina administrado previamente). También revierte de modo eficaz los efectos de la detomidina y la xilacina. El atipamezol no aparece en la lista del reglamento EU37/2010 y por lo tanto su utilización no es legal en la UE.

Atipamezol, 125-175 μg/kg, 1-1,5 mL/40 kg, la mitad i.v. y la otra mitad i.m.

Si se utiliza el atipamezol poco tiempo después de la administración del sedante, puede producirse raramente una resedación debido a que el efecto del atipamezol puede disminuir antes que el del sedante.

- La *Yohimbina* y la *Tolazolina* también son antagonistas eficaces.

Yohimbina, 0,2 mg/kg i.v. muy lentamente

Tolazolina, 2 mg/kg i.v. muy lentamente (durante 3 a 4 minutos), o i.m., o la mitad i.v. y la otra mitad i.m.

Se considera que la vía intramuscular es más segura en el caso de la tolazolina, salvo que se administre con mucho cuidado por vía intravenosa.

La tolazolina presenta una mezcla de actividades antagonistas de los receptores adrenérgicos alfa-1 y alfa-2. Se puede utilizar para antagonizar la sedación inducida por la xilacina e iniciar el despertar y también antagoniza los efectos secundarios menos deseables. La tolazolina antagoniza los efectos sedantes de la anestesia epidural con xilacina mientras que perdura la anestesia caudal al punto de inyección de la xilacina.

Fenotiazinas

Maleato de acepromazina, 0,05-0,1 mg/kg, 1-2 mL/40 kg i.v. lentamente

- Logra una sedación leve sin analgesia.
- Suaviza la inducción con barbitúricos pero también incrementa mucho el riesgo de regurgitación y está contraindicado en los animales en estado de choque debido a que produce la caída de la presión sanguínea.
- En la especie caprina, como en la equina, puede producirse el prolapso del pene.

Medicación preanestésica antimuscarínica

Atropina, 0,6-1 mg/kg, 1-1,5 mL/kg i.m.

- A esa dosis, la atropina reduce el flujo de saliva pero también la vuelve más viscosa, lo que puede hacer que los tubos endotraqueales se obstruyan.
- La mayor parte de las autoridades no recomiendan el empleo rutinario de la atropina como premedicación, aunque reconocen su uso en situaciones en las que la manipulación de las vísceras pueda provocar una bradicardia (<55 pulsaciones/minuto) y un posible fallo cardiaco a causa de la inhibición vagal.

Agentes anestésicos inyectables

Véase la Tabla 24.3.

Barbitúricos

Tiopental sódico, 5%, 10-15 mg/kg, 8-12 mL/40 kg i.v.

- En general, los fármacos barbitúricos producen una notable depresión respiratoria, con un retraso de la recuperación si se administran cantidades adicionales para mantener la anestesia. La regurgitación es especialmente probable si se utiliza pentotal. Su empleo como agentes en solitario está por

Tabla 24.3 Fármacos anestésicos.

Fármaco	Dosis y vía de administración	
Fármacos gaseosos		
Halotano	Inducción 4%	
	Mantenimiento 2%	
Isofluorano	Inducción 2-5%	
	Mantenimiento 0,25-5%	
Fármacos inyectables		
Pentotal sódico al 5%	10-15 mg/kg	i.v.
Alfaxalona 10 mg/mL	4,5 mg/kg	i.v.
Propofol	3-5 mg/kg	i.v.
Ketamina	3-5 mg/kg	i.v.
Combinaciones de Ketamina + sedante	Véase el texto	
Tiletamina-zolazepam	5,5 mg/kg	i.v.

ello limitado, aunque pueden ser muy eficaces como agentes inductores antes de la intubación y en el mantenimiento con anestesia gaseosa.

- Los barbitúricos de acción corta permiten una inducción rápida y suave. La administración de la mitad de la dosis calculada (5 mg/kg) seguida inmediatamente del resto a lo largo de 2 minutos puede reducir el periodo de apnea que se produce tras la inyección rápida de la dosis completa.
- El mantenimiento de la anestesia general con pentotal durante más allá de 15 minutos conduce a su acumulación progresiva en los tejidos, lo que provoca un retraso en la recuperación de la anestesia.
- La premedicación con diazepam reduce la dosis de barbitúricos.

Alfaxalona, 10 mg/mL, 4,5 mg/kg i.v. muy lentamente hasta su efecto, 4,5 mL/10 kg (Alphaxan, Vetoquinol)

- Inducción anestésica suave con buena relajación muscular.
- Inicio rápido de su efecto, distribución rápida y recuperación sin incidentes.
- Administrar lentamente a lo largo de unos 30 segundos.

Propofol, 3-5 mg/kg, 12-20 mL/40 kg i.v. lentamente

- El propofol se puede utilizar para alcanzar una anestesia de corta duración con la ventaja de una rápida recuperación o bien para la inducción seguida de intubación.
- Puede inducirse una apnea, especialmente si se administra con demasiada rapidez y a dosis altas.
- La relajación puede ser insuficiente para la intubación, salvo que se utilice una sedación preanestésica, por ejemplo, con diazepam o detomidina/butorfanol.
- Los cabritos requieren entre 1 y 2 mL por vía intravenosa para su descornado/desbotonado.

Ketamina, 10-15 mg/kg, 4-6 mL/40 kg i.v. lentamente

- La ketamina no deprime la función cardiovascular, como consecuencia de la estimulación simpática central se incrementan la frecuencia cardiaca y la presión arterial.
- Cuando se utiliza ketamina únicamente, se produce una relajación muscular inadecuada para las intervenciones abdominales y un temblor excesivo.
- La ketamina tiene un efecto de corta duración en los rumiantes.
- Se obtienen mejores resultados utilizando ketamina en combinación con diazepam o un estimulante de los receptores alfa-2 adrenérgicos como la xilacina, medetomidina o detomidina y/o butorfanol.

Ketamina + combinaciones sedativas

- Se pueden utilizar sedantes en combinación con ketamina para obtener una mejor relajación muscular e incrementar la analgesia durante la cirugía.
- La anestesia se puede prolongar mediante la inyección adicional de ketamina y sedante, aunque la prolongación de la cirugía (>1,5 horas) da lugar a una recuperación de duración inaceptable.
- El paciente debería ser intubado porque el reflejo de deglución disminuye o desaparece y existe el riesgo de aspirar contenido del rumen.

> La ketamina se utiliza en combinación con agonistas alfa-2 adrenérgicos, diazepam y/o butorfanol.

(1) Diazepam y ketamina

Diazepam, 0,25-0,5 mg/kg, 2-4 mL/40 kg i.v. lentamente, esperar 2-3 minutos, después Ketamina, 4 mg/kg, 1,6 mL/40 kg i.v.

- La concentración más baja de diazepam se utiliza en los animales más grandes.
- Esta combinación permite un tiempo de intubación y de mantenimiento adecuados en la anestesia con gases.

(2) Xilacina y ketamina

Xilacina (solución al 2%), 0,1 mg/kg, 0,2 mL/40 kg, i.m. seguida de ketamina, 10 mg/kg, 4 mL/40 kg i.m. o bien 5 mg/kg, 2 mL/40 kg i.v.

- La combinación logra de 15 a 20 minutos de anestesia con buena analgesia y la intubación no es esencial, aunque sí recomendable en la cirugía abdominal en caso de regurgitación o reflujo pasivo.
- En los cabritos deberían utilizarse dosis menores de xilacina, *0,025 mg/kg.*

- La anestesia puede prolongarse incorporando una dosis adicional de ketamina intramuscular a *2,5-5 mg/kg* o utilizando un anestésico gaseoso como el halotano.
- Puede ser necesaria una suplementación de oxígeno inspirado mediante mascarilla o tubo endotraqueal durante el periodo de postración.

> Las mezclas de KXB cumplen los requisitos legales de empleo de fármacos anestésicos de Reino Unido.

Combinación KXB

1.000 mg de **K**etamina:100 mg de **X**ilacina:10 mg de **B**utorfanol

10 mL de ketamina (100 mg/mL) + 1 mL de xilacina (100 mg/mL) + 1 mL de butorfanol (10 mg/mL), es decir, añadir 1 mL de xilacina en solución al 10% y 1 mL de butorfanol a un frasco de 10 mL de ketamina.

La solución se administra a una concentración de *1 mL/50 kg i.v.*

- Alcanza 20 a 30 minutos de anestesia; la recuperación se produce en unos 20 minutos.
- La xilacina se puede revertir con un antisedante (véase más arriba).
- La dosis de butorfanol se puede incrementar hasta 20 mg (es decir, 2 mL) si se precisa.

Combinaciones KXB para cabritos

1.000 mg de **K**etamina:20 mg de **X**ilacina:10 mg de **B**utorfanol

10 mL de ketamina (100 mg/mL) + 1 mL de xilacina (20 mg/mL) + 1 mL de butorfanol (10 mg/mL), es decir, añadir 1 mL de xilacina en solución al 2% (o 0,2 mL de solución al 10%) y 1 mL de butorfanol a un frasco de 10 mL de ketamina. La solución se administra a una concentración de *0,1 mL/5 kg i.v.*

Otra mezcla alternativa consiste en:

400 mg de **K**etamina:8 mg de **X**ilacina:8 mg de **B**utorfanol

4 mL de ketamina (100 mg/mL) + 0,4 mL de xilacina (20 mg/mL) + 0,8 mL de butorfanol (10 mg/mL). La solución se administra a una concentración de *0,1 mL/5 kg i.v.*

Ketamina, xilacina y guaifenesina (KXG o Gotero Triple)

200 mg de **K**etamina + 2 mg de **X**ilacina + 100 mL de **G**uaifenesina al 5% (5 g/100 mL), es decir, 2 mL de ketamina + 0,1 mL de xilacina al 2% en 100 mL de guaifenesina. La solución se administra a dosis de *1 mL/kg i.v.* para la inducción (50-75% de la dosis total primero), después *2 mL/kg/h,* o hasta hacer efecto, para el mantenimiento.

- Permite 30 minutos de anestesia quirúrgica.
- La anestesia puede prolongarse aumentando la dosis en función de la respuesta del paciente, pero el tiempo quirúrgico total no debería sobrepasar los 60 minutos.
- La solución se debería administrar a través de un catéter en la vena yugular ya que resulta irritante para los tejidos.

Nota: la guaifenesina se comercializa como solución al 15% autorizada para la inducción de la anestesia en caballos en Reino Unido.

Ketamina, xilacina y diazepam

Xilacina 0,2 mg/kg i.m., esperar 10 minutos y después *ketamina 10 mg/kg + diazepam 0,3 mg/kg i.v.* en la misma jeringuilla

(3) Medetomidina y ketamina

Medetomidina, 25-35 mg/kg, 1-1,5 mL/40 kg, mezclada en la misma jeringuilla con *ketamina, 1-1,5 mg/kg, 0,4-0,6 mL/40 kg i.m.*

- Los animales adultos requieren dosis mayores que los animales jóvenes.
- La inducción de la anestesia tarda 5 a 10 minutos y la combinación alcanza 30 a 40 minutos de anestesia.

Se puede añadir *butorfanol, 0,1-0,2 mg/kg,* a la mezcla.

Los efectos sedantes de la medetomidina pueden revertirse mediante *atipamezol, 125-175 µg/kg, 1-1,5 mL /40 kg, la mitad i.v. y la otra mitad i.m.*

Tiletamina-zolazepam

Tiletamina-zolazepam, 5,5 mg/kg i.v., no se encuentra disponible en Reino Unido.

Nota: La dosificación es la suma de ambos fármacos, es decir, tiletamina 50 mg/mL + zolazepam 50 mg/mL = 100 mg/mL en total.

El Telazol es una combinación registrada de tiletamina (disociativa) y zolazepam (benzodiazepina). En comparación con la ketamina, la anestesia con Telazol produce una mejor relajación muscular, una analgesia más profunda y unos efectos de más larga duración. Permite alcanzar una anestesia adecuada durante alrededor de 1 hora y puede extenderse aumentando la dosis a 0,5-1 mg/kg si es necesario.

Agentes anestésicos gaseosos

> La exposición humana a los gases anestésicos debe reducirse utilizando sistemas de eliminación activos en un ambiente bien ventilado. Debe prestarse especial atención cuando se realiza una inducción con mascarilla: las mascarillas deben tener un ajuste eficaz.

Los agentes anestésicos gaseosos, como el *isofluorano*, en oxígeno permiten una anestesia excelente y segura, ya sea mediante mascarilla para la inducción y mantenimiento en cabritos para su descornado o para el mantenimiento en cabras de más edad mediante un tubo endotraqueal tras la inducción por inyección. La premedicación con diazepam, u otros agentes sedantes, reduce la cantidad de agente gaseoso requerida y hace más sencilla la inducción con mascarilla.

- Un flujo de oxígeno de 11 mL/kg/minuto resulta adecuado durante el mantenimiento (1 a 2 litros/minuto).
- Durante la inducción con mascarilla, el flujo de oxígeno inicial debería ser de 4 a 6 litros/minuto para alcanzar la desnitrificación.

Isoflurano

- Inducción de la anestesia al 2 a 5%.
- Mantenimiento de la anestesia al 0,25 a 5%.

La recuperación es más rápida tras el mantenimiento con isoflurano en comparación con el halotano.

No se ha registrado hepatotoxicidad en las cabras anestesiadas con isofluorano.

El isoflurano no posee un LMR específico en los animales de abasto, pero la Agencia Europea de Medicamentos (EMA) ha concluido que es muy improbable que se produzcan residuos en la carne debido a su rápida eliminación.

Halotano

- Inducción de la anestesia: se incrementa de forma gradual un 0,5% cada 30 segundos hasta alcanzar un 4% en el vaporizador.
- Mantenimiento de la anestesia: 2%.
- Se ha descrito una hepatotoxicidad del halotano tras una anestesia prolongada (3 a 9 horas) (véase el Capítulo 12).

Óxido de nitrógeno

El óxido de nitrógeno se puede utilizar durante la inducción de la anestesia, pero debería después interrumpirse su uso puesto que se acumula en el rumen y puede potenciar el timpanismo ruminal. Cuando se emplea en la inducción, el óxido de nitrógeno debería suponer el 50% del flujo total de gas.

Agentes anestésicos locales

Procaína al 5% (Willcain, Dechra Veterinary Products) es el único anestésico de uso local autorizado para animales de abasto en Reino Unido. El preparado disponible incluye adrenalina. La dosis para la procaína y la lidocaína es la misma.

Lidocaína (xilocaína) al 2% (20 mg/mL) produce una anestesia local durante alrededor de 0,75 a 2 horas. La incorporación de **adrenalina** prolonga la duración de la anestesia.

Bupivacaína, tiene aproximadamente una potencia cuatro veces superior a la lidocaína, de modo que una solución al 0,5% (5 mg/mL) de bupivacaína equivale a una solución al 2% de lidocaína, y su efecto se prolonga durante 4 a 8 horas.

Mepivacaína, se utiliza en solución al 2% (20 mg/mL) y dura de 1,5 a 3 horas.

Dosis máxima de seguridad de los anestésicos locales

- *Procaína, Lidocaína y Mepivacaína, 5 mg/kg i.v. (10 mg/kg i.m.).*
- *Bupivacaína, 2 mg/kg i.v.*

Anestesia paravertebral

Utilización

Laparotomía de los flancos en cesáreas u otras cirugías abdominales. Desensibilización completa del flanco, de modo que la incisión puede extenderse tanto como sea necesario. Permite una curación de la herida mejor que con la infiltración local.

Técnica

Se realiza el bloqueo de T13, L1, L2 y L3. La Figura 24.1a muestra la zona inervada por cada uno de los nervios. Los nervios discurren caudalmente con ángulo.

- Rasurar y limpiar a fondo la piel situada sobre la zona donde se insertarán las agujas.
- Inyectar de 0,5 a 1 mL de anestésico local en la piel sobre el punto medio de cada uno de las apófisis lumbares primera, segunda y tercera. Las posteriores inyecciones se realizarán en esas zonas desensibilizadas tras esperar unos minutos.
- Los puntos de inyección pueden palparse. «Deslizar» la aguja por encima del borde anterior de la apófisis transversa de la vértebra caudalmente al nervio a bloquear e inyectar aproximadamente a 2 cm de la línea media, es decir a mitad de camino entre la línea media y la punta de la apófisis transversa. La apófisis transversa se encuentra a una profundidad de 4 a 5 cm.
- Utilizar *5 mL de procaína al 5%* o bien *de lidocaína al 2% más adrenalina*. Inyectar 2 mL en la piel y el músculo situados por encima del ligamento intertransverso y 3 mL por debajo del mismo.
- Las agujas de 6 cm y 19 G de calibre o las agujas espinales son adecuadas.
- El establecimiento de la anestesia se produce unos 5 minutos después de la inyección y el flanco debería estar anestesiado tras unos 10 minutos.
- La duración de la analgesia es de aproximadamente 1,5 horas.

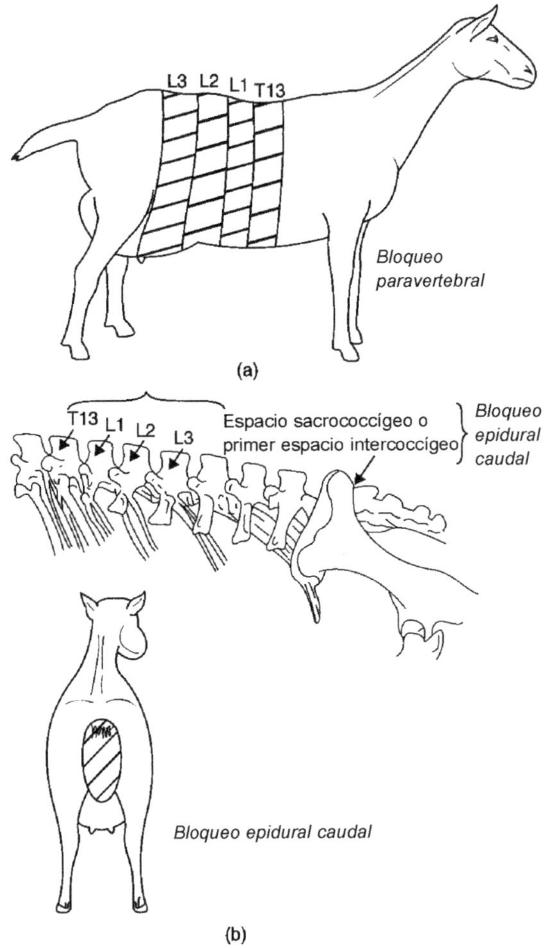

Figura 24.1 (a) Bloqueo paravertebral. (b) Bloqueo epidural caudal.

Anestesia epidural caudal (sacrococcígea)

Utilización

Desensibiliza la zona perineal, la cola y la vagina (véase la Figura 24.1b); resulta útil para la cirugía del periné, por ejemplo en la resolución de prolapsos rectales y las uretrostomías perineales, y en algunos problemas obstétricos, como por ejemplo la resolución de prolapsos cervicovaginales o uterinos, o la corrección de distocias.

Técnica

Se rasura y prepara quirúrgicamente la zona situada sobre la base de la cola. Se identifica mediante palpación digital el *primer espacio intercoccígeo* o el *espacio sacrococcígeo* (preferiblemente) moviendo la cola arriba y abajo con cuidado. En las cabras lecheras, se inserta verticalmente una aguja de calibre 18 o 19 × 2,5 cm con un ángulo dirigido cranealmente de 15 grados. La posición correcta de la aguja se determina gracias a no pinchar el hueso y a la falta de resistencia a la inyección de la solución de anestésico. El anestésico local debe inyectarse lentamente.

Lidocaína, 2-4 mL de solución al 2%, dependiendo del tamaño del animal.

El inicio de la anestesia se produce entre 1 y 5 minutos después y dura alrededor de 1 hora.

2 mL de lidocaína al 2% (0,5 mg/kg) + 0,25 mL de xilacina (0,07 mg/kg)

La inyección de una combinación de xilacina y lidocaína permite una analgesia adecuada para la resolución de los prolapsos rectal, vaginal o uterino tras 5 a 10 minutos, aunque la pérdida del tono de la cola y de la sensibilidad perineal suele producirse en 2 minutos. La sobredosis de lidocaína/xilocaína puede provocar una paresia del miembro pelviano que puede prolongarse durante 36 horas o más.

Anestesia epidural lumbosacra

Utilización

Desensibiliza la pared abdominal caudalmente al ombligo, la región inguinal, el flanco y la zona perineal, logrando la analgesia del flanco para la cesárea, para la vasectomía y para la cirugía del miembro posterior.

Técnica

El espacio lumbosacro se localiza justo por detrás de la apófisis espinosa de la última vértebra lumbar; se puede palpar en las cabras delgadas en forma de una depresión de 1 a 3 cm caudal a una línea imaginaria trazada entre los bordes craneales de las dos crestas ilíacas. Se inserta la aguja sobre la línea media a mitad de camino entre la apófisis espinosa de la L7 y el sacro. La zona se rasura y se prepara quirúrgicamente. Empleando una aguja de calibre 23, se inyecta 1 a 3 mL de lidocaína al 2% por vía subcutánea. Se inserta una aguja* de calibre 18 o 19 × 5 cm (6,25 c) (o una aguja espinal) a través de la piel con un ángulo de 90 grados y se avanza después lentamente hasta percibir la resistencia del ligamento interespinoso por encima del espacio epidural y sentir el «pop» cuando se atraviesa con la aguja al entrar en dicho espacio. Se debería notar un ligero vacío al entrar en el espacio epidural. Si al realizar la aspiración se aprecia sangre o líquido cefalorraquídeo, la aguja se encuentra en el espacio subaracnoideo y se debe retirar. El anestésico local se debe inyectar lentamente a lo largo de al menos 30 segundos.

Para lograr una *analgesia bilateral*, el animal se debe colocar en decúbito prono o supino, de modo que el canal medular esté horizontal; en caso de *analgesia unilateral,* el animal se debe colocar en decúbito lateral con el lado sobre el que se requiere la analgesia hacia abajo. No se debe permitir que el animal adopte la postura de «perro sentado» ya que se impedirá que la analgesia se desarrolle cranealmente.

Procaína al 5% con adrenalina, 1 mL/5 kg muy lentamente

Nota: los prospectos señalan que la procaína al 5% está contraindicada para uso en anestesia epidural, pero la utilizan algunos anestesistas sin apreciar efectos secundarios.

Lidocaína al 2% con adrenalina, 1 mL/5 kg muy lentamente
Bupivacaína al 0,5%, 1 mL/4 kg muy lentamente

- La analgesia y la parálisis del miembro posterior se producen tras 5 a 15 minutos y persisten de 1 a 2 horas con lidocaína.
- Para las cesáreas se prefiere la lidocaína a la bupivacaína ya que la prolongada parálisis del miembro posterior interfiere con el amamantamiento de los cabritos.

Otros fármacos y combinaciones utilizados para alcanzar la analgesia epidural lumbosacra

Xilacina, 0,05 mg/kg, 0,1 mL/40 kg (diluida con suero salino hasta lograr 2,5 mL)

* *Nota:* Para cabritos y cabras pigmeas, una aguja de 22 G × 3,75 cm es la adecuada.

- Logra la analgesia para cirugía, ya sea sola o como acompañante de la anestesia general.
- La ataxia del miembro posterior puede ser prolongada (hasta 8 horas).

Morfina, 0,1 mg/kg, en forma de 10 mg/mL, 15 mg/mL, 20 mg/mL o 30 mg/mL, diluida en suero salino hasta lograr 0,15-0,2 mL/kg.

- Alcanza una analgesia en alrededor de 10 minutos, sin pérdida de control motor en las extremidades posteriores, que se prolonga hasta 6 horas.
- Permite una analgesia posoperatoria adecuada para la cirugía ortopédica y abdominal.
- Reduce las necesidades de agentes anestésicos generales.

Morfina, 0,1 mL/kg + 2-4 mL de lidocaína al 2%

- Alcanza una analgesia con pérdida de control motor en las extremidades posteriores para procedimientos quirúrgicos (castración, distocias, cesárea, amputación de miembros, cistotomía) en un plazo de 10 minutos.

> Los animales deberían colocarse sobre una cama profunda para evitar el riesgo de fracturas si el animal se cae de forma repentina y de neuropatías si el animal se mantiene tumbado durante mucho tiempo.

Infiltración local

> La dosis total de lidocaína administrada mediante infiltración local debería ser <10 mg/kg.

Las cabras, en particular los cabritos, son sensibles a los efectos tóxicos de la lidocaína, entre los que se encuentran la somnolencia y la depresión respiratoria. *A una dosis de alrededor de 6 mg/kg i.v. o de 10 mg/kg i.m., se presentan convulsiones.* Debe tenerse cuidado de no exceder las dosis recomendadas, por ejemplo, 30 mL de solución al 2% en cabras de 45 a 70 kg y 40-50 mL en animales mayores.

- La analgesia por infiltración es útil para suturar heridas y como línea de bloqueo en las laparotomías, situaciones en las que se infiltra el anestésico a lo largo de la línea de incisión.
- *Bloqueo en L invertida.* El anestésico local se inyecta en forma de L invertida en la piel y en la profundidad de la pared corporal, de modo que se logre el bloqueo de los nervios que penetran en el campo quirúrgico, creando una zona de analgesia. El brazo horizontal de la L debe ser ventral a la apófisis transversa de las vértebras lumbares y el brazo vertical debe ser posterior a la última costilla (Figura 24.2a). Esta técnica evita la aparición de edema en los tejidos y el retraso resultante en la curación de la herida en la zona de la incisión.

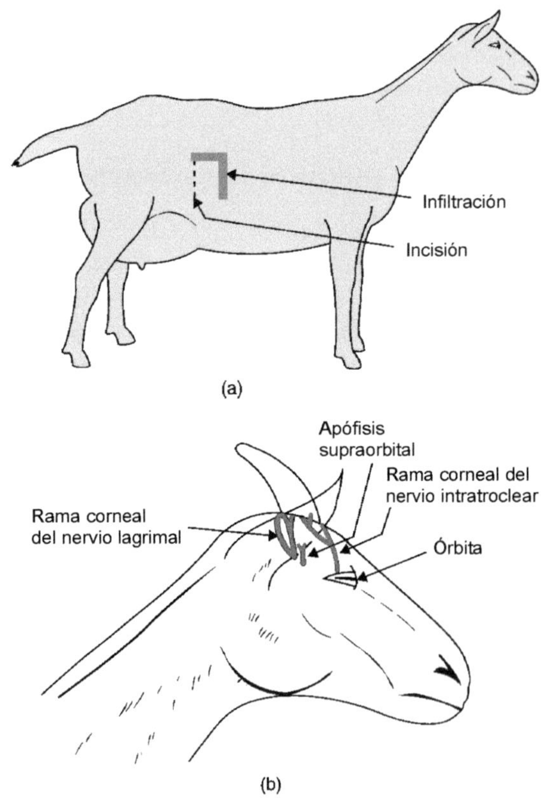

Figura 24.2 (a) Bloqueo en L invertida y (b) anestesia local para descornado.

Analgesia regional intravenosa

Utilización: analgesia del miembro posterior.

Se recomienda realizar la sedación antes de la inyección ya que limita los movimientos de la extremidad, facilitando la inyección del anestésico.

En primer lugar, se inyectan *5 mL de lidocaína al 2%* (sin adrenalina), mediante una aguja de calibre 23 G, en cualquier vena superficial, como la vena cefálica o la radial media de la extremidad anterior y la vena safena lateral o la tarsal recurrente de la extremidad posterior. La inyección se debe dirigir de forma distal, ejerciendo presión sobre el punto de inyección para evitar la formación de un hematoma. Se aplica un torniquete por encima del carpo o del corvejón para localizar el efecto de la lidocaína e impedir su difusión a la circulación. Una tira de vendaje colocada por debajo del torniquete sobre la superficie lateral del corvejón permite una mejor oclusión de los vasos sanguíneos.

El inicio de la analgesia se produce hacia los 5 a 10 minutos tras la inyección y perdura tanto tiempo como el torniquete se mantenga colocado. El torniquete no debería retirarse durante al menos 20 minutos (para evitar la liberación del anestésico local hacia la circulación general) y tampoco debería dejarse colocado más allá de unos 75 minutos.

Nota: aunque muchos anestesistas recomiendan el uso de anestésicos locales sin adrenalina, se puede utilizar procaína o lidocaína junto con adrenalina con seguridad si se aplica el torniquete con firmeza y se mantiene colocado durante los 20 minutos recomendados.

Bloqueo del nervio cornual

En primer lugar, se inyectan *2-3 mL de procaína al 5% o de lidocaína al 2%* en cada uno de los siguientes puntos (véase la Figura 24.2b):

- Se bloquea la rama cornual del nervio lagrimal como en los terneros, utilizando como referencia la apófisis supraorbital. Insertar la aguja tan cerca como sea posible de la apófisis supraorbital.
- Se bloquea la rama cornual del nervio infratroclear en la zona dorsomedial al ojo cerca de la órbita.
- En los cabritos, utilizar un máximo de 1 mL de procaína al 1,25-2,5% o bien lidocaína al 0,5-1% en cada lado. La anestesia general es más segura y sencilla para el descornado rutinario (véase el Capítulo 25).

Esperar 5 minutos para que el anestésico haga efecto.

Nota: En la mayoría de las situaciones, la anestesia general es preferible a la anestesia local para el descornado. Véase el Capítulo 25 para detalles de la técnica.

Lecturas adicionales

Abrahamsen, E.J. (2008) Ruminant field anesthesia. *Vet. Clin. North Amer.: Food Anim. Pract.*, **24** (3), 429–441.

Aithal, H.P., Pratap, A.K. and Singh, G.R. (1997) Clinical effects of epidurally administered ketamine and xylazine in goats. *Small Rum. Res.*, **24** (1), 55–64.

Babalola, G.O. and Oke, B.O. (1983) Intravenous regional analgesia for surgery of the limbs in goats. *Vet. Q. J. Clin. Sci. Epidemiol.*, **5** (4), 186–189.

Barvalia, D.R., Patil, D.B., Kelawal, N.H., Parikh, P.V. and Parsania, R.R. (1998) Comparative study of lignocaine, ketamine and ketamine-lignocaine combination for epidural analgesia in goats. *Indian Vet. Med. J.*, **22** (4), 317–320.

Carroll, G.L., Hartsfield, S.M. and Hambleton, R. (1997) Anesthetic effects of tiletamine-zolazepam, alone or in combination with butorphanol, in goats. *J. Amer. Vet. Med. Assoc.*, **211** (5), 593–597.

Dzikiti, T.B. (2013) Intravenous anaesthesia in goats: a review. *Journal of the South African Veterinary Association, North America*, **84**, Feb. 2013. Available at: http://www.jsava.co.za/index.php/jsava/article/view/499.

Dzikiti, T.B. *et al.* (2015) Determination of the minimum infusion rate of alfaxalone during its co-administration with midazolam in goats. *Vet. Rec. Open*, **2** (1), e000065. DOI: 10.1136/vetreco-2014-000065.

Ewing, K.K. (1990) Anesthesia techniques in sheep and goats. *Vet. Clin. North Amer.: Food Anim. Pract.*, **6** (3), 759–778.

Galatos, A.D. (2011) Anesthesia and analgesia in sheep and goats. *Vet. Clin. North Amer.: Food Anim. Pract.*, **27**, 47–59.

Gray, P.R. and McDonell, W.M. (1986) Anaesthesia in goats and sheep. Part I. Local analgesia. *Comp. Cont. Ed. Pract. Vet.*, **8** (1), S33–39.

Gray, P.R. and McDonell, W.M. (1986) Anaesthesia in goats and sheep. Part II. General anaesthesia. *Comp. Cont. Ed. Pract. Vet.*, **8** (3), S127–135.

Hallowell, G., Potter, T. and Aldridge, B. (2012) Medical support for cattle and small ruminant surgical patients. *In Pract.*, **34**, 226–233.

Hodgkinson, O. and Dawson, L. (2007) Practical anaesthesia and analgesia in sheep, goats and calves. *In Pract.*, **29** (10), 596–603.

Kutter, A.P.N. *et al.* (2006) Cardiopulmonary effects of dexmedetomidine in goats and sheep anaethetised with sevroflurane. *Vet. Rec.*, **159**, 624–629.

Lin, H. and Walz, P (eds) (2014) *Farm Animal Anesthesia: Cattle, Small Ruminants, Camelids, and Pigs*. Wiley-Blackwell, Oxford.

Prassinos, N.N., Galatos, A.D. and Raptopoulos, D. (2005) A comparison of propofol, thiopental or ketamine as induction agents in goats. *Veterinary Anaesth. Analg.*, **32**, 289–296.

Scott, P. (2015) Anaesthesia and analgesia in small ruminants. *Goat Vet. Soc. J.*, **31**, 3–11.

Taylor, P. (1980) *Goat anaesthesia. Goat Vet. Soc. J.*, **1**, 4–11.

Taylor, P.M. (1991) Anaesthesia in sheep and goats. *In Pract.*, **13** (1), 31–36.

Thurmon, J.C. *et al.* (1999) Xylazine sedation antagonised with tolazoline. *Comp. Cont. Educ. Pract. Vet.*, **21**, S11–S19.

CAPÍTULO 25

Desbotonado y descornado

En el Reino Unido, el desbotonado o desmochado y el descornado de las cabras se considera una intervención quirúrgica veterinaria bajo la disposición de la Veterinary Surgeons Act de 1966, modificada en 1982. Por lo tanto, esos procedimientos solamente pueden ser realizados por un clínico veterinario. La única excepción es el recortado de la punta insensible de un cuerno con crecimiento hacia adentro, que, si no es tratado, podría causar dolor o malestar. La legislación subordinada de Reino Unido no requiere de forma específica la administración de un anestésico cuando se realice el desbotonado en las cabras. Sin embargo, el desbotonado debería ser practicado por un veterinario de acuerdo con unas buenas prácticas clínicas y de modo tal que se minimice el dolor y el sufrimiento causado al animal, lo cual debe incluir el empleo de un anestésico (véase RCVS 2012, *Veterinary Record*, para clarificar la situación legal sobre el desbotonado en las cabras).

Anatomía

- El botón del cuerno en los cabritos es proporcionalmente mucho más largo que en los terneros.
- Dos nervios inervan al cuerno:
  1. La rama cornual del nervio lagrimal.
  2. La rama cornual del nervio infratroclear.
  Véase la Figura 24.2b.

Desbotonado de los cabritos

De entre todas las especies domésticas, solamente los cabritos son anestesiados de forma rutinaria poco después del parto. Dado que están alerta y son activos y relativamente grandes cuando se les compara, por ejemplo, con un gato adulto, resulta fácil para el clínico veterinario olvidar que están tratando con un animal recién nacido.

> Los cabritos son los animales más jóvenes que la mayoría de los veterinarios han anestesiado nunca.

El desbotonado es la intervención quirúrgica más común realizada en la especie caprina, pero todavía se producen muchas historias de terror acerca de cabritos que no se recuperan de la anestesia (suele tratarse de casos de sobredosis con xilacina), que sufren una *meningoencefalitis por desbotonado* debido a un uso desmesurado del instrumental de descornado, con la consiguiente muerte más tarde, o sobre una mala técnica que da lugar al posterior crecimiento incompleto y antiestético del cuerno (Lamina 25.1). Los ataques convulsivos son más habituales en las cabras de lo que describe la literatura y, en muchos casos, ello se debe probablemente a las lesiones cerebrales producidas en el desbotonado.

Los elementos esenciales para lograr un desbotonado satisfactorio y seguro son:

- Breve tiempo de separación de la madre.
- Breve tiempo de realización de la cirugía.
- Breve actuación de la anestesia.
- Rápida recuperación.
- Uso de un hierro de desbotonado muy caliente.

- Breve tiempo de aplicación del hierro (<20-25 segundos en total).
- Diámetro de la cabeza del hierro suficientemente grande (mínimo de 2 cm).
- Botones del cuerno a eliminar suficientemente pequeños para ser eliminados con una aplicación del hierro.
- Mantener a los cabritos calientes, secos y sin corrientes de aire antes, durante u después del desbotonado.
- Pesar al cabrito si se van a utilizar fármacos inyectables en la inducción.

Edad

Los cabritos deberían ser sometidos al desbotonado preferiblemente entre los 2 y 7 días de edad, cuando los botones o yemas del cuerno son suficientemente pequeños para ser eliminados con una aplicación del hierro (Lámina 25.2). Esto es especialmente aplicable a los machos, en los que el cuerno crece con rapidez.

No debe intentarse utilizar el hierro de desbotonado para eliminar los botones grandes de los cabritos mayores, ya que resulta estresante tanto para el animal como para el veterinario, y los botones *siempre* volverán a crecer. Es mejor esperar hasta que los cuernos sean del tamaño suficiente para eliminarlos con una sierra de alambre.

Elección del agente anestésico para el desbotonado de los cabritos

La mejor práctica anestésica no siempre coincide con la legislación que regula el uso de agentes anestésicos en los animales de abasto (véase el Capítulo 24).

Mediante mascarilla

En la intervención, la inducción y el mantenimiento con *isofluorano* en la mascarilla de oxígeno es sencillo, rápido y seguro y la recuperación es muy rápida, pero existen implicaciones sobre Salud y Seguridad para el personal; utilizar una mascarilla de ajuste perfecto en un ambiente ventilado; vigilar los niveles de gas. Como el oxígeno favorece la combustión, la mascarilla debe retirarse antes del desbotonado cuando se utiliza un desbotonador de gas.

Mediante inyección intravenosa en la vena cefálica o yugular

Propofol, 3-5 mg/kg, 3-5 mL/10 kg i.v. lentamente

- El propofol se puede emplear para conseguir una anestesia de corta duración con la ventaja de una rápida recuperación o para la inducción seguida de la intubación.
- Los cabritos que se van a desbotonar requieren entre 1 y 2 mL por vía intravenosa.

Alfaxalona, 10 mg/mL, 4,5 mg/kg i.v. lentamente, 4,5 mL/10 kg

- Inducción anestésica suave con buena relajación muscular.
- Administrar muy lentamente a lo largo de unos 30 segundos.
- Los cabritos que se van a desbotonar requieren entre 1 y 2 mL por vía intravenosa.

Nota: el propofol y la alfaxalona no están autorizados para uso en animales de abasto.

Infiltración local

> Pueden utilizase bloqueos de los nervios locales para la anestesia, pero debe tenerse mucho cuidado para evitar la sobredosis, siendo preferibles **otros métodos de anestesia**: utilizar propofol o isofluorano en mascarilla.

Al igual que el resto de neonatos, los cabritos son muy sensibles a la procaína y la lidocaína –las dosis analgésicas se encuentran muy cerca de las dosis tóxicas– y la sobredosificación provoca letargo, rechazo a ingerir alimentos e incluso la muerte. La dosis tóxica es de unos 10 mg/kg, es decir, de 2 mL de lidocaína al 2% o de procaína al 5% para un cabrito de 4 kg.

Dos nervios inervan a cada botón del cuerno (véase la Figura 24.2b):

- La rama cornual del nervio lagrimal se bloquea, como en los terneros, entre el borde lateral del ojo y la cara posterior del botón, utilizando la apófisis supraorbital como referencia.

- La rama cornual del nervio infratroclear se bloquea en la zona dorsomedial al ojo cercana a la órbita.

  Añadir 3 mL de agua estéril a:
- 1 mL de lidocaína al 2% + adrenalina para obtener 4 mL de lidocaína al 0,5% y después utilizar un máximo de 1 mL de *lidocaína* diluida (0,5%) a cada lado, o
- 1 mL de procaína al 5% + adrenalina para obtener 4 mL de procaína al 1,25% y después utilizar un máximo de 1 mL de *procaína* diluida a cada lado.

Alfa-2 agonistas

La xilacina es el alfa-2 agonista más comúnmente utilizado como anestésico para el desbotonado de los cabritos. Salvo que se utilice atipamezol para su reversión, produce una *postración prolongada* y como se requieren cantidades muy pequeñas, es muy fácil ocasionar una sobredosis en los cabritos, a veces con resultados fatales.

Las dosis en los rumiantes son muy inferiores a las utilizadas habitualmente en perros y gatos y es preferible diluir la solución estándar al 2%. La xilacina se puede combinar con ketamina y butorfanol para conseguir una mezcla que se pueda utilizar en la granja cuando se tiene que realizar el desbotonado de un grupo de cabritos. La pequeña cantidad de mezcla necesaria hace que sea esencial emplear una jeringuilla de insulina para medir con exactitud la dosis y que los cabritos deban ser pesados necesariamente.

> La mayor parte de las muertes de cabritos por anestesia son debidas a una sobredosis de xilacina.

Xilacina (solución al 2%), 0,05 mg/kg, 0,01 mL/10 kg i.v. lentamente o 0,1 mg/kg, 0,02 mL/10 kg i.m.

- La *solución al 2%* estándar se puede diluir y administrarla mediante una jeringuilla de insulina para lograr una dosificación más precisa.
- Debe tenerse cuidado para no confundir las soluciones al 2 y 10%.
- En los animales jóvenes se requieren dosis muy pequeñas y la sobredosificación resulta muy fácil. *En los cabritos, la dosis máxima de seguridad es probablemente de 0,025 mg/kg i.m.*

> La sobredosis de xilacina y otros alfa-2 agonistas se puede revertir con Atipamezol, 125-175 μg/kg, 0,1-0,15 mL/10 kg, la mitad i.v. y la otra mitad i.m.

Combinación KXB para cabritos

1.000 mg **K**etamina:20 mg **X**ilacina:10 mg **B**utorfanol

10 mL de ketamina (100 mg/mL) + 1 mL de xilacina (20 mg/mL) + 1 mL de butorfanol (10 mg/mL)

es decir, se añade 1 mL de xilacina en solución al 2% y 1 mL de butorfanol a un frasco de 10 mL de ketamina. La solución se administra a una dosis de *0,1 mL/5 kg i.v.*

Analgesia

Los analgésicos no esteroideos no suelen recomendarse para los neonatos, aunque el meloxicam a 0,5 mg/kg se ha comprobado que reduce el dolor durante las primeras 24 horas posteriores al desbotonado cuando se compara con cabritos sin tratar.

El *butorfanol 0,2 mg/kg i.v.* es adecuado para los cabritos y permite una analgesia durante >2 horas.

Instrumental

Los cauterios para el desbotonado de los terneros son bastante apropiados para el desbotonado de los cabritos pequeños, siempre que alcancen una *temperatura adecuada* y el *diámetro de su cabeza sea bastante grande* (mínimo 2 cm, preferiblemente 2,5-2,8 cm para machos).

A este respecto, los cauterios a gas son probablemente mejores que los eléctricos. Los cauterios para el descornado, calentados con un soplete a gas a 600°C, también resultan adecuados. Boyd (1987) describió una técnica para el desbotonado de los cabritos empleando un corte tubular.

Procedimiento

- Rasurar el pelo de alrededor del botón del cuerno.
- En caso de botones grandes, cortar la punta de los botones con unas tijeras o tenazas para hueso si es necesario.
- Aplicar el cauterio al botón de forma uniforme para asegurar que todo el tejido del botón es destruido. Es importante utilizar un cauterio *caliente* durante el *mínimo* tiempo necesario para eliminar el botón. Es el calor del cauterio el que destruye el botón, no la presión ejercida. Una presión excesiva o una aplicación prolongada del cauterio podría ocasionar una necrosis cortical, edema cerebral y una lesión en el cerebro del cabrito o incluso una fractura del cráneo.
- Es mejor eliminar el botón completo, en lugar de solo quemarlo alrededor, ya que se reduce el riesgo de infección.
- Cuando el cauterio tenga una oquedad en su cabeza o no esté muy caliente, debe rascarse la zona quemada con una hoja de bisturí y volver a aplicar después el cauterio para asegurar que el tejido es destruido.
- Si la zona cauterizada no es suficientemente grande, puede eliminarse un anillo mayor de tejido con una aguja de bisturí o, todavía mejor, con un bisturí eléctrico. Diversos vasos superficiales, especialmente la arteria superficial temporal del lateral del cuerno, pueden requerir una recauterización.
- Rociar mediante espray las zonas cauterizadas con tetraciclina.
- Administrar antibióticos de amplio espectro y antitoxina tetánica.
- Mantener a los cabritos calientes, secos y sin corrientes de aire durante su recuperación y observarlos con regularidad.

Nota: los botones grandes se eliminan mejor con una sierra de alambre para fetotomías, tal como se describe en el descornado. Cuando los cabritos a intervenir tengan alrededor de 3 o 4 semanas, es extremadamente difícil eliminar adecuadamente todo el tejido cornual con un cauterio para desbotonado de terneros. En esos casos puede ser mejor esperar unas pocas semanas más hasta que el cuerno pueda eliminarse con una sierra.

> Dedique tiempo a reexaminar a los cabritos mayores para determinar la eficacia de la técnica de desbotonado aplicada.

Eliminación de las glándulas odoríferas en los cabritos

Las *glándulas odoríferas* sebáceas están localizadas en posición caudomedial por detrás de los botones de los cuernos, de modo que la cauterización de una zona semicircular caudomedial por detrás de los mismos también eliminará las glándulas odoríferas de la zona, reduciendo en cierto grado el olor a macho cabrío (véase la Figura 25.1). Sin embargo, la presencia de células almizcleras en otras partes del cuerpo y la costumbre de rociar orina hace que incluso los machos «desodorizados» huelan todavía durante la temporada reproductora.

Descornado de las cabras adultas

Antes de proceder al descornado de una cabra adulta, debería discutirse todo el procedimiento con el propietario y explicarle tal vez los problemas psicológicos y médicos que comporta en detalle.

La cirugía es mejor realizarla con una cabra seca y no gestante durante el otoño, invierno o principio de primavera.

> La eliminación de unos cuernos grandes en animales adultos está probablemente contraindicada y se debería realizar con preocupación (Lámina 25.3).

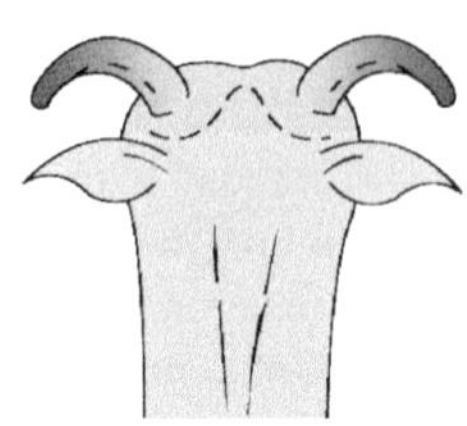

Figura 25.1 Línea de incisión para la eliminación de las glándulas odoríferas.

Efectos psicológicos del descornado

Las cabras con cuernos, en particular cuando conviven con animales sin ellos, suelen ser dominantes dentro del rebaño. Por tanto, el descornado presenta unas implicaciones psicológicas profundas para la cabra que afectan a la pérdida de estatus, reducción en la producción de leche o alteraciones en la fertilidad.

Posibles complicaciones de la cirugía

Entre las posibles complicaciones de la cirugía de descornado se encuentran:

- Hemorragias
- Sinusitis (Capítulo 17)
- Miasis
- Tétanos

La eliminación de los cuernos pone al descubierto aberturas de tamaño variable en los senos frontales, que se extienden por la base hueca del cuerno. Incluso los cuernos relativamente pequeños poseen una base grande (Láminas 25.4 y 25.5). Tras la cirugía, se puede observar el paso de aire respiratorio a través de los senos frontales y también hemorragias por los ollares.

Es importante que las aberturas producidas se mantengan tan limpias como sea posible tras la cirugía mediante un tratamiento regular con antibiótico en polvo o espray, suministrando heno en el suelo en lugar de en pesebre y alojando a la cabra en un lugar limpio. Es probable que la cabeza se mantenga sensible durante un mes o más tiempo.

Anestesia

Véase el Capítulo 24.

En la anestesia general, debe tenerse en cuenta la posibilidad de intubar, pero no suele ser necesaria si la operación se realiza con rapidez en un animal en ayuno.

Técnica quirúrgica

Si los cuernos son relativamente pequeños, como por ejemplo sucede en un cabrito grande o un animal de un año, no es necesario suturar la piel situada sobre la zona expuesta de los senos frontales, siempre que la zona se pueda mantener limpia después de la intervención quirúrgica, ya que el orificio se curará de forma espontánea en unos días y la piel volverá a crecer sobre la zona con bastante rapidez. En los animales adultos, en particular los machos, la zona expuesta de los senos frontales debería cerrarse mediante una sutura de la piel que atraviese la herida.

- *Cuernos pequeños*. La zona que rodea a ambos cuernos se rasura y se prepara para una cirugía de forma rutinaria, cortando la piel en un anillo de alrededor de 1 cm desde la base del cuerno. Se eliminan los cuernos mediante una sierra de alambre para fetotomías, procediendo desde la parte posterior del cuerno hacia adelante y colocando la sierra tan abajo como sea posible para evitar que se produzca el crecimiento incompleto del tejido. Debería controlarse cualquier hemorragia mediante el cauterio.

  El vendaje de la cabeza es aconsejable en ocasiones, o bien se pueden cubrir los cuernos con brea de pino.

- *Cuernos grandes*. La zona que rodea ambos cuernos se rasura y se prepara para la cirugía, cortando la piel aproximadamente a 1 cm de la base de los cuernos. La incisión de la piel comienza sobre la parte craneal del cuerno, rodea el cuerno y después se dirige caudalmente hacia la oreja. Es importante dejar bastante piel para que el cierre sea más fácil, empleando la piel suelta de alrededor de las orejas. Los extremos de la piel deben disecarse por debajo empleando unas tijeras afiladas y se eliminan los cuernos tal como se indicó antes. Tras la retirada de los cuernos, la piel se diseca por debajo de nuevo otros 2 a 3 cm adicionales para permitir el cierre.

  El campo quirúrgico se lava con suero salino estéril y la piel se cierra mediante una sutura horizontal interrumpida, utilizando material no absorbible. La herida se cubre y se venda la cabeza hasta la retirada de los puntos tras 10 a 14 días, cambiando el vendaje tras 4 días.

  Debe administrarse antibióticos durante 5 a 7 días, junto con antitoxina tetánica. Debería administrarse un antiinflamatorio no esteroideo, como carprofeno o flunixin, diariamente durante 2 a 3 días.

Nota: en ausencia de infección, la limpieza demasiado profunda de la zona tras el descornado *retrasará* su curación.

Eliminación de las glándulas odoríferas en las cabras adultas

La eliminación de las glándulas odoríferas en machos adultos descornados, desbotonados o con cuernos, puede realizarse bajo anestesia general.

Se realiza un colgajo de piel triangular, con la base del triángulo cercana a la zona caudal de la cabeza y el vértice unos 3 a 4 cm por delante de una línea que una los cuernos o botones (Figura 25.1). El colgajo cutáneo se separa del tejido subyacente y se pliega caudalmente hacia su base. Las glándulas odoríferas grandes, que por lo general se sitúan dentro de los bordes del triángulo, se exteriorizan, se pinzan con fórceps y se extraen con unas tijeras o una hoja de bisturí, teniendo cuidado de eliminar todo el tejido glandular. El colgajo de piel se recoloca con una sutura interrumpida simple. Debe administrarse antibiótico tópico y antitoxina tetánica.

Lecturas adicionales

Alvarez, L. *et al.* (2009) Physiological and behavioural alterations in disbudded goat kids with and without local anaesthesia. *Appl. Anim. Behavioural Sci.*, **117**, 190–196.

Anon (1984) Disbudding. *Goat Vet. Soc. J.*, **5** (2), 32–33.

Anzuino, K. (2014) Disbudding goat kids and pain. *Goat Vet. Soc. J.*, **30**, 3–11.

Boyd, J. (1987) Disbudding of goat kids. *Goat Vet. Soc. J.*, **8** (2), 77–78.

Buttle, H.L. *et al.* (1986) Disbudding and dehorning of goats. *In Pract.*, 63–65.

Hague, B.A. and Hooper, R.N. (1997) Cosmetic dehorning in goats. *Veter. Surg.*, **26** (4), 332–334.

Ingvast-Larsson, C., Högberg, M., Mengistu, U. , Olsén, L. *et al.* (2011) Pharmacokinetics of meloxicam in adult goats and its analgesic effect in disbudded kids. *J. Vet. Pharmacol. Therap.*, **34** (1), 64–69.

Johnson, E.H. and Steward, T. (1984) Cosmetic descenting of adult goats. *Agri. Pract.*, **5** (9), 16.

Mobini, S. (1991) Cosmetic dehorning of adult goats. *Small Rum. Res.*, **5**, 187–191.

RCVS (2012) *Veterinary Record*, **171** (8), 186.

Taylor, P. (1983) Goat anaesthesia. *Goat Vet. Soc. J.*, **1**, 4–11.

Turner, A.S. and McIlwraith, C.W. (1982) Dehorning the mature goat. In: *Techniques in Large Animal Surgery*, pp. 317–319. Lea and Febiger, Philadelphia, PA.

CAPÍTULO 26

Técnicas quirúrgicas

Consideraciones antes de la cirugía

En comparación con otras especies de animales domésticos, existe una clara escasez de referencias sobre técnicas quirúrgicas en cabras. No existen libros de texto que traten de forma específica acerca de la cirugía en los pequeños rumiantes, aunque la mayoría de los textos quirúrgicos sobre grandes animales contienen alguna referencia a la cabra.

Por desgracia, muchos veterinarios clínicos todavía se enfrentan a la cirugía en la cabra con desasosiego. En parte, se trata de un temor a lo desconocido y en parte se debe a que las cabras tienen reputación de ser malos pacientes. El estrés tanto del clínico como del paciente se puede reducir mediante:

- *Empleo de técnicas conocidas*. Esto puede traducirse en la preferencia del abordaje quirúrgico diferente entre un veterinario dedicado a los animales de compañía y otro dedicado a los de granja.
- *Empleo de fármacos conocidos*. Por ejemplo, el isofluorano y la xilacina son agentes anestésicos eficaces en las cabras.
- *Preparación básica con antelación*:
  - ¿Cómo va a manejarse al paciente antes, durante y después de la cirugía?
  - ¿Qué problemas pueden encontrarse durante la anestesia y que se debería hacer si se presenta el problema?
  - ¿Está el personal participante totalmente familiarizado con el procedimiento a realizar?
- Empleo rutinario de la fluidoterapia con propósito de mantenimiento y reposición:
  - El mantenimiento se consigue con una solución electrolítica equilibrada a una tasa de administración de *4-10 mL/kg/h*.
  - Durante una cirugía prolongada en cabritos de menos de 12 semanas, debe comprobarse la glucosa en sangre durante la anestesia y perfundir glucosa al 5% a dosis de 3-5 mL/kg/h cuando sea necesario.
- *Empleo rutinario de analgésicos pre y posquirúrgico.*
- *Conocimientos de la anatomía de la zona concernida.*

Gestión del dolor pre y posquirúrgico

Deberían registrase los *parámetros prequirúrgicos*, como la frecuencia respiratoria, la frecuencia cardiaca, la intensidad de la vocalización y la actividad, así como el aspecto general y la actitud, para utilizarlos como base de la evaluación posquirúrgica (Tabla 26.1). Debería administrarse una analgesia prequirúrgica siempre que sea posible mediante un *analgésico opioide* (Tabla 26.2) y/o un *fármaco antiinflamatorio no esteroideo (AINE)* (Tabla 26.3) o bien un bloqueo local empleando un agente anestésico local como la procaína, junto con un AINE. Los alfa-2 agonistas xilacina, medetomidina y detomidina, poseen propiedades analgésicas, pero la duración de la acción de muchos analgésicos opioides suele ser más larga y la combinación de alfa-2 agonistas y analgésicos opioides permite lograr una analgesia mejor. En Reino Unido se dispone de cinco AINEs principales autorizados para uso en ganado vacuno que por lo tanto pueden utilizarse en cabras bajo la cascada de prescripción. Pueden administrarse por vía parenteral, por lo general por vía intravenosa o subcutánea (Tabla 26.2) o por vía oral.

Tabla 26.1 Signos clínicos del dolor posoperatorio.

- Frecuencia cardiaca incrementada
- Respiración rápida y superficial
- Cambios en la expresión facial
- Reducción del apetito
- Cese de la rumia
- Rechinar de dientes
- Gruñidos
- Alteraciones de la marcha o la postura
- Reacción violenta a la manipulación o postura rígida destinada a inmovilizar la zona dolorida

Tabla 26.2 Analgésicos opioides.

Fármaco	Dosis	Vía
Buprenorfina	0,01 mg/kg	i.m. o s.c.
Butorfanol	0,2-0,5 mg/kg	i.v., i.m. o s.c.
Morfina	Hasta 10 mg total	i.m.
Pentazocina	2 mg/kg cada 4 horas	i.m. o i.v. lenta
Hidrocloruro de pethidina (Hidrocloruro de meperidina)	10 mg/kg	i.m. o s.c.

Tabla 26.3 AINEs inyectables autorizados para animales de abasto en Reino Unido.

Fármaco	Dosis	Vía
Carprofeno	1,4 mg/kg repetir una vez tras 48-72 horas	s.c. o i.v.
Flunixin meglumine	2 mg/kg una vez al día durante 3-5 días	i.v.
Ketoprofeno	3 mg/kg una vez al día durante 3-5 días	i.m. o i.v.
Meloxicam	2 mg/kg inicialmente, seguido de 0,5 mg/kg cada 36 horas	s.c. o i.v.
Ácido tolfenámico	2-4 mg/kg repetidos una vez tras 48 horas	s.c. o i.v.

En el *periodo posoperatorio*, algunos animales muestran signos evidentes de dolor, como gruñidos, rechinar de dientes, protección de las zonas doloridas y vocalización al moverlos o palparlos, pero la evaluación del animal debería comprender una vigilancia estrecha en busca de signos de dolor tanto manifiestos como sutiles, como el incremento de la frecuencia cardiaca, la respiración superficial acelerada y alteraciones en la expresión facial. La cabra también podría aparecer apagada y letárgica, con escaso interés por lo que la rodea y con un apetito disminuido, o con cese de la rumia. La analgesia posquirúrgica debería mantenerse durante al menos 3 días después de una cirugía mayor, normalmente con *AINEs* (Tabla 26.1), aunque pueden utilizarse opioides si es necesario.

También se han utilizado *neuroleptoanalgésicos* como el fentanilo. La administración intravenosa de fentanilo tiene una vida media relativamente corta (1 a 2 horas) que limita su uso para la gestión del dolor en la cabra, pero puede utilizarse como dosis inicial intravenosa, *fentanilo,* **2,5** *µg/kg i.v.*, antes de aplicar un parche transdérmico. Los parches transdérmicos de fentanilo (*50 µg/h*) se aplican sobre la piel rasurada del cuello, donde no pueden ser mordisqueados por el paciente, y se cubren y fijan en el lugar de aplicación. La cabra debería mantenerse separada del resto de animales. La administración transdérmica de fentanilo da lugar a una concentración variable en el plasma que se detecta entre 1 y 8 horas después, alcanzando un pico máximo entre las 8 a 18 horas.

También se puede administrar una *analgesia caudal* mediante la administración de fármacos mediante la inyección epidural sacrococcígea y lumbosacra (Capítulo 24).

En casi todos los casos, se debería reducir el dolor mediante la administración rutinaria de fármacos durante al menos 3 días tras una cirugía mayor.

Castración

Las cabras suelen castrarse si van a ser:

- Utilizadas para carne en un plazo de más de 4 meses.
- Conservadas como productores de fibra.
- Utilizadas como animales de compañía.
- Empleadas como animales gregarios o recelas.

La castración convierte al animal en infértil e impide el desarrollo del olor típico del macho y del comportamiento secundario sexual desagradable, como el marcado territorial con orina.

Los cabritos no castrados presentan una tasa de crecimiento, una eficiencia en la conversión del pienso y un rendimiento de la canal mejores que los cabritos castrados, pero en los cabritos mayores es probable que su carne sea más oscura y tenga un aroma más intenso. La castración temprana puede estar relacionada con un mayor riesgo de urolitiasis, porque la uretra es demasiado pequeña. Puede ser preferible retrasar la castración en aquellos animales que vayan a dedicarse al trabajo o a compañía, pero un macho sin castrar nunca debería venderse como mascota sin una profunda discusión con su nuevo propietario y haber acordado los preparativos de su castración.

En Reino Unido, existen diferencias legales con respecto a la castración de corderos y cabritos; los cabritos de más de 2 meses de edad deben ser castrados por un veterinario utilizando anestesia (Tabla 26.4), mientras que los corderos de hasta 3 meses de edad pueden ser castrados quirúrgicamente por una persona profana sin anestesia.

Anillos de goma

Los cabritos muy jóvenes pueden ser castrados con anillos de goma elásticos que se colocan alrededor del cuello del escroto empleando un aplicador especial. El anillo constriñe el flujo de sangre de entrada y retorno de los testículos y el escroto, que se necrosan y desprenden en unas 2 a 6 semanas. Es esencial confirmar que ambos testículos estén completamente dentro del saco escrotal por debajo del anillo o podrá producirse una criptorquidia inguinal inducida. Por el contrario, la colocación del anillo demasiado arriba puede atrapar a la uretra: comprobar que los pezones estén cerca del anillo.

Existe un riesgo de infección alrededor del anillo y también de tétanos. Los cabritos castrados mediante anillo presentan muestras de comportamiento de un dolor agudo durante al menos 3 horas. Existen pruebas en los corderos de que una técnica que combina el anillo de goma y un castrador no sangriento, conocido como emasculador de Burdizzo (véase más adelante), provoca menos dolor agudo. El emasculador de Burdizzo se aplica durante 10 segundos, justo distal al anillo de goma, a todo lo ancho del escroto.

Emasculador de Burdizzo

Mediante el emasculador, se aplasta cada cordón espermático, privando al testículo de su aporte de sangre y provocando que se atrofie y se convierta en no funcional tras varias semanas, al tiempo que se deja intacto el escroto. Alternando la aplicación del emasculador en cada uno de los dos cordones, se consigue que la piel situada entre ellos quede inalterada, conservando suficiente aporte de sangre como para conservar la viabilidad del escroto.

Cada cordón suele aplastarse dos veces, aplicando el emasculador la segunda vez por debajo de la primera, aunque una sola aplicación durante 6 a 10 segundos con un emasculador que funcione correctamente debería ser suficiente. El escroto debe palparse meticulosamente antes de aplicar el emasculador para comprobar que ambos testículos han descendido y que no existe una hernia escrotal.

Esta técnica es menos dolorosa que utilizar un anillo de goma, al menos durante las primeras horas posteriores a la castración.

Tabla 26.4 Castración de los cabritos.

Edad de los animales	Técnica	Persona que puede realizar la castración	Necesidad de anestesia
1ª semana de vida	Anillo de goma	Cualquiera	No
	Burdizzo	Cualquiera	No
<2 meses	Cirugía	Cualquiera	No
>2 meses	Cirugía	Veterinario	Sí

Castración quirúrgica (abierta)

Cabritos

Se limpia y desinfecta el escroto con clorhexidina o povidona yodada, se estira de la parte inferior del mismo y se elimina el tercio distal utilizando una hoja de bisturí. En los cabritos muy jóvenes, cada testículo se sujeta por separado, se libera de la fascia el testículo y el cordón espermático con la túnica intacta mediante tracción y disecación roma y después se rompe el músculo cremáster y la túnica siguiendo con la tracción controlada. La tracción de los vasos espermáticos provoca la rotura de la zona inguinal cuando se extrae el testículo. El ligado de los vasos espermáticos no es necesario en los cabritos neonatos, pero se recomienda en cabritos a partir de unos días de edad. Los cabritos se desarrollan con rapidez y alcanzan la madurez sexual hacia los 3 meses de vida. Los cabritos de más edad, incluso los de raza pigmea, poseen unos testículos relativamente grandes.

Adultos

En los animales adultos se puede utilizar un emasculador junto con una ligadura con catgut. El tercio ventral del escroto se elimina con un bisturí, como en los cabritos, o bien se realiza una incisión un poco más corta que la longitud del testículo en la parte ventral del escroto. Después se exterioriza cada testículo de forma individual y la fascia se separa del cordón espermático. Se identifica entonces la porción vascular y no vascular del cordón espermático. La parte no vascular se aplasta durante cerca de 10 segundos justo en la zona proximal al epidídimo y luego se aplasta la parte vascular para extraer el testículo, dejando colocado el emasculador durante al menos 1 minuto. Se coloca una sutura de catgut alrededor del cordón, 1 cm proximal al borde del emasculador. Antes de volver a liberar el emasculador, se coloca una pinza para arterias sobre el extremo del cordón y se comprueba que no haya hemorragia antes de soltar el cordón.

La castración abierta no debería realizarse en una época calurosa, cuando los ataques de las moscas puedan ser un problema.

Siempre debería administrarse profilaxis frente al tétanos. Tras la castración, la cabra debería alojarse en un ambiente limpio y libre de polvo y debe favorecerse que haga ejercicio.

En todos los animales es deseable la aplicación de *anestesia*, aunque solo sea necesaria legalmente en los cabritos de más de 2 meses. Los cabritos pueden castrarse adecuadamente al mismo tiempo que se anestesian para el desbotonado. En otros animales, se puede utilizar anestesia general (véase el Capítulo 24) o una infiltración local con lidocaína y adrenalina. Como las cabras son sensibles al efecto tóxico de la lidocaína, debe tenerse cuidado de no superar las dosis recomendadas: los efectos tóxicos se presentan a dosis de 10 mg/kg por vía intramuscular, es decir, con 5 mL de lidocaína al 2% en un cabrito de 10 kg.

Hernias umbilicales

Resección quirúrgica

En aquellos casos en que el anillo de la hernia es superior a los 5 cm, debería realizarse una intervención quirúrgica.

Anestesia: sedación + infiltración con anestésico local o anestesia general

Se rasura y prepara quirúrgicamente la zona que rodea la hernia. Se abre el saco herniario y se inspecciona cuidadosamente con el dedo la zona para asegurarse de que no hay ninguna víscera adherida a la parte interna del anillo y que no hay restos umbilicales aumentados de tamaño o infectados. Se elimina el exceso de piel, se evierte el saco herniario hacia el interior de la cavidad abdominal, se reavivan los bordes del anillo y se cierra el defecto de la pared abdominal enfrentando la pared abdominal con una sutura horizontal empleando material reabsorbible. El tejido subcutáneo se puede cerrar con una sutura interrumpida sencilla empleando material absorbible y la piel con sutura no reabsorbible. Puede ser necesario el empleo de una malla protésica para cerrar hernias grandes en la pared abdominal.

Los animales deben recibir profilaxis antitetánica y antibióticos y deben vigilarse con atención en busca de signos de sepsis o fallo quirúrgico. Debe limitarse el ejercicio durante 7 a 14 días después de la cirugía.

Si se produce un absceso, el saco herniario se puede resecar en la zona de unión con el anillo de la hernia y después se extrae el absceso intacto y el saco herniario conjuntamente, teniendo cuidado de no romper el absceso y contaminar la herida.

Tratamiento quirúrgico de la urolitiasis obstructiva

Véase también el Capítulo 15.

> No es posible introducir un catéter a un macho cabrío más allá de la vejiga de la orina, de modo que siempre es necesario realizar una intervención quirúrgica en los casos de urolitiasis obstructiva.

El tratamiento de la urolitiasis presenta grandes problemas para un veterinario clínico. La cateterización completa hasta la vejiga es anatómicamente imposible, puesto que los catéteres no pasan el arco del isquion ya que se introducen en un divertículo de la uretra, el receso uretral, de modo que la intervención quirúrgica suele resultar inevitable y es necesario tomar decisiones rápidas para poder mitigar las molestias del animal una vez se haya realizado el diagnóstico. Muchas de las técnicas utilizadas presentan un resultado problemático y existe una alta tasa de recidiva en muchos animales tras la cirugía. *Es esencial que el propietario esté totalmente implicado en la discusión concerniente a las posibles opciones para el tratamiento y que sea conocedor de los costes y del pronóstico a largo plazo antes de iniciar la cirugía.* Los machos sementales presentan problemas particulares, ya que la cirugía no debe alterar su fertilidad y, en las cabras de tiro, la dirección hacia atrás de la micción que resulta de la uretrostomía, pueden suponer grandes problemas para el propietario. Muchos propietarios pueden optar por la eutanasia. La Figura 26.1 intenta aportar un esquema racional para la cirugía y la Tabla 26.5 compara las diversas técni-

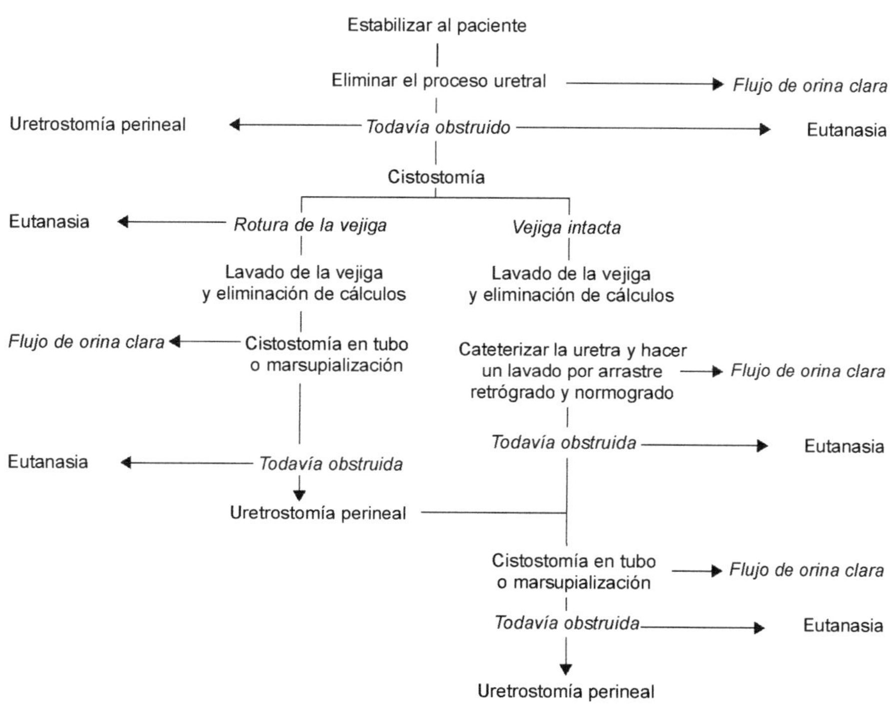

Figura 26.1 Tratamiento de la urolitiasis obstructiva.

Tabla 26.5 Comparación de las técnicas quirúrgicas para el tratamiento de la urolitiasis obstructiva.

Procedimiento quirúrgico	Anestesia	Pros	Contras
Amputación del proceso uretral	+/–Sedación + AL	Resolución inmediata y sencilla si solo hay arenilla o cálculos en el interior	La mayoría vuelve a obstruirse en <36 horas cuando los cálculos entran en la uretra desde la vejiga
Uretrostomía perineal	Sedación + AL Epidural	Hospitalización breve	Procedimiento paliativo Formación de estenosis siempre en <1 año
Cistostomía en tubo	AG	>80% tasa de éxito <20% obstrucción recurrente Adecuado para sementales	Caro Hospitalización larga Problemas de cateterismo Formación de adherencias
Marsupialización de la vejiga	AG	Procedimiento paliativo	Caro Escaldadura de orina Infecciones del tracto urinario Estenosis Prolapso de la mucosa de la vejiga
Cistostomía con lavado y arrastre uretral		Hospitalización de menor duración que la cistostomía en tubo	Cirugía de larga duración Riesgo de rotura de la uretra

N. del T.: AL, anestesia local; AG, anestesia general.

cas quirúrgicas. Hasta dónde pueda llegar una cabra en el esquema de toma de decisiones quirúrgicas dependerá del valor de la cabra, su futuro uso y la preferencia del dueño. *Los tratamientos precoces están asociados con una tasa de supervivencia más alta.*

Los animales con una urolitiasis obstructiva suelen presentar uremia, con unos niveles de BUN (nitrógeno ureico en sangre) por lo general <40 mmol/L, y con unos elevados niveles de creatinina en suero. *La deshidratación y las alteraciones electrolíticas deben corregirse antes de la cirugía.* Entre las alteraciones electrolíticas se encuentra la *hiponatremia*, *hipocloremia* e *hiperglucemia* y la mayoría de los animales presentan un recuento leucocitario elevado debido a una *neutrofilia*.

Debería administrarse una *fluidoterapia intravenosa*, empleando *suero salino al 0,9%*, en el preoperatorio y durante tanto tiempo como sea necesario en el posoperatorio para corregir los desequilibrios electrolíticos. Las concentraciones de potasio son variables, de modo que solamente deberían administrarse sales de potasio una vez exista una hipocaliemia; es probable que los machos con obstrucciones crónicas, con acidosis metabólica y/o uroperitoneo sean *hipercaliémicos*.

La *hipofosfatemia* es una alteración común en la urolitiasis caprina y cuando es grave puede provocar una debilidad muscular general o alteraciones cardiacas. La *hipocalcemia* puede ser secundaria a la rotura de la vejiga.

Tras la eliminación con éxito de la obstrucción, los niveles de BUN descienden rápidamente hasta menos de 20 mmol/litro en un plazo de 24 horas y por debajo de 10 mmol/litro en 48 horas.

La *cistocentesis* preoperatoria reduce la presión sobre el diafragma durante el decúbito lateral o dorsal, evita la rotura espontánea de la vejiga debida a la administración de líquidos, retrasa el avance de la azotemia y los desequilibrios electrolíticos y ayuda a relajar el espasmo de la uretra. Puede colocarse un catéter de Bonanno en la vejiga, preferiblemente bajo ayuda ecográfica. El vaciado de la vejiga permite planificar la cirugía para un momento conveniente. El catéter consiste en un trócar recto, que sirve como núcleo y hace de guía de un tubo de plástico con un extremo curvado que se mantiene recto mientras está en el interior del trócar. Al final del tubo de plástico se halla una pequeña pestaña plana que puede pegarse o suturarse a la piel. Cuando se extrae el trócar, el extremo curvo mantiene el catéter en la vejiga. Si la cirugía no es factible para el propietario, se puede dejar colocado el catéter hasta lograr la libre permeabilidad, pero el flujo se puede ver restringido o se puede doblar el catéter si se deja colocado durante más de 36 a 48 horas. El catéter de Bonanno suele retirarse durante la preparación quirúrgica dirigida a realizar una cistostomía con sonda u otro procedimiento quirúrgico. El orificio realizado por el catéter en la vejiga se puede cerrar durante la cirugía, pero no parece suponer un problema cuando se retira el catéter en cabras que no son intervenidas.

Debe administrarse un *tratamiento con antibióticos* para impedir una infección ascendente: utilizar penicilina, cefalosporinas, ampicilina, amoxicilina, sulfamidas potenciadas o fluoroquinolonas. Puede conseguirse un alivio temporal del dolor mediante el empleo de anestesia epidural caudal (véase el Capítulo 24).

Eliminación quirúrgica del proceso uretral

El proceso uretral debería ser examinado en todos los casos en que se sospeche una urolitiasis, ya que es el punto de bloqueo más habitual. En ocasiones se puede extraer un material arenoso o grumoso sin tener que recurrir a la cirugía, en particular en los cabritos o cuando el animal está sedado. Si ese método falla, la amputación del proceso uretral alivia el bloqueo. La administración de un espasmolítico y un analgésico (metamizol, hioscina butilescopolamina, 0,5-5 mL i.v.) aliviará el dolor y facilitará el paso de los cálculos. De manera alternativa, el flunixin meglumine, 2 mg/kg, 2 mL/45 kg i.v. logrará la analgesia y reducirá la inflamación.

La sedación facilitará la exteriorización del pene y puede lograr una relajación muscular suficiente como para permitir que pase el cálculo. El diazepam (0,25-0,5 mg/kg i.v. lentamente) es el sedante de elección, aunque no induce analgesia. El efecto diurético de la xilacina puede empeorar la distensión de la vejiga cuando la obstrucción uretral es completa.

Si no resulta posible exteriorizar el pene, se puede acceder al pene realizando una incisión longitudinal desde el prepucio tras anestesiar la piel con una pequeña cantidad de anestésico local. El proceso uretral puede ser expuesto o, cuando se ha detectado un bloqueo mediante palpación o ecografía en el cuerpo del pene, la zona obstruida se puede elevar y realizar una incisión sobre el cálculo, permitiendo su salida. Las incisiones pequeñas pueden cerrase con pegamento quirúrgico. Las incisiones mayores pueden requerir el cierre de la mucosa con sutura absorbible monofilamento delgada.

Aun cuando se restablezca la permeabilidad de la uretra, puede producirse posteriormente un bloqueo uretral recurrente si entran otros cálculos en la uretra desde la vejiga.

Cuando existan más cálculos o el bloqueo no se produzca en el proceso uretral, será necesario practicar una cirugía para localizar y eliminar la obstrucción.

> El proceso uretral debería examinarse y eliminarse en todos los casos de bloqueo uretral.

Cistostomía en tubo

La cistostomía en tubo es el tratamiento de elección para aliviar la urolitiasis obstructiva en los animales de valor, cuando el macho va a ser dedicado a la reproducción y en animales en que se sospecha una rotura de la vejiga. Es una técnica cara que requiere un largo periodo de hospitalización o unos cuidados esmerados en casa y debe acompañarse de cambios en la dieta para evitar la recurrencia del problema. La inserción de un catéter Foley permanente en la vejiga de la orina alivia la obstrucción de forma temporal, con una mejora inmediata del animal, al desviar el flujo de orina desde la uretra bloqueada. Esto permite ganar tiempo para eliminar la obstrucción de la uretra al desaparecer el espasmo uretral asociado con la presión de la uretra, dando tiempo a que se reduzca la uretritis y los cálculos urinarios se disuelvan. La disolución de los cálculos de estruvita se puede facilitar alterando el pH de la orina con modificaciones en la dieta y administrando cloruro de amonio. Las piedras de carbonato de calcio no se disuelven en la orina acidificada pero se impedirá la formación de nuevos cálculos. De forma ideal, todos los cálculos pueden ser eliminados mediante la cirugía gracias a un cuidadoso lavado de la vejiga y la uretra, pero algunos cálculos podrían estar firmemente integrados en la mucosa de la uretra, lo que impediría su eliminación.

Anestesia: anestesia general

La cabra se coloca en decúbito lateral y el abdomen se rasura y prepara para la cirugía. Se realiza una incisión paramedial de 10-15 cm a medio camino entre el escroto y el prepucio distal, 3 cm a la izquierda o derecha de la línea media. Se repliegan el pene y el prepucio y se abre el abdomen a través de la línea alba. Se exterioriza la vejiga y se extrae del abdomen con torundas húmedas.

Si la vejiga está intacta, se realizan dos suturas de sujeción en la cara ventral de la vejiga y se practica una cistostomía mediante una incisión que atraviese todo el grosor del ápex de la vejiga. Se aspira la orina, se extrae cualquier cálculo y se lava la vejiga con suero salino estéril. La retirada cuidadosa de todos los cálculos posibles reducirá el riesgo de posteriores obstrucciones.

Los cálculos se retiran mediante el lavado de la vejiga con suero salino, (a) en sentido *retrógrado* por medio de un catéter urinario (calibre 8-10) introducido a través del cuello de la vejiga en la uretra y (b) *normogrado* por medio de un catéter urinario introducido en la apertura distal de la uretra (más sencillo cuando se ha amputado el proceso uretral). Debe tenerse cuidado de no ejercer una presión excesiva sobre la uretra durante el lavado, ya que *el lavado excesivamente intenso puede provocar la rotura de la uretra*.

Si la vejiga está rota, se repara su pared con una sutura reabsorbible sintética del 2, empleando una sutura continua inversa (Lembert o Cushing) o una sutura continua simple, seguida de una sutura continua de Lembert.

La vejiga debe lavarse perfectamente con suero salino isotónico y se retira cualquier cálculo residual. Cualquier cálculo presente en la cavidad abdominal es peligroso. Se eliminan tantos cálculos como sea posible de la uretra mediante lavado retrógrado y normogrado. Esto es especialmente importante en el caso de los cálculos de carbonato cálcico, ya que no se disuelven en la orina acidificada. Se coloca un catéter Foley de silicona tratada con látex de calibre 8-20 a través de una pequeña incisión lateral a la incisión paramedial y se tunela de forma subcutánea una corta distancia antes de entrar en la cavidad abdominal. El extremo del catéter se introduce a través de una incisión pequeña en la vejiga, donde se asegura mediante dos suturas en bolsa de tabaco. El balón del catéter se hincha *con 10 mL de suero salino* (el aire se escapa) y se aplica tracción a la porción distal del catéter para aproximar la vejiga a la pared abdominal, aunque en muchos casos no entra en contacto directo con la pared. La incisión abdominal se cierra y se sutura el catéter a la piel, utilizando una sutura en trampa china o cinta quirúrgica.

Se puede utilizar una solución de ácido acético al 1% para lavar la vejiga, a través del catéter Foley. Puede realizarse diluyendo un vinagre comercial normal que contenga un 4 a 8% de ácido acético, en proporción de 1 parte en 5 (solución al 20%). Manteniendo conectado el catéter durante 30-60 minutos habrá tiempo suficiente para disolver los cristales o cálculos que permanezcan en la vejiga y una parte pasará a la uretra y ayudará a disolver cualquier cristal presente en ella.

Los cálculos que se disuelven al colocarlos en un tubo con ácido acético al 1% es muy probable que sean de estruvita. Si se disuelven, el pronóstico de resolución de la obstrucción uretral es bueno.

Deben administrarse antibióticos de amplio espectro antes de la cirugía y hasta 3 a 5 días después de retirar el catéter y la inflamación de la uretra debe reducirse mediante flunixin meglumine, 1,1 mg/kg, 1 mL/45 kg i.v. cada 12 horas hasta resolver la obstrucción uretral.

El catéter debe dejarse *in situ* durante un mínimo de 7 a 10 días para dar tiempo a que se forme un sello fibrinoso u omental alrededor del lugar de la cistostomía. Tras ese tiempo, se retira el catéter sin que se produzca la fuga de orina.

Es necesario mantener el catéter abierto durante 3 a 4 días después de la cirugía y después cerrarlo de forma intermitente para determinar si la uretra está libre. Si el animal presenta signos de malestar, como esfuerzo para orinar o lamentos, se vuelve a abrir el catéter y se repite el proceso al día siguiente. Cuando la orina comienza a gotear desde la uretra, el catéter se cierra de manera creciente durante periodos más largos, hasta que se obtiene un chorro constante de orina. Una vez que la micción sea normal durante 24 horas, se puede retirar el catéter.

El tiempo necesario para que gotee la orina varía entre 1 día y 4 semanas y el tiempo hasta obtener un chorro continuo de orina entre 4 días y 5 semanas. Las cabras parecen tolerar los catéteres muy bien y no suele ser necesaria su inmovilización o la colocación de un collar isabelino para evitar que se quiten el catéter. El mayor peligro de una retirada no deseada suelen ser otras cabras. La disolución de los cálculos de estruvita se puede facilitar mediante:

- La administración de *cloruro de amonio por vía oral* de forma diaria o dos veces al día para acidificar la orina. La dosis debería calcularse para cada cabra, determinando el pH de la orina con un pHmetro o unas tiras para orina; *10 g* es una dosis diaria inicial razonable, pero pueden ser necesarias cantidades sustancialmente más altas en animales grandes para asegurar que el pH de la orina se mantiene <6,0 durante 24 horas. La sal se puede disolver en 40 mL de agua para administrarla con pistola y endulzarla con azúcar si es necesario. Muchas cabras toman la dosis necesaria en zumo de naranja.
- El *cloruro de amonio* se puede administrar a una concentración de *40 mg/kg* al día en el pienso, pero no resulta muy agradable de comer y será necesario camuflarlo con melaza.
- Perfundir la vejiga diariamente con *200 mL de Solución Tamponada de Walpole* a través del catéter de Foley.
- El pH de la orina debería vigilarse diariamente siempre que sea posible (las cabras suelen orinar cuando un extraño entra en el corral). *El pH de la orina debe estabilizarse a un valor de 5,5 a 6,0.*
- También se han utilizado fármacos para personas, como el *hemiacidrin* (Renacidin, Guardian Labs) para acidificar la orina y disolver los cálculos de estruvita. No funciona bien si los cálculos tienen un importante contenido en oxalato cálcico; se introducen 30 mL de solución sin diluir en la vejiga y se dejan actuar durante 30 a 60 minutos. Después se deja que drene el catéter. Este procedimiento se repite de 4 a 6 veces al día hasta lograr la disolución de los cálculos. La solución es irritante si se escapa de la vejiga o la uretra, por lo que no debería utilizarse en pacientes con una infección de las vías urinarias o con una rotura de la uretra o la vejiga y su uso se retrasa durante 5 días después de la cirugía para permitir que se forme un sello alrededor de la zona de la cistostomía. Durante ese tiempo, los urolitos obtenidos durante la cirugía pueden introducirse en una solución del fármaco para ver si se disuelven *in vitro*.

La existencia de un proceso uretral intacto, la ausencia de líquido abdominal y un nivel de potasio en suero de <5,2 mEq/litro han sido factores que se han asociado con una tasa de supervivencia alta. La cistostomía en tubo puede no ser eficaz en un pequeño número de animales. En esos casos, debería realizarse una uretrostomía o bien valorarse la conveniencia de la eutanasia.

Cistostomía percutánea en tubo

La cistostomía percutánea en tubo es una opción más barata para el propietario. Sin embargo, puesto que no permite la extracción de los cálculos mediante el lavado de la vejiga y la cateterización de la uretra, es más adecuada para el tratamiento de los bloqueos inducidos por fosfato (estruvita), que se disuelven en la orina ácida, más que para aquellos producidos por cálculos de carbonato cálcico, que no se disuelven.

Anestesia: anestesia epidural caudal o general

Se coloca a la cabra en decúbito lateral derecho con la extremidad posterior sujeta caudodorsalmente. Se identifica la vejiga mediante ecografía en la región prepúbica izquierda, asegurándose de que no hay vísceras entre la pared abdominal y la vejiga. Se inserta un trócar de calibre 12 con funda en la vejiga mediante guiado ecográfico y se inserta un catéter Foley de calibre 10 en la vejiga a través de la funda. El globo de la vejiga se infla con 10 mL de suero salino, se retira la funda del abdomen, se tira del globo hacia la pared abdominal izquierda y se sutura el catéter en ese punto. El catéter se deja colocado durante un periodo variable (véase la cistostomía en tubo más arriba).

Marsupialinización de la vejiga

La marsupialinización de la vejiga consiste en la creación de un estoma permanente entre la mucosa de la vejiga y la piel de la parte ventral del abdomen, circunvalando la uretra de modo que la orina fluya directamente desde la vejiga al exterior. Puede utilizarse como un procedimiento corrector primario del bloqueo uretral, así como una opción de emergencia en animales en los que hayan fracasado intentos quirúrgicos previos. En algunos animales de gran tamaño y voluminosos, puede resultar difícil poner la vejiga en contacto con la pared abdominal, de forma que el procedimiento puede estar contraindicado en ellos.

Anestesia: anestesia epidural lumbosacra o general

El animal se coloca en decúbito dorsal y se realiza una incisión laparoscópica de 10-15 cm a 3 cm en paralelo al lateral del prepucio. Se aspira la orina de la vejiga y se colocan dos suturas de fijación junto al ápex de la vejiga. Sobre la cara ventral del ápex de la vejiga, se realiza una incisión de 3-4 cm para cistostomía longitudinal. Se drena la orina restante y se eliminan los cálculos mediante lavado y succión.

El ápex de la vejiga se coloca entonces contra la superficie del peritoneo de la pared abdominal opuesta, tan cranealmente como sea posible sin ocasionar una tensión excesiva sobre la vejiga. Se realiza una incisión longitudinal en la pared abdominal a 4 cm de la línea media, con una alineación óptima con la vejiga, el ápex se recoloca a través de la segunda incisión y se recolocan las suturas de fijación. Se colocan cuatro suturas interrumpidas simples con material sintético reabsorbible del 2 a través de la vaina del recto externo de la incisión y de la capa seromuscular de la vejiga en las posiciones horarias de las 12, 3, 6 y 9 en punto, de modo que la abertura de la vejiga esté al nivel de la piel. La capa seromuscular de la vejiga que rodea la incisión de la cistostomía se sutura a la vaina del recto externo utilizando material sintético reabsorbible del 2 en un patrón de colchonero horizontal interrumpido. Los extremos de la incisión de cistostomía se suturan de forma circular a la piel, utilizando material reabsorbible sintético del 3 siguiendo un patrón continuo simple para lograr la aposición de la mucosa de la vejiga a la piel. Se lava el abdomen con suero isotónico y la incisión laparoscópica se cierra de forma habitual. El tratamiento posoperatorio con antibióticos se prolonga durante cerca de 1 semana.

Entre las complicaciones posoperatorias a largo plazo se incluye la inevitable *incontinencia urinaria* y la *escaldadura por orina* de la zona ventral del abdomen, la posible fibrosis y la estenosis crónica del lugar de marsupialización, la *cistitis* y el *prolapso de la mucosa de la vejiga.*

El rasurado del pelo situado sobre el abdomen, la limpieza periódica de la zona y el uso prudente de pomadas protectoras, como la vaselina, permite reducir los efectos de la escaldadura por orina.

Cistostomía

La cistostomía, acompañada de un lavado meticuloso de la vejiga y del arrastre bidireccional de la uretra con suero salino para eliminar los cálculos, suele resultar eficaz para resolver la obstrucción, pero se requiere un tiempo quirúrgico prolongado (2-3 horas) para realizar el lavado de la uretra y existe el riesgo de que se rompa la uretra en el punto de la obstrucción.

Anestesia: anestesia general

Se coloca la cabra en decúbito dorsal, se rasura el abdomen y se prepara de forma rutinaria para la cirugía. Se realiza una incisión paramedial de 10-15 cm a media distancia entre el escroto y el prepucio distal, a 3 cm a la izquierda o a la derecha de la línea media. Se aparta el pene y el prepucio y se aborda el abdomen a través de la línea media. Se exterioriza la vejiga y se extrae del abdomen colocándola sobre gasas húmedas.

Si existe una rotura de la vejiga, debe valorarse la opción de realizar una cistostomía (véase más adelante). Si la vejiga está intacta, se colocan dos suturas temporales sobre la cara ventral de la vejiga y se lleva a cabo la cistostomía, practicando una incisión completa del ápex de la vejiga. Se aspira la orina, se retiran todos los cálculos y se lava la vejiga con suero salino isotónico. La retirada cuidadosa de cualquier cálculo presente reducirá el riesgo potencial de posteriores obstrucciones. Los cálculos se retiran mediante el lavado de la uretra con suero salino, (a) de forma retrógrada por medio de un catéter urinario (8-10 fg) que pase a través del cuello de la vejiga hasta la uretra y (b) de forma normograda por medio de un catéter urinario insertado en la abertura distal de la uretra (más sencillo de realizar si el proceso uretral ha sido amputado). Debe tenerse precaución de no ejercer una presión excesiva sobre la uretra durante el lavado, ya que *un lavado demasiado impetuoso puede dar lugar a la rotura de la uretra.*

Si la obstrucción uretral se resuelve mediante el lavado, se cierra la vejiga con sutura sintética absorbible del 2, utilizando una sutura continua invertida (Lembert o Cushing), o una sutura continua simple seguida de una sutura continua de Lembert. Se cierra la línea media con sutura sintética reabsorbible del 3 siguiendo un patrón simple discontinuo, después se cierra el tejido subcutáneo con un patrón simple continuo y finalmente se sutura la piel con un material no reabsorbible.

Si no puede solucionarse el bloqueo uretral, las opciones quirúrgicas son 1) una uretrostomía perineal y 2) una cistostomía en tubo.

Uretrostomía

La uretrostomía debería considerarse como un procedimiento de emergencia dirigido a aliviar la presión sobre la cabra y el veterinario, ganando tiempo para valorar las opciones de una solución quirúrgica a largo plazo del problema. La amputación del proceso uretral debería realizarse al mismo tiempo que la uretrostomía para evitar la posibilidad de que un cálculo más pequeño provoque una obstrucción más adelante.

Si el bloqueo se sitúa en la porción distal de la uretra, la realización de una uretrostomía baja, con o sin el cierre de la uretra, podría aliviar la obstrucción, al menos de manera temporal. Aunque la radiografía normal o de contraste podría ser de ayuda para localizar los cálculos y determinar su número, en muchos casos es difícil establecer la ubicación precisa de los cálculos y puede haber varios cálculos en lugares distintos, de modo que la uretra podría obstruirse de nuevo más adelante a medida que otros cálculos descendieran por la misma. Habitualmente se produce una fibrosis posquirúrgica y una estenosis crónica que hacen que incluso cálculos más pequeños provoquen una reobstrucción.

Anestesia: anestesia epidural caudal o general

El lugar quirúrgico se rasura y prepara para la cirugía de forma rutinaria. Se realiza una incisión en la piel directamente sobre el pene en el punto de la obstrucción y se localiza el pene mediante disección roma del tejido adiposo subcutáneo situado debajo y del tejido elástico que lo rodea. Se practica una incisión pequeña en la superficie ventral del pene, directamente sobre el cálculo (o cálculos) y se extrae (extraen) a continuación.

Se pasa un catéter de forma proximal y distal en la uretra tan lejos como se pueda para asegurar que se encuentra despejada.

La pared de la uretra debe ser suturada con material reabsorbible utilizando una sutura interrumpida o continua simple, pero la orina siempre se filtra a través de la incisión, por lo que es preferible dejar que tanto la uretra como la piel se curen por segunda intención.

Deberían administrarse antibióticos de amplio espectro antes de la cirugía y durante varios días después.

Uretrostomía perineal

La uretrostomía perineal es un procedimiento paliativo, inadecuado para machos reproductores. Incluso con una buena técnica quirúrgica, su pronóstico a largo plazo es malo, con una supervivencia de más de un año sin estenosis u obstrucción recurrente inferior al 20% de los animales.

Anestesia: anestesia epidural caudal o general

Se prepara la piel desde el ano al cuello del escroto para la cirugía de forma rutinaria y se practica una incisión en la línea media desde la parte dorsal del isquion a una distancia aproximada de 10 cm. Un punto relativamente alto favorece la salida caudal de la orina, reduciendo la escaldadura por orina de las extremidades posteriores, la cual suele ser un problema posquirúrgico importante a largo plazo.

Se localiza el pene mediante disección roma de los tejidos subcutáneos y después se hace una incisión longitudinal en la línea media, separando los músculos bulbouretral e isquiocavernoso, de modo que se localice la uretra, rodeada por el cuerpo cavernoso. Es importante lograr una movilización adecuada de la uretra para asegurar que la mucosa de la uretra y la piel se encuentren yuxtapuestas y las suturas no estén tensadas. Además de la escaldadura por orina, la complicación más frecuente de la uretrostomía perineal es la formación de estrechamientos.

Se realiza una incisión de 1-2 cm en la uretra, liberando un flujo de orina cuando la uretra está libre de obstrucciones en la zona distal a la incisión y se suturan la mucosa de la uretra y una pequeña porción del tejido fibroso subyacente a la piel, empleando una aguja atraumática con ácido poliglicólico del 2 o 3. Las suturas iniciales se colocan dorsalmente y ventralmente, y después se realizan las laterales. Se coloca en la vejiga un catéter urinario con globo (calibre 8-10), se sutura a la piel empleando cinta quirúrgica y se deja colocado durante 3 días.

Debe administrarse antibióticos de amplio espectro antes de la cirugía y continuar durante 3 días después de la retirada del catéter.

Vasectomía

Anestesia: sedación y anestesia local o anestesia epidural lumbosacra

La analgesia eficaz facilita mucho la cirugía. La anestesia epidural lumbosacra permite una anestesia mejor en comparación con la infiltración del cordón espermático con anestesia local: el macho está relajado y la exteriorización del cordón espermático es relativamente sencilla, ya que el músculo cremáster está flácido.

Se prepara el escroto para la cirugía. Se practica una incisión longitudinal en el cuello del escroto por encima de los cordones espermáticos. Se pueden realizar incisiones separadas para cada testículo o se puede realizar una vasectomía bilateral mediante una sola incisión en la línea media del escroto. Se exterioriza el cordón espermático mediante disección roma y se identifica el conducto deferente como un cordón blanco y duro que se procede a separar con cuidado de los vasos sanguíneos adyacentes, evitando dañarlos y provocar una hemorragia. Se liga cada extremo del conducto deferente para evitar la recanalización y se elimina al menos 5 cm del conducto. No es necesario suturar las túnicas vaginales. Se cierra la piel con sutura reabsorbible o no reabsorbible. Puede remitirse una porción del conducto deferente extraído para un estudio histopatológico si se requiere confirmar la extirpación o se conserva en formol salino en caso de que se requiera una confirmación posteriormente. Dejar transcurrir 30 días después de la vasectomía antes de asumir que el macho es infértil.

Cesárea

Indicaciones

Distocia (véase el Capítulo 4), toxemia de gestación (véase el Capítulo 4), como método de control de enfermedades (p. ej., CAE).

Puede realizarse una cesárea con éxito en las cabras utilizando diversos abordajes quirúrgicos –flanco, línea media abdominal ventral, paramedial abdominal ventral– y con la cabra en decúbito lateral o dorsal o bien de pie. Es importante que el cirujano elija un procedimiento que le resulte confortable, lo cual puede depender de que la experiencia del cirujano esté basada en pequeños o en grandes animales. Los abordajes quirúrgicos más comunes son la laparotomía por el flanco izquierdo o bien por la línea media ventral. El flanco derecho no ofrece ventajas sobre el flanco izquierdo, ya que resulta más sencillo para un solo cirujano sujetar el rumen que mantener los intestinos en su lugar (Tabla 26.6).

En general, las cabras están menos dispuestas a ser inmovilizadas que las ovejas y la sujeción en decúbito lateral es más sencilla que en decúbito dorsal. Puede practicarse un abordaje por el flanco con una inmovilización mínima bajo anestesia local, mientras que una laparotomía por la línea media suele requerir de anestesia general.

Tabla 26.6 Pros y contras de la laparotomía por el flanco izquierdo y por la línea media ventral.

Laparotomía por el flanco izquierdo	
Pros:	Anestesia local; menor riesgo de abertura de la herida; cabra consciente sin dificultad para tener partos pronto; cabritos no deprimidos por la anestesia
Contras:	Dificultad de exteriorizar y aislar el útero para evitar la contaminación de la cavidad abdominal cuando los fetos están muertos y putrefactos
Laparotomía por la línea media ventral	
Pros:	Acceso más fácil al útero grávido; más sencillo de evitar la contaminación abdominal
Contras:	Anestesia general; mayor riesgo de abertura de la herida en un animal activo o debido a la interferencia de los cabritos al mamar

Laparotomía por el flanco izquierdo

Anestesia: infiltración local o bloqueo en L invertida o anestesia paravertebral regional (Tabla 26.7)

Se coloca la cabra en decúbito lateral derecho y se prepara el campo quirúrgico en la fosa paralumbar medial izquierda de manera rutinaria para la cirugía. La mayoría de los cirujanos siguen un abordaje mediante incisión del músculo, aunque si se prefiere se puede seguir un abordaje con rejilla o separación muscular. Se incide la piel, los músculos oblicuos abdominales interno y externo, el músculo transverso del abdomen y el peritoneo, y se exterioriza el útero. Los músculos abdominales son bastante delgados y fáciles de incidir. Deben identificarse con cuidado las capas musculares para evitar penetrar en el contenido abdominal. El peritoneo debería incidirse mediante una punción y después agrandarla mediante corte con tijeras. El cuerno uterino expuesto se rodea con torundas de algodón. El punto de incisión habitual en el útero es la curvatura mayor de un cuerno, lo que permitirá extraer todos los fetos de un lado y evitar los grandes vasos sanguíneos, de modo que se minimicen las hemorragias. En caso de que haya un feto vivo no contaminado, se puede abrir el útero dentro del abdomen si es necesario, pero si los líquidos están contaminados, deberá exteriorizarse la porción del útero que se desea abrir. La incisión del músculo uterino debería ser lo bastante grande como para permitir la extracción de los cabritos sin provocar el desgarro del útero. Es posible extraer un cabrito del otro cuerno a través de la misma incisión, pero por lo general es necesaria una segunda incisión en el otro cuerno.

Si el cordón umbilical no se rompe durante la extracción, se sujeta con dos pares de pinzas, cortándolo entre ambos. La ligadura no suele ser necesaria pero debería valorarse si la hemorragia es excesiva. Se extraen las membranas placentarias del útero si salen con facilidad. Las membranas firmemente adheridas se dejan *in situ*. La administración intrauterina de antibióticos tiene poca utilidad y no se debería emplear de rutina.

La incisión del útero se cierra utilizando una sutura invertida, como la de Lembert o Cushing, con catgut del 3 o con material sintético reabsorbible fijado en una aguja atraumática. Cualquier desgarro producido en el cuerno uterino debería suturarse con cuidado. La penetración de líquido uterino en la cavidad abdominal no representa un problema, salvo que exista una infección intrauterina asociada con

Tabla 26.7 Elección de la anestesia para la cesárea.

	Ventajas	Inconvenientes
Anestesia local		
Infiltración en línea o Bloqueo en L invertida	Cabra consciente sin dificultad para tener partos pronto Cabritos no deprimidos por la anestesia Técnica sencilla	Mala relajación muscular La curación de la herida puede verse comprometida por la infiltración Riesgo de hematomas en el punto de infiltración Mala anestesia del peritoneo
Paravertebral	Buena relajación Partos fáciles Cabritos no deprimidos	Requiere experiencia con la técnica Más difícil en animales gordos
Anestesia epidural	Buena relajación Buena anestesia del flanco caudal	La cabra puede tener debilidad del tercio posterior durante 24 horas Partos difíciles Requiere 1 hora para ser eficaz
Anestesia general	Buena relajación Buena anestesia y analgesia	Riesgos propios de la anestesia general Los cabritos pueden estar deprimidos Preferible realizarla en la clínica

un cabrito enfisematoso. En caso de presencia de líquidos claramente infectados, debe intentarse retirarlos con torundas, lavado y aspiración. En todos los casos, el útero debería limpiarse con torundas para eliminar el exceso de sangre y fluidos fetales antes de devolverlo a la cavidad abdominal, ya que ello ayudará a impedir la formación de adherencias durante la curación.

Se cierran el músculo abdominal transverso y el peritoneo utilizando material de sutura reabsorbible del 3,5 o 4 en un patrón continuo o interrumpido simple, seguido del cierre de los músculos abdominales oblicuos interno y externo y del músculo subcutáneo del tronco y la fascia. La piel se cierra con sutura no reabsorbible empleando una sutura simple discontinua o una horizontal de colchonero.

Laparotomía por la línea media ventral

Anestesia: anestesia general (Tabla 26.7)

Se coloca la cabra en decúbito dorsal y se prepara el campo quirúrgico, desde el ombligo hasta justo delante de la ubre, para la cirugía de forma rutinaria. Se realiza la incisión a través de la piel, los tejidos subcutáneos y la línea alba. Se empuja hacia delante el omento mayor y se exterioriza el útero grávido. El procedimiento quirúrgico continúa entonces igual que en el abordaje por el flanco. El peritoneo y la línea alba se cierran con una sutura de colchonero continua de eversión con material reabsorbible sintético del 5. Se cubre esa capa con una capa continua simple de material reabsorbible y después se sutura la piel y el tejido subcutáneo con una sutura de colchonero invertido con monofilamento de nailon del 4 o 5. Dejar los extremos largos de modo que las suturas sean fáciles de localizar para su retirada.

Después de una cesárea

Si la esterilidad quirúrgica es dudosa o en aquellos casos de infección uterina, se deberían administrar *antibióticos de amplio espectro* durante 3 a 5 días, así como *antitoxina tetánica* de forma rutinaria si la cabra no ha sido vacunada.

Es muy importante *aliviar el dolor preoperatorio*, de modo que se acelere la recuperación:

- *Carprofeno, 1,4 mg/kg, 1 mL/35 kg i.v.*
- *Flunixin meglumine, 2 mg/kg, 2 mL/45 kg i.v.*

Si es necesario, se puede estimular el descenso de la leche mediante la administración de oxitocina:

- *Oxitocina, 2-10 u.i.; 0,2-1 mL i.m./s.c.*
  0,5-2,5 u.i. (dilución 1 en 10 con agua para inyección) lentamente i.v.
- *Extracto de pituitaria (lóbulo posterior), 20-50 u.i.; 2-5 mL i.m./s.c.*

No se dispone de datos de fertilidad posoperatoria tras una cesárea, pero los niveles parecen ser cercanos a los que se obtienen mediante un parto normal.

Cuidados de los cabritos tras una cesárea

> Debe disponerse de la asistencia necesaria para el cuidado de los cabritos.

Los cabritos vivos deben secarse bien con toallas y colocarse en un ambiente cálido con su madre tan pronto como la cabra esté suficientemente recuperada para atenderles. Un cabrito vivo tendrá por lo general una respuesta positiva incluso con una madre muy débil y este puede ser el factor determinante en el caso de una cabra que está decidiendo entre vivir o morir. Tan pronto como se extraiga el cabrito, asegurarse de que las vías respiratorias están libres de moco. El frotamiento con toallas ayudará a estimular la respiración o se puede favorecer utilizando un estimulante respiratorio:

- *Doxapram hidrocloruro, 5-10 mg, por vía sublingual o por inyección s.c./i.v.*

Cuando sea necesario, el cordón umbilical se debería acortar y después tratarlo con una potente tintura de yodo o espray antibiótico.

Las concentraciones en sangre de algunos fármacos como la medetomidina y la ketamina atraviesan la placenta con facilidad, alcanzando concentraciones en la sangre del cabrito similares a las de la madre. Se deben administrar fármacos de reversión como los antisedantes a los cabritos que parezcan lentos o deprimidos tras su extracción. En los Capítulos 4 y 5 se tratan los cuidados de los cabritos recién nacidos.

Laparotomía exploratoria para examinar el útero y los ovarios

Anestesia: anestesia general

Se coloca la cabra en decúbito dorsal y se practica una incisión en la línea media a través de la piel, los tejidos subcutáneos y la línea alba. La incisión debe comenzar tan cerca como se pueda del borde de la pelvis (y puede ser necesario prolongarla hasta el septo de la ubre) y se extiende cranealmente unos 5 o 6 cm. La inclinación de la mesa por delante facilita la localización del útero con mayor facilidad (aunque aumenta la presión sobre el diafragma por parte del contenido abdominal y puede comprometer la respiración).

Los cuernos uterinos y los ovarios de un animal no gestante se pueden exteriorizar completamente a través de la incisión introduciendo un dedo en la cavidad abdominal, enganchando con él el útero y tirando del mismo con cuidado. El útero debería manejarse con precaución para evitar traumatismos innecesarios que pudieran dar lugar a la formación de adherencias. El talco de los guantes también ha sido relacionado con la formación de adherencias.

Mastectomía

> Al igual que en cualquier cirugía, se recomienda tener un conocimiento previo de la anatomía de la zona: vigilar la localización de los grandes vasos sanguíneos.

La mastectomía es un procedimiento sencillo, pero se trata de una cirugía importante en lo que concierne al animal y se requiere de una fluidoterapia intravenosa durante su ejecución.

Indicaciones

Mamitis crónica o mamitis gangrenosa, ubre pendular.

Anestesia: anestesia general

Se coloca la cabra en decúbito dorsal si se va a realizar una mastectomía bilateral o bien en decúbito lateral, con la extremidad posterior desplazada caudalmente, en caso de una mastectomía unilateral. El campo se rasura y prepara para la cirugía de forma rutinaria. El peso de la ubre se puede contener pinzando los pezones con un fórceps Allis y suspendiéndolo por encima de la mesa mediante un gancho o soporte de gotero (Lámina 26.1).

Se realiza una incisión elíptica alrededor de la base de la ubre, *dejando tanta piel como sea posible* para facilitar el cierre posterior. La glándula se separa de la piel y del tejido subyacente mediante disección roma. Tras incidir la piel, la incisión se extiende a través del ligamento suspensor lateral de la ubre, exponiendo la arteria y la vena pudenda externa que se encuentran justo por debajo.

La identificación de los vasos sanguíneos en la zona es esencial. Diversos vasos sanguíneos principales requieren ser ligados durante la disección. Entre ellos se incluye la arteria pudenda externa (que debe *ligarse doblemente*), la vena pudenda externa, la vena abdominal subcutánea y la vena perineal. La ligadura de la arteria pudenda externa antes que el resto del sistema venoso permite que la sangre contenida en la ubre retorne a la circulación.

Tras ligar todos los vasos sanguíneos, se incide el ligamento suspensor medial cerca de la pared abdominal. En el caso de una mastectomía unilateral, se separa la glándula medialmente del ligamento suspensor medial de la otra media. Los nódulos linfáticos de la ubre, situados caudal y dorsalmente a cada glándula, deben ser retirados al mismo tiempo que la glándula.

Debe reducirse al mínimo posible el espacio muerto mediante la colocación de varias filas de sutura subcutánea continua simple de material reabsorbible y utilizar drenajes si resultan necesarios. Se cierra la piel con sutura discontinua simple empleando material no reabsorbible del 3.

Se han descrito complicaciones en el periparto, como un parto prolongado y una escasa dilatación cervical, en cabras que han sido cubiertas tras una mastectomía, probablemente debido a la ausencia de hormonas como el estradiol-17β, que son producidas normalmente por la glándula mamaria durante los días finales de la gestación. Esto, junto con la falta de leche para los cabritos, significa que las cabras no deberían ser cubiertas tras una mastectomía.

Lesiones en los pezones

Las laceraciones que afectan parcialmente al grosor del pezón tienen un pronóstico mejor que aquellas que afectan a todo el grosor y alcanzan la cisterna del pezón y las laceraciones recientes tienen un pronóstico mejor que las antiguas, lo mejor es que la reparación se lleve a cabo en las 6 primeras horas posteriores a la lesión. Las laceraciones más próximas a la ubre se curan mejor que aquellas más cercanas a la punta del pezón, especialmente si afectan al esfínter del pezón. Las laceraciones verticales se curan mejor que las horizontales. Los colgajos cutáneos con la base hacia la punta del pezón es probable que estén poco vascularizados y se deberían recortar antes de suturarlos si es necesario.

Las cabras con lesiones en los pezones tienen un mayor riesgo de sufrir mamitis.

Las *lesiones del extremo del pezón* es mejor tratarlas de forma conservadora. Siempre que se pueda ordeñar a la cabra con cuidado, la mayoría de las lesiones en los pezones se curan en unos 14 días. Puede utilizarse una cánula para pezones en cada ordeño (aplicar un anestésico local en pomada si es necesario) y bañar con desinfectante el pezón tras cada ordeño. La camisa de un tubo intramamario se puede utilizar como cánula –eliminar el contenido y el émbolo– y se puede utilizar de manera repetida si se esteriliza con cuidado tras cada ordeño. Deberían administrarse antibióticos intramamarios y sistémicos cuando sea necesario. Las laceraciones de más de tres días de antigüedad es mejor dejarlas que curen mediante segunda intención, cerrándose las tres capas de la fístula resultante más adelante.

Las *laceraciones del pezón* que no penetran en la mucosa suelen curar por segunda intención tras su limpieza y aplicación de un tratamiento tópico, pero las laceraciones del pezón que penetran en la mucosa del pezón requieren de sutura para mantener la función normal del pezón para el ordeño y para evitar el desarrollo de fístulas en el pezón o mamitis. La mucosa deberá ser suturada por separado.

Anestesia: sedación + bloqueo anestésico local en anillo o anestesia general

Debería utilizarse una técnica tan aséptica como sea posible para reducir el riesgo de mamitis. Lavar bien el pezón y la ubre de alrededor, desbridar la herida y refrescar con cuidado los bordes de la herida. El tejido que cubre el pezón se debería suturar con cuidado para conseguir un cierre hermético a la leche con una sutura de colchonero continua, empleando un material de sutura reabsorbible y fino colocado en una aguja atraumática. Se coloca otra capa de sutura continua en el tejido de la submucosa y después se sutura la piel con sutura de colchonero vertical empleando un material sintético no reabsorbible y fino. Las suturas no deben dejarse colocadas durante más de 9 días para reducir las posibilidades de que se desarrolle una fibrosis.

Si es probable que el ordeño provoque el traumatismo de la herida, se puede drenar la leche mediante una cánula durante unos días. La punta del pezón debería limpiarse con alcohol antes de insertar la cánula.

Ruminotomía

Indicaciones

Para eliminar la ingesta compactada en el tratamiento de la impactación del rumen; para eliminar el contenido del rumen en la acidosis ruminal; para retirar un cuerpo extraño.

Preoperatorio

Se debe administrar antibiótico debido a la esperable contaminación del punto de incisión con microflora ruminal incluso en una cirugía cuidadosa. La penicilina es el tratamiento de elección porque la microflora ruminal está compuesta predominantemente por bacterias anaerobias, se puede administrar bencilpenicilina sódica (10 mg/kg) por vía intravenosa inicialmente, seguido de penicilina procaína, 10 mg/kg i.m., al día durante 3-5 días. Debe administrarse un analgésico a base de un fármaco antiinflamatorio no esteroideo.

Anestesia: anestesia general o sedación e infiltración local del punto de incisión

La ruminotomía se realiza a través de una incisión paralumbar izquierda de 15 cm, 5 cm caudalmente y en paralelo a la última costilla (es esencial dejar suficiente tejido caudalmente a la última costilla para la sutura). El punto de incisión se rasura y prepara quirúrgicamente y la incisión se extiende a través de la piel y de las capas musculares subyacentes, las capas musculares son bastante delgadas y debe tenerse cuidado de no penetrar en el rumen o el intestino.

Después se estira del rumen a través de la incisión y se sutura a la piel con una sutura continua simple alrededor de todo el orificio de la incisión, de modo que se impida la contaminación de la musculatura abdominal y del peritoneo tanto como se pueda durante la ruminotomía.

Se incide el rumen con un bisturí, practicando un corte suficientemente largo para poder explorar el interior del rumen sin traumatizar su pared. Cuando se ha examinado o vaciado el contenido ruminal, se cierra la incisión del rumen con una línea de sutura continua invertida (Cushing, Lembert, etc.) empleando material de sutura reabsorbible del 3,5 o 4. Después se lava toda la zona con suero salino isotónico estéril tibio y el cirujano se cepilla los guantes antes de completar la cirugía. Se retira la sutura que aseguraba el rumen a la piel, se irriga la zona de nuevo con suero salino y se cierran las capas abdominal y subcutánea con sutura reabsorbible del 3,5 o 4 empleando una sutura continua simple. Se cierra la piel con sutura no reabsorbible utilizando una sutura de colchonero horizontal o discontinua simple.

Tratamiento de las mordeduras de perro

La gravedad de las mordeduras de perro puede ser difícil de valorar inicialmente mirando las heridas incisas porque:

- Los dientes pueden haber penetrado en los órganos abdominales provocando su derrame y la consiguiente peritonitis.
- El traumatismo por compresión provoca el compromiso de los tejidos y, debido a la pérdida de riego sanguíneo, la liberación de citotoxinas, etc., la alteración de los tejidos suele empeorar durante varios días después del ataque inicial.
- La osteomielitis resultante del daño periostial no suele ser visible radiográficamente durante 1-2 semanas.

Qué hacer:

- Abrir quirúrgicamente las heridas incisas donde la piel se encuentre socavada, de modo que se pueda determinar la verdadera extensión de la lesión.
- Administrar una buena gestión del dolor (AINEs, opiáceos, butorfanol) así como cobertura antibiótica.
- Desbridar el tejido necrótico según el caso (y tanto tiempo como sea necesario) antes de permitir que las heridas grandes cierren por segunda intención.

Manejo de las fracturas

Primeros auxilios por parte del propietario

- Limitar el movimiento:
  - Puede construirse un cubículo temporal con vallas o balas de paja.
- Cubrir cualquier herida con un vendaje limpio.
- Entablillar la extremidad fracturada si se va a retrasar la atención del animal o su transporte (véase la Tabla 26.8). Las lesiones nerviosas y vasculares se pueden minimizar mediante una adecuada inmovilización de la fractura antes de transportar al animal. Las fracturas localizadas a mitad del radio o a mitad de la tibia son más sencillas de entablillar con éxito sin que se desarrolle un efecto de apoyo que cause más daño debido a que el extremo proximal del entablillado ejerza palanca. El entablillado correcto estabiliza la fractura, reduce el dolor, disminuye el traumatismo de los tejidos blandos y daña las estructuras neurovasculares y puede impedir que una fractura sencilla se desplace o agrave. El entablillado se puede construir con cualquier material adecuado, incluyendo tablillas de madera, un palo de escoba o canaletas de PVC. La extremidad debería acolcharse inicialmente con cualquier material apro-

Tabla 26.8 Entablillado de las fracturas.

Extremidad anterior	
Fractura entre la pezuña y el radio/cúbito distal	1 entablillado lateral, 1 entablillado por la cara palmar, del suelo al codo
Fractura entre el radio distal y el codo	1 entablillado lateral del suelo a la articulación de la escápula
Extremidad posterior	
Fractura entre la pezuña y el metatarso proximal	1 entablillado lateral, 1 en la cara plantar, del suelo al corvejón
Fractura entre las articulaciones del corvejón y de la rodilla	1 entablillado lateral del suelo a la articulación de la cadera
Fracturas proximales al codo o a la rodilla	
No utilizar entablillado	

piado como el algodón en rama, toallas o vendajes, y el entablillado se debería fijar a la extremidad con cinta de embalar o cinta americana. La lesión debe quedar centrada dentro del entablillado con tanto apoyo como sea posible tanto en la zona proximal como distal de la misma.

- Las cabras solo deberían transportarse si puede hacerse sin provocar un malestar excesivo y si se estabiliza la fractura de manera adecuada. El espacio del vehículo debe delimitarse con pacas de paja o neumáticos para reducir el movimiento innecesario y la cabra debe colocarse con las dos extremidades sanas dirigidas hacia la parte delantera del vehículo ya que se controla mejor la aceleración que el frenado. Si los animales *deben* ser transportados sin una estabilización apropiada, deberán cargarse con cuidado sobre el remolque y ayudados a tumbarse antes de arrancar.

Fracturas en cabritos

Las fracturas de los cabritos suelen ser relativamente sencillas de tratar con escayola o entablillado (Tabla 26.8) y curan relativamente pronto (por lo general en menos de 4 semanas en los neonatos). Las fracturas distales al carpo o al tarso solo suelen requerir un entablillado con material adecuado, dependiendo del tamaño del cabrito. Los entablillados comerciales para pequeños animales son adecuados para los cabritos pequeños; una manguera de PVC cortada por la mitad se puede utilizar en los cabritos mayores. El entablillado debe ser suficientemente largo para impedir el movimiento de las articulaciones situadas por encima y por debajo de la fractura. Las fracturas por encima del carpo y del tarso pueden requerir una escayola. Los entablillados deben estar bien acolchados y sujetos a la extremidad con un vendaje ajustado y cinta autoadhesiva. Los extremos proximal y distal de la cinta pueden cubrirse con cinta americana para dificultar que la muerdan. El entablillado debe ser renovado según se requiera cada 2 a 3 semanas para permitir el crecimiento rápido del cabrito.

Fracturas en cabras adultas

Las cabras mayores y más pesadas es probable que requieran una inmovilización más importante, con o sin clavos quirúrgicos, o alguna forma de fijación interna (Tabla 26.9). La mayor parte de los procedimientos ortopédicos para pequeños animales, incluyendo la amputación, se pueden trasladar directamente a las fracturas en las cabras, siendo el principal factor limitante en la mayoría de los casos su coste. La amputación debe valorarse en caso de fracturas abiertas o conminutas. Las cabras generalmente se adaptan bien a tener solo tres patas.

El tipo de tratamiento elegido dependerá de diversos factores:

- *En relación con el cliente:* coste, probabilidades de curación con éxito, valor económico y genético del animal.
- *En relación con el animal:* tamaño, peso y temperamento. El pronóstico suele ser mejor en los animales jóvenes: mayor movilidad, menos peso, mejor curación del hueso.
- *En relación con la fractura:* localización y tipo de fractura, fractura abierta o cerrada, presencia de tejido blando o lesión neurovascular, contaminación de la herida. El pronóstico suele ser mejor en fracturas del miembro distal, cerradas mejor que abiertas y simples mejor que conminutas.

¿Es posible reducir la fractura cerrada o es necesaria la reducción interna?

¿Se puede inmovilizar la fractura con éxito utilizando una coaptación externa o se necesita una fijación interna, con o sin apoyo externo?

Además, la experiencia del cirujano veterinario con diferentes tipos de reparación afectará a la elección de la técnica. En la Tabla 26.9 aparecen distintos procedimientos ortopédicos adecuados.

Las *fracturas abiertas* tienen un pronóstico peor que las cerradas. La limpieza profunda del lugar de la fractura, el desbridamiento y el lavado a presión de la herida utilizando un gran volumen de suero isotónico, junto con el empleo adecuado de antibióticos de amplio espectro, reduce la carga bacteriana del tejido y minimiza el riesgo de sepsis. El tratamiento antimicrobiano debe ser reevaluado a la vista de los resultados de un cultivo bacteriano a partir de una muestra de tejido tomada en el momento de la cirugía: los agentes patógenos más habituales son los coliformes, *Staphylococcus* spp., *Streptococcus* spp., y *Trueperella pyogenes*. Deben realizarse cultivos microbiológicos en todas las fracturas abiertas si los permiten las circunstancias económicas.

Tabla 26.9 Procedimientos ortopédicos adecuados para las fracturas caprinas.

Metacarpiana/metatarsiana	
Distal	Escayola: de la pezuña a un punto justo distal al carpo/tarso
Proximal o conminuta	Escayola: extremidad completa (+ clavos de transfixión)
Carpiana/tarsiana	
No contaminada	Escayola: extremidad completa
Contaminación de la articulación	Escayola: extremidad completa (+ ventana para tratamiento local)
Radial	
Distal	Escayola: extremidad completa
Proximal	Fijador externo, escayola de transfixión (clavo colgante), férula de Thomas modificada (hasta encima del codo), fijación interna (placa & clavos)
Tibial	
Distal	Escayola: extremidad completa
Proximal	Escayola: extremidad completa (+ clavos de transfixión) Fijador externo
Humeral/Femoral	Fijación interna (placas, tornillos, clavos intramedulares)

Radiografías

Siempre que sea posible, deberían realizarse radiografías para valorar la localización y el tipo de fractura, el alineamiento de los segmentos proximal y distal entre sí y la posible afectación de las articulaciones: en el caso de los huesos largos son necesarias dos proyecciones (dorsopalmar/plantar y lateromedial).

Es necesario realizar radiografías de seguimiento para comprobar la formación del callo óseo, la unión y las posibles complicaciones como la osteomielitis.

Complicaciones de la reparación de las fracturas

Las complicaciones más comunes de las fracturas son la sepsis, la lesión de nervios y la lesión vascular. Además, tras la fractura puede producirse un retraso o una falta de unión, osteomielitis, crecimiento anómalo del hueso, limitaciones del aporte de sangre a la zona distal al lugar de la fractura y atrofia del tejido con una inmovilización prolongada. El tipo de reparación puede provocar complicaciones adicionales. En caso de emplear fijadores esqueléticos externos, pueden consistir en la inestabilidad en el lugar de la fractura, aflojamiento de los clavos quirúrgicos, infecciones en el trayecto del clavo y osteolisis. En caso de utilizar escayolas o entablillados, pueden deberse a la formación de úlceras en lugares específicos con protuberancias óseas si no han sido suficientemente protegidas o bien que hayan sido colocados demasiado apretados: entre las uñas, alrededor de los dedos accesorios, en el maléolo tibial medial y lateral, en el calcáneo y sobre la cara proximal de la escayola. Pueden producirse deformaciones angulares cuando la reducción de la fractura no ha sido estabilizada completamente desde el inicio.

Sedación y analgesia

Hasta que el hueso se estabiliza, las fracturas son extremadamente dolorosas y requieren una analgesia adecuada antes de proceder al transporte o al entablillado y antes y después de su reparación, utilizando AINEs. Puede lograrse una analgesia adicional mediante el uso de butorfanol como parte de una combinación sedante/anestésico (véase el Capítulo 24).

Es necesaria una sedación o anestesia profundas para llevar a cabo la manipulación oportuna de la extremidad y conseguir un buen alineamiento del hueso.

Aplicación de la escayola

La coaptación externa, utilizando una escayola, es apropiada en la mayoría de las fracturas distales cerradas hasta el nivel del carpo o del metatarso proximal, donde las articulaciones situadas a ambos lados de la fractura pueden englobarse.

La extremidad se cubre con una delgada capa de vendaje protector, utilizando venda elástica o relleno de algodón para escayolas, colocando relleno adicional solamente en el espacio interdigital, sobre los dedos accesorios para evitar la ulceración de la piel o el desprendimiento de los dedos y de la parte superior de la escayola y sobre las protuberancias óseas en caso de escayolado de toda la extremidad. Las escayolas excesivamente gruesas que cubren toda la extremidad se encogerán, permitiendo que la extremidad se mueva dentro de la escayola. Utilizar escayola en exceso en animales jóvenes que tienen mayor probabilidad de desarrollar úlceras debido al crecimiento de la extremidad en el interior de la escayola.

El grosor de la escayola depende del tamaño y el peso del animal. La resina de fibra de vidrio es un material más ligero, es más rápido de colocar y es más resistente a la rotura que la verdadera escayola. Además, no se ablanda cuando se humedece. La sierra de alambre para fetotomía, enhebrada en una funda hecha con tubo de riego por goteo y colocada entre la escayola y el almohadillado por la cara lateral y medial de la extremidad permite retirar la escayola con facilidad y sin tener que utilizar un serrucho.

En los animales en crecimiento, la escayola debería terminar justo por debajo de la banda coronaria, de modo que el pie no quede incluido en la misma, y debería cambiarse después de unas 3 semanas porque la compresión provocada por el crecimiento puede inducir la formación de úlceras. En los adultos, la escayola puede dejarse colocada de 4 a 6 semanas si no aparecen complicaciones. La escayola debería revisarse diariamente; las complicaciones pueden detectarse por el aumento del dolor en la extremidad, que da lugar a un incremento de la cojera tras un periodo de apoyo del peso, la presencia de fiebre, el aumento del calor en la extremidad, el mal olor o la aparición de zonas con humedad, que indicarían la filtración de exudado a través de la fibra de vidrio.

En las cabras adultas, la estabilidad del punto de la fractura se debería establecer mediante un callo fibrocartilaginoso después de tres semanas, siendo visible la mineralización en una radiografía hacia las 6 semanas, cuando se renueve la escayola. El corte de la escayola en dos mitades en ese momento permite su reutilización para el entablillado o como media escayola. Las fracturas deberían curarse en 8 a 10 semanas, aunque la unión clínica completa puede llevar más tiempo y es importante prolongar la sujeción con una intensidad decreciente tras la retirada de la escayola o fijación empleando un vendaje o férula de Robert-Jones o retirando los clavos de forma gradual.

Combinación entre férula de Thomas y escayola

En la reparación de las fracturas del radio y el cúbito se puede utilizar una férula de Thomas modificada ya que no es posible estabilizarlos solamente mediante coaptación externa. Con el animal en pie, se determina la longitud requerida de la férula midiendo la extremidad normal. Se reduce la fractura y se aplica una escayola al miembro completo. Después se coloca sobre la extremidad la férula de Thomas modificada. Para conseguir la máxima transferencia de peso, el anillo de la férula debe estar colocado firmemente en la axila o la ingle: el anillo deber tener un diámetro suficiente para que el movimiento del codo o la cadera no se vean dificultados y debe estar bien acolchado para evitar las abrasiones. Entonces se fija la férula a la escayola con más cantidad de escayola o cinta quirúrgica.

Escayola con clavos de transfixión (escayola con clavos colgante)

La escayola con clavos de transfixión (escayola con clavos colgante) es un intermedio entre la coaptación externa y la fijación esquelética externa. Se colocan dos o tres clavos de transfixión en el hueso proximal situado por encima del lugar de la fractura, atravesando desde un lado del hueso hasta el otro, ayudando a estabilizar la fractura al transferir las fuerzas de carga del suelo a los clavos. La pezuña debe incluirse en la escayola en esta técnica de modo que el todo el peso sea transferido a la escayola.

Los puntos de entrada y salida de los clavos se deben proteger con un vendaje no adhesivo y los apósitos de gasa y los clavos se deben incluir en la escayola con las capas iniciales del material de la escayola presionando sobre el extremo de los clavos para extenderse próximo a la extremidad. Se aplican de 6 a 8 capas para conseguir una escayola con un grosor de 6-7 mm. Los clavos se cortan a una longitud adecuada y los extremos se protegen con una pieza de plástico o de polimetilmetacrilato (PMMA).

La técnica es eficaz en caso de fracturas conminutas o cuando el fragmento distal es muy pequeño o está muy cerca de una articulación, siendo una alternativa a la fijación esquelética externa.

Fijación esquelética externa (ESF)

La fijación esquelética externa es útil para resolver fracturas conminutas y abiertas ya que permite un acceso directo al lugar de la fractura, pero requiere de anestesia general para asegurar la colocación apropiada de los clavos. Se colocan dos o tres clavos transcorticales en posición proximal y distal a la fractura conectados mediante barras laterales, las cuales deberían estar tan cerca como sea posible de la piel para lograr la máxima rigidez.

Fijación interna

Cuando el tipo de fractura lo permite, las técnicas que utilizan tornillos y placas de la ASIF (*Association for the Study of Internal Fixation*), clavos intramedulares y alambres de cerclaje se pueden adaptar con facilidad de la cirugía de pequeños animales, si los costes y las instalaciones quirúrgicas lo permiten.

Las *fracturas cerradas de las falanges* se pueden tratar aplicando una cuña de 2,5-3 cm de altura a la planta del dedo sano junto con el confinamiento en el corral durante 6 a 8 semanas.

Amputación de un dedo

Indicaciones

Artritis séptica del pie; lesión traumática.

Anestesia: anestesia regional intravenosa; anestesia general

La parte distal de la extremidad se limpia en profundidad y se realiza un lavado quirúrgico, aunque es innecesario realizar una preparación quirúrgica completa. Se practica una incisión en la piel, comenzando en el espacio interdigital, y extendiéndola a lo largo de las superficies abaxial y axial de la banda coronaria. Se coloca una sierra de alambre para fetotomía en la incisión del espacio interdigital y se amputa el dedo con un ángulo de 15° con respecto al plano horizontal con el lado abaxial más elevado. Una vez se haya extirpado el dedo, se debería eliminar cualquier exceso de tejidos, en particular si están necróticos o infectados. En caso de no haber infección, se puede suturar tanto colgajo cutáneo como sea posible, pero generalmente no es posible hacerlo y las heridas infectadas deben dejarse drenar ventralmente.

La herida se puede rociar con espray tópico de oxitetraciclina y después se cubren con un apósito adecuado no absorbente y se aplica un vendaje de presión ajustado. Se debe administrar una analgesia posoperatoria mediante AINEs. El apósito se debería cambiar tras 3 a 4 días y la protección de la herida se debe volver a rehacer hasta su curación.

Enucleación del ojo

Indicaciones

Neoplasia intraocular, queratitis grave con úlcera perforante, traumatismo grave.

Anestesia: anestesia general

Realizar la sedación y la anestesia local con lidocaína utilizando un bloqueo retrobulbar de 4 puntos mediante inyección a través de los párpados (dorsal, ventral y en la comisura palpebral medial y lateral). Puede utilizarse proparacaína al 0,5% para desensibilizar la córnea y la conjuntiva antes de inyectar la lidocaína.

Se suturan los párpados juntos uno con otro utilizando un monofilamento de material de sutura no reabsorbible, dejando los extremos largos y los párpados rasurados y preparados para la cirugía. Se practica una incisión transpalpebral alrededor de la órbita a 3 a 4 mm del borde de los párpados. Se lleva a cabo entonces una disección roma alrededor de la circunferencia de la órbita con unas tijeras curvas para liberar los músculos oculares, el tejido adiposo y la fascia, de modo que el globo ocular se desprenda de su unión a la cuenca del ojo. El nervio y los vasos ópticos se pinzan con un fórceps curvo para arterias, se ligan con firmeza y después se seccionan, de forma que pueda eliminarse el contenido de la órbita junto con los párpados.

La órbita debería lavarse con suero salino estéril que contenga antibióticos. Tras la eliminación del ojo de su órbita, se crea un espacio vacío considerable y, a pesar de realizar una ligadura adecuada de los vasos ópticos, se puede formar un hematoma. Los tejidos subcutáneos se cierran con sutura continua reabsorbible y la piel se cierra con sutura discontinua simple empleando material no reabsorbible. Deben administrarse fármacos antiinflamatorios y antibióticos sistémicos durante al menos 5 días después de la cirugía.

Lecturas adicionales

Amputación de un dedo

Scott, P. (1995) Amputation of the ovine digit. *In Pract.*, **17**, 80–82.

Analgesia

Carroll, G.L., Hooper, R.N., Boothe, D.M., Hartsfield, S.M. and Randoll, L.A. (1999) Pharmacokinetics of fentanyl after intravenous and transdermal administration in goats. *Amer. J. Vet. Res.*, **60** (8), 986–991.

Coetze, J.F. (2013) A review of analgesic compounds used in food animals in the United States. *Vet. Clin. North Amer.: Food Anim. Pract.*, **29** (1), 11–28.

Hendrickson, D.A., Kruse-Elliott, K.T. and Broadstone, R.V. (1996), A comparison of epidural saline, morphine, and bupivacaine for pain relief after abdominal surgery in goats. *Vet. Surg.*, **25** (1), 83–87.

Plummer, P.J. and Schleining, J.A. (2013) Assessment and management of pain in small ruminants and camelids. *Vet. Clin. North Amer.: Food Anim. Pract.*, **29** (1), 185–208.

Cesárea

Mueller, K. (2011) Caesarian section in the doe. *Goat Vet. Soc. J.*, **27**, 34–38.

Gestión de las fracturas

Anderson, D.E. and St Jean, G. (1996) External skeletal fixation in ruminants. *Vet. Clin. North Amer.: Food Anim. Pract.*, **12** (1), 117–152.

Joy, B. and Venugopal, S.K. (2014) Complications in fracture healing using external skeletal fixation in goats. *Int. J. Rec. Sci. Res.*, **5** (7), 1298–1299.

Mueller, K. (2015) Goat orthopaedics – bone sequestrum and fractures. *Goat Vet. Soc. J.*, **31**, 54–59.

Mulon, P.-Y. (2013) Management of long bone fractures in cattle. *In Pract.*, **35**, 265–271.

Vogel, S.R. and Anderson, D.E. (2014) External skeletal fixation of fractures in cattle. *Vet. Clin. North Amer.: Food Anim. Pract.*, **30**, 127–142.

Cirugía general

Hallowell, G., Potter, T. and Aldridge, B. (2012) Medical support for cattle and small ruminant surgical patients. *In Pract.*, **34**, 226–233.

Mueller, K. (2010) Common surgical procedures in goats. *Goat Vet. Soc. J.*, **26**, 9–14.

Mueller, K. (2015) Soft tissue surgery, urethrotomy, tube cystotomy, dehorning and caesarian section. *Goat Vet. Soc. J.*, **31**, 67–71.

Mastectomía

Cable, C.S. *et al.* (2004) Radical mastectomy in 20 ruminants. *Vet. Surg.*, **33** (3), 263–266.

Kerr, H.J. and Wallace, C.E. (1978) Mastectomy in a goat. *Vet. Med., Small Anim. Clin.*, **73** (9), 1177–1181.

Urolitiasis obstructiva

Ewoldt, J.M. *et al.* (2006) Short- and long-term outcome and factors predicting survival after surgical tube cystotomy for treatment of obstructive urolithiasis in small ruminants. *Vet. Surg.*, **35**, 417–422.

Ewoldt, J.M., Jones, M.L. and Miesner, M.D. (2008) Surgery of obstructive urolithiasis in ruminants. *Vet. Clin. North Amer.: Food Anim. Pract.*, **24** (3), 455–465.

Fortier, L.A. *et al.* (2004) Caprine obstructive urolithiasis: requirement for 2nd surgical intervention and mortality after percutaneous tube cystotomy, surgical tube cystotomy or urinary bladder marsupialization. *Vet. Surg.*, **33** (6), 661.

George, J.W. *et al.* (2007) Serum biochemical abnormalities in goats with uroliths: 107 cases (1992–2003). *J. Amer. Vet. Med. Assoc.*, **230** (1), 101–106.

Halland, S.K., House, J.K. and George, L.W. (2002) Urethroscopy and laser lithotripsy for the diagnosis and treatment of obstructive urolithiasis in goats and potbellied pigs. *J. Amer. Vet. Med. Assoc.*, **220**, 1831–1834.

Haven, M.L. *et al.* (1993) Surgical management of urolithiasis in small ruminants. *Cornell Vet.*, **83**, 47–55.

Hunter, B.G., Huber, M.J. and Riddick, T.L. (2012) Laparoscopic-assisted urinary bladder marsupialization in a goat that developed recurrent urethral obstruction following perineal urethrostomy. *J. Amer. Vet. Med. Assoc.*, **241** (6), 778–781.

Janke, J.J. *et al.* (2009) Use of Walpole's solution for treatment of goats with urolithiasis: 25 cases (2001–2006). *J. Amer. Vet. Med. Assoc.*, **234** (2), 249–252.

May, K.A. *et al.* (1998) Urinary bladder marsupialization for treatment of obstructive urolithiasis in male goats. *Vet. Surg.*, **27** (6), 583–588.

Rakestraw, P.C. *et al.* (1995) Tube cystotomy for treatment of obstructive urolithiasis in small ruminants. *Vet. Surg.*, **24**, 498–505.

Stone, W.C. *et al.* (1997) Prepubic urethrostomy for relief of urethral obstruction in a sheep and a goat. *J. Amer. Vet. Med. Assoc.*, **210** (7), 939–941.

Tobias, K.M. and Amstel, S.R. (2013) Modified proximal perineal urethrostomy technique for treatment of urethral stricture in goats. *Vet. Surg.*, **42** (4), 455–462.

Van Metre, D.C. *et al.* (1996) Obstructive urolithiasis in ruminants: medical treatment and urethral surgery. *Comp. Contin. Educ. Pract. Vet.*, **18**, 317–327.

Ortopedia

Mueller, K. (2010) Goat orthopaedics – bone sequestrum and fractures. *Goat Vet. Soc. J.*, **31**, 54–59.

Aparato reproductor

Noakes, D.E. (1985) Surgical answers to reproductive problems in the female goat. *Goat Vet. Soc. J.*, **6** (2), 61–63.

Cirugía del pezón

Couture, Y. and Mulan, P.-Y. (2005) Procedures and surgery of the teat. *Vet. Clin. North Amer.: Food Anim. Pract.*, **21** (10), 173–204.

Cirugía umbilical

Baird, A.N. (2008) Umbilical surgery in calves. *Vet. Clin. North Amer.: Food Anim. Pract.*, **24** (3), 467–477.

Apéndice

Fármacos para cabras

Como las cabras son una especie minoritaria en la mayoría de los países occidentales, existen pocos fármacos autorizados específicamente para uso en ganado caprino, de modo que generalmente es necesario utilizar medicamentos autorizados para uso en otras especies de animales de granja.

Aunque las regulaciones concretas varían de un país a otro, las autoridades reguladoras presuponen que existe una relación sincera entre veterinario-cliente y que los animales se encuentran bajo control clínico del veterinario antes de prescribirles fármacos «fuera de prescripción». En Reino Unido, solamente un veterinario, o alguien que actúe bajo su dirección, puede administrar un producto a un animal de abasto si contiene sustancias incluidas en un producto autorizado para otros animales de abasto y otros países poseen restricciones similares sobre el empleo de fármacos. Además, en relación con la mayoría de las autoridades reguladoras, *todas* las cabras son animales de abasto y no reconocen la existencia de una categoría separada de «cabras de compañía», las cuales no entrarían nunca en la cadena alimentaria humana.

Bajo las Regulaciones de Reino Unido, cuando no existe un medicamento veterinario autorizado para un proceso de un animal, con el fin de evitar un sufrimiento inaceptable, el veterinario responsable del animal puede aplicar su juicio clínico según el cual puede elegir por orden:

(1) Un medicamento veterinario autorizado en Reino Unido para uso en otra especie animal o para otra enfermedad de la misma especie o (2) si, y solo si, no existiera un producto adecuado, ya sea (i) un producto médico autorizado en Reino Unido para uso humano o (ii) un medicamento veterinario no autorizado en Reino Unido pero autorizado en otro país miembro de la UE para uso en cualquier especie animal que pertenezca a las especies de abasto.

Además de la legislación ya citada, si el animal es un animal de abasto, el tratamiento de cualquier caso particular se limita a una única explotación. Los veterinarios deben conservar los registros clínicos correspondientes incluyendo datos sobre los medicamentos utilizados para el tratamiento de los animales y sus circunstancias, incluyendo la justificación de su empleo. Las Regulaciones exigen que conserven los registros cuando se prescribe, administra y suministra medicamentos para animales de abasto bajo esa cascada de prescripción. El veterinario debe especificar además el periodo de supresión apropiado. *Las sustancias farmacológicamente activas que no se encuentren contenidas en productos actualmente autorizados para especies de abasto, no deben administrarse a animales de abasto bajo esa cascada.* Es responsabilidad del lector asegurarse de que se encuentra legalmente autorizado para utilizar cualquier fármaco mencionado en este libro.

Todos los medicamentos que no estén expresamente autorizados para el ganado caprino conllevan obligatoriamente un plazo de supresión de *7 días para la leche y de 28 días para la carne*, pero en algunos casos esos plazos no son suficientemente amplios, como por ejemplo en el caso de los tratamientos antibióticos intramamarios de secado y en el de las avermectinas. En caso de duda, debería consultarse a las empresas farmacéuticas acerca de los periodos de supresión apropiados.

Australia/Nueva Zelanda

McDougall, S. and Millar, A (2011) If it's not on the label, what do I do? Off-label drug use. Australian College of Veterinary Scientists, Chapter of Veterinary Pharmacology Science Week 2011 Session Proceedings, pp. 3-11.

Canadá

Policy on Extra-Label Drug Use (ELDU) in Food Producing Animals. http://www.hc-sc.gc.ca/dhp-mps/vet/labeletiquet/poleldu-umdde-eng.php.

Reino Unido

Guidance on the Use of Cascade – Veterinary Medicines Guidance Note 13. https://www.vmd.defra.gov.uk/pdf/vmgn/VMGNote13.pdf.

EE.UU.

Animal Medicinal Drug Use Clarification Act (AMDUCA). https://www.avma.org/KB/Resources/Reference/Pages/AMDUCA.aspx.

Fajt, V.R. (2011) Drug laws and regulations for sheep and goast. *Vet. Clin. North Amer.: Food Anim. Pract.*, **27**, 1-21.

The Food Animal Residue Avoidance Databank (FARAD) has current label information including withdrawal times for all drugs approved for use in food-producing animals in the United States (www.farad.org).

The USA Food and Drug Administration's interactive website is available at: http://www.accessdata.fda.gov/scripts/animaldrugsatfda/index.cfm?gb=1.

Dosis de los fármacos

Se debe consultar también a las compañías farmacéuticas acerca de las dosis del fármaco adecuadas para las cabras. El metabolismo de los medicamentos varía según la especie, de modo que las dosis y los tiempos de excreción en las cabras no pueden extrapolarse simplemente de los datos obtenidos en las ovejas y vacas.

La vida media de algunos fármacos, incluyendo muchos antihelmínticos que se eliminan principalmente a través del metabolismo hepático, es en las cabras casi la mitad que en el caso de las ovejas. El meloxicam tiene una vida media de 24 horas en las vacas, de 10,85 horas en las ovejas y de solamente 6,73 horas en las cabras. El intervalo de 48 horas entre dosis, recomendado para los terneros cuando se administra una dosis intravenosa o subcutánea de 0,5 mg/kg es probablemente demasiado largo para conseguir un tratamiento eficaz en las cabras.

Además, existen diferencias entre las diversas razas de cabras. Las cabras de raza pigmea se sabe que metabolizan las sulfamidas, el cloranfenicol y probablemente otros fármacos metabolizados por las enzimas de los microsomas hepáticos más rápidamente que otras razas.

En la UE solamente se deberían administrar sustancias farmacológicamente activas autorizadas para los animales de abasto. Estas aparecen recogidas en la tabla de sustancias autorizadas del anexo «Sustancias farmacológicamente activas y su clasificación con respecto a los límites máximos de residuos (LMR) de la Regulación de la Comisión (UE) No. 37/2010». En la web del Veterinary Medicines Directorate puede consultarse una copia de dicha Regulación: www.vmd.defra.gov.uk/public/vmr_legislation.aspx. En otra tabla aparece la lista de sustancias claramente prohibidas.

Administración de fármacos

(1) Inyecciones intramusculares

> La cojera, a veces permanente, es una secuela habitual de las inyecciones intramusculares.

Como la cabra tiene relativamente poca masa muscular en las extremidades posteriores, especialmente en la región glútea, es habitual que se presente una cojera transitoria tras la inyección de sustancias irritantes como las tetraciclinas y las fluoroquinolonas. Pueden producirse cojeras más prolongadas debido al daño del nervio ciático cuando se utiliza la masa muscular glútea o del nervio peroneo si la inyección se realiza en la región caudal del muslo.

Como lugar alternativo para las inyecciones intramusculares se puede utilizar el músculo cleidooccipital de la región media del cuello, pero el dolor provocado en esa zona puede hacer que la cabra no tenga deseos de comer. Un lugar preferible en el cuello es la zona triangular delimitada entre la columna vertebral por la parte ventral, el ligamento de la nuca por la dorsal y la escápula por la caudal. También se puede utilizar la masa muscular del tríceps y del músculo longísimo del dorso en la región lumbar.

El volumen del fármaco administrado en un punto nunca debería superar los 5 mL, empleando una aguja de calibre 18 o menor y de 25 a 38 mm de longitud en las cabras adultas. En los cabritos deben emplearse volúmenes menores y agujas más cortas.

Siempre es más seguro utilizar la vía subcutánea que administrar una inyección intramuscular, por lo que siempre que sea posible se debería utilizar esa vía.

Nota: la persistencia del fármaco en el organismo es mucho más variable empleando la administración subcutánea que la intramuscular, de modo que debe tenerse precaución cuando se determinan los periodos de supresión en leche y carne.

(2) Inyecciones subcutáneas

Las inyecciones subcutáneas se llevan a cabo normalmente en la pared del pecho justo por detrás del codo o en la piel floja del cuello justo por delante de la escápula.

(3) Inyecciones intravenosas

Las inyecciones intravenosas se administran por lo general en la vena yugular externa:

- El animal se mantiene de pie con la cabeza sujeta con la mano por los ollares.
- Rasurar el pelo situado por encima del surco de la yugular aproximadamente en el centro del cuello.
- Limpiar la zona con desinfectante quirúrgico o yodóforo.
- Aplicar presión externa con los dedos o con un torniquete sobre el surco yugular en la parte inferior del mismo para lograr que se dilate la vena yugular.
- Una aguja de 18 G × 38 mm es adecuada para las cabras adultas y de 20 G × 25 mm para los animales más pequeños; puncionar la vena y la sangre fluye por la aguja.
- Infundir el fármaco lentamente.

(4) Medicación oral

La medicación oral se puede administrar con relativa facilidad por medio de jeringas, pistolas de desparasitación o bolos, siempre que la cabra esté adecuadamente inmovilizada. Arrinconar a la cabra en una esquina con un lado apoyado contra la pared, después sentarla en el suelo a horcajadas o bien apoyarse contra su escápula en caso de un animal mayor. La cabeza debe sujetarse en una posición horizontal normal, sin inclinarla, para reducir la posibilidad de que se produzca una neumonía por aspiración. Sujetando la mandíbula con una mano, se introduce la jeringa o pistola en la boca por la comisura de los labios, de modo que su extremo esté colocado justo sobre la base de la lengua.

Las cabras toleran por lo general la introducción de una sonda gástrica pero tienden a morderla salvo que se utilice una mordaza. Cualquiera de las diversas mordazas que se emplean con las ovejas es adecuada de usar o bien se puede utilizar un bloque de madera al que se haya perforado un orificio central.

Cierre de la gotera esofágica

La absorción de muchos fármacos desde el rumen resulta problemática. El cierre de la gotera del retículo, que permite que los medicamentos administrados por vía oral vayan directamente al abomaso, se puede conseguir mediante:

- La administración oral de 5 mL de solución de sulfato de cobre (una cucharada en un litro de agua).
- La inyección de 0,25 UI/kg de lisina-vasopresina i.v.
- En las vacas, la administración oral de 60 mL de bicarbonato sódico al 10% causa el cierre de la gotera esofágica.

Anestésicos, sedantes y premedicaciones

(1) Benzodiazepinas	
Diazepam	0,25-0,5 mg/kg lenta i.v.
Midazolam	0,2-0,4 mg/kg lenta i.v.
(2) Alfa-2 agonistas	
Detomidina	20-40 µg/kg i.v. o i.m.
Medetomidina	25-35 µg/kg i.v. o i.m.
Xilacina (solución al 2%)	0,05 mg/kg lenta i.v. o 0,1 mg/kg i.m.

La sobredosis de xilacina y otros estimulantes alfa-2 adrenorreceptores se puede revertir con:

Atipamezol	125-175 µg/kg la mitad i.v. y la otra mitad i.m.
Tolazolina	2 mg/kg i.v. lenta
Yohimbina	0,2 mg/kg i.v. lenta

(3) Fenotiazinas	
Maleato de acepromazina	0,05-0,1 mg/kg i.v. lenta
(4) Medicación antimuscarínica preanestésica	
Atropina	0,6-1 mg/kg i.m.
(5) Anestésicos inyectables	
Barbitúricos	
Tiopental sódico al 5%	10-15 mg/kg, 8-12 mL/40 kg i.v.
Otros fármacos	
Alfaxalona	10 mg/mL, 4,5 mg/kg i.v. muy lenta hasta hacer efecto, 4,5 mL/10 kg
Ketamina	10-15 mg/kg, 4-6 mL/40 kg i.v. lenta
Propofol	3-5 mg/kg, 12-20 mL/40 kg i.v. lenta
Tiletamina-zolazepam	5,5 mg/kg i.v. (no disponible en Reino Unido)

(6) Combinaciones de ketamina + sedante

Diazepam y ketamina

Diazepam Ketamina	0,25-0,5 mg/kg, 2-4 mL/40 kg i.v. lenta, esperar 2-3 min, después seguido de 4 mg/kg, 1,6 mL/40 kg i.v.
Xilacina y ketamina	
Xilacina (solución al 2%)	0,1 mg/kg, 0,2 mL/40 kg i.m seguido de
Ketamina	10 mg/kg, 4 mL/40 kg i.m. o 5 mg/kg, 2 mL/40 kg i.v.
Ketamina, xilacina y diazepam	
Xilacina	0,2 mg/kg, i.m., esperar 10 minutos, después
Ketamina + Diazepam	10 mg/kg + 0,3 mg/kg en la misma jeringuilla i.v.
Medetomidina y ketamina	
Medetomidina	25-35 mg/kg, 1-1,5 mL/40 kg, mezclado en la misma jeringuilla con
Ketamina	1-1,5 mg/kg, 0,4-0,6 mL/40 kg i.m.
Butorfanol	0,1-0,2 mg/kg se puede añadir a la mezcla

Fármacos analgésicos y antiinflamatorios

(1) Analgésicos opioides	
Butorfanol	0,2-0,5 mg/kg i.v., i.m. o s.c.
Buprenorfina	0,1 mg/kg i.m. o s.c.
Hidrocloruro de pethidina (Hidrocloruro de meperidina)	10 mg/kg i.m. o s.c.
(2) Fármacos antiinflamatorios no esteroideos	
Fármacos inyectables	
Carprofeno	1,4 mg/kg s.c. o i.v., repetir una vez tras 48-72 horas
Flunixin meglumine	2,2 mg/kg i.v. al día durante 3-5 días
Ketoprofeno	3 mg/kg i.m. o i.v. al día durante 3-5 días
Meloxicam	2 mg/kg dosis inicial después 0,5 mg/kg s.c. o i.v. cada 36 horas
Fenilbutazona[a]	4 mg/kg i.v. al día
Ácido tolfenámico	2-4 mg/kg s.c. o i.v., repetir una vez tras 48 horas
Fármacos orales	
Aspirina[b]	50-100 mg/kg cada 12 horas
Carprofeno	1-2 mg/kg una vez al día
Meloxicam	2 mg/kg dosis inicial 1 mg/kg al día hasta controlar el dolor 0,5-1 mg/kg en días alternos a largo plazo
Fenilbutazona[a]	10 mg/kg durante 2 días, después una vez al día durante 3 días, después en días alternos o según se requiera

[a] Bajo la legislación vigente, la fenilbutazona está prohibida para uso en animales de abasto en la UE y su uso fuera de prescripción está muy desaconsejado en EE.UU.

[b] La aspirina no está autorizada para animales de abasto en Reino Unido y su uso está desaconsejado en EE.UU. La aspirina se absorbe mal en el rumen, de modo que se necesitan dosis relativamente altas.

(3) Corticoides		
Dexametasona	0,1 mg/kg i.v.	
Metilprednisolona	10-30 mg/kg i.v. cada 4 a 6 horas durante 24 a 48 horas	

(4) Otros fármacos antiinflamatorios

Todos los siguientes han sido utilizados de forma empírica en cabras de compañía no lactantes a dosis extrapoladas de otras especies ya que no se dispone de resultados publicados de ensayos clínicos en cabras. No están autorizados para animales de abasto en Reino Unido.

Pentosan polisulfato sódico	3 mg/kg s.c. semanalmente durante 4 semanas, después una sola inyección cada 4 a 6 meses	No utilizar de manera concurrente con fármacos antiinflamatorios esteroideos o no esteroideos, incluyendo la aspirina y la fenilbutazona
Glucosaminoglucano polisulfato	125 mg, 1,25 mL i.m. semanalmente durante 4 semanas, después una sola inyección cada 4 a 6 meses	Los grandes animales pueden requerir una dosis mayor
Hialuronato sódico	20 mg, 2 mL i.v.	

Antihelmínticos

Las dosis para el ganado ovino no se pueden trasladar directamente a las cabras. Por lo general, se requieren dosis más altas en las cabras que en las ovejas. La vida media de algunos fármacos que se eliminan principalmente mediante su metabolismo en el hígado es, en las cabras, aproximadamente la mitad que en las ovejas. Por lo tanto, en general, se recomienda administrar a las cabras una dosis 1,5 a 2 veces superior a la dosis de antihelmíntico de las ovejas.

Sin embargo, se han observado reacciones idiosincrásicas frente al levamisol en algunas cabras productoras de fibra. En general, se recomienda la vía *oral* para todos los grupos de antihelmínticos.

(1) Benzimidazoles	**>2 veces la dosis para las ovejas**	
Albendazol, Febental, Fenbendazol, Oxfendazol	7,5-10 mg/kg oral	Se han recomendado 20 mg/kg como tratamiento de cuarentena
Mebendazol	22,5 mg/kg oral	
Netobimin	11,25 mg/kg oral	
(2) Levamisol	**1,5 veces la dosis para las ovejas**	
Levamisol	12 mg/kg oral	No superar esta dosis ya que el levamisol es tóxico para las cabras a dosis próximas a 20 mg/kg; no utilizar preparaciones inyectables; no utilizar durante las 3 últimas semanas de gestación o en lactación
(3) Avermectinas/Milbemicina	**2 veces la dosis para ovejas**	
Ivermectina, Doramectina y Moxidectina	400 µg/kg oral o s.c.	
(4) Monepantel	**2 veces la dosis para ovejas**	
Monepantel	5 mg/kg	

Fármacos frente a trematodos (duelas)

(1) Fasciolosis crónica

		Efectividad frente a trematodos adultos	Efectividad frente a trematodos inmaduros
Albendazol	10 mg/kg oral 15-20 mg/kg oral	76-92% 90%	No
Clorsulón	2 mg/kg s.c. (combinado con ivermectina 200 mg/mL)	Sí	No
Closantel	10 mg/kg oral	Sí	De 3 a 4 semanas
Nitroxinil	10 mg/kg s.c.	Sí	No
Oxiclozanida	15 mg/kg oral (combinado con levamisol)	Sí	No
Triclabendazol	10 mg/kg oral	Sí	Sí

(2) Fasciolosis aguda y subaguda

		Efectividad frente a trematodos inmaduros
Triclabendazol	10 mg/kg oral	Desde 2 días de edad hasta adultos
Closantel	10 mg/kg oral	23-73% de 3-4 semanas; >90% de 6-8 semanas
Nitroxinil	10 mg/kg s.c.	Moderadamente eficaz desde 8 a 9 semanas de edad

Fármacos frente a cestodos (tenias)

Albendazol	10 mg/kg oral	
Febantel	7,5 mg/kg oral	
Fenbendazol	15 mg/kg oral	
Oxfendazol	10 mg/kg oral	
Praziquantel	3,75 mg/kg oral, 5 mg/kg s.c.	Presentación inyectable no registrada en Reino Unido

Antibióticos

Solamente el Baytril en solución de 100 mg/mL para inyección (Bayer) está actualmente autorizado de forma específica para cabras en Reino Unido. En general, resulta seguro extrapolar las recomendaciones para ganado ovino o bovino, pero no siempre se debe asumir que la farmacocinética de un fármaco determinado será la misma en la cabra que en otras especies; por ejemplo, la oxitetraciclina se excreta con mayor rapidez en la cabra que en la vaca.

El periodo de supresión en la leche en la especie caprina después de utilizar un tratamiento de secado para vacas puede ser sustancialmente diferente del recomendado para estas. Las técnicas de detección de antibióticos de uso común en las industrias lecheras son extremadamente sensibles y se han detectado residuos de antibióticos en leche de cabra muchos meses después del tratamiento con algunos productos, lo que origina graves pérdidas económicas por la leche rechazada.

No utilizar tilmicosina (Micotil, Elanco) en cabras, ya que su inyección puede ser mortal.

Anticonvulsivos

Diazepam	0,25-0,5 mg/kg i.v. hasta hacer efecto
Fenobarbitona	0,04 mL/kg i.v.

Coccidiosis

(1) Tratamiento		
Sulfadimetoxina	75 mg/kg oral durante 4-5 días	
Sulfametoxipiridacina	20 mg/kg s.c. una sola vez	
Sulfadimidina	200 mg/kg dosis inicial, después 100 mg/kg s.c. o i.v. (preferiblemente) al día hasta 5 días en total	
Sulfadiacina + Trimetoprim	30 mg/kg al día s.c. o i.v. lenta	
Sulfadoxina + Trimetoprim	15 mg/kg al día s.c. o i.v. lenta	
Diclazuril	1 mg/kg oral	
Toltrazuril	20 mg/kg oral	
Decoquinato	100 g/tonelada de pienso o 1 mg/kg durante 28 días	
Amprolium	50 mg/kg oral al día durante 3-5 días Solamente autorizado para uso en aves en Reino Unido	
(2) Profilaxis		
Decoquinato	100 g/tonelada de pienso o 1 mg/kg durante 28 días para cabritos	
Decoquinato	50 g/tonelada de pienso o 0,5 mg/kg durante 28 días para cabras	
Monensina	10-30 g/tonelada de pienso	Prohibido en Reino Unido Solamente en cabras no lactantes en EE.UU.

Fármacos que actúan sobre el aparato digestivo

Espasmolíticos	
Metamizol, butilbromuro de hioscina	2,5 mL/50 kg i.v.

Parásitos externos

(1) Amidinas		
Amitraz	solución al 0,025%, en espray o lavado	
(2) Piretrinas y piretroides sintéticos		
Cipermetrina	solución al 1,25%, 0,25 mL/kg (máximo 20 mL) en aplicación tópica (*pour-on*)	También existen muchas preparaciones que contienen permetrina comercializadas para uso en perros y gatos en forma de champús y polvos que pueden emplearse en cabras pigmeas y de compañía, si lo permite la normativa

Deltametrina	1%, «*spot-on*»	
Permetrina	4%, «*pour-on*»	
Piretrinas		Los esprays y polvos para perros y gatos que contienen piretrinas y butóxido de piperonilo pueden utilizarse en cabras pigmeas y de compañía, si lo permite la normativa
(3) Avermectinas/milbemicina		
Abamectina, Doramectina	200 µg/kg	Actualmente se recomiendan 400 µg/kg como antihelmíntico
Ivermectina, Moxidectina	10 mg/50 kg, 1 mL/50 kg s.c.	
Eprinomectina	500 µg/kg, 1 mL/10 kg, *pour-on*	Aunque las preparaciones *pour-on* no están recomendadas por lo general para el control de endoparásitos, se ha comprobado que la eprinomectina *pour-on* es eficaz para el tratamiento dirigido contra ectoparásitos
(4) Fipronil		
Adecuado para cabras pigmeas o cabras de compañía porque es caro		No autorizado para uso en animales de abasto en Reino Unido
(5) Baños		
Las cabras de fibra se pueden bañar utilizando productos autorizados para ovejas, como los piretroides sintéticos (cipermetrina) o preparados organofosforados		

Fertilidad

(1) Prostaglandinas		
Dinaprost	5-10 mg, i.m. o s.c.	
Clorprostenol	62,5-125 µg, i.m. o s.c.	
(2) Oxitocina		
Oxitocina	2-10 unid., i.m. o s.c.	
Extracto de hipófisis (lóbulo posterior)	20-50 unid., i.m. o s.c.	
(3) Gonadotrofina coriónica		
	500 u.i., i.m.	En el momento de la cubrición
	1.000 u.i., i.m.	Para ovarios quísticos
(4) Hormona liberadora de gonadotrofina (GnRH)		
Gonadorelina	0,25 mg, i.m.	
Buserelina	0,010 mg, i.m. o s.c. o i.v.	
(5) Gonadotrofina sérica		
PMSG	400-700 u.i.	Varía en función del tamaño de la cabra, producción de leche y estación

Tratamientos antifúngicos

(1) Fungicidas tópicos		
Eniliconazol	solución al 0,2% mediante lavado o espray, cada 3 días durante 3-4 aplicaciones	
Natamicina	solución al 0,01% tópica, repetir tras 4-5 días y de nuevo tras 14 días si es necesario	
Griseofulvina	*7,5 mg/kg oral durante 7 días*	Bajo la actual legislación de la UE, la griseofulvina no puede utilizarse en animales de abasto

Lecturas adicionales

Anatomía

Garrett, P.D. (1988) *Guide to Ruminant Anatomy Based on the Dissection of the Goat*. Iowa State University Press, Iowa.

Owen, N.L. (1977) *The Illustrated Standard of the Dairy Goat*. Dairy Goat Publishing Corporation, Lake Mills, Wisconsin.

Dolor

Coetze, J.F. (2013) A review of analgesic compounds used in food animals in the United States. *Vet. Clin. North Amer.: Food Anim. Pract.*, **29** (1), 11–28.

Plummer, P.J. and Schleining, J.A. (2013) Assessment and management of pain in small ruminants and camelids. *Vet. Clin. North Amer.: Food Anim. Pract.*, **29** (1), 185–208.

Fluidoterapia

Jones, M. and Navarre, C. (2014) Fluid therapy in small ruminants and camelids. *Vet. Clin. N. Amer.: Food Anim. Pract.*, **30** (2), 441–453.

Hematología y bioquímica

Davies, D.M. and Sims, B.J. (1985) Welsh and Marches Goat Society survey to determine normal blood biochemistry and haematology in domestic goats. *Goat Vet. Soc. J.*, **6** (1), 38–42.

Jones, M. L. and Allison, R.W. (2007) Evaluation of the ruminant complete blood cell count. *Vet. Clin. North Amer.: Food Anim. Pract.*, **23** (3), 377–402.

Mews, A. and Mowlem, A. (1981) Normal haematological and biochemical values in the goat. *Goat Vet. Soc. J.*, **2** (1), 30–31.

Russell, K.E. and Roussel, A.J. (2007) Evaluation of the ruminant serum chemistry profile. *Vet. Clin. North Amer.: Food Anim. Pract.*, **23** (3), 403–426.

Cornell University College of Veterinary Medicine online textbook on Veterinary Clinical Pathology, eClinPath: http://www.eclinpath.com/.

Manejo

Gall, C. (ed.) (1981) *Goat Production*. Academic Press, London.

Guss, S.B. (1977) *Management and Diseases of Dairy Goats*. Dairy Goat Publishing Corporation, Lake Mills, Wisconsin.

Mackenzie, D. (revised and edited by R. Goodwin) (1993) *Goat Husbandry*, 5th edn. Faber and Faber, London.

Mowlem, A. (1992) *Goat Farming*, 2nd edition. Farming Press Books, Ipswich.

Peacock, C. (1996) *Improving Goat Production in the Tropics*. Oxfam/Farm-Africa, Oxford.

Medicina y cirugía

Baxendell, S.A. (1988) *The Diagnosis of the Diseases of Goats*. Vade Mecum Series No. 19. University of Sydney Post-Graduate Foundation in Veterinary Science, Sydney, Australia.

Dunn, P. (1994) *The Goatkeeper's Veterinary Book*, 3rd edition. Farming Press Books, Ipswich.

Ermilio, E.M. and Smith, M.C. (2011) Treatment of emergency conditions in sheep and goats. *Vet. Clin. North Amer.: Food Anim. Pract.*, **27** (1), 33–45.

Goats No. 73 (1984) *Proceedings of University of Sydney Post-Graduate Foundation in Veterinary Science*, Sydney, Australia.

Goat Health and Production No. 134 (1990) *Proceedings of University of Sydney Post-Graduate Foundation in Veterinary Science*, Sydney, Australia.

Howe, P.A. (1984) *Diseases of Goats*. Vade Mecum Series No. 5. University of Sydney Post-Graduate Foundation in Veterinary Science, Sydney, Australia.

Linklater, K.A. and Smith, M.C. (1993) *Colour Atlas of the Diseases and Disorders of the Sheep and Goat*. Mosby-Wolfe, London.

Lloyd, S. (1982) Goat medicine and surgery. *Br. Vet. J.*, **138**, 70–85.

Pugh, D.G. and Baird, A.N. (eds) (2012) *Sheep and Goat Medicine*, 2nd edition. Elsevier-Saunders, Maryland Heights, MO.

Smith, M.C. (ed.) (November 1983) Sheep and goat medicine. *Vet. Clin. North Amer.: Large Anim. Pract.*, **5** (3) (whole book).

Smith, M.C. (ed.) (November 1990) Advances in sheep and goat medicine. *Vet. Clin. North. Amer.: Large Anim. Pract.*, **6** (3) (whole book).

Smith, M.C. and Sherman, D.M. (2009) *Goat Medicine*, 2nd edition. Wiley-Blackwell, Blackwell Publishing, Ames, Iowa.

Nutrición

AFRC Technical Committee on Responses to Nutrients Report No. 10 (1998) *The Nutrition of Goats*. CAB International, Wallingford, UK.

British Goat Society (1997) *Feeding Goats, a Modern Guide to Healthy Nutrition*. British Goat Society, Bovey Tracey.

Committee on the Nutrition Requirements of Small Ruminants, National Research Council (2007) *Nutrition Requirements of Small Ruminants, Sheep, Goats, Cervids and New World Camelids*. The National Academies Press, Washington, DC.

Orskov, B. (1987) *The Feeding of Ruminants, Principles and Practice*. Chalcombe Publications, Canterbury.

Reproducción

Artificial Breeding in Sheep and Goats No. 96 (1987) *Proceedings of University of Sydney Post-Graduate Foundation in Veterinary Science*, Sydney, Australia.

Índice alfabético